D1997859

Marsha M. Linehan

Dialektisch-Behaviorale Therapie der Borderline-Persönlichkeitsstörung

EVANGELISCHE FACHHOCHSCHULE
RHEINLAND-WESTFALEN-LIPPE
Bibliothek
IMMANUEL-KANT-STRASSE 18-20
44803 BOCHUM
2009.0799
Ausgesondert aus dem Bestand
der Bibliothek der EvH RWL

CIP-Medien

Marsha Linehan ist Professorin für Psychologie an der Universität Seattle im Staat Washington. Dort leitet sie u. a. ein Intensivtherapiezentrum für Borderline-Persönlichkeitsstörungen. Sie hat ihre jahrzehntelangen verhaltenstherapeutischen Forschungen mit einer beispiellosen Konsequenz auf das Thema „Therapie suizidaler Borderline-Patientinnen" ausgerichtet und kann das erste empirisch in seiner therapeutischen Wirksamkeit geprüfte Behandlungskonzept vorstellen. Ausgehend von der kognitiven Verhaltenstherapie, die sich als unzureichend für diese therapeutische Aufgabe erwies, hat sie ein innovatives komplexes Therapiesystem entwickelt, in dem sich interaktionelle Beziehungsarbeit in Einzelsitzungen einerseits und das Training psychosozialer Fertigkeiten im Gruppensetting andererseits die Waage halten.

Übersetzung: Rose Shaw unter Mitarbeit von Anna Gnotzmann und Guido Frank

Dazu
Marsha Linehan: Trainingsmanual zur DBT der Borderline-Persönlichkeitsstörung

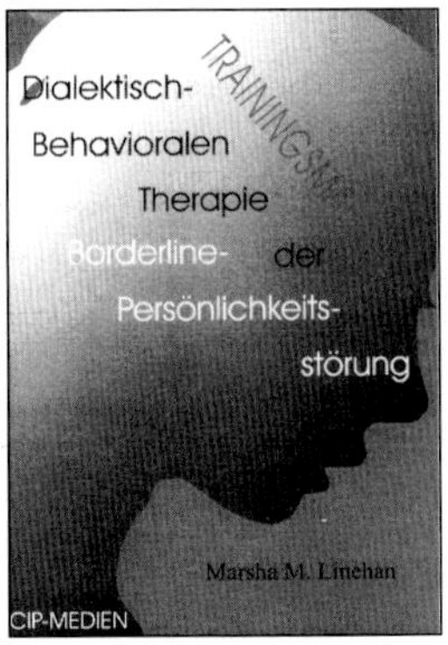

Neben der Interaktions- und Beziehungsarbeit im Einzelgespräch ist das Training psychosozialer Fertigkeiten Hauptbestandteil der DBT.

Statt eines trockenen Kochbuches finden wir hier eine lebendige Darstellung der schwierigsten Situationen mit PatientInnen.

Bibl. Nr. 10999 • 44,00 €

Cip-Medien
ISBN 978-3-9803074-9-9

Vet
2
Lin/100

Linehan Marsha: Dialektisch-Behaviorale Therapie der Borderline-Persönlichkeitsstörung
ISBN 978-3-932096-61-7

korrigierte Auflage 2008
1. Auflage CIP-Medien 1996 unter ISBN 3-9803074-8-4

US-Original: Linehan, Marsha: Skills Training Manual for Treating Borderline Personality Disorder.
The Guilford Press, New York, 1993 (copyright)

Bezugsquelle: CIP-Medien
Nymphenburger Str. 185, 80634 München, Tel. 089-13079321, Fax 089-132 133, cipmedien@aol.com

www.cip-medien.com

Inhaltsverzeichnis

TEIL I. THEORIE und KONZEPTE

1. Die Borderline-Persönlichkeitsstörung: Konzepte, Kontroversen und Definitionen

2. Dialektische und biosoziale Grundlagen der Behandlung

3. Verhaltensmuster: Dialektische Dilemmata bei der Behandlung von Borderline-Patientinnen

TEIL II. ÜBERSICHT: BEHANDLUNG UND ZIELE

4. Überblick über die Behandlung: Kurze Darstellung der Ziele, Strategien und Grundannahmen

5. Therapeutische Ziele: Welche Verhaltenweisen sollen aufgebaut, welche abgebaut werden?

6. Die Strukturierung der Therapie unter Berücksichtigung der Therapieziele: Wer behandelt wann was?

TEIL III. GRUNDLEGENDE BEHANDLUNGSSTRATEGIEN

7. Dialektische Behandlungsstrategien

8. Kernstrategien: Teil I. Validierung

9. Kernstrategien: Teil II. Problemlösen

10. Veränderungsverfahren: Teil I. Kontingenzverfahren (mit Kontingenzen umgehen und Grenzen beachten)

11. Veränderungstechniken: Teil II Fertigkeitstraining, Exposition, kognitive Umstrukturierung

12. Stilistische Strategien: Ausgewogene Kommunikation

13. Strategien zum Umgang mit dem sozialen Umfeld: Interaktion mit der Gemeinschaft

TEIL IV. STRATEGIEN FÜR SPEZIFISCHE PROBLEME

14. Strukturelle Strategien

15. Spezielle Behandlungsstrategien

VORWORTE

VORWORTE ZUR DEUTSCHEN AUSGABE

Es ist mir eine große Freude, das wohl in seiner Innovationskraft für die gesamte Psychotherapie bedeutendste verhaltenstherapeutische Werk der letzten zehn Jahre in deutscher Sprache vorstellen zu können. Marsha Linehan hat erstmals 1993 das Ergebnis ihrer langjährigen Therapieentwicklung und -forschung umfassend dargestellt publiziert. Sie zeigt, dass 20 Jahre intensiver klinischer Arbeit mit schwerstgestörten Patienten zu einem Therapieansatz beispielloser Stringenz und bestens strukturierter Komplexität führte. Noch mehr besticht eine bewundernswert menschliche Grundhaltung, die tiefste emotionale Wunden verheilen lässt.
Sie verschafft einen erholsamen Kontrast zur europäischen Distanziertheit, lädt ein zum Verlassen einengender Konventionen der Therapeutenrolle. Und sie zeigt eine beneidenswert zupackende, sich selbst exponierende, mit ganzer Seele sich der therapeutischen Beziehung und dem Menschen zuwendende Hilfe zur Selbsthilfe. Und dies ist zugleich der beste Weg zur Vermeidung von Burn-out.
So gesehen müssen wir unseren bisherigen Umgang mit Borderline-Patienten als unterlassene Hilfeleistung empfinden. Ob wir psychoanalytisch, verhaltenstherapeutisch oder humanistisch arbeiten, wir merken, welche unverzichtbare Dimension therapeutischen Handelns uns bisher fehlte. Es ist die emotionale und Beziehungskompetenz des Therapeuten, die hier unabdingbar gefragt ist. Dass wir Psychotherapeuten und Psychiater diese weder von unserer Persönlichkeit her mitbringen noch durch unsere Psychotherapieausbildung erworben haben, können wir uns entweder eingestehen oder dieses Faktum rationalisierend abwehren.
Bleibt uns die Bürde oder die Chance, in der Auseinandersetzung mit Marsha Linehans Dialektisch-Behavioraler Therapie und im lernenden Versuch seiner praktischen Anwendung die Grenzlinie unserer bisherigen therapeutischen Fähigkeiten und Möglichkeiten zu überschreiten.
Als Lohn werden wir in einer neuen Bescheidenheit auf eine deutlich effizientere Weise auch unseren übrigen Patienten mit ihren verschiedensten anderen psychischen Störungen einen neuen Umgang mit Gefühlen und Beziehungen vermitteln können.
Seit der Publikation der amerikanischen Originalausgabe sind inzwischen 15 Jahre vergangen. Marsha Linehans Dialektisch-Behaviorale Therapie (DBT) ist zum festen Bestandteil vor allem der psychiatrischen Kliniken, Tagkliniken und Ambulanzen geworden. Auch in die Praxis von Psychologischen Psychotherapeuten hat sie Eingang gefunden, wenngleich dort das Konzept nur wenig als Ganzes umgesetzt wird. Dies liegt daran, dass eine Kombination von Einzel- und störungsspezifischer Gruppentherapie in der Einzelpraxis nicht umsetzbar ist. Dabei wird oft vernachlässigt, dass gerade in diesem Buch eine exzellente Einzelarbeit mit Borderline-Patientinnen beschrieben wird, die zunächst noch keine Gruppentherapie benötigt. Wenn jeder Verhaltenstherapeut die hier von Marsha Linehan beschriebene Einzeltherapie anwenden würde, auch wenn es keine zusätzliche Gruppentherapie für seine Patientin gibt, dann wären wir wieder einen großen Schritt weiter. Dies wird leider derzeit noch zu wenig gefördert. Deshalb haben wir in Deutschland noch ein riesengroßes Reservoir an potentiellen Borderline-Therapeuten, das einfach dadurch erschlossen werden kann, dass DBT als Einzeltherapie gelehrt wird. Wenn in den nächsten 10 Jahren so viel Energie in die Schulung dieser Einzeltherapie gesteckt wird wie in den letzten 10 Jahren in die Schulung des Skills-Trainings, dann ist endlich das segensreiche Potential von Marsha Linehans DBT ausgeschöpft. Dann muss man nicht mehr lange nach DBT-Therapeuten suchen und nicht mehr lange auf einen DBT-Therapieplatz warten.

München, 2008

Prof. Dr. Dr. Serge K. D. Sulz

Die Entwicklung der „Dialektisch Behavioralen Psychotherapie" (DBT) als innovative Behandlungsform von Borderline-Störungen hat in den letzten Jahren starke Beachtung gefunden. Dies ist sicherlich nicht nur in der Vielzahl klinischer Probleme in der Therapie von Borderline-Patienten begründet, vielmehr kann die DBT als ein Modell gesehen werden, das den zeitgemäßen Anforderungen an die Entwicklung von Psychotherapieformen entspricht. So verfügt sie über eine Theorie, die sich zwar auf ein pathogenetisches Modell stützt, deren Ausrichtung sich jedoch eindeutig pragmatisch am Störungsbild und damit zielorientiert am Behandlungserfolg orientiert. Sie integriert eine Vielzahl von Behandlungsmethoden aus unterschiedlichen therapeutischen Schulen und basiert auf einem Manual, das eine Balance zwischen Struktur und Flexibilität gewährleistet, wie sie sich als Quintessenz therapeutischen Handelns in der Arbeit mit Boderline-Patienten herauskristallisiert hat. Zudem hat das Team um M. Linehan mittlerweile ein Supervisionsinstrumentarium entwickelt, mit dessen Hilfe der therapeutische Prozess operationalisiert werden kann. Damit erfüllt die DBT die grundlegenden Voraussetzungen für eine empirische Überprüfung ihrer Wirksamkeit. Eine erste randomisierte, kontollierte Studie fand auf mehreren Ebenen signifikante Überlegenheiten der DBT im Vergleich mit Behandlungen, die von Therapeuten durchgeführt wurden, die nicht störungsspezifisch ausgebildet waren. Dies betraf insbesondere die rasche Reduktion von selbstschädigendem Verhalten, von Hospitalisierungsfrequenzen und -dauer sowie von Wut- und Ärgerausdruck. Auch brachen deutlich weniger Patientinnen die Therapie ab. Derzeit wird diese Studie mit großem Aufwand in den USA und anderen Ländern repliziert.

Die rasche Verbreitung aber, die diese Behandlungsmethode im internationalen Raum gefunden hat, lässt sich nicht ausschließlich auf die Ergebnisse dieser Forschungsbemühungen zurückführen. Auch die didaktisch kluge Konzeption spielt eine Rolle, die eine Transparenz therapeutischen Handelns eröffnet, von der Planung der Therapie über die Gestaltung der Einzelstunde bis hin zur Organisation des therapeutischen Teams.

Dennoch liegt eine Besonderheit in der DBT, die vielleicht nur diejenigen ermessen können, die die Gelegenheit hatten, M. Linehan bei einem ihrer Ausbildungsseminare oder bei der Arbeit mit Patientinnen zu erleben: die Integration von Fürsorge und präzisem Denken, von tiefer Verantwortlichkeit für die Patienten und Achtung vor deren Autonomie, gepaart mit therapeutischem Optimismus und Respekt vor der wissenschaftlich begründeten Empirie, ein therapeutisches Konzept, das im besten Sinne als „fortschrittlich" bezeichnet werden kann. Seit Drucklegung der englischsprachigen Originalausgabe, die sich auf die ambulante „Standard-DBT" bezieht, deren Übersetzung nun vorliegt, hat sich eine Anzahl zukunftsträchtiger Modifikationen und Adaptationen entwickelt, die derzeit manualisiert und evaluiert werden. Dies betrifft die Therapie von drogenabhängigen oder adoleszenten Boderline-Patienten, auch unter Einbeziehung der Familien. Zudem werden in Kürze Manuale zur stationären und teilstationären Therapie sowie zur Behandlung in forensischen Abteilungen vorliegen. Um die Qualität dieser Modifikation sowohl klinisch als auch wissenschaftlich zu gewährleisten und zudem adäquate Ausbildung und Supervision zu ermöglichen, wurde 1996 die „International Society for the Improvement and Teaching of DBT" (ISITDBT) gegründet. Im deutschsprachigen Raum fällt diese Aufgabe der „Deutschen Arbeitsgemeinschaft DBT" zu.

In diesem Sinne danken wir Herrn S. Sulz für sein Engagement und seinen verlegerischen Mut, die beiden nun vorliegenden Übersetzungen dem Fachpublikum zugänglich gemacht zu haben. Wir hoffen, dass Patienten und Therapeuten darin eine Quelle neuer Perspektiven für ihre gemeinsame, häufig schwierige und belastende Arbeit finden werden.

Dr. Matin Bohus Prof. Dr. Mathias Berger

Deutsche Arbeitsgemeinschaft Dialektisch Behavionale Psychotherapie
79104 Freiburg, Hauptstraße 5, Tel. 0761- 2706895, Fax. 0761-2706619

VORWORT DES ENGLISCHEN ORIGINALS

Es ist in unserem Bereich recht selten, dass eine klinische Innovation vorgestellt wird, die die Patientenversorgung grundlegend verbessert. Marsha Linehans Entwicklung eines kognitiv-verhaltenstherapeutischen Ansatzes zur Behandlung von Borderline-Patienten ist solch eine seltene Innovation. Ich begegnete Dr. Linehan's Arbeit erstmals, als sie eine Reihe systematischer Studien zur Untersuchung der Effektivität ihres Ansatzes begann. Schon bevor die ersten positiven Resultate vorlagen, war ich sicher, dass sie etwas Wichtigem auf der Spur war. Ich war in der glücklichen Lage, mitverfolgen zu dürfen, wie Dr. Linehan ihre Methodik zunehmend verbesserte, ihre Techniken immer umfassender, spezifischer und praxisbezogener wurden und auf die Anwendung in der psychotherapeutischen Praxis zugeschnitten wurden.

Dr. Linehan widmet sich mit der Borderline-Persönlichkeitsstörung einem wichtigen und weitverbereiteten Problem, das für Kliniker eine noch ungelöste Aufgabe darstellt. Diese Personen leiden und verursachen Leiden, und das oft auf sehr schmerzliche und dramatische Weise. BPS ist die Persönlichkeitsstörung, die in der klinischen Praxis am häufigsten auftaucht, und die betroffenen Personen weisen die höchste Rate an Suiziden und Suizidversuchen auf. Sie stellen ihre Therapeuten vor eine große Herausforderung, da sie oft widerspenstig oder unberechenbar sind und in der therapeutischen Beziehung entweder zu wenig oder zu viel Abstand wahren. Sie rufen im Therapeuten starke Gegenübertragungstendenzen hervor, der sich eventuell zu vereinnehmend oder zu abweisend verhält oder zwischen diesen Extremen oszilliert. Im Vergleich zu anderen Patienten reagieren Borderline-Patienten (ein schlimmer Ausdruck, aber wir haben noch keinen passenderen Ersatz gefunden) mit höherer Wahrscheinlichkeit negativ auf die Therapie; es ist nicht selten, dass sie auf eine tatsächliche oder vermeintliche Zurückweisung seitens des Therapeuten (Urlaub ist wahrscheinlich der häufigste Auslöser) mit einem Suizidversuch oder einer Selbstverstümmelung reagieren. Es gelingt ihnen oft, den Therapeuten so in eine therapeutische Sackgasse zu bringen, dass jede Intervention sinnlos oder grausam erscheint. Die Behandlung endet oft chaotisch und nicht selten mit einer Klinikeinweisung.

Die Behandlung von Borderline-Patienten ist für viele Kliniker verwirrend und stellt die eigene Kompetenz in Frage, so dass nach Behandlungsmöglichkeiten für diese Population gesucht wird. Einige Kliniker haben ihre Hoffnungen vor allem auf die Entdeckung einer effektiven pharmakologischen Behandlung gesetzt; die bisherigen Resultate sind jedoch sehr gemischt. Für die Instabilität der Borderline-Patienten gibt es keine spezifische pharmakologische Therapie, und selbst die Medikamente, die sich bei Behandlung der Hauptsymptome als wirksam erwiesen haben (Neuroleptika, Antidepressiva, Lithium, Karbomezapine), haben ihre Nebenwirkungen und Komplikationen. Andere Kliniker haben sich den für Borderline-Patienten entwickelten psychotherapeutischen (vor allem psychodynamischen) Strategien zugewandt. Auch hier sind die Ergebnisse jedoch recht gemischt, und auch diese Therapien haben ihre eigenen Nebenwirkungen und Komplikationen (insbesondere die oben erwähnten Übertragungs- und Gegenübertragungsprozesse). Ich glaube, man kann sagen, dass Borderline-Patienten für den durchschnittlichen Kliniker und die durchschnittliche Klinik oder stationäre Einrichtung das schwerste und eigentlich unlösbare Problem überhaupt darstellen. Jeder spricht von der Borderline-Persönlichkeitsstörung, aber meist scheint niemand so recht zu wissen, wie man mit ihr umgehen soll.

Dies war zumindest der Fall, bevor Dr. Linehan auftauchte. Sie kombiniert ein ungewöhnlich empathisches Verständnis für die inneren Erfahrungen von Borderline-Patienten mit den Techniken einer kognitiv orientierten Verhaltenstherapeutin. Sie hat ein hohes Maß an klinischer Innovationskraft bewiesen, indem sie die verschiedenen Aspekte des Verhaltens von Borderline-Patienten analysiert und für jeden dieser Aspekte einen systematischen und umfassenden Ansatz entwickelt hat. Ihre Techniken sind nicht nur klar und sowohl erlernbar als auch lehrbar, sondern für den Therapeuten und auch für den Patienten intuitiv verständlich. Die Methoden von Dr. Linehan haben sowohl meine therapeutische Arbeit mit Borderline-Patienten deutlich verbessert als auch meine Fähigkeiten, anderen zu vermitteln, wie man diese Patienten am besten verstehen und behandeln kann. Ich bin sicher, dass dieses Buch Ihr klinisches Vorgehen verändern wird und Ihnen helfen kann, mit diesen schwer gestörten und hilfsbedürftigen Menschen effektiver umzugehen.

Allen Frances, M.D.

DANKSAGUNG

Zu diesem Buch und dieser Form der Therapie, Dialektische Verhaltenstherapie (DBT), haben viele Personen mit ihren Ideen, aber auch mit ihren Herzen beigetragen. Ich wurde von den meisten meiner Mitarbeiter, Studenten und Patienten beeinflusst und habe mir viele ihrer Ideen angeeignet. Jeden zu zitieren, der oder die zu diesem Buch beigetragen hat, wäre unmöglich – dennoch möchte ich einige hervorheben, deren Einfluss besonders wichtig war.

Zunächst habe ich viele der wichtigsten Elemente der DBT von meinen eigenen Therapeuten und Beratern gelernt. Die Menschen, denen ich dieses Buch gewidmet habe – Richard Gode, M.D., Allan Leventhal, Ph.D. und John O'Brien, M.D. – gehören ebenso zu dieser Kategorie wie Helen McLean. Ich schätze mich sehr glücklich, Menschen gefunden zu haben, die mich so fähig unterstützen konnten. Gerald Davison, Ph.D. und Marvin Goldfried, Ph.D. waren meine ersten Lehrer in klinischer Verhaltenstherapie. Sie haben mir fast alles beigebracht, was ich über klinische Verhaltensänderung weiß, und ihre Ideen und ihr Einfluss sind überall in diesem Buch spürbar. Auch meine frühen praktischen Erfahrungen im Buffalo Suicide Prevention and Crisis Service, Inc. hatten einen starken Einfluss; aus dem Stegreif heraus organisierte Gene Brockopp, Ph.D., für mich ein Praktikum, nachdem alle anderen mich abgewiesen hatten. Die von mir entwickelte Therapie stellt zum überwiegenden Teil eine Integration meiner Erfahrungen bei der Suizidprävention und in Verhaltenstherapie mit meinen Erfahrungen als Zen-Schülerin dar. Mein Lehrer, Willigis Jäger, O.S.B. (Ko-un Roshi), ein Zen-Meister, der auch Benediktiner-Mönch ist, lehrte und lehrt mich noch fast alles, was ich über Akzeptanz weiß.

Ein großer Teil des theoretischen Gerüsts meines Ansatzes zu Psychotherapie und Borderline-Persönlichkeitsstörung (BPS) ist ein Produkt der ständig zirkulierenden Ideen in der psychologischen Fakultät der University of Washington. Es ist kein Zufall, dass viele von uns auf ganz unterschiedlichen Gebieten zu ähnlichen Resultaten kommen. Am deutlichsten beeinflusst wurde ich von den Ideen unseres radikalen Behavioristen, Robert Kohlenberg, Ph.D., der Arbeit zu Rückfallprophylaxe von Alan Marlatt, Ph.D., und Judith Gordon, Ph.D., sowie den Entwicklungstheorien und klinischen Perspektiven von Geraldine Dawson, Ph.D., John Gottman, Ph.D., und Mark Greenberg, Ph.D. Neil Jacobson, Ph.D., hat ebenfalls viele Ideen der DBT weiterentwickelt, insbesondere diejenigen, die sich mit Akzeptanz versus Veränderung beschäftigen, und sie auf das Gebiet der Paartherapie angewandt. Seine kreativen Ideen, gerade bezüglich der Integration des Konzeptes von Akzeptanz innerhalb eines radikal behavioristischen Kontextes, haben wiederum die weitere Entwicklung der DBT mitbestimmt.

Kein/e Professor/in kommt jedoch ohne das Heer von intelligenten und begabten Studenten aus, die ihn/sie anspornen und kritisieren und neue Ideen und Vorschläge einbringen. Für mich trifft das mit Sicherheit zu. Kelly Egan, Ph.D., meine erste Doktorandin an der University of Washington, hat viele kreative Vorschläge zu dieser Therapie beigesteuert und einige meiner weniger kreativen Ideen abgeschmettert. Ich hatte das Glück, mit den wahrscheinlich besten klinischen graduate students zusammenzuarbeiten und ihre klinische Arbeit zu supervidieren, die weit und breit zu finden sind: Michael Addis, Beatriz Aramburu, Ph.D., Alan Furzzetti, Ph.D., Barbara Graham, Ph.D., Kelly Koerner, Edward Shearin, Ph.D., Amy Wagner, Jennifer Waltz und Elizabeth Wasson. Jason McClurg, M.D., und Jeanne Blache, R.N. nahmen gemeinsam mit ihnen an der klinischen Supervision teil; aufgrund ihres medizinischen Hintergrundes konnten sie viele der DBT zugrunde liegenden Annahmen ergänzen und weiter klarstellen.

Als ich mit den Feldstudien zu dieser Behandlungsform begann, waren einige Aspekte des Ansatzes ziemlich umstritten. Mein Mitarbeiter Hugh Armstrong hat sich hier sehr engagiert, und der große Respekt, der in Seattle seiner Person und seiner fachlichen Kompetenz entgegengebracht wird, überzeugte das klinische Umfeld, uns eine Chance zu geben. Meine Forschungstherapeuten – Douglas Allmon, Ph.D. , Steve Clancy, Ph.D., Decky Fiedler, Ph.D., Charles Huffine, Ph.D., Karen Lindner, Ph.D., und Alejandra Suarez, Ph.D. – konnten die Effektivität der DBT demonstrieren und haben andererseits viele Mängel im Original-Manual aufgedeckt. Als Gruppe haben sie den Geist einer dialektischen Strategie verkörpert. Der Erfolg der Therapiestudie ist zum großen Teil auf ihre Fähigkeit zurückzuführen, in einer außergewöhnlichen Stresssituation mitfühlend und ausgeglichen zu bleiben und sich eng genug an das Manual zu halten. Mein Forschungsteam und meine im Laufe der Jahre wechselnden Mitarbeiter – John Chiles, Ph.D., Steve McCutcheon, Ph.D., Evelyn Mercier, Steve Nielsen, Ph.D., Kirk Strohsal, Ph.D., und Daren Tutek – haben sich als unbezahlbar erwiesen durch ihre Unterstützung und Anregung bei der Entwicklung einer empirisch begründeten Behandlung von BPS. Ich hätte dieses Buch wohl nicht geschrieben, wenn ich keine empirischen Daten zur Verfügung gehabt hätte, die die Effektivität der Therapie belegen; diese Daten hätte ich ohne eine erstklassige Forschungsgruppe nie erhalten.

Meine eigenen Patientinnen fragen sich oft, welche neue Therapie ich wohl als Nächstes an ihnen ausprobieren werde. Über die Jahre hinweg haben sie sich bemerkenswert geduldig gezeigt, während ich an der Entwicklung dieser Therapie herumwerkelte. Ihr Mut und ihre Hartnäckigkeit haben mich ermutigt. In einer Situation, in der viele andere aufgegeben hätten, hat nicht eine von ihnen aufgehört. Sie haben mich auf sehr liebenswürdige Art auf meine Fehler hingewiesen, meine Erfolge anerkannt und Vorschläge zur Verbesserung der Behandlung gemacht. Das Gute an der therapeutischen Arbeit mit Borderline-Patientinnen ist, dass man sozusagen den Supervisor direkt im Therapiezimmer hat. Meine Patientinnen waren wirklich sehr gute und unterstützende Supervisoren.

Viele meiner Freunde sind eher psychodynamisch als kognitiv-verhaltenstherapeutisch ausgerichtet. Ein Reihe von ihnen hat mein Denken und dieses Buch weitergebracht. Charles Swenson, M.D., ein Psychiater am Cornell Medical Center/New York Hospital at White Plains, brachte den Mut auf, die DBT auf einer Station einer rein psychodynamisch orientierten Klinik einzusetzen. Wir haben unzählige Stunden darüber diskutiert, wie man dabei vorgehen sollte und wie man mit Problemen umgehen oder sie vermeiden könnte. Diese Diskussionen führten zu einer sehr viel schärfer umrissenen Konzeptualisierung der Behandlung. John Clarkin, Ph.D., und Otto Kernberg, M.D., haben in vielen Diskussionen diese Behandlungsform mit der Therapie von Kernberg verglichen, was mein Denken in Richtungen lenkte, die ich zuvor vielleicht vermieden hatte, und mir half, meinen Standpunkt in vielen Aspekten zu klären. Jahrelange Diskussionen über jungianische versus behavioristische Vorstellungen mit Sally Parks, M.A., einer befreundeten Jungianerin, haben meine Herangehensweise an die Therapie mitgeprägt. Schließlich hat mir meine enge Freundin Sebern Fisher, M.D., eine der besten Therapeutinnen, die ich kenne, zugehört und mit mir ihre Ansichten über die Probleme von Borderline-Patientinnen besprochen.

Die Endfassung dieses Buches habe ich während eines Forschungssemesters in England an der Medical Research Council Applied Psychology Research Unit der Cambridge University geschrieben. Meine dortigen Kollegen – J. Mark Williams, Ph.D., John Teasdale, Ph.D., Philip Barnard, Ph.D., und Edna Foa, Ph.D., haben mich mit ihrer Kritik und Anregungen zu neuen Ideen unterstützt. Caroline Muncey hat hilfsbereit jede der Fassungen getippt und neu getippt. Leslie Horton, meiner Sekretärin im Therapieforschungsprogramm, gebührt ebenfalls viel Dank für die Ordnung, die sie in mein Vorgehen und in die Materialien brachte, die letztendlich zu diesem Buch wurden.

Ich möchte mich auch bei dem Herausgeber dieser Serie bedanken, Allen Frances, M.D., der mein Buch gründlich bearbeitete und darauf bestand, den Praxisbezug zu bewahren, wo immer möglich. Er stellte den dialektischen Gegensatz dar zu dem „Elfenbeinturm“, in dem ich manchmal arbeite. Das Interesse, das dieser Therapie entgegengebracht wird, ist zum großen Teil das Verdienst seiner über die Jahre andauernden begeisterten Unterstützung. Mein Bruder, W. Marston Linehan, M.D., der ebenfalls Wissenschaftler ist, hat mir stets dabei geholfen, das Ziel nicht aus den Augen zu verlieren, damit ich dieses Buch fertigstellen konnte. Er und seine Frau, Tracey Rouault, M.D., und meine Schwester, Aline Haynes, haben mich in diesen Jahren wundervoll unterstützt.

Die Entwicklung und das Schreiben dieses Bandes wurden zum Teil unterstützt durch ein Stipendium des National Institute of Mental Health, Grant No. MH34486. Morris Parloff, Ph.D., Irene Elkin, Ph.D., Barry Wolfe, Ph.D., und Tracie Shea, Ph.D. haben dieses Werk von Anfang an befürwortet und sich dafür eingesetzt. Ein Großteil des Erfolges der Forschungen, auf denen diese Therapie begründet ist, ist ihnen zu verdanken.
Schließlich möchte ich Marie Sprayberry danken, die das Manuskript Korrektur gelesen hat. Sie hat für den Aufbau und die Klarheit dieses Buches Wunder getan und bei vielen Meinungsverschiedenheiten mit bewundernswerter Geduld abgewartet, bis ich letztlich eingesehen habe, dass ihr Standpunkt der bessere ist.

Prof. Marsha Linehan

I

THEORIE und KONZEPTE

1

Die Borderline-Persönlichkeitsstörung: Konzepte, Kontroversen und Definitionen

In den vergangenen Jahren ist das Interesse an der Borderline-Persönlichkeitsstörung (BPS) sprunghaft gestiegen. Dieses Interesse basiert auf wenigstens zwei Faktoren: Erstens überfluten Personen, die die Kriterien für eine BPS erfüllen, Kliniken und Therapie-Praxen. Man schätzt, dass 11 % der ambulant und 19 % der stationär behandelten Patienten[1] mit psychischen Störungen die Kriterien für eine BPS erfüllen; von den Patienten mit einer Persönlichkeitsstörung scheinen 33 % im ambulanten und 63 % im stationären Setting die BPS-Kriterien zu erfüllen (siehe auch die Übersicht von Widiger und Frances, 1989). Zweitens scheinen die verfügbaren Behandlungsmöglichkeiten bemerkenswert unzureichend zu sein. Aus Follow-up-Studien geht hervor, dass die anfängliche Dysfunktionalität dieser Patienten extrem ausgeprägt sein kann, dass deutliche klinische Fortschritte nur langsam, oft erst nach Jahren erfolgen und dass in manchen Fällen auch mehrere Jahre nach der Aufnahmediagnostik nur eine unbedeutende Verbesserung erkennbar ist (Carpenter, Gunderson und Strauss, 1977; Pope, Jonas, Hudson, Cohen und Gunderson, 1983; McGlashan, 1986a, 1986b, 1987). Borderline-Patienten sind so zahlreich, dass statistisch fast jeder Praktiker im Laufe seiner Tätigkeit mit einem oder mehreren Fällen zu tun haben wird. Borderline-Patienten werden mit schwerwiegenden Problemen und intensivem Leidensdruck vorstellig, eine erfolgreiche Behandlung ist schwierig. Es ist daher wenig erstaunlich, dass viele Kliniker sich überfordert und inkompetent fühlen und auf der Suche nach einer Behandlungsmethode sind, die ihnen Hilfestellung bietet.

Bemerkenswerterweise wurde bislang das Verhaltensmuster, das am häufigsten mit einer BPS-Diagnose zusammenhängt – ein Muster von selbstschädigenden Handlungen und Suizidversuchen – als Therapiethema vergleichsweise wenig beachtet. Gunderson (1984) schlägt vor, dass dieses Verhalten am ehesten die eigentliche „Verhaltensspezialität" von Borderline-Patienten darstelle. Empirische Daten geben ihm recht: 70 bis 75 % aller Borderline-Patienten weisen mindestens eine selbstverletzende Handlung in der Vorgeschichte auf (Clarkin, Widiger, Frances, Hurt und Gilmore, 1983; Cowdry, Pickar und Davis, 1985). Diese Handlungen können in der Intensität variieren: von solchen, die keine ärztliche Behandlung erfordern (z. B. leichte Kratzer, Schlagen des Kopfes oder Zigaretten-Verbrennungen) bis hin zu solchen, die eine Behandlung auf einer Intensivstation erforderlich machen (z. B. Überdosis, Selbstverletzung mit einem Messer oder Erstickung). Das selbstverletzende Verhalten kann auch zum Tod führen. Die Schätzungen der Suizidrate bei Patienten mit BPS schwanken, die meisten liegen aber etwa bei 9 % (Stone, 1989; Paris, Brown und Nowlis, 1987; Kroll, Carey und Sines, 1985). Bei einer Nachuntersuchung von stationär behandelten Patienten mit BPS im Zeitraum von 10 bis 25 Jahren nach der Entlassung (Stone, 1989) wurde herausgefunden, dass die Patienten, die bei der Klinikeinweisung alle acht DSM-III-Kriterien für BPS erfüllt hatten, eine Suizidrate von 36 % aufwiesen, während die Rate bei den Patienten, die zwischen fünf und sieben Kriterien erfüllt hatten, bei 7 % lag. In derselben Studie wurde auch ermittelt, dass Patienten mit der Diagnose einer BPS und parasuizidalen Handlungen in der Vorgeschichte eine doppelt so hohe Suizidrate aufwiesen wie Patienten ohne frühere parasuzidale Handlungen. Es existiert zwar eine Fülle von Literatur sowohl zu suizidalem und selbstverletzendem Verhalten als auch zu BPS, allerdings gibt es so gut wie keinen Austausch zwischen diesen beiden Forschungsgebieten.

Personen, die sich absichtlich verletzen oder versuchen, sich umzubringen, weisen eine Vielzahl gemeinsamer Merkmale mit der Borderline-Population auf, die ich später in diesem Kapitel beschreiben werde. Eine Überschneidung ist jedoch besonders bemerkenswert: Die Mehrzahl der Personen, die selbstverletzende, nicht tödliche Handlungen begehen sowie die Mehrzahl der Personen mit einer BPS-Diagnose sind Frauen. Widiger und Frances (1989) geben eine Übersicht über 38 Studien, in denen das Geschlecht von Patienten, die die Diagnosekriterien für BPS erfüllen, angegeben ist; Frauen stellen 74 % dieser Population. Auch absichtliche Selbstverletzungen, zu denen unter anderem Suizidversuche gehören, sind bei Frauen häufiger als bei Männern (Bancroft und Marsack, 1977; Bogard, 1970; Greer, Gunn und Koller, 1966; Hankoff, 1979; Paerregaard, 1975; Shneidman, Faberow und Litman, 1970). Eine weitere bemerkenswerte demographische Parallele ist das Verhältnis zwischen Alter und BPS sowie nicht tödlichen selbstverletzenden Handlungen. Ungefähr 75 % aller Fälle von selbstverletzenden Handlungen betreffen Personen zwischen 18 und 45 Jahren (Greer und Lee, 1967; Paerregard, 1975; Tuckman und Youngman, 1968). Auch Borderline-Patienten sind eher jünger (Akhtar, Byrne und Doghramji, 1986; Intensität und Prävalenz von BPS-Merkmalen nehmen im mittleren Alter ab (Paris et al., 1987). Diese sowie später erörterte demographische Ähnlichkeiten legen die interessante Möglichkeit nahe, dass die wissenschaftlichen Untersuchungen über diese beiden Populationen, obwohl unabhängig voneinander durchgeführt, eventuell in grundlegenden Bereichen überlappende Populationen erforscht haben. Bedauerlicherweise werden in den wenigsten Studien über suizidale Handlungen Achse-II-Diagnosen angegeben.

Die Behandlung, die in diesem Buch beschrieben wird, ist eine integrative kognitiv-verhaltensorientierte Behandlung, die dialektische Verhaltenstherapie (DBT). Sie wurde an Frauen entwickelt und überprüft, die nicht nur die Kriterien für eine BPS erfüllen, sondern auch multiple nicht tödliche selbstverletzende Handlungen in der Vorgeschichte aufweisen. Die von mir entwickelte Theorie könnte auch für Männer und nicht suizidale Borderline-Patienten gültig sein, ebenso wie auch das in diesem Buch und dem begleitenden Manual beschriebene Behandlungsprogramm bei diesen Populationen wirksam sein könnte. Es ist jedoch wichtig, sich von Anfang an darüber im Klaren zu sein, dass die empirischen Belege für die Effektivität des hier beschriebenen Behandlungsprogrammes sich ausschließlich auf BPS-Frauen mit chronischen parasuizidalen Handlungen (dazu zählen auch absichtliche Selbstverletzung und Suizidversuche) in der Vorgeschichte stützen. (In Übereinstimmung damit werde ich im weiteren Verlauf des Textes die weibliche Sprachform verwenden, wenn ich mich auf eine bestimmte Patientin beziehe.) Diese Gruppe stellt vielleicht den schwerstgestörten Anteil an der Borderline-Population dar; mit Sicherheit ist sie die größte Gruppe. Die Behandlung ist flexibel angelegt, so dass Veränderungen in der Durchführung vorgenommen werden können, sobald eine Patientin Fortschritte macht. Aus diesem Grunde ist es nicht unwahrscheinlich, dass das Behandlungsprogramm auch bei weniger schwer gestörten Personen effektiv sein könnte. Momentan basierte eine solche Ausweitung jedoch nur auf Vermutungen, nicht auf empirischen Therapiestudien.

Das Konzept der Borderline-Persönlichkeitsstörung

Definitionen: Vier Ansätze

Das formale Konzept der BPS ist auf dem Gebiet der Psychopathologie relativ neu. Es erschien im *Diagnostischen und Statistischen Manual für Psychische Störungen (DSM)* der American Psychiatric Association erst in der Veröffentlichung des DSM-III im Jahr 1980. Obwohl die spezifische Konstellation von Eigenschaften, die die Diagnosekategorie bestimmen, bereits früher bekannt war, wurde das heutige Interesse an dieser Population erst durch ihren seit kurzem entstandenen offiziellen Status geweckt. Um diesen Status zu erreichen, waren viele Kontroversen und Auseinandersetzungen notwendig. Die „offizielle" Nomenklatur und die Diagnostikkriterien entstanden schließlich sowohl durch politische Kompromisse als auch durch die Berücksichtigung empirischer Daten.

Am kontroversesten diskutiert wurde wohl die Verwendung des Begriffes „Borderline" als offizielle Bezeichnung. Die Bezeichnung selbst ist schon seit langem in psychoanalytischen Kreisen gebräuchlich. Adolf Stern verwendete sie als Erster, um eine Gruppe von ambulanten Patienten zu beschreiben, die weder von der klassischen Psychoanalyse profitierten noch in die damaligen psychiatrischen Standardkategorien „neurotisch" oder „psychotisch" zu passen schienen. Man hatte damals die Vorstellung, dass sich Psychopathologie auf einem Kontinuum von „normal" über „neurotisch" zu „psychotisch" bewegt. Stern bezeichnete seine Gruppe von ambulanten Patienten als „an einer Borderline-Gruppe von Neurosen leidend". Viele Jahre lang wurde der Begriff unter Psychoanalytikern umgangssprachlich gebraucht, um Patienten zu beschreiben, die zwar schwerwiegende Probleme in ihrer Lebensführung aufwiesen, aber nicht in andere diagnostische Kategorien passten und mit den konventionellen psychoanalytischen Methoden nur schwer zu behandeln waren. Für mehrere Theoretiker stehen Borderline-Patienten auf der Grenze zwischen Neurose und Psychose (Stern, 1938; Schmideberg, 1947; Knight, 1954; Kernberg, 1975), zwischen Schizophrenie und Nicht-Schizophrenie (Noble, 1951; Ekstein, 1955) und zwischen Normalität und Abnormität (Rado, 1956). Tabelle 1.1 gibt eine Auswahl früher Definitionen des Begriffes wieder. Im Laufe der Jahre hat sich die Verwendung des Begriffes „Borderline" innerhalb psychoanalytischer Kreise im Allgemeinen gewandelt und bezeichnet heute sowohl eine bestimmte Struktur der Persönlichkeitsorganisation als auch einen mittleren Schweregrad der Persönlichkeitsbeeinträchtigung. Durch den Begriff „Borderline" wird die letzgenannte Bedeutung widergespiegelt.

Tabelle 1.1: Borderline-Zustände – Frühe Definitionen und ihre Beziehung zueinander

Stern (1938)

1. Narzissmus – Gleichzeitige Idealisierung und verächtliche Abwertung des Analytikers sowie anderer wichtiger Personen in der Vergangenheit.
2. Psychisches „Ausbluten" – Lähmung angesichts von Krisen; Lethargie, Neigung zum Aufgeben.
3. Unangemessene Überempfindlichkeit – Überreaktion bei geringfügiger Kritik oder Zurückweisung, die ausgeprägt genug ist, um Paranoia nahezulegen, die jedoch nicht bis zum tatsächlichen Wahn geht.
4. Psychische und körperliche Rigidität – Ein Zustand von Anspannung und steifer Haltung, der auch für einen zufälligen Beobachter augenfällig ist.
5. Negative therapeutische Reaktion – Bestimmte hilfreich gemeinte Interpretationen seitens des Analytikers werden als entmutigend oder als Ausdruck mangelnder Zuneigung und Wertschätzung erlebt. Es können Depression oder Wut folgen, manchmal auch suizidale Gesten.
6. Konstitutionelles Gefühl der Minderwertigkeit – Bei einigen zeigt sich Melancholie, bei anderen eine infantile Persönlichkeit.
7. Masochismus, oft begleitet von schwerer Depression.
8. Angeborene Unsicherheit – scheinbar konstitutionelle Unfähigkeit, ein gewisses Maß an Stress zu ertragen, insbesondere im zwischenmenschlichen Bereich.
9. Projektive Mechanismen – Eine ausgeprägte Tendenz zur Externalisierung, die bei manchen Patienten bis zur wahnhaften Vorstellung gehen kann.
10. Schwierigkeiten bei der Realitätsprüfung – Fehlerhafte emphatische Mechanismen im Verhältnis zu Anderen. Beeinträchtigung der Fähigkeit, partielle Objektrepräsentationen einer anderen Person in eine angemessene und realistische Wahrnehmung der ganzen Person zu überführen.

Deutsch (1942)

1. Depersonalisation, die vom Patienten nicht als ich-fremd oder störend empfunden wird.
2. Narzisstische Identifikationen mit anderen, die nicht in das Selbst assimiliert werden, sondern wiederholt ausagiert werden.
3. Der Zugriff auf die Realität ist vollständig erhalten.
4. Mangelhafte Objektbeziehungen mit der Tendenz, die Eigenschaften der anderen Person zu übernehmen, um ihre Zuneigung zu behalten.
5. Alle aggressiven Tendenzen werden durch Passivität verdeckt, was den Anschein von sanfter Liebenswürdigkeit erweckt, die aber schnell in Bösartigkeit umschlagen kann.
6. Innere Leere, die der Patient zu kompensieren versucht, indem er sich einer sozialen oder religiösen Gruppe nach der anderen anschließt, egal ob die Grundsätze der aktuellen Gruppe mit denen der vergangenen Gruppen übereinstimmen oder nicht.

Schmideberg (1947)
1. Unfähig, Routine und Regelmäßigkeit zu ertragen
2. Neigt dazu, viele soziale Konventionen zu missachten
3. Kommt häufig zu spät zu Verabredungen und ist bei Zahlungen unzuverlässig
4. Unfähigkeit der Wiederannäherung während der Sitzungen
5. Schlechte Therapiemotivation
6. Entwickelt keine sinnvolle Einsicht
7. Führt ein chaotisches Leben, in dem ständig etwas Fürchterliches geschieht
8. Begeht kleinere kriminelle Handlungen, außer bei großem Reichtum
9. Kann nur schwer emotionalen Kontakt herstellen

Rado (1956) (extractive disorder)
1. Ungeduld und mangelnde Frustrationstoleranz
2. Wutausbrüche
3. Verantwortungslosigkeit
4. Erregbarkeit
5. Parasitismus
6. Hedonismus
7. Depressive Anfälle
8. Affekthunger

Esser und Lesser (1965) (hysteroide Störung)
1. Verantwortungslosigkeit
2. Sprunghafte berufliche Vorgeschichte
3. Chaotische und unbefriedigende Beziehungen, die niemals tief gehend oder dauerhaft werden
4. Frühkindliche Vorgeschichte von emotionalen Problemen und gestörten Verhaltensmustern (z. B. Enuresis in höherem Alter)
5. Chaotische Sexualität, häufig eine Kombination aus Frigidität und Promiskuität

Grinkler, Werble und Drye (1968): Gemeinsame Merkmale aller Borderline-Personen:
1. Wut als einziger oder hauptsächlicher Affekt
2. Störungen bei affektiven (zwischenmenschlichen) Beziehungen
3. Fehlen einer in sich geschlossenen Selbstidentität
4. Depression bestimmt das Leben

Subtyp I: Krankheitsbild grenzt an die Psychose
Unangemessenes, unangepasstes Verhalten
Defizite der Selbstidentität und des Realitätssinns
Negatives Verhalten und Wut werden an den Tag gelegt
Depression

Subtyp II: Das „Kern"-Borderline-Syndrom
Wechselhaftes Einlassen auf andere
Wut wird ausagiert
Depression
Keine in sich geschlossene Selbstidentität

Subtyp III: Angepaßt, affektlos, abwehrend, „Als ob"-Persönlichkeit
Angepasstes, angemessenes Verhalten
Komplementäre Beziehungen
Wenig Affekt; fehlende Spontaneität
Abwehrmechanismen Rückzug und Intellektualisierung

Subtyp IV: Krankheitsbild grenzt an die Neurose
Anaklitische Depression
Angst
Ähnelt neurotischem, narzisstischem Charakter

Anmerkung:
Tabelle übernommen und bearbeitet aus: *The Borderline Syndromes: Constitution, Personality and Adaptation*, von M.H. Stone, 1980, New York: McGraw-Hill. Copyright 1980 Mcgraw-Hill. Verändert übernommen mit Genehmigung.

Gunderson (1984) hat vier relativ unterschiedliche klinische Phänomene zusammengefasst, die für das andauernde psychoanalytische Interesse an der Borderline-Population verantwortlich sind. Erstens gab es bestimmte Patienten, die scheinbar gut angepasst waren und insbesondere bei strukturierten psychologischen Testverfahren gut abschnitten, jedoch bei unstrukturierten Tests „dysfunktionale Denkstile" zeigten (in psychoanalytischer Terminologie: „primitives Denken"). Zweitens machte eine größere Gruppe von Patienten, die ursprünglich für eine Psychoanalyse geeignet schienen, sehr schlechte Fortschritte in der Therapie und erforderte häufig eine Beendigung der Analyse sowie eine Hospitalisierung.[3] Drittens wurde eine Gruppe von Patienten identifiziert, deren Befinden sich im Gegensatz zu den meisten anderen Patienten, bei stützenden stationären Behandlungsprogrammen zu verschlechtern drohte. Viertens riefen diese Patienten oft intensiven Ärger und Hilflosigkeit bei dem behandelnden therapeutischen Personal hervor. Zusammengenommen deuteten diese vier Beobachtungen auf die Existenz einer Personengruppe hin, die trotz positiver prognostischer Indikatoren nur wenig von traditionellen Behandlungsformen profitierte. Die emotionale Verfassung sowohl der Patienten als auch der Therapeuten schien sich zu verschlechtern, sobald diese Personen mit der Psychotherapie begannen.

Die Heterogenität der mit „Borderline" bezeichneten Population führte zu einer Reihe weiterer Begriffssysteme, um die mit der Bezeichnung zusammenhängenden Verhaltenssyndrome und ätiologischen Theorien einzuteilen. Im Gegensatz zu dem vom psychoanalytischen Ansatz propagierten einzelnen Kontinuum wurde BPS von biologisch orientierten Theoretikern auf mehreren Kontinuen eingeteilt. Aus ihrer Sicht repräsentiert die Störung eine Gruppe klinischer Syndrome, von denen jedes eine eigenständige Ätiologie, Verlauf und Prognose aufweist. Stone (1980, 1981) hat die Literatur dazu ausführlich studiert und kommt zu dem Schluss, dass die Störung hinsichtlich klinischer Merkmale, Familienanamnese, Ansprechen auf Behandlung und biologischer Marker einigen der wichtigsten Achse-I-Diagnosen nahesteht. So schlägt er beispielsweise drei der Schizophrenie, den Affektiven Störungen und den Organischen Hirnsysndromen nahestehende Untergruppen der Borderline-Störung vor. Jede Untergruppe verteilt sich auf einem Kontinuum von „eindeutigen" oder „Kern"-Fällen der Störung bis hin zu milderen, weniger eindeutig zu identifizierenden Formen. Auf diese letzteren Fälle wird die Bezeichnung „Borderline" angewendet (Stone, 1980). Im Laufe der letzten Jahre zeigte sich in der theoretischen und empirischen Literatur die Tendenz, die Borderline-Störung primär auf dem Kontinuum der Affektiven Störungen einzuordnen (Gunderson und Elliott, 1985), obwohl immer mehr empirische Daten diese Position infrage stellen.

Ein dritter Ansatz zum Verständnis des Borderline-Phänomens wurde von Chatham (1985) als „eklektisch-deskriptiver" Ansatz bezeichnet. Bei diesem Ansatz, der zurzeit hauptsächlich durch das DSM-IV (American Psychiatric Association, 1991) und die Arbeiten von Gunderson (1984) vertreten wird, wird die Borderline-Störung durch bestimmte Gruppen von Kriterien definiert. In die Definitionen wurden hauptsächlich solche Merkmale aufgenommen, über die allgemeiner Konsens herrschte; erst in letzter Zeit werden in gewissem Ausmaß auch empirische Daten hinzugezogen, um die Definitionen zu verbessern. Die Kriterien von Gunderson (Gunderson und Kolb, 1978; Gunderson, Kolb, und Austin, 1981) beispielsweise wurden ursprünglich von einem Literaturüberblick hergeleitet, wobei sechs Faktoren herausgefiltert wurden, die die meisten Theoretiker als charakteristisch für Borderline-Patienten beschrieben haben. Zanarini, Gunderson, Frankenburg und Chauncey (1989) haben kürzlich ihre BPS-Kriterien überarbeitet, um eine bessere Diskrimination zwischen BPS und anderen Achse-II-Diagnosen zu erreichen. Selbst in dieser letzten Version werden jedoch die Auswahlmethoden für neue Kriterien nicht deutlich gemacht; sie scheinen eher auf klinische Kriterien zurückzugehen als auf empirische Ableitung. In ähnlicher Weise wurden die Kriterien für BPS, wie sie im DSM-III, DSM-III-R und jetzt auch im DSM-IV aufgelistet werden, aus Konsensvereinbarungen verschiedener Komitees abgeleitet. Sie setzen sich zusammen aus diversen theoretischen Konzepten (abhängig von den jeweiligen Orientierungen der Komiteemitglieder), Begriffsverwendungen aus der Sicht praktisch arbeitender Psychiater sowie den bisher vorliegenden empirischen Daten. Die aktuellsten Kriterien für die Definition der BPS, das DSM-IV und das überarbeitete Diagnostische Interview für Borderline-Störungen (DIB-R), werden in Tabelle1.2 aufgeführt.

Tabelle 1.2: Diagnostische Kriterien für BPS

DSM-IV[a]

1. Ein verzweifeltes Bemühen, ein reales oder imaginäres Verlassenwerden zu verhindern (außer Suizid oder Selbstverstümmelung, s. dazu Krit. 5)
2. Ein Muster von instabilen, intensiven zwischenmenschlichen Beziehungen, das sich durch einen Wechsel zwischen den beiden Extremen Überidealisierung und Abwertung auszeichnet
3. Identitätsstörung: Anhaltend und deutlich gestörtes, verzerrtes oder instabiles Selbstbild bzw. Gefühl für die eigene Person (z. B. Gefühl, nicht zu existieren oder das Böse zu verkörpern)
4. Impulsivität bei mindestens zwei potentiell selbstschädigenden Aktivitäten (z. B. Geldausgeben, Sexualität, Substanzmissbrauch, Ladendiebstahl, rücksichtsloses Fahren, Fressanfälle – außer Suizid oder Selbstverstümmelung, siehe dazu Krit. 5)
5. Wiederholte Suiziddrohungen, -gesten oder -versuche oder selbstverstümmelnde Verhaltensweisen.
6. Instabilität im affektiven Bereich: Ausgeprägte Stimmungsschwankungen (z. B. intensive episodische Dysphorie, Reizbarkeit oder Angst), wobei diese Zustände gewöhnlich ein paar Stunden, seltener länger als einige Tage andauern
7. Chronisches Gefühl der Leere
8. Übermäßig starke Wut oder Unfähigkeit, die Wut zu kontrollieren (z. B. häufige Wutausbrüche, andauernde Wut oder wiederholte Prügeleien)
9. Vorübergehende, stressabhängige schwere dissoziative Symptome oder paranoide Wahnvorstellungen

Diagnostisches Interview für Borderline-Patienten – überarbeitet (DIB-R)[b]

Bereich Affekte

1. Chronische/Major Depression
2. Chronische Hilflosigkeit/Hoffnungslosigkeit/Wertlosigkeit/Schuld
3. Chronische Wut/häufige aggressive Handlungen
4. Chronische Angst
5. Chronische Einsamkeit/Langeweile/Leere

Bereich Kognitionen

6. Eigenartige Denkweise/ungewöhnliche Wahrnehmungserlebnisse
7. Nichtwahnhafte paranoide Erlebnisse
8. Quasipsychotische Erlebnisse

Bereich Impuls/Handlungsmuster

9. Substanzmissbrauch/-abhängigkeit
10. Sexuell abweichendes Verhalten
11. Selbstverstümmelung
12. Manipulative Suizidversuche
13. Andere impulsive Verhaltensmuster

Bereich Zwischenmenschliche Beziehungen
14. Unfähigkeit, allein zu sein
15. Angst vor Verlassenheit/Verstricktsein/Auslöschung
16. Gegenseitige Abhängigkeit/ernsthafte Konflikte über Hilfe oder Fürsorge
17. Stürmische Beziehungen
18. Abhängigkeit/Masochismus
19. Abwertung/Manipulation/Sadismus
20. Forderndes Verhalten/Alleinanspruch
21. Regression in der Therapie
22. Gegenübertragungsprobleme/„besondere" Therapeut-Patient-Beziehungen

a Aus: *DSM-IV-Options Book: Work in Progress* 9/1/91 von der Arbeitsgruppe zu DSM-IV, American Psychiatric Association, 1991, Washington, DC. Copyright 1991 bei der American Psychiatric Association. Nachdruck mit Genehmigung.
b Aus „The Revised Diagnostic Interview for Borderlines: Discriminating BPD from other Axis II Disorders" von M.C. Zanarini, J.G. Gunderson und D.L. Chauncey, 1989, *Journal of Personality Disorders*, 3 (1), 10-18. Copyright bei Guilford Publications, Inc. Nachdruck mit Genehmigung. (Deutsche Fassung: Diagnostisches Interview für das Borderline-Syndrom. Manual. Deutsche Bearbeitung von H. Pütterich. Weinheim (Beltz Test Gesellschaft) 1985. Anm. d. Übers.)

Ein vierter Ansatz zum Verständnis des Borderline-Phänomens beruht auf einer biosozialen Lerntheorie und wurde von Millon (1981, 1987a) vorgebracht. Millon gehört zu den stärksten Gegnern der Verwendung des Begriffes „Borderline" zur Beschreibung dieser Persönlichkeitsstörung. Stattdessen hat Millon die Bezeichnung „zykloide Persönlichkeit" vorgeschlagen, um die Instabilität in Verhalten und Emotionen zu betonen, die für ihn das Hauptmerkmal dieser Störung ist. Nach Millons Ansicht resultiert das Persönlichkeitsmuster der Borderline-Patienten aus einer Verschlechterung eines bereits vorher vorhandenen, weniger ausgeprägten Persönlichkeitsmusters. Millon betont die unterschiedlichen Vorgeschichten von Borderline-Störungen und legt nahe, dass sich eine BPS auf verschiedene Arten entwickeln kann.

Die Theorie, die ich in diesem Buch vorstellen werde, basiert auf einer biosozialen Theorie und ähnelt in vielen Aspekten derjenigen von Millon. Beide betonen die Rolle einer wechselseitigen Interaktion biologischer und sozialer Lerneinflüsse für die Ätiologie der Störung. Im Gegensatz zu Millon habe ich keine eigenständige Definition der BPS entwickelt. Ich habe jedoch eine Reihe von Verhaltensmustern zusammengestellt, die mit einer Untergruppe von Personen mit Borderline-Störung in Verbindung gebracht werden – jene Personen, die in ihrer Vorgeschichte multiple Versuche aufweisen, sich selbst zu verletzen, zu verstümmeln oder zu töten.
Diese Verhaltensmuster werden in Kapitel 3 ausführlich diskutiert; zur Verdeutlichung werden sie in Tabelle 1.3 kurz dargestellt.

Tabelle 1.3: Verhaltensmuster bei BPS

1. ***Emotionale Verletzbarkeit:*** Ein Muster von umfassenden Schwierigkeiten, negative Gefühle zu verarbeiten. Dazu zählen eine ausgeprägte Empfindlichkeit gegen negative emotionale Reize, hohe Gefühlsintensität, ein nur langsamer Rückgang zur Ausgangsstimmung sowie die Tendenz, der sozialen Umwelt unrealistische Erwartungen und Anforderungen vorzuwerfen.
2. ***Selbstentwertung:*** Tendenz, die eigenen emotionalen Reaktionen, Gedanken, Überzeugungen und Verhaltensweisen zu entwerten oder nicht anzuerkennen. Unrealistisch hohe Standards und Anforderungen an die eigene Person. Kann ausgeprägte Scham, Selbsthass und auf sich selbst gerichtete Wut beinhalten.
3. ***Ständige Krisen:*** Ein Muster häufiger belastender, negativer äußerer Ereignisse, Störungen oder Hindernisse, von denen einige durch die dysfunktionale Lebensführung der Person verursacht sind, andere durch ein inadäquates soziales Umfeld und viele durch Schicksal oder Zufall.
4. ***Unterdrücktes Trauern:*** Tendenz, negative Gefühlsreaktionen zu unterdrücken und übermäßig zu kontrollieren, insbesondere solche Gefühlsreaktionen, die mit Trauer und Verlust zusamenhängen, u. a. Traurigkeit, Wut, Schuld- oder Schamgefühle, Angst und Panik.

5. ***Aktive Passivität:*** Neigung zu einem passiven Problemlöseverhalten, das durch die Unfähigkeit gekennzeichnet ist, eigene Lebensprobleme aktiv zu lösen, oft begleitet von aktiven Versuchen, eine Lösung der Probleme von anderen zu erbitten; erlernte Hilflosigkeit, Hoffnungslosigkeit.
6. ***Scheinbare Kompetenz:*** Die Betroffene neigt dazu, kompetenter zu erscheinen, als sie tatsächlich ist; dies ist vermutlich auf eine mangelnde Generalisierung von Fähigkeiten auf verschiedene Stimmungen, Situationen und Zeitpunkte zurückzuführen sowie auf die Unfähigkeit, über adäquate nonverbale Signale emotionale Probleme zu vermitteln.

Im Allgemeinen wurden weder von Verhaltens- noch von Kognitionstheoretikern definierende oder diagnostische Kategorien dysfunktionaler Verhaltensweisen vorgeschlagen, die mit den anderen hier beschriebenen vergleichbar wären. Ein wichtiger Grund hierfür ist sicherlich die Abneigung von Verhaltenstheoretikern gegen Theorien der Persönlichkeit und Persönlichkeitsorganisation, die auf Schlussfolgerungen beruhen. Auch legen sie den Schwerpunkt eher auf das Verständnis und die Behandlung von verhaltensbezogenen, kognitiven und affektiven Phänomenen, die mit verschiedenen Störungen zusammenhängen, als von „Störungen" an sich. Kognitionstheoretiker haben demgegenüber ätiologische Überlegungen zu Verhaltensmustern bei Borderline-Patientinen vorgebracht. Danach ist die BPS das Resultat bereits früh im Leben entwickelter dysfunktionaler kognitiver Schemata. Rein kognitive Theorien ähneln in vielen Bereichen den stärker kognitiv orientierten psychoanalytischen Theorien.
Tabelle 1.4 gibt eine Übersicht über die verschiedenen hier dargestellten Herangehensweisen an den Begriff Borderline.

Diagnostische Kriterien: Eine Umstrukturierung

Die Kriterien für BPS, wie sie momentan definiert sind, beschreiben ein Muster von verhaltensbezogener, emotionaler und kognitiver Instabilität und Fehlregulation. Diese Schwierigkeiten können in den fünf Kategorien zusammengefasst werden, die in Tabelle 1.5 aufgeführt sind. Ein Vergleich mit den Kriterien des DSM-IV und des DIB-R in Tabelle 1.2 macht deutlich, dass ich die Kriterien nur umstrukturiert, nicht aber neu definiert habe.

Erstens weisen Borderline-Personen üblicherweise eine emotionale Fehlregulation auf. Die Betroffenen reagieren gefühlsmäßig sehr heftig und leiden häufig unter episodisch auftretender Depression, Angst und Reizbarkeit sowie Wut und Schwierigkeiten mit dem Ausdrücken von Wut. Zweitens findet man bei Borderline-Personen häufig eine interpersonelle Fehlregulation. Ihre Beziehungen können chaotisch, intensiv und geprägt von Schwierigkeiten sein. Trotz dieser Probleme finden es Borderline-Personen häufig extrem schwer, Beziehungen zu beenden; stattdessen bemühen sie sich verzweifelt, wichtige Bezugspersonen davon abzuhalten, sie zu verlassen. Nach meiner Erfahrung geht es Borderline-Personen in stabilen und positiven Beziehungen gut, während es ihnen schlecht geht, wenn sie solche Beziehungen nicht haben.

Drittens weisen Borderline-Personen ein Muster verhaltensbezogener Fehlregulation auf, was sich in extremen und problematischen impulsiven Verhaltensweisen sowie suizidalen Handlungen äußert. Versuche, sich selbst zu verletzen, zu verstümmeln oder zu töten treten in dieser Population häufig auf. Viertens zeigen diese Personen zeitweise eine kognitive Fehlregulation. Kurze nichtpsychotische Formen von Gedankendysregulation, u.a. Depersonalisation, Dissoziation und Wahn, werden manchmal durch belastende Situationen hervorgerufen und verschwinden wieder, wenn die Belastung nachlässt. Schließlich tritt häufig eine Fehlregulation des Identitätssinnes auf. Borderline-Personen berichten nicht selten, dass sie überhaupt kein Identitätsgefühl haben, sich leer fühlen und nicht wissen, wer sie sind. Tatsächlich kann man BPS verstehen als eine tief greifende Störung der Regulation und Erfahrung der eigenen Identität – eine Sichtweise, die auch von Grotstein (1987) vertreten wird.

Die hier vorgenommene Umstrukturierung wird durch interessante Daten gestützt, die von Stephen Hurt, John Clarkin und ihren Kollegen erhoben worden sind (Hurt et al., 1990; Clarkin, Hurt und Hull, 1991; siehe die Übersicht von Hurt, Clarkin, Munroe-Blum und Marziali, 1992). Unter Verwendung einer hierarchischen Cluster-Analyse der acht DSM-III-Kriterien fanden sie drei Cluster von Kriterien: einen Identitäts-Cluster (chronisches Gefühl der Leere oder Langeweile, Identitätsstörung, Unfähigkeit, allein zu sein), einen Affekt-Cluster (Affektlabilität, instabile zwischenmenschliche Beziehungen, intensive und unangemessene Wut) und einen Impuls-Cluster (selbstschädigende Handlungen und Impulsivität). Kognitive Fehlregulation taucht in den Ergebnissen nicht auf, weil die Cluster-Analyse auf den DSM-III-Kriterien basiert, die kognitive Instabilität nicht als Kriterium für BPS aufführen.

Es gibt eine Reihe diagnostischer Instrumente für BPS. Das am häufigsten verwendete Forschungsinstrument ist das Original-DIB, das von Gunderson et al. (1981) entwickelt wurde; es wurde kürzlich von Zanarini (1989) überarbeitet, wie oben bereits erwähnt. Die meisten verwendeten Kriterien sind diejenigen der verschiedenen Versionen des Diagnostischen und Statistischen Manuals Psychischer Störungen, zuletzt des DSM-IV. Wie Tabelle 1.2 zeigte, gibt es deutliche Überschneidungen zwischen dem DIB-R und dem DSM-IV. Dies ist wenig überraschend, da Gunderson sowohl das Original-DIB entwickelte als auch Vorsitzender der Achse-II-Arbeitsgruppe für das DSM-IV war. Darüber hinaus gibt es mehrere Selbstbeschreibungsverfahren, die als Screening-Verfahren geeignet sind.

Tabelle 1.4.: Die wichtigsten Ansätze bezüglich BPS

Dimensionen	Psychoanalytisch	Biologisch	Eklektisch	Biosozial	Kognitiv
1. Wichtige Theoretiker	Adler, Kernberg, Masterson, Meissner, Rinsley	Akiskal, Adrulonis, Cowdry, Gardner, Hoch, Kasanin, D. Klein, Kety, Polatin, Soloff, Stone, Wender	Frances, Grinker, Gunderson, Spitzer's, DSM-III, DSM-III-R, DSM-III-IV	Linehan, Millon, Turner	Beck, Pretzer, Young
2. Was wird unter „Borderline“ verstanden?	psychostrukturelles Niveau oder psychodynamischer Konflikt	leichte Form einer der Haupterkrankungen	eine spezifische Persönlichkeitsstörung	eine spezifische Persönlichkeitsstörung	eine spezifische Persönlichkeitsstörung
3. Auf welchen Daten beruht die Diagnose?	Symptome, erschlossene intrapsychische Strukturen, Übertragung	klinische Symptome familiäre/genetische Vorgeschichte, Ansprechen auf Therapie und biologische Marker	Kombination v. Symptomen u. Verhaltensbeobachtungen, psychodynamische u. psychol. Testverfahren (WAIS, Rorschach)	Verhaltensbeobachtung, strukturierte Interviews, durch Verhaltenstests überprüfte Testdaten	Verhaltensbeobachtung, strukturierte Interviews, durch Verhaltenstests überprüfte Testdaten
4. Ätiologie der Störung	Umwelt, Erbe, Schicksal[a]	Erbe[b]	unbestimmt	Erbe, Umwelt	Erbe
5. Zusammensetzung der Borderline-Population	homogen; intrapsychische Struktur heterogen; deskriptive Symptome	heterogen: Gesamtpopulation; homogen: jede Untergruppe	heterogen	heterogen	unbestimmt
6. Wichtigkeit diagnostischer Untergruppen	unwichtig, außer bei Meissner	wichtig	relativ wichtig	wichtig	unbestimmt
7. Auf welcher Grundlage beruhen die Untergruppen	–	Ätiologie	Grinker, Gunderson: klin.Grundlage; DSM: klinisch u. ätiologisch	Verhaltensmuster	unbestimmt
8. Empfohlene Therapie	modifizierte Psychoanalyse, konfrontative Psychotherapie	Chemotherapie	unbestimmt	modifizierte kognitiv-verhaltenstherapeutische Behandlung	modifizierte kognitive Therapie

Anmerkung: Verändert übernommen aus *Treatment of the Borderline Personality* von P.M. Chatham, 1985, New York: Jason Aronson. Copyright 1985 by Jason Aronson, Inc. Verändert übernommen mit Genehmigung.

[a] Kognitive Komponenten können ebenso eine Rolle spielen wie das Schicksal; die meisten Autoren außer Kernberg halten die Umwelt für einen wichtigen Auslöser.

[b] Stone (1981) glaubt, dass 10-15 % aller Fälle von BPS bei Erwachsenen rein psychogenen Ursprungs seien.

Das Konzept der parasuizidalen Verhaltensweisen

Der Begriff der nicht tödlichen Selbstverletzung ist sehr kontrovers diskutiert worden. Unstimmigkeiten gab es vor allem bei der Frage, welches Ausmaß und welche Art von Absicht vorausgesetzt wird (Linehan, 1986; Linehan und Shearin, 1988). 1977 führte Kreitman den Begriff „parasuizidal" ein zur Bezeichnung von (1) nicht-tödlichen, absichtlich selbstverletzenden Handlungen, die zu tatsächlichen Gewebeschäden, Krankheit oder Todesgefahr führen, und (2) jeder Einnahme von nicht verschriebenen Drogen oder anderen Substanzen oder über die verschriebene Menge hinaus mit der eindeutigen Absicht, eine körperliche Schädigung oder den Tod herbeizuführen. Die Definition von Parasuizid nach Kreitman schließt sowohl tatsächliche Suizidversuche mit ein als auch Selbstverletzungen (u. a. Selbstverstümmelung und selbst zugefügte Verbrennungen) mit nur geringer oder gar keiner Absicht, den Tod herbeizuführen. Sie umfasst nicht die Einnahme nicht verschriebener Drogen oder Medikamente mit dem Ziel, high zu werden, eine Nacht lang normal zu schlafen oder sich selbst zu behandeln. Es findet auch eine Abgrenzung zum Suizid statt, bei dem absichtlich und selbst herbeigeführt der Tod eintritt; zu Suiziddrohungen, bei denen die Betroffene sagt, dass sie sich umbringen oder selbst verletzen werde, dieser Aussage jedoch noch keine Taten gefolgt sind; zu fast suizidalen Handlungen, bei denen die Betroffene sich einem Risiko aussetzt, die Tat jedoch nicht ausführt (z. B von einer Brücke herabhängen oder Tabletten in den Mund nehmen, ohne sie zu schlucken); und zu Suizidideen.

Parasuizid umfasst Verhaltenweisen, die üblicherweise als „Suizidgesten" und „manipulative Suizidversuche" bezeichnet werden. Aus zwei Gründen wird der Begriff „Parasuizid" anderen Bezeichnungen vorgezogen: Erstens vermischt er die Deskription der Handlung nicht mit Hypothesen über die zugrunde liegende Motivation. Begriffe wie „Andeutung", „manipulativ" und „Suizidversuch" vermitteln die Vorstellung, dass hinter dem Parasuizid entweder ein Versuch der Kommunikation oder der versteckten Beeinflussung anderer steckt oder aber der Versuch, sich selbst zu töten. Es gibt jedoch eine Reihe anderer denkbarer Beweggründe für Parasuizid, etwa Stimmungsregulation (z. B. Reduktion von Angst). In jedem Einzelfall ist eine sorgfältige Klärung der Motivation notwendig, und es besteht die Gefahr, dass durch die Verwendung von scheinbar erklärenden Beschreibungen diese Notwendigkeit übersehen wird. Zweitens ist Parasuizid ein weniger abwertender Begriff. Es ist schwer, Sympathie für eine Person zu empfinden, die als „manipulativ" beschrieben wird. Die Schwierigkeiten, die bei der Behandlung dieser Personen auftreten, verführen besonders dazu, „die Schuld bei den Opfern zu suchen" und diese infolgedessen nicht zu mögen. Eine solche Haltung ist allerdings kontraproduktiv, da die Wahrscheinlichkeit, Borderline-Patientinnen helfen zu können, mit der ihnen entgegengebrachten Sympathie korreliert (Woollcott, 1985). Dies ist ein besonders wichtiger Punkt, auf den ich später genauer eingehen werde.

In Studien über Parasuizid wurde meist ein Design verwendet, bei dem Personen mit einer Vorgeschichte von parasuizidalen Handlungen verglichen wurden mit Personen ohne eine solche Vorgeschichte. Vergleichsgruppen können andere suizidale Personen sein, z. B. solche, die sich tatsächlich suizidiert haben oder Suizidideen haben; andere, nicht suizidale psychiatrische Patienten oder nicht psychiatrische Kontrollpersonen. Zwar wird manchmal die Diagnose auf Achse I konstant gehalten, dieses Vorgehen ist jedoch nicht die Regel. Eines der Ziele dieser Forschungsrichtung besteht ja gerade darin, herauszufinden, welche diagnostischen Kategorien am stärksten mit diesem Verhalten zusammenhängen. Nur in neueren Untersuchungen, und auch dort nur selten, werden die Achse-II-Diagnosen konstant gehalten oder überhaupt genannt. Trotzdem kann man bei einer Durchsicht der Literatur zu Parasuizid nicht umhin, die Ähnlichkeiten zwischen den Merkmalen festzustellen, die sowohl parasuizidalen Personen als auch Borderline-Personen zugeschrieben werden.

Das emotionale Erscheinungsbild von parasuizidalen Personen ist charakterisiert durch eine chronische, aversive emotionale Fehlregulation. Sie scheinen wütender, feindseliger und reizbarer zu sein als nicht suizidale psychiatrische Patienten und nicht psychiatrische Personen (Crook, Raskin und Davis, 1975; Nelson, Nielsen und Checketts, 1977; Richman und Charles, 1976; Weissman, Fox und Klerman, 1973) und depressiver als Personen, die sich suizidiert haben (Maris, 1981) und als andere psychiatrische und nicht psychiatrische Gruppen (Weissman, 1974). Eine interpersonelle Fehlregulation zeigt sich an den von Feindseligkeit, Forderungen und Konflikten geprägten Beziehungen (Weissman, 1974; Miller, Chiles, und Barnes, 1982; Greer et al., 1966; Adam, Bouckoms und Scarr, 1980; Taylor und Stansfeld, 1984).

Im Vergleich zu anderen weisen parasuizidale Personen schwache soziale Netzwerke auf (Weissman, 1974; Slater und Depue, 1981). Nach ihren zentralen Problemen im Leben gefragt, geben sie zwischenmenschliche Situationen an (Linehan, Camper, Chiles, Strosahl und Shearin, 1987; Maris, 1981). Häufig finden sich Muster von verhaltensbezogener Fehlregulation, wie Substanzmissbrauch, sexuelle Promiskuität und zurückliegende parasuizidale Handlungen (siehe den Überblick von Linehan, 1981; siehe auch Maris, 1981). Im Allgemeinen besitzen diese Personen nicht die kognitiven Fähigkeiten, um ihre emotionalen, zwischenmenschlichen und verhaltensbezogenen Belastungen effektiv zu bewältigen.

Die kognitiven Probleme bestehen in kognitiver Rigidität (Levenson, 1972; Neuringer, 1964; Patsiokas, Clum und Luscomb, 1979; Vinoda, 1966), dichotomem Denken (Neuringer, 1961) sowie mangelnden abstrakten und interpersonellen Problemlösefertigkeiten (Goodstein, 1982; Levenson und Neuringer, 1971; Schotte und Clum, 1982). Die mangelnden Problemlösefertigkeiten hängen eventuell mit spezifischen (im Gegensatz zu allgemeinen) Defiziten des episodischen Gedächtnisses zusammen (Williams, 1991), durch die sich parasuizidale Personen von anderen psychiatrischen Patienten unterscheiden. Meine Mitarbeiter und ich haben festgestellt, dass parasuizidale Personen ein eher passives (oder abhängiges) Problemlöseverhalten an den Tag legen (Linehan et al., 1987). Angesichts ihrer emotionalen und zwischenmenschlichen Schwierigkeiten berichten viele dieser Personen, dass ihr Verhalten einen Ausweg bieten soll aus einem für sie unerträglichen und unlösbaren Leben. Tabelle 1.5 zeigt einen Vergleich von Merkmalen parasuizidaler und Borderline-Personen.

Tabelle 1.5: Vergleich der Merkmale von BPS und Parasuizid

BPS	**Parasuizid**
Emotionale Fehlregulation	Emotionale Fehlregulation
1. Emotionale Instabilität	1. Chronische, aversive Affekte
2. Schwierigkeiten bei der Steuerung von Wut	2. Wut, Feindseligkeit, Reizbarkeit
Zwischenmenschliche Fehlregulation	Zwischenmenschliche Fehlregulation
3. Instabile Beziehungen	3. Konfliktreiche Beziehungen
4. Anstrengungen, um einen Verlust zu verhindern	4. Schwache soziale Netzwerke
	5. Die größten Schwierigkeiten bestehen im zwischenmenschlichen Bereich
	6. Passives zwischenmenschliches Problemlösen
Verhaltensbezogene Fehlregulation	Verhaltensbezogene Fehlregulation
5. Suiziddrohungen, Parasuizid	7. Suiziddrohungen, Parasuizid
6. Selbstschädigende, impulsive Verhaltensweisen, zu denen Alkohol- und Drogenmissbrauch zählen	8. Alkohol- und Drogenmissbrauch, Promiskuität
Kognitive Fehlregulation	Kognitive Fehlregulation
7. Kognitive Störungen	9. Kognitive Rigidität, dichotomes Denken
Fehlregulation der Selbstidentität	Fehlregulation der Selbstidentität
8. Instabiles Selbst, Selbstbild	10. Niedriges Selbstwertgefühl
9. Chronische Leere	

Überlappungen zwischen Borderline-Persönlichkeitsstörung und parasuizidalem Verhalten

Ich habe bereits erwähnt, dass ein Schwerpunkt meiner Therapieforschung und meiner klinischen Arbeit bei solchen Personen lag, die chronisch parasuizidal sind und zusätzlich die Kriterien für BPS erfüllen. Meiner Meinung nach erfüllen diese Personen die Kriterien für BPS auf ganz eigene Weise: Sie scheinen depressiver zu sein, als man nach den DSM-IV-Kriterien erwarten würde; oftmals neigen sie zu Überkontrolle und Hemmung von Gefühlen der Wut, was weder im DSM-IV noch im DIB-R aufgeführt wird. Meiner Einschätzung nach entsprechen die Patientinnen nicht den abwertenden Begriffen, die sowohl vom DSM-IV als auch vom DIB-R gebraucht werden. Ich möchte im Folgenden meine klinischen Erfahrungen und Überlegungen zu jedem dieser Punkte darstellen.

Emotionale Fehlregulation: Depression

„Affektive Instabilität" im DSM-IV bezieht sich auf eine ausgeprägte Reaktivität der Stimmung. Diese äußert sich in Episoden von Depression, Reizbarkeit oder Angst, die üblicherweise wenige Stunden, seltener mehrere Tage anhalten. Damit wird angedeutet, dass die Grundstimmung nicht auffällig negativ oder depressiv ist. Nach meinen Erfahrungen mit parasuizidalen Borderline-Patientinnen ist ihre Grundstimmung jedoch üblicherweise extrem negativ, jedenfalls bezüglich Depression. Beispielsweise erfüllten in einer Stichprobe von 41 Frauen an meiner Klinik, die den Kriterien sowohl für BPS als auch für parasuizidales Verhalten entsprachen, 71 % die Kriterien für eine Major Depression und 24% die Kriterien für eine Dysthyme Störung. In unserer jüngsten Therapiestudie (Linehan, Armstrong, Suarez, Allman und Heard, 1991) waren meine Mitarbeiter und ich überrascht angesichts der offensichtlichen Stabilität von Selbstbeschreibungen hinsichtlich Depression und Hoffnungslosigkeit über einen Zeitraum von einem Jahr. Demnach scheint das DIB-R mit seiner Betonung von chronischer Depression, Hoffnungslosigkeit, Wertlosigkeit, Schuld und Hilflosigkeit parasuizidale Borderline-Patientinnen besser zu charakterisieren als das DSM-IV.

Emotionale Fehlregulation: Wut

Sowohl das DSM-IV als auch das DIB-R betonen Probleme von Borderline-Patientinnen, Wut zu kontrollieren. Häufige, intensive Wut und wütende Handlungen sind Bestandteil von beiden Kriteriengruppen. In unserer Klinik gibt es sicherlich eine Reihe parasuizidaler Borderline-Patientinnen, die dieses Kriterium erfüllen; es gibt jedoch auch eine ganze Anzahl Patientinnen, die sich eher durch übermäßige Kontrolle von Wutgefühlen auszeichnen. Diese Patientinnen werden selten oder nie wütend. Gerade in solchen Situationen, wo Wut oder zumindest assertives Verhalten angemessen wäre, weisen sie eher ein Muster passiven und submissiven Verhaltens auf. Beide Gruppen haben Schwierigkeiten damit, ihre Wut auszudrücken: Jedoch äußert die eine Gruppe ihre Wut übermäßig, die andere dagegen zu wenig. Bei manchen Patientinnen, die ihre Wut zu sehr zurückhalten, findet sich in der Vorgeschichte ein übermäßiges Ausdrücken von Wutgefühlen. In fast jedem Fall haben Personen mit übermäßiger Kontrolle ausgeprägte Angst vor dem Äußern von Wut; manche fürchten, sie könnten die Kontrolle bereits dann verlieren, wenn sie auch nur ein wenig Wut nach außen lassen. Andere wiederum haben Angst, andere könnten bereits bei kleineren Äußerungen von Wut einen Gegenangriff starten.

Manipulation und andere abwertende Beschreibungen

Sowohl das DSM-IV als auch das DIB-R betonen die Rolle von „manipulativem" Verhalten für das Borderline-Syndrom. Leider wird in keiner der beiden Kriteriengruppen deutlich, wie ein solches Verhalten operational zu definieren wäre. Im *American Heritage Dictionary* (Morris, 1979, S. 794) wird „to manipulate" („manipulieren") definiert als „to influence or manage shrewdly or deviously" („auf gewitzte oder hinterhältige Weise beeinflussen oder in die Wege leiten"), im *Webster's New World Dictionary* (Guralnik, 1980, S. 863) als „to manage or control artfully or by shrewd use of influence, often in an unfair or fraudulent way" („etwas auf indirekte oder gewitzte Art in die Wege leiten oder kontrollieren, oft mit unfairen oder fragwürdigen Mitteln"). Beide Definitionen deuten an, dass die manipulierende Person einen anderen Menschen mit indirekten, heimtückischen oder fragwürdigen Mitteln beeinflussen will.

Ist dieses Verhalten typisch für Borderline-Patientinnen? Nach meiner Erfahrung ist das nicht der Fall. Tatsächlich sind Borderline-Patientinnen, wenn sie jemanden zu beeinflussen versuchen, typischerweise direkt, energisch und eher wenig raffiniert. Sicherlich ist es zutreffend, dass Borderline-Patientinnen andere beeinflussen. Das einflußreichste Verhalten ist in vielen Fällen Parasuizid oder die Androhung von Suizid; oft sind es Botschaften über intensiven Schmerz und Leiden oder auch aktuelle Krisen, die die Betroffenen nicht allein bewältigen können. Diese Verhaltensweisen und Botschaften allein können natürlich nicht als Beweis für eine Manipulation gelten, da wir unter diesen Umständen behaupten müßten, dass alle Menschen in krisenhaften Situationen uns manipulieren, wenn wir auf ihre Sorgen eingehen. Die zentrale Frage ist daher, ob Borderline-Patientinnen diese Verhaltensweisen oder Botschaften absichtlich einsetzen, um andere auf raffinierte und geschickte Art und Weise gewissermaßen „hintenherum" zu beinflussen. Eine solche Interpretation stimmt selten mit der Selbstwahrnehmung der eigenen Absichten von Borderline-Patientinnen überein. Die Absicht einer bestimmten Verhaltensweise kann nur über die Selbstaussage der Betroffenen beurteilt werden; daher kann die Behauptung, trotz gegenteiliger Aussage der Patientin sei eine Absicht vorhanden, nur dann aufrechterhalten werden, wenn wir Borderline-Personen als chronische Lügner betrachten oder wenn wir von einer unbewußten Absicht ausgehen.

Die Behauptung mancher Theoretiker, dass Borderline-Patientinnen häufig lügen, ist schwer zu widerlegen; bis auf eine Ausnahme kann ich diese Einschätzung aus meiner Erfahrung heraus jedoch nicht bestätigen. Bei der Ausnahme handelt es sich um einen Fall, bei dem der Gebrauch von illegalen Drogen und verschriebenen Medikamenten im Rahmen einer bezüglich Drogen sehr restriktiven Umgebung eine Rolle spielt. Ich werde auf dieses Thema in Kapitel 15 näher eingehen. Nach meiner eigenen Erfahrung in der Arbeit mit suizidalen Borderline-Patientinnen ist die ständige Interpretation ihrer suizidalen Verhaltensweisen als „manipulativ" eine Hauptursache für ihr Gefühl der Entwertung und des Mißverstandenseins. Aus ihrer eigenen Sicht spiegelt das suizidale Verhalten ernsthafte und zum Teil verzweifelte Suizidideen wider sowie eine Ambivalenz hinsichtlich der Frage, ob sie weiterleben sollen oder nicht. Möglicherweise verspüren die Patientinnen, die anderen Menschen gegenüber solche extremen Mitteilungen machen oder extreme Verhaltensweisen zeigen, gleichzeitig den Wunsch, diese mögen ihnen helfen oder sie retten. Dies bedeutet jedoch nicht notwendigerweise, dass sie sich so verhalten, um Hilfe zu bekommen.

Die von diesen Personen gezeigten Verhaltensweisen wie häufige suizidale Handlungen oder Suiziddrohungen, extreme Reaktion auf Kritik oder Zurückweisung und ihre Unfähigkeit zu bestimmen, welche Faktoren ihr eigenes Verhalten direkt beeinflussen, führen oft dazu, dass andere Menschen sich manipuliert fühlen. Es ist jedoch einfach ein logischer Fehler, wenn man die Absicht eines Verhaltens aus den Folgen dieses Verhaltens ableitet – in diesem Fall der Effekt, dass andere sich manipuliert fühlen. Die Tatsache, dass ein Verhalten durch seine Auswirkungen auf die Umgebung beeinflußt wird („operantes Verhalten", in behavioristischer Terminologie), sagt wenig bis nichts über eine eventuelle Absicht der handelnden Person hinsichtlich dieses Verhaltens aus. Die Funktion ist kein Beweis für die entsprechende Intention. Angenommen beispielweise, dass eine bestimmte Person mit ziemlicher Sicherheit auf Kritik immer mit Suiziddrohungen reagiert. Wenn dann auf die Kritik immer eine Beruhigung erfolgt, können wir sicher sein, dass der Zusammenhang zwischen Kritik und Suiziddrohungen gefestigt wird. Diese Korrelation bedeutet jedoch in keiner Weise, dass die betroffene Person beabsichtigt oder versucht, das Verhalten der kritisierenden Person mit Drohungen zu verändern, oder dass sie sich überhaupt dieses Zusammenhanges bewußt ist. Das Verhalten ist also nicht manipulativ im üblichen Sinne. Die Behauptung, die „Manipulation" sei unbewusst, stellt eine auf klinischer Schlussfolgerung beruhende Tautologie dar. Sowohl der abwertende Beigeschmack solcher Schlussfolgerungen als auch die geringe Reliabilität klinischer Schlussfolgerungen im Allgemeinen (siehe die Übersicht von Mischel, 1968) lassen ein solches Vorgehen in den meisten Fällen ungerechtfertigt erscheinen.

Sowohl im DSM-IV als auch im DIB-R findet sich eine Reihe weiterer abwertender Begriffe. Beispielsweise taucht in einem geplanten Kriterium zur Instabilität des Selbstbildes im DSM-IV der folgende Satz auf: „Typischerweise gehört dazu der Wechsel zwischen forderndem Bittsteller und unschuldigem Opfer voller Rachegedanken."

Nehmen wir zunächst die Bezeichnung „unschuldiges Opfer voller Rachegedanken". Die Verwendung einer solchen Bezeichnung erweckt den Eindruck, diese Haltung sei irgendwie dysfunktional oder pathologisch. Neuere Erkenntnisse, dass bis zu 76 % aller Frauen, die die Kriterien für BPS erfüllen, tatsächlich Opfer von sexuellem Missbrauch in der Kindheit waren, und dass viele dieser Personen vernachlässigt und geschlagen wurden (s. die Übersichten zu diesen Daten in Kapitel 2), lassen eine solche Haltung jedoch recht realitätsnah erscheinen.

Oder schauen wir uns den Begriff „fordernd" an. Bei einer Person, die unter starken Schmerzen leidet, scheint es nicht verwunderlich, wenn sie als „fordernder Bittsteller" erscheint. Tatsächlich kann eine solche Haltung notwendig sein, wenn die betroffene Person das erhalten will, was sie zur Beseitigung ihres schmerzhaften Zustandes braucht. Dies ist besonders dann der Fall, wenn Ressourcen im Allgemeinen knapp sind oder die Betroffene nicht ausreichend Ressourcen besitzt, um die benötigte Hilfe zu „kaufen" – beides trifft häufig auf Borderline-Patientinnen zu. Als Psychotherapeuten stehen uns nur wenig Mittel zur Verfügung, um ihnen zu helfen. Die wenige Hilfe, die wir ihnen bieten können, wird weiter eingeschränkt, da wir als Einzelpersonen unsere Zeit noch weiteren Verpflichtungen und Aufgaben widmen müssen. Häufig steht das, was diese Patientinnen am dringendsten möchten – unsere Zeit, Aufmerksamkeit und Fürsorge – nur in wenigen kurzen Stunden in der Woche zur Verfügung. Anderseits besitzen Borderline-Patientinnen nicht die zwischenmenschlichen Fertigkeiten, die notwendig sind, um andere Beziehungen zu finden, zu entwickeln oder aufrechtzuerhalten, in denen sie das bekommen würden, was sie brauchen. Es ginge zu weit, wenn wir behaupten würden, dass Personen, die mehr brauchen, als andere ihnen geben können, zu „fordernd" seien. Patienten mit Krebs oder Verbrennungen, die unter starken Schmerzen leiden und sich in ähnlicher Weise verhalten, würden wir normalerweise nicht als „fordernde Bittsteller" bezeichnen. Ich vermute, dass diese Menschen sich genauso verhalten würden wie Borderline-Patientinnen, wenn wir ihnen ihre schmerzlindernden Medikamente vorenthalten würden.

Nun könnte man einwenden, dass diese Begriffe, von Ärzten und Psychotherapeuten gebraucht, nicht abwertend gemeint sind. Dies mag zutreffen. Trotzdem glaube ich nicht, dass solche Bezeichnungen Mitgefühl, Verständnis und eine unterstützende Haltung Borderline-Patientinnen gegenüber fördern. Diese Begriffe rufen im Gegenteil bei vielen Therapeuten emotionale Distanzierung und Wut auf die Borderline-Patientinnen hervor, oder sie spiegeln die bereits eingetretene Distanzierung, Wut oder Frustration wider. Ein Hauptziel meiner theoretischen Bemühungen bestand daher darin, eine Theorie über BPS zu entwickeln, die sowohl wissenschaftlich abgesichert als auch nicht wertend und nicht abwertend formuliert ist. Eine solche Theorie sollte zu effektiven Behandlungsmethoden führen, aber auch zu einer mitfühlenden Haltung. Eine derartige Haltung ist bei dieser Population besonders wichtig: Unsere Mittel, ihnen zu helfen, sind begrenzt; ihr Leiden ist intensiv und auffällig; und nicht zuletzt kann sowohl der Erfolg als auch der Misserfolg unserer Bemühungen extreme Konsequenzen haben.

Therapie der Borderline-Persönlichkeitsstörung: Eine Vorschau

Das von mir entwickelte Therapieprogramm – die dialektische Verhaltenstherapie oder DBT – besteht zum Großteil aus der Anwendung einer breiten Palette kognitiver und verhaltenstherapeutischer Strategien bei den Problemen mit der BPS, zu denen auch suizidale Verhaltensweisen gehören. Verschiedene Aspekte der DBT weisen auf ein kognitiv-verhaltenstherapeutisches Standardprogramm hin, so die besondere Betonung der Diagnostik; die Erfassung der aktuellen Verhaltensweisen; eine präzise operationale Definition von Therapiezielen; eine aufgabenorientierte Zusammenarbeit zwischen Therapeut/-in und Patientin, bei der darauf geachtet wird, dass die Patientin sich am Therapieprogramm orientiert und dass beide an der Erreichung der Therapieziele arbeiten, und letztlich die Anwendung verhaltenstherapeutischer und kognitiver Standardtechniken. Die wichtigsten Behandlungselemente wie Problemlöseverhalten, Exposition, Fertigkeitstraining, Kontingenzmanagement und kognitive Umstrukturierung sind seit Jahren Bestandteile kognitiver und verhaltenstherapeutischer Ansätze. Zu jedem Einzelnen dieser Elemente gibt es eine Fülle empirischer und theoretischer Literatur.

Die DBT weist darüber hinaus jedoch auch verschiedene eigenständige Charakteristika auf. Wie der Name bereits andeutet, ist das hervorstechendste Merkmal die Betonung von Dialektik – also die Vereinigung von Gegensätzen in einem kontinuierlichen Prozess der Synthese. Die grundlegendste Dialektik ist die Notwendigkeit, die Patientinnen so zu akzeptieren, wie sie sind, und gleichzeitig den Versuch zu unternehmen, ihnen beizubringen, sich zu verändern. Die

Spannung zwischen den schwankenden, übermäßig hohen oder niedrigen Zielen einerseits sowie den Erwartungen hinsichtlich der eigenen Fähigkeiten andererseits stellt eine gewaltige Herausforderung für den Therapeuten/die Therapeutin dar; er/sie muss bereit sein, jederzeit zwischen Strategien der unterstützenden Akzeptanz und Strategien der Konfrontation und Veränderung hin- und herzuwechseln. Diese Betonung von Akzeptanz als Gegengewicht zu Veränderung leitet sich direkt aus einer Kombination von östlicher (Zen-)Perspektive und westlichen psychologischen Praktiken ab. Der Begriff Dialektik verweist auch auf die Notwendigkeit dialektischen Denkens seitens des Therapeuten/der Therapeutin in sowie der Veränderung nichtdialektischen, dichotomen und rigiden Denkens seitens der Patientin. Der Stil der DBT besteht aus einer Mischung von sachlicher, etwas respektloser und manchmal geradezu offensiver Haltung gegenüber derzeitigen und früheren parasuizidalen und anderen dysfunktionalen Verhaltensweisen, Wärme, Flexibilität und Ansprechbarkeit des Therapeuten und strategischer Selbstenthüllung.

Es soll ein Gleichgewicht bestehen zwischen den kontinuierlichen Bemühungen einerseits, die suizidalen und andere dysfunktionale Verhaltensweisen als Teil der erlernten Problemlösestrategien der Patientin umzudeuten und einen Therapieschwerpunkt auf aktives Problemlösen zu setzen, und andererseits einem entsprechenden Schwerpunkt auf Anerkennung der aktuellen emotionalen, kognitiven und verhaltensbezogenen Reaktionen. Gemäß dem Problemlöseansatz werden vom Therapeuten alle problematischen Verhaltensweisen der Patientin (innerhalb und außerhalb der Therapiesitzungen) sowie alle Therapiesituationen systematisch erfasst. Dazu gehören eine gemeinsam erarbeitete Verhaltensanalyse, die Formulierung von Hypothesen über potentielle Einflussvariablen, das Erarbeiten von Veränderungsmöglichkeiten (verhaltensbezogene Lösungen) sowie das Testen und Bewerten der Lösungen.

Fertigkeiten der Emotionsregulation, der zwischenmenschlichen Kompetenz, der Stresstoleranz, des grundlegenden Bewusstseins von der eigenen Person und des Selbstmanagements werden aktiv vermittelt. In jeder Therapiephase wird die Anwendung dieser Fertigkeiten gefördert und trainiert. Um in der Therapiesituation wirksame Kontingenzen einsetzen zu können, muss der Therapeut genau auf die gegenseitige Beeinflussung der beiden Partner, Therapeut und Patientin, achten. Natürliche Kontingenzen sollten zwar das wichtigste Mittel darstellen, das Verhalten der Patientin zu verändern, jedoch kann der Therapeut darüber hinaus Verstärker nach eigenem Ermessen oder aversive Kontingenzen einsetzen, wenn das fragliche Verhalten tödlich ist oder wenn das von der Patientin erwartete Verhalten unter den üblichen therapeutischen Bedingungen nicht gezeigt wird. Die Tendenz von Borderline-Patientinnen, bedrohliche Situationen aktiv zu vermeiden, ist ein fortlaufendes Therapiethema bei DBT. Exposition, sowohl in der Therapiesitzung als auch in vivo, wird geplant und gefördert. Die kognitive Umstrukturierung wird weniger systematisch angegangen als in der reinen kognitiven Therapie. Eine solche Umstrukturierung wird aber sowohl durch die fortlaufende Verhaltensanalyse als auch durch den Anstoß zu einer Veränderung gefördert.

Um die Patientin anzuerkennen und zu bestätigen, muss der Therapeut nach dem „Körnchen" Weisheit oder Wahrheit in allen Reaktionen der Patientin suchen und ihr diese Weisheit zurückspiegeln. Der Therapeut sollte zur Untersützung des Therapieerfolges davon ausgehen, dass die Patientin grundsätzlich den Wunsch nach Veränderung und Weiterentwicklung verspürt und dass sie die Fähigkeit zur Veränderung besitzt. Zur Unterstützung gehört auch, die Verzweiflung der Patientin häufig und mitfühlend als Gefühl anzuerkennen. Während der gesamten Therapie wird besonderer Wert auf den Aufbau und die Aufrechterhaltung einer positiven zwischenmenschlichen und beidseitigen Arbeitsbeziehung zwischen Patientin und Therapeut gelegt. Eines der wichtigsten Merkmale der therapeutischen Beziehung besteht darin, dass der Therapeut als Berater der Patientin dient und nicht als Berater anderer Personen.

Unterschiede zwischen dem hier geschilderten Ansatz und üblichen kognitiv-verhaltenstherapeutischen Ansätzen

Es gibt eine Reihe von Merkmalen, die die DBT von der „normalen" kognitiven Therapie und der Verhaltenstherapie unterscheiden: (1) Die Betonung von Akzeptanz und Validierung des Verhaltens, so wie es momentan auftritt; (2) die schwerpunktmäßige Behandlung von Verhaltensweisen, die die Therapie gefährden; (3) die Betonung der grundlegenden Wichtigkeit der therapeutischen Beziehung für die Behandlung; (4) die Betonung von dialektischen Prozessen. Erstens wird in der DBT sehr viel mehr Wert auf das Annehmen des aktuellen Verhaltens und der Realität gelegt, als dies in den meisten kognitiven und verhaltenstherapeutischen Ansätzen der Fall ist. Tatsächlich kann die gebräuchliche kognitiv-verhaltenstherapeutische Behandlung als eine „Technik der Veränderung" bezeichnet werden. Viele ihrer Methoden sind dem Gebiet des Lernens entnommen, also der Wissenschaft von Verhaltensänderung durch Erfahrung. Im Gegensatz dazu wird bei der DBT betont, wie wichtig ein ausgeglichenes Verhältnis zwischen Veränderung und Annehmen ist. Obwohl das Annehmen von Patienten in ihrer Eigenart für jede gute Therapie notwendig ist, geht die DBT noch einen Schritt weiter als die üblichen kognitiv-verhaltenstherapeutischen Techniken, indem sie den Patientinnen zu vermitteln versucht, sich selbst und ihre Umwelt so zu akzeptieren, wie sie momentan sind. Diese „Technik der Akzeptanz" ist also genauso wichtig wie die „Technik der Veränderung".

Diese Betonung einer Ausgeglichenheit zwischen Akzeptanz und Veränderung entstammt zum Großteil meinen Erfahrungen mit Meditation und östlichen Geisteshaltungen. Beobachten, Bewusstwerden, Vermeidung von Bewertung – all diese Grundsätze der DBT kommen aus meiner Beschäftigung mit der Zen-Meditation. Die verhaltensorientierte Behandlungsform, die der DBT in dieser Hinsicht am meisten ähnelt, ist die kontextuelle Psychotherapie von Hayes (1987). Hayes ist ein radikaler Verhaltenstherapeut, der ebenfalls die Notwendigkeit der Akzeptanz von Verhaltensweisen betont. Mehrere andere Theoretiker haben diese Prinzipien auf bestimmte Problemgebiete angewendet und die Entwicklung der DBT mitbeeinflusst. Marlatt und Gordon (1985) beispielsweise vermitteln Alkoholikern „mindfulness", und Jacobson (1991) hat kürzlich begonnen, verheirateten Paaren mit Ehekonflikten systematisch Akzeptanz beizubringen.

Die schwerpunktmäßige Behandlung von Verhaltensweisen, die die Therapie gefährden könnten, erinnert mehr an die Betonung von „Übertragunsphänomenen" in psychodynamischen Zusammenhängen als an irgendeinen Aspekt üblicher kognitiv-verhaltenstherapeutischer Ansätze.Verhaltenstherapeuten haben im Allgemeinen wenig auf die Behandlung und Erforschung solcher Verhaltensweisen geachtet. Eine Ausnahme stellt die Literatur über „Therapie-Compliance" dar (z. B. Shelton und Levy, 1981). Andere Überlegungen zu diesem Problem wurden meist unter dem Oberbegriff „shaping" zusammengefaßt, dem auf den Gebieten der Behandlung von Kindern, chronisch hospitalisierten Psychiatrie-Patienten und geistig Behinderten eine gewisse Bedeutung zukommt (siehe Masters, Burish, Hollon und Rimm, 1987). Das soll jedoch nicht bedeuten, dass dieses Problem vollständig ignoriert worden ist. Chamberlein und ihre Mitarbeiter haben sogar ein Verfahren zur Erhebung von Therapieresistenz entwickelt, das bei Familien angewendet wird, die sie familientherapeutisch behandeln.

Die Betonung der Wichtigkeit der therapeutischen Beziehung für den Fortschritt in der DBT entstammt vor allem meiner Arbeit mit suizidalen Patientinnen. Manchmal ist diese Beziehung das Einzige, was diese Menschen am Leben erhält. Verhaltenstherapeuten achten zwar auf die therapeutische Beziehung (siehe den Literaturüberblick zu diesem Thema von Linehan, 1988), messen ihr aber nicht dieselbe zentrale Bedeutung bei wie ich in der DBT. Kohlenberg und Tsai (1991) haben kürzlich eine umfassende Verhaltenstherapie entwickelt, deren Veränderungsmechanismus auf der Beziehung zwischen Therapeut und Patient beruht; ihr Denken hat die Entwicklung der DBT mitbeeinflusst. Kognitive Therapeuten haben zwar immer betont, dass eine kooperative Beziehung für die Therapie notwendig ist, sie sagen jedoch wenig darüber, wie ein solches Verhältnis zu erreichen ist. Eine Ausnahme stellt das kürzlich erschienene Buch von Safran und Segal (1990) dar.

Schließlich unterscheidet sich die DBT von üblichen kognitiv-verhaltenstherapeutischen Ansätzen durch die Betonung von dialektischen Prozessen (die in Kapitel 2 detailliert besprochen werden) – allerdings sind die Unterschiede nicht so groß, wie es auf den ersten Blick scheint. Ähnlich wie bei der Verhaltenstherapie wird bei dialektischem Vorgehen der Prozess über die Struktur gestellt. Neuere Entwicklungen des radikalen Behaviorismus und kontextueller Theorien sowie die Herangehensweise an Verhaltenstherapie, die sie hervorgebracht haben (z. B. Hayes, 1987; Kohlenberg und Tsai, 1992; Jacobson, 1992), weisen viele dialektische Merkmale auf. Neuere Informationsverarbeitungsansätze (z. B. Williams, 1993) betonen den Prozess ebenfalls stärker als die Struktur. Die DBT geht in ihrer Anwendung von Dialektik jedoch bedeutend weiter als viele der üblichen kognitiv-verhaltenstherapeutischen Ansätze. Der dialektische Ansatz bestimmt zu jedem Zeitpunkt die notwendigen therapeutischen Strategien. Die Betonung der Dialektik bei der DBT weist am meisten Ähnlichkeit mit dem therapeutischen Schwerpunkt der Gestalttherapie auf, die ebenfalls einer ganzheitlichen Systemtheorie entstammt und Vorstellungen wie Synthese in den Mittelpunkt stellt. Interessanterweise sind Gestalttechniken auch explizit Bestandteil neuerer kognitiver Therapieansätze zur Behandlung von BPS (Beck, Freeman und Associates, 1990; Young, 1988).

Ob diese Unterschiede von grundlegender Bedeutung sind, ist selbstverständlich eine empirische Frage. Es kann sich natürlich herausstellen, dass letztendlich die klassischen kognitiv-verhaltenstherapeutischen Komponenten den größten Anteil an der Effektivität der DBT haben. Es ist auch möglich, dass die Unterschiede zwischen DBT und üblicheren Ansätzen verschwimmen, wenn kognitive Therapie und Verhaltenstherapie ihren Rahmen erweitern.

Ist die Behandlung effektiv? Die empirischen Befunde

Zum aktuellen Zeitpunkt (während dieses Buch geschrieben wird) ist die DBT eine der wenigen psychosozialen Behandlungsmethoden für BPS, deren Effektivität durch empirische Daten gestützt wird. Angesichts der immensen Schwierigkeiten bei der Behandlung dieser Patientinnen, der Literatur zu Behandlungsmöglichkeiten und des großen Interesses an diesem Thema ist das recht überraschend. Ich konnte lediglich zwei andere Behandlungsmethoden finden, die in kontrollierten Therapiestudien untersucht worden sind. Marziali und Munroe-Blum (1987; Munroe-Blum und Marziali, 1987, 1989; Clarkin, Marziali und Munroe-Blum, 1991) verglichen eine psychodynamische Gruppentherapie (Beziehungsmanagement-Psychotherapie; RMP [Relationship-Management-Psychotherapy]) mit der üblichen Einzeltherapie. Sie fanden zwar keine Unterschiede im Therapieerfolg, bei der RMP brachen aber etwas weniger Patienten die Therapie ab. Turner (1992) hat kürzlich eine kontrollierte randomisierte Therapiestudie abgeschlossen, bei der ein strukturiertes, multimodales Behandlungskonzept untersucht wurde, das eine Kombination aus pharmakologischer Behandlung und integrativer psychodynamischer/kognitiv-verhaltenstherapeutischer Behandlung (der DBT ähnlich) darstellt. Vorläufige Ergebnisse deuten auf vielversprechende Therapieerfolge hin, die in einer allmählichen Reduktion von problematischen Kognitionen und Verhaltensweisen, Angst und Depression bestehen.

Die DBT wurde in zwei kontrollierten Therapiestudien untersucht. Bei beiden wurden parasuizidale Frauen, die die Kriterien für BPS erfüllten, nach Zufall entweder der DBT-Gruppe zugeteilt oder der Kontrollgruppe, die die übliche Therapie erhielt. Zu den Therapeuten gehörte ich selbst und andere Psychologen, Psychiater und weitere Psychotherapeuten, die von mir in DBT trainiert und supervidiert wurden. Die Behandlung erstreckte sich über einen Zeitraum von einem Jahr. Diagnostikphasen fanden bis zum Therapieende alle vier Monate statt; nach Beendigung der Therapie wurden zwei Diagnostikphasen im Abstand von 6 Monaten durchgeführt.

Studie 1

In der ersten Untersuchung wurden 24 Personen der DBT zugeteilt und 23 der Kontrollgruppe der konventionellen psychotherapeutischen Behandlung. Nur solche DBT-Patientinnen wurden in die Auswertung (außer der Analyse der Therapieabbruch-Quote) mit einbezogen, die für mindestens vier Sitzungen in der Therapie geblieben waren (n=22). Eine Patientin der Kontrollgruppe erschien nicht zu den Diagnostikphasen. Die DBT war bei allen Zielvariablen überlegen.

1. Im Vergleich zu den Patientinnen der Kontrollgruppe waren die Patientinnen der DBT-Gruppe während des Behandlungsjahres signifikant weniger parasuizidal, wiesen zu jedem Diagnosezeitpunkt weniger parasuizidale Episoden auf, und die über das Jahr auftretenden parasuizidalen Handlungen waren medizinisch weniger schwerwiegend. Diese Ergebnisse wurden erzielt, obwohl die DBT gegenüber der Kontrollbedingung nicht zu stärkeren Verbesserungen der Selbstberichte über Hoffnungslosigkeit, Suizidideen oder Gründe zu leben, führte. Ähnliche Reduktionen der Häufigkeit parasuizidaler Episoden wurden von Barley et al. (1993) gefunden, die DBT auf einer psychiatrischen Station durchführten.

2. DBT konnte die Anzahl der Therapieabbrecher erfolgreicher begrenzen als die Kontrollbehandlung. Therapieabbruch ist eine der zentralsten therapiegefährdenden Verhaltensweisen. Nach einem Jahr hatten bei der DBT nur 16,4 % die Therapie abgebrochen im Vergleich zu 50-55 % bei anderen Behandlungsmethoden (siehe Clarkin, Yeomans und Kernberg, 2005).

3. Patientinnen der DBT-Gruppe hatten tendenziell weniger und kürzere Psychiatrieaufenthalte (im Durchschnitt 8,46 Tage im gesamten Jahr gegenüber 38,86 Tagen bei der Kontrollgruppe).

In vielen Therapiestudien werden Patienten beim Auftreten von Suizidversuchen oder Psychiatrieaufenthalten aus der Studie ausgeschlossen. Dagegen war ich besonders daran interessiert, diese zwei Faktoren gemeinsam zu betrachten. Wir entwickelten ein Kategoriensystem, nach dem die psychische Anpassung wie folgt auf einem Kontinuum von „schlecht" bis „gut" eingeordnet werden konnte: Patientinnen, die in den letzten vier Behandlungsmonaten weder parasuizidale Episoden noch Psychiatrieaufenthalte aufwiesen, wurden als „gut" eingestuft. Solche mit Psychiatrieaufenthalt oder einer parasuizidalen Episode wurden als „mittel" eingeordnet und solche mit beidem in den letzten vier Behandlungsmonaten als „schlecht". Nach diesem System wiesen 13 DBT-Patientinnen eine gute Anpassung auf, 6 eine mittlere und 3 eine schlechte. In der Kontrollgruppe fanden sich jeweils 6 Patientinnen mit guter und schlechter und 10 mit mittlerer Anpassung. Dieser Unterschied im Behandlungsergebnis war signifikant auf einem Niveau von $p<.02$.

4. Bei Abschluss der Behandlung wurden die DBT-Patientinnen im Vergleich zu den Patientinnen der Kontrollgruppe von einem Interviewer hinsichtlich allgemeiner Anpassung höher eingeschätzt als die Kontrollpatientinnen. Auch sie selbst bewerteten sich besser in ihrer allgemeinen Fähigkeit, bestimmte Rollen (Arbeit, Schule, Haushalt) auszuüben als die Kontrollpatientinnen. Zusammen mit dem Erfolg der DBT bei der Reduktion von Aufenthaltstagen in der Psychiatrie deutet dies darauf hin, dass die DBT solche Verhaltensweisen effektiv einschränkt, die mit der alltäglichen Lebensführung interferieren.

5. Die Effektivität der DBT bei Verbesserung der anvisierten Verhaltensfertigkeiten war gemischt. Bei der Emotionsregulation tendierten DBT-Patientinnen im Vergleich zu den Kontrollpatientinnen eher dazu, sich selbst als erfolgreicher einzuschätzen in der Fähigkeit, ihre Gefühle zu verändern und ihre allgemeine Kontrolle von Gefühlen zu verbessern. Sie wiesen auch signifikant niedrigere Werte bei Selbsteinschätzungen von habitueller Wut und angstvollem Grübeln auf. Bei der Selbsteinschätzung der Depression zeigten sich keine Unterschiede zwischen den Gruppen, beide hatten sich jedoch verbessert. Bei zwischenmenschlichen Fertigkeiten bewerteten sich die Patientinnen mit DBT besser in interpersoneller Kompetenz und interpersonellem Problemlösen. Sowohl die Selbst- als auch die Interviewer-Fremdeinschätzung der sozialen Anpassung waren bei ihnen höher als bei der Kontrollgruppe. DBT war nicht erfolgreicher bei der Selbstbewertung der Fähigkeit, sich selbst und die Realität zu akzeptieren und zu tolerieren. Trotzdem deutet die größere Reduktion von parasuizidalen Verhaltensweisen, psychiatrischen Aufenthalten und Wutgefühlen darauf hin, dass trotz fehlender Verbesserung von Depression, Hoffnungslosigkeit, Suizidideen und Gründen zu leben eine Verbesserung der Toleranz von unangenehmen Gefühlen bei den DBT-Patientinnen eintritt. Dies gilt zumindest für die verhaltensbezogenen und emotionalen Reaktionen.
   Die Überlegenheit der DBT bleibt auch dann bestehen, wenn DBT-Patientinnen nur mit solchen Kontrollpatientinnen verglichen wurden, die während des Behandlungsjahres eine regelmäßige Einzelpsychotherapie erhielten. Die Effektivität der DBT scheint also nicht allein darin begründet zu sein, dass eine stabile Einzelpsychotherapie zur Verfügung gestellt wird. Diese Ergebnisse werden an anderer Stelle ausführlicher dargestellt (Linehan et al., 1991; Linehan und Heard, 1993; Linehan, Tutek und Heard, 1992).

Für das Follow-up nach 18 bzw. 24 Monaten konnten wir 37 bzw. 35 Patientinnen ausfindig machen (Linehan, Heard und Armstrong, 1994). Viele waren nicht bereit, die gesamte Diagnostikphase zu durchlaufen, stellten sich aber für ein verkürztes Interview zur Verfügung, das zentrale Angaben zum Therapieerfolg erfaßte. Die Überlegenheit der DBT gegenüber der konventionellen Behandlung, die sich im Verlauf des Behandlungsjahres gezeigt hatte, blieb im Allgemeinen auch im Jahr nach Abschluss der Therapie erhalten. Zu jedem Diagnosezeitpunkt wiesen diejenigen Patientinnen, die DBT erhalten hatten, eine bessere allgemeine und soziale Anpassung sowie bessere Arbeitsleistungen auf als die Kontrollgruppe. In jedem Bereich, in dem die DBT nach Abschluss der Behandlung der Kontrollbehandlung überlegen war, hielt sich der Erfolg beim Follow-up für mindestens sechs Monate. Die Überlegenheit der DBT war in den ersten sechs Monaten nach Abschluss der Therapie ausgeprägter bei den Werten für parasuizidales Verhalten und Wut. In den letzten sechs Monaten war sie ausgeprägter bei der Verkürzung der Aufenthaltsdauer in psychiatrischen Kliniken.

Eine Reihe von Aspekten sollte bei der Bewertung dieser empirischen Bestätigung für die Effektivität der DBT beachtet werden. Erstens bedeuten diese Ergebnisse nicht, dass eine Therapiedauer von einem Jahr für diese Patientinnen ausreichend ist. Obwohl im Verlauf dieses Jahres bedeutende Fortschritte gemacht und diese auch zum Großteil über ein Jahr nach der Therapie beibehalten wurden, blieben die Werte für unsere Patientinnen auf fast allen Skalen im klinischen Bereich. Zweitens stellt eine einzige Therapiestudie eine schwache Basis dar für die Bewertung der Effektivität einer Therapiemethode. Unsere Ergebnisse wurden zwar von Barley et al. (1993) repliziert, dennoch ist weitere Forschung notwendig. Drittens existieren wenige bis überhaupt keine Daten darüber, dass andere Therapiemethoden nicht effektiv sind. Außer in den zwei Studien, die ich oben erwähnt habe, wurden keine weiteren Therapieverfahren in kontrollierten Therapiestudien untersucht.

Studie 2

In der zweiten Studie (Linehan, Heard und Armstrong, 1993) ging es uns um die folgende Frage: Kann bei einer Borderline-Patientin, die Einzelpsychotherapie (keine DBT) erhält, die Effektivität der Behandlung durch zusätzliche DBT-Gruppentherapie gesteigert werden? Elf zufällig ausgewählte Patientinnen wurden dem DBT-Gruppenfertigkeitstraining zugeteilt, 8 einer Kontrollgruppe ohne Fertigkeitstraining. Alle Patientinnen erhielten bereits regelmäßige Einzeltherapie und wurden von ihren Therapeuten zum Fertigkeitstraining überwiesen. Die Patientinnen waren parallelisiert und wurden randomisiert auf die Bedingungen aufgeteilt. Außer dem Therapiestatus gab es keine Unterschiede zwischen diesen Patientinnen und denjenigen der ersten Studie. Bis auf die Tatsache, dass wir die Patientinnen im Fertigkeitstraining über das Jahr hinweg relativ gut in der Therapie halten konnten (73 %) spricht wenig für den zusätzlichen Einsatz des DBT-Gruppenfertigkeitstrainings neben einer Einzelpsychotherapie, die nicht DBT ist. Nach der Behandlung fanden sich für keine Variable signifikante Gruppenunterschiede; auch ergibt sich aus den Mittelwerten kein Anhaltspunkt dafür, dass das Ausbleiben solcher Unterschiede auf die kleine Stichprobengröße zurückzuführen sein könnte.

Als Nächstes führten wir einen Post-hoc-Vergleich durch zwischen all den Patientinnen aus Studie 2, die regelmäßige Einzelpsychotherapie erhielten (n=18), und den Patientinnen aus Studie 1, die regelmäßig DBT erhielten (n=21). So konnten wir DBT mit anderen Einzeltherapien vergleichen, bei denen der Therapeut ebenso viel Zeit für die Patientin aufwendete wie bei der DBT. Die Patientinnen aus Studie 1, die DBT erhielten, schnitten bei allen Zielvariablen besser ab. Patientinnen in regelmäßiger konventioneller Einzeltherapie, mit oder ohne DBT-Gruppenfertigkeitstraining, schnitten nicht besser (oder schlechter) ab als die 22 Patientinnen aus Studie 1, die der konventionellen Therapie zugeordnet wurden. Welche Schlüsse können wir aus diesen Ergebnissen ziehen? Zunächst stützt die zweite Studie die Ergebnisse von Studie 1: Standard-DBT (d. h. die Psychotherapie plus Gruppenfertigkeitstraining) ist effektiver als konventionelle Therapie. Daraus ergibt sich aber nicht, dass das DBT-Gruppenfertigkeitstraining ineffektiv oder überflüssig ist, wenn es innerhalb der Standard-DBT angeboten wird. Auch ist unklar, ob das DBT-Gruppenfertigkeitstraining effektiv wäre, wenn es allein, ohne begleitende Nicht-DBT-Einzeltherapie, angeboten würde. Bei der Standard-DBT ist das Fertigkeitstraining in die Einzeltherapie integriert. Die Einzeltherapie bietet ein hohes Maß an Übung, Feedback und Verstärkung von Fertigkeiten. Die Integration beider Behandlungsarten, zu der die individuelle Hilfestellung bei der Anwendung neu erlernter Verhaltensfertigkeiten gehört, könnte für den Erfolg der Standard-DBT entscheidend sein. Außerdem könnte eine Kombination von einer anderen Einzeltherapie als DBT mit dem DBT-Fertigkeitstraining einen Konflikt für die Patientin darstellen, der sich negativ auf den Therapieerfolg auswirkt. Wir sind dabei, diese Punkte zu untersuchen.

Abschließende Überlegungen

Obwohl recht viel Forschungsarbeit zu BPS geleistet wird, bestehen nach wie vor Umstimmigkeiten darüber, ob die diagnostische Kategorie nützlich und sinnvoll ist. Die Vorurteile, die Personen mit der Diagnose „Borderline" entgegengebracht werden, haben dazu geführt, dass viele gegen dieses diagnostische Label eingestellt sind. Da der Begriff vielfach mit Schuldzuweisungen an die betroffene Person verbunden ist, fordern viele, ihn ganz fallen zu lassen.

Wegen des Zusammenhangs zwischen der Diagnose und sexuellem Missbrauch in der Kindheit (siehe den Überblick zu diesem Thema in Kapitel 2) wurde auch vorgeschlagen, den Patientinnen eine Diagnose zu geben, die diesen Tatbestand widerspiegelt, wie z. B. „posttraumatisches Syndrom". Dahinter scheint die Vorstellung zu stehen, dass eine diagnostische Bezeichnung zu weniger Vorurteilen führt, wenn in ihr deutlich gemacht wird, dass das problematische Verhalten Resultat eines Missbrauchs (und nicht die Schuld der betroffenen Person) ist.

Ich bin zwar keine Anhängerin des Begriffes „Borderline", ich glaube aber nicht, dass wir die Vorurteile diesen schwer zu behandelnden Patientinnen gegenüber reduzieren, indem wir die Bezeichnung verändern. Die Lösung besteht meiner Meinung nach vielmehr in der Entwicklung einer wissenschaftlich abgesicherten Theorie, die die gestörten „Borderline"-Verhaltensweisen als „normale" Reaktionen auf dysfunktionale biologische, psychologische und soziale Ereignisse erklären kann. Wenn wir diese Patientinnen als von uns grundlegend verschieden betrachten, erniedrigen wir sie. Vielleicht erniedrigen wir sie manchmal auch, um sie von uns verschieden zu machen. Wenn wir jedoch erkennen, dass die Prinzipien, die normales Verhalten bestimmen (auch unser eigenes), dieselben Prinzipien sind, die auch Borderline-Verhalten bestimmen, können wir uns leichter in ihre Schwierigkeiten hineinversetzen und mitfühlend auf sie reagieren. Die theoretische Position, die in den folgenden zwei Kapiteln beschrieben wird, versucht, dieser Anforderung zu entsprechen.

ANMERKUNGEN

1. Psychotherapeuten verwenden üblicherweise eine der beiden Bezeichnungen „Patient/in" oder „Klient/in" für die Person, die bei ihnen psychotherapeutisch behandelt wird. Für beide Bezeichnungen gibt es gute Argumente. Für die Verwendung von „Patient/in" spricht die erste Definition dieses Begriffes (als Nomen) im Original Oxford Dictionary on Compact Disc (1987): „A sufferer; one who suffers patiently." („Ein Leidender; jemand, der geduldig leidet") Obwohl sie heute selten angewandt wird, entspricht diese Definition genau den Borderline-Patientinnen, die ich psychotherapeutisch behandele. Die allgemeineren Bedeutungen des Begriffes – „One who is under medical treatment for the cure of some disease or wound" („Jemand, der sich zur Heilung einer Krankheit oder Wunde in medizinischer Behandlung befindet") oder „a person or thing that undergoes some action, or to whom or which something is done" („eine Person oder ein Gegenstand, die oder der irgendeiner Handlung unterzogen wird oder mit der oder dem etwas getan wird") – treffen weniger zu, da DBT nicht nur auf einem Krankheitsmodell beruht und die Patientin nicht als jemand angesehen wird, die passiv ist und mit der etwas getan wird.

2. Es ist bemerkenswert, dass sowohl in psychoanalytischen als auch in kognitiv-verhaltenstherapeutischen Kreisen im jeweils dritten Jahrzehnt der Disziplin das Interesse an der BPS erwachte, und zwar aus denselben Gründen. Behandlungstechniken, die sich ansonsten als sehr effektiv erweisen, sind weniger effektiv, wenn die behandelte Patientin die Kriterien für BPS erfüllt.

3. Diekstra hat eine neue Gruppe von Definitionen nicht tödlicher suizidaler Verhaltensweisen entwickelt, die in die 10. Revision der International Classification of Diseases (ICD-10) aufgenommen werden sollten (Diekstra, 1988; zitiert in Van Egmond und Diekstra, 1989). Nach diesem neuen System wird ein Suizidversuch von Parasuizid unterschieden. Die Definitionen sind wie folgt:

Suizidversuch:
a) eine nicht habituelle Handlung mit nicht tödlichem Ausgang;
b) die von der betroffenen Person absichtlich begonnen und durchgeführt wird;
c) die zu einer Selbstschädigung führt oder dies bei Nicht-Eingreifen von anderen tun würde oder die im Einnehmen einer Substanz in einer größeren als der allgemein als therapeutisch angesehenen Dosis besteht.

Parasuizid:
a) eine nicht habituelle Handlung mit nicht tödlichem Ausgang;
b) die von der betroffenen Person absichtlich begonnen und durchgeführt wird in Erwartung eines nicht-tödlichen Ausganges;
c) die zu einer Selbstschädigung führt oder dies bei Nicht-Eingreifen von anderen tun würde oder die im Einnehmen einer Substanz in einer größeren als der allgemein als therapeutisch angesehenen Dosis besteht;
d) deren Ausgang von der handelnden Person als Mittel betrachtet wird, erwünschte Veränderungen des Bewusstseins und/oder der sozialen Bedingungen herbeizuführen" (Van Egmond und Diekstra, 1989, S. 53-54).

2

Dialektische und biosoziale Grundlagen der Behandlung

Dialektik

Jeder Theorie der Persönlichkeit und der Persönlichkeitsstörungen liegt ein bestimmtes Weltbild zugrunde. Oft bleibt dieses Weltbild unausgesprochen, so dass man zwischen den Zeilen lesen muss, um es zu erkennen. Die klientenzentrierte Theorie und Therapie von Rogers beispielsweise basiert auf der Grundannahme, dass der Mensch im Grunde gut ist und dass er ein angeborenes Interesse an der eigenen Weiterentwicklung hat. Freuds Hauptannahme war, dass der Mensch nach Lust strebt und Schmerz vemeiden will. Auch gebe es kein zufälliges Verhalten (Verhalten, das von zufälligen Umweltereignissen determiniert wäre), jedes Verhalten sei durch psychische Prozesse determiniert.

Genauso beruht auch die DBT auf einer bestimmten Weltsicht: der Dialektik. In diesem Abschnitt werde ich einen Überblick über mein Verständnis von „Dialektik" geben. Ich hoffe aufzeigen zu können, wie wichtig das Verstehen dieses Standpunktes ist und wie er unser Denken und unseren Umgang mit Borderline-Patientinnen positiv verändern kann. Ich möchte an dieser Stelle weder einen philosophischen Vortrag über Bedeutung und Geschichte dieses Begriffes halten noch eine ausführliche Darstellung aktueller philosophischer Ansätze zu diesem Gebiet liefern. Stattdessen möchte ich lediglich betonen, dass Dialektik ein auch heute aktuelles Thema ist. Den meisten Menschen ist die Dialektik aus der sozioökonomischen Theorie von Marx und Engels (1970) bekannt. Als Weltbild spielt die Dialektik aber auch eine Rolle in Theorien der Wissenschaftsentwicklung (Kuhn, 1970), der biologischen Evolution (Levins und Lewontin, 1985), der Geschlechterverhältnisse (Firestone, 1970) und, in jüngerer Zeit, der Entwicklung des Denkens bei Erwachsenen (Basseches, 1984). Wells (1972, zitiert in Kegan, 1982) verzeichnet im Verlauf der letzten 150 Jahre eine Zuwendung zu dialektischen Ansätzen in fast allen Sozial- und Naturwissenschaften.

Warum Dialektik?

Die Integration dialektischer Prinzipien in meinen Therapieansatz begann in den frühen 1980er Jahren. Ich führte damals gemeinsam mit meinem klinischen Forschungsteam eine Reihe von Therapien mit parasuizidalen Patientinnen durch, in denen ich versuchte, die kognitiv-verhaltenstherapeutische Behandlung anzuwenden, die ich an der State University von New York in Stony Brook bei Gerald Davison und Marvin Goldfried gelernt hatte. In den wöchentlich stattfindenden Therapiesitzungen wurden mein Verhalten sowie das der Patientin von meinem Team beobachtet und nach jeder Sitzung gemeinsam diskutiert. Unser Ziel bestand damals darin, diejenigen Techniken herauszufiltern, die für die Patientinnen hilfreich waren oder die zumindest den therapeutischen Fortschritt und eine gute Arbeitsbeziehung nicht blockierten. Die so gefundenen Techniken sollte ich dann auf systematische Weise in künftigen Sitzungen einsetzen. Im weiteren Verlauf diskutierten wir darüber, welche Techniken sinnvoll waren und beibehalten werden sollten, welche wir fallen lassen wollten und wie man mein Verhalten als Therapeutin möglichst exakt und verhaltensbezogen beschreiben konnte.

Im Verlauf der Entwicklung dieser Therapiemethode wurden uns verschiedene Dinge klar. Zunächst stellten wir mit Erleichterung fest, dass ich die kognitiv-verhaltenstherapeutische Behandlungsmethode auf diese Population anwenden konnte; dies war ja unser wichtigstes Anliegen. Bei genauerer Betrachtung fanden wir jedoch heraus, dass ich darüber hinaus eine Reihe anderer, üblicherweise nicht mit kognitiver oder Verhaltenstherapie verknüpfter Techniken anwendete. Zu diesen Techniken zählte unter anderem die beiläufige Übertreibung der Bedeutung von Ereignissen (ähnlich wie bei Whitaker, 1975, S. 12-13), die Ermutigung zur Akzeptanz von Situationen und Gefühlen (im Gegensatz zu der Betonung von Veränderung) im Sinne des Zen-Buddhismus (z.B. Watts, 1961); und Doublebind-Aussagen im Zusammenhang mit pathologischen Verhaltensweisen (ähnlich dem Bateson-Projekt; Watzlawick, 1978). Diese Techniken stehen paradoxen Therapieansätzen näher als den üblichen kognitiv-verhaltenstherapeutischen Ansätzen. Ferner fiel uns auf, dass mein verbaler Stil rasch wechselte zwischen Wärme, Akzeptanz und empathischer Spiegelung, wie wir sie aus der klientenzentrierten Therapie kennen, einerseits und direkten, respektlosen und konfrontativen Kommentaren andererseits. Beweglichkeit und Timing schienen eine ebenso wichtige Rolle zu spielen wie die Rahmenbedingungen und die technischen Fertigkeiten.

Ein Kollege und ich haben später das Verhältnis zwischen DBT und paradoxen Interventionen genauer ausgearbeitet (Shearin und Linehan, 1989). Zuvor jedoch, als ich begann, die Behandlungsmethode anderen zu vermitteln, sträubte ich mich dagegen, meinen Ansatz mit paradoxen Ansätzen gleichzusetzen. Ich befürchtete, unerfahrene Therapeuten könnten den Fehler begehen, vom „paradoxen Label“ ausgehend, suizidales Verhaltens selbst zu verschreiben, was in der Therapie ausdrücklich nicht getan wird. Trotzdem benötigte ich eine Bezeichnung für eine Therapiemethode, die offensichtlich über die übliche kognitiv-verhaltenstherapeutische Methode hinausging. Damals wurde von der kognitiven Therapie die Rationalität als zentrales Kriterium für gesundes Denken betont. Dies widersprach meiner Auffassung, dass auch intuitives und nicht rationales Denken vorteilhaft ist. Ich war auch mehr und mehr davon überzeugt, dass die Schwierigkeiten dieser Patientinnen nicht primär das Resultat kognitiver Verzerrungen ihrer Umwelt und ihrer eigenen Person sind, wenn auch diese Verzerrungen viel zur Aufrechterhaltung einmal bestehender Schwierigkeiten beitragen. Mein Ansatz besteht im Gegensatz zu den üblichen kognitiv-verhaltenstherapeutischen Methoden nicht im Verändern oder Modifizieren schmerzlicher Gefühlszustände oder problematischer Umweltbedingungen, sondern vielmehr in deren Akzeptanz.

Der Begriff „dialektisch“ zur Beschreibung dieser Therapiemethode entstand aus meiner intuitiven Erfahrung in der Arbeit mit diesen schwer gestörten, chronisch suizidalen Patientinnen. Diese Erfahrung kann ich am besten in einem Bild wiedergeben: Die Patientin und ich stehen auf einer Wippe einander gegenüber; die Fläche der Wippe verbindet uns miteinander. Die Therapie ist wie das Auf und Ab der Wippe, bei dem die Patientin und ich ständig vor- und zurückrutschen und versuchen, die Balance zu halten, um gemeinsam zur Mitte zu gelangen und sozusagen auf eine höhere Ebene klettern zu können. Dort beginnt derselbe Ablauf von vorn: Wir sind auf einer neuen Wippe und versuchen erneut, in die Mitte zu gelangen und auf die nächste Ebene aufzusteigen und so weiter. Während die Patientin auf der Wippe vor- und zurückrutscht, vom Ende in die Mitte und von der Mitte an das Ende, bewege ich mich ebenfalls, um die Balance zu halten.

Die Schwierigkeit in der Therapie von suizidalen Borderline-Patientinnen besteht darin, dass man nicht auf einer Wippe, sondern auf einem Bambusstab balanciert, der auf einem Hochseil liegt, das über dem Grand Canyon aufgespannt ist. Wenn also die Patientin sich rückwärts bewegt und ich auch zurückgehe, um die Balance zu halten; die Patientin weiter zurückgeht, um die Balance wiederzuerlangen und so weiter, besteht die Gefahr, dass wir beide in den Canyon fallen (der Bambusstab ist nicht unendlich lang). Meine Aufgabe als Therapeutin besteht also nicht nur darin, die Balance irgendwie zu halten, sondern so, dass wir uns beide auf die Mitte zubewegen, anstatt auf das Ende zuzugehen. Schnelle Bewegungen und Gegenbewegungen des Therapeuten scheinen daher ein zentraler Bestandteil der Therapie zu sein.

Meine Erfahrungen in der Therapie mit Borderline-Patientinnen führten dazu, dass ich mich mit der dialektischen Philosophie auseinandersetzte in der Hoffnung, eine Theorie gefunden zu haben, die die verschiedenen Erfahrungen integrieren kann.[1] Dazu zählten insbesondere die Spannungen, die ich während der Therapiesitzungen wahrnahm; die Notwendigkeit, bei dieser Population eine Balance oder Synthese zu erreichen; und die an paradoxe Techniken erinnernden Behandlungsstrategien, die zusätzlich zu den üblichen kognitiv-verhaltenstherapeutischen Techniken notwendig erschienen. In dialektischer Terminologie repräsentieren die beiden Enden der Wippe die Gegensätze („These“ und „Antithese“); die Bewegung in die Mitte und auf die nächste Ebene der Wippe steht für die Integration oder „Synthese“ dieser Gegensätze, die im gleichen Moment sofort wieder in andere Gegensätze zerfällt. Diese psychotherapeutische Beziehung zwischen den Gegensätzen, die in dem Begriff „Dialektik“ enthalten ist, wurde immer wieder seit den frühen Schriften von Freud betont (Seltzer, 1986).

So schwierig die Suche nach einer geeigneten Bezeichnung für die Therapiemethode auch war – die dialektische Sichtweise beeinflusste die weitere Entwicklung der Therapie sehr viel stärker, als wenn wir lediglich einige paradoxe Therapieelemente aufgenommen hätten. Die gegenwärtige Form der Behandlung, wie sie seit einigen Jahren besteht, entstand also aus der Interaktion zwischen therapeutischem Prozess und dialektischer Theorie. Im Laufe der Zeit wurde der Begriff „Dialektik" im Zusammenhang mit Verhaltenstherapie in zwei Bedeutungszusammenhängen verwendet: erstens als Annahme über die Beschaffenheit der Wirklichkeit und zweitens als Modus der Gestaltung von Dialogen und Beziehungen. Als Weltsicht oder philosophische Position bildet der dialektische Ansatz die Basis des hier geschilderten Therapieansatzes. Im Sinne der Gestaltung von Dialogen und Beziehungen bezieht sich der dialektische Ansatz auf die Therapieansätze oder -strategien, die vom Therapeuten angewendet werden, um eine Veränderung hervorzurufen. Für die DBT ist demnach eine Reihe dialektischer Behandlungsstrategien von Bedeutung, die in Kapitel 8 beschrieben werden.

Dialektische Weltsicht

Eine dialektische Herangehensweise an die Beschaffenheit der Wirklichkeit und des menschlichen Verhaltens zeichnet sich durch drei Hauptmerkmale aus:

Das Prinzip der wechselseitigen Beziehungen und der Ganzheit

Zunächst betont der dialektische Ansatz die Bedeutung von wechselseitigen Beziehungen und Ganzheit. Eine dialektische Sichtweise fasst die Realität als System auf. Die Analyse von Teilen des Systems ist nur von begrenztem Nutzen, solange die Analyse die Teile nicht auf das Ganze bezieht. Identität an sich ist demnach relational, und die Grenzen zwischen Teilen sind nur temporär und bestehen lediglich in Beziehung zum Ganzen. Es ist das Ganze, das die Grenzen bestimmt. Levins und Lewontin (1985) haben dies gut beschrieben:

> „Die Teile und das Ganze entwickeln sich durch ihre Beziehung zueinander weiter, und auch diese Beziehung entwickelt sich weiter. Diese Eigenschaften der Dinge nennen wir dialektisch: Ein Ding kann nicht ohne das andere existieren, es erhält seine Eigenschaften durch die Beziehung zu dem anderen, und die Interpretation dieser Eigenschaften bestimmt ihre Weiterentwicklung" (S. 3).

Diese ganzheitliche Sichtweise lässt sich gut mit feministischen und kontextuellen Ansätzen der Psychopathologie verbinden. Sie veranlasste mich auch, bei der Anwendung auf die BPS die Bedeutung von Abtrennung, Differenzierung, Individualisierung und Unabhängigkeit infrage zu stellen, die für westliches Denken eine so große Rolle spielen. Diese Sicht des Individuums als einheitlich und eigenständig hat sich nur allmählich im Laufe der letzen Jahrhunderte herausgebildet (Baumeister, 1987; Sampson, 1988). Da Frauen die Diagnose einer BPS sehr viel häufiger erhalten als Männer, ist der Einfluss des Geschlechts auf Vorstellungen vom Selbst und von einer angemessenen zwischenmenschlichen Abgrenzung für unsere Auffassung dieser Störung von besonderem Interesse.

Sowohl das Geschlecht als auch die soziale Klasse beeinflussen massiv, wie jemand das eigene Selbst definiert und erlebt. Frauen tendieren ebenso wie andere Individuen mit geringerer sozialer Macht zu einem relationalen oder sozialen Selbst (ein Selbst, das die Gruppe mit einschließt), im Gegensatz zu einem individualisierten Selbst (das die Gruppe nicht mit einschließt) (McGuire und McGuire, 1982; Pratt, Hunsberger und Manchester, 1990). Die Bedeutung eines relationalen oder sozialen Selbst unter Frauen wurde von vielen feministischen Autorinnen hervorgehoben; die bekannteste unter ihnen ist wohl Gilligan (1982). Am überzeugendsten ist die feministische Position wahrscheinlich von Lykes (1985) vertreten worden, die „das Selbst als Gesamtheit sozialer Beziehungen" definierte (S. 364).

Ich möchte noch einmal hervorheben, dass Lykes und andere feministische Autorinnen nicht nur von der Bedeutung der wechselseitigen Abhängigkeit zwischen autonomen Individuen sprechen, sondern von einem sozialen oder relationalen Selbst, das für sich bereits „ein zusammenarbeitendes Netzwerk von Beziehungen, eingebettet in ein ausgeklügeltes System sozialen Austausches und sozialer Verpflichtungen", darstellt (Lykes, 1985, S. 362). Wird das Selbst als „in Beziehung zu" definiert, sind andere Menschen bereits in der Definition enthalten, so dass es kein vollständig individuelles Selbst mehr geben kann – demnach also kein Selbst losgelöst vom Ganzen. Ein solches relationales Selbst (oder, in Sampsons Worten, „eingebetteter Individualismus“) findet sich in der Mehrzahl der Gesellschaften, sowohl in der Geschichte als auch über verschiedene Kulturen hinweg (Sampson, 1988).

Diese kontextuellen Faktoren sind insbesondere dann zu beachten, wenn ein kulturelles Konstrukt wie „das Selbst“ zur Erklärung und Beschreibung eines anderen kulturellen Konstruktes wie „seelische Gesundheit“ herangezogen wird. Die traditionelle Definition von „Selbst“ mag zwar für einige Individuen in der westlichen Gesellschaft angemessen sein, wir müssen aber immer bedenken, dass unsere Definitionen und Theorien nicht universell sind, sondern Produkte unserer westlichen Gesellschaft und sich daher für viele Personen als unangemessen erweisen können. Wie Heidi Heard und ich an anderer Stelle ausgeführt haben (Heard und Linehan, 1993), könnten die Schwierigkeiten von Borderline-Patientinnen zum Teil aus dem Konflikt zwischen einem relationalen Selbst und einer Gesellschaft, die nur das individuelle Selbst anerkennt und belohnt, resultieren. Ich werde auf diesen Punkt später in diesem Kapitel und in Kapitel 3 genauer eingehen.

Das Prinzip der Polarität

Zum Zweiten ist die Realität nicht statisch, sondern besteht aus inneren einander entgegengesetzten Kräften („These“ und Antithese“), aus deren Integration („Synthese“) ein neues Paar entgegengesetzter Kräfte resultiert. Der dialektische Ansatz stellt zwar das Ganze in den Mittelpunkt, betont aber auch die Komplexität jedes Ganzen. Demnach findet sich in jedem Ding und in jedem System, egal wie klein, eine Polarität. In der Physik beispielsweise ist es bisher nicht gelungen, das kleinste Teilchen oder Element zu finden, das die Grundlage allen Lebens bildet: Jedes Element kann weiter reduziert werden. Ein einzelnes Atom weist eine positive und eine negative Ladung auf; für jede Kraft findet sich eine Gegenkraft; sogar das kleinste Element von Materie wird durch Antimaterie ausgeglichen.

Eine zentrale dialektische Vorstellung ist die, dass jeder Proposition ihre eigene Opposition innewohnt. Goldberg (1980) drückt diese Vorstellung in folgenden Worten aus:

> „Ich gehe davon aus, dass jede Wahrheit paradox ist, dass jeder Weisheit ihre eigene Widerlegung innewohnt, dass Wahrheiten nebeneinanderstehen. Sich widersprechende Wahrheiten löschen sich nicht notwendigerweise gegenseitig aus oder dominieren einander. Sie stehen vielmehr nebeneinander und fordern zu Beteiligung und Experimentieren auf“ (S. 295-296).

Nimmt man diese Vorstellung ernst, kann das einen deutlichen Einfluss auf das eigene klinische Vorgehen ausüben. Bei den meisten Beschreibungen der BPS beispielsweise wird die Notwendigkeit betont, die Pathologie zu bestimmen, durch die die betroffene Person sich von anderen unterscheidet. Dementsprechend besteht das Ziel der Therapie darin, die Pathologie aufzuspüren und Möglichkeiten zur Veränderung zu schaffen. Eine dialektische Perspektive legt dagegen einen anderen Ansatz nahe: Jede Dysfunktionalität enthält auch Funktionalität, jede Verzerrung enthält Wahrheit und in jeder Zerstörung findet sich ein Aufbau. Durch die Umkehrung der Vorstellung „Widersprüche in der Wahrheit“ zu „Wahrheit im Widerspruch“ gelangte ich zu einer Reihe von Entscheidungen über die Form von DBT. Anstatt die Berechtigung für das aktuelle Verhalten der Patientin in ihrer Lerngeschichte zu suchen, begann ich, sie in der Gegenwart zu suchen und auch zu finden. Die Vorstellung führte also zu weit mehr als bloßem Verständnis für die Patientin; Validierung (also eine Bestätigung der Berechtigung der Gefühle und Gedanken der Patientin) ist heute zentraler Bestandteil der DBT.

Dieselbe Idee führte mich zu dem Konstrukt des „wise mind“ (etwa: innere Weisheit), bei dem der Schwerpunkt auf der intuitiven Weisheit der Patientinnen liegt. Die DBT geht davon aus, dass jede Person Weisheit in Bezug auf ihr eigenes Leben besitzt, wenn diese Fähigkeit auch nicht immer offensichtlich oder zugänglich ist. Der DBT-Therapeut vertraut demnach darauf, dass die Patientin das für eine Veränderung nötige Potential in sich trägt. In der aktuellen Situation sind also alle wichtigen Elemente des Wachstums enthalten - die Eichel ist der Baum. Für das DBT-Beratungsteam bedeutet diese Vorstellung, dass es wichtiger ist, die Berechtigung anderer Standpunkte anzuerkennen, als die eigene Position zu verteidigen.

These, Antithese, Synthese: Das Prinzip des kontinuierlichen Wandels

Diese inneren Zusammenhänge und Gegensätze sowie die Nichtreduzierbarkeit der Realität führen zum Dritten zu einer Ganzheit, die sich in einem kontinuierlichen Wandlungsprozess befindet. Der Wandel wird durch die Spannung zwischen den Kräften von These und Antithese, die sich in jedem System finden, hervorgerufen (positiv und negativ, gut und böse, Kinder und Eltern, Patientin und Therapeut, Mensch und Umwelt etc.). Da aber auch der auf den Wandel folgende neue Zustand (die Synthese) aus einander entgegenwirkenden Kräften besteht, ist der Wandel kontinuierlich. Das Prinzip des dialektischen Wandels sollte einem bewusst sein, auch wenn ich die entsprechenden Begriffe („These", „Antithese", „Synthese") selten verwende.

Das Wesen des Lebens ist also der Wandel (oder „Prozess"), nicht Struktur oder Inhalt. Robert Kegan (1982) fängt diese Vorstellung ein, wenn er von der Entwicklung des Selbst als lebenslangem Transformationsprozess spricht. Dieser Prozess wird angetrieben von der Spannung zwischen Bewahrung und Veränderung des Selbst, innerhalb der Person und innerhalb des Systems Mensch - Umwelt, die nur von kurzfristigen Phasen der Ruhe und eines Entwicklungsgleichgewichtes unterbrochen wird. Er schreibt:

> „Um zu verstehen, wie eine Person die Welt wahrnimmt, müssen wir verstehen, wie die Welt die Person wahrnimmt. In der Betrachtung des jeweiligen Gleichgewichtszustandes ihrer Selbstentwicklung betrachten wir nicht nur, wie sie der Welt eine Bedeutung zuschreibt, wir beziehen auch die Möglichkeit mit ein, dass die jeweilige Person ihre Balance verliert. Auf jeder neuen Gleichgewichtsebene betrachten wir in einer neuen Art und Weise, was erreicht werden und was letztlich auch verloren gehen kann. Auf jeder neuen Ebene sehen wir eine neue Verletzlichkeit. Jedes Gleichgewicht gibt einen Anhaltspunkt für die Beschaffenheit der Person, aber jedes Gleichgewicht beinhaltet ebenso die Möglichkeit, diese Beschaffenheit infrage zu stellen" (S. 114).

Eine dialektische Sichtweise lässt sich recht gut mit der psychodynamischen Theorie vereinbaren, die die Rolle von Konflikten und Gegensätzen im Prozess des Wachstums und des Wandels betont. Sie steht auch mit einer verhaltensbezogenen Perspektive in Einklang, die die der Umwelt und der Person innewohnende Ganzheit betont sowie die Bedeutung der Beziehung zwischen beiden für die Entstehung von Wandel. Die dialektische Theorie des Wandels unterscheidet sich jedoch von der Vorstellung der klientenzentrierten Psychotherapie, bei der Entwicklung nach einem „Selbstverwirklichungsprinzip" geschieht. Danach steckt in jedem Ding ein bestimmtes Potential, das sich im Laufe seines Lebens von allein entfalten wird. In dem Begriff „entfalten" ist die Spannung nicht enthalten, von der bei dialektischem Wachstum ausgegangen wird. Diese Spannung führt zu allmählichem Wandel, der von plötzlichen Veränderungen und dramatischen Schüben durchsetzt ist.

Bei der DBT versucht der Therapeut, in der Patientin eine Veränderung hervorzurufen, behält dabei aber im Auge, dass die hervorgerufene Veränderung auch die Therapie und ihn selbst verändert. Während der Therapie besteht demnach eine ständige dialektische Spannung zwischen dem Vorgang der Veränderung und deren Folgen. Zu jedem Zeitpunkt besteht ein vorübergehendes Gleichgewicht zwischen den Versuchen der Patientin, so zu bleiben, wie sie ist, also keine Veränderung vorzunehmen, und andererseits den Versuchen, sich trotz der ihr durch ihre Vorgeschichte und ihre aktuelle Situation auferlegten Einschränkungen zu verändern. Jeder Übergang zu einer neuen Stufe der vorübergehenden Stabilität wird oft als schmerzhafte Krise erlebt. „Any real solution of the crisis must ultimately involve a new way of being in the world. Yet the resistance to doing so is great, and will not occur in the absence of repeated and varied encounters in natural experience" (Kegan, 1982, S. 41). Der Therapeut kann der Patientin bei der Lösung dieser Krisen helfen, indem er gleichzeitig ihre Versuche der Selbsterhaltung sowie des Selbstwandels unterstützt. Mit Kontrolle und Anleitung wird die Patientin zu verstärkter Selbstkontrolle und Selbstanleitung hingeführt. Das Umsorgen der Patientin steht gleichberechtigt neben der Anleitung, wie sie für sich selbst sorgen kann.

Dialektisches Überzeugen

Angewandt auf den therapeutischen Dialog und das Therapeut-Patient-Verhältnis, bedeutet „dialektisch" einen Wandel, der durch Überzeugung hervorgerufen wird und indem sich die der therapeutischen Beziehung innewohnenden Gegensätze zunutze gemacht werden, nicht durch formale, unpersönliche Logik. Im Gegensatz zum analytischen Denken ist der dialektische Ansatz persönlich; er berücksichtigt und betrifft die gesamte Person. Durch die Gegenüberstellung unterschiedlicher Positionen in der Therapie können Patientin und Therapeut zu neuen Deutungen innerhalb alter Deutungen gelangen und sich so dem Wesentlichen der betroffenen Person annähern.

Wie oben bereits ausgeführt, enthält eine dialektische Synthese Elemente sowohl der These als auch der Antithese, so dass keine der Ausgangspositionen als „absolut wahr" angesehen werden kann. Die Synthese legt jedoch immer eine neue „Antithese" nahe und stellt daher selbst eine neue These dar. Die Wahrheit ist demnach weder absolut noch relativ, sondern wird mit der Zeit immer wieder neu geschaffen; sie entwickelt und verändert sich weiter. Vom dialektischen Standpunkt gesehen, hat nichts aus sich selbst heraus Gültigkeit, es gibt kein Wissen ohne Beziehung zu anderem Wissen. Der Grundsatz des dialektischen Ansatzes besteht darin, nichts als endgültige Wahrheit oder unbezweifelbare Tatsache zu akzeptieren. Die Frage, die sich Patientin und Therapeut stellen, ist also: „Was ist es, das wir bisher noch nicht verstehen?"

Ich möchte damit nicht ausdrücken, dass der Satz „Es regnet, und es regnet nicht" eine dialektische Aussage sei. Ich behaupte auch nicht, dass eine Aussage nicht falsch sein kann oder in einem bestimmten Zusammenhang unzutreffend. Falsche Dichotomien und falsche dialektische Aussagen können vorkommen. In solchen Fällen wurden aber die These und /oder die Antithese falsch identifiziert, so dass kein echter Antagonismus vorliegt. Beispielsweise ist der während des Vietnamkrieges beliebte Spruch „Love it or leave it" ein klassischer Fall von falsch identifizierter dialektischer Aussage.

Eine dialektische Dialogführung ist auch für die Teamsitzungen des Therapieteams sehr wichtig, wie ich in Kapitel 4 und 13 noch näher ausführen werde. Ein dialektisches Herangehen kann, vielleicht mehr als alle anderen Faktoren, die Wahrscheinlichkeit der Teamspaltung bei der Behandlung von Borderline-Patientinnen reduzieren. Eine solche Teamspaltung resultiert fast immer dann, wenn eine Person im Team glaubt, sie (und nur sie) wüsste die Wahrheit über eine bestimmte Patientin oder ein bestimmtes klinisches Problem.

Die Borderline-Persönlichkeitsstörung als Scheitern an der Dialektik

Die von Borderline-Patientinnen gezeigten Verhaltensweisen lassen sich auch als Scheitern an der Dialektik interpretieren.

„Spaltung" (splitting) bei Borderline-Patientinnen

Wie ich in Kapitel 1 bereits ausgeführt habe, wechseln Border-line-Patientinnen und suizidale Personen ständig zwischen zwei klaren, aber unvereinbaren Standpunkten hin und her und sind unfähig, zu einer Synthese der zwei Positionen zu gelangen. Sie neigen dazu, die Wirklichkeit in einem sehr begrenzten Bezugsrahmen einander entgegengesetzter Kategorien von „entweder - oder" wahrzunehmen anstatt „alles zugleich". Beispielsweise findet man bei diesen Personen nicht selten die Überzeugung, dass jemand unmöglich im Innersten „gut" sein kann, wenn er auch nur den kleinsten Fehler begangen hat. Durch ihren rigiden kognitiven Stil sind sie noch weniger in der Lage, sich die Möglichkeit zukünftiger Wandlungen und Veränderungen überhaupt nur vorzustellen, was dazu führt, dass sie sich in einem unlösbaren schmerzhaften Dilemma gefangen fühlen. Einmal definierte Dinge können sich nicht verändern. Hat ein Mensch einmal einen Fehler begangen, wird er immer „fehlerhaft" bleiben.

Dieses für Borderline-Personen typische Denkmuster wurde von Psychoanalytikern als „Spaltung" (splitting) bezeichnet und stellt einen wichtigen Teil der psychoanalytischen Theorie über BPS dar (Kernberg, 1984). Dichotomes Denken oder Spaltung kann als die Tendenz bezeichnet werden, entweder in der These oder der Antithese zu verharren, ohne zu einer Synthese in der Lage zu sein. Borderline- und suizidale Personen sind durch die Unfähigkeit gekennzeichnet, daran zu glauben, dass sowohl eine Proposition (z. B. „Ich möchte leben") als auch ihr Gegenteil („Ich möchte sterben") gleichzeitig wahr sein können. Aus psychodynamischer Sicht ist die Spaltung die Folge eines unlösbaren Konfliktes zwischen intensiven negativen und positiven Emotionen.

Von einem dialektischen Standpunkt aus stellt ein andauernder Konflikt dagegen ein Scheitern der Dialektik dar. Anstelle einer Synthese und Transzendenz stehen im typischen Borderline-Konflikt tief verwurzelte, aber unvereinbare Positionen, Wünsche und Vorstellungen einander gegenüber. Für eine Lösung des Konfliktes wäre es zunächst erforderlich, die Gegensätze zu erkennen, um sich dann sozusagen über sie erheben und die scheinbar paradoxe Realität von „beides zugleich" und „entweder - oder" erkennen zu können. Auf der Ebene der Synthese und Integration, die durch Transzendenz der Polarität erreicht werden kann, löst sich das scheinbare Paradox auf.

Probleme mit dem Selbst und der Identität

Borderline-Patientinnen sind sich häufig ihrer eigenen Identität sehr unsicher. Sie neigen daher dazu, ihre Umgebung ständig nach Richtlinien dafür abzusuchen, wie sie sein sollten und was sie denken und fühlen sollten. Eine solche Unsicherheit kann beispielsweise dann entstehen, wenn die Person unfähig ist, ihre grundsätzliche Verbundenheit mit anderen Menschen zu erkennen oder den Zusammenhang des aktuellen Moments mit anderen Momenten. Sie befindet sich dann gewissermaßen ständig am Rande des Abgrundes: Ohne die Erfahrung dieser Verbundenheit wird die eigene Identität immer wieder von dem jetzigen Moment und der aktuellen Interaktion bestimmt und kann daher nie stabil sein, sondern bleibt variabel und unvorhersagbar. Außerdem kann die Wirkung des jetzigen Augenblicks nicht durch Erfahrungen in anderen Momenten relativiert werden. Für eine Borderline-Patientin relativiert sich der Ärger, den eine andere Person in einer bestimmten Interaktion gegen sie richtet, nicht durch andere Beziehungen, in denen niemand auf sie wütend ist, oder durch andere Zeitpunkte, zu denen diese bestimmte Person nicht wütend auf sie ist. „Du bist wütend auf mich" wird zur uneingeschränkten Realität; das Teil wird zum Ganzen. Eine Reihe anderer Theoretiker hat die Rolle des Gedächtnisses für emotionale Ereignisse (Lumsden, 1991), insbesondere zwischenmenschliche Situationen (Adler, 1985), für die Entstehung und Aufrechterhaltung der BPS betont. Mark Williams (1991) geht diesbezüglich von Mängeln des autobiographischen Gedächtnisses aus. Das Gedächtnis muss ja erst auf die vergangenen Ereignisse und früheren Beziehungen zurückgreifen können, damit sie die Gegenwart relativieren und in sie integriert werden können.

Zwischenmenschliche Isolation und Entfremdung

Die dialektische Vorstellung einer Einheit geht davon aus, dass der einzelne Mensch nicht von seiner Umgebung losgelöst ist. Die typischen Borderline-Gefühle Isolation, Entfremdung, Gefühl von mangelndem Kontakt oder Dazugehörigkeit können als dialektische Fehlschläge interpretiert werden, die daraus resultieren, dass die Borderline-Patientin einen Gegensatz zwischen der eigenen Person und anderen Menschen empfindet. Ein solcher Gegensatz kann selbst dann bestehen, wenn die Patientin kein angemessenes Gefühl für die eigene Identität hat. Bei Borderline-Patientinnen führt der Wunsch nach Einheit und Integration häufig dazu, dass sie die eigene Identität (Überzeugungen, Vorlieben, Wünsche, Meinungen, eigenständige Fertigkeiten etc.) unterdrücken und/oder gar nicht erst entwickeln, anstatt in dialektischer Weise zu einer Synthese und Transzendenz zu gelangen. Sie begreifen nicht, dass man sich von anderen unterscheiden und dennoch gleichzeitig Teil des Ganzen sein kann. Der Gegensatz zwischen der eigenen Person (Teil) und der Umgebung (Ganzes) wird aufrechterhalten.

Begriffsbildung: Ein dialektischer kognitiv-verhaltenstherapeutischer Ansatz

Die Begriffsbildung bei der DBT wird sowohl vom dialektischen Ansatz als auch von kognitiv-verhaltensbezogenen Annahmen bestimmt. In diesem Abschnitt werde ich verschiedene Merkmale der kognitiv-verhaltenstherapeutischen Theorie, die für die DBT von Bedeutung sind, erläutern. Darüber hinaus möchte ich die Unterschiede zwischen einem dialektischen kognitiv-verhaltenstherapeutischen Ansatz und traditionelleren kognitiven, verhaltensbezogenen und biologischen Theorien herausstellen. Spezifischere theoretische Annahmen werde ich später im Zusammenhang mit den spezifischen DBT-Interventionsstrategien beschreiben.

Die Definition von „Verhalten"

„Verhalten" im Sinne des kognitiv-verhaltensbezogenen Ansatzes ist ein sehr weiter Begriff. Er umfasst jede Aktivität, jede Reaktion und jeden Vorgang in einer Person – also „anything that an organism does involving action and response to stimulation" („jede Tätigkeit eines Organismus, die Handeln und Reaktion auf Reize umfasst") (Merriam-Webster Dictionary", 1977, S. 100) . Physiker benutzen den Begriff in ähnlicher Weise, wenn sie vom Verhalten eines Moleküls sprechen; Systemanalytiker sprechen vom Verhalten eines Systems. Menschliches Verhalten kann offen sein (d. h. öffentlich und von anderen beobachtbar) oder verdeckt (d. h. nicht öffentlich und nur von der betroffenen Person beobachtbar). Verdecktes Verhalten wiederum kann innerhalb des Körpers ablaufen (z. B. Anspannung der Bauchmuskeln) oder außerhalb, aber dennoch nicht-öffentlich (z. B. Verhalten, bei dem die Person alleine ist)[4].

Die drei Modalitäten von Verhalten

Kognitive Verhaltenstherapeuten teilen Verhalten heute typischerweise in drei Modalitäten ein: motorisches, kognitiv-verbales und physiologisches Verhalten. Zum motorischen Verhalten zählt, was die meisten Menschen unter Verhalten verstehen: offene und verdeckte Handlungen und Bewegungen der Skelettmuskulatur. Kognitiv-verbales Verhalten umfaßt Aktivitäten wie Denken, Wahrnehmen, Vorstellen, Sprechen, Schreiben und Zeichensprache sowie beobachtendes Verhalten (z. B. Aufmerksamkeit, Orientierung, Erinnern und Zurückblicken). Zu den physiologischen Verhaltensweisen zählen Aktivitäten des Nervensystems, der Drüsen und der glatten Muskulatur. Sie laufen üblicherweise verdeckt ab (wie z. B. der Herzschlag), können aber auch offen sein (z. B. Erröten oder Weinen).

Eine Reihe von Aspekten sollte hier beachtet werden: Erstens ist die Einteilung von Verhalten in Kategorien oder Modalitäten immer willkürlich und dient lediglich der besseren Übersicht. Jedes menschliche Verhalten ist dagegen kontinuierlich und betrifft den ganzen Menschen. Selbst teilweise voneinander unabhängige Verhaltensweisen haben gemeinsame neuronale Schaltkreise und miteinander verbundene neuronale Bahnen. Ungeachtet dessen werden Verhaltenssysteme, die in der Natur nicht unabhängig voneinander auftreten, häufig begrifflich unterschieden, da diese Unterscheidung uns hilft, den betroffenen Prozess besser zu verstehen.

Emotionen als Reaktionen des ganzen Systems[3]

Aus heutiger Sicht stellen Emotionen eine umfassende Reaktion des gesamten Systems dar. Diese Reaktion läuft im Allgemeinen automatisch ab, entweder aufgrund biologischer Gegebenheiten (die grundlegenden Emotionen) oder aufgrund wiederholter Lernerfahrung (erlernte Emotionen). Ein Gefühl umfasst also normalerweise Verhalten aus allen drei Kategorien. Wissenschaftler gehen beispielsweise davon aus, dass grundlegende Gefühle sich aus der phänomenologischen Erfahrung (kognitives System), biochemischen Veränderungen (physiologisches System) und dem Ausdrücken dieser Gefühle und entsprechenden Handlungstendenzen (physiologisches plus motorisches System) zusammensetzen. Komplexe Emotionen können darüber hinaus auch eine Bewertung beinhalten (kognitives System). Emotionen wiederum wirken sich auf das nachfolgende kognitive, physiologische und motorische Verhalten aus. Emotionen sind also nicht nur Reaktionen des gesamten Systems, sondern wirken sich auch auf das gesamte System aus. Die komplexe und systemische Beschaffenheit von Emotionen macht deutlich, wie unwahrscheinlich es ist, für eine emotionale Fehlsteuerung, wie wir sie bei der BPS oder auch sonst beobachten, einen bestimmten Auslöser zu finden. Viele Wege führen nach Rom.

Immanente Gleichberechtigung der Verhaltensmodalitäten

Im Gegensatz zur biologischen Psychiatrie und zur kognitiven Psychologie wird hier der Standpunkt vertreten, dass keine der Verhaltensmodalitäten eine größere Bedeutung als Auslöser für menschliches Verhalten hat als die anderen. Anders als kognitionspsychologische Theorien (z. B. Beck, 1976, Beck et al., 1973, 1990) geht die DBT nicht davon aus, dass eine verhaltensbezogene Fehlsteuerung, zu der auch die emotionale Fehlsteuerung gerechnet wird, notwendigerweise von dysfunktionalen kognitiven Prozessen ausgelöst wird. Trotzdem können natürlich unter bestimmten Umständen kognitive Aktivitäten tatsächlich motorisches und physiologisches Verhalten oder auch die Aktivierung emotionalen Verhaltens beeinflussen; dies wird auch durch eine Vielzahl empirischer Untersuchungen belegt. An das Thema dieses Buches erinnert beispielsweise der wiederholt bestätigte Befund von Aaron Beck und seinen Mitarbeitern (Beck, Brown und Steer, 1989; Beck, Steer, Kovacs und Garrison, 1985), dass hoffnungslose Zukunftserwartungen spätere suizidale Verhaltensweisen vorhersagen.

Auch werden in der DBT, im Gegensatz zu der biologischen Psychologie und Psychiatrie, neurophysiologische Dysfunktionen nicht für grundlegend wichtiger gehalten als andere Einflüsse auf das Verhalten. Meiner Einschätzung nach sind also die Verknüpfungen und kausalen Verbindungen zwischen verschiedenen Verhaltensweisen oder verschiedenen Reaktionssystemen zwar wichtig für das menschliche Funktionieren, jedoch nicht wichtiger als andere Verbindungen. Die zentrale Frage ist: Unter welchen Umständen wird ein bestimmtes Verhalten oder Verhaltensmuster gezeigt, und wie beeinflusst es ein anderes Verhalten (Hayes, Kohlenberg und Melancon, 1989)? Letztendlich werden jedoch einfache linear-kausale Muster der Verhaltensbeeinflussung von einem dialektischen Ansatz gar nicht gesucht.

Die Frage lautet vielmehr, wie von Maniacs und Secord (1983) vorgeschlagen, wie ein bestimmter Organismus oder Prozess unter den gegebenen Umständen beschaffen ist. So gesehen sind alle Ereignisse, auch Verhalten, immer das Ergebnis komplexer kausaler Strukturen auf derselben und auf vielen unterschiedlichen Ebenen.

Das Individuum-Umwelt-System: Ein transaktionales Modell

In der Literatur findet sich eine Vielzahl unterschiedlicher Ätiologiemodelle der Psychopathologie. Die aktuellsten Theorien basieren auf einem Interaktionsmodell, bei dem Eigenschaften des Individuums und Eigenschaften der Umwelt zusammenwirken, um einen Effekt hervorzurufen – in diesem Fall eine psychische Störung. Das „Diathese-Stress-Modell" ist das bei Weitem umfassendste und verbreitetste interaktive Modell. Nach diesem Modell ist eine psychische Störung das Ergebnis einer störungsspezifischen Prädisposition für eine Krankheit (der Diathese), die unter bestimmten Bedingungen wie allgemeinem oder spezifischem Stress ausbricht. Im Allgemeinen bezieht sich der Begriff „Diathese" auf eine konstitutionelle oder biologische Prädisposition; im neueren Sprachgebrauch werden dazu aber auch alle individuellen Merkmale gerechnet, die die Wahrscheinlichkeit des Individuums erhöhen, eine Krankheit zu entwickeln. Ist die Person einem bestimmten Maß an Stress ausgesetzt (z. B. schädliche oder unangenehme Umweltbedingungen), entwickelt sie die mit der Diathese verbundene Störung. Da die Person nicht dazu ausgerüstet ist, diesen Stress zu bewältigen, bricht die Funktionsfähigkeit zusammen.

Ein dialektisches oder transaktionales Modell geht stattdessen davon aus, dass individuelles Verhalten und Umweltbedingungen in ständiger wechselseitiger Abhängigkeit voneinander und Interaktion miteinander stehen. Dies entspricht dem Prinzip des „reziproken Determinismus" der sozialen Lerntheorie: Die Umwelt und das Individuum passen sich einander an und beeinflussen sich gegenseitig. Das Individuum wird mit Sicherheit von seiner Umwelt beeinflusst, die Umwelt wird aber auch vom Individuum beeinflusst. Eine Unterscheidung zwischen Umwelt und einzelnem Individuum ist zwar begrifflich sinnvoll, in Wirklichkeit aber nicht möglich. Individuum und Umwelt bilden ein System, das sich durch seine Teile definiert und wiederum diese Teile definiert. Da der Einfluss wechselseitig ist, bezeichnen wir ihn besser als transaktional statt interaktional.

Chess und Thomas (1986) haben ausführlich über dieses Muster der wechselseitigen Beeinflussung berichtet, insbesondere im Zusammenhang mit der Auswirkung unterschiedlicher Wesenszüge von Kindern auf ihre familiäre Umgebung und umgekehrt. Ihre Annahme, dass „poorness of fit" („schlechte Übereinstimmung") ein wichtiger ätiologischer Faktor für psychische Dysfunktion ist, hat die hier vorgestellte Theorie massiv beeinflusst. Ich werde auf diesen Gedanken im weiteren Verlauf des Kapitels genauer eingehen.

Eine transaktionale Perspektive konzentriert sich nicht nur auf die wechselseitige Beeinflussung, sondern betont auch das fließende und wechselhafte Wesen des Systems Individuum - Umwelt. Thomas und Chess (1985) haben einem solchen Modell die Bezeichnung „homöodynamisch" gegeben, um es von dem interaktiven Modell abzugrenzen, das den Zielzustand von Individuum und Umwelt als eine Art „homöostatischens" Gleichgewicht betrachtet. Ein homöodynamisches Modell ist auch dialektisch. Sie zitieren Sameroff (1975, S. 290), der diese Vorstellung sehr gut wiedergibt:

> „[Das interaktive Modell] kann unser Verständnis der eigentlichen Mechanismen, die zu bestimmten späteren Ergebnissen führen, nicht weiterbringen. Der Hauptgrund für die Unzulänglichkeit dieses Modells liegt darin, dass weder die Konstitution noch die Umwelt über die Zeit hinweg konstant bleiben müssen. In jedem Moment, Monat, Jahr verändern sich die Merkmale des Kindes und auch der Umgebung in entscheidender Weise. Darüber hinaus sind diese Unterschiede wechselseitig voneinander abhängig; sie verändern sich in Abhängigkeit von der gegenseitigen Beeinflussung."

Die Überlegungen, die Millon (1987a) zur Ätiologie der BPS angestellt hat, gehen in eine ähnliche Richtung. Er sagt, dass es sinnlos sei, die „Verursachung" der Störung in einem einzelnen Ereignis oder einer bestimmten Zeitperiode zu suchen.

Das transaktionale Modell rückt eine Reihe von Gesichtspunkten in den Vordergrund, die bei einem Diathese-Stress-Modell leicht übersehen werden könnten. Beispielsweise kann es sein, dass die Menschen in einem bestimmten Umfeld sich einem bestimmten Individuum gegenüber nur deswegen in einer stressauslösenden Weise verhalten, weil sie zuvor dem Stress ausgesetzt war, den das Individuum auf dieses Umfeld ausgeübt hat. Ein Beispiel dafür wäre das

Kind, das wegen einer Krankheit viele finanzielle Ressourcen der Familie beansprucht, oder auch der Psychiatriepatient, der durch ständige Suizidgefahr viele Ressourcen des Pflegepersonals in Anspruch nimmt. Bei beiden Umgebungen ist die Fähigkeit ausgereizt, auf weiteren Stress in angemessener Weise zu reagieren. Die Menschen in diesem Umfeld könnten infolgedessen bei weiteren Ansprüchen des Individuums an das System mit einer Invalidierung oder Schuldzuweisungen reagieren. Möglicherweise bestand in diesem System (z. B. der Familie des kranken Kindes) bereits eine Prädisposition zu dysfunktionalen Reaktionen; eine solche Reaktion wäre jedoch vielleicht nicht aufgetreten, wenn das System nicht der Belastung durch dieses bestimmte Individuum ausgesetzt worden wäre.

Ein transaktionales Modell geht nicht unbedingt von gleicher Einflussstärke auf beiden Seiten der Gleichung aus. Einige genetische Faktoren können beispielsweise stark genug sein, um ein neutrales oder sogar günstiges Umfeld zu überlagern. Neuere Forschungsergebnisse deuten auf eine sehr viel größere Bedeutung genetischer Faktoren auch für normale Persönlichkeitszüge hin, als früher vermutet wurde (Scarr und McCartney, 1983; Tellegen et al., 1988). Andererseits beeinflussen bestimmte extreme Situationen das Verhalten der meisten Personen in ähnlicher Weise, selbst unabhängig von großen Persönlichkeitsunterschieden (Milgram, 1963, 1964). Jede Person, die wiederholt gewalttätigem sexuellem oder körperlichem Missbrauch ausgesetzt ist, wird Schäden davontragen, unabhängig davon, wie widerstandsfähig sie ist.

Abbildung 2.1: Ein Modell der sozialen und verhaltensbezogenen Komponenten suizidalen Verhaltens: ein Umwelt-Person-System

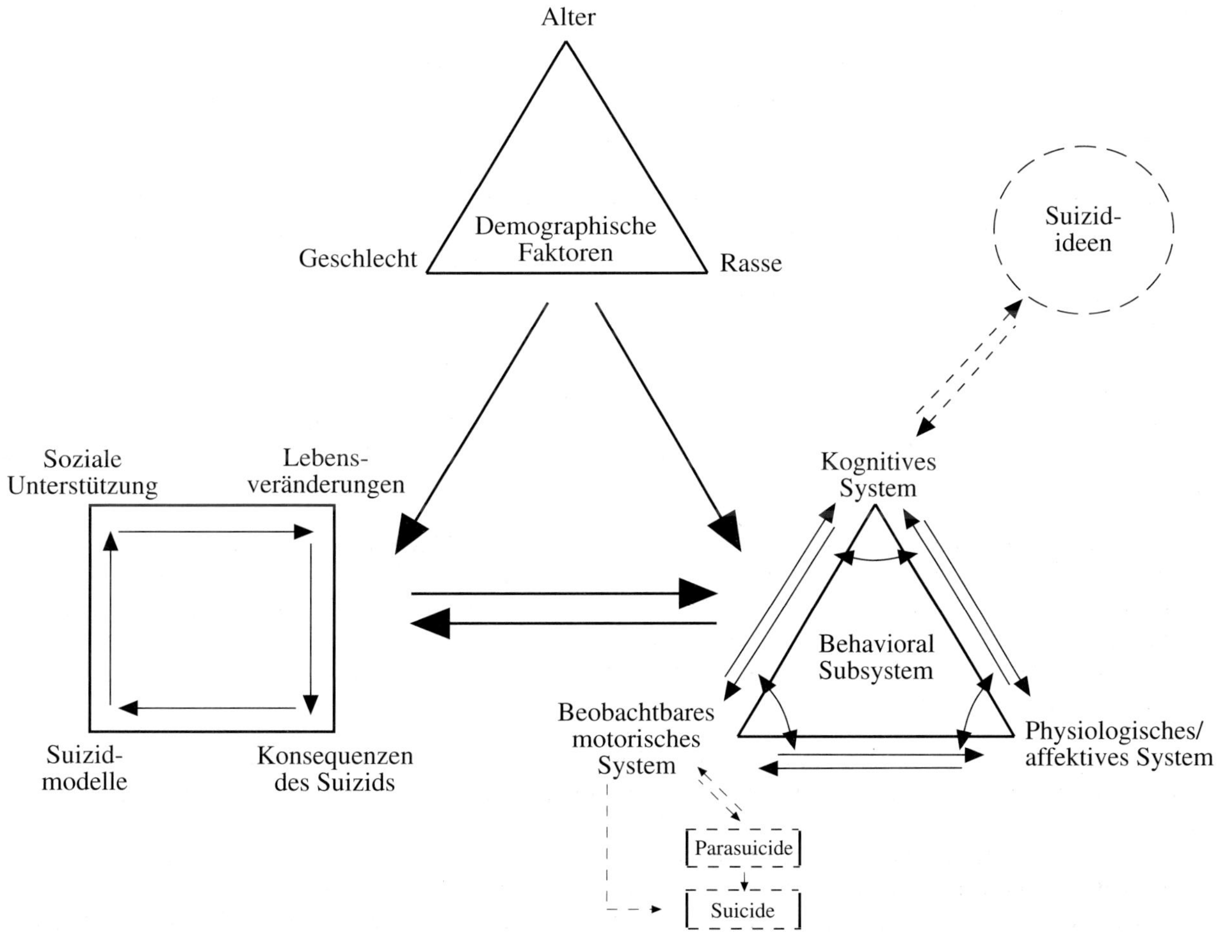

Aus: Linehan (1981) S. 252. Copyright 1981 bei Garland Publishing, New York. Neuabdruck mit Genehmigung.

Eine bildhafte Darstellung eines Umwelt-Individuum-Systems

Abbildung 2.1 zeigt eine bildhafte Darstellung eines Umwelt-Individuum-Systems. Ich habe das hier dargestellte Modell vor einigen Jahren entwickelt, um die Erkenntnisse über suizidales und parasuizidales Verhalten darzustellen. Der Kasten auf der linken Seite repräsentiert das Subsystem Umwelt. Die Umgebung wird in diesem Schema nur aufgrund des theoretischen Bezuges zu suizidalem Verhalten viereckig dargestellt. Je nachdem, wie viele Umweltfaktoren als wichtig für das betreffende Ereignis oder Verhaltensmuster erachtet werden, kann die Umwelt mit so vielen Ecken gezeichnet werden, wie Faktoren vorhanden sind.

Die Person wird in zwei separate Subsysteme eingeteilt. Das verhaltensbezogene Subsystem ist ein Dreieck, das die drei oben beschriebenen Verhaltensmodalitäten wiedergibt. Die runden Pfeile an jeder Ecke des Dreieckes deuten darauf hin, dass die Reaktionen in jeder Verhaltensmodalität selbstregulatorisch wirken, d. h. dass Veränderungen einer Reaktion Veränderung einer anderen Reaktion hervorrufen. Im Vergleich zu physiologischen Reaktionen ist diese Selbstregulation bei motorisch-verhaltensbezogenen und kognitiv-verbalen Reaktionen weit weniger gut untersucht.

Das zweite Dreieck steht für stabile Organismusvariablen der Person, die normalerweise nicht vom Verhalten des Individuums oder der Umwelt beeinflusst werden. Diese stabilen Merkmale können aber einen deutlichen Einfluss sowohl auf die Umwelt als auch auf das Verhalten des Individuums haben. In dem hier dargestellten Modell stehen die drei Ecken für Geschlecht, Rasse und Alter. Ähnlich wie bei der Darstellung der Umwelt als Quadrat ist dies aber nur beispielhaft und aus theoretischen Gründen erfolgt: Geschlecht, Rasse und Alter hängen deutlich mit suizidalem Verhalten zusammen. Bei anderen Störungen werden andere Organismusvariablen erforderlich sein. Bei der Untersuchung von Schizophrenie beispielsweise könnte die genetische Ausstattung eine wichtige Organismusvariable sein.

Die biosoziale Theorie: Eine dialektische Theorie der Entwicklung der Borderline-Persönlichkeitsstörung

Überblick

Die DBT basiert auf einer biosozialen Theorie der Persönlichkeitsorganisation. Die wichtigste Prämisse ist die, dass die BPS vor allem eine Dysfunktion des emotionsregulierenden Systems ist; sie entsteht also als Folge biologischer Unregelmäßigkeiten in Kombination mit bestimmten dysfunktionalen Umgebungsbedingungen sowie deren Interaktion und Transaktion im Lauf der Zeit. Die mit der BPS verknüpften Merkmale (siehe Kap. 1, insbesondere Tab. 1.2 und 1.5) sind Folgen von und damit Sekundärmerkmale dieser grundlegenden emotionalen Fehlregulation. Diese Muster führen wiederum zu weiteren Fehlregulationen. Wächst ein Kind in einer invalidierenden Umgebung auf, trägt dies zu der Entwicklung einer emotionalen Fehlregulation bei. In einer solchen Umgebung kann das Kind nicht lernen, seine Erregung richtig zu bewerten und zu steuern, emotionale Belastungen auszuhalten und den eigenen Gefühlen als angemessenen Reaktionen auf die Bewertung äußerer Ereignisse zu vertrauen.

Als Erwachsene haben Borderline-Persönlichkeiten die Merkmale dieser entwertenden Umgebung übernommen: Sie neigen dazu, die eigenen Gefühle selbst zu entwerten; sie orientieren sich an anderen zur richtigen Beurteilung der äußeren Wirklichkeit, und sie glauben mittlerweile selbst daran, dass die Lösung von Problemen im Leben ganz einfach sei. Diese grobe Vereinfachung führt zwangsläufig dazu, dass diese Menschen sich unrealistische Ziele setzen und sich selbst bei der Erreichung kleiner Teilziele auf dem Weg zu den Endzielen eher bestrafen als belohnen. Auf das Nicht-Erreichen eines Zieles reagieren sie mit Selbsthass. Die für Borderline-Persönlichkeiten typische Scham als Reaktion auf unkontrollierbare und negative Gefühle ist eine natürliche Folge einer sozialen Umgebung, in der emotionale Verletzbarkeit für etwas gehalten wird, für das man sich schämen muss.

Wie bereits in Kapitel 1, in etwas anderem Kontext, erwähnt, entspricht diese Formulierung in etwa der von Grotstein et al. (1987), die BPS als Störung der Selbstregulation interpretieren. Sie meinen damit, dass die Störung die Folge eines primären Zusammenbruchs der Selbstregulationssysteme wie Erregung, Aufmerksamkeit, Schlaf, Wachsamkeit, Selbstwertgefühl, Affekte und Bedürfnisse sowie der sekundären Konsequenzen eines solchen Zusammenbruches ist. Grotstein et al. betonen, dass nur wenige Theorien der BPS biologische und psychologische Faktoren in einen zusammenhängenden Ansatz integrieren. Bis jetzt sind fast nur Theorien hervorgebracht worden, die rein psychologisch orientiert sind, entweder psychoanalytisch (z. B. Adler, 1985; Masterson, 1972, 1976; Kernberg, 1975, 1976; Rinsley, 1980a, 1980b; Meissner, 1984) oder kognitiv-verhaltenstherapeutisch (z. B. Beck et al., 1990; Young, 1987) oder Theorien, die dem Bereich der biologischen Psychiatrie entstammen (z. B. Klein, 1977; Cowdry und Gardner, 1988; Akiskal, 1981, 1983; Wender und Klein, 1981). Die Formulierung von Grotstein (1987) stellt eine Verbindung zwischen biologischer Psychiatrie und psychoanalytisch ausgerichteter psychologischer Theorie dar. Auch Stone (1987) hat eine ähnliche Integration vorgeschlagen. Er hat die Schwierigkeit, sowohl auf dem Gebiet der Psychologie als auch der Biologie versiert zu sein und beide zu einer Theorie der BPS zu integrieren, sehr zutreffend in Worte gefasst: Dies ähnele „an Komplexität der Aufgabe, einen Text zu übersetzen, der hinterhältigerweise sowohl aus arabischen als auch chinesischen Worten aufgebaut ist" (S. 253-254).

Die hier dargestellte biosoziale Theorie basiert hauptsächlich auf experimentalpsychologischer Forschungsliteratur. Mir ist bei der Lektüre dieser Literatur aufgefallen, dass es zwar eine Unmenge an grundlegenden empirischen Daten gibt zu so unterschiedlichen Themengebieten wie Organisation der Persönlichkeit und des Verhaltens, genetische und physiologische Grundlagen von Verhalten und Persönlichkeit, Temperament, grundlegende emotionale Vorgänge oder Einflüsse der Umwelt auf das Verhalten. Von einigen wenigen Ausnahmen abgesehen (z. B. Costa und Mcrae, 1986) wurde aber kein Versuch unternommen, diese Erkenntnisse der Grundlagenforschung auf das Wissen über Persönlichkeitsstörungen anzuwenden. Dieser Umstand ist wahrscheinlich darauf zurückzuführen, dass die empirische Erforschung der Persönlichkeitsstörungen vor allem von Psychiatern durchgeführt wurde, während die Untersuchung von Verhalten an sich (wozu auch die Untersuchung biologischer Grundlagen des Verhaltens gehört) hauptsächlich den Psychologen vorbehalten war. Zwischen diesen beiden Bereichen klafft eine breite Lücke, da keine der beiden Seiten besonders gut über die Literatur der anderen Seite informiert ist. Die empirisch orientierte klinische Psychologie, die als natürliche Verbindung zwischen diesen beiden Disziplinen gelten kann, hat bisher wenig oder kein Interesse an Persönlichkeitsstörungen gezeigt.

Die Borderline-Persönlichkeitsstörung und emotionale Fehlregulation

Wie bereits gesagt, wird in der biosozialen Theorie die BPS primär als Fehlregulation des emotionalen Systems verstanden. Die emotionale Fehlregulation ist ihrerseits auf eine hohe emotionale Verletzbarkeit zurückzuführen, verbunden mit einer Unfähigkeit, Gefühle zu steuern.[4] Je stärker eine Person emotional verletzbar ist, desto größer ist die Notwendigkeit, ihre Emotionen steuern zu können. Unsere These ist die, dass Borderline-Persönlichkeiten sowohl emotional verletzbar sind als auch unfähig, ihre Emotionen zu steuern. Diese Schwierigkeiten sind unserer Meinung nach auf biologische Prädispositionen zurückzuführen, die durch spezifische Lernerfahrungen verstärkt werden können.

Die Prämisse einer übermäßigen emotionalen Verletzbarkeit stimmt mit empirischen Daten überein, die aus völlig unabhängigen Forschungsgebieten stammen - Untersuchungen zu parasuizidalen und Borderline-Populationen. Die entsprechende Literatur habe ich bereits in Kapitel 1 vorgestellt. Zusammenfassend stellt sich das emotionale Erscheinungsbild sowohl von parasuizidalen als auch von Borderline-Persönlichkeiten als Folge chronisch aversiver affektiver Erfahrungen dar. Die Unfähigkeit, unangepasste, stimmungsabhängige Handlungen zu unterlassen, ist definitionsgemäß Teil des Borderline-Syndroms. Die meisten Überlegungen zur Fehlregulation von Affekten beschränken sich auf das Kontinuum Depression - Manie (z. B. Gunderson und Zanarini, 1989). Im Gegensatz dazu verwende ich den Begriff „Affekt" in einem sehr viel umfassenderen Sinn. Meiner Meinung nach erstrecken sich die Schwierigkeiten von Borderline-Persönlichkeiten auf die Regulation mehrerer (wenn nicht sogar aller) emotionaler Reaktionen. Die emotionale Fehlsteuerung scheint zwar bei negativen Emotionen am ausgeprägtesten zu sein, ich gehe aber davon aus, dass diese Personen auch bei der Steuerung positiver Emotionen und deren Folgen Schwierigkeiten haben.

Emotionale Verletzbarkeit

Zu den Merkmalen einer erhöhten emotionalen Verletzbarkeit gehören eine ausgeprägte Empfindlichkeit gegen emotionale Reize, intensive Emotionen und ein verlangsamter Rückgang zu einer emotionalen Baseline. „Ausgeprägte Empfindlichkeit" bedeutet, dass die Betroffene eine niedrige Schwelle für emotionale Reaktionen besitzt und sehr schnell reagiert; es bedarf also nur schwacher Auslöser für eine emotionale Reaktion. Selbst Ereignisse, die andere Menschen vielleicht völlig unberührt lassen, belasten diese emotional verletzbaren Personen. Ein empfindliches Kind reagiert bereits auf eine kleine Frustration oder Missbilligung mit starken Emotionen. Bei erwachsenen Borderline-Patientinnen kann die Abwesenheit des Therapeuten für wenige Tage eine heftige Gefühlsreaktion auslösen, die bei den meisten anderen Patienten nicht auftreten würde. Ich denke, die Auswirkungen auf die Therapiesituation sind offensichtlich. Therapeuten und Angehörige von Borderline-Persönlichkeiten kennen das Gefühl, wie „auf rohen Eiern zu gehen", das aus dieser Empfindlichkeit resultiert. „Intensive Emotionen" bedeutet, dass die emotionalen Reaktionen extrem sind. Menschen mit intensiven Emotionen neigen dazu, die Dinge zu dramatisieren. Im negativen Spektrum heißt das, dass Abschiede tiefe und schmerzliche Trauer hervorrufen können; Situationen, die für andere Menschen nur ein wenig peinlich sind, können eine schwere Demütigung bedeuten; Verärgerung wird zu Wut; aus leichten Schuldgefühlen kann sich intensive Scham entwickeln; leichte Besorgnis kann zu einer Panikattacke oder lähmendem Schrecken eskalieren. Im positiven Spektrum sind emotional intensive Menschen idealistisch und neigen dazu, sich Hals über Kopf zu verlieben. Sie empfinden leichter Freude und sind daher vielleicht auch empfänglicher für spirituelle/ übersinnliche Erfahrungen.

In mehreren Studien wurde gefunden, dass eine Erhöhung der emotionalen Erregung und der Intensität von Emotionen zu einer Einengung der Aufmerksamkeit führt, so dass die Wahrnehmung und Aufmerksamkeit gegenüber emotionsrelevanten Reizen stärker wird (Easterbrook, 1959; Bahrick, Fitts und Rankin, 1952; Bursill, 1958; Callaway und Stone, 1960; Cornsweet, 1969; McNamara und Fisch, 1964). Je größer die Erregung und je intensiver das Gefühl, desto stärker wird die Aufmerksamkeit eingeengt. Diese Phänomene scheinen im klinischen Bereich ganz besonders auf Borderline-Patientinnen zuzutreffen. Man sollte jedoch im Kopf behalten, dass diese Tendenzen nicht an sich pathologisch sind, sondern bei jedem Menschen auftreten, der emotional stark erregt ist. Die Tatsache, dass es relativ wenige theoretische und empirische Befunde zum Einfluss von Gefühlen auf Kognitionen gibt, verglichen mit der großen Menge an Überlegungen zum Einfluss von Kognitionen auf Gefühle, könnte auf unsere westliche Sichtweise zurückzuführen sein, die davon ausgeht, das menschliche Verhalten sei vor allem das Produkt rationaler Gedanken (Lewis, Wolan-Sullivan und Michalson, 1984).

Ein „verlangsamter Rückgang zu einer emotionalen Baseline" bedeutet, dass Reaktionen lange anhalten. Hier ist anzumerken, dass alle Emotionen relativ kurz sind und nur Sekunden oder Minuten andauern. Eine Emotion wird darum als lang andauernd wahrgenommen, weil die emotionale Erregung oder Stimmung einen länger anhaltenden Effekt auf verschiedene kognitive Prozesse hat, die wiederum bestimmte emotionale Zustände aktivieren bzw. reaktivieren. Bower und seine Mitarbeiter (Bower, 1981; Gilligan und Bower, 1984) haben anhand einer Literaturübersicht folgende Erkenntnisse zusammengetragen: (1) Emotionale Zustände führen zu einer selektiven Erinnerung an emotional gefärbte Reize. Bei Übereinstimmung des emotionalen Zustandes beim Lernen und beim Erinnern ist die Gedächtnisleistung am besten. (2) Emotionale Zustände erleichtern das Einprägen stimmungskongruenter Reize. (3) Emotionale Zustände führen zu einer Verzerrung von Interpretationen, Phantasien, Projektionen, freien Assoziationen, persönlichen Vorhersagen und sozialen Urteilen in Richtung der aktuellen Stimmung. Gefühle könnten auch deswegen bei Borderline-Persönlichkeiten selbstverstärkend wirken, weil sie so intensiv sind. Bei großer emotionaler Erregung findet eine selektive Aufmerksamkeitsausrichtung bezüglich der Umwelt (und des Therapeutenverhaltens) statt, so dass mit der aktuellen Emotion übereinstimmende Handlungen und Ereignisse eher wahrgenommen werden als andere Aspekte. Interpretiert man Emotionen als Reaktionen des gesamten Systems, dann macht der Einfluss der Stimmung auf kognitive Prozesse Sinn. Eine aktuelle Emotion bezieht das gesamte System mit ein. In gewissem Sinne ist es eher erstaunlich, dass ein Gefühl überhaupt jemals endet, weil jede Emotion, wenn sie einmal ausgelöst worden ist, ständig neu angefeuert wird. Der langsame Rückgang zu einer emotionalen Baseline verstärkt diesen Reaktivierungseffekt zusätzlich und trägt zu einer erhöhten Empfindlichkeit gegen den nächsten emotionalen Reiz bei. Dieser Umstand ist auch für die Behandlung von Bedeutung; nicht selten teilt die Borderline-Patientin mit, dass sie mehrere Tage gebraucht hat, um sich von der letzten Therapiesitzung zu erholen.

Die Modulation von Emotionen

Forschungsergebnisse zu emotionalem Verhalten deuten darauf hin, dass es zwei mehr oder weniger paradoxe Strategien gibt, die für die Regulation von Emotionen notwendig sind. Das Individuum muss zunächst lernen, die einzelnen Gefühle zu erkennen und zu benennen, die in dem neurophysiologischen, dem verhaltensbezogen-expressiven und dem sensorisch-empfindenden System verankert sind. Daraufhin muss das Individuum lernen, emotional relevante Reize zu reduzieren, durch die entweder aktuelle negative Emotionen reaktiviert und verstärkt werden oder die sekundäre dysfunktionale Emotionen auslösen. Ist eine intensive Emotion einmal aktiviert, muss das Individuum in der Lage sein, die Aktivierung stimmungskongruenter nachfolgender Bilder, Gedanken, Bewertungen, Erwartungen und Aktionen zu hemmen oder umzulenken.

Die grundlegenden Emotionen sind flüchtig und im Allgemeinen adaptiv (Ekman, Friesen und Ellsworth, 1972; Buck, 1984). Eine ständige Unterdrückung oder Beschneidung negativer Emotionen scheint eine Reihe dysfunktionaler Konsequenzen zu haben: Erstens kann diese Unterdrückung zur Vernachlässigung der problematischen Situation führen, durch die das Gefühl ausgelöst wurde. Eine Person, die angesichts von Ungerechtigkeiten nie Wut empfindet, wird sich wahrscheinlich schlechter an Situationen erinnern, in denen ungerecht gehandelt wurde. Fühlt man niemals Furcht, werden wirklich gefährliche Situationen nicht vermieden. Wenn Schuldgefühle oder Scham jedes Mal abgewürgt werden, bevor sie das Verhalten einer Person in einer Beziehung beeinflussen können, besteht die Gefahr, dass die betroffene Person sich niemals entschuldigt oder bemüht, eine Beziehung wiederaufzubauen.

Zweitens führt die Unterdrückung oder Beschneidung negativer Emotionen zu einer verstärkten emotionalen Vermeidung. Hat ein Individuum einmal eine sekundäre emotionale Reaktion auf negative Emotionen gelernt, verhindert die Unterdrückung der Ausgangsemotion jede Möglichkeit des Umlernens. Dieses Paradigma ähnelt dem Flucht-Lern-Paradigma. Tiere, die die Flucht aus einem Raum lernen, indem ihnen bei jedem Eintritt in den Raum ein elektrischer Schock an den Beinen versetzt wird, vermeiden es, diesen Raum zu betreten. Wird der Elektroschock-Apparat später abgeschaltet, können diese Tiere die neuen Kontingenzen niemals lernen. Damit ein Umlernen erfolgen kann, müssten sie den Raum erneut betreten. Die invalidierende Familie, die ich später detaillierter beschreiben werde, entspricht in gewisser Weise dem Elektroschockapparat in diesem Flucht-Lern-Paradigma. Borderline-Persönlichkeiten lernen, Hinweisreize für negative Emotionen zu vermeiden – sie entwickeln sozusagen eine Phobie für negative Emotionen. Dadurch dass die Betroffene diese negativen Gefühle niemals erlebt, kann sie jedoch nicht lernen, dass sie die Gefühle ertragen kann und dass auf das Ausleben derartiger Gefühle keine Bestrafung erfolgt.

Drittens ist unklar, welche langfristigen Folgen die Unterdrückung und Beschneidung von Gefühlen hat. Hier besteht immenser Forschungsbedarf. Es gibt Hinweise darauf, dass das Ausleben von Emotionen und Katharsis zu einer Reduzierung negativer Gefühlszustände führt. Andererseits gibt es auch Ergebnisse, dass emotionale Katharsis die Emotionalität eher erhöht als reduziert (siehe den Überblick über die Forschung in Bandura, 1973). Unter welchen Bedingungen das Erleben von Emotionen den therapeutischen Fortschritt fördert bzw. hemmt, ist heute noch weitgehend ungeklärt, da diese Frage noch nicht angemessen erforscht wurde.

John Ottman und Lynn Katz (1990) haben vier Vorgänge oder Fähigkeiten aufgelistet, die bei der Modulation emotionaler Reaktionen eine Rolle spielen: Die Fähigkeit, (1) unangemessenes Verhalten als Folge starker positiver oder negativer emotionaler Reaktionen zu unterdrücken; (2) die mit dem Affekt zusammenhängende physiologische Erregung selbst zu regulieren; (3) die Aufmerksamkeit auch in einem intensiven Gefühlszustand anderen Dingen zuzuwenden und (4) geordnete Schritte zur Bewältigung eines externen, stimmungsunabhängigen Zieles in die Wege zu leiten.

Die Veränderung oder Modulation emotionaler Erfahrungen durch die Veränderung oder Verhinderung des an das Gefühl gekoppelten Verhaltens gehört zu den wichtigsten Prinzipien der verhaltenstherapeutischen Expositionstechniken. Unangemessenes, stimmungsabhängiges Verhalten erhöht nicht nur direkt die Emotionalität, sondern zieht üblicherweise auch Konsequenzen nach sich, die zu weiteren unerwünschten Gefühlen führen. Durch geordnete Handlungsschritte zugunsten eines externen Ziels kann sich das Leben weiter vorwärts entwickeln. Dieses Verhalten kann langfristig gesehen also positive Emotionen verstärken, Stress reduzieren und so die Verwundbarkeit gegenüber Emotionalität senken. Außerdem stellt ein solches Verhalten das Gegenteil von stimmungsabhängigem Verhalten dar und ist daher ein Beispiel dafür, wie man durch eigenes Handeln die Stimmung beeinflussen kann. Diese Prinzipien werde ich in Kapitel 11 genauer erörtern.

Die Veränderung von Emotionen durch die Veränderung der physiologischen Erregung steht als Grundprinzip hinter einer Vielzahl therapeutischer Techniken, wie z.B. Entspannungstraining (auch Desensibilisierung), einigen Medikamenten oder auch Atemtraining bei der Behandlung von Panik. Die Fähigkeit, die mit Gefühlen verbundene physiologische Erregung modifizieren zu können, versetzt das Individuum einerseits in die Lage, die mit einigen Gefühlen (z. B. bei Wut oder Angst) verknüpfte starke Erregung zu reduzieren (z. B. sich zu beruhigen), andererseits aber auch die zu niedrige Erregung bei anderen Gefühlen (z. B. Traurigkeit oder Depression) zu erhöhen (sozusagen „auf Touren zu kommen"). Dazu gehört normalerweise auch, sich zu bestimmten Aktivitäten zu zwingen, selbst wenn man dazu nicht in der Stimmung ist. Eine der Haupttechniken der kognitiven Therapie bei Depression ist beispielsweise die Planung von Aktivitäten.

Von mehreren Autoren wurde die Wichtigkeit der Fähigkeit betont, die Aufmerksamkeit zu kontrollieren, um den Kontakt mit emotionalen Reizen zu regulieren (z. B. Derryberry und Rothbart, 1984, 1988). Durch die Hinlenkung der Aufmerksamkeit auf einen positiven Reiz kann eine aktuelle positive Stimmung verstärkt oder aufrechterhalten werden; andererseits kann durch die Abwendung der Aufmerksamkeit von einem negativen Reiz eine negative Erregung oder Stimmung abgeschwächt oder abgewehrt werden. Individuen, die in der Lage sind, die Fokussierung und Lenkung ihrer Aufmerksamkeit zu kontrollieren (diese beiden Prozesse sind zwar verwandt, aber unterscheidbar; Posner, Walker, Friedrich und Rafal, 1984), fällt demnach die Regulation emotionaler Reaktionen leichter. Individuelle Unterschiede in der Fähigkeit, die Aufmerksamkeit zu kontrollieren, zeigen sich bereits in den ersten Lebensjahren (Rothbart und Derryberry, 1981) und bleiben bei Erwachsenen als stabile Charaktereigenschaft erhalten (Keele und Hawkins, 1982; Derryberry, 1987; MacLeod, Mathews und Tata, 1986). Dieser Punkt ist von besonderem Interesse im Zusammenhang mit Befunden, die auf Geschlechterunterschiede bei Aufmerksamkeitsprozessen unter Stress hindeuten (siehe Nolen-Hoeksema, 1987). Nolen-Hoeksema zieht den Schluss, dass Frauen, zumindest wenn sie depressiv sind, mehr zum Grübeln neigen als Männer. Dieses Grübeln über die aktuelle depressive Stimmung wiederum ruft depressive Erklärungsmodelle hervor, die die Depression und die Hilflosigkeit gegenüber künftigen Aufgaben verstärken (Diener und Dweck, 1987). Männer neigen demgegenüber mehr zu ablenkenden Verhaltensweisen, durch die eine depressive Stimmung gedämpft wird. Es scheint plausibel anzunehmen, dass die Unfähigkeit, sich von negativen, stark gefühlsbetonten Reizen abzulenken, in erheblichem Maße zu der emotionalen Fehlsteuerung von Borderline-Personen beitragen kann.

Biologische Grundlagen

Die Mechanismen der emotionalen Fehlregulation bei der BPS sind zwar nicht genau bekannt, es lässt sich aber vermuten, dass Schwierigkeiten mit der Reaktivität des limbischen Systems und mit der Aufmerksamkeitskontrolle eine wichtige Rolle spielen. Da das emotionsregulierende System sehr komplex ist, gibt es a priori keinen Grund zu der Annahme, die Dysfunktion ließe sich bei allen Borderline-Persönlichkeiten auf den gleichen Faktor zurückführen. Die biologischen Ursachen könnten so unterschiedlicher Art sein wie genetische Einflüsse, ungünstige intrauterine Einflüsse oder auch frühkindliche Lernerfahrungen, die sich auf das Gehirn und das Nervensystem auswirken.

Cowdry et al. (1985) berichten, dass einige Borderline-Persönlichkeiten eine niedrige Schwelle für die Aktivierung der limbischen Strukturen aufweisen. Dieses Gehirnsystem hängt mit der Regulierung von Gefühlen zusammen. Cowdry et al. weisen vor allem auf die Überschneidung zwischen den Symptomen bei komplexen partiellen Krampfanfällen, episodischer Fehlsteuerung der Kontrolle und BPS hin. Diese Annahme wird gestützt von Befunden zur Wirksamkeit eines Antikonvulsivums (Carbamazepin), dessen neurophysiologische Wirkung bekanntermaßen im limbischen Gebiet liegt (Gardner und Cowdry, 1986, 1988).

Von anderen Forschergruppen wurde berichtet, dass Patienten mit BPS signifikant mehr Dysrhythmien im Elektroenzephalogramm (EEG) aufweisen als depressive Kontrollpatienten (Snyder und Pitts, 1984; Cowdry et al., 1985). Andrulonis und seine Mitarbeiter (Andrulonis et al., 1981; Akiskal et al., 1985a, 1985b) haben den Versuch gemacht, die BPS mit neurologischen Dysfunktionen in Verbindung zu bringen. Da sie jedoch keine Kontrollgruppen eingesetzt haben, sind ihre Ergebnisse schwer zu interpretieren. Cornelius et al. (1989) stellen dagegen eine Reihe von Studien vor, in denen Borderline-Patientinnen mit Patienten verglichen wurden, die verschiedene andere psychiatrische Störungen aufwiesen. Im Großen und Ganzen fanden sich keine Unterschiede im EEG und keine größere Häufung von geistiger Behinderung in der Familie, von Epilepsie oder von neurologischen Störungen. Es fanden sich ebenfalls keine Unterschiede in den Ergebnissen einer breit angelegten Testbatterie, die wichtige Bereiche der kognitiven Funktionen testete und keine Unterschiede in der neurologischen Vorgeschichte. Interessanterweise berichten Cornelius et al., dass Borderline-typische Verhaltensmuster bei den Borderline-Patientinnen bereits früh auftraten. Beispielsweise zeigten sich bei Personen, bei denen später eine BPS diagnostiziert wurde, in der Kindheit häufiger Wutanfälle und ständiges Schaukeln oder Kopfschlagen als bei Personen, die später eine Depression oder Schizophrenie entwickelten.

Eine andere Forschungsstrategie besteht darin, biologische Einflüsse auf das Verhalten zu lokalisieren, indem verschiedene Verhaltensdysfunktionen bei den Angehörigen der betroffenen Population verglichen werden. Bei Verwandten ersten Grades von Borderline-Patientinnen fand sich eine höhere Prävalenz affektiver Störungen (Akiskal, 1981; Andrulonis et al., 1981; Baron, Gruen, Asnis und Lord, 1985; Loranger et al., 1982; Pope et al., 1983; Schulz et al., 1986; Soloff und Millward, 1983; Stone, 1981), verwandter Persönlichkeitszüge wie histrionische und antisoziale Merkmale (Links, Steiner und Huxley, 1988; Loranger et al., 1982; Pope et al., 1983; Silverman et al., 1987) und von Borderline-Persönlichkeitsstörungen (Zanarini, Gunderson, Marino, Schwartz und Frankenburg, 1988) als bei Verwandten von Kontrollgruppen. Bei Kontrolle aller relevanten Merkmale konnten viele andere Forscher jedoch keine derartigen Verbindungen feststellen (siehe den Literaturüberblick von Dahl, 1990). Eine Zwillingsstudie von Torgersen (1984) deutet eher auf eine psychosoziale als eine genetische Übertragung hin. Bisher gibt es nur wenige Studien, in denen versucht wurde, die Temperamentseigenschaften von Borderline-Persönlichkeiten mit den Erkenntnissen zur genetischen und biologischen Ätiologie dieser spezifischen Charaktereigenschaften in Verbindung zu bringen. Auf diesem Gebiet ist weitere Forschung dringend notwendig.

Neurophysiologische Funktionen können aber neben genetischen Gegebenheiten auch von anderen Faktoren stark beeinflusst werden, insbesondere im emotionsregulierenden System. Wir wissen beispielsweise, dass die Beschaffenheit der intrauterinen Umgebung für die Entwicklung des Fötus von großer Bedeutung sein kann. Dieser Faktor kann darüber hinaus auch die späteren Verhaltensweisen des Individuums beeinflussen. Diesen Punkt möchte ich hier nur kurz ausführen: Das fetale Alkoholsyndrom, das durch geistige Behinderung und Hyperaktivität gekennzeichnet ist sowie durch Impulsivität, Ablenkbarkeit, Reizbarkeit, verzögerte Entwicklung und Schlafstörungen, wird durch übermäßigen Alkoholkonsum der Mutter während der Schwangerschaft verursacht (Abel, 1981, 1982). Ähnliche Dysfunktionen werden häufig bei Kindern von drogenabhängigen Müttern beobachtet (Howard, 1989). Zunehmend mehr Studien weisen darauf hin, dass der Umweltstress, dem die Mutter während der Schwangerschaft ausgesetzt ist, sich nachteilig auf die spätere Entwicklung des Kindes auswirkt (Davids und Devault, 1962; Newton, 1988).

Auch postnatale Erfahrungen können wichtige biologische Konsequenzen haben. Es ist heute gut belegt, dass extreme Umweltereignisse und -bedingungen neuronale Strukturen verändern können (Denneberg, 1981; Greenough, 1977). Zweifellos werden auch die neuronalen Strukturen und Funktionen, die mit emotionalem Verhalten verbunden sind, in ähnlicher Weise von Umwelterfahrungen beeinflusst (siehe die Übersicht von Malesta und Izard, 1984). Die Beziehung zwischen traumatischen Umweltereignissen und der Regulierung von Emotionen ist im Fall der BPS besonders augenfällig angesichts der Prävalenz von sexuellem Missbrauch in dieser Population; ich werde später in diesem Kapitel auf dieses Thema zurückkommen.

Die Borderline-Persönlichkeitsstörung und invalidierende Umgebungen

Die Eigenschaften der erwachsenen Borderline-Persönlichkeit ähneln in gewisser Weise dem Temperament des von Thomas und Chess (1985) beschriebenen „schwierigen Kindes". Sie untersuchten die Charaktereigenschaften von Kleinkindern und identifizierten eine Gruppe von „schwierigen Kindern", die sich durch „Unregelmäßigkeiten in biologischen Funktionen, negative Rückzugsreaktionen auf neue Reize, keine oder langsame Anpassung an Veränderungen und intensive, häufig negative Stimmungsäußerungen" auszeichneten (S. 219). Diese Gruppe machte ca. 10% ihrer Stichprobe aus. Natürlich erfüllen nicht alle Kinder mit schwierigem Charakter später die Kriterien für eine BPS. Zwar wies die Mehrzahl (70 %) der von Chess und Thomas (1986) untersuchten Kinder während ihrer Kindheit Verhaltensstörungen auf, diese besserten sich oder remittierten jedoch bei den meisten bis zur Adoleszenz. Chess und Thomas weisen außerdem darauf hin, dass einige Kinder zunächst keinen schwierigen Charakter zeigen und diesen erst in ihrer späteren Entwicklung bekommen können.

Thomas und Chess gehen davon aus, dass die „gute Übereinstimmung" (goodness of fit) oder „schlechte Übereinstimmung" (poorness of fit) zwischen Kind und Umwelt von grundlegender Bedeutung für das Verständnis des späteren Verhaltens ist. Eine gute Übereinstimmung liegt dann vor, wenn die Eigenschaften, Erwartungen und Anforderungen der Umwelt mit den individuellen Fähigkeiten, Eigenschaften und Verhaltensmustern des Kindes in Einklang stehen. Dies führt zu optimaler Entwicklung und optimal angepasstem Verhalten. Demgegenüber liegt eine schlechte Übereinstimmung dann vor, wenn zwischen den Möglichkeiten und Anforderungen, die die Umwelt bietet, und den Fähigkeiten und Eigenschaften des Kindes Diskrepanzen und Unstimmigkeiten bestehen. In solchen Fällen wird die Entwicklung beeinträchtigt; die Folge ist eine Fehlanpassung (Thomas und Chess, 1977; Chess und Thomas, 1986). Diese Vorstellung der „schlechten Übereinstimmung“ halte ich für zentral für das Verständnis der Entwicklung einer BPS. Wie muss nun die Umwelt beschaffen sein, um durch „schlechte Übereinstimmung“ zu dieser spezifischen Störung zu führen? Meiner Meinung nach wird eine „invalidierende Umgebung“ am ehesten die Entwicklung einer BPS fördern.

Eigenschaften einer invalidierenden Umgebung

In einer entwertenden Umgebung wird auf das Mitteilen von persönlichen Erfahrungen und Gefühlen in unangemessener, sprunghafter und extremer Weise reagiert. Das Mitteilen persönlicher Erfahrungen wird demnach also nicht ernst genommen, sondern stattdessen häufig bestraft und/oder trivialisiert. Das Erleben schmerzlicher Gefühle sowie die Faktoren, die die betroffene Person für die Ursachen dieser Gefühle hält, werden ignoriert. Die Interpretationen des eigenen Verhaltens, die wahrgenommenen Absichten und Motive für das eigene Verhalten werden als falsch zurückgewiesen

Eine solche Invalidierung hat zwei Haupteigenschaften: Erstens wird der betroffenen Person signalisiert, dass sowohl die Beschreibung als auch die Analyse ihrer eigenen Erfahrungen falsch sind, insbesondere hinsichtlich der Beurteilung dessen, was ihre Gefühle, Gedanken und Handlungen auslöst. Zweitens werden ihre Erfahrungen auf sozial inakzeptable Eigenschaften oder Wesenszüge attribuiert. Die Umgebung besteht beispielsweise darauf, dass die Betroffene etwas fühlt, von dem sie selbst glaubt, dass sie es nicht fühlt („Du bist wütend und willst es nur nicht zugeben“); dass sie etwas mag, von dem sie selbst glaubt, dass sie es nicht mag (das sprichwörtliche „Wenn sie Nein sagt, meint sie Ja“); oder dass sie etwas getan hat, von dem sie sagt, sie hätte es nicht getan. Negative Gefühlsäußerungen werden auf Eigenschaften wie Überreaktivität, Überempfindlichkeit, Paranoia, eine verzerrte Sicht der Ereignisse oder eine mangelnde positive Einstellung zurückgeführt. Verhaltensweisen, durch die unabsichtlich negative oder schmerzhafte Folgen für andere entstehen, werden auf feindselige oder manipulative Motive attribuiert. Misserfolge oder das Nichterfüllen von gesellschaftlich vorgegebenen Erfolgskriterien werden als Zeichen für mangelnde Motivation, fehlende Disziplin, ungenügende Anstrengung usw. interpretiert. Auch positive Gefühlsäußerungen, Überzeugungen und Pläne können in ähnlicher Weise entwertet werden, indem sie auf mangelnde Urteilskraft, Naivität, Überidealisierung und Unreife zurückgeführt werden. In jedem Fall werden persönliche Erfahrungen und Gefühlsäußerungen nicht als gültige Reaktionen auf Ereignisse akzeptiert.

Eine emotional invalidierende Umgebung ist im Allgemeinen intolerant gegenüber negativen Gefühlsäußerungen, zumindest wenn diese Äußerungen nicht von negativen Umweltereignissen verursacht werden. Die Botschaft lautet in etwa: „Du kannst Dich an den eigenen Haaren aus dem Dreck ziehen“. Dahinter steht die Überzeugung, dass jeder es schaffen kann, wenn er sich nur genug anstrengt. Individuelles Können und Leistung stehen hoch im Kurs, zumindest was die Beherrschung emotionaler Äußerungen und die Einschränkung von Anforderungen an die Umwelt betrifft. Die Mitglieder einer solchen invalidierenden Umgebung verbreiten ihren Standpunkt häufig mit großem Eifer und drücken ihre Frustration gegenüber Personen, die nicht in der Lage sind, diesen Standpunkt ebenfalls zu vertreten, überdeutlich aus. Glücklich sein oder wenigstens selbst im Unglück lächeln; an die eigene Fähigkeit glauben, jedes Ziel erreichen zu können, oder wenigstens nie die Hoffnung verlieren; vor allem aber der Glaube daran, mit einer „positiven Einstellung“ jede Schwierigkeit überwinden zu können: Dies sind zentrale Wertmaßstäbe einer invalidierenden Umgebung. Gelingt es einer Person nicht, diesen Erwartungen zu entsprechen, folgen Missbilligung, Kritik und Versuche, eine Einstellungsänderung zu erreichen oder zu erzwingen. Das betroffene Individuum kann von einer solchen Umgebung wenig Hilfestellung erwarten.

Dieses Muster weist große Ähnlichkeit mit dem Muster von „high expressed emotion“ auf, das in Familien von Depressiven und Schizophrenen mit hohen Rückfallraten gefunden wurde (Leff und Vaughn, 1985). Die Arbeiten zum „expressed emotion-Konzept“ deuten darauf hin, dass eine derartige Familienkonstellation auf eine verletzbare Person extreme Auswirkungen haben kann. „Expressed emotion“ bezieht sich in der Literatur auf Kritik und emotionales Überengagement; diese zwei Aspekte sind zwar auch Teil meines Konzeptes, zusätzlich wird hier aber noch die fehlende Anerkennung des aktuellen Zustands der betroffen Person betont. Infolgedessen werden durch das Verhalten wichtiger Personen in der Umwelt, unter anderem also der Eltern, nicht nur die Erfahrungen des Individuums entwertet, sondern auch dessen Bedürfnisse missachtet.

Ich möchte meine Vorstellungen mit einigen klinischen Beispielen verdeutlichen: Während einer Familientherapiesitzung mit einer Borderline-Patientin mit Alkoholismus und mehrfachen ernsthaften Suizidversuchen in der Vorgeschichte sagte ihr Sohn, er könne einfach nicht verstehen, warum sie Probleme nicht so an sich abperlen lassen könne wie er selbst, sein Bruder und sein Vater. Vielen Patientinnen in meiner Therapiestudie wurde von ihren Eltern ausgeredet, sich psychotherapeutisch behandeln zu lassen. Eine 18-jährige Patientin war bereits mehrfach hospitalisiert, wies eine Vorgeschichte von mehrfachen Selbstverletzungsversuchen auf, war hyperaktiv und legasthenisch und hatte engen Kontakt zur Drogenszene. Ihre Eltern erzählten ihr wöchentlich, nach jeder Gruppentherapiesitzung, sie bräuchte keine Therapie und könne die Dinge selbst wieder in den Griff bekommen, wenn sie nur wirklich wollte. Ihr Vater sagte: „Über Probleme reden macht sie nur schlimmer." Eine andere Patientin erzählte, wie ihre Mutter früher gedroht habe, ihr einen „echten" Grund zum Weinen zu geben, wenn sie sich beim Spielen verletzte und zu weinen anfing: Wenn sie mit dem Weinen nicht aufhöre, würde sie von ihr geschlagen werden.

Die Folgen einer invalidierenden Umgebung

Eine entwertende Umgebung kann verschiedene Konsequenzen haben: Erstens kann das Kind in einer Umgebung, die seine Art, Gefühle auszudrücken, für ungültig erklärt, nicht lernen, seine eigenen Erfahrungen, wie z. B. die eigenen Gefühle in einer Art und Weise zu benennen, die mit der Bezeichnung dieser oder ähnlicher Erfahrungen in seinem Kulturkreis übereinstimmt. Außerdem wird dem Kind nicht beigebracht, wie es seine emotionale Erregung beeinflussen kann. Da die Probleme des emotional verletzbaren Kindes gar nicht erst als solche anerkannt werden, werden wenig Anstrengungen unternommen, um die Probleme zu lösen. Dem Kind wird nahegelegt, seine Emotionen zu kontrollieren; wie es das erreichen kann, wird ihm aber nicht vermittelt. Es ist ein wenig so, als befehle man einem Kind, ohne Beine zu laufen, ohne ihm künstliche Beine zum Laufen zu geben. Die Nicht-Aktzeptanz oder Übersimplifizierung des Ausgangsproblems unterbindet die Aufmerksamkeit, Unterstützung und das sorgfältige Üben, die ein solches Individuum benötigt. Das Kind lernt also nicht, seine emotionalen Reaktionen adäquat zu benennen oder zu kontrollieren.

Zweitens kann die Umgebung durch die Übersimplifizierung der Möglichkeiten, die Probleme des Lebens zu lösen, dem Kind nicht die Fähigkeit vermitteln, unangenehme Situationen zu ertragen oder realistische Ziele und Erwartungen aufzubauen.

Drittens sind in einer invalidierenden Umgebung extreme Gefühlsäußerungen und/oder extreme Probleme häufig die einzige Möglichkeit, um überhaupt eine unterstützende Reaktion der Umwelt zu provozieren. Die sozialen Kontingenzen fördern also die Entwicklung extremer emotionaler Reaktionen. Dadurch, dass einerseits Mitteilungen über negative Gefühle willkürlich bestraft werden, andererseits das Zeigen extremer oder eskalierter Emotionen intermittierend verstärkt wird, lernt das Kind zwischen der Unterbindung von Gefühlen und extremen Gefühlszuständen hin- und herzuwechseln.

Viertens kann das Kind in einer solchen Umgebung nicht lernen, wann es darauf vertrauen kann, dass seine eigenen emotionalen und kognitiven Reaktionen gültige Interpretationen von inneren oder äußeren Ereignissen sind. Stattdessen lernt es, die eigenen Erfahrungen in Frage zu stellen und die soziale Umwelt nach Hinweisen dafür abzusuchen, wie es denken, fühlen und handeln sollte. Die Fähigkeit, sich selbst wenigstens in einem geringen Maße zu vertrauen, ist äußerst wichtig; zumindest muss man seiner Entscheidung trauen können, sich selbst nicht zu trauen. Eine Invalidierung wird daher normalerweise als aversiv erlebt; Menschen, die eine Invalidierung erleben, werden entweder versuchen, die invalidierende Umgebung zu verlassen, ihr Verhalten zu ändern, so dass es den Erwartungen der Umgebung entspricht, oder sie versuchen, die Gültigkeit ihrer Position zu beweisen, um so die Invalidierung durch die Umgebung zu reduzieren. Das Borderline-Dilemma entsteht dadurch, dass das Individuum seine Umgebung nicht verlassen kann und nicht in der Lage ist, die Umwelt oder sich selbst so zu verändern, dass die Erwartungen der Umwelt erfüllt werden.

Eine derartige Umgebung scheint eher eine dependente Persönlichkeitsstörung hervorzurufen als eine BPS; vielleicht wäre dies bei einem emotional weniger verletzbaren Kind auch der Fall. Bei einem Kind mit sehr intensiven Gefühlen dagegen steht die eingehende invalidierende Information ständig im Widerspruch zu der ebenso deutlichen Botschaft der emotionalen Reaktionen des Kindes: „Du sagst zwar, dass du das nur aus Liebe getan hast, aber meine verletzten Gefühle, meine Angst und Wut sagen mir, dass das keine Liebe ist. Du sagst zwar, dass ich es schon schaffen werde und dass es keine große Angelegenheit ist; aber meine Angst sagt mir, dass ich es nicht schaffe und dass es sehr wohl eine große Angelegenheit ist."

Das emotional verletzbare invalidierte Individuum befindet sich in einer ähnlichen Zwickmühle wie übergewichtige Menschen. In unserer Gesellschaft wird ihnen, ob von dünnen Familienmitgliedern oder den täglichen Diät-Werbespots in Fernsehen und Radio, immer wieder vermittelt, wie einfach es ist, abzunehmen, und dass das Halten des Gewichtes lediglich eine Frage der Willenskraft sei. Ein Körpergewicht über dem kulturellen Ideal wird als Anzeichen für eine gefräßige, faule oder undisziplinierte Person angesehen. Tausende von Diäten, intensives Hungern während der Diät, die immense Kraftanstrengung beim Abnehmen und Halten des Gewichtes und ein Körper, der bereits bei einer einzigen Kalorie zu viel zunimmt, sprechen jedoch eine andere Sprache. Wie reagiert eine dicke Person auf diese Doppelbotschaft? Normalerweise, indem sie zwischen Diät und extremer Disziplin einerseits und Nachgeben, Entspannung und Verweigerung jeder Diät hin- und herschwankt. Dieses Jo-Jo-Syndrom bei Übergewichtigen ist ähnlich wie das emotionale Oszillieren bei Borderline-Persönlichkeiten. Keine der beiden Botschaften kann guten Gewissens ignoriert werden.

Verschiedene Arten von Sexismus: Prototypische invalidierende Erfahrungen

Aufgrund der erhöhten Prävalenz der BPS bei Frauen muss die potentielle Bedeutung von Sexismus für die Ätiologie untersucht werden. Sicherlich ist Sexismus die Ursache von invalidierenden Erfahrungen, die alle Frauen in unserer Gesellschaft machen; aber nicht alle Frauen entwickeln eine Borderline-Persönlichkeitsstörung. Auch werden nicht alle Frauen mit verletzbarem Charakter Borderline-Persönlichkeiten, obwohl alle Frauen Sexismus in der einen oder anderen Form ausgesetzt sind. Ich glaube, dass die Auswirkung von Sexismus auf die Entstehung der BPS von anderen Eigenschaften des verletzbaren Kindes und von bestimmten sexistischen Merkmalen der Familie abhängt.

Sexueller Missbrauch. Sexueller Missbrauch ist selbstverständlich die extremste Form von Sexismus. Frauen und Mädchen haben ein schätzungsweise zwei bis dreimal so großes Risiko, sexuell missbraucht zu werden, wie Männer oder Jungen (Finkelhor, 1979). Die Prävalenz von sexuellem Missbrauch in der Kindheit in der Vorgeschichte von Frauen mit BPS ist so hoch, dass dieser Faktor bei Überlegungen zur Ätiologie dieser Störung einfach nicht ignoriert werden kann. Von 12 hospitalisierten Borderline-Patientinnen, die Stone (1981) untersuchte, berichteten 9 (75 %) von früherem Inzest. In einer Studie von Bryer, Nelson, Miller und Krol (1987) wurde bei 86 % der stationären Borderline-Patientinnen sexueller Missbrauch in der Kindheit berichtet, im Vergleich zu 34 % bei anderen psychiatrischen Patienten. Bei ambulanten Borderline-Patientinnen finden sich Raten von 67 % bis 76 % (Herman, Perry und Van der Kolk, 1989; Wagner, Linehan und Wasson, 1989), verglichen mit einer Rate von 26 % bei Nicht-Borderline-Patienten (Herman et al., 1989). Bei Ogata, Silk, Goodrich, Lohr und Westen (1989) berichteten 71 % der Borderline-Patientinnen sexuellen Mißbrauch in der Vorgeschichte gegenüber 22 % bei der Kontrollgruppe mit der Diagnose einer Major Depression.

In epidemiologischen Studien konnte zwar kein höheres Risiko für körperliche Misshandlung bei Mädchen gegenüber Jungen festgestellt werden, aber es findet sich in einer Studie eine höhere Rate von berichtetem körperlicher Misshandlung in der Kindheit bei Borderline-Patientinnen (71 %) als bei Nicht-Borderline-Patientinnen (38%) (Herman et al., 1989). Darüber hinaus besteht eine positive Beziehung zwischen körperlichem und sexuellem Missbrauch (Westen, Ludolph, Misle, Ruffin und Block, 1990), was darauf hinweist, dass ein höheres Risiko für sexuellen Missbrauch mit einem höheren Risiko für körperliche Misshandlung einhergeht. Eine Studie von Bryer et al. (1987) deutet jedoch darauf hin, dass eine Kombination von sexuellem und körperlichem Missbrauch im Gegensatz zu frühem sexuellem Missbrauch alleine kein guter Prädiktor für die spätere Diagnose einer BPS ist. Ogata et al. (1989) berichten von ähnlicher Häufigkeit von körperlicher Misshandlung bei depressiven und Borderline-Patientinnen. Möglicherweise ist also ausschließlich sexueller Missbrauch, im Gegensatz zu anderen Arten von Missbrauch, mit BPS verknüpft. Um diese Beziehungen noch besser zu klären, ist weitere Forschung dringend notwendig.

Eine sehr ähnliche Verbindung wurde zwischen sexuellem Missbrauch in der Kindheit und suizidalen (auch parasuizidalen) Verhaltensweisen gefunden. Die Opfer sexuellen Missbrauchs haben eine höhere Rate späterer Suizidversuche als Nichtbetroffene (Edwall, Hoffmann und Harrison, 1989; Herman und Hirschman, 1981; Briere und Runtz, 1986; Briere, 1988); bis zu 55% weisen mehr als einen Suizidversuch auf. Darüberhinaus sind die parasuizidalen Verhaltensweisen sexuell mißbrauchter Frauen medizinisch schwerwiegender (Wagner et al., 1989). In einer Studie von Bryer et al. (1987) wurde herausgefunden, dass Missbrauch in der Kindheit (sowohl sexuell als auch körperlich) suizidales Verhalten im Erwachsenenalter vorhersagt. Personen mit Suizidideen oder parasuizidalem Verhalten wurden mit dreimal größerer Wahrscheinlichkeit in ihrer Kindheit missbraucht als Patienten ohne diese Verhaltensweisen.

Kindesmissbrauch wird zwar allgemein als sozialer Stressor anerkannt, möglicherweise spielt er aber darüber hinaus eine weniger offensichtliche Rolle als Ursache für eine physiologische Verletzbarkeit für emotionale Dysregulation. Ein Missbrauch wirkt also nicht nur krankheitsfördernd bei Individuen mit verletzbarem Charakter; er könnte eine emotionale Verwundbarkeit durch Herbeiführung von Veränderungen im Zentralnervensystem verursachen. Shearer, Peters, Quaytman und Ogden (1990) weisen darauf hin, dass ein fortwährendes Trauma das limbische System physiologisch verändern könnte. Schwerwiegender, chronischer Stress könnte demnach bleibende negative Auswirkungen auf den Erregungszustand, auf die emotionale Empfindlichkeit und andere Temperamentsfaktoren haben.

Sexueller Missbrauch, wie er in unserer Gesellschaft auftritt, ist das wohl deutlichste Beispiel für extreme Invalidierung in der Kindheit. Typischerweise wird dem Opfer erzählt, dass die Belästigung oder der Geschlechtsverkehr „in Ordnung" sei, dass es aber anderen nichts davon sagen dürfe. Von anderen Familienmitgliedern wird der Missbrauch selten wahrgenommen; erzählt das Kind darüber, wird ihm häufig nicht geglaubt, oder ihm wird die Schuld dafür gegeben (Tsai und Wagner, 1978). Eine für ein Kind stärker invalidierende Erfahrung ist wohl kaum vorstellbar. Auch körperliche Misshandlung wird dem Kind vom missbrauchenden Erwachsenen oft als Ausdruck der Liebe dargestellt oder auf andere Art und Weise normalisiert. Einige Kliniker haben vorgeschlagen, die Heimlichkeit des sexuellen Missbrauchs sei der Faktor, der am deutlichsten mit späterer BPS verknüpft sei. Jacobson und Herald (1990) berichten, dass von 18 stationären psychiatrischen Patientinnen mit schwerwiegendem sexuellem Kindesmißbauch in der Vorgeschichte 44 % niemals jemandem davon erzählt hatten. Viele Opfer sexuellen Missbrauchs schämen sich dieser Erfahrung (Edwall et al., 1989) und erzählen möglicherweise deswegen niemandem davon. Die invalidierende Komponente sexuellen Missbrauchs ist sicherlich ein Faktor, der zur Entstehung von BPS beiträgt.

Elterliche Imitation des Kleinkindes. Die Tendenz der Eltern, das emotionale Ausdrucksverhalten des Kleinkindes zu imitieren, ist ein wichtiger Faktor für eine optimale emotionale Entwicklung (Malatesta und Haviland, 1982). Das Nicht-Imitieren (fehlende Validierung) oder nicht kongruentes Imitieren (Invalidierung) sind mit weniger optimaler Entwicklung verknüpft. Im Zusammenhang mit Geschlechterunterschieden bei der Häufigkeit von BPS ist es interessant, dass Mütter dazu neigen, kontingenter auf das Lächeln von Söhnen als von Töchtern zu reagieren, und dass sie den Ausdruck von Söhnen häufiger imitieren als den von Töchtern (Malatesta und Haviland, 1982).[5]

Abhängigkeit und Unabhängigkeit: Invalidierende (und unmögliche) kulturelle Ideale für Frauen. Von einer überwältigenden Anzahl empirischer Studien werden grundlegende Unterschiede zwischen Männern und Frauen in ihrem zwischenmenschlichen Beziehungsstil bestätigt. Flaherty und Richman (1989) schließen nach einer Durchsicht von Studien auf den Gebieten Primatenverhalten und Evolution, Entwicklung, Elternschaft, soziale Unterstützung bei Erwachsenen und seelische Gesundheit, dass Frauen durch verschiedene Sozialisationserfahrungen, angefangen in der Kindheit, im zwischenmenschlichen Bereich stärker emotional verbunden und sensibler sind als Männer. Die Verbindung zwischen sozialer Unterstützung durch andere und persönlichem Wohlbefinden ist bei Frauen stärker ausgeprägt als bei Männern, ebenso wie die umgekehrte Verbindung zwischen fehlender sozialer Unterstützung und körperlichen Beschwerden, Depression und Angst. Während das Ausmaß an sozialer Unterstützung bei Männern also nicht mit dem emotionalen Befinden in Beziehung steht, korreliert es bei Frauen sehr stark mit emotionalem Wohlbefinden. Flaherty und Richman (1989) fanden heraus, dass es vor allem die Intimitätskomponente der sozialen Unterstützung ist, die bei Frauen eng mit dem Wohlbefinden verknüpft ist. In einer Übersicht zu den Ergebnissen zu assertivem Verhalten von Frauen gehen Kelly Egan und ich davon aus, dass das Verhalten von Frauen in Gruppen oder Dyaden dem Aufrechterhalten von Beziehungen dient, wodurch das Erreichen von Zielsetzungen wie Problemlösung oder Überzeugen anderer fast vollständig außer Acht gelassen wird (Linehan und Egan, 1979).

Angesichts der Wichtigkeit (eigentlich Notwendigkeit) von zwischenmenschlichen Bindungen und sozialer Unterstützung für eine günstige Lebensanpassung bei Frauen stellt sich die Frage, was mit denjenigen Frauen geschieht, die entweder die soziale Unterstützung, die sie brauchen, nicht bekommen, oder denen vermittelt wird, ihr Bedürfnis nach sozialer Unterstützung sei an sich ungesund. Solche Situationen scheint es zu geben: Zwischenmenschliche Unabhängigkeit wird fast ausnahmslos als das Ideal „gesunden" Verhaltens für Männer und Frauen propagiert. Weibliche Charakteristika wie zwischenmenschliche Abhängigkeit und das Angewiesensein auf andere (die, wie oben ausgeführt, positiv mit seelischer Gesundheit von Frauen zusammenhängen) werden im Allgemeinen als „ungesund" wahrgenommen (Widiger und Settle, 1987). Unabhängigkeit wird von uns so sehr geschätzt, dass wir uns nicht vorstellen können, dass eine Person zu unabhängig sein könnte. Beispielsweise gibt es im DSM-IV zwar eine „Dependente Persönlichkeitsstörung“, aber keine „Independente Persönlichkeitsstörung“.

Diese Betonung der individuellen Unabhängigkeit als normatives Verhalten findet sich als typisches Merkmal in allen westlichen Kulturkreisen (Miller, 1984; siehe den Literaturüberblick von Sampson, 1977). Das normative weibliche Verhalten, zumindest in zwischenmenschlichen Beziehungen, steht tatsächlich geradezu im Gegensatz zu diesen Werten heutiger westlicher Kulturkreise. Kein Wunder, dass sich viele Frauen im Konflikt zwischen Unabhängigkeit und Abhängigkeit fühlen. Zwischen dem zwischenmenschlichen Verhalten von Frauen und westlichen Sozialisations- und Kulturnormen für erwachsenes Verhalten scheint also eine „schlechte Übereinstimmung“ zu bestehen. Interessanterweise wird die Verantwortung für die Pathologie jedoch den in diesem Konflikt stehenden Frauen zugeschoben und nicht einer Gesellschaft, die sich immer weiter davon entfernt, Gemeinschaft und zwischenmenschliche Abhängigkeit zu schätzen.

Weiblichkeit und Bias. Sexismus kann besonders für die Mädchen ein Problem darstellen, die eher in den Bereichen talentiert sind, die bei Männern zwar begrüßt, bei Frauen aber häufig ignoriert oder nicht ernst genommen werden. Handwerkliches Geschick, sportliche Leistungen, mathematisches und wissenschaftliches Interesse oder logisches, zielgerichtetes Denken werden beispielsweise bei Männern mehr geschätzt als bei Frauen. Bei Frauen mit ähnlich gelagerten Talenten kann jedes Gefühl von Stolz über die eigene Leistung leicht erstickt werden. Noch schlimmer ist es allerdings, wenn diese „männlichen“ Talente nicht durch „weibliche“ Talente und Interessen ausgeglichen werden - z.B. ein Interesse daran, attraktiv zu erscheinen, oder haushaltsorientierte Fähigkeiten. In dieser Situation wird ein Mädchen also nicht nur für seine Talente nicht belohnt, sondern auch noch dafür bestraft, dass es „unweibliches Verhalten“ zeigt bzw. keine „weiblichen“ Verhaltensweisen aufweist. Sind die Verhaltensweisen des Kindes auch noch an bestimmte Charaktereigenschaften gekoppelt, ist die Misere komplett: Sanftheit, Weichheit, Zuneigung, Aufmerksamkeit gegenüber anderen, Empathie, Umsorgen und Pflegen und ähnliche Eigenschaften werden als „weibliche“ Charakteristika sehr positiv bewertet (Widiger und Settle, 1987; Flaherty und Richman, 1989); sie treten jedoch bei Menschen mit schwierigem Charakter selten auf.

Einem Mädchen, das für Eigenschaften bestraft wird, die nicht mit dem kulturellen Frauenideal übereinstimmen, kann das Leben noch schwerer gemacht werden, wenn es Brüder hat, die für identisches Verhalten nicht bestraft werden, oder Schwestern, die die Weiblichkeitsstandards mühelos erfüllen. Die Ungerechtigkeit ist in diesem Fall unübersehbar. Da dieselben Werte in der gesamten Gesellschaft gelten, trägt die weitere Umgebung außerhalb der Familie wenig dazu bei, diese Situation zu entschärfen. Ein solches Kind muss fast zwangsläufig in dem Glauben aufwachsen, dass irgendetwas mit ihm nicht in Ordnung ist.

Meine klinische Erfahrung zeigt, dass diese Situation typisch ist für Borderline-Patientinnen. In unserer Klinik fällt immer wieder auf, wieviele Patientinnen in Bereichen talentiert sind, die zwar bei Männern, nicht aber bei Frauen anerkannt werden, wie z.B. im handwerklichen oder intellektuellen Bereich. In unserer nur aus Frauen bestehenden Gruppentherapie sind die Schwierigkeiten, denen die Patientinnen in ihrer Kindheit aufgrund „männlicher“ Interessen und Talente ausgesetzt waren, immer wieder ein zentrales Thema. Sehr viele Patientinnen scheinen auch die Erfahrung gemacht zu haben, dass ihre Brüder ihnen und ihren Schwestern vorgezogen wurden oder zumindest mehr Freiheiten und Privilegien erhielten und weniger für bestimmte Verhaltensweisen bestraft wurden als die Mädchen. Das Vorhandensein von Sexismus in unserer Gesellschaft ist zwar unbestreitbar, aber ein Zusammenhang mit der BPS, wie er von mir hier beschrieben wird, ist selbstverständlich rein spekulativ. Zu diesem Thema werden einfach weitere Forschungsergebnisse benötigt.

Arten von invalidierenden Familien

Meine Mitarbeiter und ich haben bei den Patientinnen unserer Klinik drei Arten von invalidierenden Familien beobachtet: Die „chaotische“ Familie, die „perfekte“ Familie und, seltener, die „typische“ Familie.

Chaotische Familien. In chaotischen Familien können Probleme mit Alkohol- oder Drogenmissbrauch oder finanzielle Schwierigkeiten vorliegen; vielfach sind die Eltern häufig außer Haus. In jedem Falle werden den Kindern wenig Zeit und Aufmerksamkeit gewidmet. Die Eltern einer meiner Patientinnen beispielsweise verbrachten fast jeden Nachmittag und Abend in einer Kneipe in der Nachbarschaft. Die Kinder fanden jeden Tag nach der Schule ein leeres Haus vor und mussten sich selbst um ihr Abendessen und eine Beschäftigung kümmern. Sie gingen häufig zu einer der Großmütter zum Abendessen. Waren die Eltern zu Hause, waren sie kaum ansprechbar; der Vater war häufig betrunken und die Eltern gingen insgesamt wenig auf die Bedürfnisse der Kinder ein. Die Bedürfnisse von Kindern werden in solchen Familien mißachtet und folglich invalidiert. Nach Millon (1987a) könnte die Zunahme an chaotischen Familien für die Zunahme der BPS verantwortlich sein.

Perfekte Familien. In einer „perfekten" Familie sind die Eltern aus irgendeinem Grunde nicht in der Lage, negative Gefühlsäußerungen der Kinder zu tolerieren. Diese Haltung kann durch verschiedene Faktoren ausgelöst werden wie zusätzliche andere Anforderungen (z.B. viele Kinder, ein stressiger Job), die Unfähigkeit, negative Gefühle zu ertragen, Selbstbezogenheit oder auch die naive Angst, ein schwieriges Kind zu sehr zu verwöhnen. Nach meiner Erfahrung zeigen diese Eltern, nach ihren Gefühlen für das Borderline-Familienmitglied gefragt, sehr viel Mitgefühl. Ohne es zu wollen, drücken sie jedoch häufig eine ständige invalidierende Haltung aus – z.B. zeigen sie sich erstaunt darüber, dass das Borderline-Individuum „seine Gefühle nicht einfach kontrollieren" kann. Ein Mitglied einer solchen Familie sagte einmal, seine Tochter könnte alle ihre Probleme lösen, wenn sie nur mehr beten würde.

Typische Familien. Als ich meine ersten Beobachtungen zum invalidierenden Verhalten machte, nannte ich es das „American Way-Syndrom", weil es in der amerikanischen Kultur so verbreitet ist. Bei einer Vorlesung in Deutschland sagten mir meine deutschen Kollegen jedoch, ich hätte es genauso gut das „German Way-Syndrom" nennen können. Es ist wahrscheinlich ein Produkt westlicher Kultur im Allgemeinen. Viele Emotionstheoretiker haben sich über die in westlichen Gesellschaften verbreitete Tendenz geäußert, die kognitive Kontrolle über Gefühle hervorzuheben und Leistung und Können für die wichtigsten Erfolgskriterien zu halten. Das einzelne Individuum wird in westlichen Kulturkreisen durch scharfe Grenzen zwischen dem Selbst und anderen definiert. Dieser Sichtweise entsprechend wird davon ausgegangen, dass das Verhalten des reifen Individuums eher von inneren als von äußeren Kräften gesteuert wird. „Selbstkontrolle" bezieht sich in diesem Zusammenhang auf die Fähigkeit, das eigene Verhalten unter Einsatz internaler Reize und Ressourcen zu kontrollieren. Eine andere Definition der eigenen Person – z. B. eine Definition über die Beziehung zu anderen oder über die Abhängigkeit von der Umgebung – wird als unreif und pathologisch empfunden; zumindest aber als der seelischen Gesundheit und guter sozialer Anpassung abträglich (Perloff, 1987). (Diese Konzeption vom einzelnen Individuum findet sich zwar in westlichen Gesellschaften sehr häufig, aber nicht überall und ist auch nicht in allen anderen Kulturen zu finden.)

Ein zentraler Punkt muss hinsichtlich invalidierender Familien beachtet werden: In bestimmten Grenzen ist ein invalidierender kognitiver Stil nicht für jede Person und nicht unter allen Umständen schädlich. Diese Emotionskontrollstrategien können für jemanden, dessen Charakter sie entsprechen und der dazu fähig ist, die Kontrolle seiner Meinungen und Gefühle zu erlernen, manchmal sogar nützlich sein. Studien von Miller und seinen Mitarbeitern (Efran, Chorney, Ascher und Lukens, 1981; Lamping, Molinaro und Stevenson, 1985; Miller, 1979; Miller und Managan, 1983; Phipps und Zinn, 1986) legen z.B. nahe, dass Menschen, die bedrohliche Reize bei der Erwartung unkontrollierbarer aversiver Ereignisse psychologisch „ausblenden", niedrigere und kürzer andauernde physiologische, subjektive und verhaltensbezogene Erregung zeigen als Menschen, die dazu neigen, solche Reize zu beachten. Knussen und Cunningham (1988) schließen in ihrer Literaturübersicht, dass der Glaube an die eigene Fähigkeit, negative Ereignisse kontrollieren zu können, zu positiveren Folgen in verschiedenen Bereichen führt als die Tendenz, andere zu beschuldigen (was in invalidierenden Familien sehr verbreitet ist). Unter bestimmten Umständen kann die kognitive Kontrolle von Emotionen also recht effektiv sein; immerhin führte dieser Ansatz zum Bau der Eisenbahn in den Vereinigten Staaten, zur Entwicklung der Atombombe, zur Errichtung von Wolkenkratzern in unseren Großstädten und dazu, dass viele von uns die Schule beenden konnten!

Das Problematische an diesem Ansatz ist, dass er „nur dann funktioniert, wenn er funktioniert". Beispielsweise kann man einem Menschen, der zur Selbstregulation seiner Emotionen in der Lage ist, sehr viel leichter erzählen, er solle seine Gefühle kontrollieren, als jemandem, der diese Fähigkeit nicht besitzt. Eine Mutter, mit der ich gearbeitet habe, hatte beispielsweise eine 14-jährige Tochter mit einem „schwierigen" Charakter und eine 5-jährige Tochter mit einem

„einfachen“ Charakter. Die ältere Tochter hatte Schwierigkeiten, ihre Wut zu kontrollieren, besonders wenn sie von der jüngeren Schwester geärgert wurde. Ich versuchte der Mutter beizubringen, die emotionalen Reaktionen der älteren Tochter ernst zunehmen. Nachdem die fünfjährige Tochter ein kompliziertes Puzzle der älteren Schwester auf den Boden geworfen hatte, schrie die Ältere ihre Schwester an, rannte aus dem Zimmer und ließ ihre kleine Schwester weinend zurück. Die Mutter berichtete mir stolz, sie habe die Gefühle der älteren Tochter ernst genommen, indem sie zu ihr gesagt habe: „Mary, ich kann verstehen, warum du wütend geworden bist. Aber in Zukunft musst du lernen, deine Ausbrüche zu kontrollieren!“ Die Mutter konnte nur schwer begreifen, dass sie so die Schwierigkeiten der Tochter, ihre Emotionen zu kontrollieren, invalidierte. Eine invalidierende Umgebung neigt dazu, die Probleme der schnell und heftig emotional reagierenden Person grob zu vereinfachen. Was anderen Menschen leicht gelingt – die eigenen Gefühle und das Ausleben von Gefühlen zu kontrollieren – kann eine Borderline-Persönlichkeit nur sporadisch erreichen.

Emotionale Dysregulation und eine invalidierende Umgebung: Ein transaktionaler Teufelskreis

Eine transaktionale Analyse zeigt, dass sich ein System von einer Interaktion zwischen einem etwas verletzbaren Kind in einer leicht invalidierenden Familie hin zu einer Interaktion zwischen sehr empfindlichen, verletzbaren und sich gegenseitig invalidierenden Personen entwickeln kann. Chess und Thomas (1986) beschreiben, wie an sich fürsorgliche Eltern von temperamentvollen, schwer zugänglichen, leicht ablenkbaren oder hartnäckigen Kindern überfordert, bedroht und aus dem Konzept gebracht werden können. Patterson (1976; Patterson und Stouthamer-Loeber, 1984) hat ebenfalls ausführlich berichtet, wie Interaktionen zwischen Eltern und Kind zu gegenseitigen Einschränkungen führen können. Im Laufe der Zeit formen und verstärken Eltern und Kinder einschränkende oder extreme Verhaltensweisen beim jeweils anderen Teil; diese einschränkenden Verhaltensweisen führen wiederum zu einer Verstärkung des invalidierenden und einschränkenden Systems und somit zu einer Ausweitung dysfunktionaler Verhaltensweisen im gesamten System. Man fühlt sich an ein Bibelzitat erinnert: „...Denn wer da hat, dem wird gegeben; wer aber nicht hat, von dem wird genommen, auch was er meint zu haben“ (Lukas 8:18).

Es steht außer Frage, dass ein Kind mit hoher emotionaler Verwundbarkeit große Anforderungen an die Umwelt stellt. Den Eltern oder anderen Pflegepersonen wird mehr Aufmerksamkeit, Verständnis und Flexibilität abverlangt, und sie müssen verstärkt bereit sein, ihre eigenen Wünsche an das Kind zurückzustellen, wenn diese Wünsche die Fähigkeiten des Kindes übersteigen. Leider wird das invalidierende Verhalten der Familie häufig durch die Reaktion des Kindes auf die Invalidierung verstärkt: Teilt man einem Kind mit, dass seine Gefühle dumm oder ungerechtfertigt sind, kann das dazu führen, dass das Kind ruhig wird. Viele Menschen, auch solche mit erhöhter emotionaler Verwundbarkeit, ziehen sich zurück und scheinen sich besser zu fühlen, wenn ihre Gefühle nicht ernst genommen werden. Invalidierung ist aversiv und unterdrückt daher das vorangegangene Verhalten.

Das von Chess und Thomas (1986) beschriebene „kontrollierende“ Umfeld ist eine Variation oder ein extremes Beispiel der hier beschriebenen invalidierenden Umgebung. Ein kontrollierendes Umfeld formt das Verhalten des Kindes dergestalt, dass es eher den Vorstellungen und der Bequemlichkeit der Familie anstatt den kurz- und langfristigen Bedürfnissen des Kindes entspricht. In einer solchen Situation wird dem natürlichen Verhalten des Kindes jede Berechtigung abgesprochen. Je älter das Kind wird, desto unvermeidlicher werden Machtkämpfe, bei denen das Umfeld manchmal einlenkt und die Bedürfnisse des Kindes erfüllt, manchmal dagegen stur an seiner Linie festhält. Je nach Ausgangscharakter des Kindes kann es sich durch das Einlenken zu einem kleinen Tyrannen entwickeln, zu einem Kind mit negativer Passivität oder zu beidem. Diese Entwicklung wird in verschiedenen Erziehungsmanualen immer wieder beschrieben.

Die hier beschriebenen Familien begehen im Grunde zwei Fehler: Der erste Fehler liegt im „shaping“; sie erwarten vom Kind mehr oder andere Verhaltensweisen, als es zeigen kann. Darauf folgen übermäßige Bestrafung einerseits und unzureichendes „modeling“, zu wenig Anleitung, Übung, Anfeuerung und Belohnung andererseits. Durch dieses Verhaltensmuster wird ein aversives Umfeld für das Kind geschaffen, in dem die benötigte Hilfe verweigert wird und unvermeidlich eine Bestrafung erfolgt. Als Konsequenz treten das negative emotionale Verhalten und die negativen Gefühlsäußerungen des Kindes verstärkt auf; sie sollen dazu dienen, die Bestrafung zu beenden, indem den Eltern derart negative Konsequenzen entstehen, dass sie ihre Kontrollversuche stoppen.

An dieser Stelle begehen die Eltern den zweiten Fehler: Sie verstärken den funktionalen Wert extremen Ausdrucksverhaltens und löschen den funktionalen Wert moderaten Ausdrucksverhaltens. Das Einlenken nach extremen Gefühlsausbrüchen kann unbeabsichtigt zu genau dem Verhaltensmuster führen, das für erwachsene Borderline-Persönlichkeiten typisch ist. Tritt kein Einlenken von anderen auf, oder tritt es nur sporadisch auf, so entspricht die Situation des Kindes dem Paradigma der erlernten Hilflosigkeit: Die Unvermeidbarkeit aversiver Ereignisse führt zu vermehrten passiven und hilflosen Handlungen. Werden diese Handlungen anschließend bestraft, sieht sich die betroffene Person mit einem unlösbaren Dilemma konfrontiert und wird aller Wahrscheinlichkeit nach zwischen extremen Gefühlsausbrüchen und ähnlich extremem passivem und hilflosem Verhalten wechseln. Diese Situation kann viele der später auftretenden charakteristischen Verhaltensweisen von Borderline-Persönlichkeiten erklären.

Emotionale Dysregulation und Borderline-Verhalten

Es gibt nur sehr wenige Aspekte des menschlichen Verhaltens, die nicht durch emotionale Erregung und Stimmungen beeinflusst werden. So verschiedene Phänomene wie das Selbstkonzept, Selbstattributionen, wahrgenommene Kontrolle, das Erlernen von Aufgaben und Fertigkeiten, die Art der Selbstbelohnung oder auch „Belohnungsaufschub“ (delay of gratification) werden durch emotionale Zustände beeinflusst (siehe die Überblicksartikel von Izard, Kagan und Zajonc, 1984; Garber und Dodge, 1991). Meiner Ansicht nach stellen die meisten Borderline-Verhaltensweisen entweder den Versuch des betroffenen Individuums dar, intensive Gefühle zu regulieren, oder sie sind die Folge einer emotionalen Dysregulation. Die emotionale Dysregulation ist sowohl das Problem, das die betroffene Person zu lösen versucht, als auch die Ursache weiterer Schwierigkeiten. Die Beziehung zwischen Borderline-Verhaltensmustern und emotionaler Dysregulation wird in Abbildung 2.2 dargestellt.

Abbildung 2.2: Die Beziehung zwischen emotionaler Fehlregulation und Borderline-Verhaltensmustern nach der biosozialen Theorie

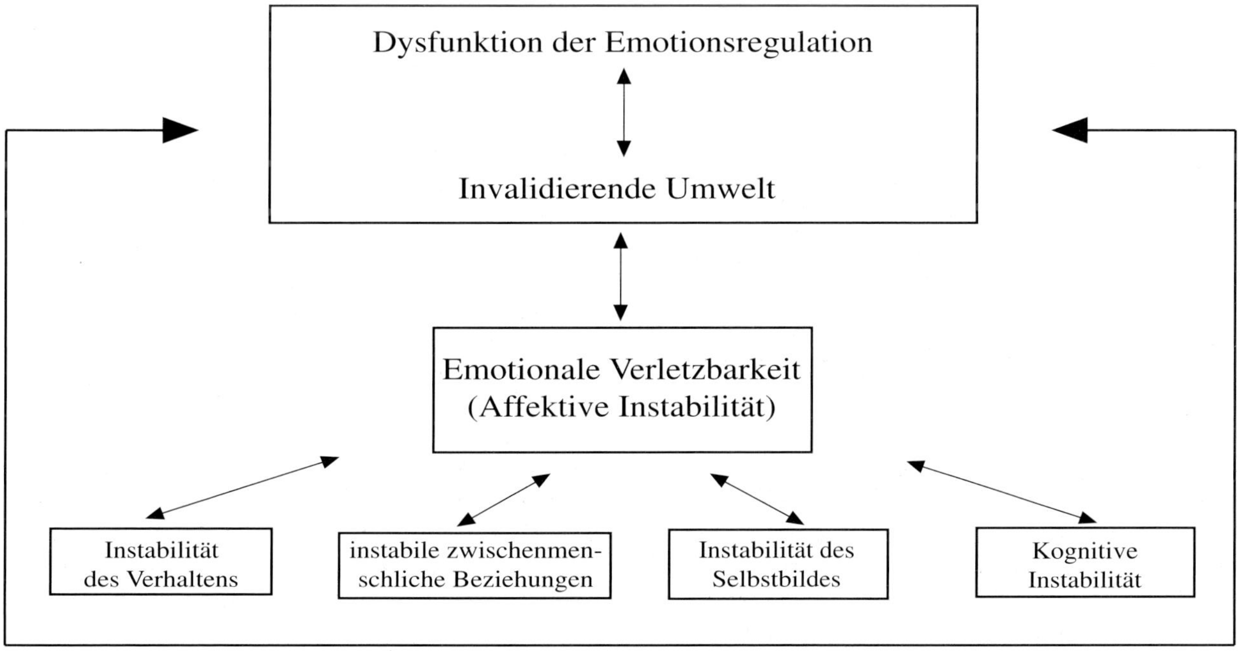

Emotionale Dysregulation und impulsives Verhalten

Suizidale und andere impulsive, dysfunktionale Verhaltensweisen sind üblicherweise der ungeeignete Versuch, die überwältigenden, unkontrollierbaren, äußerst schmerzhaften negativen Gefühle zu beseitigen. Suizid ist natürlich der sicherste Weg, seinen Gefühlszustand zu verändern (so glauben wir zumindest). Andere, weniger schwerwiegende (z. B.: parasuizidale) Verhaltenweisen können jedoch auch sehr effektiv sein. Eine Überdosis von Medikamenten führt normalerweise zu veränderten Schlafperioden, die wiederum für eine Regulation der emotionalen Verwundbarkeit von großer Bedeutung sind. Dem eigenen Körper Schnitte oder Verbrennungen zuzufügen scheint ebenfalls zu einer Affektregulation zu führen: Der genaue Mechanismus ist nicht bekannt, jedoch berichten viele Borderline-Persönlichkeiten von einer deutlichen Reduktion von Angst und anderen intensiven negativen Gefühlen, nachdem sie sich selbst geschnitten hatten (Leinbenluft, Gardner und Cowdry, 1987).

Suizidales Verhalten, auch Suiziddrohungen und Parasuizid, führt auch zuverlässig zu verstärkter Hilfsbereitschaft seitens der Umgebung. Diese Hilfestellung kann wichtig sein, um die schmerzhaften Emotionen zu reduzieren. Für viele Borderline-Persönlichkeiten stellt dies sogar die einzige Möglichkeit dar, die Aufmerksamkeit anderer auf ihre emotionalen Probleme zu lenken und Unterstützung bei der Lösung dieser Probleme zu erhalten. So ist etwa ein Suizidversuch eine sichere Methode für einen nichtpsychotischen Menschen, in eine Psychiatrie eingewiesen zu werden. Viele Therapeuten fordern ihre Patientinnen dazu auf, sie anzurufen, wenn sie sich suizidgefährdet fühlen. Das Team einer psychiatrischen Klinik in meiner Nähe sagte einer unserer Patientinnen, sie solle sofort zurückkehren, sobald sie innere „Befehle" höre, die sie zu einem Suizid aufforderten. Die Mehrzahl unserer Borderline-Patientinnen gab an, dass die Absicht, ihr Umfeld zu beeinflussen, zumindest bei einer ihrer parasuizidalen Handlungen eine Rolle gespielt habe.

Leider ist dieser instrumentelle Charakter von Suiziddrohungen und Parasuizid der Aspekt, der für Therapeuten und Theoretiker am offensichtlichsten ist. Suizidversuche und andere absichtlich selbstverletzende Handlungen werden daher häufig „manipulativ" genannt. Die Grundlage für diese Bezeichnung ist meist das Gefühl des Therapeuten selbst, manipuliert zu werden. Wie ich aber bereits in Kapitel 1 ausgeführt habe, ist es ein logischer Fehler, anzunehmen, dass der Effekt eines bestimmten Verhaltens der Beweis dafür ist, dass der Handelnde das Verhalten gezeigt hat, um diesen Effekt hervorzubringen. Suizidales Verhalten als manipulativ abzustempeln, ohne eine genaue Diagnostik der tatsächlichen Absicht vorzunehmen, kann extrem ungünstige Folgen haben. Diesen Punkt werde ich in Kapitel 15 noch einmal aufgreifen, wo ich genauer auf Behandlungsstrategien bei suizidalem Verhalten eingehen werde.

Emotionale Dysregulation und Identitätsstörungen

Menschen entwickeln ihre Vorstellung von ihrer eigenen Identität im Allgemeinen durch die Beobachtung des eigenen Verhaltens und der Reaktion anderer auf dieses Verhalten. Für diese Entwicklung einer eigenen Identität sind eine gewisse emotionale Beständigkeit und Vorhersehbarkeit über die Zeit und ähnliche Situationen hinweg notwendig. Alle Gefühle enthalten ein Element der Bevorzugung oder der Annäherungvermeidung. Auch das Gefühl für die eigene Identität hängt mit der beständigen Bevorzugung oder Vorliebe für etwas zusammen. Eine Frau, die häufig und gerne malt oder zeichnet, wird vielleicht ein Bild von sich selbst entwickeln, das der Identität einer Künstlerin entspricht. Andere Personen, die die gleiche Vorliebe bei ihr beobachten, begegnen ihr als Künstlerin und fördern so die Weiterentwicklung dieses Selbstbildes. Eine nicht vorhersagbare emotionale Labilität führt dagegen zu unvorhersagbarem Verhalten und kognitiver Inkonsistenz; ein stabiles Selbstkonzept oder ein stabiler Identitätssinn kann sich so nicht entwickeln.

Auch die Tendenz von Borderline-Patientinnen, emotionale Reaktionen zu unterdrücken, kann zu diesem fehlenden Identitätssinn beitragen: Die Taubheit, die häufig bei unterdrückten Gefühlen auftritt, wird nicht selten als Leere erlebt, die weiter zu einem inadäquaten (und manchmal ganz fehlenden) Selbstbild beiträgt. Wenn die eigene Einschätzung und Bewertung äußerer Ereignisse niemals zutrifft oder in unvorhersagbarer Weise zutrifft (wie es in invalidierenden Familien der Fall ist), würde man erwarten, dass die betroffene Person eine übermäßige Abhängigkeit von anderen entwickelt. Die übermäßige Abhängigkeit verstärkt die Identitätsschwierigkeiten, insbesondere wenn sich die Abhängigkeit auf Vorlieben, Überzeugungen und Meinungen bezieht, und bringt so einen Teufelskreis in Gang.

Emotionale Dysregulation und zwischenmenschliches Chaos

Ein stabiles Selbstbild und die Fähigkeit zu spontanen emotionalen Reaktionen sind für effektive zwischenmenschliche Beziehungen von großer Bedeutung. Für eine erfolgreiche Beziehung sind darüber hinaus die Fähigkeiten wichtig, die eigenen Emotionen in angemessener Weise zu regulieren, impulsives Verhalten zu kontrollieren und in gewissem Umfang schmerzhafte Situationen auszuhalten. In Ermangelung dieser Fähigkeiten entwickeln Borderline-Persönlichkeiten verständlicherweise eher chaotische Beziehungen. Insbesondere die Schwierigkeiten im Umgang mit Wutgefühlen und dem Ausagieren von Wut verhindern die Aufrechterhaltung stabiler Beziehungen.

Die Kombination von emotionaler Verwundbarkeit und einer invalidierenden Umgebung fördert zusätzlich die Entwicklung intensiverer und länger andauernder negativer Stimmungsäußerungen. Die invalidierende Umgebung setzt im Allgemeinen einen intermittierenden Verstärkerplan ein, indem intensive negative Gefühlsäußerungen und „Hilferufe" nur sporadisch verstärkt werden. Diese Verstärkerpläne bauen bekanntermaßen ein sehr stabiles Verhalten auf. Wenn nun die Personen, die mit der Borderline-Persönlichkeit aktuell in Beziehung stehen, ebenfalls in diese Falle der inkonsistenten Beschwichtigung tappen – also manchmal nachgeben und häufig auftretende, intensive aversive emotionale Reaktionen verstärken, manchmal nicht –, schaffen sie damit die Bedingungen für das Erlernen von Verhaltensweisen, die für Beziehungen destruktiv sind.

Implikationen der biosozialen Theorie für die Therapie von Borderline-Patientinnen

Allgemeine Ziele und vermittelte Fertigkeiten

In Anerkennung dieser Schwierigkeiten bei der Regulation von Emotionen, die ihre Ursachen einerseits in biologischen Anlagen und andererseits in inadäquaten Lernerfahrungen haben, sollte sich eine Therapie auf zwei Aufgaben konzentrieren: Der Borderline-Patientin sollte vermittelt werden, (1) die extreme Emotionalität zu verändern und fehlangepasste, stimmungsabhängige Verhaltensweisen zu reduzieren und (2) den eigenen Gefühlen, Gedanken und Aktivitäten ihre Berechtigung zuzugestehen und ihnen zu vertrauen. Die Therapie sollte ein Fertigkeitstraining und eine Verhaltensänderung ebenso anstreben wie eine Anerkennung der aktuellen Fähigkeiten und Verhaltensweisen der Patientin.

Bei der DBT wird ein Großteil der Anstrengungen auf die Vermittlung eben dieser Fertigkeiten gerichtet. Die Fertigkeiten werden in vier Gruppen unterteilt: (1) Solche, die die interpersonelle Kompetenz in Konfliktsituationen erhöhen, um so zu einer Reduktion von Umweltreizen beizutragen, die mit negativen Emotionen assoziiert sind; (2) Strategien aus dem Erfahrungsschatz der verhaltenstherapeutischen Literatur zu affektiven Störungen (Depression, Angst, Furcht, Wut) und posttraumatischem Stress, die auf eine Erhöhung der Selbstregulationsfähigkeit unerwünschter Emotionen bei tatsächlichen oder wahrgenommenen negativen emotionalen Reizen abzielen; (3) Fertigkeiten, um emotional unangenehme Situationen aushalten zu können, bis eine Veränderung eintritt und (4) aus östlichen (Zen)-Meditationstechniken entlehnte Fertigkeiten, wie das Üben von „mindfulness" (Bewusstheit), mit deren Hilfe die Fähigkeit trainiert werden kann, Gefühle zu erleben und eine Hemmung von Emotionen zu verhindern.

Wie vermeidet man, „das Opfer zu beschuldigen"?

Die erfolgreiche Löschung fehlangepasster extremer Gefühlsausbrüche hängt von mehreren Faktoren ab. Am wichtigsten ist wohl die Schaffung einer validierenden Umgebung, die es dem Therapeuten ermöglicht, die fehlangepassten Verhaltensweisen zu löschen und die Patientin während dieser Erfahrung gleichzeitig zu beruhigen, ihr Beistand zu leisten und sie zu überreden, weiterzumachen. Dieser Prozess ist sehr schwierig und erfordert auf der Seite des Therapeuten eine enorme Menge an Toleranz, die Bereitschaft, sich auf schmerzliche Erfahrungen einzulassen, und große Flexibilität. Viele Therapeuten richten in ihrer Therapie an die Borderline-Patientin dieselben Erwartungen wie an andere Patienten. Kann die Patientin diese Erwartungen nicht erfüllen, bleibt der Therapeut zu Beginn vielleicht noch weiterhin geduldig; sobald die negativen Gefühlsäußerungen der Patientin jedoch überhandnehmen, werden viele Therapeuten die Geduld ebenso verlieren wie die Bereitschaft, die ihnen selbst zugefügten Schmerzen weiterhin zu ertragen. Sie laufen dann Gefahr, die Patientinnen entweder zu beschwichtigen oder zu bestrafen oder die Therapie abzubrechen. Viele Kliniker, die bereits Erfahrungen mit der Therapie von Borderline-Patientinnen gesammelt haben, werden sich in der obigen Beschreibung der invalidierenden, kontrollierenden Umgebung und der Familie, die in einem Teufelskreis aus abwechselndem Beschwichtigen und Bestrafen gefangen ist, wiedererkannt haben. Wird eine solche Umgebung in der Therapie wiederholt, stellt dies lediglich eine Fortsetzung der invalidierenden Erfahrungen dar, die die Patientinnen ihr ganzes Leben lang gemacht haben. Eine typische Form der Bestrafung von Borderline-Patientinnen besteht in Verhaltensweisen, die die Patientin invalidieren und „dem Opfer selbst die Schuld geben". Ergebnisse der Sozialpsychologie deuten darauf hin, dass es verschiedene Faktoren gibt, die darüber bestimmen, ob dem Opfer eines Ungeschicks die Schuld für dieses Ungeschick gegeben wird oder nicht. Für unser Thema ist es beispielsweise von Interesse, dass Frauen für ihr Missgeschick häufiger verantwortlich gemacht werden als Männer in vergleichbaren Situationen (Howard, 1984). In derselben Studie fand Howard auch heraus, dass bei einem weiblichen Opfer die Schuld in ihrem Charakter gesucht wird, bei einem männlichen Opfer dagegen in seinem Verhalten in dieser Situation, nicht in seinem Charakter. Auch andere Variablen sind von Bedeutung: Dem Beobachter muss das Missgeschick des Opfers etwas ausmachen; die Konsequenzen müssen schwerwiegend sein (Walster, 1966), und der Beobachter muss sich hilflos im Beeinflussen des Ausganges fühlen (Sacksund Bugental, 1987). Wer sich also darum sorgt, was anderen Menschen zustoßen könnte, möchte nicht, dass diese Menschen leiden; er hat jedoch keinerlei Kontrolle über das, was ihnen geschieht, und neigt dann dazu, den Opfern selbst die Schuld für ihr Missgeschick und ihr Leiden zu geben.

Bei den meisten Therapien mit Borderline-Patientinnen findet man sich in genau dieser Situation: Erstens sind die meisten „Opfer" Frauen; normalerweise ist es dem Therapeuten wichtig, ob sie leiden oder nicht, und schließlich gibt es heute noch keine Therapiemethode, die sich als sonderlich effektiv erwiesen hat, dieses Leiden zu beenden. Selbst wenn der Therapeut daran glaubt, dass eine bestimmte Therapiemethode sich als effektiv erweisen wird, weil sie auch bei anderen Patienten funktioniert hat, bleibt doch die Hilflosigkeit angesichts des intensiven Leidens der Patientinnen - durch das auch der Therapeut selbst leidet - eine wiederholte, alltägliche Erfahrung mit dieser Population. Angesichts dieser Hilflosigkeit wird der Therapeut zunächst seine Anstrengungen verdoppeln. Tritt dennoch keine Verbesserung bei der Patientin ein, besteht die Gefahr, dass der Therapeut daran zu glauben beginnt, die Patientin führe ihr Leiden selbst herbei, sie wolle sich überhaupt nicht ändern oder ihren Zustand verbessern – sie sei therapieresistent (immerhin funktioniert es ja bei fast allen anderen!). „Sie spielen nur." „Sie sind zu anspruchsvoll." Kurzgesagt, der Therapeut macht einen grundlegenden, aber vorhersagbaren kognitiven Fehler: Er sieht die Konsequenz eines Verhaltens (z. B. schmerzliche Gefühle des Therapeuten oder der Patientin) und führt diese Konsequenzen auf internale Motive der Patientin zurück. Bei weiteren Erläuterungen der Behandlung von Borderline-Patientinnen werde ich häufiger auf diesen Fehler zurückkommen.

„Die Schuld dem Opfer zuzuschreiben" hat bedeutende iatrogene Effekte: Erstens wird die Einschätzung der eigenen Probleme durch die betroffene Person invalidiert. Was ihr als Versuch erscheint, die Schmerzen zu lindern, wird als Versuch fehlgedeutet, den Schmerz aufrechtzuerhalten, einer Verbesserung entgegenzuarbeiten oder irgendetwas anderes zu tun, dessen sie sich nicht bewusst ist. So lernt sie, den eigenen Erfahrungen zu misstrauen. Mit der Zeit ist es nicht unwahrscheinlich, dass die Patientin lernt, die Sichtweise des Therapeuten zu übernehmen – erstens misstraut sie ohnehin den eigenen Einschätzungen, und zweitens erhält sie auf diese Art mehr positive Verstärkung. Eine ehemalige Patientin von mir hatte enorme Schwierigkeiten mit der Erledigung von Hausaufgaben; entweder machte sie sie überhaupt nicht, oder ihre Versuche waren erfolglos. Gleichzeitig flehte sie mich und meine Gruppen-Cotherapeutin wiederholt an, ihr zu helfen. Als ich sie eines Tages fragte, warum ihr die Erledigung der Hausaufgaben so schwerfalle, antwortete sie mit großer Überzeugung, dass sie offensichtlich nicht glücklich sein wolle – sonst würde sie ja geübt haben.

Eine Schlüsselkomponente der DBT ist ihr Bestehen darauf, dem Opfer nicht die Schuld für seine eigenen Probleme zu geben. Diese Position beruht nicht auf purer Naivität, obwohl ich dessen bereits beschuldigt worden bin. Gibt die helfende Person dem Opfer die Schuld, führt dies meist zu emotionaler Distanzierung, negativen Gefühlen gegenüber der Patientin, reduzierter Hilfsbereitschaft und Bestrafung der Patientin. Die Hilfestellung, die so sehr benötigt wird, wird dadurch erschwert. Der Therapeut wird frustriert und greift die Patientin – wenn auch sehr subtil – häufig an. Weil die Bestrafung sich nicht gegen die tatsächliche Ursache des Problems richtet, werden die negativen Gefühle der Patientin lediglich verstärkt. Es resultiert ein Machtkampf, den weder die Patientin noch der Therapeut gewinnen kann.

Abschließende Bemerkungen

Es ist wichtig, sich zu vergegenwärtigen, dass die hier dargestellte dialektische Position eine philosophische Position ist. Sie kann daher weder bewiesen noch widerlegt werden. Vielen fällt jedoch das Verständnis dieser Position schwer: Vielleicht sehen Sie zunächst nicht den Nutzen. Natürlich können Sie einige Elemente der DBT übernehmen, ohne den dialektischen Ansatz anzunehmen (oder zu verstehen). Wenn Sie so sind wie ich und meine Studenten, wird Ihnen die Idee mit der Zeit jedoch immer reizvoller erscheinen und Ihre Sichtweise von Therapie unmerklich verändern. Sie hat meinen Therapiestil und meine Strukturierung von Therapieeinheiten grundlegend verändert. Die DBT unterlag einer ständigen Veränderung und Weiterentwicklung; die neu auftauchenden Implikationen der dialektischen Perspektive waren eine wichtige Quelle dieser Weiterentwicklung.

Die biosoziale Theorie, die ich hier darstelle, ist spekulativ. Die Anwendbarkeit dieses Ansatzes auf die Ätiologie der BPS ist in nur wenigen prospektiven Studien überprüft worden. Obwohl die Theorie mit dem heutigen Wissenstand über BPS übereinstimmt, wurden bis jetzt keine Studien durchgeführt, um die Theorie prospektiv zu testen. Der Leser sollte also beachten, dass die Logik des biosozialen Ansatzes mehr auf klinischer Beobachtung und Spekulation beruht als auf fundierter empirischer Überprüfung. Er sollte also nur unter diesem Vorbehalt übernommen werden.

Anmerkungen

1. Meine damalige Assistentin, Elizabeth Trias, hat als Erste die Verbindung zwischen meinem Vorgehen und dem dialektischen Ansatz erkannt. Ihr Mann studierte marxistische Philosophie.
2. Verhalten kann darüberhinaus entweder bewusst oder unbewusst sein und dementsprechend von der betroffenen Person berichtet werden oder nicht (s. auch die Diskussion der zunehmenden Anerkennung unbewusster Kognitionen bei Greenwald, 1992).
3. Es gibt eine Reihe von guten Übersichten über den Forschungsstand zu grundlegenden emotionalen Vorgängen. Der Leser sei an folgende Beiträge verwiesen: Barlow (1988), Buck (1984), Garber und Dodge (1991), Ekman, Levenson und Friesen (1983), Izard, Kagan und Zajonc (1984), Izard und Kobak (1991), Lazarus (1991), Malatesta (1990), Schwartz (1982) und Tomkins (1982).
4. Kelly Koerner hat als Erste die Möglichkeit vorgeschlagen, emotionale Fehlregulation als Produkt einer Verletzbarkeit plus Unfähigkeit der Emotionsmodulation zu verstehen.
5. Auf diesen Befund und seine Relevanz für die Invalidierung machten mich Gerry Dawson und Mark Greenberg aufmerksam.

3

Verhaltensmuster: Dialektische Dilemmata bei der Behandlung von Borderline-Patientinnen

Die Beschreibung von Verhaltenscharakteristika der Borderline-Persönlichkeitsstörung ist eine altehrwürdige Tradition. Wie in Kapitel 1 bereits angedeutet, sind im Laufe der Jahre unzählige Auflistungen von Borderline-Merkmalen zusammengestellt worden; aus diesem Grunde schlage ich nur ungern eine weitere derartige Aufzählung vor. Die in diesem Kapitel vorgestellten Verhaltensmuster sind jedoch nicht als diagnostische oder definierende Borderline-Kennzeichen gedacht oder als vollständige Zusammenfassung der wichtigsten Merkmale. Meine Sichtweise dieser Verhaltensmuster hat sich im Laufe der Jahre entwickelt, in denen ich mich bemühte, die Verhaltenstherapie effektiv bei chronisch suizidalen und Borderline-Patientinnen anzuwenden. Während dieser Bemühungen bekam ich allmählich das Gefühl, dass es immer wieder dieselben Eigenschaften der Patientinnen waren, die mir Schwierigkeiten bereiteten. Durch intensive Beobachtungen in der Klinik und Durcharbeiten der Forschungsliteratur habe ich im Laufe der Jahre eine Vorstellung der dialektischen Dilemmata entwickelt, vor die wir durch Borderline-Patientinnen gestellt werden. Die mit diesen Dilemmata zusammenhängenden Verhaltensmuster sind das Thema dieses Kapitels.

Diese Muster kommen zwar sehr häufig, aber durchaus nicht bei allen Borderline-Patientinnen vor; es ist daher besonders wichtig, ihr Vorhandensein in einem bestimmten Fall nicht vorauszusetzen, sondern diagnostisch zu erheben. Mit diesem Vorbehalt habe ich es sowohl für mich selbst als auch für meine Patientinnen als sehr nützlich erlebt, sich die Auswirkung dieser spezifischen Verhaltensmuster auf die Therapie bewusst zu machen. Die meisten meiner Patientinnen fanden meine Beschreibung dieser Muster sehr plausibel und erlebten sie als hilfreich, um ihre eigenen Verhaltensweisen besser verstehen und steuern zu können. Da gerade die scheinbare Unverständlichkeit ihrer Verhaltensweisen (insbesondere wiederholte Selbstverletzungen) häufig ein wichtiges Thema ist, scheint dies eine nicht geringe Leistung zu sein. Darüber hinaus besitzen die Verhaltensmuster und ihre Beziehung zueinander eventuell heuristischen Wert für Überlegungen zur Entstehung der Probleme der Patientin.

Die Borderline-Dilemmata kann man sich vielleicht am besten als drei Dimensionen vorstellen, die durch ihre gegenüberliegenden Pole definiert sind. Diese dialektischen Dimensionen sind: (1) emotionale Vulnerabilität versus Selbstinvalidierung; (2) aktive Passivität versus scheinbare Kompetenz und (3) andauernder Krisenzustand versus unterdrückte Trauer (siehe Abb. 3.1). Wird jede dieser Dimensionen – bildlich gesprochen – in der Mitte geteilt, so werden die Merkmale oberhalb dieser Trennlinie – eEmotionale Vulnerabilität, aktive Passivität und andauernder Krisenzustand – während der Entwicklung in stärkerem Maße durch biologische Substrate der Emotionsregulierung beeinflusst; entsprechend werden die Merkmale unterhalb der Trennlinie – Selbstinvalidierung, scheinbare Kompetenz und unterdrückte Trauer – stärker durch die sozialen Konsequenzen emotionaler Äußerungen bestimmt. Ein wichtiges Merkmal dieser Verhaltensmuster ist die Tatsache, dass durch das Unbehagen an jedem der Endpunkte dieser Dimensionen bewirkt wird, dass die Betroffene sich zwischen den Polaritäten hin- und herbewegt. Ihre Unfähigkeit, zu einer ausgewogenen Position oder Synthese zu finden, ist das zentrale Dilemma in der Therapie.

Abbildung 3.1: Verhaltensmuster der Borderline-Störung: Die drei dialektischen Dimensionen

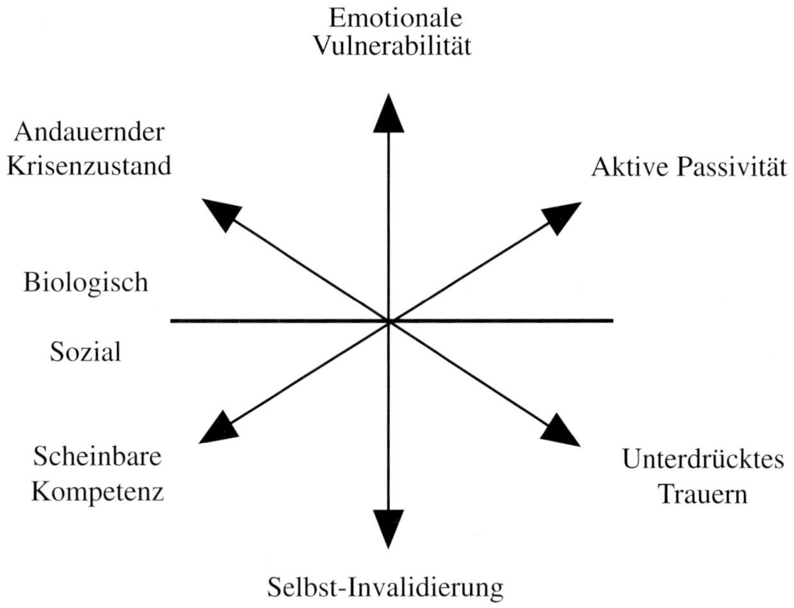

Emotionale Vulnerabilität versus Selbst-Invalidierung

Emotionale Vulnerabilität

Allgemeine Kennzeichen

In Kapitel 2 habe ich erläutert, dass die emotionale Vulnerabilität von Personen, die die Kriterien für eine BPS erfüllen, ein Hauptbestandteil der emotionalen Fehlregulation ist. Dieser Bestandteil fungiert in einem transaktionalen Modell der Entwicklung von Borderline-Merkmalen als die Personenvariable. Zu diesen Borderline-Merkmalen gehört die *andauernde* emotionale Vulnerabilität – also andauernde emotionale Empfindsamkeit, intensive Emotionen und lang anhaltende negative Gefühlsreaktionen. Diese Vulnerabilität stellt in meinen Augen ein zentrales Kennzeichen der BPS dar. Wenn ich auf dieser Ebene von emotionaler Vulnerabilität spreche, meine ich sowohl die eigentliche Verletzbarkeit der Betroffenen als auch ihr Bewusstsein und ihr Erleben dieser Verletzbarkeit.

Es gibt vier typische Merkmale einer häufigen und intensiven emotionalen Erregung, die der Borderline-Persönlichkeit das Leben besonders schwer machen: Zunächst sollte man sich vor Augen halten, dass eine Emotion keineswegs nur ein interner physiologischer Vorgang ist, auch wenn die physiologische Erregung sicherlich ein wichtiger Teil der Emotion ist. Emotionen sind, wie ich in Kapitel 2 bereits ausführlicher erörtert habe, Reaktionen des gesamten Systems, also komplexe Reaktionsmuster der Wahrnehmung, der Kognitionen, des Ausdrucksverhaltens und der Physiologie. Kein Bestandteil einer komplexen emotionalen Reaktion ist notwendigerweise wichtiger als ein anderer. Dementsprechend liegt das Problem von Borderline-Patientinnen nicht nur in der Regulierung ihrer physiologischen Reaktionen, sondern in der Regulierung des gesamten mit der Emotion zusammenhängenden Reaktionsmusters. So sind sie beispielsweise häufig nicht dazu in der Lage, bestimmte mit Wutgefühlen zusammenhängende Reaktionsweisen wie feindseligen Gesichtsausdruck, aggressive Handlungen oder verbale Angriffe zu beeinflussen. Diese Unfähigkeit kann sich auch auf das Unterbrechen zwanghaften Grübelns oder die Verhinderung von Fluchtverhalten bei Furcht beziehen. Behält man diesen Gesichtspunkt im Auge, so wird die Komplexität des Problems deutlich, mit dem sich die Borderline-Patientin konfrontiert sieht, und die scheinbar unerklärliche Dysfunktionalität in einer Vielzahl von Verhaltensbereichen wird verständlicher.

Zweitens wird der Ablauf einer aktuellen Handlung durch intensive emotionale Erregung üblicherweise gestört. Auch gut geplante, offensichtlich funktionale Bewältigungsstrategien können dann scheitern, wenn sie von emotionalen Reizen unterbrochen werden. Die dadurch entstehende Frustration und Desillusionierung erschwert den Sachverhalt noch zusätzlich. Ein hohes Erregungsniveau wird darüber hinaus mit weiteren negativen Faktoren in Verbindung gebracht wie dichotomes Entweder-oder-Denken, Zwangsgedanken, körperliches Unwohlsein, körperliche Beschwerden und Krankheiten sowie Vermeidungs- und/oder Angriffsverhalten.

Drittens führt die hohe Erregung in Kombination mit der Unfähigkeit, diese zu regulieren, zu einem Gefühl des Kontrollverlustes und einer gewissen Unvorhersagbarkeit bezüglich der eigenen Person. Die Unvorhersagbarkeit resultiert zum einen aus der Unfähigkeit der Borderline-Patientin, den Beginn und die Beendigung interner und externer Ereignisse zu kontrollieren, durch die emotionale Reaktionen beeinflusst werden, zum anderen aus der Unfähigkeit, die eigenen Reaktionen auf diese Ereignisse zu steuern. Die Tatsache, dass zu bestimmten, nicht vorhersehbaren Zeiten die Betroffene ihre emotionalen Reaktionen doch unter Kontrolle hat, macht die Angelegenheit nur noch schlimmer, weil die Patientin (ebenso wie andere Personen) den Zeitpunkt und die Dauer dieser Regulationsfähigkeit nicht vorhersagen kann. Diese Erfahrung ähnelt einem Alptraum, aus dem sie nicht aufwachen kann.

Schließlich führt die mangelnde Kontrollfähigkeit zu spezifischen Ängsten, durch die die emotionale Vulnerabilität weiter erhöht wird. Zum einen fürchtet die Patientin sich vor Situationen, in denen sie weniger Kontrolle über die Ereignisse hat (üblicherweise neue Situationen, aber auch solche, in denen sie bereits früher Schwierigkeiten hatte). In diesem Licht erscheinen auch die ständigen Versuche der Borderline-Patientin plausibel, die Kontrolle über das Geschehen in der therapeutischen Situation zu behalten. Zum Zweiten besteht oftmals große Angst vor Erwartungen an das eigene Verhalten seitens Personen, die ihr wichtig sind. Diese Angst scheint verständlich angesichts der mangelnden Kontrolle über emotionale Zustände und Verhaltensmuster, die mit bestimmten emotionalen Zuständen zusammenhängen. (Beispielsweise erfordert die Vorbereitung auf eine Prüfung ein hohes Maß an Konzentrationsfähigkeit, die in Zeiten starker Angst, überwältigender Traurigkeit oder intensiver Wut schwer aufrechtzuerhalten ist.) Mangelnde Kontrolle und Vorhersagbarkeit machen Erwartungen seitens der Umwelt zu einem schwerwiegenden Problem: Obwohl die Patientin diesen Erwartungen zu einem Zeitpunkt, zu dem sie sich in einem bestimmten emotionalen Zustand befindet, entsprechen kann, ist sie dazu zu einem anderen Zeitpunkt vielleicht vollkommen unfähig.

Zu diesem Komplex gehört auch der problematische Aspekt der Verknüpfung von Lob und Erwartungen. Ein Lob drückt neben Anerkennung auch die Erwartung aus, dass die Betroffene dieses positiv bewertete Verhalten, zu dem sie ja offensichtlich doch in der Lage ist, auch zukünftig zeigen kann. Die Borderline-Patientin ist jedoch davon überzeugt, dass sie genau das nicht kann. Die Angst vor einem Lob kann, wie hier beschrieben, kognitiv vermittelt werden, dies ist aber nicht unbedingt notwendig. Es genügt, wenn die Patientin wiederholt die Erfahrung macht, dass auf Lob Erwartungen folgen, die sie nicht erfüllen kann, woraufhin eine Missbilligung oder Bestrafung erfolgt. Dieser Ablauf von Verhaltensweisen ist für ein invalidierendes Umfeld typisch.

Letztendlich führen diese emotionalen Schwierigkeiten dazu, dass Borderline-Persönlichkeiten in gewisser Weise Menschen mit Verbrennungen dritten Grades entsprechen: Sie haben sozusagen keine emotionale Haut, so dass schon die leichteste Berührung oder Bewegung extreme Schmerzen auslöst. Leben besteht jedoch aus Bewegung: Auch in einer guten Therapie sind Bewegung und Berührung notwendig. Sowohl der Therapeut als auch der therapeutische Prozess selbst werden daher immer massive schmerzliche emotionale Erfahrungen in der Patientin hervorrufen. Beide Beteiligten, der Therapeut ebenso wie die Patientin, müssen den Mut haben, mit dem unweigerlich auftretenden Schmerz umzugehen. Aufgrund der Erfahrung ihrer eigenen Verwundbarkeit greifen Borderline-Patientinnen oft auf extreme Verhaltensweisen zurück (wie suizidales Verhalten), einerseits als Versuch, sich selbst zu helfen, andererseits aber auch als Appell an die Umwelt, ihnen mehr Hilfe zukommen zu lassen. Der Suizid einer Borderline-Patientin ist unweigerlich eine von absoluter Hoffnungslosigkeit angetriebene Tat - Hoffnungslosigkeit, dass die Verwundbarkeit jemals enden wird. Manchmal ist es auch eine letzte Mitteilung darüber, dass mehr Hilfe notwendig gewesen wäre.

Für eine erfolgreiche Therapie ist es unabdingbar, diese Verwundbarkeit zu verstehen und sie sich immer wieder zu vergegenwärtigen. Leider geschieht es allzu häufig, dass Therapeuten sie nicht erkennen oder sie vergessen. Die Schwierigkeit besteht darin, dass die Empfindlichkeit bei Borderlinepatientinnen und ihre Ursachen, im Gegensatz zu

Patienten mit Verbrennungen, nicht offensichtlich sind. Aus Gründen, auf die ich später genauer eingehen werde, wirken Borderline-Persönlichkeiten auf andere, auch ihre Therapeuten, oftmals fälschlicherweise weniger emotional verletzbar, als sie tatsächlich sind. Eine Folge davon ist, dass es weit schwerer ist, die Empfindlichkeit von Borderline-Patientinnen zu verstehen und daran zu denken als bei Opfern von Verbrennungen. Wir können uns eher vorstellen, wie es wäre, keine körperliche Haut zu haben, als keine psychische Haut zu haben oder ein Leben zu führen, das von ständiger emotionaler Verwundbarkeit geprägt ist. Ein solches Leben führen Borderline-Patientinnen.

Wut und die Borderline-Persönlichkeitsstörung

In jeder Auflage des DSM seit 1980 waren Schwierigkeiten im Umgang mit Wutgefühlen Teil der Definion der BPS. Die psychoanalytische Theorie (z. B. Kernberg, 1984) sieht übermäßige feindselige Affekte als Hauptursache für die Entwicklung einer BPS an. Bei der Behandlung von Borderline-Patientinnen interpretieren gegenwärtig viele Therapeuten deren Verhalten in Richtung einer angenommenen zugrunde liegenden Feindseligkeit und aggressiver Absichten. Ein bekannter Psychoanalytiker äußerte mir gegenüber einmal, dass alle Anrufe eines Patienten in der Wohnung des Therapeuten aggressive Handlungen darstellten. Fast immer, wenn ich ein Videoband einer Therapiesitzung mit einer Patientin zeige, wird das Schweigen der Patientin, ihre Zurückgezogenheit oder ihr passives Verhalten von einem der Zuschauer als aggressiver Akt gegen mich interpretiert. Unsere Patientinnen berichten in den Gruppentherapie-Sitzungen häufig von der Schwierigkeit, andere Ärzte oder Psychotherapeuten davon zu überzeugen, dass ihr Verhalten nicht oder zumindest nicht nur Ausdruck von Wutgefühlen und Feindseligkeit ist.

Das Erleben von Wut und aggressives oder feindseliges Verhalten sind selbstverständlich ein wichtiger Bestandteil der BPS. Ich glaube aber, dass andere negative Emotionen genauso wichtig sind: Traurigkeit und Depression; Scham, Schuldgefühle und Demütigung; Furcht, Angst und Panik. Es scheint plausibel, dass eine Person mit intensiven Gefühlen und generalisierten Schwierigkeiten bei der Regulation dieser Gefühle mit Wutgefühlen ganz besondere Schwierigkeiten haben wird. Ob allerdings alle oder die meisten Verhaltensweisen von Borderline-Persönlichkeiten mit Wutgefühlen in Verbindung gebracht werden, hängt meiner Meinung nach mehr davon ab, wer das Verhalten interpretiert, als von dem Verhalten selbst oder dessen Motivation. Häufig wird bereits aus den aversiven Konsequenzen des Verhaltens eine feindselige Absicht abgeleitet. Ist das Verhalten des Patienten für den Therapeuten frustrierend oder ärgerlich, so muss der Patient das auch beabsichtigt haben – bewusst oder unbewusst. Obwohl ich mich dabei auf keine empirischen Daten stützen kann, habe ich mich manchmal gefragt, ob die Tendenz, ein Verhalten eher auf Wut und Aggression als auf Furcht und Verzweiflung zurückzuführen, nicht auch eine Frage des Geschlechts des Beobachters ist. Einer der wenigen gut belegten Geschlechterunterschiede ist die höhere Aggressivität von Männern im Vergleich zu Frauen (Maccoby und Jackli, 1978); vielleicht neigen Männer auch eher dazu, eine aggressive Absicht zu vermuten. Natürlich sind die Theoretiker, die davon ausgehen, dass Wutgefühle und die Bewältigung feindseliger Motive für die Ätiologie der BPS von großer Bedeutung sind, Männer (z. B. Kernberg, Gunderson, Masterson)[1] .

Ich selbst habe die Erfahrung gemacht, dass viele der Verhaltensweisen, die auf feindselige Motive und Wutgefühle zurückgeführt werden, in Wirklichkeit Ausdruck von Furcht, Panik, Hoffnungslosigkeit und Verzweiflung sind. (Dies entspricht der Sichtweise von Masterson [1976], dass die Furcht vor dem Verlassenwerden die Grundlage vieler pathologischer Verhaltensweisen der BPS ist.) Eine Patientin, die auf einem Videoband still und unzugänglich erscheint, versuchte in Wahrheit gerade, eine Panikattacke zu kontrollieren, die - laut ihrer späteren Beschreibung – mit Erstickungsgefühlen und Todesangst einherging. Zwar könnte die Panikattacke selbst ursprünglich von mit Wut zusammenhängenden Gefühlen, Gedanken oder körperlichen Reaktionen ausgelöst worden sein – das bedeutet jedoch nicht, dass die folgenden Verhaltensweisen an sich aggressiv oder feindselig gemeint waren. Die rigide Zuschreibung feindseliger oder aggressiver Motive kann allerdings im Sinne einer „self-fulfilling prophecy" tatsächlich Feindseligkeit und Wut hervorrufen.

Die Schwierigkeiten mit Wutgefühlen und deren Artikulation können zwar eine allgemeinere emotionale Intensität und Fehlregulation widerspiegeln, sie könnten aber auch die Folgen anderer fehlregulierter negativer Gefühlszustände sein. Jeder negative Gefühlszustand und jedes Unwohlsein können mit Wut zusammenhängende Gefühle, Handlungstendenzen, Gedanken und Erinnerungen hervorrufen. Leonard Berkowitz (1983, 1989, 1990) hat ein kognitiv-neoassoziationistisches Modell zur Entstehung von Wut vorgeschlagen. Die Grundidee ist die, dass aufgrund verschiedener genetischer, lerngeschichtlicher und situationaler Faktoren ein assoziatives Netzwerk elementarer Furcht-

und Wutgefühle aktiviert wird. Die folgende übergeordnete kognitive Verarbeitung dieser aversiven Erfahrung und Gefühle kann daraufhin zu der vollen Ausprägung der Wut führen. Nach Berkowitz sind demnach Wutgefühle und ihr Ausleben wahrscheinliche Konsequenzen (und nicht Auslöser) einer allgemeinen emotionalen Intensität und der Fehlregulation negativer Gefühlszustände. Er führt eine Vielzahl empirischer Daten an, um zu demonstrieren, dass außer Wut auch verschiedene andere negative Gefühlszustände zu Wutgefühlen und feindseligen Absichten führen können. Berkowitz schreibt diesbezüglich: „Suffering is seldom ennobling. It is the unusual individual among humanity in general whose character is improved as a result of undergoing painful or even merely unpleasant experiences...When [all] people feel bad, they are too likely to have angry feelings, hostile thoughts and memories and aggressive inclinations“[2] (Berkowitz, 1990, S. 502).

Ungesteuerte Wutgefühle können selbstverständlich eine Reihe anderer Schwierigkeiten im Leben mit sich bringen. Dies trifft vielleicht besonders auf Frauen zu, da bei ihnen bereits milde Wutäußerungen als Aggressivität interpretiert werden. Verhaltensweisen, die bei Männern als „selbstbewusst“ empfunden werden, werden bei Frauen häufig als Aggression gedeutet (Rose und Tron, 1979). Wahrgenommene Aggression führt zu vergeltender Aggression, was den Teufelskreis interpersoneller Konflikte in Gang bringt. In Abhängigkeit von der individuellen Lerngeschichte kann auch das Erleben dieser Wutgefühle an sich bereits so inakzeptabel sein, dass Scham und Panik ausgelöst werden. Diese Gefühle wiederum können zu einer Eskalation des ursprünglichen Wutgefühls führen und so das Unwohlsein weiter verschärfen. Andererseits ist es jedoch ebenso möglich, dass die Betroffene versucht, die direkte Artikulation der Wut zu unterdrücken und die emotionale Reaktion zu verhindern. Im Laufe der Zeit kann sich ein Handlungsmuster entwickeln, das bei Konfrontation mit Wut provozierenden Situationen durch Hemmung des Gefühlsausdrucks und übermäßige Kontrolle der Wutgefühle gekennzeichnet ist. Passives, hilfloses Verhalten kann die Folge sein. Später in diesem Kapitel werde ich genauer auf die Vorteile des direkten Auslebens von Wutgefühlen versus deren Unterdrückung eingehen.

Selbstinvalidierung

Mit Selbstinvalidierung meine ich die Tatsache, dass die Borderline-Persönlichkeit die Eigenschaften des invalidierenden Umfelds selbst annimmt. Sie beginnt also, ihre eigenen affektiven Erfahrungen zu entwerten und andere zu beobachten, um so eine zutreffende Einschätzung der externen Wirklichkeit zu bekommen; außerdem beginnt sie, die Möglichkeiten, Probleme zu lösen, überzusimplifizieren. Die Invalidierung der affektiven Erfahrungen hat den Versuch zur Folge, emotionale Erfahrungen und die Artikulation von Gefühlen zu unterdrücken. Durch das fehlende Vertrauen in die eigene Realitätswahrnehmung kann sich ein Identitätssinn oder Vertrauen in das eigene Ich nicht entwickeln. Die Übersimplifizierung der Schwierigkeiten im Leben führt unvermeidlich zu Selbsthass, sobald bestimmte Ziele nicht erreicht werden.

Außerhalb klinischer Beobachtungen gibt es relativ wenige empirische Befunde zur Selbstinvalidierung bei Borderline-Persönlichkeiten. Eine Reihe von emotionalen Schwierigkeiten kann jedoch aufgrund der invalidierenden Umgebung erwartet werden: Erstens kann das Erleben negativer Emotionen selbst von einem invalidierenden Umfeld beeinflusst werden. Durch den Druck, die Artikulation negativer Emotionen zu verhindern, wird die Entwicklung der Fähigkeit gestört, das mit den grundlegenden Gefühlen assoziierte Ausdrucksverhalten (Mimik, Gestik, Körperhaltung) zu „erspüren“. Dieses Erspüren aber ist ein integraler Bestandteil emotionalen Verhaltens. Zum Zweiten kann die betroffene Person nicht lernen, ihre eigenen negativen Gefühle zutreffend zu benennen. Insgesamt ist also die Entwicklung der Fähigkeit gestört, Gefühle deutlich zu zeigen und sie verbal mitzuteilen. Diese Unfähigkeit erhöht wiederum die Invalidierung seitens der Umwelt und letztlich auch seitens des Individuums selbst. Es ist schwer, eine Emotion anzuerkennen, die man nicht versteht.

Insbesondere dann, wenn die grundlegenden Emotionen wie Wut, Furcht und Traurigkeit invalidiert werden, besteht die dritte Konsequenz einer invalidierenden Umgebung darin, dass die Betroffene nicht lernt, wann sie darauf vertrauen kann, dass ihre emotionalen Reaktionen eine valide Antwort auf individuelle und situationale Ereignisse sind. Sie ist unfähig, sich selbst zu trauen. Wenn einem Kind gesagt wird, es solle bestimmte Gefühle nicht empfinden, dann muss es seine ursprüngliche Beobachtung oder Interpretation der Realität anzweifeln. Wenn das Zeigen negativer Gefühle bestraft wird, was in einem invalidierenden Umfeld oft der Fall ist, so beginnt das Kind, sich für das Empfinden dieses intensiven Gefühls und für das Zeigen dieses Gefühls in der Öffentlichkeit zu schämen. So wird eine sekundäre negative Emotion in Gang gebracht. Das Individuum lernt, auf seine eigenen emotionalen Reaktionen so zu reagieren, wie es ihm von seiner Umwelt vorgemacht wird: mit Scham, Kritik und Bestrafung. Mitgefühl mit sich selbst oder selbstschützende Verhaltensweisen entwickeln sich in einer solchen Atmosphäre nur selten. Eine Möglichkeit, die Scham als Folge negativer Emotionen zu reduzieren, besteht darin, die Umwelt zur Validierung der ursprünglichen Emotion zu bringen. So setzt sich ein Teufelskreis in Gang: Um diese validierende Haltung der Umwelt zu provozieren – dies hat das betroffene Individuum gelernt –, ist entweder ein extremer Gefühlsausbruch notwendig oder eine extrem negative Darstellung der Begleitumstände. Die Betroffene lernt, dass in einer derartigen Umgebung sowohl die Eskalation der ursprünglichen Emotion als auch die übertriebene, aber überzeugende Darstellung der negativen Begleitumstände eine Validierung seitens der Umwelt hervorruft. Auch weitere positive Reaktionen wie Wärme und Zuwendung können in diesem Fall auftreten. Das Individuum kehrt also zum verletzlichen Pol dieser Dimension des Borderline-Verhaltens zurück. Die Alternative zu diesem Versuch, die Validierung seitens der Umwelt zu provozieren, besteht darin, einfach die emotionalen Reaktionen in Richtung der Erwartung seitens der Umwelt zu verändern. Diese Lösung wird der Borderline-Persönlichkeit jedoch durch die Unfähigkeit, ihre Emotionen zu regulieren, unmöglich gemacht.

In diesem Umfeld erscheint es plausibel, dass das Kind lernt, eher nach äußeren Hinweisen zu suchen, welche Gedanken und welche Gefühle angebracht sind - für das Vertrauen auf seine „innere Stimme“ wird es schließlich bestraft. Durch diese Konstellation lassen sich einerseits die Schwierigkeiten erklären, die viele Borderline-Persönlichkeiten mit der Aufrechterhaltung einer eigenen Meinung bei einer Auseinandersetzung oder bei Kritik haben, andererseits wird so auch ihre Neigung verständlich, ständig eine Bestätigung ihres Standpunktes durch die Umgebung einzuholen. Wird das Vertrauen auf die eigene Erfahrung nicht verstärkt, das Anpassen an die öffentliche Meinung dagegen schon, hat man die Wahl zwischen zwei Möglichkeiten: Man kann versuchen, die Umgebung vom eigenen Standpunkt zu überzeugen, oder man kann seinen eigenen Standpunkt dem der Umgebung anpassen. Meiner Erfahrung nach pendeln Borderline-Patientinnen ständig zwischen diesen beiden Möglichkeiten hin- und her.

Mit der Zeit werden sowohl das Unwohlsein aufgrund der ursprünglichen Emotion als auch die damit zusammenhängende Scham und Selbstkritik intensiver. Für den Therapeuten kann es sehr schwer sein, diesen Prozess zu unterbrechen. Die Patientin sucht nach Bestätigung ihrer schmerzhaften Gefühle und leidet gleichzeitig so offensichtlich, dass der Therapeut ihr meist in empathischer Weise helfen und die schmerzhaften Gefühle so schnell wie möglich beseitigen möchte. Der häufigste Fehler, den Therapeuten an dieser Stelle machen, besteht darin, sich um Veränderung der schmerzlichen Ausgangsgefühle zu bemühen und diese so zu invalidieren, anstatt die Ausgangsgefühle zu validieren und dadurch die Scham über diese Gefühle zu reduzieren.

Ein vierter Effekt einer invalidierenden Umgebung ist die Neigung der Borderline-Persönlichkeit, die invalidierenden Strategien der Verhaltensänderung zu übernehmen und auf sich selbst anzuwenden. So setzen sie sich selbst häufig unrealistisch hohe Zielvorgaben für bestimmte Verhaltensweisen. Da sie keine Vorstellung vom Konzept des Shaping – also gradueller Verbesserung – haben, tendieren sie dazu, sich für eine kleine Annäherung an ihr Zielverhalten eher zu bestrafen als zu belohnen. Diese Strategie der Selbstregulation führt mit Sicherheit zum Versagen und letztendlich zum Aufgeben. Ich habe selten eine Borderline-Patientin getroffen, die spontan Belohnung anstelle von Bestrafung als Strategie der Verhaltensänderung einsetzen konnte. Bestrafung kann kurzfristig zwar sehr wirkungsvoll sein, langfristig ist sie dagegen meist ineffektiv. Neben anderen negativen Konsequenzen führt Bestrafung, vor allem in Form von Selbstkritik und -beschuldigung, oft zu Schuldgefühlen. Während gemäßigte Schuldgefühle noch als effektive Motivation für eine Verhaltensänderung gelten können, haben intensive Schuldgefühle, genau wie alle intensiven negative Emotionen, lediglich den Effekt, adaptive Gedanken und angemessenes Verhalten zu unterbinden. Um die Schuldgefühle zu reduzieren, versuchen Borderline-Patientinnen häufig, die diese Schuldgefühle auslösende Situation zu vermeiden; damit vermeiden sie aber gleichzeitig die Verhaltenweisen, die notwendig wären, um die problematische Situation zu verändern. In der Verhaltenstherapie mit Borderline-Patientinnen gehört es zu den schwierigsten Aufgaben, sie davon zu überzeugen, die Bestrafung zugunsten von Prinzipien der Verstärkung fallen zulassen.

Die Bevorzugung von Bestrafung gegenüber Verstärkung beruht vermutlich auf zwei Faktoren: Zum einen ist Bestrafung die einzige Strategie der Verhaltensänderung, die die Borderline-Patientin kennt; sie befürchtet, sich von den erwünschten Verhaltensweisen noch weiter zu entfernen, wenn sie sich selbst nicht angemessen bestraft. Die Folge wäre dann noch weniger Kontrolle über das eigene Verhalten und damit über Belohnungen seitens der Umwelt. Die Angst davor kann so groß sein, dass der Versuch des Therapeuten, den Bestrafungsprozeß zu unterbrechen, eine Panikreaktion auslösen kann. Zum anderen vermittelt ein invalidierendes Umfeld der Patientin durch die Betonung der individuellen Verantwortung, dass jeder Verstoß gegen die erwünschten Verhaltensweisen eine Bestrafung verdient. Vielen Borderline-Patientinnen fällt es schwer zu glauben, dass sie irgendetwas anderes verdienten als Bestrafung oder Schmerz. Einige berichten sogar, dass sie es verdienen zu sterben.

Das dialektische Dilemma der Patientin

Das gleichzeitige Vorhandensein einer verletzbaren Disposition und eines invalidierenden Umfeldes stellt die Borderline-Patientin vor eine Reihe interessanter Dilemmata. Vor diesem Hintergund werden insbesondere die suizidalen Verhaltensweisen der Patientin, vor allem innerhalb der Psychotherapie, verständlich. Das erste Dilemma der Patientin ist die Frage nach der Schuld für ihren Zustand. Ist sie selbst bösartig; selbst verantwortlich für ihre Probleme? Oder sind die Menschen in ihrer Umgebung die Schuldigen oder das Schicksal? Das zweite Dilemma hängt eng mit dem ersten zusammen und bezieht sich auf die Frage, wer recht hat. Ist die Patientin wirklich emotional verletzlich und unfähig, ihr Verhalten und ihre Reaktionen unter Kontrolle zu halten, wie sie selbst glaubt? Oder haben doch die anderen recht, die behaupten, dass sie bösartig sei und ihre Reaktionen sehr wohl kontrollieren könnte, aber nicht wolle? Die Borderline-Patientin scheint nicht in der Lage zu sein, diese widersprüchlichen Positionen gleichzeitig im Kopf zu behalten und zu einer Synthese zu finden; stattdessen schwankt sie zwischen beiden. Einfach ausgedrückt, bewegt sich die Patientin ständig zwischen diesen beiden gegensätzlichen Einschätzungen ihres Verhaltens hin und her. Entweder invalidiert sie sich selbst in dem Glauben, alle negativen Dinge, die ihr zustoßen, seien gerechte Folgen ihrer eigenen Bösartigkeit; oder sie validiert ihre emotionale Vulnerabilität in dem Glauben, dass diese negativen Erlebnisse unfair seien und nicht geschehen dürften; damit invalidiert sie häufig gleichzeitig das Schicksal und die Naturgesetze.

Der eine Pol ist dadurch gekennzeichnet, dass die Patientin sich selbst gegenüber eine oft in extremer Weise invalidierende Position einnimmt und die Leichtigkeit, mit der verhaltensbezogene und emotionale Ziele erreicht werden können, deutlich übertreibt. Dem bei dieser Erwartungshaltung unvermeidbaren Versagen begegnet sie mit Scham, extremer Selbstkritik und Selbstbestrafung, zum Beispiel suizidalem Verhalten. Sie hat es verdient, so zu sein, wie sie ist; ihr Leiden ist gerechtfertigt, weil sie bösartig ist. Ihre Probleme hat sie mutwillig selbst herbeigeführt. Ein Versagen führt sie auf ihre mangelnde Motivation zurück, selbst wenn deutliche Gegenbeweise vorliegen. Sie weist in dieser Phase Ähnlichkeit auf mit der starken Person, die alles verachtet, was schwach ist, oder mit dem Terroristen, der diejenigen angreift, die Furcht zeigen. Einen so intensiven Hass wie den von Borderline-Patientinnen auf sich selbst habe ich nur selten erlebt. Eine meiner Patientinnen wurde so wütend auf sich selbst, dass sie in den Therapiesitzungen ihrem Gesicht und ihren Beinen mit den Nägeln blutige Kratzer zufügte. Aus dieser Sichtweise stellt ein Suizid oder parasuizidales Verhalten vor allem einen Akt gegen sich selbst gerichteter Feindseligkeit dar.

Der andere Pol zeichnet sich dadurch aus, dass die Patientin sich ihrer fehlenden emotionalen und verhaltensbezogenen Kontrollfähigkeit sehr wohl bewusst ist. Sie selbst setzt daher im Gegensatz zu ihrem Umfeld ihre Ziele deutlich niedriger an. Das Erkennen von Unstimmigkeiten zwischen der eigenen Fähigkeit, Emotionen und Verhalten zu kontrollieren, und den übermäßigen Ansprüchen und der Kritik seitens der Umgebung macht sie häufig wütend und bringt sie dazu, den anderen beweisen zu wollen, dass sie im Unrecht sind. Gibt es dazu eine bessere Möglichkeit als suizidale oder sonstige extreme Verhaltensweisen? Diese Form der Kommunikation ist manchmal notwendig, damit die Betroffene die in ihren Augen benötigte Hilfestellung bekommt. Besonders wahrscheinlich ist sie natürlich dann, wenn das Umfeld nur bei extremen Gefühlsäußerungen Mitgefühl und Hilfe anbietet. Die Borderline-Patientin besitzt auch keine klaren Richtlinien dafür, welcher Instanz sie im Falle einer Unstimmigkeit glauben soll - ihrem eigenen Empfinden oder dem anderer, vor allem des Therapeuten. Durch suizidales Verhalten wird das Gefühl der eigenen Verletzbarkeit validiert, und die Unsicherheit aufgrund der widersprüchlichen Botschaften von Therapeut und dem eigenen Empfinden wird reduziert.

Aus dieser Sichtweise heraus validieren Borderline-Patientinnen nicht nur ihre eigene Verletzbarkeit, sondern invalidieren auch die verhaltensbezogenen und biologischen Gesetzmäßigkeiten, die sie zu dem gemacht haben, was sie sind. Sie sind sich der Ungerechtigkeit ihrer Existenz genau bewusst. Manchmal glauben sie daran, dass die Welt irgendwie dazu in der Lage ist, gerecht zu sein; dass sie zu fast jedem anderen gerecht ist und ihnen selbst gegenüber von Anfang an hätte gerechter sein sollen; dass sie auch jetzt noch gerecht sein könnte, wenn sie selbst nur endlich herausfinden könnten, wie sie sich verhalten sollen. Zu anderen Zeiten jedoch haben sie jede Hoffnung verloren, dass sie genau das jemals herausfinden werden. Sie erleben sich manchmal selbst als im Grunde gute Menschen oder zumindest Menschen mit guter Absicht, die aber unkontrollierbare und daher hoffnungslose Fehler haben. Jede Überschreitung erwünschten Verhaltens führt zu intensiver Scham, heftigen Schuldgefühlen und Reue. Sie sind wie Vasen in einem Porzellangeschäft – aber mit Rissen, kaputt und häßlich, auf ein Regal verbannt, wo sie von den Kunden nicht gesehen werden können. So sehr sie sich auch bemühen, Klebstoff zu finden, um die Risse zu kleben, oder Ton, um ihre Form neu zu gestalten – diese Versuche reichen letztlich nicht aus, um wieder akzeptiert zu werden.

Auf dem Höhepunkt der emotionalen Schmerzen und Verletzbarkeit glaubt die Borderline-Patientin häufig fest daran, dass andere - besonders der Therapeut - ihr helfen könnten, wenn sie nur wollten. (Man könnte fast sagen, dass sie unter einer Vertrauensstörung leidet, in Abgrenzung von der Paranoiden Störung!) Die Kollision zwischen dieser festen und oftmals lautstark artikulierten Erwartung mit der vom Therapeuten als ebenso intensiv erfahrenen Hilflosigkeit und Ineffektivität bietet die Grundlage für eines der häufigsten Dramen in der Therapie mit Borderline-Patientinnen. Angesichts der inadäquaten Hilfestellung eskalieren die emotionalen Schmerzen und das unkontrollierte Verhalten der Patientin; sie fühlt sich allein gelassen, missverstanden und tief verletzt. Der Therapeut seinerseits fühlt sich manipuliert und ebenso missverstanden. Beide sind bereit, sich zurückzuziehen oder anzugreifen.

Geduld, Akzeptanz und Mitgefühl bilden gemeinsam mit allmählichen Änderungsversuchen den Ausgangspunkt und das Ziel einer Synthese zwischen Vulnerabilität und Invalidierung. Gerade diese Faktoren fehlen aber der Borderline-Patientin. Interessanterweise wird genau dieses Muster von abwechselnd übertriebenen und depressiven Erwartungen bei Menschen gefunden, die – in einem Pavlov'schen Sinn – ein schwaches, hochgradig reaktives Nervensystem haben – also emotional verletzbaren Menschen (Krol, 1977, zitiert in Strelau, Farley und Gale, 1986).

Das dialektische Dilemma des Therapeuten

Diese zwei miteinander zusammenhängenden Muster bieten uns einen Hinweis darauf, warum die Therapie von Borderline-Patientinnen iatrogene Effekte haben kann. Wenn der Therapeut in der Therapie eine invalidierende Umgebung schafft, ist zu erwarten, dass die Patientin heftig reagiert. Es gibt viele typische Beispiele für eine Invalidierung in der Therapiesituation: Der Therapeut bietet der Patientin eine Interpretation ihres Verhaltens an bzw. erzwingt eine Interpretation, die sie nicht teilt; seine Erwartungen an die Leistungen der Patientin übersteigen ihre Fähigkeiten oder den Glauben an diese Fähigkeiten; er behandelt die Patientin als weniger kompetent, als sie ist; er verweigert ihr die Hilfe, die er ihr geben würde, wenn er davon ausginge, dass ihre gegenwärtige Perspektive valide ist; er kritisiert oder bestraft das Verhalten der Patientin; er ignoriert wichtige Botschaften oder Handlungen der Patientin; und so weiter. Insgesamt findet sich ein gewisses Maß an Invaliderung in den meisten therapeutischen Beziehungen (auch in den guten). In einer anstrengenden Beziehung, wie bei der Therapie mit Borderline-Patientinnen, ist das Ausmaß wahrscheinlich größer.

Das Erleben von Invalidierung ist normalerweise eine aversive Erfahrung. Die emotionale Reaktion der Borderline-Patientin auf diese Erfahrung kann sehr unterschiedlich sein: Wut auf den Therapeuten, weil er so unsensibel ist; extremes Herabgestimmtsein durch Gefühle des Unverstandenseins und des Alleinseins; Angst und Panik aufgrund des Gefühls, dass ein Therapeut, der den momentanen Zustand der Patientin nicht versteht und anerkennt, keine große Hilfe sein kann; oder Scham und Demütigung wegen der erlebten Gefühle, Gedanken und Verhaltensweisen. Zu den verhaltensbezogenen Reaktionen auf Invalidierung zählen Vermeidungsverhalten, verstärkte Kommunikationsversuche, um Anerkennung des emotionalen Zustandes zu erreichen, oder Angriffe auf den Therapeuten. Die extremste Form von Vermeidung ist der Suizid. In weniger dramatischen Fällen kann es passieren, dass die Patientin die Therapie abbricht oder auch zu spät zu den Sitzungen kommt oder einzelne Sitzungen ganz verpasst. (Die hohe Abbrecherquote bei Borderline- und parasuizidalen Patientinnen ist wahrscheinlich zum Teil die Folge mangelnder Validierung seitens des Therapeuten.) Andere Formen der Vermeidung können Depersonalisation, dissoziative Erlebnisse oder auch ein innerer Rückzug während der Therapiesitzung sein. Die Patientinnen greifen auf verschiedene Möglichkeiten zurück, um die Kommunikation mit dem Therapeuten zu intensivieren: Sie rufen zwischen den Sitzungen an, machen Zusatztermine aus, schreiben Briefe oder überreden Freunde oder andere Ärzte oder Therapeuten, den Therapeuten anzurufen. Wie oben ausgeführt, sind manche suizidalen Verhaltensweisen ebenfalls Versuche der Kommunikation. (Es ist jedoch wichtig, dass der Therapeut *nicht* alle suizidalen Verhaltensweisen für Kommunikationsversuche hält.)

Die Angriffe auf den Therapeuten sind meist verbaler Art: Die Patientin verurteilt und beschuldigt ihn, ohne seine Schwierigkeiten bei dem Versuch anzuerkennen, sie zu verstehen und zu validieren. Während meiner therapeutischen Arbeit bin ich von Borderline-Patientinnen mit mehr Schimpfnamen und Angriffen gegen meine Motive bedacht worden als von allen anderen Personen. Die Angriffe können allerdings auch physisch sein; oft wird das Eigentum des Therapeuten attackiert. So haben die Patientinnen in unserer Klinik Uhren zerbrochen, Nachrichtentafeln zerstört, Post gestohlen, mit Gegenständen geworfen, Löcher in die Wände getreten und die Wände beschmiert. Angriffe dieser Art setzen natürlich einen Teufelskreis in Gang, da die Therapeuten häufig Gegenangriffe starten, die oft als therapeutische Reaktionen verschleiert werden.

Das Dilemma besteht für den Therapeuten darin, dass sowohl der Versuch, eine Veränderung in der Patientin hervorzurufen, als auch das mitfühlende Verständnis für ihren momentanen Zustand von ihr als invalidierend erlebt werden können. Auf jede Andeutung des Therapeuten, dass sich die Patientin bei zukünftigen Versuchen, ein Ziel zu erreichen, noch mehr anstrengen könnte, wird die Patientin wahrscheinlich mit der Überzeugung reagieren, der Therapeut nehme an, dass die Patientin die ganze Zeit im Unrecht, die invalidierende Umgebung dagegen im Recht gewesen sei. Aus dieser Situation heraus entsteht ein Kampf, der die Aufmerksamkeit von der Verhaltensänderung und dem Fertigkeitstraining ablenkt. Ich habe die Erfahrung gemacht, dass ein Großteil der alltäglichen Schwierigkeiten in der Behandlung dieser Population aus der Invalidierung der Erlebnisse und Schwierigkeiten seitens des Therapeuten resultiert. Andererseits besteht bei einer nicht auf Veränderung ausgerichteten therapeutischen Strategie – der Patientin zuhören oder ihre Reaktionen mitfühlend validieren – die Gefahr, dass die Patientin in Panik gerät angesichts der Erwartung, dass sich ihr Leben niemals verbessern wird. Wenn sie recht hat und immer recht hatte, dann ist der momentane Zustand das Beste, was sie erwarten kann. In diesem Fall muss der Therapeut mit Wutausbrüchen wegen seiner vermeintlichen Unfähigkeit, ihr zu helfen, rechnen. In der Folge wird die Patientin mehr Engagement und konkrete Veränderungsvorschläge vom Therapeuten fordern. Ein Teufelskreis beginnt, der häufig sowohl die Patientin als auch den Therapeuten überfordern kann.

Dieses Dilemma hat mich vielleicht mehr als alles andere dazu bewogen, die DBT zu entwickeln. Die traditionelle Verhaltenstherapie (auch die traditionelle kognitive Verhaltenstherapie) allein, zumindest so, wie ich sie praktizierte, invalidierte meine Patientinnen. Was ich ihnen vermittelte, war, dass entweder ihr Verhalten falsch war oder ihr Denkstil irrational oder zumindest problematisch war. Der Hauptmangel dieser Therapieformen besteht darin, dass die tief greifenden Fertigkeitsdefizite dieser Patientinnen nicht erkannt und ihnen dementsprechend nicht genügend Fertigkeiten vermittelt werden. Das Akzeptieren ihrer Schmerzen stellt in gewisser Weise eine Invalidierung dar. Ich fühlte mich wie eine Profischwimmerin mit einem kleinen Floß, die einen Nichtschwimmer mitten im Ozean allein lässt, ihm dabei aber mit beruhigender Stimme zuruft: „Du kannst es schaffen! Du hältst das schon durch!“ Meine Lösung bestand darin, in der DBT zwei Behandlungsstrategien zu vereinen. Der Therapeut muss also mit der Patientin in eine flexible Interaktion treten, bei der er die Reaktionen der Patientin genau beobachtet und bereit ist, jederzeit zwischen unterstützender Akzeptanz einerseits und Konfrontation und Veränderung andererseits zu wechseln.

Die dialektische Balance, nach der der Therapeut streben sollte, besteht in einem Gleichgewicht zwischen Validierung der Erfahrungen der einzelnen Patientin (insbesondere die Erfahrung der eigenen Verletzbarkeit und ihre Verzweiflung) *und* Vermittlung der für eine Veränderung notwendigen Fähigkeiten. Der Therapeut muss also in der Lage sein, Validierungsstrategien mit Veränderungsstrategien (Fertigkeitsstraining) zu kombinieren und abzuwechseln. Die Spannung, die durch das Schwanken der Patientin zwischen extrem hohen und niedrigen Hoffnungen und Erwartungen bezüglich ihrer eigenen Fähigkeiten entsteht, stellt dabei eine große Herausforderung für den Therapeuten dar.

Aktive Passivität versus scheinbare Kompetenz

Aktive Passivität

Das definierende Merkmal der „aktiven Passivität“ ist die Tendenz, Probleme passiv und mit Hilflosigkeit anzugehen anstatt aktiv und mit Entschiedenheit. Dazu kommt die Tendenz, bei extremem Leidensdruck die Lösung für eigene Probleme von der Umgebung (und häufig dem Therapeuten) zu fordern. Die betroffene Person zeichnet sich also durch

Aktivität bei dem Versuch aus, andere zur Lösung ihrer Probleme zu bewegen, und Passivität bei eigenen Problemlöseversuchen. Diese Art der Problembewältigung ähnelt dem „emotionsorientierten Coping", das von Lazarus und Folkman (1984) beschrieben wurde. Bei emotionsorientiertem Coping wird auf stressauslösende Situationen mit dem Versuch reagiert, die negativen emotionalen Reaktionen auf die Situation zu reduzieren - etwa durch Ablenken oder Beruhigung durch andere. Im Gegensatz dazu zeichnet sich „problemorientiertes Coping" durch aktive Problemlöseversuche aus. Die Neigung, aktiv Unterstützung von der Umwelt einzufordern, unterscheidet aktive Passivität von erlernter Hilflosigkeit. In beiden Fällen steht die betroffene Person ihrem Problem hilflos gegenüber. Bei der erlernten Hilflosigkeit gibt das Individuum jedoch auf und bemüht sich nicht einmal um Hilfe von außen. Bei der aktiven Passivität bemüht sich das Individuum dagegen kontinuierlich um Lösung der Probleme durch andere, z. B. den Therapeuten.

Manchmal ist es genau dieses Einfordern einer sofortigen Lösung für das Problem, die der Therapeut jedoch nicht liefern kann, das den Teufelskreis der Invalidierung der Patientin einleitetet. Eskalierende und verzweifelte Ansprüche der Patientin können eine Krise beim Therapeuten auslösen, in der er aufgrund seiner eigenen Hilflosigkeit beginnt, dem „Opfer" selbst die Schuld zu geben oder es abzulehnen. Diese Ablehnung verschärft die problematische Situation, indem sie zu noch deutlicheren Forderungen führt und so den Teufelskreis entstehen lässt. Natürlich wird durch Passivität angesichts der überwältigenden und scheinbar unlösbaren Probleme mit dem Leben überhaupt und der Selbstregulation keine Lösung dieser Probleme erreicht, obwohl sie ein wirksames Mittel sein kann, um kurzfristig die mit den Problemen assoziierten negativen Affekte zu reduzieren. Die Frage, ob ein Problem tatsächlich lösbar ist, kann natürlich ein ständiger Streitpunkt zwischen Patientin und Therapeut sein. Der Therapeut ist möglicherweise überzeugt davon, dass die Patientin ihre Probleme lösen könnte, wenn sie nur aktive Bewältigungsstrategien einsetzen würde; die Patientin sieht vielleicht die Probleme als unlösbar an, unabhängig davon, was sie selber tut. Aus ihrer Perspektive gibt es entweder keine Lösung, oder aber sie ist zu den möglichen problemlösenden Verhaltensweisen nicht fähig. Es besteht eine deutliche Diskrepanz zwischen dem Glauben des Therapeuten an die Problemlösefähigkeiten der Patientin und deren eigener Überzeugung ihrer Unfähigkeit. Glaubt der Therapeut selbst daran, dass die Probleme unlösbar sind, kann dadurch der passive Umgang mit Problemen, wie Ablenkung oder Vermeidung des Problems, zusätzlich gefördert werden.

Ein passiver Selbstregulationsstil ist wahrscheinlich das Resultat der individuellen Temperamentsdisposition auf der einen Seite und der Vorgeschichte fehlgeschlagener Versuche, sowohl negative Affekte als auch die damit zusammenhängenden fehlangepassten Verhaltensweisen zu kontrollieren, auf der anderen Seite. Bialowas (zitiert in Strelau, 1986) fand beispielsweise einen positiven Zusammenhang zwischen hoher autonomer Reaktivität und Abhängigkeit in einer Situation der sozialen Beeinflussung. Interessante Forschungsergebnisse von Eliasz (1974, zitiert in Strelau et al., 1986) deuten darauf hin, dass Menschen mit hoher autonomer Reaktivität unabhängig von anderen Gegebenheiten einen passiven Selbstregulationsstil bevorzugen – also einen Stil, bei dem nur wenig Energie aktiv dazu aufgewendet wird, die eigenen Fähigkeiten und das Umfeld zu verbessern.

Miller und Managan (1983) führten zu diesem Themenbereich Untersuchungen über das Verhalten von Patienten bei Arztbesuchen durch. Sie fanden heraus, dass Patienten mit hoher Wachsamkeit und Empfindlichkeit gegen negative oder potentiell negative Aspekte eines Erlebnisses („high monitors") sehr viel mehr darauf bedacht waren, mit Höflichkeit und Respekt behandelt zu werden, Tests durchführen zu lassen, neue Medikamente verschrieben zu bekommen, über die Auswirkungen von Stress auf ihre Gesundheit informiert zu werden und generelle Informationen zu bekommen als „low monitors". Für unser Thema ist insbesondere von Bedeutung, dass diese Personen eine weniger aktive Rolle in der eigenen medizinischen Versorgung spielen wollten; zweimal so viele „high monitors" wie „low monitors" bevorzugten eine vollständig passive Rolle. Aktive Passivität scheint also nicht nur ein gelerntes Verhalten zu sein, wenn auch eine Vorgeschichte von fehlgeschlagenen Versuchen, die eigene Person und das aversive Umfeld zu kontrollieren, höchstwahrscheinlich ebenfalls von Bedeutung ist.

Es ist leicht nachvollziehbar, wie eine solche Haltung der aktiven Passivität erlernt werden kann. Die Borderline-Persönlichkeit nimmt ihre wiederholte Unfähigkeit wahr, mit anderen Menschen in erfolgreiche Interaktion zu treten. Gleichzeitig ist sie sich ihrer Unzufriedenheit und Hoffnungslosigkeit bewusst und erkennt ihre Unfähigkeit, die Welt in einem positiven Licht zu sehen oder nach außen eine Fassade von Zufriedenheit, Hoffnung und ungestörter Ruhe darzubieten. Diese Beobachtungen können zu erlernter Hilflosigkeit führen: Die Erfahrung, dass man trotz größter Bemühungen immer wieder versagt, ist häufig der Auslöser eines solchen Verhaltensmusters. In einer Umgebung, in der ihre Schwierigkeiten nicht akzeptiert werden, kann die Borderline-Patientin auch nicht lernen, wie man Probleme aktiv und effektiv löst. Das Erlernen solcher Bewältigungsstrategien erfordert zumindest, dass die Existenz eines Problems anerkannt wird; in einer Umgebung, in der Schwierigkeiten stattdessen minimiert werden, lernt die Betroffene daher lediglich, diese Schwierigkeiten so übertrieben darzustellen, dass sie endlich ernst genommen werden. Diese übertriebene Sichtweise der eigenen Schwierigkeiten und der eigenen Inkompetenz ist ein weiteres Merkmal der aktiven Passivität. Die Borderline-Persönlichkeit versucht, die fehlende Anerkennung ihrer Inkompetenz mit extremer Inkompetenz und Passivität auszugleichen.

Empirische Belege für dieses Muster von aktiver Passivität finden sich sowohl für parasuizidale als auch Borderline-Populationen. Eigene Forschungsergebnisse zeigten, dass Patienten, die aufgrund unmittelbar vorausgehender parasuizidaler Handlungen stationär aufgenommen wurden, im Vergleich zu Patienten mit Suizidgedanken und nicht suizidalen Psychiatriepatienten eine deutlich geringere Neigung zu aktiven interpersonellen Problemlösungen zeigten und eine tendenziell höhere Neigung zu passiven Problemlösungen. Aktives Problemlösen bestand in dieser Untersuchung darin, selbst aktive Schritte zugunsten einer Problembeseitigung einzuleiten; passives Problemlösen bestand darin, andere zu der Lösung des Problems zu bringen (Linehan et al., 1987). Perry und Cooper (1985) berichten von einem Zusammenhang zwischen der BPS und geringer Eigenständigkeit, hoher Abhängigkeit und emotionalem Vertrauen auf andere.

Die Unfähigkeit, sich selbst vor extrem aversiven Gefühlszuständen zu schützen, kann, in Kombination mit der daraus resultierenden Hilf- und Hoffnungslosigkeit und Verzweiflung, zu der bei Borderline-Persönlichkeiten häufig zu findenden übermäßigen Abhängigkeit von anderen Menschen beitragen. Wer nicht dazu in der Lage ist, seine affektiven und zwischenmenschlichen Probleme selbst zu lösen, muss entweder diesen unangenehmen Zustand ertragen oder andere Menschen um Hilfe bitten. Wenn der psychische Schmerz besonders intensiv ist oder die Leidenstoleranz besonders gering, kann die Bitte um Hilfe schnell in emotionales Klammern und fordernde Verhaltensweisen umschlagen. Diese Abhängkeit führt wiederum zu heftigen Gefühlsreaktionen, wenn der Verlust einer wichtigen Bezugsperson droht oder tatsächlich eintritt. In dieser Konstellation scheinen die verzweifelten Versuche, ein Verlassenwerden zu verhindern, verständlich.

Offensichtlich spielen kulturell bedingte Geschlechterunterschiede und Geschlechtsrollenstereotypen eine zentrale Rolle bei der Ausformung aktiver Passivität bei Frauen. Frauen erlernen im Allgemeinen interpersonelle Lösungstrategien, die effektiv sind, weil mit ihrer Hilfe Unterstützung und Schutz von anderen Menschen erlangt werden kann (Hoffman, 1972). Frauen werden durch kulturelle Normen und Erwartungen auch eher auf Einflussmöglichkeiten beschränkt, die sich durch Indirektheit und Hilflosigkeit auszeichnen (Johnson, 1976). Diese Unterschiede zwischen den Geschlechtern zeigen sich bereits in einem frühen Alter. Beobachtungen an Schulkindern haben beispielsweise gezeigt, dass Jungen auf Kritik mit aktiven Bemühungen reagieren, während Mädchen sich eher passiv verhalten, das heißt aufgeben und die Schuld auf ihre mangelnden Fähigkeiten schieben (Dweck und Bush, 1976; Dweck, Davidson, Nelson und Emde, 1978). Schulmädchen scheinen zwar nicht mehr belastende Ereignisse zu erleben als Jungen (Goodyer, Kolvin und Gatzanis, 1986), es ist jedoch möglich, dass Mädchen häufiger mit Situationen konfrontiert sind, für die das Paradigma der erlernten Hilflosigkeit gilt. Die Erkenntnisse über sexuellen Missbrauch stützen diese Überlegung.

Wie ich in Kapitel 2 genauer ausgeführt habe, ist das Ausmaß an sozialer Unterstützung - genauer gesagt, das Ausmaß an Intimität - bei Frauen enger mit dem Wohlbefinden verknüpft als bei Männern. Die für Borderline-Persönlichkeiten typische emotionale Abhängigkeit könnte demnach lediglich eine extreme Ausprägung eines interpersonellen Verhaltens ein, das für viele Frauen typisch ist. Es ist auch möglich, dass dieser die Borderline-Patientinnen charakterisierende abhängige Stil in anderen Gesellschaften nicht als pathologisch wahrgenommen werden würde.

Scheinbare Kompetenz

„Scheinbare Kompetenz“ meint die Tendenz von Borderline-Patientinnen, in manchen Situationen den Eindruck zu erwecken, sie seien kompetent und zur Bewältigung des Alltags in der Lage und sich in anderen Situationen so zu verhalten, als ob (zur Verwunderung des Beobachters) diese Kompetenzen überhaupt nicht existierten. Jemand kann sich beispielsweise angemessen und selbstbewusst verhalten, solange es um Situationen am Arbeitsplatz geht, in denen sie sich sicher und zuversichtlich fühlt, jedoch in engen Beziehungen, wo sie weniger Kontrolle über die Dinge zu haben glaubt, völlig unfähig sein, sich assertiv zu verhalten. Die Fähigkeit, für die Dauer der Therapiesitzung die eigenen

Impulse unter Kontrolle zu halten, generalisiert nicht immer auf Settings außerhalb des Therapiezimmers. Eine Patientin, die nach einer Sitzung in neutraler oder sogar positiver Stimmung zu sein scheint, ruft den Therapeuten unter Umständen wenige Stunden später an, um ihm mitzuteilen, dass sie sich nach der Sitzung extrem schlecht gefühlt habe. Eine mehrwöchige oder -monatige Periode der erfolgreichen Bewältigung des Alltagslebens kann von einer Krisenzeit gefolgt werden, in der ineffektive Bewältigungsstrategien und extreme emotionale Fehlregulation dominieren. Die Fähigkeit, das Ausleben der eigenen Emotionen in bestimmten sozialen Situationen unter Kontrolle zu halten, kann in anderen Situationen völlig versagen. Viele Borderline-Patientinnen zeigen sehr gute interpersonelle Fertigkeiten, wenn sie anderen Personen bei der Lösung ihrer Probleme helfen; dagegen gelingt es ihnen nicht, dieselben Fertigkeiten auf ihre eigenen Probleme anzuwenden.

Die Idee des Musters „scheinbarer Kompetenz" kam mir das erste Mal in der Arbeit mit einer meiner Patientinnen, die ich hier Susan nennen werde. Susan arbeitete als Systemanalytikerin in einem großen Unternehmen. Zu den Therapiesitzungen erschien sie sehr gut gekleidet, hatte ein attraktives Auftreten, gute Laune und berichtete von guten Rückmeldungen bezüglich ihrer Arbeitsleistungen. Mehrere Monate lang fragte sie mich wiederholt um Rat, wie sie mit zwischenmenschlichen Schwierigkeiten mit ihrem Chef umgehen solle. Da sie sozial sehr kompetent erschien, nahm ich jedoch an, dass sie die notwendigen Fertigkeiten besäße. Daher verbrachte ich viel Zeit mit der Analyse der Faktoren, die sie davon abhalten könnten, diese vorhandenen Fertigkeiten auch einzusetzen. Sie bestand dagegen darauf, dass ihr einfach nichts einfiele, wie sie mit ihrem Chef in bestimmten Situationen umgehen könnte. Obwohl ich immer noch daran glaubte, dass sie tatsächlich über die notwendigen Fertigkeiten verfügte, schlug ich eines Tages frustriert vor, ein Rollenspiel durchzuführen, in dem sie den Chef und ich sie selbst spielen sollte. Nach dem Rollenspiel war sie positiv überrascht von der Art und Weise, wie ich mit der Situation umgegangen war; sie meinte, an diese Herangehensweise habe sie noch nie gedacht. Sie war sofort damit einverstanden, das neue Verhalten, das ich als Modell vorgestellt hatte, in einer konkreten Situation mit ihrem Chef einzusetzen. Eine Woche darauf berichtete sie von ihrem Erfolg. Diese Interaktion beweist sicherlich nicht, dass Susan die notwendigen Fertigkeiten wirklich nicht besaß. Vielleicht hat ihr das Rollenspiel Informationen über die sozialen Regeln im Umgang mit Vorgesetzten vermittelt; vielleicht habe ich ihr durch mein Rollenspiel auch nur die „Erlaubnis" gegeben, ihre tatsächlich vorhandenen Fertigkeiten auch einzusetzen. Man kann die Möglichkeit allerdings nicht ausschließen, ich hätte Susan Fertigkeiten unterstellt, die sie in dieser Situation tatsächlich nicht hatte.

Für die scheinbare Kompetenz von Borderline-Persönlichkeiten könnten verschiedene Faktoren verantwortlich sein. Zum einen ist die Kompetenz der Betroffenen extrem variabel und abhängig von bestimmten Bedingungen. Millon (1981) nannte diese Eigenheit der Borderline-Persönlichkeit „stabile Instabilität". Als Außenstehender würden wir dagegen erwarten, dass Kompetenzen, die einmal unter bestimmten Bedingungen gezeigt werden, generalisiert werden und unter (für den Außenstehenden) ähnlichen Bedingungen ebenfalls zum Ausdruck kommen. Bei Borderline-Persönlichkeiten findet diese Generalisierung aber häufig nicht statt. Ergebnisse zum situationsspezifischen Lernen (siehe Mischel, 1968, 1984 für einen Überblick) deuten darauf hin, dass eine Generalisierung von Verhalten über verschiedene Situationskontexte nur selten stattfindet; die Borderline-Patientin zeichnet sich durch den kombinierten Einfluss stimmungsabhängigen und situationsspezifischen Lernens aus. Bestimmte Verhaltensfertigkeiten, über die sie in einer bestimmten Stimmung verfügt, fehlen in einer anderen Stimmung. Wenn sie darüber hinaus wenig Kontrolle über ihre emotionalen Zustände hat (wie es bei Personen mit mangelhafter Emotionsregulation zu erwarten ist), hat sie auch wenig Kontrolle über ihre Verhaltensfertigkeiten in bestimmten Situationen.

Ein zweiter Faktor, der für die scheinbare Kompetenz der Borderline-Persönlichkeit verantwortlich ist, ist ihre Schwierigkeit, die eigene Vulnerabilität den ihr wichtigen Menschen, auch dem Therapeuten, deutlich mitzuteilen. Zeitweise hemmt sie automatisch alle non-verbalen Signale für ihren negativen Gefühlszustand, sogar wenn diese Signale angemessen und zu erwarten wären. Selbst wenn sie innerlich völlig aufgewühlt ist und stark leidet, kann sie so nach außen ruhig und kontrolliert erscheinen. Durch ihr scheinbar kompetentes Auftreten signalisiert sie ihrer Umgebung, dass sie sich gut fühlt und alles im Griff hat. Dieses kompetente Auftreten kann durch die Übernahme der Erwartungen des Umfeldes verstärkt werden, also der Erwartung, dass die Betroffene über verschiedene Situationen und verschiedene Zeitpunkte hinweg kompetent sein müsse. Während sie sich in einem bestimmten Gefühlszustand oder einer bestimmten Situation befindet, fällt es der Borderline-Patientin schwer, ihre Reaktionen in anderen Situationen oder Umständen vorherzusagen. Die Umwelt hält die lächelnde, kompetent erscheinende Fassade dagegen fälschlicherweise für eine zutreffende Widerspiegelung der Realität, die sich unter verschiedenen Bedingungen gleich darstellen müsste. Wenn die Betroffene in einem anderen Gefühlszustand oder einer anderen Situation nun Hilflosigkeit signalisiert, wird dies von Außenstehenden häufig als Vortäuschung interpretiert, die dazu dienen soll, die Aufmerksamkeit auf sich zu lenken oder andere zu frustrieren.

Diese Unterdrückung aller Signale eines negativen Gefühlszustandes geht aller Wahrscheinlichkeit nach auf das soziale Lernen in einer invalidierenden Umgebung zurück. Wie ich in Kapitel 2 näher ausgeführt habe, wird in einer invalidierenden Umgebung das Unterdrücken negativer Gefühlsäußerungen positiv verstärkt. Gefördert werden Leistung, Kontrolle und Haltung auch im Unglück.[3] Was die Angelegenheit weiter erschwert, ist die Tatsache, dass sich die meisten Borderline-Patientinnen meiner Erfahrung nach nicht bewusst sind, dass sie ihre Verletzbarkeit anderen nicht signalisieren. Dies könnte zwei Gründe haben: Zunächst stimmt vielleicht die verbale Botschaft, dass die Betroffene sich unwohl fühlt, nicht mit ihren nonverbalen Signalen überein. Oder aber die Patientin gerät beim Sprechen über ein sie emotional belastendes Thema in einen extrem negativen Gefühlszustand, teilt dies aber weder verbal noch nonverbal mit. In beiden Fällen glaubt die Patientin normalerweise, dass sie ihre Gefühle deutlich geäußert hat. Im ersten Fall geht sie davon aus, dass eine einfache Beschreibung ihrer Gefühle, unabhängig von nonverbalen Signalen, ausreicht. Sie ist sich vielleicht überhaupt nicht darüber im Klaren, dass ihre nonverbalen Signale diskordant sind. Im zweiten Fall glaubt sie, dass der Kontext allein bereits genug mitteilt. Versteht das Gegenüber die Botschaft allerdings nicht, ist die Borderline-Patientin meist sehr betroffen. Das Nicht-Verstehen ist jedoch nachvollziehbar angesichts der Tatsache, dass die meisten Menschen bei einer Diskrepanz zwischen verbalen und non-verbalen Signalen eher den non-verbalen Signalen trauen.

Ich habe Patientinnen erlebt, die mir, ganz ruhig und in normalem Ton, fast beiläufig, sagten, sie seien so deprimiert, dass sie an Selbstmord dächten. Eine Patientin erzählte von einer kürzlich erlebten Zurückweisung, die sie völlig verzweifelt gemacht habe, in einem Ton, als redete sie über das Wetter. Eine andere Frau, die alleine lebte und das Normgewicht für Frauen ihres Alters überschritt, wurde jedesmal äußerst niedergeschlagen, wenn sie entweder über ihr Gewicht oder über ihr Alleinleben redete; das Thema war jedoch mein einziger Anhaltspunkt für ihre Gefühle. Die Patientin vertrat im Gegenteil so überzeugend eine feministische Position, dass ich leicht hätte glauben können, sie habe die kulturelle Konditionierung bezüglich dieser Themen überwunden. Bei Diskussionen über sexuellen Missbrauch geschieht häufig dasselbe.

Ein dritter Faktor, der die scheinbare Kompetenz mitbeeinflusst, hängt mit der Reaktion der Borderline-Persönlichkeit auf zwischenmenschliche Beziehungen zusammen. Die typische Borderline-Patientin, mit der ich üblicherweise in der Therapie zusammenarbeite, scheint unter zwei Bedingungen Zugang zu emotional und verhaltensbezogen kompetenten Reaktionsweisen zu haben: Entweder ist eine unterstützende und helfende Person direkt anwesend, oder aber die Patientin sieht sich in einer sicheren, unterstützenden und stabilen Beziehung mit einem wichtigen Menschen, der nicht unbedingt physisch anwesend sein muss. Dies könnte erklären, warum die Patientin in einer Therapeisitzung oft so kompetent erscheint; der dann anwesende Therapeut wird normalerweise als unterstützende und helfende Person wahrgenommen. Da jedoch die therapeutische Beziehung selbst selten als sicher und stabil wahrgenommen wird, verringert sich der Einfluß des Therapeuten, wenn er nicht anwesend ist. Dies könnte mit einem mangelhaften evokativen Gedächtnis zusammenhängen, wie von Adler (1985) vorgeschlagen, oder auch mit der Tatsache, dass eine therapeutische Beziehung an sich eine weniger sichere Beziehung darstellt. Schließlich sind therapeutische Beziehungen dadurch definiert, dass sie irgendwann beendet werden. Viele Borderline-Patientinnen empfinden dieses Ende als vorzeitig und plötzlich. Natürlich sind Borderline-Patientinnen nicht die einzigen Menschen, die von guten zwischenmenschlichen Beziehungen profitieren; uns allen geht es besser, wenn wir über ein unterstützendes soziales Netzwerk verfügen (siehe den Überblick von Sarason, Sarason und Shearin, 1986). Bei Borderline-Patientinnen ist jedoch die Diskrepanz zwischen der Kompetenz bei Vorhandensein und bei Fehlen einer stützenden Beziehungen ungleich größer.

Es ist nicht geklärt, warum Beziehungen diese Auswirkung auf Borderline-Patientinnen haben. Denkbar wäre beispielsweise der Einfluss sozialer Lernprozesse: Ein Kind, das für Kompetenz und Zufriedenheit im Zusammensein mit anderen Menschen verstärkt, bei anderem Verhalten dagegen zum Beispiel aus dem Zimmer geschickt wird, lernt wahrscheinlich, in Gesellschaft anderer glücklich und kompetent zu sein. Alleinsein muss einem Menschen, der wegen seiner mangelhaften Selbstregulation auf die Regulation durch die Umgebung angewiesen ist, sehr gefährlich erscheinen. Die Angst, die durch die fehlende Verfügbarkeit einer helfenden Beziehung ausgelöst wird, kann ausreichen, um die Affektregulation der betroffenen Person derartig durcheinanderzubringen, dass der negative emotionale Kreislauf in Gang gesetzt wird und letztlich mit kompetentem Verhalten interferiert. Hinzu kommt möglicherweise, dass der wohlbekannte Effekt der Leistungssteigerung in Anwesenheit anderer (Zajonc, 1965) bei Borderline-Patientinnen stärker ausgeprägt ist.

Das kompetente Auftreten kann andere, auch den Therapeuten, zu der Annahme verführen, die Borderline-Patientin sei kompetenter, als sie tatsächlich ist. Diese Diskrepanz zwischen Erscheinungsbild und Realität perpetuiert letzlich die invalidierende Umwelt: Zeigt die Patientin die von ihr erwarteten Fertigkeiten nicht, wird ihr unterstellt, ihr fehle nur die Motivation, sie „spiele Spielchen", sie manipuliere andere usw. – allesamt Gründe, die der Selbstwahrnehmung der Patientin widersprechen. Eine der wesentlichen Folgen dieses Borderline-Symptoms besteht demnach darin, dass der Therapeut und andere in ihrer Haltung bestärkt werden, die „dem Opfer die Schuld gibt" und die sie blind macht für das Bedürfnis der Patientin nach Hilfestellung beim Erlernen neuer Verhaltensmuster.

Das dialektische Dilemma der Patientin

Die Borderline-Patientin sieht sich mit einem scheinbar unlösbaren Dilemma konfrontiert: Auf der einen Seite hat sie enorme Schwierigkeiten, ihre Affekte selbst zu regulieren und somit kompetentes Verhalten zu zeigen. Sie benötigt häufig Unterstützung, kann aber nur schwer vorhersagen, wann dies der Fall sein wird. Oft fühlt sie sich hilflos und ohne Hoffnung und fürchtet sich davor, in einer Umwelt sich selbst überlassen zu werden, in der sie immer wieder versagt hat. Da sie selbst nicht dazu in der Lage ist, ihr eigenes Wohlbefinden vorherzusagen und zu kontrollieren, ist sie davon abhängig, dass ihr Umfeld ihre Gefühle und Verhaltensweisen reguliert. Andererseits schämt sie sich aber dieser Abhängigkeit: In einer Umgebung, die Abhängigkeit verachtet, hat sie gelernt, negative Gefühle und Hilflosigkeit so lange nicht zu zeigen, wie sie sich noch einigermaßen unter Kontrolle halten lassen. Ist sie in einer positiven Stimmung, kann sie tatsächlich die verschiedensten Situationen äußerst kompetent meistern. In dieser positiven Stimmung fällt es ihr jedoch schwer, ihre Fähigkeiten in einer anderen Stimmung vorherzusagen, so dass sie anderen fälschlicherweise den Eindruck vermittelt, sie verfüge über ausreichende Bewältigungsstrategien. Die Borderline-Patientin hat somit große Schwierigkeiten, andere angemessen um Hilfe zu bitten oder ihre Bedürfnisse mitzuteilen, obwohl sie die Unterstützung anderer manchmal bitter nötig hätte.

Die Unfähigkeit der Patientin, die scheinbaren Gegensätze zu integieren oder zu einer Synthese zu bringen - also das Nebeneinander von Hilflosigkeit und Kompetenz, von Nicht-Kontrolle und Kontrolle sowie davon, einerseits Hilfe zu benötigen, andererseits nicht - kann zu weiterer emotionaler Belastung und dysfunktionalen Verhaltensweisen führen. Solange die Betroffene daran glaubt, dass sie eigentlich in der Lage ist, „erfolgreich" zu sein, muss sie intensive Schuldgefühle erleben, wann immer sie aufgrund vermeintlich mangelnder Motivation ihre Ziele nicht erreicht. Oft wird sie aber auch auf andere wegen deren fehlenden Verständnisses und unrealistischen Erwartungen wütend werden. Sowohl die Schuldgefühle als auch die Wut können zu dysfunktionalen Verhaltensweisen wie suizidalen oder parasuizidalen Handlungen führen, die den schmerzhaften Gefühlszustand beenden sollen. Für die scheinbar kompetente Person stellt suizidales Verhalten häufig die einzige Möglichkeit dar, anderen mitzuteilen, dass sie in Wirklichkeit ihre Probleme nicht allein bewältigen kann und Hilfe benötigt; Suizidversuche können also ein Hilferuf sein. Das Verhalten kann aber auch den Zweck haben, andere zu einer Änderung ihrer unrealistischen Erwartungen zu bewegen - indem ihnen „bewiesen" wird, dass die Patientin diesen Erwartungen nicht entsprechen kann.

Das dialektische Dilemma des Therapeuten

Die Dimension aktive Passivität versus scheinbare Kompetez stellt auch den Therapeuten vor ein dialektisches Dilemma. Ein Therapeut, der nur die Fähigkeiten einer scheinbar kompetenten Person sieht, läuft Gefahr, einerseits zu hohe Ansprüche an ihre Leistungen zu stellen, andererseits unterschwellige Botschaften von Hilflosigkeit und Schwierigkeiten nicht zu erkennen. Dadurch wird ein invalidierendes Umfeld geschaffen, wobei die Tendenz, fehlenden Fortschritt eher auf „Widerstand" als auf Unfähigkeit zurückzuführen, besonders gefährlich ist. Diese unbedachte Haltung ist nicht nur invalidierend, sie hält den Therapeuten auch davon ab, das benötigte Fertigkeitstraining anzubieten. Die von Therapeuten (allzu) häufig gemachte Erfahrung, dass die Patientin die Therapiesitzung in scheinbar neutraler oder sogar guter Stimmung verlässt, nur um kurz darauf anzurufen und mit Suizid zu drohen, kan eine Folge dieses Musters sein.

Auf der anderen Seite ist es ebenfalls problematisch, wenn der Therapeut die tatsächlich vorhandenen Fähigkeiten der Patientin nicht erkennt und mit ihr in eine Interaktion tritt, die von aktiver Passivität geprägt ist. Insbesondere eskalierende Emotionalität und Forderungen können leicht als Defizite missverstanden werden. Panik beispielsweise zeigt sich häufig maskiert als Unfähigkeit. Diese Falle zu vermeiden ist natürlich besonders dann schwierig, wenn die Patientin darauf besteht, dass die in der Therapie an sie gestellten Erwartungen heruntergeschraubt werden und ihr mehr Hilfe angeboten wird, da sie sich ansonsten umbringen würde. Es erfordet schon viel Mut (und Selbstsicherheit) auf Seiten des Therapeuten, um an dieser Stelle nicht nachzugeben und der Forderung der Patientin zu entsprechen. In derartigen Siuationen sind die Prinzipien der Verhaltensformung (shaping) besonders relevant. Wie ich in Kapitel 8 näher ausführen werde, ist es besonders in frühen Phasen der Therapie häufig notwendig, dass der Therapeut sozusagen Gedanken liest, also die Gefühle der Patientin aufgrund spärlicher Informationen erkennen und Probleme frühzeitig antizipieren kann. In späteren Phasen, wenn die Patientin ihre Kommunikationsfertigkeiten bereits verbessert hat, ist das nicht mehr in diesem Ausmaß notwendig. Der zentrale Punkt hier ist natürlich das Wissen, an welcher Stelle des Gradienten der Verhaltensformung sich die Patientin zu einem bestimmten Zeitpunkt befindet.

Die aktive Passivität zu durchbrechen und die Beteiligung der Patientin zu erreichen stellt eine ständige Herausforderung für den Therapeuten dar. Der Kardinalsfehler, den er vermeiden muss, besteht darin, die Übersimplifizierung der Schwierigkeiten der Patientin fortzuführen und zu früh dem Glauben zu erliegen, sie sei zu einer Lösung dieser Schwierigkeiten auch allein in der Lage. Diese Annahme ist zwar angesichts der scheinbaren Kompetenz der Patientin verständlich, kann aber die Passivität der Patientin erhöhen; sie würde ja riskieren, sozusagen alleine auf den Baum zu klettern und niemanden zu haben, der ihr beim Herabsteigen hilft. Allgemein wird die Patientin um so passiver sein, je einfacher der Therapeut jeden Fortschritt erscheinen lässt. Dagegen wird Aktivität auf Seiten der Patientin gefördert, wenn der Therapeut die Schwierigkeiten zwar anerkennt, aber dennoch aktive Bemühungen fordert. Der Therapeut muss die Fähigkeiten und Defizite der Patientin in ein Gleichgewicht bringen, indem er wieder unterstützende und akzeptierende Strategien einerseits und konfrontierende und verändernde Strategien andererseits flexibel einsetzt. Die Forderung von Veränderungen muss mit unendlicher Geduld kombiniert werden.

Andauernder Krisenzustand versus unterdrückte Trauer

Andauernder Krisenzustand

Viele Borderline- und suizidale Personen befinden sich in einem andauernden ernsthaften Krisenzustand. Suizid, Parasuizid und die Mehrzahl weiterer dysfunktionaler Verhaltensweisen werden in der DBT zwar als fehlangepasste Problemlöseversuche verstanden; zutreffender wäre jedoch die Interpretation dieser Handlungen als Reaktion auf eine chronische und überwältigende Krise. Dieser Zustand ist für die Borderline-Patientin deshalb so lähmend, weil er nicht aufgrund eines einzigen belastenden Ereignisses eintritt, sondern durch die Kombination von erhöhter Reaktivität des Individuums und ständiger Abfolge mehrerer belastender Ereignisse. Der simultane Verlust von Arbeitsplatz, Partner und Kindern bei einer gleichzeitig bestehenden ernsthaften Erkrankung wäre – zumindest theoretisch – leichter zu bewältigen als ein Aufeinanderfolgen derselben Ereignisse. Berent (1981) geht davon aus, dass wiederholte belastende Erlebnisse in Kombination mit einer Unfähigkeit, sich von den einzelnen Erlebnissen vollständig zu erholen, zu Entmutigung führen und so suizidale oder andere „Notfall"-Reaktionen auslösen können. Die Patientin hat praktisch nie die Möglichkeit, zu einer ausgeglichenen Grundstimmung zurückzufinden, bevor sie den nächsten Schlag versetzt bekommt. Nach Selye (1956) befindet sich das Individuum ständig in der „Erschöpfungs"-Phase der Stressadaptation. Diese Unfähigkeit, zu einer emotionalen Grundstimmung zurückzufinden, könnte auf verschiedene Faktoren zurückzuführen sein. Viele Borderline-Patientinnen leben in einem aversiven Umfeld, das zum Teil von ihnen selbst mitgeschaffen wird. Die erste emotionale Reaktion auf ein belastendes Ereignis und die Geschwindigkeit der nachfolgenden Rückkehr zur Ausgangsstimmung wird durch bestimmte Dispositionsfaktoren negativ beeinflusst. Sowohl die Intensität als auch die Anzahl der nachfolgenden Stressoren wird durch die Reaktion des Individuums auf den Ausgangsstressor erhöht. Die Unfähigkeit, kurzfristige Belastungen auszuhalten oder zu reduzieren, ohne auf dysfunktionales Fluchtverhalten auszuweichen, erhöht die Anzahl von Stressoren weiter. Unzureichende zwischenmenschliche Fertigkeiten führen zu Belastungen in Beziehungen und behindern die adäquate Lösung vieler Schwierigkeiten. Ein ebenso unzureichendes soziales Netzwerk (das invalidierende Umfeld) kann zum einen die Unfähigkeit verstärken, negative äußere Ereignisse zu kontrollieren, zum anderen reduzieren sich dadurch auch die Chancen des Individuuums, die benötigten Fertigkeiten jemals zu entwickeln.

Zur Veranschaulichung ein Beispiel: Eine Frau wird von einen sie missbrauchenden Ehemann und mehreren kleinen, von ihr abhängigen Kindern beherrscht. Vielleicht ist es ihr aus finanziellen oder moralischen Gründen unmöglich, die Familie zu verlassen. Ihre Unfähigkeit, die negativen äußeren Ereignisse zu steuern, wird verstärkt durch fehlende Fertigkeiten und ein mangelhaftes soziales Netzwerk; diese Faktoren hindern sie zusätzlich daran, neue Fertigkeiten oder Stärken zu entwickeln. Eine andere Frau hat einen Job, der ihr wenig Befriedigung, dafür umso mehr Nachteile zu bieten hat; aus ökonomischen Gründen ist es ihr jedoch nicht möglich, die Arbeit in absehbarer Zeit aufzugeben. Außerdem kann sie sich durch die geforderten Überstunden nicht die Fertigkeiten aneignen, die ihr eine bessere Arbeitstelle ermöglichen würden. Die aus dieser Situation resultierende chronische Belastung in Kombination mit einer geringen Schwelle für belastende Ereignisse und der Unfähigkeit, diese zu umgehen, muss fast zwangsläufig dazu führen, dass weitere Belastungen als überwältigend erlebt werden.

Nur wenn man diese Erfahrung der Überwältigung anerkennt, lassen sich die wiederholten parasuizidalen Handlungen, die Suiziddrohungen oder andere impulsive und dysfunktionale Verhaltensweisen verstehen, zu denen die Borderline-Patientin immer wieder neigt. Die kumulierende Entmutigung kann auch, wie von Berent (1981) beschrieben, zu tatsächlichem Suizid führen. Die zunächst unverständliche Überreaktion auf scheinbar geringfügige Ereignisse wird vor diesem Hintergrund der Hilflosigkeit der Patientinnen verständlich, die diese angesichts des andauernden Krisenzustandes erleben. Das oben beschriebene Muster der aktiven Passivität legt nahe, dass diese Menschen meist nicht in der Lage sind, die Belastungen ohne die Hilfe anderer zu reduzieren. Beide Verhaltensmuster – andauernder Krisenzustand und aktive Passivität – führen zu den ständigen und übermäßigen Anforderungen an die Hilfestellung seitens des Therapeuten. Typischerweise führt das Muster der scheinbaren Kompetenz aber zu einer reduzierten Hilfsbereitschaft; sofern dies auch auf den Therapeuten zutrifft, kann die problematische Situation schnell zu einer unerträglichen Krise eskalieren.

Die ständigen Krisen sind ein Störfaktor bei der Therapieplanung, da sich wichtige Problembereiche schneller verändern, als dass Therapeut oder Patientin effektiv damit umgehen könnten. Meiner Erfahrung nach wird die Befolgung eines vorausgeplanten Therapieablaufes durch die krisenhafte Struktur des Lebens einer Borderline-Patientin erschwert, wenn nicht sogar unmöglich gemacht. Dies trifft insbesondere dann zu, wenn laut Plan gerade Fertigkeiten vermittelt werden sollen, die mit der aktuellen Krise scheinbar nicht zusammenhängen und keine sofortige Erleichterung versprechen. Fokussiertes Fertigkeitstraining bei einer Borderline-Patientin ähnelt dem Versuch, jemandem ausgerechnet dann beibringen zu wollen, wie man ein sturmsicheres Haus baut, wenn der Sturm gerade am heftigsten wütet. Die Patientin weiß genau, dass der sicherste Platz während des Sturms im Keller, unter einem massiven Tisch ist; es ist nur verständlich, wenn sie darauf besteht, das Ende eines emotionalen „Sturms" im „Keller" abzuwarten.

Ich habe jahrelang versucht, diejenigen verhaltenstherapeutischen Behandlungsmethoden konsistent auf chronisch parasuizidale und Borderline-Patientinnen anzuwenden, die sich bei anderen Patientenpopulationen als effektiv herausgestellt haben. Diese Behandlungsmethoden erforderten im Allgemeinen einen konsistenten Fokus auf Fertigkeitstraining, Exposition, kognitive Umstrukturierung oder Selbstmanagement-Training. Leider brachte ich es nicht fertig, die Patientinnen oder mich selbst für mehr als ein oder zwei Wochen an meine wohlausgedachten, klaren Therapiepläne zu binden. Durch das andauernde Auftreten neuer Krisen war ich fortwährend damit beschäftigt, Schwierigkeiten zu reanalysieren, den Therapieplan umzuändern oder einfach die aktuelle Behandlungsstrategie abzubrechen, um mich den Krisen zu widmen. Die neuen Probleme schienen immer wichtiger zu sein als die alten. Meist führte ich meine Schwierigkeiten bei der Anwendung der Therapie auf meine Unerfahrenheit als Verhaltenstherapeutin zurück oder auf andere therapeutische Schwächen. Nach einigen Jahren kam ich jedoch zu dem Schluss, dass es zwar möglicherweise tatsächlich meine eigene Unfähigkeit war, die den Therapiefortschritt behinderte, dass es aber sicherlich viele andere Therapeuten gab, denen genau wie mir die richtigen Fertigkeiten fehlten. Diese Einsicht war für die Entwicklung der DBT äußerst wichtig. Die DBT löst dieses Dilemma durch die Entwicklung psychoedukativer Therapiemodule, in denen spezifische verhaltensbezogene, kognitive und emotionale Fertigkeiten vermittelt werden sollen. Die Aufgabe der Einzeltherapie besteht darin, diese erlernten Fertigkeiten im alltäglichen Leben umzusetzen; die Grundlagen werden allerdings außerhalb der einzeltherapeutischen Sitzungen vermittelt. Meine Kollegen und ich haben die Erfahrung gemacht, dass es in einem Gruppensetting sehr viel leichter ist, nicht ständig in die individuellen Krisen hineingezogen zu werden. Auch ist es für die Patientinnen einfacher, die scheinbar fehlende Aufmerksamkeit für ihre individuellen Krisen zu akzeptieren, wenn sie es auf die Anforderungen der Gruppentherapie zurückführen können anstatt auf ein Desinteresse an ihrer aktuellen Hilflosigkeit. Das Gefühl der persönlichen Invalidierung wird so reduziert. Eine Gruppe ist allerdings nicht unbedingt notwendig; jedes Setting, das in einem anderen Kontext stattfindet als die Standardeinzeltherapie und in dem der Patientin vermittelt wird: „Hier findet ein Fertigkeitstraining statt, nicht Krisenintervention" kann den gewünschten Effekt erzielen.

Ein weiteres therapeutisches Problem kann darin bestehen, dass der Therapeut und die Patientin im Dickicht der verschiedenen Krisen leicht den richtigen Weg aus den Augen verlieren können. Sind die Emotionen der Patientin einmal außer Kontrolle geraten, so kann jede Krise eskalieren und zu komplex werden, als dass die Patientin oder selbst der Therapeut noch in der Lage wären, das ursprünglich die Krisen auslösende Ereignis oder Problem im Auge zu behalten. Zu diesem Problem kann oftmals die Tendenz von Borderline-Patientinnen beitragen, über traumatische Ereignisse nachzugrübeln. Dieses Grübeln verstärkt zum einen die aktuelle Krise, kann zum anderen aber auch neue Krisen erzeugen, deren Bezug zu den Ausgangsproblemen leicht übersehen werden kann. Eine solche Patientin ähnelt einem übermüdeten Kind bei einem Familienausflug. Ist das Kind einmal übermüdet, wird es bereits durch die kleinste Frustration oder Meinungsverschiedenheit aus der Fassung gebracht und beginnt zu weinen oder bekommt einen Trotzanfall. Versuchen die Eltern in dieser Situation, jede Krise einzeln zu lösen, werden sie nicht sehr weit kommen. Besser wäre es, sich dem Ausgangsproblem zuzuwenden – dem Schlafmangel. Analog sollte der Therapeut in der Arbeit mit einer Borderline-Patientin immer das ursprüngliche problematische Ereignis im Auge behalten, durch das die Patientin aus ihrem emotionalen Gleichgewicht gebracht wurde; ansonsten besteht immer die Gefahr, dass er sich durch die eskalierenden Krisen verwirren lässt und nicht mehr in der Lage ist, das Ausgangsproblem anzugehen.

Eine meiner Patientinnen, die ich hier Lorie nennen will, reagierte besonders empfindlich auf Kritik und Missbilligung. Ihr Vater hatte sie und ihre Geschwister häufig geschlagen; wenn die Kinder etwas taten, was er missbilligte, war er nicht in der Lage, sich zu beherrschen und bekam Wutausbrüche, die sich bis zu Schlägen steigern konnten. Im Alter von 35 Jahren war ein für Lorie typisches Verhaltenmuster wie folgt: Sie entscheidet sich am Arbeitsplatz für ein bestimmtes Vorgehen und fängt an, ihren Plan in die Tat umzusetzen. Irgendwann beginnt sie zu fürchten, ihr Chef könnte dieses Vorgehen nicht gutheißen; sie überlegt hin und her und stellt sich immer wieder die potentielle negative Reaktion des Chefs vor, bis sie sich dazu entschließt, ihre anfängliche Entscheidung für falsch zu halten und den Plan wieder rückgängig zu machen. Die Vorwürfe, die sie sich wegen ihrer eigenen Dummheit macht, führen dann dazu, dass sie die Durchführung eines anderen gemeinsamen Projektes mit anderen Kollegen ablehnt, weil sie dies aufgrund ihrer geistigen Unzulänglichkeit sowieso für hoffnungslos hält. Nach der Arbeit kauft sie Alkohol, schließt sich in ihrem Zimmer ein und betrinkt sich; dabei sagt sie sich, dass ihr Gehirn ja ohnehin bereits geschädigt ist. Ihr Ehemann, der bereits am Ende seiner Kräfte ist wegen ihres ständigen Trinkens, wird einmal mehr enttäuscht. Am nächsten Morgen tragen ihr Kater und die Schuldgefühle wegen ihres erneuten Betrinkens dazu bei, dass sie auf eine harmlose Frage ihres Mannes nach einer Rechnung für das College ihrer Tochter völlig überreagiert, woraus sich ein heftiger Streit über finanzielle Angelegenheiten im Allgemeinen entwickelt. Die therapeutische Sitzung mit mir beginnt sie dann mit der ganz ruhig vorgebrachten Frage danach, ob sie sich nicht nach einem neuen Job umsehen oder das Haus verkaufen sollte, um genügend Geld zur Verfügung zu haben, um beiden Kindern das College finanzieren zu können. Verständlicherweise führen alle meine Versuche, eine Lösung für dieses bestimmte Problem (zu wenig Geld für das College) zu suchen, nur zu einer weiteren Eskalation ihrer Emotionen.

Unterdrücktes Trauern

Der Neigung zu ständigen Krisen steht die Tendenz gegenüber, das Erleben und das Ausdrücken extremer schmerzhafter Gefühle zu vermeiden oder zu unterdrücken. „Unterdrücktes Trauern" bedeutet ein Zusammenspiel von wiederholten traumatischen Erlebnissen und Verlusten und der Unfähigkeit, diese Erlebnisse vollständig zu durchleben und in die eigene Person zu integrieren oder eine Lösung zu finden. Der Verlust kann konkret sein (z. B. Verlust eines Menschen durch Tod, Verlust von Geld oder Arbeitsplatz, Verlust einer Person durch Trennung oder Scheidung) oder primär psychisch (z.B. Verlust von Vorhersagbarkeit und Kontrolle durch unerwartete Veränderungen im Umfeld, oder Verlust von Hoffnung darauf, jemals unterstützende Eltern zu haben, nachdem die Patientin wieder einmal deren Grenzen erkennt). Der Verlust kann auch nur ein wahrgenommener Verlust sein (z.B. der wahrgenommene Verlust von zwischenmenschlicher Akzeptanz, nachdem eine Bemerkung einer anderen Person als kritisch interpretiert wurde). Die Akkumulation derartiger Verlusterlebnisse kann zwei Konsequenzen haben: Erstens können wichtige oder unerwartete Verluste in der frühen Kindheit die betroffene Person für weitere Verlusterlebnisse sensibilisieren (Brasted und Callahan, 1984; Osterweis, Solomon und Green, 1984; Callahan, Brasted und Granados, 1983; Parkes, 1964). Zweitens kann das Erleben vieler Verluste zu einer „bereavement overload" (etwa: „Überlastung durch Trauer") führen, ein Begriff, der von Kastenbaum (1969) geprägt wurde. Es ist, als ob der Prozess des Trauerns selbst gehemmt würde. Wie meine Beschreibung dieses Musters bereits nahelegt, weist unterdrücktes Trauern viele Gemeinsamkeiten mit dem Posttraumatischen Stressyndrom auf.

Sowohl die BPS als auch parasuizidales Verhalten werden mit einer Vorgeschichte von einem oder mehreren signifikanten Verlusten in einem frühen Alter in Zusammenhang gebracht (Inzest, körperlicher oder anderer sexueller Missbrauch, Tod eines Elternteils oder eines Geschwisters, elterliche Vernachlässigung). Empirische Überblicksarbeiten (Gunderson und Zanarini, 1989) kommen zu dem Schluss, dass Borderline-Patientinnen häufiger als andere psychiatrische Patienten ein Elternteil durch Tod oder Scheidung verloren haben, häufiger in der Kindheit von den wichtigsten Pflegepersonen getrennt wurden und häufiger körperlich misshandelt oder vernachlässigt wurden. Wie ich bereits in Kapitel 2 beschrieben habe, ist insbesondere der deutliche Zusammenhang zwischen BPS mit einer Vorgeschichte von sexuellem Missbrauch in der Kindheit auffällig. Diese Ergebnisse über traumatische Kindheitserlebnisse haben zumindest einen Forscher veranlasst, die BPS als Untergruppe des Posttraumatischen Belastungssyndroms zu fassen (Ross, 1989).

Normales Trauern

Es gibt nur sehr wenige empirische Untersuchungen über den normalen Trauerprozess; diese beziehen sich meist auf die Folgen des Todes wichtiger Bezugspersonen. Es lassen sich jedoch verschiedene Phasen voneinander abgrenzen: (1) Vermeidung, gekennzeichnet u. a. durch Nicht-wahrhaben-Wollen, Taubheit oder Schock; (2) langsames Bewusstwerden des Verlustes, was zu akutem Trauern führt mit Sehnsucht und Suche nach dem Verlorenen, verschiedenen schmerzhaften körperlichen Empfindungen und emotionalen Reaktionen, Beschäftigung mit Bildern und Gedanken über das verlorene Objekt, verhaltensbezogenem und gedanklichem Durcheinander und Verzweiflung und (3) Lösung, Reorganisierung und Akzeptanz (siehe auch den Überblick von Rando [1984] über verschiedene Formulierungen des Trauerprozesses). Trauer ist ein außergewöhnlich schmerzhafter Prozess, der durch ein Reihe typischer emotionaler, körperlicher, kognitiver und verhaltensbezogener Reaktionen gekennzeichnet ist. Natürlich zeigt nicht jeder trauernde Mensch die gleichen Reaktionen; die folgenden Merkmale sind jedoch so häufig, dass sie als Teile einer „normalen Trauerreaktion" aufgefasst werden können: innere Leere, Engegefühl im Hals oder in der Brust, Schwierigkeiten beim Schlucken, Atemnot, Muskelschwäche, Energielosigkeit, Mundtrockenheit, Schwindelgefühl, Ohnmachtsanfälle, Alpträume, Schlaflosigkeit, verschwommenes Sehen, Hautausschlag, Schwitzen, Appetitstörungen, Verdauungsstörungen, Erbrechen, starkes Herzklopfen, Menstruationsbeschwerden, Kopfschmerzen, generelle Schmerzen, Depersonalisation, Halluzinationen, und intensive negative Emotionen (Worden, 1982; Maddison und Viola, 1968; Rees, 1975). Trauer und der Trauerprozess können die volle Palette negativer Emotionen umfassen – Traurigkeit, Schuldgefühle und Selbstvorwürfe, Angst und Furcht, Einsamkeit, Wut.

Alle sozialen Tiere, zu denen auch die Menschen gehören, zeigen ein gewisses Maß an Trauer als Reaktion auf einen Verlust, so dass dieses Phänomen einen Überlebenswert für die Art zu haben scheint (Averill, 1968). Zwar scheint es zum klinischen Grundwissen zu gehören, dass ein Verlust betrauert und verarbeitet werden muss; nur die wenigsten Behauptungen über diesen Prozess können aber durch empirische Befunde untermauert werden. Wortman und Silver (1989) schlagen vor, dass es mindestens drei übliche Muster der Adaptation an einen Verlust gibt: Einige Personen durchlaufen den Prozess wie oben geschildert. Eine beträchtliche Minderheit beginnt die Trauerphase und verbleibt in diesem Zustand intensiven Leidens sehr viel länger als erwartet; und eine dritte Gruppe schließlich scheint keine Trauerreaktion auf einen Verlust zu zeigen, weder direkt nach dem Verlust noch zu einem späteren Zeitpunkt: Sie scheinen den Trauerprozess also in adaptiver Weise zu umgehen.

Problematische Aspekte des Trauerns bei Borderline-Patientinnen

Borderline-Patientinnen gehören nicht zu den Menschen, die den Trauerprozess in adaptiver Weise umgehen können. Sie scheinen auch nicht dazu in der Lage zu sein, die akute Trauerphase zu ertragen oder zu durchlaufen. Anstatt den Trauerprozess zu durchlaufen, um zu einer Lösung und Akzeptanz zu finden, greifen sie auf verschiedene Vermeidungshandlungen zurück. Die Unterdrückung des Trauerns bei Borderline-Persönlichkeiten führt somit dazu, dass die Auswirkungen belastender Ereignisse verstärkt werden und damit ein Teufelskreis beginnt.

Die Unterdrückung des Trauerns wird verständlich, wenn man sich die speziellen Schwierigkeiten von Borderline-Patientinnen vor Augen hält. Es ist nur dann möglich, einen sehr schmerzhaften Prozess oder ein schmerzliches Erlebnis zu ertragen, wenn man davon ausgehen kann, dass es irgendwann einmal enden wird - dass man es also tatsächlich „durcharbeiten" kann. Borderline-Patientinnen machen dagegen immer wieder die Erfahrung, dass sie ihre emotionalen Erfahrungen nicht kontrollieren oder modulieren können; sie äußern beispielsweise häufig die Befürchtung, niemals mit Weinen aufhören zu können, wenn sie einmal angefangen haben. Sie entwickeln daher sozusagen eine Trauerphobie. Angesichts dieser Hilflosigkeit und fehlenden Kontrolle scheint die Unterdrückung und Vermeidung von Reizen, die mit Trauer in Verbindung gebracht werden, nicht nur verständlich, sondern vielleicht sogar richtig. Diese Unterdrückung hat jedoch ihren Preis.

Pathologisches Trauern ist üblicherweise durch die erfolgreiche Vermeidung aller Reize gekennzeichnet, die mit dem Verlust zusammenhängen (Callahan und Burnette, 1989). Da die Vermeidung solcher Reize bei wiederholten Verlusterfahrungen aber nur begrenzt möglich ist, werden Borderline-Persönlichkeiten immer wieder mit dem Verlusterlebnis konfrontiert, woraufhin sie den Trauerprozess beginnen, nur um ihn automatisch durch Vermeidung oder Ablenkung von den relevanten Reizen wieder zu unterdrücken. So entsteht ein sich ständig wiederholender Teufelskreis. Die Konfrontation mit den relevanten Reizen und der Trauer wird niemals lang genug durchgehalten, um zu einer Habituation zu führen. Nach Gauthier und Marshall (1977) führt eine solche kurze Konfrontation mit intensiven Reizen zu einer Situation analog dem „Napalkov-Phänomen": Napalkov (1963) fand heraus, dass nach einer einzigen Koppelung von konditioniertem und aversivem unkonditioniertem Reiz die wiederholte kurze Präsentation des konditionierten Reizes allein eine deutliche konditionierte Erhöhung des Blutdruckes hervorruft. Eysenck (1967, 1968) hat daraus eine Theorie des kognitiven Lernens der menschlichen Furcht entwickelt. Wie Gauthier und Marshall (1977) ausführen, entspricht die Unterdrückung ständig wiederkehrender Gedanken an ein erlebtes Trauma oder einen erlebten Verlust genau den Bedingungen, die nach Eysenck die ideale Grundlage für die Entwicklung negativer Reaktionsweisen bilden.

Volkan (1983) hat ein interessantes Phänomen beschrieben, das „established pathological mourning" (gewohnheitsmäßig pathologisches Trauern), das Ähnlichkeit mit dem von mir umrissenen Muster aufweist. Das Individuum möchte den Trauerprozess gerne vollständig durchlaufen, versucht aber gleichzeitig unaufhörlich, die Realität des Verlustes zu leugnen. Ich selbst habe dieses Verhaltensmuster mehrfach bei Patientinnen mitverfolgt, deren vorheriger Therapeut die Behandlung vorzeitig abgebrochen hat. Eine meiner Patientinnen, die nach einem Suizidversuch in ein Krankenhaus eingeliefert worden war, wurde von ihrem Therapeuten bei einem Besuch darüber informiert, dass die Therapie nunmehr beendet sei und keinerlei Kontakt mehr zwischen ihnen stattfinden solle. Dieser Therapeut verweigerte im weiteren Verlauf jeglichen Kontakt mit der Patientin, ging auf keinen ihrer Kommunikationsversuche ein und weigerte sich sogar, mit mir zu sprechen oder mir einen Therapiebericht zu schicken mit der Begründung, durch eine erneute Kontaktaufnahme würden bei der Patientin nur unrealistische Hoffnungen geweckt. Die ersten zwei Jahre der Therapie mit dieser Patientin gestalteten sich folgendermaßen: Sie versuchte ununterbrochen, den Kontakt mit ihrem Therapeuten wieder aufzunehmen, unter anderem indem sie mich zu überreden versuchte, ein gemeinsames Treffen zu arrrangieren; sie reagierte auf jedes Abweichen meinerseits von der Arbeitsweise ihres früheren Therapeuten mit Wutanfällen; immer wieder begann sie den Trauerprozess von Neuem mit allen somatischen, emotionalen, kognitiven und verhaltensbezogenen Reaktionen, sogar suizidalem Verhalten, um schließlich diese Trauerreaktion wieder durch Versuche der Kontaktaufnahme zu unterbrechen.

Wir wissen zwar, dass eine lang anhaltende Unterdrückung von Trauer schädlich ist; warum aber das Ausleben von mit Verlust und Trauma verbundenen Gefühlen vorteilhaft ist, ist nicht geklärt. Vielleicht führt die Konfrontation mit diesen mit schmerzhaften Gefühlen verbundenen Signalen zu einer Löschung oder einer Habituation, während eine ständige Vermeidung und unzureichende Exposition diese Prozess unterbindet. Es gibt einige Hinweise darauf, dass das Sprechen oder Schreiben über traumatische oder belastende Erlebnisse zu weniger Nachgrübeln über das Erlebnis, zu einer verbesserten körperlichen Gesundheit und zu größerem Wohlbefinden führt (siehe den Überblick von Pennebaker, 1988). Die Aufgabe des Therapeuten in der Behandlung einer Borderline-Patientin ist es, der Patientin dabei zu helfen, sich ihren Verlusten und traumatischen Erlebnissen zu stellen und die entsprechenden Trauerreaktionen zu erleben und zu zeigen. Dies sollte geschehen, indem die entsprechenden Situationen während der Therapiesitzungen diskutiert werden. Das ist allerdings leichter gesagt als getan, weil sich viele Patientinnen diesem Vorschlag aktiv widersetzen. Es gibt Patientinnen, die darauf bestehen, traumatische Erlebnisse und inbesondere Missbrauch in der Kindheit zu besprechen, noch bevor sie dazu in der Lage sind, die damit zusammenhängende emotionale Hemmung zu lösen. Selbst wenn der Therapeut in diesen Fällen zu Beginn erfolgreich mit der Patientin über das Trauma oder den Verlust sprechen kann, wird es ihm häufig passieren, dass sich die Patientin mitten im Gespräch abkapselt und überhaupt nichts mehr oder nur noch das Nötigste sagt. Ich habe es beispielsweise nur selten erlebt, dass eine Patientin weiter über ein bestimmtes Thema spricht, wenn sie befürchtet, weinen zu müssen; die Bedrohung durch die Tränen führt meist dazu, dass die Interaktion unterbrochen wird, bis die Patientin wieder die Kontrolle über sich erlangt hat. Eine meiner Patientinnen, ich nenne sie hier Jane, war äußerst selten dazu in der Lage, über ein emotional bedeutsames Thema länger als ein oder zwei Minuten zu sprechen; sofort spannten sich ihre Kiefer- und Gesichtsmuskeln an, sie schaute weg oder rollte sich in Embryonalstellung zusammen und unterbrach so jede Form der Interaktion. Einige ihrer früheren Therapeuten schwiegen ebenfalls, sobald Jane dieses Verhalten zeigte, so dass einige Therapiestunden vergingen, ohne dass ein Wort gewechselt wurde. Im Laufe der Zeit fand ich heraus, dass Jane in diesen Situationen entweder völlig abschaltete oder aber dass die Gedanken ihr nur so durch den Kopf rasten; dann dachte sie, sie müsse ersticken, bekäme keine Luft und würde sterben.

Die zwangsläufig auftretende Frustration, wenn weder Konfrontation noch Drängen die Patientin zum Sprechen bringen, legt die Vermutung nahe, die Patientin *wolle* den Therapeuten absichtlich frustrieren. Das Verhalten der Patientin wird dann als Angriff auf den Therapeuten oder auf die Therapie interpretiert, wie ich bereits früher in diesem Kapitel im Zusammenhang mit Wut und BPS genauer erläutert habe. (Dort habe ich auch die Videos erwähnt, aufgrund derer einige Kollegen im Publikum das häufige Schweigen in der Therapiesitzung als aktive Angriffe gegen mich interpretierten; eines dieser Videos war eine Aufzeichnung einer Therapiesitzung mit Jane.) Meine Interpretation dieses Verhaltens als unterdrückte Trauer wurde mir als Naivität ausgelegt. Ich habe manchmal den Eindruck, als hielten viele Therapeuten ihre eigene Frustration und ihren eigenen Ärger für untrügliche Hinweise auf die zugrunde liegende Motivation der Patientin. Die Gefahr bei diesem Ansatz liegt darin, dass er das Erleben der Patientin invalidiert und so das invalidierende Umfeld perpetuiert, mit dem sich die Patientin bereits ihr ganzes Leben lang auseinandersetzen musste. Darüber hinaus wird der Patientin so die benötigte Hilfestellung vorenthalten.

Ich selbst habe die Erfahrung gemacht, dass es für die Patientin hilfreicher ist, sich auf spezifische und konkrete Aktivitäten zu konzentrieren, um die emotionale Hemmung zu lösen. Ziel ist es, die Schwierigkeiten der Patientin bei der Äußerung von Gefühlen ernst zu nehmen und ihr Hilfe anzubieten. In den Sitzungen mit Jane begann ich beispielsweise mit der Aufforderung, ihre verspiegelte Sonnenbrille abzunehmen oder die Arme nicht um die Knie zu schlingen; in späteren Sitzungen erinnerte ich sie, sobald sie den Kiefer anspannte, daran, die Gesichtsmuskeln zu entspannen und den Kiefer leicht zu öffnen. Man sollte natürlich nicht so weit gehen, feindselige Motive und Wutgefühle diagnostisch nicht zu erfassen, wenn sie tatsächlich vorhanden sind. Es geht vielmehr darum, mögliche verhaltensrelevante Faktoren zu überprüfen, statt sich auf Vermutungen zu verlassen. Die Annahme eines Verhaltensmusters von gehemmter Trauer bietet sich als Alternative zur Interpretation des manchmal widerspenstigen Verhaltens der Patientin als gegen den Therapeuten gerichtete Feindseligkeit an.

Das dialektische Dilemma der Patientin

Die Patientin sieht sich gleich mit zwei Dilemmata auf dem Kontinuum andauernder Krisenzustand versus unterdrücktes Trauern konfrontiert. Einerseits ist es für sie schwer, wenn nicht gar unmöglich, Trauerreaktionen auf Verlangen zu unterdrücken und die Konfrontation mit traumatischen Erlebnissen und Verlusten zu vermeiden, wenn sie sich gleichzeitig ständig in einer Krisensituation befindet. Andererseits kann die Unterdrückung von mit Trauer verbundenen Gefühlen zwar kurzfristig die Schmerzen lindern, sie führt langfristig aber dazu, dass die Patientin keine soziale Unterstützung in ihrer problematischen Situation erhält oder nicht zur Ruhe kommen kann. Typische Verhaltensweisen bei unterdrücktem Trauern sind impulsive Handlungen wie Trinken, schnelles Autofahren, Geld ausgeben, ungeschützter Sex oder Verlassen der Situation, die wiederum zu neuen Krisen führen: Die Borderline-Persönlichkeit schwankt so zwischen zwei Extremen hin und her; mal ist sie äußerst anfällig für problematische Situationen, mal unterdrückt sie alle mit der Krise zusammenhängenden affektiven Erfahrungen. Das Hauptproblem besteht darin, dass es für die Patientin immer schwerer wird, je intensiver die Erfahrungen an den beiden Extremen werden, nicht zum anderen Extrem überzuwechseln.

Das dialektische Dilemma des Therapeuten

Das dialektische Dilemma des Therapeuten besteht darin, sein Verhalten den sich ständig in neuer Form präsentierenden Schwierigkeiten der Patientin anzupassen, die sich mal als akute Krise und überwältigende Emotionen darstellen, mal als vollständige Hemmung aller affektiven Äußerungen. Jede heftige Reaktion des Therapeuten kann ausreichen, um die Patientin zum anderen Extrem zu treiben. Es ist die Aufgabe des Therapeuten, der Patientin zunächst eine Erklärung für ihr Verhalten zu liefern und in ihr die realistische Hoffnung zu wecken, dass sie den Prozess des Trauerns überstehen wird. Damit die Patientin diese Hoffnung teilen kann, muss der Therapeut ihr die Fertigkeiten vermitteln, die für die Bewältigung von Trauer notwendig sind; dazu gehören die Akzeptanz des Verlustes und die Neuorganisation des eigenen Lebens ohne das Verlorene.
Gleichzeitig muss der Therapeut darauf achten, die emotionalen Schwierigkeiten der Patientin angesichts der ständigen Krisen in ihrem Leben zu validieren und Verständnis zu signalisieren. Natürlich reicht das alleinige verständnisvolle Zuhören nicht aus; im Gegenteil kann dies die Patientin ohne konkrete Hilfe in einer bestimmten Krise noch stärker deprimieren. Die konkrete Hilfe des Therapeuten besteht darin, die Patientin dabei zu unterstützen, sich der aktuellen Krise zu stellen, anstatt vor ihr zu flüchten. Die Synthese, die der Therapeut anstrebt, besteht darin, dass die Patientin sowohl zu intensiver Trauer in der Lage ist als auch dazu, den Trauerprozess zu beenden; das Ziel ist letztlich, dass die Patientin ihr Leben nach den realen Gegebenheiten ausrichtet und gestaltet.

Abschließende Bemerkungen

Ebenso wie in den zwei vorangegangenen Kapiteln sollten in diesem Kapitel die theoretischen Grundlagen der DBT vermittelt werden. Viele Therapeuten glauben, dass solche theoretischen Grundlagen für die Praxis nicht relevant seien; sie wollen praktische Ratschläge und Anregungen, was sie wann tun sollen. Der Rest dieses Buches widmet sich diesem Anliegen und schildert die Anwendung der Theorie in der Praxis. Kein Therapiemanual ist aber dazu in der Lage, alle möglichen Situationen zu antizipieren, in die Sie als Therapeut geraten könnten; ein solides Wissen der theoretischen Grundlage ist daher notwendig, damit die Therapie jeder Patientin angepasst werden kann. Die Theorie soll dazu dienen, sich ein Bild von den Erfahrungen der Patientin machen und dazu Stellung nehmen zu können, auch wenn man derartige Erfahrungen selbst nicht gemacht hat. Sie soll die Schwierigkeiten der Patientin in einen konzeptuellen Rahmen bringen und so in einer scheinbar hoffnungslosen Situation wieder Mut machen und Wege aufzeigen, neue Therapiestrategien anzuwenden.

Anmerkungen

1. Otto Kernberg ist einer der einflussreichsten Theoretiker, die übermäßige Wutgefühle als bedeutsam für die Entstehung der BPS ansehen. Als ich ihm meine Hypothese der Geschlechtsabhängigkeit in diesem Punkt vorstellte, wies er darauf hin, dass viele seiner Lehrer Frauen gewesen seien.
2. „Leid macht die Wenigsten zu besseren Menschen. Nur sehr selten findet man jemanden, dessen Charakter sich durch das Erleben schmerzhafter oder auch nur unangenehmer Erfahrungen verbessert hat ... wir Menschen neigen vielmehr dazu, wütend zu werden, feindselige Gedanken und Erinnerungen zu haben und aggressiv zu werden, wenn wir uns schlecht fühlen."
3. Die Hemmung von Emotionen kann auch eine Strategie der Emotionskontrolle darstellen. Eine alternative Erklärung für die „scheinbare Emotionslosigkeit" einiger Borderline-Patientinnen könnte darin bestehen, dass eine reduzierte nonverbale Ausdrucksfähigkeit generell oder auf einem bestimmen Erregungsniveau oder bezüglich bestimmter Emotionen von konstitutionellen (also biologischen) Faktoren abhängt. Wenn dies der Fall ist, könnte dieser Faktor dazu beitragen, eine Invalidierung seitens der Umwelt schon in einem frühen Alter hervorzurufen.

II

ÜBERSICHT: BEHANDLUNG und ZIELE

4

Überblick über die Behandlung: Kurze Darstellung der Ziele, Strategien und Grundannahmen

Zentrale Behandlungselemente

Die Grundzüge der DBT sind sehr simpel. Der Therapeut schafft ein Umfeld, in dem die Patientin nicht beschuldigt, sondern validiert wird. In diesem Umfeld blockiert oder löscht er negative Verhaltensweisen und ruft bei der Patientin positive Verhaltensweisen hervor, die so verstärkend wirken, dass die Patientin nur noch diese statt der negativen Verhaltensweisen an den Tag legt.[1]

Die „positiven" und „negativen" Verhaltensweisen werden zu Beginn definiert und in der Reihenfolge ihrer Wichtigkeit aufgelistet. Eine notwendige Voraussetzung der DBT auf Seiten der Patientin ist die zumindest ansatzweise vorhandene Bereitschaft, an den Zielverhaltensweisen zu arbeiten. Auf Therapeutenseite zählen zu den notwendigen Voraussetzungen Mitgefühl, Beständigkeit, Geduld, der Glaube an die Effektivität der Behandlung, der stärker sein muss als der Glaube der Patientin an ihre Ineffektivität, und schließlich eine gewisse Bereitschaft, Risiken einzugehen. Um diese Voraussetzungen erfüllen zu können, müssen einige Schritte durchlaufen werden, die im Folgenden erläutert werden.

Schaffung der Rahmenbedingungen: Die Aufmerksamkeit der Patientin erlangen

Einigung auf Ziele und Einstimmung der Patientin auf die Behandlung

Eine Einigung auf die Ziele der Behandlung und auf das allgemeine therapeutische Vorgehen ist der notwendige erste Schritt, der noch vor Beginn der Therapie selbst erfolgen muss. Der Therapeut muss hier die Aufmerksamkeit der Patientin erlangen und ihr Interesse wecken. Die DBT folgt sehr genauen Regeln für die Reihenfolge und Wichtigkeit verschiedener Behandlungsziele, wie in Kapitel 5 näher ausgeführt wird. An erster Stelle stehen suizidale, parasuizidale und lebensbedrohende Verhaltensweisen. Es folgen Verhaltensweisen, die den Fortschritt der Therapie gefährden. An dritter Stelle in der Rangliste stehen Probleme, die das Erreichen einer angemessenen Lebensqualität verhindern. Im Verlauf der Therapie erlernt die Patientin Copingstrategien, die sie anstelle der gewohnten dysfunktionalen Reaktionen einsetzen kann; die Stabilisierung dieser Verhaltensfertigkeiten steht an vierter Stelle. Sobald die Patientin Fortschritte im Erreichen dieser Ziele gemacht hat, steht das Bearbeiten von posttraumatischen Stressreaktionen im Vordergrund. Daran schließen sich dann Hilfestellung beim Erlernen von Selbstvalidierung und Selbstrespekt an.

Patientinnen, die nicht dazu bereit sind, suizidale und parasuizidale Verhaltensweisen zu reduzieren, den Therapiefortschritt blockierendes Verhalten zu unterlassen oder Verhaltensfertigkeiten zu erlernen, werden nicht in die Behandlung aufgenommen. (Einigung über andere DBT-Ziele erfolgt im weiteren Verlauf der Therapie). Die Patientinnen werden dann über weitere Aspekte der Therapie informiert, etwa die Art der Behandlung und einige Grundregeln. Patientinnen, die nicht willens sind, sich an die wichtigsten Grundregeln (siehe unten) zu halten, werden nicht aufgenommen. Können aus legalen oder ethischen Erwägungen keine Patientinnen von der Therapie ausgeschlossen werden, so muss eine Art „Therapieprogramm innerhalb der Therapie" eingerichtet werden, an dem diese speziellen Patientinnen teilnehmen. Auf die Einwilligung der Patientin in die Vorgehensweise der DBT kann sich im weiteren Verlauf bezogen werden, wenn die Patientin die Regeln zu brechen oder zu ändern versucht. Andererseits kann auch der Therapeut von der Patientin an seine Verpflichtungen erinnert werden.

Aufbau einer Beziehung

Der Therapeut muss von Beginn an daran arbeiten, eine tragfähige und positive therapeutische Beziehung mit der Patientin aufzubauen. Diese Notwendigkeit ergibt sich aus der Tatsache, dass die Beziehung zum Therapeuten häufig der einzige funktionierende Verstärker ist, aufgrund dessen die Patientin Verhaltensweisen erlernt oder verändert. Für eine hochgradig suizidale Patientin kann die Beziehung zum Therapeuten mitunter das Einzige sein, was sie am Leben erhält, wenn alles andere versagt. Außerdem geht die DBT ähnlich wie viele andere psychotherapeutische Schulen davon aus, dass das Erleben echter Akzeptanz und (Für-)Sorge an sich bereits wertvoll ist, unabhängig von therapeutischen Fortschritten (Linehan, 1989). Solange keine solche Beziehung existiert, können die meisten therapeutischen Elemente der DBT nicht eingesetzt werden.

Ist die Beziehung etabliert, wird die Patientin darüber aufgeklärt, dass nun neue Regeln gelten. Hat die Patientin bisher geglaubt, sie werde den Therapeuten verlieren, sobald es ihr besser geht, so wird ihr nun vermittelt, dass sie ihn viel eher verlieren wird, wenn sie keine Fortschritte macht: „Die Fortführung einer ineffektiven Therapie ist ethisch nicht vertretbar." Von einigen wurde die DBT „Erpresser-Therapie" genannt, weil die Qualität der therapeutischen Beziehung dazu eingesetzt wird, eine Veränderung des Verhaltens der Patientin einzufordern. Reicht der Einfluss des Therapeuten auf die Patientin nicht aus, um eine Veränderung herbeizuführen, sollten diejenigen Personen in die Therapie mit einbezogen werden, die diesen Einfluss haben. Bei Jugendlichen ist beispielsweise häufig eine Familientherapie angebracht.

Beibehalten der dialektischen Sichtweise

Das zentrale dialektische Spannungsfeld in der DBT ist das Wechselspiel zwischen Veränderung und Annehmen. Veränderungen im Sinne der Therapie können nur in einem Umfeld erfolgen, das das Gegebene akzeptiert; paradoxerweise bedeutet aber dieses Annehmen des Gegebenen selbst Veränderung. Die DBT erfordert daher auf Therapeutenseite die Fähigkeit, in jeder Interaktion mit der Patientin ein ausgewogenes Verhältnis von Veränderung und Annehmen zu erreichen. Jede DBT-Behandlungsstrategie kann vorrangig einem der beiden dialektischen Endpunkte Veränderung oder Annehmen zugeordnet werden. Ein weiterer dialektischer Schwerpunkt besteht im Nebeneinander von Kontrolle und Freiheit. Der Therapeut behält die Kontrolle über die Therapie (und manchmal die Patientin), um letztlich Freiheit und Selbstkontrolle der Patientin zu erreichen. Zur dialektischen Sichtweise gehört auch die Aneignung dialektischer Reaktionsweisen durch die Modellfunktion des Therapeuten und durch Verstärkung entsprechender Verhaltensweisen. Die Patientin wird mit extremen Verhaltensweisen (ob Emotionen, Kognitionen oder offenem Verhalten) konfrontiert; neue, ausgewogenere Reaktionen werden vermittelt.

Die Anwendung der Kern-Strategien: Validierung und Problemlösung

Der Kern der Therapie besteht in der Anwendung von Problemlösestrategien, denen Validierungsstrategien gegenüberstehen. Diese „Wippe" bildet das Grundgerüst der DBT. Aus der Perspektive der Patientin sind ihre problematischen Verhaltensweisen Problemlöseversuche; aus der Perspektive der DBT hingegen sind diese Verhaltenweisen selbst das zu lösende Problem.

Validierung

Es gibt zwei Arten der Validierung: Bei der ersten Form spiegelt der Therapeut der Patientin den Sinn, die Richtigkeit oder den Wert ihrer emotionalen, kognitiven oder verhaltensbezogenen Reaktionen wider. Die Bedeutung liegt darin, diejenigen Reaktionen oder Reaktionsmuster zu finden, die angesichts der aktuellen auslösenden Ereignisse verständlich und gerechtfertigt, also valide sind. Schmerzliche Gefühle und problematische Verhaltensweisen erfüllen für die Borderline-Patientin die wichtige Funktion der Selbstvalidierung. Solange also keine alternative Möglichkeit der Selbst-Validierung gefunden werden kann, können keine therapeutischen Veränderungen eintreten. Eine Therapie, die sich nur auf Veränderung der Patientin konzentriert, stellt eine Invalidierung dar. Die zweite Form der Validierung besteht darin, dass der Therapeut an die Fähigkeit der Patientin glaubt, ihr jetziges Leben so zu verändern, dass sie es wieder als lebenswert empfindet. In der DBT wird besonderer Wert auf das Entdecken und Fördern von Stärken anstelle von Schwächen gelegt. Der Therapeut glaubt der Patientin, und er glaubt an sie.

Problemlösung

Die wichtigsten Veränderungsstrategien fallen unter die Rubrik des Problemlösens. Zu diesen Strategien zählen: (1) Durchführung einer Verhaltensanalyse der problematischen Zielverhaltenweisen; (2) Durchführung einer Problemlösungs-analyse, in der alternative Verhaltensweisen gesucht werden; (3) Informierung der Patientin über die vorgeschlagene Lösungsstrategie; (4) Sicherstellung der Bereitschaft der Patientin, sich für das Erreichen der empfohlenen Behandlungs-ziele einzusetzen, und (5) Durchführung der Behandlung.

Eine Verhaltensanalyse umfasst zum einen eine genaue Analyse der Ereignisse, die möglicherweise das fehlangepasste Verhalten auslösen, zum anderen eine funktionale Analyse der diese Verhaltensweisen wahrscheinlich verstärkenden Kontingenzen. Am Ende der Verhaltensanalyse steht die Analyse der Lösungsmöglichkeiten: Der Therapeut sucht, im Idealfall gemeinsam mit der Patientin, nach alternativen Handlungsmöglichkeiten und erarbeitet einen Therapieplan, um die problematischen Verhaltensweisen zu verändern. Vier Fragen stehen dabei im Mittelpunkt:

1. Verfügt das Individuum über die notwendigen Fertigkeiten, um angemesseneres Verhalten zu zeigen und seinem Leben mehr Lebensqualität zu geben? Wenn nicht, welche Fertigkeiten fehlen? Die Antworten auf diese Fragen führen zum Fertigkeitstraining, in dem fünf Gruppen von Fertigkeiten vermittelt werden: grundlegende „mindfulness“-Fertigkeiten, Stresstoleranz, Emotionsregulation, interpersonelle Fertigkeiten und Selbstmanagement. (Diese Fertigkeiten werden in Kapitel 5 genauer erläutert.)

2. Was sind die verstärkenden Kontingenzen? Sind die Schwierigkeiten die Folge einer Verstärkung nicht adaptiver Verhaltenweisen oder einer Bestrafung bzw. einer neutralen Reaktion nach adaptivem Verhalten? Für beide Fälle werden Strategien des Kontingenzmanagements entwickelt. Das Ziel besteht darin, dass positive Verhaltenweisen verstärkt, negative bestraft oder gelöscht werden und die Patientin diese neuen Regeln erlernt.

3. Wenn die Patientin über angemessene Problemlösestrategien verfügt, wird deren Einsatz durch übermäßige Furcht oder Schuldgefühle verhindert? Ist die Patientin emotionsphobisch? Ist dies der Fall, so ist ein Expositionstraining angebracht.

4. Wenn die Patientin über angemessene Problemlösestrategien verfügt, wird deren Einsatz durch fehlerhafte Überzeugungen und Grundannahmen verhindert oder gestört? Ist dies der Fall, so ist eine kognitive Umstrukturierung angezeigt.

In den meisten Fällen wird die Verhaltensanalyse aufzeigen, dass sowohl Fertigkeitsdefizite bestehen als auch problematische verstärkende Kontingenzen, Hemmungen aufgrund von Furcht und Schuldgefühlen sowie fehlerhafte Überzeugungen und Grundannahmen. Es ist demnach sehr wahrscheinlich, dass ein Therapieprogramm benötigt wird, das sowohl Fertigkeitstraining als auch Kontingenzmanagement, Expositionsstrategien und die Modifikation von Kognitionen umfasst. Welche spezifischen Verhaltenweisen mit den einzelnen Strategien angegangen werden, hängt jedoch von der individuellen Verhaltensanalyse ab.

Ausgewogenheit der interpersonellen Kommunikationsstile

Die DBT kombiniert zwei verschiedene interpersonelle Kommunikationsstile miteinander: „Respektlose“ und „reziproke“ Kommunikation. Die respektlose Kommunikation zielt darauf ab, die Patientin sozusagen „aus der Bahn zu werfen". Der Therapeut reagiert nicht direkt auf die Äußerungen der Patientin, seine Mitteilungen wirken manchmal etwas ungewöhnlich und er stellt den zu klärenden Sachverhalt in völlig anderer Weise dar als die Patientin. Die Grundidee besteht darin, die Patientin aus der Balance zu bringen, damit sie eine neue Balance finden kann. Der reziproke Kommunikationsstil ist demgegenüber durch Wärme, Empathie und direktes Eingehen auf die Patientin geprägt. Er umfasst auch die Darstellung eigener Schwierkeiten seitens des Therapeuten, der damit eine Modellfunktion für das Lösen von Problemen und für normales Reagieren auf alltägliche Situationen einnimmt.

Das Zusammenspiel von Beratung der Patientin und direkten Interventionen im Umfeld

In der DBT spielt die Anleitung der Patientin, ihre eigenen Probleme selbst zu lösen, eine sehr große Rolle (Ansatz der „beratenden Unterstützung der Patientin"). Anstatt für die Patientin Lösungen zu suchen oder die Behandlung mit anderen Therapeuten zu koordinieren, unterstützt der DBT-Therapeut die Patientin darin, selbst nach Lösungsmöglichkeiten zu suchen. Dieser Ansatz basiert auf dem grundlegenden Vertrauen in die Fähigkeiten der Patientin. Schwierige Situationen oder unangemessenes Verhalten anderer Ärzte oder Therapeuten, auch aus dem eigenen DBT-Team, werden als Chance begriffen, Neues dazuzulernen. Beratende Unterstützung sollte die vorherrschende Form des Umgangs mit Schwierigkeiten in der DBT sein. Direkte Interventionen im Umfeld sollten nur dann vorgenommen werden, wenn (1) das Ergebnis sehr wichtig ist und (2) die Patientin offensichtlich nicht in der Lage ist, ein positives Ergebnis selbst herbeizuführen.

Therapie für den Therapeuten

Für den Therapeuten kann es außerordentlich schwierig sein, sich in der Arbeit mit einer Borderline-Patientin an das DBT-Gerüst zu halten. Daher ist die Therapie des Therapeuten durch Supervision, Fallbesprechungen oder Teamsitzungen von besonderer Bedeutung. Eine Gruppe, mit der der Fall immer wieder besprochen wird, kann den Therapeuten dabei unterstützen, die Therapie nicht aufzugeben. Die therapeutische Behandlung von Borderline-Patientinnen ohne Unterstützung von anderen ist, gelinde gesagt, waghalsig. Die therapeutische Behandlung des Therapeuten ist daher integraler Bestandteil der Therapie.

Rahmenbedingungen der Behandlung

Unter „Rahmenbedingungen" verstehe ich die verschiedenen Behandlungskomponenten, aus denen sich die DBT zusammensetzt sowie die Art und Weise der Durchführung. Im Grunde kann die DBT in jedem Therapie-Setting durchgeführt werden; in unserer Therapiestudie zur Validierung der Effektivität von DBT als ambulanter Therapie wurde die Behandlung allerdings in vier gleichzeitig angebotenen Hauptformen durchgeführt: Einzelsitzungen, Fertigkeitstraining in der Gruppe, telefonische Beratung und Fallberatung für den Therapeuten. Die meisten Patientinnen erhielten daneben eines oder mehrere zusätzliche Therapieangebote. Diese zusätzlichen Angebote müssen je nach den gegebenen Voraussetzungen (z. B. Privatpraxis oder stationäre Behandlung) eingeschränkt oder erweitert werden.

Ambulante Einzeltherapie

In der „Standard"-DBT (also der Originalversion der DBT) hat jede Patientin einen Psychotherapeuten, bei dem sie Einzelsitzungen erhält und der ihr Bezugstherapeut im Behandlungsteam ist. Die Einzeltherapie steht im Mittelpunkt aller anderen Therapieangebote. Der Einzeltherapeut unterstützt die Patientin dabei, ungünstige Borderline-Verhaltenweisen abzubauen und durch angemessenere Reaktionen zu ersetzen. Seine Aufgabe ist es auch, die Motivation der Patientin im Auge zu behalten und auf Faktoren zu achten, die seitens der Patientin oder der Umwelt effektivere Verhaltenweisen behindern und ungünstige Verhaltenweisen hervorrufen und verstärken könnten.

Die Einzelsitzungen finden im Allgemeinen 1x wöchentlich statt. Zu Beginn der Behandlung und in Krisensituationen können die Sitzungen für eine begrenzte Zeit auch 2x wöchentlich durchgeführt werden; für manche Patientinnen ist dies auch für den gesamten Behandlungszeitraum sinnvoll. Die Dauer der Sitzungen beträgt normalerweise 50-60 oder 90-110 Minuten. Die längeren Sitzungen („Doppelstunden") werden für Patientinnen angeboten, die bei kürzeren Sitzungen Probleme haben, sich zu Beginn zu öffnen und gegen Ende wieder emotional zu stabilisieren. Die Länge der Sitzungen wird im Verlauf der Behandlung je nach den spezifischen Anforderungen der jeweiligen Phase variieren; beispielsweise kann die Dauer der Sitzungen bei einer Patientin regulär 60 Minuten betragen, für eine Expositionssitzung mit missbrauchsbezogenen Reizen werden aber 90-120 Minuten eingeplant. Es kann auch für eine gewisse Zeit eine Doppelstunde und eine Einzelstunde pro Woche vereinbart werden, oder eine halbe Stunde als Aufwärmphase. Der Therapeut kann die Sitzung spontan verkürzen oder verlängern, um die Patientin für die Arbeit an einem bestimmten Problem zu verstärken oder um Vermeidung zu bestrafen. Sollte es aufgrund von Terminschwierigkeiten nicht möglich sein, eine Sitzung zu verlängern, kann für denselben Tag ein therapeutischer Telefonkontakt oder für den nächsten Tag eine weitere Einzelsitzung vereinbart werden. Günstig ist es auch, die Sitzungen mit Patientinnen, die häufig längere Zeit benötigen, am Ende des Tages abzuhalten. Grundsätzlich sollte die Länge der Therapiesitzung den anstehenden Aufgaben angepasst und nicht der Stimmung von Therapeut oder Patientin überlassen werden. Der Therapeut muss hier oftmals seine Fähigkeit zum kreativen Problemlösen unter Beweis stellen.

Die Zuweisung eines Therapeuten in einem klinischen oder einem Forschungssetting kann bei Borderline-Patientinnen spezielle Probleme mit sich bringen. Viele Borderline-Patientinnen haben bereits eine oder mehrere fehlgeschlagene therapeutische Beziehungen hinter sich und genaue Vorstellungen davon, wie ihr Wunschtherapeut beschaffen sein sollte. Auch der Therapeut mag auf der anderen Seite eindeutige Vorlieben haben bezüglich Patientinnen, mit denen er arbeiten will und mit denen er sich wohl fühlt. Gerade Frauen, die sexuell missbraucht wurden, bevorzugen häufig weibliche Therapeuten. In unserer Klinik werden die Patientinnen im Aufnahmegespräch über die verfügbaren Therapeuten informiert und nach etwaigen Präferenzen gefragt. Nachdem das Aufnahmeinterview, die individuelle Vorgeschichte und die aktuellen Beschwerden im Team durchgesprochen wurden, wird ein Einzeltherapeut zugeteilt. Obwohl ich es grundsätzlich vorziehen würde, wenn die Patientin und der Therapeut sich nach einem gemeinsamen Gespräch gleichberechtigt für oder gegen eine Zusammenarbeit entscheiden würden, ist ein solches Vorgehen in unserer Klinik nicht durchführbar. Stattdessen werden die ersten Sitzungen so angelegt, dass Patientin und Therapeut entscheiden können, ob sie miteinander arbeiten wollen. Die Patientin hat die Möglichkeit, den Therapeuten zu wechseln, sofern ein anderer Therapeut zur Verfügung steht und bereit ist, mit ihr zu arbeiten. Bricht sie jedoch die Einzeltherapie ab, ohne zu einem anderen Therapeuten (innerhalb oder außerhalb der Klinik) zu wechseln, darf sie an dem übrigen Therapieprogramm nicht teilnehmen.

Fertigkeitstraining

Im ersten Jahr der Behandlung müssen alle Patientinnen am Fertigkeitstraining teilnehmen. Im Rahmen der Einzeltherapie, die auf eine Reduktion suizidaler und anderer Borderline-typischer Verhaltensweisen abzielt, ist die Durchführung des Fertigkeitstrainings meiner Erfahrung nach außergewöhnlich schwierig. Hier wird das Fertigkeitstraining durch die Notwendigkeit von Kriseninterventionen oder Zuwendung zu anderen Schwierigkeiten im Allgemeinen verhindert. Umgekehrt lässt ein strukturiertes Programm mit klar ausgearbeitetem Zeitplan wie das Fertigkeitstraining meist zu wenig Zeit, um sich diesen motivationalen Fragen in ausreichendem Maße widmen zu können. Die Lösung dieses Problems bestand darin, die Behandlung in zwei Komponenten aufzuteilen, die entweder von zwei verschiedenen Therapeuten oder vom gleichen Therapeuten, aber deutlich voneinander getrennt, durchgeführt werden. In unserem Programm nimmt jede Patientin gleichzeitig am Fertigkeitstraining und an der Einzeltherapie teil. Die wenigsten Borderline-Patientinnen sind in der Lage, die dysfunktionalen Borderline-typischen Verhaltensweisen ohne intensive individuelle Anleitung durch adaptive Bewältigungsstrategien zu ersetzen; daher ist für die meisten die Einzeltherapie notwendig, um die im Fertigkeitstraining erlernten Verhaltensweisen im alltäglichen Leben auch umsetzen zu können. Das DBT-Fertigkeitstraining wird als psychoedukatives Programm durchgeführt. In unserer Klinik finden üblicherweise einmal wöchentlich 2- bis 2,5-stündige offene Gruppen statt; andere Einteilungen sind aber ebenfalls denkbar. In einigen Kliniken wird die Zeit auf zwei 1-stündige Sitzungen verteilt, wobei 1 Stunde für die Besprechung der Hausaufgaben und 1 Stunde für die Vermittlung neuer Informationen verwendet wird. In einer größeren Klinik könnte man ein großes Gruppentreffen pro Woche veranstalten, in dem das neue Material vorgestellt wird, und mehrere Kleingruppen, in denen die Hausaufgaben besprochen werden. In kleineren Kliniken oder einer Privatpraxis können die Gruppen auch relativ klein sein und sich für eine kürzere Zeit treffen.

In den Gruppen, die meine Kollegen und ich durchführen, befinden sich normalerweise 6-8 Teilnehmerinnen. Für die Durchführung einer Gruppe sind jedoch schon zwei Patientinnen ausreichend. Für Patientinnen, die aus dem einen oder anderen Grund nicht fähig sind, an einer Gruppe teilzunehmen, kann das Fertigkeitstraining auch auf individueller Basis durchgeführt werden. Ich habe die Erfahrung gemacht, dass es einfacher ist, wenn ein zweiter Therapeut das Fertigkeitstraining durchführt; sonst besteht die Gefahr (der ich zumindest schwer widerstehen kann), in den einzeltherapeutischen, nicht fertigkeitsbezogenen Modus zu fallen. Wenn der Einzeltherapeut auch das Fertigkeitstraining selbst durchführt, sollten dafür separate, deutlich strukturierte Sitzungen angesetzt werden.
Das Fertigkeitstraining wird in dem begleitenden Therapiemanual Schritt für Schritt beschrieben.

Stützende Gruppentherapie

Nach der Teilnahme am Fertigkeitstraining können die Patientinnen an der optionalen stützenden Gruppentherapie teilnehmen. Diese Gruppen sind fortlaufend und offen, die Patientinnen nehmen normalerweise nur für eine begrenzte Zeit teil. Um an der stützenden Gruppe teilnehmen zu können, muss die Patientin gleichzeitig Einzeltherapie oder Fallberatung (case management) erhalten. Ausnahme sind die fortgeschrittenen Gruppen, die für einige Borderline-Patientinnen langfristig die primäre Therapie darstellen können. Die Durchführung dieser Gruppen wird im begleitenden Manual ausführlicher dargestellt.

Es ist denkbar, dass auch die Inhalte der DBT-Einzeltherapie auf ein Gruppenformat übertragbar sind; mir stehen allerdings keine empirischen Daten zu diesen Überlegungen zur Verfügung. In diesem Fall würde eine Gruppen-DBT die einzeltherapeutische Komponente ersetzen.

Telefonische Beratung

Aus mehreren Gründen ist die telefonische Beratung zwischen den psychotherapeutischen Sitzungen durch den niedergelassenen Einzeltherapeuten ein wichtiger Bestandteil der DBT. Erstens fällt es vielen suizidalen und Borderline-Patienten außerordentlich schwer, effektiv um Hilfe zu bitten. Bei einigen liegt es daran, dass sie sich fürchten oder schämen oder der Überzeugung sind, sie verdienten keine Unterstützung, bzw. ihre Bedürfnisse seien unberechtigt. Diese Patientinnen greifen stattdessen häufig auf parasuizidale Verhaltensweisen zurück, die als Hilfeschrei dienen. Andere wiederum haben keine Schwierigkeiten, um Hilfe zu bitten; sie tun dies jedoch auf so fordernde oder rücksichtslose Art und Weise, dass sich die Angesprochenen manipuliert fühlen. Diese dysfunktionalen Verhaltensweisen sollen mithilfe der telefonischen Beratungen verändert werden. Zweitens benötigen die Patientinnen häufig Hilfestellung bei der Anwendung der erlernten DBT-Fertigkeiten im täglichen Leben. Gerade suizidale Patientinnen brauchen meist mehr therapeutischen Kontakt, als in einer wöchentlichen Einzel- und speziell auch Gruppensitzung zur Verfügung steht; dies trifft besonders in Krisensituationen zu, die sie ohne Hilfe nicht bewältigen können. Ein Anruf kann der Patientin dabei helfen, die erworbenen Fertigkeiten erfolgreich auf alltägliche Situationen zu generalisieren. Durch telefonische Kontakte hat die Patientin drittens die Möglichkeit, nach einem Konflikt oder einem Missverständnis die therapeutische Beziehung wieder zu klären, ohne bis zur nächsten Sitzung warten zu müssen.

In Tageskliniken, stationären Einrichtungen oder gemeindepsychiatrischen Programmen (residential programs) besteht die Möglichkeit, einige der Telefonkontakte durch den persönlichen Kontakt mit Therapeuten, Schwestern oder anderen Teammitgliedern zu ersetzen. In ambulanten Einrichtungen mit einem „Abrufsystem" (on-call-system) können auch andere Therapeuten im DBT-Programm die Telefonberatung übernehmen. Dies trifft insbesondere auf die ersten beiden Zielsetzungen der Telefonberatung zu (Lernen, adäquat Hilfe zu erbitten und zuzulassen; Generalisierung der Fertigkeiten).

Fallbesprechung: Teamsitzungen für den Therapeuten

Ohne Frage ist es für einen Therapeuten enorm anstrengend, eine Borderline-Patientin zu behandeln. Viele Therapeuten leiden sehr früh am Burn-out-Syndrom; andere zeigen iatrogenes Verhalten. Eine der Grundannahmen der DBT besteht, wie spätere Abschnitte dieses Kapitels verdeutlichen werden, darin, dass Therapeuten sich häufig tatsächlich so verhalten, wie es ihnen von den Patientinnen vorgeworfen wird. Dafür kann es gute Gründe geben: Borderline-Patientinnen üben oft extremen Druck auf den Therapeuten aus, ihre Schmerzen sofort zu mildern; dies kann den

Therapeuten dazu verleiten, von seinem ursprünglichen Therapieplan deutlich – und häufig in gefährlicher Weise – abzuweichen, auch wenn die Therapie, stringent durchgehalten, wahrscheinlich erfolgversprechend gewesen wäre. Andere Therapeuten reagieren genau entgegengesetzt, nämlich mit der strikten Weigerung, irgendwelche Veränderungen vorzunehmen. Wenn keiner dieser beiden Ansätze funktioniert und der schmerzhafte Zustand anhält, besteht die Gefahr, dafür „dem Opfer die Schuld zu geben". Die Belastung, die die Behandlung einer Borderline-Patientin mit sich bringt, birgt die Gefahr in sich, ständig zwischen Nachgeben, Bestrafung und Wiederversöhnung hin- und herzupendeln. Derartige während der Therapie entstehende Schwierigkeiten werden in den Fallbesprechungen erörtert. An diesen Teamsitzungen nehmen alle (Einzel- und Gruppen-)Therapeuten teil, die momentan an der Durchführung der DBT beteiligt sind. So wie die Patientinnen an dem Fertigkeitstraining teilnehmen müssen, müssen die Therapeuten in einem Beratungs- oder Supervisionsteam sein; entweder mit nur einer anderen Person oder – was ich bevorzuge – in einer Gruppe. Im ersten Jahr sollten die Einzel- und Gruppentherapeuten in derselben Gruppe sein. In Tageskliniken oder einem stationären Setting sollen alle Mitglieder der Behandlungsteams an denselben Treffen teilnehmen. Die Treffen finden einmal wöchentlich statt.

Begleitende Therapien

Manche Borderline-Patientinnen benötigen mehr Unterstützung, als ihnen durch wöchentlich stattfindende Einzeltherapie, Fertigkeitstraining und Telefonkontakte geboten werden kann. Für einige ist beispielsweise eine zusätzliche Pharmakotherapie, ein Aufenthalt in einer Tagesklinik, Berufsberatung oder auch akute Aufnahme in einer Klinik notwendig. Andere möchten an einer Selbsthilfegruppe teilnehmen wie zum Beispiel den Anonymen Alkoholikern. Seitens der DBT steht der Wahrnehmung solcher Angebote nichts im Wege.

Wird die zusätzliche Therapie von einem Therapeuten angeboten, der regelmäßig an den DBT-Beratungssitzungen teilnimmt und der die DBT-Prinzipien anwendet, so wird die DBT-Behandlung einfach um diese Komponenten erweitert. Für diese Zusatzkomponenten gibt es bisher keine schriftlichen Richtlinien; eine Entwicklung solcher Richtlinien wäre meiner Ansicht nach jedoch möglich und sinnvoll. Die DBT wird momentan für die Anwendung in einer Tagesklinik und für langfristige stationäre Behandlung modifiziert (siehe Barley et al., 1993). In den meisten Fällen werden die zusätzlichen Therapiekomponenten allerdings von Therapeuten angeboten werden, die nicht die DBT-Prinzipien anwenden, sondern eine andere theoretische Ausrichtung haben. Möglicherweise handelt es sich auch um einen DBT-Therapeuten, der aber nicht regelmäßig an den Beratungssitzungen mit dem Behandlungsteam teilnehmen kann. Unter diesen Umständen wird die zusätzlich angebotene Therapie als begleitende Therapie eingeordnet. Für den zusätzlichen Einsatz von Psychopharmaka und die akute Einweisung in eine psychiatrische Klinik gibt es schriftliche Richtlinien, die in Kapitel 15 beschrieben sind. Richtlinien für den Umgang des DBT-Therapeuten mit den die begleitende Therapie anbietenden Personen werden in Kapitel 13 erörtert.

Annahmen über Borderline-Patientinnen und die Therapie

Annahmen sind keine Tatsachen. Dennoch wird die Behandlung von Borderline-Patientinnen um einiges leichter, wenn man die im Folgenden beschriebenen Annahmen beherzigt und anwendet. Sie bilden den Rahmen für die Therapieplanung.

1. Die Patientinnen geben sich wirklich Mühe

Die erste Grundannahme geht davon aus, dass sich alle Menschen zu jedem beliebigen Zeitpunkt die größtmögliche Mühe geben. Meiner Erfahrung nach arbeiten Borderline-Patientinnen im Allgemeinen extrem hart daran, sich zu verändern. Leider zeigt diese Anstrengung häufig nicht einen sichtbaren Erfolg; auch sind die Bemühungen der Patientin, ihr Verhalten unter Kontrolle zu bekommen, meist nicht sehr offensichtlich. Die Versuchung liegt nahe, angesichts des anstrengenden, unerklärlichen und schwer beeinflussbaren Verhaltens der Patientinnen zu dem Schluss zu kommen, sie gäben sich keine Mühe. Auch die Patientinnen selbst erklären ihr problematisches Verhalten häufig damit, dass sie sich nicht genug anstrengten; dies zeigt aber nur, dass sie bereits die Erklärung der Umwelt für ihr Versagen übernommen haben. Es gehört zu den entmutigendsten Therapieerfahrungen vieler Borderline-Patientinnen, wenn ihnen vom

Therapeuten gesagt wird, sie sollten sich mehr anstrengen, oder angedeutet wird, sie arbeiteten nicht hart genug an sich selbst. (Innerhalb eines wohldurchdachten Therapieplans kann eine solche Aussage aber durchaus sinnvoll sein, um die Patientin zu beeinflussen.)

2. Die Patientinnen wollen sich ändern

Die zweite Annahme folgt logisch aus der ersten und entspricht in etwa der Einstellung gegenüber suizidalen Patientinnen: Wenn sie um Hilfe bitten, wollen sie weiterleben. Warum sollten sie sonst um Hilfe bitten? Borderline-Patientinnen haben so häufig gehört, dass ihre Verhaltensdefizite und Schwierigkeiten in der Therapie aus ihrer mangelnden Motivation resultieren, dass sie bereits selbst daran glauben. Die Annahme, dass die Patientinnen sich tatsächlich ändern wollen, sollte jedoch nicht verhindern, dass alle Faktoren genau analysiert werden, die mit der Veränderungsmotivation interferieren. Dazu können Hemmung aus Scham oder Angst, Verhaltensdefizite, falsche Vorstellungen von möglichen Folgen oder Verstärker für Rückfälle in das alte Verhalten zählen. Geht ein Therapeut davon aus, dass zu langsame oder geringfügige Verbesserungen auf die fehlende Motivation der Patientin zurückzuführen sind, so stellt dies bestenfalls einen logischen Fehler dar, schlimmstenfalls aber einen weiteren mit der Motivation interferierenden Faktor.

3. Die Patientinnen müssen noch mehr Anstrengung und Motivation an den Tag legen, um sich zu ändern

Auf den ersten Bick scheint diese Annahme den ersten beiden zu widersprechen; ich sehe das allerdings anders. Die Tatsache, dass die Patientinnen sich alle Mühe geben und sich wirklich ändern wollen, bedeutet noch lange nicht, dass ihre Anstrengung und Motivation ausreichen, um das Ziel zu erreichen. Die Aufgabe des Therapeuten besteht daher darin, zunächst diejenigen Faktoren zu analysieren, die den Veränderungsversuchen und der Motivation im Wege stehen, um dann die Patientin dabei zu unterstützen, mithilfe von Problemlösestrategien die Anstrengungen effektiver zu gestalten und die Motivation zu steigern.

4. Die Patientinnen haben zwar nicht alle ihre Schwierigkeiten selbst herbeigeführt, aber sie müssen sie trotzdem selbst lösen

Die vierte Annahme geht davon aus, dass die Borderline-Patientin ihr Verhalten und ihre Umgebung selbst verändern muss, damit sich ihr Leben verändert. Entscheidende Verbesserungen werden weder durch das Aufsuchen eines Therapeuten und Verstehen des Problems erreicht noch durch Einnahme von Medikamenten, ständige Zuwendung, Aufnahme einer perfekten Beziehung oder dadurch, sich in Gottes Hände zu geben. Der Therapeut kann die Patientin nicht retten. Zwar kann sich die Patientin möglicherweise nicht ohne Unterstützung ändern, dennoch liegt der Löwenanteil der Arbeit in ihrer Hand. Ich wollte, es wäre anders! Könnten wir Patientinnen retten, würden wir es selbstverständlich tun. Es ist absolut notwendig, dass der Therapeut der Patientin diese Annahme sehr deutlich vermittelt, insbesondere in Krisensituationen.

5. Das Leben einer suizidalen Borderline-Patientin ist in dieser Form unerträglich

Die fünfte Annahme geht davon aus, dass die immer wieder geäußerte Unzufriedenheit von Borderline-Patientinnen mit ihrem Leben berechtigt ist. Ihr Leben ist wirklich eine einzige Hölle. Nimmt man die Beschwerden der Patientinnen und die Beschreibungen ihres Lebens auch nur ansatzweise ernst, versteht sich diese Annahme von selbst. Unter diesen Umständen besteht die einizge Lösung darin, dieses Leben zu verändern.

6. Die Patientinnen müssen in allen relevanten Lebensbereichen neue Verhaltensweisen erlernen

Da Borderline-Patientinnen sehr stimmungsabhängig sind, müssen sie alternative Bewältigungsstrategien nicht nur in einem emotional ausgeglichenen Zustand anwenden können, sondern auch und gerade in emotionalen Extremsituationen. Die DBT befürwortet daher im Allgemeinen keine stationären Aufenthalte in Krisensituationen, da die Patientin dadurch aus dem Umfeld herausgenommen wird, in dem sie die neuen Fertigkeiten erlernen muss. Die Patientin sollte auch vom DBT-Therapeuten unter extremen Belastungsbedingungen nicht besonders geschützt werden, da gerade solche Bedingungen eine Lernmöglichkeit darstellen. Die Patientin nicht zu beschützen bedeutet jedoch nicht, dass der Therapeut sich nicht um die Patientin kümmert. Er sollte in Krisenzeiten ständig in der Nähe der Patientin sein, um sie ermutigen und mit Ratschlägen unterstützen zu können. Auf diese Art und Weise soll die Patientin dazu angeleitet werden, sich selbst zu helfen, anstatt sich von anderen helfen zu lassen. Dieser Ansatz birgt natürlich auch Gefahren in sich; um die DBT durchführen zu können, muss sich der Therapeut ständig des Risikos bewusst sein, dass die Patientin Suizid begehen könnte. Die andere Alternative – die Patientin bleibt am Leben, aber ihr Leben ist aufgrund emotionaler Schmerzen unerträglich – ist jedoch inakzeptabel.

7. Die Patientinnen können in der Therapie nicht versagen

Die siebte Annahme geht davon aus, dass es an der Therapie, an dem Therapeuten oder an beiden liegt, wenn die Patientin die Therapie abbricht, keine Fortschritte macht oder sich ihr Zustand sogar verschlechtert. Tritt keine Besserung ein, obwohl die Therapie nach dem Manual durchgeführt wurde, so liegt die Verantwortung bei der Therapie selbst. Ich stelle mich damit gegen die bei vielen Therapeuten vorherrschende Einstellung, dass es an der mangelnden Motivation der Patientin liegt, wenn sie die Therapie abbricht oder keine Fortschritte macht. Selbst wenn dies zutreffen sollte, ist es immer noch die Aufgabe des Therapeuten, die Motivation der Patientin so weit zu erhöhen, dass Therapiefortschritte gemacht werden können.

8. Therapeuten von Borderline-Patientinnen brauchen Unterstützung

In diesem Buch wird immer wieder betont, dass Borderline-Patientinnen zu den schwierigsten Patientinnen in der psychotherapeutischen Praxis gehören. Als Therapeut scheint man immer wieder Fehler zu machen, die den Therapiefortschritt behindern. Einige der Probleme resultieren aus den häufigen Hilferufen der Patientin, die den Therapeuten dazu veranlassen können, ihre Schmerzen sofort zu lindern. Diese kurzfristige Hilfestellung verhindert aber häufig einen langfristigen Fortschritt. Neben diesem Konflikt zwischen kurzfristiger Unterstützung und langfristiger Heilung wird eine therapeutische Haltung auch durch verschiedene andere Faktoren erschwert. Es ist daher wichtig, dass sich der Therapeut sich dafür die Unterstützung einer Supervisions-Gruppe, eines Beraters oder eines Supervisors holt.

Abbildung. 4.1: Merkmale des DBT-Therapeuten

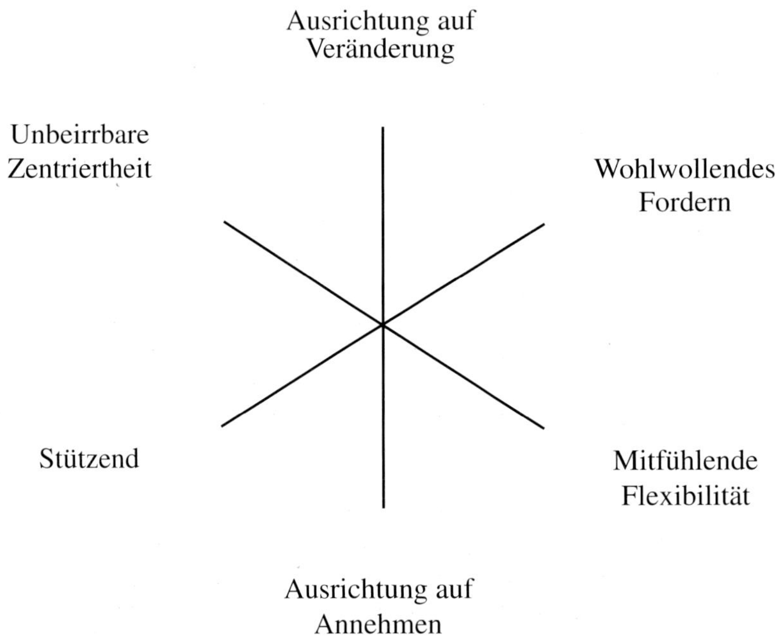

Merkmale und Fertigkeiten des Therapeuten

Mit Therapeutenmerkmalen sind hier die Haltung und die Einstellungen des Therapeuten gegenüber der Patientin gemeint. Zusamenfassend muss der Therapeut sowohl die Fähigkeiten als auch die Defizite der Patientin berücksichtigen, indem er mit großer Flexibilität zwischen akzeptierenden und stützenden Strategien einerseits und verändernden und fordernden Strategien andererseits wechselt. Aufforderung zu Veränderung muss mit unendlicher Geduld gekoppelt werden. Der Therapeut muss sich aufgrund des starken dialektischen Elementes in der DBT mit Mehrdeutigkeiten und Paradoxien vieler DBT-Strategien wohlfühlen. Ein Therapeut, der in Schwarz-Weiß-Begriffen denkt oder (therapeutisch) handelt, wird sich mit Schwierigkeiten konfrontiert sehen, sobald er versucht, die destruktiven Handlungen der Patientin zu kontrollieren und gleichzeitig ihre Selbsthilfefähigkeiten zu fördern.

Die erforderlichen Therapeutenmerkmale sind in Abbildung 4.1 wiedergegeben. Sie sind zwar als bipolare Dimensionen dargestellt, aber die korrekte Haltung nach der DBT ist eine Synthese oder Balance zwischen den Polen der jeweiligen Dimension; der Therapeut steht demnach in der Mitte jeder Dimension. Das zentrale dialektische Gleichgewicht, das vom Therapeuten in der DBT angestrebt wird, besteht in der Synthese von Annehmen und Veränderung. Die beiden anderen dialektischen Dimensionen – unbeirrbare Zentriertheit („unwavering centeredness") versus mitfühlende Flexibilität und wohlmeinendes Fordern versus Stützung – stellen Varianten dieser zentralen Dimension dar.

Annehmen versus Veränderung

Diese erste Dimension habe ich bereits mehrfach erläutert: Die Balance zwischen einer annehmenden Haltung und einer Haltung, die Veränderung fordert. Mein Verständnis von „Annehmen" ist hier sehr radikal: Ich meine damit, dass die Patientin und der Therapeut, die therapeutische Beziehung und der therapeutische Prozess genau so angenommen werden, wie sie im Augenblick sind. Dieses Annehmen geschieht nicht, um eine Veränderung herbeizuführen; in diesem Falle wäre es eine Veränderungsstrategie. Zentral ist vielmehr die Bereitschaft des Therapeuten, das Positive des aktuellen Zustandes und der Beteiligten zu sehen und keine Verurteilungen, Schuldzuweisungen oder Manipulationen vorzunehmen. Wie zuvor ausgeführt, ist aber Veränderung die Realität; jede Beziehung besteht aus gegenseitiger Beeinflussung. Insbesondere die therapeutische Beziehung resultiert ja aus der Notwendigkeit einer Veränderung und aus dem Wunsch der Patientin, professionelle Hilfe bei diesem Prozess der Veränderung zu erhalten. Die Aufgabe des auf Veränderung ausgerichteten Therapeuten besteht darin, den therapeutischen Einfluss zum Vorteil der Patientin einzusetzen. In aktiver Weise und sich ständig der Bedeutung seines Handelns bewusst, wendet er systematisch Prinzipien der Verhaltensänderung an.

Aus der Perspektive „Annehmen versus Veränderung" stellt die DBT eine Synthese dar zwischen verhaltenstherapeutischen Ansätzen, die vor allem Veränderungsstrategien beinhalten, und humanistischen und klientenzentrierten Ansätzen, die als Strategien des Annehmens gelten können. Der Therapeut fungiert in der DBT nicht nur als Modell für die Synthese zwischen Veränderung und Annehmen, sondern er versucht der Patientin auch die Übernahme dieser Haltung gegenüber ihrem eigenen Leben nahezubringen: Unerwünschte Eigenschaften der eigenen Person und der Lebensituation zu verbessern und zu verändern und gleichzeitig dieselben Eigenschaften als gegeben zu akzeptieren. Der Förderung von „mindfulness" und der Toleranz gegenüber Belastungen steht die Vermittlung von Kontrolle über die eigenen Emotionen und interpersonellen Fertigkeiten in Konfliktsituationen gegenüber.

Um Annehmen und Veränderung in ausgewogener Weise vermitteln zu können, muss der Therapeut in der Lage sein, gleichzeitig Wärme und Kontrolle auszustrahlen. Die Kontrolle über die Verhaltensänderungen, die der Therapeut über die therapeutische Beziehung vermittelt, muss durch Wärme und Akzeptanz ausgeglichen werden. Ansonsten besteht die Gefahr, dass der Therapeut nicht als stützend und hilfsbereit empfunden wird, sondern als feindselig und fordernd.

Unbeirrbare Zentriertheit versus mitfühlende Flexibilität

„Unbeirrbare Zentriertheit" bedeutet, dass der Therapeut an sich selbst, an die Therapie und an die Patientin glaubt. Es bedeutet Ruhe inmitten von Chaos, wie das Auge des Sturms. Es bedarf dazu einer gewissen Weitsicht bezüglich der langfristigen Bedürfnisse der Patientin und der Fähigkeit, kurzfristig die intensiven Schmerzen der Patientin ohne

Zaudern zu ertragen. Anders als in einigen anderen Therapieformen bedeutet „Zentriertheit" jedoch nicht, willkürliche Grenzen aufrechtzuerhalten; es erfordert auch keine stärkere als übliche Konsistenz (außer in Bezug auf die Bereitschaft, der Patientin zu helfen). Weder willkürliche Grenzen noch Konsistenz werden in der DBT besonders hoch geschätzt. „Mitfühlende Flexibilität" bedeutet im Gegensatz dazu, dass der Therapeut ständig offen ist für neue Informationen über den Zustand der Patientin, um seine Position dementsprechend zu verändern. Dies erfordert die Fähigkeit, eine zuvor eingenommene Position bereitwillig aufzugeben. Zentriertheit bedeutet, mit beiden Beinen fest auf der Erde zu stehen; Flexibilität heißt, die Schultern so zu wenden, dass die Patientin vorbeigehen kann. Flexibilität ist die leichtfüßige und kreative Seite des Therapeuten. In dialektischen Begriffen ist es die Fähigkeit, die Grenzen des Problems so zu verändern, dass zuvor übersehene Aspekte wahrgenommen und integriert werden können.

Angesichts des großen Risikos, bei der Durchführung der DBT Fehler zu machen, ist die Bereitschaft, Fehler im Verlauf der therapeutischen Beziehung zuzugeben und wiedergutzumachen, absolut unabdingbar. Fehler sind bei einer solch komplexen und schwierigen Aufgabe unvermeidlich; die Reaktion des Therapeuten auf solche Fehler ist daher ein besserer Indikator für ein gute Therapie als Perfektion. Worin der Fehler auch bestehen mag, ob der Therapeut zum falschen Zeitpunkt gelächelt hat und deshalb von der Patientin als spöttisch wahrgenommen wurde, ob er in Machtkämpfe mit ihr gerät oder angesichts des langsamen Fortschrittes ungeduldig wird und ihre Telefonanrufe nicht erwidert: Der Therapeut muss bereit sein, sein Verhalten als falsch einzustufen. Einige besser angepaßte Patientinnen sind trotz Verletzungen durch bestimmte Handlungen des Therapeuten in der Lage, das Vertrauen in ihn zu bewahren; in diesen Fällen ist wahrscheinlich weniger Wiedergutmachungsarbeit notwendig. Borderline-Patientinnen gehören jedoch selten in diese Kategorie; bei ihnen besteht vielmehr die Gefahr, dass sie den Therapeuten mit anderen Menschen aus ihrer Vorgeschichte, von denen sie missbraucht worden sind, identifizieren. Solange der Therapeut nichts unternimmt, um der Patientin die Berechtigung ihrer Verletztheit zu bestätigen, und nicht nach einer Lösung für das Problem sucht, wird die Patientin die therapeutische Beziehung als weiteren Missbrauch ihres Vertrauens einschätzen; als Beziehung, vor der sie wieder einmal fliehen oder die sie ohne Hoffnung ertragen muss. Der Therapeut muss die Frustration aushalten können, die durch mangelnden Fortschritt und Ablehnung der von ihm als sinnvoll empfundenen Interventionen seitens der Patientin entsteht. Flexibler Einsatz von therapeutischen Strategien und das richtige Timing sind der Schlüssel zum Erfolg.

Die Schwierigkeit für den Therapeuten besteht darin, gleichzeitig die Einhaltung bestimmter Regeln und Bedingungen zu fordern, während die Patientin ihrerseits versucht, seine Reaktionen massiv zu kontrollieren, und dennoch sein Verhalten flexibel an die Erfordernisse der jeweiligen Situation anzupassen. Der Therapeut sollte dabei auf seine eigene Rigidität achten (die eine normale Reaktion auf die Belastung durch die therapeutische Situation ist), dabei aber auch nicht in die Falle gehen und jedem Wunsch, jeder Forderung der Patientin nachgeben.

Diese Ausgewogenheit zwischen den beiden Extremen wird in der Arbeit mit suizidalen Borderline-Patientinnen dann besonders deutlich, wenn ein bestimmtes dysfunktionales zwischenmenschliches Verhalten der Patientin gelöscht werden soll. Hier ist es absolut notwendig, sich an den Therapieplan zu halten, um die Patientin nicht unfreiwillig intermittierend für das dysfunktionlae Verhalten zu verstärken, das somit nach den operanten Lerngesetzen extrem therapieresistent würde. Gerade bei einer suizidalen Patientin besteht andererseits die Gefahr, sich zu stur an das Programm der Verhaltenslöschung zu klammern und die berechtigten Bedürfnisse der Patientin aus den Augen zu verlieren. Wie eine meiner Patientinnen sagte: In jeder Kultur ist es üblich, den Kranken mehr Aufmerksamkeit und Fürsorge zukommen zu lassen. Trotzdem bleibt nicht jeder krank, um Aufmerksamkeit und Fürsorge zu erhalten.

Stützende versus wohlwollend fordernde Haltung

Die Patientin wird in der DBT auf vielfältige Weise vom Therapeuten unterstützt, der ihr Informationen vermittelt, sie anleitet und berät, ihr Kraft und Hilfestellung gibt. Dabei geht er immer von der Fähigkeit der Patientin zur Veränderung aus. Der Therapeut muss die Bereitschaft mitbringen, die Patientin zu unterstützen, aber auch eine gewisse Befähigung dazu. Mitgefühl und Sensibilität sind beispielweise unabdingbare Voraussetzungen für die Arbeit mit diesen Borderline-Patientinnen, die einerseits so empfindlich sind, andererseits aber ihre Gefühle nur beschränkt zum Ausdruck bringen können. Ohne diese Fähigkeiten wird der Therapeut immer zwei Schritte hinter den häufig subtilen Reaktionen der Patientin auf seine Bemerkungen, auf die Bemerkungen von anderen Gruppenmitgliedern oder auf innere oder äußere Reize zurückbleiben. In der DBT wird zwar viel Zeit und Mühe darauf verwandt, der Patientin beizubringen, wie sie ihre

Emotionen identifizieren und verbalisieren kann. Dennoch muss der Therapeut gerade zu Beginn der Therapie nahezu in der Lage sein, die Gedanken der Patientin zu lesen, weil er sonst schnell Gefahr läuft, ihr Sabotage der Therapie zu unterstellen oder statt der tatsächlichen Angst und Hilflosigkeit nur Feindseligkeit und Angriffe wahrzunehmen.

Die Aufgabe des Therapeuten ist es abzuwägen, wann er der Patientin benötigte Hilfestellung geben sollte und wann Hilfe unnötig ist. „Wohlwollendes Fordern" bedeutet, dass der Therapeut die vorhandenen Fähigkeiten der Patientin erkennt, adaptives Verhalten und Selbstkontrolle verstärkt und sich weigert, in Situationen für sie Verantwortung zu übernehmen, in denen sie für sich selbst sorgen kann. Notwendige Voraussetzungen hierfür sind der geschickte Einsatz von Kontingenzen (z. B. Veränderung als notwendige Vorbedingung für die Erfüllung von Wünschen der Patientin) und die Fähigkeit, auch einmal hart zu bleiben, wenn die Situation dies erfordert. Die dialektische Position besteht darin, die Patientin mit der einen Hand nach vorn zu stoßen, während man sie mit der anderen Hand stützt. Unterstützung dient also nur der Stärkung der Fähigkeiten der Patientin. Wie ich oben bei den Ausführungen über die Grundannahmen bereits erwähnte, muss eine Balance gefunden werden zwischen Sorge um die Patientin und Fürsorge für die Patientin.

Vereinbarungen zwischen Patientinnen und Therapeuten

Verpflichtungen der Patientin

Die Patientin muss in der DBT eine Reihe von Verpflichtungen eingehen. Diese sind in erster Linie Voraussetzungen für die formale Aufnahme in die Therapie und stellen die Bedingungen der Behandlung dar. Über diese Verpflichtungen sollte bereits in den ersten Sitzungen gesprochen werden, um zumindest ein mündliches Einverständnis zu erhalten. Der Therapeut kann nach eigenem Ermessen auch einen schriftlichen Vertrag einsetzen.

„Ein-Jahres-Abkommen"

Verlängerbarer, zeitbegrenzter Ansatz. Spätestens nach den ersten Sitzungen sollten Patientin und Therapeut sich explizit darüber einigen, ob und wie lange sie miteinander arbeiten wollen. Der Therapeut sollte nicht automatisch davon ausgehen, dass die Patientin mit ihm zusammen arbeiten will. Unter normalen Umständen wird ein jährlich erneuerbares Abkommen geschlossen, zunächst für ein Jahr zusammenzuarbeiten. Am Ende jeden Therapiejahres wird der Fortschritt gemeinsam bewertet und überlegt, ob die Therapie ein weiteres Jahr fortgesetzt werden soll. Jeder Therapeut wird seine eigenen Maßstäbe dafür haben, welche Bedingungen erfüllt sein müssen, damit die Therapie fortgeführt wird. Einige Therapeuten arbeiten gerne langfristig mit ihren Patientinnen; sie werden das Abkommen jährlich erneuern, wenn nicht ernsthafte Schwierigkeiten auftreten oder die Patientin ihre Ziele bereits erreicht hat. Andere Therapeuten arbeiten lieber in einem begrenzten Zeitrahmen; sie werden zu Beginn der therapeutischen Beziehung klare Ziele setzen, um die Patientin am Ende des Jahres weiter zu überweisen, sofern eine Fortsetzung der Behandlung notwendig ist. In einer stationären Einrichtung kann die DBT beispielsweise sehr zeitbegrenzt sein.

Einigen Borderline-Patientinnen fällt es extrem schwer, eine zeitliche Begrenzung der Therapie zu akzeptieren. Sie können sich emotional und verbal nicht öffnen, wenn sie wissen, dass die Therapie an einem festgelegten Zeitpunkt enden wird. Diesen Patientinnen sollte der Ansatz nicht aufgezwungen werden, der häufig auch dazu führt, dass die Therapieziele sehr viel enger gesteckt sind als bei einer Langzeittherapie. Ich selbst habe mehrere Patientinnen in diesem zeitlich begrenzten Rahmen behandelt, die bereits mehrere Aufenthalte in psychiatrischen Kliniken hinter sich hatten, mehrere Therapeuten verschlissen haben und von vielen Therapeuten abgelehnt worden sind. Sie waren chronisch parasuizidal und zeigten so wenig funktionales Verhalten, dass sie keinen Therapeuten finden konnten, der bereit war, sie zu behandeln; einige wurden nicht einmal mehr in das örtliche Krankenhaus aufgenommen. Diesen Patientinnen machte ich zu Beginn unmissverständlich klar, dass ich mit ihnen für ein Jahr zusammenarbeiten würde und ihnen dann helfen würde, einen Therapeuten zu finden. Ziel ist es, parasuizidales Verhalten zu stoppen und funktionales Verhalten, vor allem in der Therapiesituation, aufzubauen, so dass die Patientin in der Lage ist, von ihrem nächsten Therapeuten profitieren zu können. Ich betrachte dies als eine Art vorbereitende Therapie für die benötigte langfristige Arbeit.

Wann kann die Therapie einseitig beendet werden? Der Therapeut sollte die Patientin gleich zu Beginn über die Umstände aufklären, die zu einer einseitigen Beendigung der Therapie führen. Es gibt in der DBT diesbezüglich nur eine

Regel: Jede Patientin, die 4 Wochen hintereinander nicht an der vereinbarten Therapie teilnimmt, sei es am Fertigkeitstraining oder an den Einzelsitzungen, wird von der Therapie ausgeschlossen. Sie kann erst wieder nach Beendigung des vereinbarten Zeitraumes teilnehmen, und auch dann ist die erneute Teilnahme Verhandlungssache. Diese Regel wird unter keinen Umständen gebrochen. Es gibt keine akzeptable Begründung, vier Wochen hintereinander die DBT zu versäumen. Ursprünglich wurde diese Regel aus wissenschaftlichen Gründen eingeführt, da wir eine operationale Definition für die Beendigung der Therapie brauchten; ich habe aber festgestellt, dass es auch eine hervorragende klinische Regel ist. Für die Patientinnen wird unmissverständlich der Unterschied zwischen verpassten Sitzungen (bis zu drei Sitzungen hintereinander) und Abbruch der Therapie (vier Sitzungen Einzeltherapie oder Fertigkeitstraining hintereinander) klargemacht. Sie wissen, dass sie nach ein, zwei oder drei hintereinander verpassten Sitzungen mit offenen Armen begrüßt werden, nach einer weiteren jedoch nicht wiederkommen dürfen. Diese Regel reduziert das bei Borderline-Patientinnen häufig anzutreffende Phänomen, dass sie sich langsam aus der Therapie „ausschleichen“.

Viele Patientinnen sähen es gern, wenn der Therapeut keine Bedingungen für eine unbegrenzte Fortführung der Therapie stellen würde oder zumindest für die Fortführung innerhalb des abgesprochenen begrenzten Zeitrahmens. Sie haben Angst, dass sie dem Therapeuten unter diesen Umständen nicht trauen können, sich ihm gegenüber nicht öffnen können, weil sie sich ständig der Gefahr bewusst sind, er könnte die Therapie abbrechen. Es ist natürlich sehr verlockend, diesen Patientinnen zu versichern, die Therapie werde nicht abgebrochen, solange sie nicht bereit dazu sind. In der DBT wird diese Haltung nicht eingenommen. Stattdessen sieht sich der Therapeut eher in einer ähnlichen Position wie in einer Ehe: Er hat sich verpflichtet, mit der Patientin zusammenzuarbeiten, auch in schwierigen Phasen, und eventuell auftretende therapeutische Schwierigkeiten zu lösen. Trotzdem ist diese Verpflichtung nicht bedingungslos; sobald der Therapeut den Eindruck hat, der Patientin nicht weiterhelfen zu können oder von ihr über seine Grenzen hinaus gefordert zu werden, oder auch bei dem Eintreten unvorhergesehener Umstände, wie etwa einem Umzug in eine andere Stadt, kann der Abbruch der Therapie erwogen werden. Ich sage meinen Patientinnen immer, dass selbst Mutterliebe nicht bedingungslos ist. Der Therapeut verpflichtet sich allerdings, alles zu tun, damit es nicht zu dieser einseitigen Beendigung der Therapie kommt. Sobald das Verhalten der Patientin zu einem Therapieabbruch zu führen droht, sollte der Therapeut (1) die Patientin so rechtzeitig vor dem drohenden Abbruch warnen, dass sie ihr Verhalten noch ändern kann und (2) ihr bei diesen Verhaltensänderungen helfen. (Wie in den nächsten beiden Kapiteln näher ausgeführt wird, sind solche Verhaltensweisen, die die Therapie vorzeitig zu beenden drohen, das zweitwichtigste Thema der Therapie.) Die Patientin kann ebenfalls jederzeit die Therapie von sich aus beenden, von ihr wird aber genau wie vom Therapeuten erwartet, dass sie diesen Entschluss in einer Therapiesitzung mit ihrem Einzeltherapeuten bespricht.

Vereinbarung über Anwesenheit

Die Patientin geht die Verpflichtung ein, an allen vereinbarten Therapiesitzungen teilzunehmen. Die Termine für Einzeltherapie und Einzelfertigkeitstraining können verlegt werden, sofern ein Termin gefunden wird, der sowohl Therapeut als auch Patientin passt. Wenn die Gruppensitzungen auf Video aufgenommen werden, kann die Patientin die verpasste Sitzung vor der nächsten Sitzung anschauen. Der Therapeut sollte der Patientin sehr deutlich machen, dass er es nicht akzeptiert, wenn sie einzelne Sitzungen verpasst, weil sie Angst davor hat oder sich nicht in der richtigen Stimmung für Therapie fühlt, ein bestimmtes Thema vermeiden will oder alles für sinnlos hält.

Vereinbarung über suizidales Verhalten

Wenn die Patientin in der Vergangenheit häufig suizidales Verhalten (auch parasuizidales Verhalten ohne Absicht, sich umzubringen) gezeigt hat, klärt der Therapeut sie darüber auf, dass die Reduzierung derartiger Verhaltensweisen ein primäres Therapieziel ist. Die Patientin muss sich dazu bereit erklären, für ihre Probleme andere Lösungen zu finden als sich selbst absichtlich zu verletzen oder zu suizidieren. Ihr sollte bewusst gemacht werden, dass die DBT für sie nicht die richtige Therapieform ist, wenn sie sich auf dieses Therapieziel nicht einlassen kann. Der Therapeut muss hier besonders auf die Ambivalenz der Patientin in Bezug auf suizidales Verhalten achten. Auch wenn ein explizites Zugeständnis, derartige Verhaltensweisen zu reduzieren, das Ziel ist, kann auch eine weniger eindeutige Einverständniserklärung akzeptiert werden. Manche Patientinnen erklären sich mit dem Therapieziel der Reduktion suizidaler Verhaltensweisen einverstanden, sind aber nicht in der Lage, eine explizite Zusage darüber zu machen, dass sie sich nicht suizidieren werden. In Kapitel 14 wird die Strukturierung dieser Vereinbarung genauer erläutert.

Vereinbarung über Verhaltensweisen, die die Therapie gefährden
Die nächste Vereinbarung betrifft die Arbeit an Verhaltensweisen, die den Fortschritt der Therapie behindern. Durch diese Vereinbarung wird betont, dass die Therapie eine auf die gemeinsame Arbeit an den Therapiezielen ausgerichtete Beziehung ist.

Vereinbarung über das Fertigkeitstraining
Ein Hauptziel der Therapie besteht darin, dass die Patientin lernt, dysfunktionales durch angemessenes Verhalten zu ersetzen. Um dieses neue Verhalten erlernen zu können, muss jede Patientin im ersten Jahr der DBT am Fertigkeitstraining teilnehmen (oder, wenn dies nicht möglich ist, an einem entsprechenden anderen Programm).

Vereinbarung über Forschung und Bezahlung
Wenn die DBT im Rahmen einer Studie durchgeführt wird, muss die Patientin darüber informiert werden und ihr Einverständnis erklären. Die Höhe der Therapiekosten und die Art der Finanzierung[2] müssen geklärt werden.

Verpflichtungen des Therapeuten

Der Therapeut sollte die Patientin genau darüber informieren, was sie von ihm erwarten kann. Folgende Verpflichtungen gehen die Therapeuten in unserem Therapieprogramm ein:

Vereinbarung darüber, sich alle erdenkliche Mühe zu geben
Die Patientin kann nicht mehr vom Therapeuten erwarten, als dass er alles in seiner Macht Stehende tun wird, um die Therapie so kompetent wie möglich durchzuführen. Er wird sie unterstützen, ihr dabei helfen, ihre Schwierigkeiten besser zu verstehen und neue Fertigkeiten zu lernen, um mit ihrer aktuellen Lebensituation besser fertig zu werden. Der Patientin sollte so früh wie möglich klargemacht werden, dass der Therapeut sie nicht retten kann, dass er ihre Probleme nicht für sie lösen und sie im Ernstfall nicht davon abhalten kann, Suizid zu begehen. Dies resultiert aus der Annahme, die oben bereits erwähnt wurde, dass die Patientin ihre eigenen Probleme selber lösen muss.

Es kann hilfreich sein, mit der Patientin häufig vorkommende falsche Vorstellungen von der Psychotherapie zu besprechen. Eine typische falsche Vorstellung besteht darin, der Therapeut könne irgendwie alles zum Besseren wenden. Die Unfähigkeit des Therapeuten, die heftigen Schmerzen der Patientin zu beseitigen oder manchmal auch nur zu lindern, werden von ihr oft als Lieblosigkeit gewertet oder als mangelnde Bereitschaft, ihr zu helfen. Der Therapeut sollte an dieser Stelle nicht den Fehler machen und der Patientin sagen, dass sie diesen Punkt schon verstehen werde, wenn sie erst einmal „erwachsener" oder „weniger narzisstisch" geworden sei. Günstiger ist es, diese Überzeugungen und Annahmen aktiv in Frage zu stellen. Für mich war es immer hilfreich, den Patientinnen mitzuteilen, ich könne zwar dabei behilflich sein, die für einen neuen Lebensabschnitt notwendigen Fertigkeiten zu vermitteln, aber ich könne diesen Lebensabschnitt nicht für sie beginnen. Die Metapher des Therapeuten als Führer passt hier recht gut: Ich kann ihr zwar den Weg zeigen, den Weg aber nicht für sie gehen. Die Fürsorge drückt sich darin aus, dass ich sie auf dem Weg begleite. Aussagen wie diese werden im Verlauf der Therapie wahrscheinlich immer wieder notwendig sein.

Vereinbarung über ethische Aspekte
Ethisches Verhalten kann zu einem sehr wichtigen Thema in der Behandlung von Borderline-Patientinnen werden. Viele der in unserer Klinik behandelten Patientinnen berichteten uns von früheren Therapeuten, die sich sehr fragwürdig und in manchen Fällen eindeutig nicht ethisch verhalten hatten. Beispiele sind sexuelle Übergriffe oder Beziehungen, die die Grenzen einer effektiven Therapie deutlich überschreiten. Eine explizite Vereinbarung, sich an die üblichen Ethik-Richtlinien zu halten, ist daher von großer Bedeutung.

Vereinbarung über persönliche Kontakte
Der Therapeut verpflichtet sich ebenso wie die Patientin (siehe oben), zu jeder vereinbarten Sitzung zu erscheinen oder eine Sitzung rechtzeitig abzusagen bzw. wenn möglich einen Alternativ-Termin zu vereinbaren. Über die Länge der Sitzungen sollte unter Berücksichtigung der Wünsche und bisherigen Therapieerfahrungen der Patientin entschieden werden. Die Sitzungen sollten von angemessener Dauer sein und nicht willkürlich abgekürzt werden. In vernünftigen

Grenzen sollte der Therapeut für Vertretung sorgen, wenn er nicht verfügbar ist, und der Patientin telefonischen Kontakt anbieten. Wie viel Telefonkontakt sinnvoll ist, wird von den DBT-Telefonstrategien (siehe Kap. 15) und den individuellen Grenzen des Therapeuten (siehe Kap. 10) bestimmt.

Vereinbarung über respektvolle Behandlung der Patientin

Dieser Punkt sollte zwar eigentlich selbstverständlich sein, aber es kann trotzdem für die Therapie sehr hilfreich sein, der Patientin explizit zu versichern, dass der Therapeut ihre Integrität und Rechte respektieren wird. Dieser Respekt ist die Voraussetzung für eine effektive Therapie. Die Vereinbarung beinhaltet jedoch mehr als nur Überlegungen, wie die Patientin dabei unterstützt werden kann, die notwendigen Verhaltensänderungen zu erreichen.

Vereinbarung über Vertraulichkeit

Der Therapeut verpflichtet sich, alle während der Therapie erhaltenen Informationen streng vertraulich zu behandeln. Video- oder Tonbänder, während der Sitzung gemachte Notizen und diagnostisches Material sind im Allgemeinen nur den Mitgliedern des therapeutischen Teams und, im Falle einer laufenden Therapiestudie, den wissenschaftlichen Mitarbeitern zugänglich. (Selbstverständlich muss eine entsprechende Einverständniserklärung unterzeichnet werden.) Bestimmte Informationen, die für die Patientin sehr persönlich oder ihr peinlich sind, leitet der Therapeut auch nicht an das DBT-Team oder an seine Supervisionsgruppe weiter, wenn dafür kein zwingender Grund besteht. Es sollte andererseits betont werden, dass der Therapeut nicht an die Schweigepflicht gebunden ist, wenn die Patientin mit Suizid droht oder andere Umstände den Therapeuten gesetzlich dazu verpflichten, entsprechende Informationen weiterzuleiten. Suiziddrohungen können anderen Personen mitgeteilt werden, etwa Personen aus der häuslichen Umgebung der Patientin oder anderen therapeutischen oder gesetzlichen Institutionen, wenn dies für die Sicherheit der Patientin notwendig ist.

Vereinbarung über Beratung

Der Therapeut verpflichtet sich dazu, bei Bedarf therapeutische Beratung durch andere einzuholen. In der DBT nimmt der Therapeut an regelmäßigen Treffen teil, bei denen entweder mit dem Supervisor, mit einer Supervisionsgruppe oder anderen Mitgliedern des Behandlungsteams der Patientin Schwierigkeiten in der Therapie mit der Patientin besprochen werden können. Die Patientin weiß so, dass sie sich darauf verlassen kann, dass sich der Therapeut bei Schwierigkeiten an andere wenden wird, anstatt ineffektive Interventionen fortzusetzen oder der Patientin die Schuld am mangelnden Fortschritt zu geben.

Vereinbarungen, die die Beratung des Therapeuten betreffen

Genau wie zwischen Patientin und Therapeut werden auch zwischen den Therapeuten in einer Fallberatungs- oder Supervisionsgruppe bestimmte Arten des Umganges miteinander vereinbart. Die Vereinbarungen betreffen die im Folgenden dargestellten allgemeinen Richtlinien im Kontext der Supervisions- oder Fallberatungstreffen. Die Therapeuten legen mit anderen Worten fest, dass sie sich gegenseitig mindestens ebenso gut behandeln werden wie die Patientinnen. Die Vereinbarungen sollen es ihnen auch erleichtern, sich in der Therapie mit Borderline-Patientinnen an den DBT-Rahmen zu halten.

Vereinbarung über ein dialektisches Herangehen

Das DBT-Beratungsteam kommt überein, eine dialektische Sichtweise einzunehmen. Da es keine absolute Wahrheit gibt, muss im Falle auftauchender gegensätzlicher Positionen nach der Synthese gesucht werden statt nach der Wahrheit. Dieses dialektische Übereinkommen soll keine klaren Positionen unterbinden oder ausdrücken, dass Gegensätze unerwünscht sind. Es soll den Therapeuten nur einen Lösungsweg aufzeigen, wenn scheinbar unvereinbare Meinungen drohen, das Beratungsteam zu spalten.

Vereinbarungen über Beratung der Patientin

Ein Grundsatz der DBT besteht darin, dass der Therapeut nicht als Vermittler zwischen der Patientin und anderen Ärzten oder Therapeuten, auch Mitgliedern des eigenen Behandlungsteams, dienen soll. Die Aufgabe des Einzeltherapeuten besteht darin, mit seiner Patientin über deren Interaktionen mit anderen Therapeuten zu sprechen, nicht aber darin, anderen Therapeuten Ratschläge zu geben, wie sie mit der Patientin umgehen sollen. Wenn ein Therapeut sich falsch verhält, sollten demzufolge die anderen Therapeuten des Beratungsteams nicht den Therapeuten zu bessern versuchen, sondern ihre Patientinnen dabei unterstützen, mit dem Verhalten dieses Therapeuten umzugehen. Zu den Aufgaben des Beratungsteams gehören gemeinsame Therapieplanung, Austausch von Informationen über die Patientinnen (wozu auch die Informationen über Schwierigkeiten der Patientinnen mit anderen Mitgliedern des Behandlungsteams gehören) und Diskussion von während der Therapie auftretenden Schwierigkeiten. Diese Vereinbarung wird in Kapitel 13 ausführlicher dargestellt.

Vereinbarung bezüglich der Übereinstimmung zwischen den Therapeuten

Abweichungen von der ursprünglichen Therapieplanung sind eine Chance für die Patientin, mit der Realität umgehen zu lernen. Es ist nicht die Aufgabe des Behandlungsteams, eine stressfreie, perfekte Umgebung für die Patientin zu schaffen. Dementspechend müssen nicht alle Therapeuten dieselben Dinge vermitteln oder sich an die gleichen therapeutischen Regeln halten; eine solche Konsistenz wird nicht erwartet. Jeder Therapeut kann seine eigenen Regeln schaffen. Wenn sich alle Mitglieder einer Institution oder Klinik klar und eindeutig an dieselben Regeln halten würden, wäre ein glatter Ablauf sicherlich eher gewährleistet; Abweichungen von solchen Regeln sind aber unvermeidlich. Da dieser Zustand auch viel mehr der Realität entspricht, werden derartige Abweichungen als Chance (für die Patientin, aber auch für den Therapeuten) gesehen, die in der DBT vermittelten Fertigkeiten zu üben.

Vereinbarung über Wahrung bestimmter Grenzen

Das Beratungsteam kommt überein, dass jeder Therapeut seine persönlichen und professionellen Grenzen nicht überschreiten sollte. Es kommt auch überein, aus den individuellen Grenzen keine Rückschlüsse über den Therapeuten zu ziehen, etwa sehr enge Grenzen als Zeichen für Angst vor Nähe, Selbstbezogenheit, Schwierigkeiten mit Dominanz und Kontrolle bzw. einen generell zurückhaltenden Charakter oder weite Grenzen als Anzeichen einer überfürsorglichen Haltung, Schwierigkeiten mit dem Bewahren von Grenzen oder projektiver Identifikation. Die Patientinnen sind in der Lage, die Grenzen des Therapeuten herauszufinden.

Vereinbarung über phänomenologische Empathie

Die Therapeuten vereinbaren, das Verhalten der Patientin in nichtherabsetzender Weise, mit phänomenologischer Empathie zu interpretieren. Dieser Vereinbarung liegt die Annahme zugrunde, dass die Patientin die Therapie nicht sabotieren oder ihren Therapeuten ärgern möchte, sondern dass sie ihr Bestes tut, um sich zu ändern. Fällt es dem Therapeuten schwer, das Verhalten der Patientin in dieser Richtung zu interpretieren, wird er von den anderen Mitgliedern des Beratungsteams dabei unterstützt. Gleichzeitig wird dem Therapeuten aufgezeigt, dass er gerade dabei ist, der Patientin die Schuld zuzuweisen. Die Therapeuten helfen sich also gegenseitig dabei, sich an die DBT-Rahmenbedingungen zu halten. Einem Therapeuten, der immer zu empathischen Interpretationen neigt, sollte nicht vorgeworfen werden, er sei naiv oder dumm oder identifiziere sich zu sehr mit der Patientin. Umgekehrt sollte ein Therapeut, der das Verhalten der Patientin immer auf feindselige, abwertende Art und Weise interpretiert und ihr die Schuld an allem gibt, nicht als aggressiv, dominant oder rachsüchtig abgestempelt werden.

Vereinbarung über Fehlbarkeit

Die DBT erkennt explizit die Fehlbarkeit aller Therapeuten an oder, umgangssprachlich ausgedrückt: „Alle Therapeuten sind Idioten.“ Wer von vornherein zugibt, wahrscheinlich alle Fehler begangen zu haben, derer man beschuldigt wird, hat keinen Anlaß für eine Verteidigungsposition. Die Aufgabe des DBT-Beratungsteams besteht darin, die DBT-Prinzipien auf sich selbst anzuwenden und es so den einzelnen Therapeuten zu ermöglichen, sich an den DBT-Rahmen zu halten. Genau wie bei den Patientinnen muss dem gemeinsamen Problemlösen die Validierung der inneren

Berechtigung der Haltung des Therapeuten gegenüberstehen. Weil jeder Therapeut prinzipiell fehlbar ist, wird er unvermeidlich irgendwann allen hier besprochenen Vereinbarungen zuwider handeln. Sobald dies geschieht, wird er von den anderen auf die Polarität aufmerksam gemacht, um gemeinsam mit ihnen die Synthese zu finden.

Abschließende Bemerkungen

Die Annahmen über die Therapie und Borderline-Patientinnen bilden ebenso wie die Vereinbarungen von Patientin, Therapeut und Beratungsteam den Hintergund für die therapeutische Arbeit in der DBT. Sie sollen als Grundlage für therapeutische Entscheidungen im gesamten Behandlungsverlauf dienen. Erfahrenen Therapeuten ist zweifellos aufgefallen, dass die DBT sehr viele Gemeinsamkeiten mit anderen Therapieschulen aufweist, sowohl mit sogenannten kognitiv-behavioralen als auch anderen Ansätzen. Vielleicht bietet die DBT nichts oder nicht viel grundsätzlich Neues, aber die in den verschiedensten Therapiemanualen und Abhandlungen über die Therapie von BPS auftauchenden Ratschläge werden in der DBT auf eine ganz bestimmte, neue Weise miteinander verknüpft. In den nächsten zwei Kapiteln und dem dritten Abschnitt dieses Buches werden das spezifische Verhalten des Therapeuten und die Entscheidungsregeln der DBT detailliert erläutert. Kapitel 5 und 6 beschreiben ausführlich die Verhaltensmuster, die in der DBT angegangen werden. Hinweise darauf, auf welche Verhaltensweisen der Patientin sich der Therapeut konzentrieren sollte, sind ein wichtiger Teil jedes Therapiemanuals, für manche Therapeuten sogar der wichtigste. Im dritten Abschnitt werde ich spezielle Strategien und Vorgehensweisen im Umgang mit den Patientinnen beschreiben. Die richtige Anwendung von Behandlungsstrategien ist zwar – in allen Therapie-Ansätzen – immer noch eher ein Kunstgriff, als dass sie auf klaren wissenschaftlichen Prinzipien beruhte; ich versuche trotzdem, die Regeln, die das therapeutische Vorgehen in der DBT bestimmen sollten, so klar wie möglich zu formulieren.

Anmerkungen

1. Diese prägnante Zusammenfassung der DBT verdanke ich Lorna Benjamin.
2. Anm. d. Ü.: Die Klärung der Finanzierung ist vor allem in Kanada und in den Vereinigten Staaten relevant, weniger für das Gesundheitssystem in der Bundesrepublik Deutschland (Erstattung im Allgemeinen durch Krankenkassen oder Rentenversicherungsträger).

5

Therapeutische Ziele: Welche Verhaltenweisen sollen aufgebaut, welche abgebaut werden?

In der kognitiven Verhaltenstherapie werden die Therapieziele gewöhnlich in Form von Verhaltenszielen angegeben, also als Verhaltensweisen, die entweder auf- oder abgebaut werden sollen. An dieser Konvention habe auch ich mich orientiert. Jedes Therapieziel in der DBT besteht aus einer Gruppe von Verhaltensweisen, die sich auf einen bestimmten Lebensbereich beziehen. Für jede Patientin wird individuell bestimmt, welche spezifischen Verhaltensweisen aus der jeweiligen Gruppe die zentralen Therapiethemen sein werden. Besonders wichtig ist, dass die Bestimmung der individuellen Therapieziele nicht nur anhand einer Eingangsdiagnostik erfolgt, sondern im Verlauf der gesamten Therapie immer wieder überprüft und gegebenenfalls korrigiert wird.

Das übergeordnete Ziel: Der Aufbau dialektischer Verhaltensmuster

Das übergeordnete und zentrale Ziel der DBT bei Borderline-Patientinnen besteht darin, dialektische Verhaltensmuster aufzubauen. Kurz gefasst gehört dazu zum einen der Aufbau dialektischer Denkmuster, zum anderen die Fähigkeit, extreme Reaktionen auf bestimmte Situationen durch ausgeglichenere, integrative Reaktionen zu ersetzen.

Dialektisches Denken

Dialektisches Denken stellt gewissermaßen den Mittelweg zwischen universalistischem und relativistischem Denken dar. Universalistisches Denken geht davon aus, dass es universelle Wahrheiten und eine universelle Ordnung der Dinge gibt. Die Wahrheit ist absolut. Bei Auseinandersetzungen hat die eine Person recht, die andere unrecht. Relativistisches Denken geht davon aus, dass es keine universelle Wahrheit gibt und die Ordnung der Dinge vollkommen davon abhängt, wer die Ordnung vornimmt. Die Wahrheit ist relativ. Nach der Wahrheit zu suchen ist sinnlos, da sie vom Betrachter abhängt. Dialektisches Denken dagegen geht davon aus, dass die Wahrheit und die Ordnung der Dinge sich im Laufe der Zeit herausbilden und entwickeln. Bei Meinungsverschiedenheiten wird nach der Wahrheit in dem gesucht, was beide Gesprächspartner in der Darstellung ihrer Ordnung der Dinge ausgelassen haben. Die Wahrheit entsteht durch eine neue Ordnung, die alles zuvor von beiden Ausgelassene in sich vereinigt (Basseches, 1984, S. 11).

Dialektisches Denken ähnelt also mehr dem konstruktiven Denken. Im Mittelpunkt konstruktiven Denkens steht die Beobachtung der Veränderungen, die sich aus der Interaktion zwischen einem Individuum und seiner Umgebung ergeben. Ein gutes Beispiel für konstruktives Denken ist die kognitive Therapie von Michael Mahony (1991), die von ihm als „entwicklungs-konstruktiver" Therapieansatz beschrieben wird. Dieser Ansatz steht in deutlichem Gegensatz zu nichtdialektischen Denkmustern, wie dem Strukturalismus, bei denen das Auffinden von Mustern im Mittelpunkt steht, die über die Zeit und verschiedene Situationen hinweg gleich bleiben.

Wie ich bereits in Kapitel 2 ausgeführt habe, zeichnet sich dialektisches Denken durch die Fähigkeit aus, die Vorstellung von Polaritäten zu überwinden und stattdessen die Realität als komplexes und vielschichtiges Phänomen zu erkennen. Man muss dazu bereit sein, in Gegensätzen zu denken und einander widersprechende Standpunkte einzunehmen, bzw. sie in sich zu vereinen. Man muss mit ständigem Wechsel und Inkonsistenz leben können und erkennen, dass jeder vermeintlich allgemeingültige Standpunkt bereits seine eigene Widerlegung in sich birgt. Wenn man bei der Lösung eines Problems nicht weiter kommt, ist der nächste Schritt des dialektischen Ansatzes die Suche nach Aspekten des Problems, die bisher übersehen wurden; möglicherweise liegt die Schwierigkeit auch darin, dass die Grenzen des Problems zu eng gesetzt wurden oder das Problem selbst zu sehr vereinfacht wurde. Für Borderline-Patientinnen ist es dagegen typisch, in Extremen zu denken und sich streng an einen einmal eingenommenen Standpunkt zu halten. Für sie besteht das ganze Leben aus Dichotomien, es ist entweder schwarz oder weiß. Ihre Suche nach absoluten Wahrheiten und konkreten, unveränderlichen Fakten erschwert es ihnen häufig, neue Informationen aufzunehmen. Die DBT will nicht erreichen, dass diese Patientinnen von nun an das Leben in Grautönen sehen, sondern dass sie in der Lage sind, schwarz und weiß gleichzeitig zu akzeptieren, also eine Synthese zwischen diesen scheinbaren Gegensätzen zu erreichen, die die Realität beider Seiten anerkennt.

Denjenigen Lesern, die mit dialektischem Denken nicht vertraut sind (und denjenigen, die zwar dialektisch denken, sich dessen aber bisher nicht bewusst waren), möchte ich diese theoretischen Ausführungen durch ein Beispiel nahebringen. Stellen Sie sich eine Patientin vor, die in einer Familie mit sehr klaren Moralvorstellungen aufgewachsen ist. Als Erwachsene beginnt sie, diese Moralvorstellungen abzulehnen und eine eigene Position zu finden, die von der Familie stark missbilligt wird. Die Patientin glaubt, dass nur einer recht haben kann: entweder sie selbst oder die Familie. Wer immer unrecht hat, sollte daher den eigenen Standpunkt aufgeben und den Standpunkt der anderen Partei übernehmen.

Von einem formalistischen Standpunkt aus ist es die Aufgabe des Therapeuten, der Patientin dabei zu helfen herauszufinden, welche der beiden Positionen der Wahrheit näherkommt und welche Faktoren sie oder die Familie davon abhalten, diese Wahrheit zu akzeptieren. Entweder sind die Gedanken der Patientin dysfunktional und sie sollte daher ihr Denkmuster verändern, oder aber sie ist im Recht und muss in ihrer Position und ihrem Glauben an sich selbst unterstützt werden.

Von einem relativistischen Standpunkt aus wäre keine der beiden Positionen richtig oder falsch. Die Aufgabe des Therapeuten bestünde vielmehr darin, die Patientin bei der Entscheidung zu unterstützen, welche der Positionen für sie hilfreicher ist. Schwerpunktthema der Therapie könnte in diesem Falle die Schwierigkeit der Patientin sein, die Verantwortung für die eigene Meinung zu übernehmen, statt anderen die Entscheidung zu überlassen oder auf das Einverständnis anderer zu hoffen.

Ein dialektischer Therapeut würde im Gegensatz dazu der Patientin dabei helfen herauszufinden, durch welche Einflüsse sich ihre eigene Position im Laufe der Zeit herausgebildet hat und wie umgekehrt ihre eigenen Handlungen die Position ihrer Familie und anderer Personen mitprägen. Ein Schwerpunkt der Therapie könnte die Frage sein, wodurch eine weitere Entwicklung und Veränderung ihrer eigenen Position behindert wird, oder auch die Frage nach bisherigen Veränderungen der Position der Familie und warum sich diese nicht weiter verändern kann. Der Therapeut versucht der Patientin aufzuzeigen, wie beide Positionen sich gegenseitig ergänzen und durch die jeweils andere geprägt werden, so dass eine andere Weltsicht auch akzeptiert werden kann, ohne dass die eigene gleich aufgegeben werden muss.

Ein anderes Beispiel: Nehmen wir an, eine Patientin berichtet ihrem Therapeuten von ihren häufigen suizidalen Impulsen. Nach mehreren erfolglosen Versuchen, das Problem zu lösen, schlägt der Therapeut der Patientin vor, sich in das örtliche Krankenhaus einweisen zu lassen, bis die Gefahr vorüber ist. Die Patientin entscheidet sich dagegen, woraufhin der Therapeut sie gegen ihren Willen in eine Klinik einweisen lässt. Von einem formalistischen Standpunkt aus würde die Patientin ihre eigenen Bedürfnisse als wichtiger ansehen als die des Therapeuten; schließlich ist ihre Sicherheit ihre eigene Sache. Es ist nicht Aufgabe der Therapeuten, den Patienten ihre eigene Sichtweise aufzudrängen und sie einsperren zu lassen, sobald sie anderer Meinung sind. Sie beschließt, in Zukunft nicht mehr die Wahrheit über ihre suizidalen Tendenzen zu sagen und auf Hilfe für die Probleme zu verzichten, die diese Tendenzen auslösen.

Vielleicht sieht die Patientin die Situation aber auch weniger absolut, eher von einem relativistischen Standpunkt aus: Einerseits denkt sie nach wie vor, dass sie das recht habe, über Suizidgedanken zu sprechen, ohne gleich alle Konsequenzen ziehen zu müssen. Wozu sollte sie denn das Selbstsicherheitstraining absolvieren, wenn sie jetzt eine Klinikeinweisung nicht ablehnen darf? Andererseits weiß sie, dass sich ihr Therapeut Sorgen um sie macht und ihr Leben retten will, auch gegen ihren Willen. Beide Standpunkte scheinen einleuchtend, aber da der Konflikt zwischen ihnen unlösbar ist, ist die Patientin verwirrt.

Wenn die Patientin einen dialektischen Standpunkt einnehmen könnte, wäre sie in der Lage zu erkennen, dass das Problem aus dem Aufeinanderprallen verschiedener Aufgaben des Therapeuten resultiert. Zum einen will er ihre Autonomie fördern, indem er ihr beispielsweise Selbstbehauptungsfertigkeiten und Vertrauen in die eigenen Entscheidungen vermittelt. Zum anderen will er die Patientin schützen. Die Fertigkeiten, die der Autonomie der Patientin dienen, sind jedoch nicht geeignet, um sie zu schützen; umgekehrt untergräbt das Schützen der Patientin ihre Autonomie (beispielsweise wenn der Therapeut sie gegen ihren Willen einweisen lässt). Sobald die Patientin in der Lage ist, diesen Stand der Dinge zu akzeptieren, kann sie gemeinsam mit dem Therapeuten einerseits nach Lösungen für die die Suizidgedanken auslösenden Probleme suchen und gleichzeitig eine Möglichkeit finden, wie der Therapeut sich keine allzu großen Sorgen um ihre Sicherheit machen muss. Beide müssen einen Kompromiss zwischen Autonomie und Sicherheit finden. Die Patientin verliert dabei aber ihre eigenen Therapieziele nicht aus den Augen und entschließt sich vielleicht dazu, hart an sich zu arbeiten, um letzlich das System so zu verändern, dass die beiden Positionen nicht mehr miteinander im Konflikt stehen. [1]

Dialektisches Denken und kognitive Therapie

Nicht-dialektisches Denken nimmt in der DBT etwa die Rolle ein, die dysfunktionales Denken in der kognitiven Therapie spielt. Die fehlerhaften Kognitionen, die in der kognitiven Therapie bearbeitet werden, sind ein Beispiel für nichtdialektisches Denken. Ebenso wie in der kognitiven Therapie besteht eine Aufgabe des DBT-Therapeuten darin, der Patientin bei der Identifikation der extremen und absoluten Gedanken zu helfen und mit ihr gemeinsam ihre Schlussfolgerungen und Überzeugungen auf ihre Berechtigung hin zu überprüfen. Im Folgenden werden einige problematische Denkmuster aufgeführt, die sowohl in der DBT als auch in der kognitiven Therapie bearbeitet werden:

1. Willkürliche Schlussfolgerungen, die aufgrund ungenügender oder widersprüchlicher Informationen gezogen werden
2. Übergeneralisierung
3. Übertreibung der Bedeutung oder Wichtigkeit eines Ereignisses
4. Unangemessene Attribution der Schuld und Verantwortung für negative Ereignisse auf die eigene Person
5. Unangemessene Attribution der Schuld und Verantwortung für negative Ereignisse auf andere
6. Beleidigungen oder die Zuordnung negativer Bezeichnungen, die keine über das beobachtete Verhalten hinausgehenden Informationen liefern
7. Katastrophisieren – die Annahme, dass etwas Schreckliches geschehen wird, wenn bestimmte Ereignisse nicht eintreten
8. Hoffnungslosigkeit oder pessimistische Erwartungen bezüglich der Zukunft, die auf selektiver Aufmerksamkeit für negative Erlebnisse in der Vergangenheit oder Gegenwart beruhen, nicht auf überprüfbaren Tatsachen

Viele, wenn auch nicht alle Formen der kognitiven Therapie beruhen auf einem empirischen Denkansatz. Wahrheit in diesem Ansatz ist das, was am besten die gegebenen Tatsachen erklärt, was tatsächlich funktioniert, was realistische Vorhersagen erlaubt und was operational fassbar ist. In diesem Ansatz ist es demnach besonders wichtig zu entscheiden, ob Aussagen, Überzeugungen oder allgemeine Einsichten richtig oder falsch sind. Wenn Aussagen immer „grundlegend richtig" wären, würde der empirische Ansatz völlig ausreichen, und für einen dialektischen Ansatz gäbe es keinen Bedarf. Aber es ist ja gerade das Wesen der Dialektik, niemals von einer absoluten Wahrheit, von feststehenden und unbestreitbaren Tatsachen auszugehen. In der DBT ist der dialektische Ansatz zwar der vorherrschende, was jedoch nicht bedeutet, dass er als ausreichend angesehen wird. Insbesondere bei Problemlösestrategien wird eine empirische Logik nicht als falsch abgelehnt, sondern lediglich als eine Möglichkeit des Denkens unter vielen angesehen. Idealerweise bemüht sich der DBT-Therapeut um ein besseres Problemverständnis durch eine Synthese beider Ansätze.

Dialektische Verhaltensmuster: Ein ausgewogener Lebensstil

Die Vorstellung von Ausgewogenheit charakterisiert wohl am besten, was mit dialektischen Verhaltensmustern gemeint ist. Borderline-Patientinnen führen selten ein ausgewogenes Leben. Ihr Denken, aber auch ihre Gefühlsreaktionen und

Handlungen sind dichotom und extrem. Beispiele dafür sind die typischen Verhaltensmuster von Borderline-Patientinnen, die in Kapitel 3 bereits beschrieben wurden – emotionale Vulnerabilität versus Selbstinvalidierung, unaufhörliche Krisen versus gehemmte Trauer und aktive Passivität versus scheinbare Kompetenz. Das Ziel einer dialektischen Betrachtungsweise besteht darin, die Patientin dabei zu unterstützen, auf Schwierigkeiten im Leben ausgewogener zu reagieren. Aus buddhistischer Perspektive entspricht dies dem „Mittleren Pfad". Folgende dialektische Spannungen müssen dazu aufgelöst werden:

1. Förderung von Fertigkeiten versus Selbstakzeptanz
2. Lösung von Problemen versus Akzeptanz von Problemen
3. Affektregulierung versus Affekttoleranz
4. Selbstwirksamkeit versus Hilfesuchen
5. Unabhängigkeit versus Abhängigkeit
6. Transparenz versus Verschlossenheit
7. Vertrauen versus Misstrauen
8. Emotionale Kontrolle versus Toleranz gegenüber Emotionen
9. Kontrollieren/Verändern versus Beobachten
10. Zuschauen versus Teilnehmen
11. Von anderen nehmen versus anderen geben
11. Sich selbst in den Mittelpunkt stellen versus andere in den Mittelpunkt stellen
12. Nachdenken/Meditation versus Handlung

Primäre Verhaltensziele

Reduzierung suizidaler Verhaltensweisen

Um Mintz (1968) zu zitieren: Mit einem toten Patienten kann man keine effektive Psychotherapie durchführen. Sobald das Leben einer Patientin unmittelbar bedroht ist, muss daher sofort die Bemühung, sie am Leben zu erhalten, in den Mittelpunkt der Therapie rücken. In den meisten Fällen sind es direkte suizidale Verhaltensweisen, die das Leben der Patientin bedrohen; auch andere Verhaltensweisen können aber diese Funktion erfüllen (z.B. fortgesetztes Fasten bei einer anorektischen Patientin; Vernachlässigung einer potentiell tödlichen Erkrankung; sich dem Risiko aussetzen, durch eine andere Person verletzt oder getötet zu werden). Wie ich bereits in Kapitel 1 ausgeführt habe, sind Suizid und parasuizidale Handlungen mit der Absicht, sich zu töten, unter Borderline-Patientinnen sehr verbreitet. Im Gegensatz zu vielen anderen Patientenpopulationen finden sich darüber hinaus bei Borderline-Patientinnen auch häufig parasuizidale Handlungen ohne begleitende Selbsttötungsabsicht. Bei einigen Patientinnen ist die Wahrscheinlichkeit gering, dass die parasuizidalen Handlungen tödlich enden könnten, so dass keine unmittelbare Bedrohung für das Leben der Patientin gegeben ist. Trotzdem stellen alle parasuizidalen Handlungen aus Gründen, die unten erläutert werden, ein primäres Therapiethema in der DBT dar. Die DBT unterscheidet fünf Untergruppen von suizidrelevanten Verhaltensweisen, die in der Therapie eine Rolle spielen: (1) suizidales Krisenverhalten, (2) parasuizidale Handlungen, (3) Suizidgedanken und -androhungen, (4) suizidbezogene Erwartungen und Vorstellungen und (5) mit dem Suizid verbundene Emotionen.

Suizidales Krisenverhalten

Unter suizidalem Krisenverhalten verstehe ich solche Verhaltensweisen, die den Therapeuten oder andere Personen davon überzeugen, dass sich die Patientin in unmittelbarer Suizidgefahr befindet. Dazu zählen meist glaubhafte Suiziddrohungen, Planung und Vorbereitung des Suizids, die Beschaffung und Bereithaltung tödlicher Mittel (z.B. Sammeln von Medikamenten oder Kauf einer Pistole) und klare Suizidabsichten. Auch indirektere Botschaften können suizidales Krisenverhalten darstellen. Diese Verhaltensweisen werden niemals ignoriert, egal ob der Therapeut einen folgenden Suizid für wahrscheinlich hält oder nicht.

Ausgehend von dem in dieser Form unerträglichen Leben der Borderline-Patientin, erscheint ihr Wunsch zu sterben verständlich. Die DBT geht davon aus, dass das Problem meist nicht darin besteht, dass die Patientin eine verzerrte Wahrnehmung hat und positive Situationen negativ interpretiert. Vielmehr gerät sie tatsächlich von einer Krise in die nächste, ist ihr Leben tatsächlich geprägt von belastenden Umgebungsbedingungen, problematischen Beziehungen, Schwierigkeiten am Arbeitsplatz und/oder körperlichen Problemen. Diese Probleme sind der Grund dafür, dass sie ihr Leben nicht genießen kann und keinen Sinn darin sieht. Dazu kommen die gewohnheitsmäßig dysfunktionalen Verhaltensmuster, die in sich bereits eine zusätzliche Belastung darstellen und es der Patientin darüber hinaus unmöglich machen, ihre Lebensqualität zu verbessern. Zusammengefasst haben Borderline-Patientinnen allen Grund dazu, tot sein zu wollen.

Dennoch steht der DBT-Therapeut immer auf der Seite des Lebens, niemals auf der Seite des Todes durch Suizid. Viele Borderline-Patientinnen haben nämlich beträchtliches Talent, ihren Therapeuten davon zu überzeugen, dass ihr Leben tatsächlich nicht wert ist, gelebt zu werden. Die Patientinnen können verschiedene Gründe haben, ihren Therapeuten davon überzeugen zu wollen: Manche glauben, der Therapeut werde dann sofort einschreiten und auf magische Weise ihr Leben verbessern. Andere versuchen vielleicht gerade, den Mut zum Suizid aufzubringen. Wieder andere nutzen die Diskussion mit dem Therapeuten dazu, wieder Hoffnung und Zuversicht zu schöpfen. Was auch immer der Grund sein mag: Viele Patientinnen haben es geschafft, mich zu überzeugen. Ich war ebenso wie sie davon überzeugt, dass ihr Leben absolut unerträglich ist, habe aber auch ebenso wenig wie sie einen Ausweg gesehen. Ich fühlte mich selbst hoffnungslos.

Meine eigene Hoffnungslosigkeit bezüglich einer bestimmten Patientin entspricht jedoch nicht unbedingt mehr der Realität als die Hoffnungslosigkeit der Patientin selbst. Es ist mir schon häufig passiert, dass ich selbst für eine Patientin absolut keinen Ausweg mehr gesehen habe und sie es dennoch geschafft hat, ihr Leben zum Positiven zu verändern. Ich glaube nicht, dass der Fehler bei mir persönlich liegt; sehr viele Therapeuten kennen dieses Gefühl der Hoffnungslosigkeit in der Arbeit mit Borderline-Patientinnen. Aber selbstverständlich beeinflussen die aktuelle Lebenssituation des Therapeuten, die Qualität der therapeutischen Beziehung und auch vorübergehende Stimmungen beider die Einstellung des Therapeuten bezüglich der Zukunft der Patientin ebensosehr wie Faktoren, die realistischere Vorhersagen über die Zukunft erlauben würden.

Auch wenn der Therapeut davon ausgeht, dass jedes Leben, egal wie schwierig die Umstände sein mögen, an sich lebenswert ist, sollte er sich dennoch bewusst sein, dass das Leben von Borderline-Patientinnen wirklich unerträglich sein kann. Egal ob durch das eigene Verhalten oder durch unkontrollierbare Umfeldereignisse verursacht: diese Menschen leiden. Man könnte sogar die Position einnehmen, es sei nicht gerade eine Heldentat, jemanden für ein unerträgliches Leben am Leben zu erhalten. Die DBT ist daher auch kein Programm zur Suizidprävention, sondern zur Lebensverbesserung. Menschen, die sich das Leben nehmen wollen, glauben nicht mehr daran, dass sich ihr Leben jemals zum Positiven verändern wird. Dies mag zwar für manche Menschen wirklich zutreffen, für andere gilt dies jedoch nicht; der Tod jedenfalls schließt jede Hoffnung auf Verbesserung aus. Zumindest können wir aufgrund unseres heutigen Wissensstandes nicht davon ausgehen, dass tote Menschen ein besseres Leben führen.

Ich glaube daran, dass Menschen, auch solche in psychiatrischer oder psychologischer Behandlung, sich aus freiem Willen und wohlüberlegt für Suizid entscheiden können. Auch Borderline-Patientinnen können zu solch einer begründeten Entscheidung in der Lage sein. Dieser Glaube an die individuelle Freiheit des Einzelnen bedeutet jedoch nicht, dass ich mit jedem Menschen übereinstimmen muss, dass Suizid für ihn eine gute oder auch nur eine akzeptable Lösung darstellt.

Ich denke, dass man als Therapeut von Borderline-Patientinnen eine klare, unmissverständliche Haltung gegenüber Suizid haben muss, allein schon deswegen, weil viele dieser Patientinnen – zum Teil mit Erfolg – versuchen werden, ihren Therapeuten davon zu überzeugen, Suizid sei in ihrem Fall eine gute Lösung. Diese Haltung darf nicht diskutiert werden, um das Leben der Patientin nicht zu gefährden. Ich selbst habe mich dafür entschieden, auf der Seite des Lebens zu stehen. Therapeuten, die es als ihre Aufgabe betrachten, der Patientin bei der Entscheidung für oder gegen das Leben zu helfen, haben zwar meine volle Anerkennung. Im Falle von Borderline-Patientinnen jedoch fürchte ich, dass allein schon die Erwägung der Möglichkeit eines Suizids einige Patientinnen dazu ermutigen wird, sich das Leben zu nehmen, die es nicht bereut hätten, wären sie am Leben geblieben. Da es sicherlich auch den umgekehrten Fall geben wird, dass nämlich eine Patientin sich für das Leben entscheidet und diese Wahl im Nachhinein bereut, muss sich der

Therapeut seiner Verantwortung bewusst sein und diese Patientinnen auf jede erdenkliche Weise dabei unterstützen, sich ein neues, lebenswertes Leben aufzubauen. Es gibt eine alte Redensart, die besagt, dass der, der ein Leben rettet, für dieses Leben auch weiterhin verantwortlich ist.

Parasuizidale Handlungen

Parasuizidale Handlungen, die im Verlauf der Therapie zutage treten, werden ebenso wie suizidales Krisenverhalten niemals ignoriert. In Kapitel 1 werden diese Handlungen detailliert beschrieben. Es gibt verschiedene Gründe dafür, dass parasuizidale Handlungen eines der zentralen Therapiethemen darstellen. Erstens sind parasuizidale Handlungen der beste Prädiktor für einen folgenden Suizid. Borderline-Patientinnen mit parasuizidalen Handlungen in der Vorgeschichte haben eine doppelt so hohe Suizidrate wie Borderline-Patientinnen, die zuvor derartige Verhaltenweisen nicht gezeigt haben (Stone, 1987b). Zweitens hinterlassen parasuizidale Handlungen körperliche Schädigungen, die häufig nicht wieder rückgängig gemacht werden können wie Schnitt- und Brandwunden oder Narben; darüber hinaus können diese Handlungen auch unabsichtlich zum Tode führen. Drittens gibt es keine Therapie, deren Ziele mit dieser absichtlichen Selbstschädigung vereinbar wären; dies gilt auch für die DBT. Die Grundvoraussetzung jeder freiwilligen Psychotherapie ist der Wille, sich selbst zu helfen, nicht sich zu schaden. Die Reduzierung selbstschädigender, parasuizidaler Handlungen schafft somit erst die Basis für eine effektive Therapie. Viertens muss die Sorge des Therapeuten um die Patientin wenig glaubwürdig erscheinen, solange er ihre Selbstverletzungen ignoriert. Reagiert der Therapeut dagegen auf derartige Handlungen der Patientin mit der unmissverständlichen Forderung, das selbstschädigende Verhalten zu unterlassen, und stellt zunächst die gesamte Therapie auf die Reduzierung des Verhaltens ab, so vermittelt er der Patientin damit sein Mitgefühl und seine Fürsorge. Die Weigerung, parasuizidales Verhalten zu akzeptieren, ist natürlich auch eine therapeutische Strategie, deren konsequente Einhaltung für den Therapeuten allerdings außerordentlich schwierig sein kann.

Suizidgedanken und -drohungen

Die Reduzierung von Suizidgedanken und -drohungen ist ein weiteres zentrales Ziel in der DBT. Folgende Verhaltensweisen zählen dazu: Nachdenken über Suizid und Parasuizid, suizidale oder parasuizidale Impulse, suizidbezogene Vorstellungen und Phantasien, Ausarbeiten eines Suizidplanes, Androhen von Suizid und Reden über Suizid. Viele Borderline-Patientinnen denken so häufig an Suizid, dass derartige Gedanken eher eine gewohnheitsmäßige Reaktion auf alltägliche Belastungen darstellen, als dass sie tatsächlich den Wunsch zu sterben ausdrückten. Die Möglichkeit des Suizids stellt für sie eine Beruhigung dar: Wenn es zu unerträglich wird, gibt es immer noch einen Ausweg. (Mich erinnert diese Haltung an Spione im Zweiten Weltkrieg, denen Zyanid-Kapseln gegeben wurden. Im Falle einer Gefangennahme konnten sie durch Suizid der Folter entgehen.) Andere Borderline-Patientinnen reagieren auf jede Provokation mit der Drohung, sich umzubringen; diese Drohung wird aber meist sofort wieder zurückgezogen. Wieder andere Patientinnen quälen sich mit der Entscheidung, ob sie sich umbringen sollen oder nicht. Suiziddrohungen werden immer direkt bearbeitet. Suizidgedanken werden dagegen nur unter folgenden Umständen direkt bearbeitet: Wenn diese Gedanken das erste Mal oder völlig unerwartet auftreten; wenn sie besonders intensiv oder unangenehm sind; wenn sie mit parasuizidalem oder suizidalem Krisenverhalten einhergehen oder wenn sie ein effektives Problemlösen verhindern.

Suizidbezogene Erwartungen und Vorstellungen

In der DBT wird auch die Erwartung der Patientin bearbeitet, dass suizidales Verhalten eine alternative Problemlösestrategie darstellt. Leider ist diese Erwartung in vielen Fällen zutreffend: Suizid kann ein durchaus adäquates Mittel sein, um sich an anderen zu rächen, um andere für etwas leiden zu lassen, was sie getan oder nicht getan haben, um einer unerträglichen Situation zu entfliehen oder auch um anderen Menschen Schmerzen, Leiden oder finanzielle Sorgen zu ersparen. Auch Parasuizid kann positive Effekte haben: Wie ich bereits in Kapitel 2 beschreiben habe, erleben Borderline-Patientinnen sehr häufig eine starke Erleichterung, nachdem sie sich Schnitt- oder Brandwunden zugefügt haben - auch wenn sie dabei allein sind. Eine Überdosis von Medikamenten oder andere Methoden, die zu Bewusstlosigkeit führen, ermöglichen es der Patientin, endlich genug Schlaf zu bekommen, was sich positiv auf die Stimmung auswirkt. Parasuizidale Handlungen sind auch äußerst geeignet, um von andauernden emotionalen Problemen oder problematischen Situationen abzulenken, besonders wenn sie viel Unruhe verursachen. Durch suizidales Krisenverhalten und

Parasuizid erreicht die Patientin außerdem häufig, dass sie von anderen ernst genommen wird, dass ihr Aufmerksamkeit und Hilfe zuteil wird, dass sie bestimmten Situationen entfliehen kann, dass sie Beziehungen wieder aufnehmen oder beenden kann oder dass sie in einer Klinik stationär aufgenommen wird.
Diesen im Grunde realistischen Erwartungen bezüglich der kurzfristigen Folgen wird daher weniger Aufmerksamkeit geschenkt als den negativen langfristigen Konsequenzen suizidalen Verhaltens und alternativen, effektiveren Möglichkeiten der Problemlösung. Normalerweise werden diese suizidbezogenen Erwartungen und Vorstellungen nur dann direkt bearbeitet, wenn sie zu parasuizidalem oder suizidalem Krisenverhalten führen oder wenn sie effektivere Verhaltenweisen blockieren.

Suizidbezogene Emotionen

Sowohl parasuizidale Handlungen als auch Suizidgedanken werden bei vielen Borderline-Patientinnen von einem Gefühl der Erleichterung, einem Nachlassen von intensiven negativen Emotionen begleitet. Bei diesen Patientinnen führen parasuizidale Handlungen oder Suizidpläne zu Entspannung und Ruhe; viele beschreiben es als eine Befreiung von heftigen Gefühlsregungen wie Panik, intensiver Furcht, übermäßiger Wut oder auch unerträglichen Schuldgefühlen. Diese Verbindung kann durch verschiedene Faktoren hervorgerufen worden sein; sie kann das Ergebnis instrumentellen Lernens, klasssischer Konditionierung oder auch die unmittelbare Folge neurochemischer Veränderungen aufgrund der Selbstverletzung sein. Parasuizidale Handlungen werden manchmal auch von positiven Gefühlserfahrungen begleitet, wie z. B. sexueller Erregung. In der DBT wird versucht, die emotionalen Reaktionen der Patientin auf parasuizidale Handlungen und auf suizidbezogene Gedanken, Vorstellungen und Phantasien zu verändern. Diese emotionalen Reaktionen werden ebenso wie suizidbezogene Erwartungen normalerweise nur dann direkt bearbeitet, wenn sie zu parasuizidalem oder Krisenverhalten führen oder wenn sie ein effektives Problemlösen verhindern.

Postscriptum: Suizidales Verhalten als unangemessenes Problemlöseverhalten

Aus den bisherigen Ausführungen geht hervor, dass die DBT alle suizidalen Verhaltensweisen als unangemessenes Problemlöseverhalten interpretiert. Im Gegensatz zum Therapeuten, für den dieses Verhalten das zu lösende Problem darstellt, sieht die Patientin suizidales Verhalten häufig nicht als Problem an, sondern als Lösung. Eine der vordringlichsten Aufgaben des Therapeuten besteht daher darin, für diese fundamental unterschiedlichen Sichtweisen eine dialektische Synthese zu finden. Sobald eine zumindest halbwegs stabile Synthese erreicht ist, muss der Therapeut zwei Ziele verfolgen: (1) der Patientin dabei helfen, ihr Leben so zu verändern, dass es für sie wieder lebenswert ist, und (2) die unangemessenen Problemlöseversuche durch angemessenes, effektives Problemlöseverhalten zu ersetzen. Viele Borderline-Patientinnen möchten zuerst die Faktoren beseitigt sehen, die ihnen das Leben momentan so schwer machen, bevor sie beginnen, ihr Problemlöseverhalten zu verändern. Die DBT verfolgt die genau umgekehrte Strategie: „Zuerst wird das suizidale Verhalten reduziert, dann werden wir darüber nachdenken, wie wir Ihr Leben positiv verändern können.“ Diese Dichotomie ist allerdings nicht eindeutig: Wie in Kapitel 9 näher ausgeführt, stellt das Training in Problemlösefertigkeiten eine grundlegende Veränderungsstrategie dar, die nicht nur auf die Reduktion problematischer Verhaltensweisen abzielt, sondern auch diejenigen Faktoren in der Umgebung der Patientin verändert, die dieses Verhalten auslösen.

Reduzierung von Verhaltensweisen, die die Therapie behindern

Das zweite zentrale Ziel der DBT besteht darin, solche Verhaltenweisen zu reduzieren, die die effektive Durchführung der Therapie behindern, und umgekehrt solche Verhaltensweisen zu fördern, die für einen effektiven Therapieverlauf notwendig sind. Die Notwendigkeit, diese Verhaltensweisen – sowohl des Therapeuten als auch der Patientin – zu bearbeiten, liegt auf der Hand: Patientinnen, die nicht therapeutisch behandelt werden oder die zwar in Therapie sind, aber sich nicht einbringen, können keine Fortschritte machen. Der Entschluss, überhaupt zusammen zu arbeiten, ist eine Entscheidung, die nur die Patientin und der Therapeut treffen können. Ob sie aber gemeinsam die Therapie fortsetzen werden, hängt von einer Vielzahl zusätzlicher Faktoren ab. Borderline-Patientinnen fällt es generell sehr schwer, eine Entscheidung für oder gegen etwas in kongruentes Verhalten umzusetzen. Kognitive Kontrolle über Verhalten zählt nicht gerade zu ihren Stärken. Für den Therapeuten kann die Entscheidung, mit einer bestimmten Patientin zu arbeiten, von äußeren Faktoren abhängen wie institutionellen Voraussetzungen, Fortbildungsbedarf und finanziellen Gegebenheiten. Die Auswahl einer bestimmten Patientin durch den Therapeuten wird darüber hinaus von verschiedenen Faktoren bestimmt wie seinen Erfahrungen mit Borderline-Patientinnen, seinen Verhaltensfertigkeiten und Hemmungen sowie den aktuellen Kontingenzen in der therapeutischen Umgebung. Das Ziel der DBT besteht darin, durch die Schaffung von Kontingenzen, die Förderung von Fertigkeiten und die Reduzierung von Hemmungen die Wahrscheinlichkeit zu erhöhen, dass Therapeut und Patientin weiterhin zusammenarbeiten.

Die DBT erfordert aktive Mitarbeit von Therapeut und Patientin. Während der Einzel- und Gruppensitzungen muss die Patientin gemeinsam mit dem Therapeuten an der Erreichung therapeutischer Ziele arbeiten; zwischen den Sitzungen wird von ihr erwartet, dass sie Hausaufgaben macht und sich zusätzlich an eine Reihe von Vereinbarungen hält, die ihre Lebensführung und suizidalen Verhaltensweisen betreffen. Es gibt also viele Bereiche, in denen Schwierigkeiten auftreten können, die den Fortschritt der Therapie behindern. Auch auf Therapeutenseite gibt es viele Verhaltensweisen, die nicht zu einer effektiven Therapie beitragen oder die die Bereitschaft der Patientin zur Kooperation vermindern. Die Verhaltensweisen auf der Seite der Patientin, auf die ich mich hier beziehe, entsprechen in etwa dem Konzept des „Widerstandes" aus psychodynamischen und psychoanalytischen Ansätzen. Die Verhaltensweisen des Therapeuten entsprechen in etwa der „Gegenübertragung", soweit dieser Begriff negativ gemeint ist. In allgemeineren psychotherapeutischen Diskussionen wird in diesem Zusammenhang auch von „Beziehungsfaktoren" gesprochen.

„Sprunghafte" und „anhängliche" Patientinnen

Borderline-Patientinnen und Patientinnen mit parasuizidalen Verhaltensweisen sind berüchtigt für frühzeitige Therapieabbrüche (Gunderson, 1984; Richman und Charles, 1976; Weissman et al., 1973). Ich selbst habe aber eher die Erfahrung gemacht, dass es zwei Sorten von Borderline-Patientinnen gibt: „sprunghafte" und „anhängliche" Patientinnen. Die sprunghaften Patientinnen haben große Schwierigkeiten, sich auf die Therapie einzulassen; sie kommen und gehen. Sie erscheinen nur unregelmäßig zu den Sitzungen, halten sich oft nicht an Vereinbarungen und scheinen der Therapie und der therapeutischen Beziehung keine große Wichtigkeit beizumessen. Bei diesen Patientinnen ist die therapeutische Beziehung nur selten Thema, es sei denn, der Therapeut selbst spricht es an. Diese Patientinnen haben häufig eine oder mehrere wichtige Beziehungen, zu den Eltern oder zu einem (Ehe-)Partner. Wenn diese Patientinnen den Therapeuten zwischen den Sitzungen anrufen, geht es meist um persönliche Krisen, nicht um Schwierigkeiten mit dem Therapeuten. Sie stecken sehr viel mehr Energie in ihre anderen zwischenmenschlichen Beziehungen als in die Beziehung zum Therapeuten. Solange sie sich in den anderen Beziehungen sicher fühlen, verpassen sie Therapie-Sitzungen oder brechen die Therapie ab. Diese Patientinnen haben normalerweise noch nicht viele psychotherapeutische Behandlungen hinter sich. Das wichtigste therapiegefährdende Verhalten ist bei diesen Patientinnen das mangelnde Einlassen auf den Therapeuten.

Auf der entgegengesetzten Seite des Spektrums finden wir die „anhängliche" Patientin. Sie geht sehr schnell eine enge Bindung mit dem Therapeuten ein. Sie verpasst so gut wie nie eine Sitzung und versucht, einen Alternativtermin zu vereinbaren, wenn sie doch zu einer Sitzung nicht erscheinen kann. Viele dieser Patientinnen fordern und benötigen längere und häufigere Sitzungen sowie häufige Telefonate mit dem Therapeuten zwischen den Sitzungen. Von Beginn an sind Schwierigkeiten in der therapeutischen Beziehung ein zentrales Thema. Der Therapeut ist häufig die wichtigste Bezugsperson für die Patientin; die therapeutische Beziehung ist oftmals die wichtigste zwischenmenschliche Beziehung. Anhängliche Patientinnen brechen sehr selten die Therapie ab; sie fürchten sich im Gegenteil vor der Beendigung der Therapie und haben bereits große Schwierigkeiten, wenn der Therapeut nur in Urlaub geht. Viele dieser Patientinnen haben bereits mehrere psychotherapeutische Beziehungen hinter sich, die dieses anhängliche Verhalten verstärkt haben. Ein zentrales therapiegefährdendes Verhalten dieser Patientinnen ist die Unfähigkeit, akzeptieren zu können, dass jeder Therapeut Schwächen hat und nicht in der Lage ist, alle ihre Bedürfnisse zu erfüllen.

Traditionelle kognitive und verhaltenstherapeutische Ansätze

Viele kognitiv oder verhaltenstherapeutisch orientierte Manuale vermitteln den Eindruck, die aktive Mitarbeit einer Patientin in der Therapie sei so leicht zu erreichen, dass dieses Thema gar nicht erst angesprochen werden muss. Für einige klinische Populationen mag dies zwar zutreffen; es herrscht inzwischen jedoch weitgehend Einigkeit darüber, dass therapiegefährdende Verhaltensweisen insgesamt stärker beachtet werden müssen. Chamberlain et al. (1984) beispielsweise haben eine Rating-Skala entwickelt, auf der Widerstandsverhalten der Patientinnen beurteilt werden kann. Über Compliance gibt es mittlerweile eine Reihe von Artikeln und Büchern (Shelton und Levy, 1981; Meichenbaum und Turk, 1987). Kognitiv-verhaltenstherapeutische Autoren betonen regelmäßig die Notwendigkeit, mit der Patientin ein Arbeitsbündnis zu schaffen (Beck, Rush, Emery und Shaw, 1979).

Den Verhaltensweisen (nicht Techniken) des Therapeuten, die den Fortschritt der Therapie fördern oder behindern, wurde hingegen bislang sehr wenig Aufmerksamkeit gewidmet. Die verhaltenstherapeutische Position dazu ist im Allgemeinen folgende: Zum einen kann die Auswirkung persönlicher Eigenheiten und Verhaltensweisen des Therapeuten auf den Therapieerfolg erst dann abgeschätzt werden, wenn hierzu empirische Daten vorliegen. Zum anderen kann diese empirische F rage nur durch einen ideographischen Ansatz geklärt werden, indem jedes Therapeut-Patient-Paar individuell beobachtet wird (Turkat und Brantley, 1981): Verhaltensweisen des Therapeuten, die für die eine therapeutische Beziehung nützlich sind, können für eine andere vollkommen nutzlos sein. Diese Perspektive ergibt sich logisch aus der Forderung kognitiver und verhaltenstherapeutischer Ansätze, klinische Probleme empirisch anzugehen.

Unter den therapieförderlichen Verhaltensweisen auf Therapeutenseite finden wir in der verhaltenstherapeutischen Literatur vor allem solche, die klassischerweise mit der klientenzentrierten Therapie in Verbindung gebracht werden (z. B. Wärme, Empathie und Echtheit) sowie solche, die aus sozialpsychologischen Untersuchungen über interpersonellen Einfluss stammen (z. B. Prestige, Status, Erfahrung und Attraktivität des Therapeuten). Über die genaue Rolle, die diese verschiedenen Qualitäten für eine effektive Verhaltenstherapie spielen, herrscht Uneinigkeit. Von einigen Verhaltenstherapeuten wird betont, dass es bislang wenig empirische Unterstützung für einen positiven Effekt der traditionellen Therapeutenvariablen, insbesondere Wärme und Empathie, gibt (Morris und Magrath, 1983; Turkat und Brantley, 1981). Andere wiederum halten diese Verhaltensweisen für wichtig (Goldfried und Davison, 1976; Levis, 1980; Wilson, 1984). Auch diejenigen, die spezifische zwischenmenschliche Verhaltensweisen für eine effektive Therapie für notwendig halten, befürworten eine individuelle Anpassung des Verhaltens an die jeweilige Patientin im Sinne eines ideographischen Vorgehens (Arnkoff, 1983; Wilson, 1984). Beck et al. (1979) haben diese verhaltenstherapeutische Sichtweise wohl am besten in Worte gefaßt: Sie empfehlen dem Therapeuten, die Wirkung seines Verhaltens auf den einzelnen Patienten ständig zu beobachten. Diese Position wird auch von der DBT eingenommen.

Therapiegefährdende Verhaltensweisen auf Seite der Patientin

Bei den therapiegefährdenden Verhaltensweisen der Patientin unterscheiden wir drei Kategorien: Die erste Kategorie umfasst alle Verhaltensweisen, die die Patientin daran hindern, die angebotene Therapie wahrzunehmen. Zur zweiten Kategorie zählen Verhaltenweisen, die andere Patientinnen daran hindern, von der Therapie zu profitieren. Diese Kategorie ist vor allem in gruppentherapeutischen und stationären Settings von Bedeutung. In die dritte Kategorie fallen solche Verhaltensweisen, die den Therapeuten selbst gefährden: Dazu gehört Verhalten, das die persönlichen Grenzen des Therapeuten nicht respektiert oder das seine Bereitschaft reduziert, die Therapie fortzusetzen.

Verhaltensweisen, die die Patientin daran hindern, die Therapie wahrzunehmen: Es reicht nicht aus, der Patientin eine Therapie zu „verabreichen"; um effektiv zu sein, muss sie von der Patientin auch aufgenommen werden. Man kann dies vielleicht vergleichen mit psychotropen Medikamenten, die erst dann wirken, wenn der Spiegel im Blut eine bestimmte Grenze überschreitet. Um von der DBT profitieren zu können, muss die Patientin an den Sitzungen teilnehmen, mit dem Therapeuten zusammenarbeiten und sich an die therapeutischen Empfehlungen halten.

1. Fehlende Teilnahme. Alle Verhaltensweisen, die dazu führen, dass die Patientin nicht regelmäßig und aktiv an den Therapiesitzungen teilnimmt, gefährden die Therapie. Logischerweise kann die Patientin nicht von der Therapie profitieren, solange sie Sitzungen verpasst oder die Therapie abbricht; dies gilt aber auch für den Fall, dass sie zwar zu den Sitzungen erscheint, aber geistig nicht anwesend ist. Folgende Verhaltenweisen aus dieser Kategorie sehen wir in unserer Klinik häufig:

• die Therapie abbrechen
• Drohung, die Therapie abzubrechen
• Sitzungen verpassen
• Sitzungen absagen aus Gründen, die nichts mit der Therapie zu tun haben

- das ständige Durchleben von Krisen, die den Ablauf der Therapie unterbrechen
- Sitzungen aufgrund übermäßig häufiger Klinikeinweisungen verpassen
- sich in stationären Einrichtungen suizidal verhalten, so dass das Klinikpersonal die Patientin nicht zu den Einzel- oder Gruppensitzungen gehen lassen kann
- suizidales Verhalten oder Androhung von Suizid in der Gegenwart von Personen, die dazu berechtigt sind, die Patientin in eine Klinik einweisen zu lassen (Patientinnen, die unfreiwillig in eine Klinik eingewiesen wurden, erhalten normalerweise nicht die Berechtigung, an ambulanten Therapiesitzungen außerhalb der Klinik teilzunehmen)
- Einnahme von bewusstseinsverändernden Medikamenten vor der Sitzung (außer das Medikament wurde verschrieben)
- eine Sitzung vor dem Ende abbrechen
- in der Sitzung in Ohnmacht fallen, eine Panikattacke erleiden oder einen psychogenen Anfall bekommen
- Dissoziation oder Tagträumen während der Sitzung und
- in der Nacht vor der Sitzung nicht ausreichend Schlaf bekommen und zu müde zur Therapie erscheinen, um wach zu bleiben.

Tritt dieses Verhalten während oder zwischen Sitzungen auf, wird darüber gesprochen und versucht, entsprechende Problemlösestrategien anzuwenden.

2. Fehlende Mitarbeit. Schon immer wurde gerade von Verhaltenstherapeuten die Notwendigkeit einer gemeinschaftlichen Zusammenarbeit zwischen Patient und Therapeut für eine effektive Therapie betont; dies gilt in besonderem Maße, wenn die Therapie eine aktive Teilnahme der Patientin an den Sitzungen erfordert. Da es äußerst schwierig, meist unmöglich ist, das Umfeld eines Erwachsenen direkt zu verändern, zielen die meisten verhaltenstherapeutischen Programme auf eine Erhöhung der Selbstmanagement-Fertigkeiten ab. Der Therapeut versucht dem Patienten also zu vermitteln, wie er selbst seine Umgebung so verändern kann, dass funktionales Verhalten wieder leichter möglich wird. In solchen Therapieprogrammen ist die Bedeutung einer aktiven Mitarbeit des Patienten offensichtlich.

In anderen Therapieprogrammen ist die Mitarbeit des Patienten selbst das Ziel, nicht nur die Voraussetzung für das Erreichen eines Zieles. Dies gilt vor allem für die Therapien, in denen der Rolle des Therapeuten als Verstärker und den Verhaltensweisen des Patienten während der Therapiesitzungen besondere Bedeutung beigemessen wird. Die funktionsanalytische Psychotherapie („functional analytic psychotherapy“), eine radikal behavioristisch orientierte Therapieform, die Robert Kohlenberg und Mavis Tsai (1991), aufbauend auf Skinner'schen Prinzipien, entwickelt haben, ist ein Beispiel für diesen Ansatz. Die DBT betrachtet die Mitarbeit der Patientin sowohl als wichtige Voraussetzung als auch als Therapieziel. Verhaltensweisen, die die Mitarbeit der Patientin verhindern, werden als therapiegefährdende Verhaltensweisen eingestuft. Dazu zählen unter anderem:

- Unfähigkeit oder Weigerung, in der Therapie mitzuarbeiten
- Lügen
- während der Sitzungen nicht sprechen
- während der Sitzungen sich emotional zurückziehen
- alles und jedes infrage stellen, was der Therapeut sagt
- in der Sitzung von den primären Zielen ablenken und abschweifen
- auf alle oder die meisten Fragen mit „Ich weiß nicht“ oder „Ich kann mich nicht erinnern“ antworten.

3. Fehlende Compliance. Die Bereitschaft der Patientin, sich aktiv an der Therapie zu beteiligen, wird in der Literatur regelmäßig mit guten Therapieerfolgen in Verbindung gebracht (Greenberg, 1983). In der Verhaltenstherapie generell und speziell in der DBT wird eine aktive Teilnahme der Patientin am therapeutischen Geschehen vorausgesetzt. Während der Sitzungen soll sie beispielsweise verdeckte Vorstellungsübungen machen (z. B. Entspannungstraining oder systematische Desensibilisierung) oder neue Verhaltensweisen üben (z. B. Rollenspiel im Training sozialer Kompetenzen); zwischen den Sitzungen wird von ihr erwartet, dass sie Hausaufgaben erledigt. Die Patientin muss dazu bereit sein, sich in Situationen zu begeben, die ihr Angst machen, und bestimmte Verhaltensweisen zu üben, die ihr sehr schwerfallen. Dazu sind nicht nur Mut und Selbstmanagement-Fertigkeiten erforderlich, sondern auch eine Vorgeschichte, in der Compliance und aktive Problemlöseversuche verstärkt wurden. Diese Voraussetzungen fehlen allerdings gerade bei Borderline-Patientinnen recht häufig. Typische Verhaltensweisen, die mangelnde Compliance ausdrücken, sind:

- die Tagebuchkarten werden nicht ausgefüllt oder nicht zu den Sitzungen mitgebracht
- die Tagebuchkarten werden unvollständig oder falsch ausgefüllt
- mit dem Therapeuten getroffene Vereinbarungen werden nicht eingehalten
- die Hausaufgaben werden nicht oder unvollständig gemacht
- Weigerung, an bestimmten Therapieelementen teilzunehmen (z. B. Expositionstraining)
- Weigerung, sich auf zentrale Therapieziele der DBT einzulassen (z. B. Weigerung, suizidales Verhalten zu reduzieren).

Verhaltensweisen, die andere Patientinnen daran hindern, von der Therapie zu profitieren. In gruppentherapeutischen oder stationären Settings kann die Interaktion zwischen den Patientinnen den Therapieverlauf entscheidend beeinflussen. Nach meiner Erfahrung erhöhen insbesondere offen feindselige und kritische Bemerkungen die Wahrscheinlichkeit, dass die anderen Patientinnen von der Therapie nicht profitieren werden. Sicherlich wäre es wünschenswert, wenn die so angegriffenen Patientinnen in der Lage wären, diese Bemerkungen zu tolerieren. Dazu sind viele Patientinnen jedoch nicht fähig, da sie sich ohnehin ständig sehr angreifbar fühlen und daher durch negatives Feedback übermäßig verletzbar sind. Sogar angemessenes Feedback wird von ihnen häufig als Angriff erlebt. Sowohl diese Unfähigkeit, angemessenes Feedback von anderen Patientinnen zu akzeptieren, als auch unangemessene negative Rückmeldungen an andere Patientinnen oder ständige Versuche, Beziehungsprobleme mit einer anderen Patientin zu lösen, werden zu den therapiegefährdenden Verhaltenweisen gerechnet.

Es kann allerdings nicht darum gehen, Konflikte an sich zu vermeiden; die Fähigkeit, mit Konflikten umzugehen, ist schließlich ein Therapieziel der DBT. Verhaltensweisen, die zu Konflikten mit anderen Patientinnen führen, erschweren zwar häufig die Therapie für diese Patientinnen; nur offen feindselige Angriffe führen aber meiner Erfahrung nach dazu, dass die Therapie für diese Patientinnnen unmöglich gemacht wird.

Verhaltensweisen, die den Therapeuten überfordern. Für Borderline-Patientinnen besteht ein wichtiges Therapieziel darin zu lernen, wie man angemessen um Hilfe bittet und wie man mit der helfenden Person umgehen sollte. Auf der einen Seite sind Borderline-Patientinnen auf diese Hilfe angewiesen, andererseits wissen sie aber häufig nicht, wie sie darum bitten sollen, oder sie überfordern diejenigen, die ihnen helfen sollen. Es ist daher nicht nur für den Therapieverlauf von Bedeutung, diese Fertigkeiten zu erlernen – die allgemeine Lebenszufriedenheit wird ebenso durch Generalisierung auf das alltägliche Leben gefördert. Auch für die therapeutische Beziehung ist es natürlich hilfreich, wenn Verhaltensweisen reduziert werden, durch die der Therapeut ständig überfordert wird. Da Burn-out des Therapeuten zu einer Reihe therapeutischer Fehler führt (Cherniss, 1980; Carrol und White, 1981) und nur schwer wieder rückgängig zu machen ist, ist es wichtig, das Auftreten dieses Phänomens von vornherein zu verhindern. Derselbe Gedanke liegt der DBT-Strategie zugrunde, die die Wahrung der individuellen Grenzen des Therapeuten anstrebt; diese Strategie gehört zu den Kontingenzmanagement-Strategien und wird in Kapitel 10 ausführlicher behandelt.

Schon zu Beginn der Therapie sollte der Patientin deutlich gemacht werden, worin ein wichtiges DBT-Therapieziel besteht: nämlich sich so zu verhalten, dass der Therapeut ihr die benötigte Hilfe und Unterstützung geben kann und will. Die Patientin sollte begreifen, dass es keine bedingungslose Zuneigung oder Liebe gibt; auch der hilfsbereiteste Mensch kann dazu gebracht werden, seine Hilfe zurückzuziehen. Der Therapeut bildet da keine Ausnahme: Mit dem entsprechenden Verhalten kann es jede Patientin schaffen, von einem Therapeuten abgelehnt zu werden. Dieser Punkt wird mit der Patientin bereits in der DBT-Einführungsphase ausführlich besprochen (siehe Kap. 4). Von Anfang an sollte die Hoffnung der Patientin ausgeräumt werden, dass sie auf jeden Fall Hilfe vom Therapeuten erwarten kann, ganz egal wie sie sich ihm gegenüber verhält. Ich habe die Erfahrung gemacht, dass es den meisten Borderline-Patientinnen sehr recht ist, eine derart klare Orientierung zu bekommen. Die meisten sind bereits mindestens einmal von einem Therapeuten abgelehnt worden und schätzen es daher sehr, wenn ihnen in der Therapie Fertigkeiten vermittelt werden, die eine erneute Ablehnung verhindern.

Ich habe die Erfahrung gemacht, dass es Therapeuten sehr viel schwererfällt, dieses sie selbst gefährdende Verhalten der Patientin zu identifizieren als Verhaltensweisen wie mangelnde Teilnahmebereitschaft, mangelnde Motivation zur Mitarbeit oder mangelnde Compliance. Viele Therapeuten scheinen davon auszugehen, dass dieses Verhalten der Patientin Teil der „Psychopathologie“ ist und daher von selbst aufhören wird, sobald die „Borderline-Störung“ an sich geheilt ist. Andere führen ihre eigenen Gefühle und Reaktionen auf ihre mangelnde therapeutische

Kompetenz zurück und konzentrieren sich daher nicht auf das Verhalten der Patientin, sondern diskutieren die eigenen Schwächen in den Supervisions- und Fallbesprechungstreffen.

1. Verhaltensweisen, die die persönlichen Grenzen des Therapeuten überschreiten. Jeder Therapeut hat seine persönlichen Grenzen für Verhaltensweisen, die er bei der Patientin toleriert, und bezüglich dessen, was er selbst bereit ist für eine Patientin zu tun. Verhaltensweisen, die die Grenze dessen überschreiten, was der Therapeut zu tolerieren bereit ist, sind daher therapiegefährdend. Ob ein bestimmtes Verhalten die Grenzen des Therapeuten überschreitet, hängt vom Therapeuten, vom Zeitpunkt und von der Patientin ab. Auch im Verlauf der Therapie einer bestimmten Patientin können sich die persönlichen Grenzen des Therapeuten in Abhängigkeit von der Entwicklung der therapeutischen Beziehung, aber auch von Faktoren im Privatleben des Therapeuten verändern. Welche Verhaltensweisen zu einem bestimmten Zeitpunkt als problematisch erachtet und therapeutisch bearbeitet werden, hängt von den Grenzen des Therapeuten zu diesem Zeitpunkt und den Fertigkeiten der Patientin ab.

Die Weigerung, Strategien zu akzeptieren oder zu befolgen, die vom Therapeuten als notwendig für einen Therapiefortschritt erachtet werden, ist die zentrale therapiegefährdende Verhaltensweise dieser Kategorie. Sobald die Patientin sich also weigert, bestimmte vom Therapeuten als sinnvoll erachtetete Strategien zu befolgen und es keine Alternativen gibt, ist dieses Verhalten eine Gefährdung der Therapie, und eine Verhaltensänderung – auf Seiten des Therapeuten, der Patientin oder beider – muss zunächst im Vordergrund der Therapie stehen. Weitere Verhaltensweisen, die die persönlichen Grenzen des Therapeuten überschreiten können, sind:

- den Therapeuten zu häufig anrufen
- den Therapeuten zu Hause aufsuchen oder Kontakt mit seiner Familie aufnehmen
- eine Lösung für Probleme verlangen, die der Therapeut nicht lösen kann
- häufigere oder längere Sitzungen verlangen als der Therapeut leisten kann
- mit dem Therapeuten in einer übertrieben persönlichen oder familiären Art und Weise umgehen; sexuell provozierendes oder verführerisches Verhalten
- in den Privatbereich des Therapeuten eindringen und
- den Therapeuten oder Mitglieder seiner Familie bedrohen

Praktisch jedes Verhalten einer Patientin kann für einen Therapeuten irgendwann eine Überschreitung seiner persönlichen Grenzen sein. Daher kann es keine von vornherein festgesetzten Grenzen geben, die in der DBT eingehalten werden müssen; manchmal müssen die Grenzen auch ausgedehnt werden. Welche Verhaltensweisen eine Überschreitung der Grenzen darstellen, muss von jedem Therapeut-Patient-Paar individuell bestimmt werden. Aus diesem Grund müssen sich Patientinnen, die an einem Therapieprogramm mit mehreren Therapeuten teilnehmen, an verschiedene individuelle Grenzen halten.

Psychotherapeuten, die nicht verhaltenstherapeutisch orientiert sind, interpretieren solche grenzüberschreitenden Verhaltensweisen der Patientin häufig in der Richtung, dass diese Patientinnen keine eigenen Grenzen haben. Der Begriff „Grenze“ wird verwendet, als ob er eine feste Bedeutung hätte, unabhängig von der Wirkung des Verhaltens der Patientin auf den Therapeuten. Der Therapeut stellt solche Grenzen häufig auf, als ob es eine „richtige“ Platzierung dafür gäbe. Meiner Meinung nach erfüllt das Setzen von Grenzen jedoch eine soziale Funktion: Es kann daher keine korrekten, von der Umwelt unabhängigen Grenzen geben. Die Borderline-Patientin ist häufig nicht in der Lage oder nicht bereit, die persönlichen Grenzen anderer Menschen zu erkennen oder zu respektieren; dieser Sachverhalt kann auf einer Vielzahl anderer Faktoren als dem Gefühl für ihre eigenen Grenzen beruhen.

Aus der Sicht der DBT hat die Konzentration auf die Grenzen der Patientin (anstatt auf die Überschreitung der Grenzen des Therapeuten) zwei negative Konsequenzen: Erstens hält es den Therapeuten davon ab, sich auf das problematische Verhalten der Patientin zu konzentrieren. Um ein Konstrukt wie „Grenzen“ zu verändern, muss der Therapeut zumindest in der Lage sein, diejenigen Verhaltensweisen zu benennen, die dieses Konstrukt operational definieren. Dies ist nur selten der Fall. Zweitens wird nicht genügend nach anderen Faktoren gesucht, die das problematische Verhalten der Patientin hervorrufen, solange davon ausgegangen wird, dass das Fehlen eigener Grenzen die Ursache ist. So werden eventuell wichtige Einflussfaktoren übersehen, und eine Veränderung wird erschwert.

2. Verhaltensweisen, die die Grenzen der Institution überschreiten. Normalerweise denken wir bei dem Wort „Institution" nicht an individuelle Grenzen. Für die DBT ist es aber sinnvoll, diese Sichtweise einzunehmen. Die Regeln, die in einer Institution gelten, stellen Beispiele für solche Grenzen dar: Regeln einer stationären Einrichtung (z.B. keine laute Musik), Regeln einer Tagesklinik (z.B. keine Pistolen) oder Regeln einer ambulanten Einrichtung (z.B. im vorgesehenen Wartebereich auf den Therapeuten warten). Diese Grenzen sind „individuell", weil jede therapeutische Einrichtung ihre eigenen Grenzen hat, die oftmals unter Berücksichtigung verschiedenster Interessen entwickelt wurden (z. B. Klinikverwaltung, rechtliche Erwägungen, Klinikdirektor ...). In meinem Programm überschreiten Patientinnen beispielsweise dann eine Grenze, wenn sie sich so verhalten, dass unsere ganze Behandlungseinheit aus der Klinik hinausgeworfen werden könnte. Diese individuell festgesetzten Grenzen sollten aber zumindest möglichst eng den Regeln angepasst sein, die im alltäglichen Leben in anderen Institutionen gelten. Grenzen, die besonders ehrerbietiges oder unterwürfiges Verhalten erfordern oder die für Schule, Arbeitsplatz oder den häuslichen Bereich typische zwischenmenschliche Verhaltensweisen untersagen, sind demnach wahrscheinlich ungünstig. In der DBT wird mit Verhaltensweisen, die die Grenzen einer Institution überschreiten, genauso umgegangen wie mit Verhaltensweisen, die die persönlichen Grenzen des Therapeuten überschreiten. In beiden Fällen wird der Therapeut der Patientin deutlich machen müssen, dass die Grenzen die Persönlichkeit des Therapeuten oder der Institution widerspiegeln.

Ebenso wie in der Einzeltherapie wird die Grenze einer Institution dort überschritten, wo die Mindestanforderungen für die Durchführung einer effektiven Therapie nicht erfüllt werden. Diese Regeln sind relativ willkürlich, da sie für eine ganze Gruppe von Patientinnen (Borderline-Patientinnen) aufgestellt werden, ohne die Bedürfnisse der einzelnen Patientin zu berücksichtigen. Im ersten Jahr der DBT müssen beispielsweise alle Patientinnen sowohl an der Einzeltherapie als auch an einem strukturierten Fertigkeitstraining teilnehmen. In vielen stationären Einrichtungen müssen die Patientinnen an einer bestimmten Anzahl von Aktivitäten oder Gruppen teilnehmen. In einem Forschungssetting ist es erforderlich, dass sich alle Patientinnen zu regelmäßigen Zeitpunkten diagnostisch untersuchen lassen. Es ist daher sehr wichtig, dass nur solche Regeln aufgestellt werden, die von allen Beteiligten als unabdingbar für die effektive Durchführung eines Therapieprogramms angesehen werden.

3. Verhaltensweisen, die die Motivation des Therapeuten reduzieren. Selbstverständlich ist die Grundvoraussetzung für eine Fortführung der Therapie die Motivation auf Seiten der Patientin und des Therapeuten, dies auch zu tun. Diese Motivation wiederum hängt von der Verstärkung ab, die beide durch die Therapie erfahren. Im Idealfall ist der Fortschritt der Patientin der wichtigste Verstärker für den Therapeuten; geht der Fortschritt nur langsam voran, werden auch andere Verhaltensweisen der Patientin wichtig. Die mangelnde Bereitschaft vieler Therapeuten, mit Borderline-Patientinnen zusammenzuarbeiten, hängt damit zusammen, dass diese Patientinnen nur wenige verstärkende, aber dafür umso mehr als aversiv empfundene Verhaltensweisen an den Tag legen.

Dazu zählen das Verpassen von Sitzungen, fehlende Mitarbeit und Compliance sowie das Überschreiten von Grenzen des Therapeuten. Andere Verhaltensweisen, mit denen ich konfrontiert wurde, sind unter anderem:
- eine feindselige Haltung
- Ungeduld und Bemerkungen, dass sich der Therapeut mehr anstrengen solle oder dass er kein guter Therapeut sei, insbesondere wenn diese Bemerkungen sarkastisch oder stichelnd vorgebracht werden
- Kritik an der Person oder der Persönlichkeit des Therapeuten
- Kritik an den Wertvorstellungen, am Arbeitsplatz oder der Familie des Therapeuten
- fehlende Dankbarkeit oder Anerkennung für die Anstrengungen des Therapeuten
- Unfähigkeit oder Unwilligkeit, bestehenden Fortschritt anzuerkennen und
- Vergleiche des Therapeuten mit anderen Therapeuten, die als besser eingeschätzt werden

Zu den Verhaltensweisen, die ganz besonders an den Nerven des Therapeuten zerren können, zählen Drohungen, ihn zu verklagen oder auf sonstige Weise öffentlich bloßzustellen. Eine Patientin unserer Klinik schickte ihrer Therapeutin eine Unmenge von Briefen, Essays, Gedichten, Zeichnungen und Geschenken. Die Therapeutin nahm einen der Essays zum Lesen mit nach Hause und verlegte ihn dort. Später bat die Patientin darum, diesen Essay wiederzubekommen; als sie erfuhr, dass die Therapeutin ihn verlegt hatte, verklagte sie sie auf Schmerzensgeld von mehreren hundert Dollar. Die

Therapeutin war danach nicht gerade hochmotiviert, mit dieser Patientin weiterzuarbeiten, auch nachdem sie den Essay wiedergefunden hatte.

4. Verhaltensweisen, die die Motivation des Umfeldes oder der anderen Gruppenmitglieder reduzieren. In einem gruppentherapeutischen oder familientherapeutischen Setting geht man davon aus, dass die einzelnen Mitglieder der Gruppe oder der Familie sich gegenseitig helfen und so gewissermaßen als Co-Therapeuten dienen. Alle Verhaltensweisen einer Patientin, die die Motivation dieser anderen Mitglieder reduzieren, die Patientin zu unterstützen und sich für ihr Wohlergehen zu interessieren, gelten als therapiegefährdende Verhaltensweisen.

Verhaltensweisen der Patientin, die für die Therapie förderlich sind

Ich vermittle meinen Patientinnen gleich zu Beginn der Therapie, manchmal auch noch im weiteren Verlauf, dass eine ihrer Aufgaben darin besteht, mich so zu behandeln, dass ich weiterhin mit ihnen zusammenarbeiten möchte. (Diese Verpflichtung besteht natürlich auch meinerseits ihnen gegenüber.) Diese Vorstellung ist vielen Patientinnen vollkommen neu. Natürlich bin ich als Therapeutin verpflichtet, der Patientin zu helfen, egal was sie tut. Sobald dies nicht mehr möglich ist, sollte die Zusammenarbeit abgebrochen werden. Um das zu verhindern, werden der Patientin bestimmte Fertigkeiten vermittelt, die die Wahrscheinlichkeit einer weiteren Zusammenarbeit erhöhen.

Wie oben bereits erwähnt, besteht das wichtigste therapieförderliche Verhalten einfach darin, Fortschritte zu machen. Neben der einfachen Umkehrung der oben genannten therapiegefährdenden Verhaltensweisen gibt es für jeden Therapeuten darüber hinaus therapieförderliche Verhaltensweisen, die auch je nach Kontext variieren können. Für mich und andere Therapeuten, die mit mir zusammengearbeitet haben, zählen folgende Verhaltensweisen dazu:

- um Hilfe bitten, um Suizid oder Parasuizid zu verhindern (anstatt mit Suizid oder Parasuizid zu drohen, falls keine Hilfestellung gegeben wird)
- Vorschläge für Verhaltensänderungen ausprobieren (anstatt von vornherein davon auszugehen, dass es nicht funktionieren wird)
- bei einem Telefongespräch mit dem Therapeuten fragen, ob er jetzt Zeit hat; und ein „Nein“ auch akzeptieren können
- damit umgehen können, wenn ein Telefongespräch einmal kürzer als gewünscht ist
- Vereinbarungen mit dem Therapeuten einhalten
- anrufen, um einen Termin abzusagen (anstatt einfach nicht zu erscheinen) und
- Sinn für Humor haben oder zumindest den Humor des Therapeuten akzeptieren

Diese therapieförderlichen Verhaltensweisen können meist nicht vorausgesetzt werden, sondern müssen der Patientin erst vermittelt werden.

Therapiegefährdende Verhaltensweisen auf Therapeutenseite

Zu den therapiegefährdenden Verhaltensweisen auf Therapeutenseite gehören alle iatrogenen Verhaltensweisen sowie solche, die die Patientin unnötigen Belastungen aussetzen oder einen Fortschritt erschweren. Der Therapeut sollte erstens keinen Schaden anrichten; zweitens die unter den gegebenen Bedingungen am wenigsten agressive Therapie durchführen und drittens Fehler freimütig eingestehen und sein therapeutisches Vorgehen entsprechend anpassen können.

Es gibt eine Vielzahl von Faktoren, die zu therapiegefährdenden Verhaltensweisen auf Therapeutenseite führen können. Die folgende Aufzählung enthält Faktoren, die mich und meine Mitarbeiter/innen immer wieder beeinflusst haben:

- persönliche Umstände, wie Belastungssituationen zu Hause oder am Arbeitsplatz; zu wenig Schlaf, Krankheit
- zeitliche Überbeanspruchung
- die klinische Arbeit wird auf einen bestimmten Zeitabschnitt in der Woche beschränkt, so dass Anforderungen in diesem Bereich zu anderen Zeiten als störend empfunden werden (dies ist besonders dann ein Problem, wenn man wissenschaftlich arbeitet)
- Unsicherheit bei den eigenen Fähigkeiten als Therapeut, insbesondere im Vergleich mit anderen Teammitgliedern
- die eigene Patientin wird mit anderen verglichen und scheint als Einzige keine Fortschritte zu machen, während alle anderen Patientinnen weiterzukommen scheinen
- Wut, Feindseligkeit und Frustration werden gegen die Patientin gerichtet

- eine Haltung, die „dem Opfer die Schuld gibt", insbesondere wenn man das Verhalten der Patientin nur noch in dieser Richtung interpretieren kann
- das Gefühl, von der Patientin in die Ecke gedrängt zu werden oder die Kontrolle über die Therapiesituation zu verlieren
- Angst, verklagt zu werden
- Angst und/oder Panik, dass die Patientin Suizid begehen könnte und
- eine unrealistische Einschätzung dessen, was man in einem bestimmten Zeitraum erreichen kann mit entsprechend überhöhten Erwartungen an die Patientin

Ein besonders häufiger und schwerwiegender Umstand, der zu therapeutischen Fehlern führen kann, ist die Unfähigkeit des Therapeuten, den aktuellen Leidensdruck der Patientin zu ertragen. Oft stellen Versuche, diesen Leidensdruck zu mindern, eine Verstärkung dysfunktionaler Verhaltensweisen der Patientin dar. Der Leidensdruck wird dadurch langfristig eher erhöht; dieser Punkt wurde in Kapitel 4 ausführlicher behandelt. Therapiegefährdende Verhaltensweisen auf Therapeutenseite können grob in zwei Kategorien eingeteilt werden: (1) solche Verhaltensweisen, die die Therapie aus dem Gleichgewicht bringen, und (2) solche Verhaltensweisen, die mangelnden Respekt vor der Patientin zum Ausdruck bringen.

Verhaltensweisen, die die Therapie aus dem Gleichgewicht bringen. Das Gleichgewicht der Therapie wird vor allem von solchen Verhaltensweisen gestört, die konsistent an einem Extrem des Kontinuums therapeutischen Verhaltens liegen (z.B. Akzeptanz vs. Veränderung oder Stabilität vs. Flexibilität).

1. Ungleichgewicht von Veränderung und Akzeptanz. Aus der DBT-Perspektive sind gerade solche Verhaltensweisen besonders ungünstig, die eine Unausgewogenheit zwischen Akzeptanz- und Veränderungsstrategien schaffen oder aufrechterhalten. Ein Therapeut, der sich nur auf die Veränderung der Patientin konzentriert, kann das Selbstbild der Patientin und ihre Einschätzung der Realität so nachhaltig stören, dass mehrere Jahre Therapie nötig sein werden, den Schaden wieder zu beheben. Es besteht die Gefahr, dass die Einwände der Patientin gegen diese Behandlung als übermäßig defensiv interpretiert und übergangen werden. Umgekehrt tut auch ein Therapeut der Patientin keinen Gefallen, wenn er sie bedingungslos akzeptiert, ihr aber keine neuen Fertigkeiten vermittelt. Er missachtet dadurch auch die Selbsteinschätzung der Patientin: Sie weiß häufig selbst am besten, welche Bedingungen erfüllt sein müssen, damit sie sich verändern kann. Die meisten Borderline-Patientinnen sehnen sich im Übrigen nach Hilfestellung, insbesondere in solchen Situationen, die sie nur schwer oder überhaupt nicht allein bewältigen können.

2. Ungleichgewicht von Flexibilität und Stabilität. Eine Gefährdung für die Therapie sind auch solche Verhaltensweisen, die darauf hinweisen, dass der Therapeut nicht in der Lage ist, sein therapeutisches Vorgehen in flexibler Weise den Gegebenheiten anzupassen und gleichzeitig einen therapeutischen Fokus beizubehalten. Diese Schwierigkeit tritt vor allem bei Therapeuten auf, die ohne einen ihr therapeutisches Handeln leitenden theoretischen Hintergrund von einer Strategie zur anderen wechseln, um eine Verhaltensänderung hervorzurufen. Was hier fehlt, ist vor allem Geduld: In der Therapie mit einer Borderline-Patientin braucht so gut wie jede therapeutische Strategie eine gewisse Zeit, um erste Erfolge zu zeigen. Problematisch ist es auch, wenn der Therapeut von der Therapieplanung wegen Kriterien abweicht, die nicht theoriegeleitet sind. Einige Beispiele: Der Therapeut lässt das Fertigkeitstraining zugunsten eines Gespräches ausfallen, weil er sich langweilt oder nicht „in der Stimmung" für die Anstrengungen des Fertigkeitstrainings ist. Der Therapeut lässt die Patientin in eine Klinik einweisen, aber nicht weil er es aufgrund der Therapie für notwendig hält, um mit dem suizidalen Krisenverhalten der Patientin umzugehen, sondern weil er auf sie wütend ist oder um die Familienmitglieder zu beruhigen. Der Therapeut gibt bei einem Konflikt nach, weil er zu müde ist oder keine Zeit hat, mit dem Konflikt anders umzugehen. Natürlich wird das Problem nur noch komplizierter, wenn der Therapeut der Patientin einzureden versucht, dass sein Verhalten nur zu ihrem Besten sei. Das andere Extrem ist allerdings ebenso therapiegefährdend: Eine therapeutische Strategie stur beizubehalten, obwohl die Patientin darunter leidet oder zumindest nicht davon profitiert, obwohl auch potentiell hilfreichere Alternativen verfügbar wären. Leider ist es eine menschliche Eigenschaft, bei Stress weniger flexibel zu reagieren. Für die meisten Therapeuten ist es sehr belastend, mit Borderline-Patientinnen zu arbeiten, und meiner Erfahrung nach neigen sie dann dazu, zwischen zu großer und zu geringer Flexibilität hin- und herzuwechseln. Für ein ausgewogenes Verhältnis zwischen Flexibilität und Stabilität ist es notwendig, den therapeutischen Fortschritt ständig zu überwachen und die in Kapitel 8-11 ausführlich beschriebenen Interventionen anzuwenden.

3. Ungleichgewicht von Unterstützung und Forderung nach Veränderung. Eine weitere Form von Ungleichgewicht kann bestehen zwischen Hilfestellung und Fürsorge für die Patientin einerseits und Vorenthalten von Hilfe andererseits, damit die Patientin sich selbst helfen kann, sobald sie genügend motiviert ist. Im ersten Fall sieht der Therapeut die Patientin als so zerbrechlich, inkompetent und verletzlich an, dass sie sich nicht selbst helfen kann. Er behandelt sie daher wie ein kleines Kind, das Entscheidungen nicht selbstständig treffen kann, und übernimmt viele Aufgaben für sie, die er bei anderen Patientinnen gar nicht erst erwägen würde. Einige (aus dem Zusammenhang gerissene) Beispiele sind:
• Der Therapeut trifft die Patientin regelmäßig in einem Café, weil sie zu ängstlich ist, um in seine Praxis zu kommen;
• er bringt sie zu Verabredungen oder ignoriert verpasste Sitzungen, weil er davon ausgeht, dass sie nicht selbst fahren kann und zu zerbrechlich ist, um öffentliche Verkehrsmittel zu benutzen;
• er bricht unangenehme Themen im Gespräch ab;
• er geht davon aus, dass sie bei einem Familiengespräch zu eingeschüchtert ist, um selbst zu sprechen, und erlaubt ihr daher, zu schweigen, während er ihre Position vertritt;
• er verwaltet ihre Finanzen oder zahlt ihre Rechnungen für sie.

Im umgekehrten Fall will der Therapeut nicht akzeptieren, dass die Patientin mehr Unterstützung und Fürsorge braucht, als sie momentan erhält; diese Haltung muss zu einem Versagen führen. Manche Patientinnen werden sogar ihre Hilflosigkeit und Inkompetenz noch übertreiben, damit der Therapeut sie ernst nimmt, und setzen so den Kreislauf von Versagen fort. In Kapitel 13 werden die Schwierigkeiten diskutiert, die dabei auftreten können, wenn der Therapeut versucht, zwischen diesen beiden Extremen ein Gleichgewicht zu halten.

4. Ungleichgewicht zwischen reziproker und respektloser Kommunikation. Ein therapeutisch falsches Verhalten resultiert auch aus einem Ungleichgewicht zwischen reziproker und respektloser Kommunikation (siehe Kap. 4 und 12). Borderline-Patientinnen scheinen dazu herauszufordern, entweder ein sehr enges oder ein sehr distanziertes Verhältnis zu ihrem Therapeuten einzunehmen. Auf der einen Seite finden wir Therapeuten, die sich der Patientin gegenüber sehr verletzlich zeigen und ein sehr persönliches Verhältnis zu ihr haben. Viele Borderline-Patientinnen scheinen ein solches Verhalten zu fördern, indem sie dem Therapeuten sehr überzeugend vorwerfen, die therapeutische Beziehung sei einseitig und nicht gleichberechtigt; sie seien die Einzigen, die ein Risiko eingingen. Sie sind auch häufig besonders fürsorglich, was einige Therapeuten dazu veranlasst, sich innerhalb der Therapie zu verletzlich zu zeigen. Es ist nicht allzu ungewöhnlich, dass Therapeuten ihre persönlichen Schwierigkeiten mit den Patientinnen besprechen, ohne dass diese irgendeine Bedeutung für die Therapie hätten. Das extremste Beispiel für ein solches persönliches Verhältnis ist eine sexuelle Beziehung zwischen Therapeut und Patientin. Das andere Extrem sind Therapeuten, die eine übermäßige Distanz zu den Patientinnen einnehmen und dies (als Nicht-DBT-Therapeut) mit „Abgrenzungsthematik“ oder „therapeutischem Rahmen“ rechtfertigen oder, wenn es sich um einen DBT-Therapeuten handelt, als „respektlose Kommunikation“ darstellen. Begriffe wie diese können jedoch auch missbraucht werden, um inadäquates Therapeutenverhalten zu überdecken. Dazu zählen Witze auf Kosten der Patientin; feindselige Kritik; ungerechtfertigte Angriffe auf Gefühle, Überzeugungen, Entscheidungen und Verhalten der Patientin sowie unflexible emotionale und physische Distanz zu der Patientin.

Verhaltensweisen, die mangelnden Respekt vor der Patientin ausdrücken. Manche Verhaltensweisen spiegeln einen tatsächlich vorhandenen Mangel an Respekt vor der Patientin wider, andere dagegen geschehen eher unabsichtlich aus Gedankenlosigkeit. In Tabelle 5.1 sind typische respektlose Verhaltensweisen aufgelistet. Die Liste wurde von Marian Miller (1990) aus einer Reihe verschiedener Quellen zusammengestellt. Viele der hier genannten Verhaltensweisen sind Anzeichen von Burn-out des Therapeuten, entweder generell oder nur in Bezug auf eine bestimmte Patientin. Solange respektloses Verhalten nur vereinzelt auftritt, wird es sicherlich keine negativen Folgen für die Patientin haben; sobald aber eine Anhäufung auftritt, kann die Therapie ernsthaft beeinträchtigt werden. Noch wichtiger als das Vermeiden respektlosen Verhaltens ist allerdings die Reaktion des Therapeuten, wenn ihm solches Verhalten von der Patientin vorgeworfen wird. Die Art und Weise, wie der Therapeut versucht, die Beziehung wieder in Ordnung zu bringen, kann ein sehr wirksames und hilfreiches Modell für die Patientin sein, wie sie in ihrem eigenen Leben mit Schwierigkeiten in Beziehungen umgehen kann.

Tabelle 5.1: Beispiele für respektloses Therapeutenverhalten

1. Termine fallen aus oder werden vergessen
2. Absagen von Terminen, ohne einen neuen Termin auszumachen
3. Willkürliche Abänderung von Vereinbarungen mit der Patientin (Telefonate, Gebühren, Termine)
4. Keine oder verspätete Antwort auf Nachrichten und Anrufe
5. Verlieren von Unterlagen/Akten/Aufzeichnungen
6. Aufzeichnungen/Unterlagen der Patientin werden nicht gelesen
7. Zu den Sitzungen zu spät kommen
8. Unprofessionelles Auftreten oder Kleidung
9. Unsauberkeit
10. Unordentlicher, unsauberer Arbeitsplatz
11. Rauchen während der Sitzungen
12. Essen oder Kaugummikauen während der Sitzungen
13. Tür während der Sitzungen offen stehen lassen
14. Unterbrechungen durch Telefonanrufe zulassen
15. Unaufmerksamkeit oder Abgelenktsein während der Sitzungen oder Telefonate
16. Vergessen wichtiger Informationen (Name, wichtige Hintergrundinformationen)
17. Sich wiederholen; Vergessen von bereits Gesagtem
18. Sichtbare Müdigkeit
19. Einschlafen während der Sitzung
20. Vermeidung von Augenkontakt
21. Sprechen über andere Patienten
22. Mitteilung, dass man lieber etwas anderes tun würde
23. Auf die Uhr sehen während der Sitzungen
24. Vorzeitige Beendigung der Sitzungen
25. Sexistischer, patriarchalischer oder matriarchalischer Umgang mit der Patientin
26. Herablassende Behandlung der Patientin

Anmerkung: Aus Developing a scale to measure individuals' stress-proneness to behaviors of human service professionals von M. Miller, 1990, unveröffentlichtes Manuskript, University of Washington. Abdruck mit Genehmigung der Autorin.

Reduzierung von Verhaltensweisen, die die Lebensqualität einschränken

Wie ich in Kapitel 4 und auch in diesem Kapitel bereits ausgeführt habe, geht die DBT davon aus, dass es durchaus begründet ist, wenn sich Borderline-Patientinnen suizidal und unglücklich fühlen. Aus meiner Sicht besteht die Lösung darin, dass die Patientinnen ihre Lebensqualität erhöhen. In Tabelle 5.2 ist eine Auswahl verschiedener Verhaltensweisen aufgeführt, die die Lebensqualität einschränken können. Für jede Patientin können sicherlich zusätzliche individuelle Faktoren identifiziert werden. Um in diese Kategorie zu gehören, muss ein Verhalten so problematisch sein, dass es mit Sicherheit die Lebensqualität herabsetzt, wenn es nicht verändert wird. Ob diese Bedingung erfüllt ist, lässt sich feststellen, indem das Verhaltensmuster mit den diagnostischen Kriterien des DSM-IV (insbesondere Achse I und V) verglichen wird und seine Auswirkungen auf den weiteren Therapiefortschritt der Patientin abgeschätzt werden.

Verhaltensmuster, die nicht diese diagnostischen Kriterien erfüllen, keine ernstliche Einschränkung darstellen oder den Therapiefortschritt nicht deutlich behindern, werden nicht zu dieser Kategorie gezählt und sollten erst im zweiten und dritten Stadium der DBT behandelt werden.

Normalerweise werden Therapeut und Patientin gemeinsam bestimmten, welche Verhaltensweisen die oben genannten Kriterien erfüllen. Der Therapeut muss allerdings darauf achten, dass er sich nicht von seinen eigenen Wertvorstellungen leiten lässt, sondern sich darauf konzentriert, welche Verhaltensweisen aus der Sicht der einzelnen Patientin eine negative Auswirkung auf ihre Lebensqualität haben. Wenn der Therapeut seine eigene Meinung in den Vordergrund stellt oder sich von seinen Vorurteilen leiten lässt, stellt dies eine therapiegefährdende Verhaltensweise dar. Fallbesprechungen und Supervisionssitzungen können dem Therapeuten dabei helfen, zwischen seinen eigenen Wertvorstellungen und denen der Patientin zu unterscheiden und den Einfluss seiner eigenen Vorstellungen auf die Therapieplanung zu erkennen. Das ist besonders dann wichtig, wenn Patientin und Therapeut einen unterschiedlichen kulturellen Hintergrund haben. Ob der Therapeut sich aber auf die Wertvorstellungen der Patientin einlassen kann, hängt auch von seinen persönlichen Grenzen ab. Ich selbst hatte beispielsweise eine Patientin, die Briefkästen in Brand setzte, dies aber nicht als wichtiges Therapiethema betrachtete. Nach einem Jahr sagte ich ihr, dass ich nur dann weiter mit ihr zusammenarbeiten könne, wenn sie es als Therapieziel akzeptieren könne, dieses Verhalten zu stoppen. Ich konnte die Vorstellung nicht ertragen, dass die Patientin verhaftet würde oder andere Menschen wichtige Briefe nicht erhielten. Eine Grundannahme der DBT besteht darin, dass eine strukturierte Lebensführung notwendige Voraussetzung für jeden therapeutischen Fortschritt ist. In einer früheren Version der DBT mussten alle Patientinnen zumindest für einen Teil der Woche, besser täglich, strukturierte Aktivitäten außerhalb ihrer Wohnung planen. Zu solchen Aktivitäten zählten berufliche Tätigkeit, Jobs, Schule oder andere Verpflichtungen. Dieser Forderung lag die Erfahrung zugrunde, dass es sehr schwierig ist, das stimmungsabhängige Verhalten einer Patientin zu verändern, die ständig zu Hause ist. Bei den meisten Patientinnen führt es zu depressiven Gefühlen, Angst und agoraphobischem Verhalten, Passivität und erhöhter Suizidgefahr, wenn sie ständig zu Hause bleiben. Diese Forderung änderte ich später in eine Empfehlung um, was mit den Regeln bezüglich eines Therapieabbruches zu tun hatte. Einseitiger Therapieabbruch ist so weit wie möglich zu vermeiden; die Androhung eines solchen ist die stärkste, aber auch letzte verfügbare Kontingenz des Therapeuten. Wenn strukturierte Aktivitäten eine notwendige Bedingung sind, muss diese Kontingenz zu häufig eingesetzt werden. Heute versuchen wir, dysfunktionales Verhalten in der Therapie so unangenehm wie möglich zu machen. Umstände, die zu einem Abbruch der Therapie führen können, werden in Kapitel 10 behandelt.

Tabelle 5.2: Verhaltensweisen, die die Lebensqualität einschränken

1. Substanzmissbrauch (Beispiele: Alkoholkonsum, Missbrauch verschreibungspflichtiger oder illegaler Drogen)
2. Riskantes oder ungeschütztes Sexualverhalten (Beispiele: gefährliche sexuelle Praktiken; sexueller Missbrauch anderer; extrem promiskes sexuelles Verhalten; sexueller Kontakt mit unpassenden Partnern)
3. Extreme finanzielle Schwierigkeiten (Beispiele: eine Flut unbezahlter Rechnungen; Schwierigkeiten in der Haushaltsführung; exzessives Geldausgeben oder Glücksspiel; Unfähigkeit, mit Sozialbehörden umzugehen)
4. Kriminelles Verhalten, das bei Fortführung zu Gefängnisstrafe führt (Beispiele: Ladendiebstahl, Brandstiftung)
5. Schwer dysfunktionales zwischenmenschliches Verhalten (Beispiele: Eingehen oder Fortführen einer Beziehung mit einem körperlich, sexuell oder emotional missbrauchenden Partner; enger Kontakt mit missbrauchenden Verwandten; vorzeitiges Abbrechen von Beziehungen; viele Menschen so sehr abschrecken, dass nur wenige Freunde übrig bleiben; übermäßige Schüchternheit oder soziale Ängstlichkeit)
6. Dysfunktionales Verhalten im schulischen oder beruflichen Bereich (Beispiele: Jobs oder die Schule vorzeitig abbrechen; Unfähigkeit, einen Job zu suchen oder zu bekommen; Angst vor der Schule oder vor notwendiger Fortbildung; Schwierigkeiten bei der Erledigung schul- oder berufsbezogener Aufgaben; falsche Berufsentscheidungen; in der Schule ständig durchfallen oder gekündigt werden)
7. Dysfunktionales Verhalten in Bezug auf körperliche Gesundheit (Beispiele: Unfähigkeit, sich um richtige medizinische Versorgung zu bemühen; Nichteinnahme notwendiger Medikamente; Überdosierung von Medikamenten; Angst vor Ärzten; Weigerung, eine Krankheit behandeln zu lassen)

8. Dysfunktionales Verhalten in Bezug auf die Wohnverhältnisse (Beispiele: in Wohnheim, Auto oder einer überfüllten Wohnung wohnen; mit missbrauchenden oder nicht zu einem passenden Menschen zusammenleben; keine dauerhafte Unterkunft finden; Verhaltensweisen, die zu einer Kündigung des Wohnverhältnisses führen)
9. Dysfunktionales Verhalten in Bezug auf psychische Gesundheit (Beispiele: sich in eine psychiatrische Klinik einweisen lassen; Ausprobieren verschiedenster medikamentöser Therapien; benötigte Zusatztherapien werden nicht aufgesucht)
10. Dysfunktionale Verhaltensmuster im Zusammenhang mit psychischen Störungen (Beispiele: Verhaltensweisen, die die Kriterien einer anderen schwerwiegenden Achse-I- oder Achse-II-Störung erfüllen)

Verbesserung von Verhaltensfertigkeiten

Das Fertigkeitstraining in der DBT zielt darauf ab, die Verhaltensdefizite abzubauen, die für Personen mit einer Borderline-Persönlichkeitsstörung typisch sind. In Kapitel 1 habe ich bereits dargelegt, dass sich die neun DSM-IV-Kriterien für eine BPS grob in fünf Kategorien einteilen lassen (siehe v. a. Tab. 1.5): Dysfunktion des Selbst (inadäquates Gefühl für das Selbst, Gefühl der Leere), behaviorale Dysregulation (impulsive, selbstschädigende und/oder suizidale Verhaltensweisen), emotionale Dysregulation (emotionale Labilität, Schwierigkeiten bei der Kontrolle von Wutgefühlen), interpersonelle Dysregulation (chaotische Beziehungen; Angst vor dem Verlassenwerden) und kognitive Dysregulation (Depersonalisation, Dissoziation, Wahnvorstellungen). Diese Problembereiche werden mit den Verhaltensfertigkeiten in der DBT bearbeitet. Tabelle 5.3 gibt die Beziehung zwischen dem DBT-Fertigkeitstraining und den groben BPS-Kategorien wieder. Fertigkeiten der Emotionsregulation, der interpersonellen Kompetenz, des Aushaltens von Belastungen („distress-tolerance") und der Bewusstheit werden in strukturierten Gruppen vermittelt, während die Selbst-Management-Fertigkeiten, die im Grunde die Voraussetzung für alle anderen Fertigkeiten darstellen, je nach Bedarf über den gesamten Therapieverlauf hinweg vermittelt werden.

Tabelle 5.3: Ziele des DBT-Fertigkeitstrainings

Allgemeines Ziel

Fertigkeiten zur Veränderung von behavioralen, emotionalen und kognitiven Mustern erlernen und verbessern, die zu Schwierigkeiten im Leben und zu schwerwiegenden Belastungen führen.

Spezifische Ziele

Verhaltensweisen, die abgebaut werden sollen:	Verhaltensweisen, die aufgebaut werden sollen:
interpersonelle Dysregulation	interpersonelle Fertigkeiten
emotionale Dysregulation	Fertigkeiten zur Regulation von Emotionen
behaviorale und kognitive Dysregulation	Fähigkeit zum Aushalten von Belastungen
Dysregulation des Selbst	grundlegende Bewusstheitsfertigkeiten: Beobachten, Beschreiben, Teilnehmen, eine nicht wertende Haltung einnehmen, sich auf eine Sache im Moment konzentrieren (effektiv sein)

Grundlegende Bewusstheitsfertigkeiten

Bewusstheit ist für die DBT ein zentraler Fertigkeitsbereich. Die zu diesem Bereich gehörenden Fertigkeiten werden daher als Allererstes vermittelt und auf den von den Patientinnen wöchentlich auszufüllenden Tagebuchkarten aufgelistet. Sie stellen psychologische und verhaltenstherapeutische Formen von Meditation dar, wie sie normalerweise in östlichen spirituellen Praktiken vermittelt werden. Am stärksten bin ich vom Zen-Buddhismus beeinflusst worden, aber die Fertigkeiten sind durchaus sowohl mit kontemplativen Ansätzen der westlichen und meditativen Ansätzen der östlichen Welt vereinbar. Es gibt drei „Was"-Fertigkeiten (Beobachten, Beschreiben, Teilnehmen) und drei „Wie"-Fertigkeiten (eine vorurteilsfreie Haltung einnehmen, sich auf eine einzige Sache konzentrieren, effektiv sein). Diese Fertigkeiten werden im begleitenden Therapiemanual ausführlich dargestellt, so dass ich hier nur eine kurze Zusammenfassung geben möchte.

„Was"?

Zu den „Was"-Fertigkeiten gehören die Fähigkeit zu beobachten, zu beschreiben und teilzunehmen. Das Ziel besteht in einer bewussten Teilnahme; dabei gehen wir davon aus, dass gerade eine Teilnahme ohne bewusste Aufmerksamkeit ein zentrales Merkmal impulsiven und stimmungsabhängigen Verhaltens ist. Im Allgemeinen ist es nur unter bestimmten Umständen notwendig, die eigenen Handlungen aktiv beobachten und beschreiben zu können: wenn neues Verhalten gelernt werden soll, wenn Schwierigkeiten eintreten oder wenn eine Veränderung notwendig ist. Wenn wir beispielsweise Klavierspielen lernen, müssen wir anfangs genau auf die Stellung unserer Hände achten und entweder die Schläge laut mitzählen oder die Noten und Akkorde mitsprechen. Sobald wir geübter werden, ist dieses Beobachten und Beschreiben nicht mehr notwendig. Tritt aber ein Fehler immer wieder auf, nachdem wir ein Stück bereits gelernt haben, müssen wir noch einmal darauf zurückkommen, um ein neues Verhaltensmuster zu lernen.

Die erste „Was"-Fertigkeit ist Beobachten – also unsere Aufmerksamkeit auf (auch unangenehme) Ereignisse, Gefühle und andere Verhaltensweisen richten. Die Patientin soll sich erlauben, alles, was momentan um sie herum geschieht, mit voller Aufmerksamkeit zu erleben, anstatt vor der Situation zu fliehen oder ein Gefühl zu stoppen (diese Verhaltensweisen sollen, wie weiter unten erläutert, reduziert werden). Um ein Ereignis beobachten zu können, muss man zunächst ein gewisse Distanz zu diesem Ereignis einnehmen: Das Beobachten eines Ereignisses ist etwas anderes als das Ereignis selbst. (Laufen zu beobachten und Laufen selbst sind beispielsweise unterschiedliche Verhaltensweisen.) Diese Betonung des „Erlebens des aktuellen Moments" basiert zum einen auf östlichen psychologischen Ansätzen, zum anderen auf westlichen Therapieansätzen, in denen nicht-verstärkte Exposition eingesetzt wird, um automatische Vermeidung und Angstreaktionen zu löschen.

Bei der zweiten „Was"-Fertigkeit handelt es sich um die Fähigkeit, Ereignisse und eigene Reaktionen in Worte zu fassen. Diese Fähigkeit ist notwendige Voraussetzung für jede Kommunikation und Selbstkontrolle. Um etwas beschreiben zu können, muss die Patientin zunächst lernen, ihre Gefühle und Gedanken nicht für eine genaue Abbildung der Realität zu halten. Wenn man sich beispielsweise fürchtet, bedeutet das nicht notwendigerweise, dass man sich tatsächlich in einer gefährlichen Situation befindet. Borderline-Patientinnen neigen jedoch gerade dazu, ihre emotionalen Reaktionen mit den auslösenden Ereignissen zu verwechseln. Die physiologischen Begleiterscheinungen von Angst (z. B. Zusammenziehen des Magens oder Engegefühl im Hals) werden mit der Wahrnehmung der Situation durcheinandergebracht („Morgen habe ich eine wichtige Prüfung in der Schule") und rufen so bestimmte Gedanken hervor („Ich werde bestimmt durchfallen"). Gedanken werden auch häufig mit Tatsachen verwechselt („Ich fühle mich nicht geliebt" mit „Ich werde nicht geliebt"). Eines der wichtigsten Ziele der kognitiven Therapie besteht dementsprechend darin, zu überprüfen, ob die Gedanken der Realität entsprechen. Wer Gedanken nicht als Gedanken, äußere Ereignisse nicht als äußere Ereignisse identifizieren kann, wird sich mit den meisten Therapieansätzen sehr schwertun. So gut wie jede Therapieschule stellt im Übrigen diese Fähigkeit der Patientin oder des Therapeuten, Ereignisse zu beoachten und zu beschreiben, in den Mittelpunkt: Freie Assoziation in der Psychoanalyse; das Protokollieren von Gedanken, Annahmen und Überzeugungen in der kognitiven Therapie; und schließlich das Widerspiegeln in der klientenzentrierten Therapie.

Die dritte „Was"-Fertigkeit besteht darin, sich an Ereignissen innerlich und äußerlich zu beteiligen, ohne zu sehr auf die eigene Person zu achten. „Beteiligen" bedeutet in diesem Zusammenhang, dass die Patientin sich vollkommen auf das aktuelle Geschehen konzentriert, ohne sich innerlich davon zu distanzieren. Sie sollte in spontane Interaktion mit anderen Menschen treten und dabei nur zum Teil auf gewohnheitsmäßige Verhaltensmuster zurückgreifen. Man kann selbstverständlich Dinge auch ohne Aufmerksamkeit tun: Ein gutes Beispiel dafür ist eine Autofahrt, bei der wir plötzlich vor unserer Haustür stehen und keine Ahnung haben, wie wir dorthin gekommen sind. Ein Beispiel für eine Beteiligung mit Aufmerksamkeit ist der geübte Sportler, der auf die Anforderungen seiner Aufgabe flexibel und wach reagiert, aber ohne dabei zu sehr auf sich selbst zu achten. Im Gegensatz zur „un-bewussten" Teilnahme meint Bewusstheit ein Teilnehmen mit innerer Aufmerksamkeit bzw. Achtsamkeit.

„Wie"?
Bei den nächsten drei Bewusstheitsfertigkeiten geht es darum, wie wir beobachten, beschreiben und aktiv teilnehmen sollten – dazu gehört es, eine nicht wertende Haltung einzunehmen, sich auf nur eine Sache zu konzentrieren und effektiv zu sein (das zu tun, was funktioniert). Unter einer „nicht wertenden Haltung" verstehen wir in der DBT tatsächlich eine Haltung, die sich jeder Wertung enthält, nicht nur einer negativen. Borderline-Patientinnen neigen dazu, sich selbst und andere in Extremen zu bewerten - entweder übermäßig positiv (Idealisierung) oder übermäßig negativ (Abwertung). In der DBT soll aber nicht erreicht werden, dass diese Patientinnen zu einer ausgewogeneren Bewertung finden, sondern dass sie überhaupt nicht werten. Diese Unterscheidung ist sehr wichtig: Jede Wertung beinhaltet nämlich die Möglichkeit ihrer Verkehrung in das Gegenteil. Eine Person, die „wertvoll" ist, kann jederzeit „wertlos" werden. In der DBT werden vielmehr die Konsequenzen von Handlungen und Ereignissen in den Mittelpunkt gestellt. Wenn ein bestimmtes Verhalten beispielsweise nachteilige Konsequenzen für die eigene Person oder für andere hat oder wenn ein Ereignis negativ ausgeht, so würde man aufgrund einer nicht-wertenden Haltung dieses Verhalten oder dieses Ereignis zu ändern versuchen, ohne es aber als „schlecht" zu bewerten. Es ist eben, wie es ist. Oder, wie Albert Ellis auf die Frage geantwortet haben soll, wie ein rational-emotiver Therapeut reagieren würde, wenn er mit dem Flugzeug abstürzt: „If you die, you die."

Bewusstheit hat viel mit der Aufmerksamkeit zu tun, die eine Person ihren Handlungen widmet. Das zweite „Wie"-Ziel besteht darin, dass die Patientin ihre volle Aufmerksamkeit darauf richtet, was sie momentan tut, anstatt mehrere Aktivitäten gleichzeitig auszuführen oder gleichzeitig an etwas völlig anderes zu denken. Um dieses Ziel erreichen zu können, muss man in der Lage sein, die eigene Aufmerksamkeit kontrollieren zu können – eine Fähigkeit, die gerade Borderline-Patientinnen häufig fehlt. Sie lassen sich eher ablenken, beispielsweise von Gedanken an die Vergangenheit oder Sorgen über die Zukunft, Nachgrübeln über aktuelle Schwierigkeiten oder auch von negativen Stimmungen. Anstatt sich voll auf momentane Sorgen zu konzentrieren (was ein Beispiel für bewusstes Grübeln wäre) und so vielleicht zu einer Lösung zu finden, versuchen sie oft gleichzeitig noch etwas anderes zu tun. Dieses Problem taucht auch häufig in der Therapie auf, wenn die Patientinnen Schwierigkeiten haben, sich auf das DBT-Fertigkeitstraining zu konzentrieren. Ihnen muss vermittelt werden, wie sie ihre Aufmerksamkeit auf eine einzige Aufgabe oder Handlung konzentrieren und sich ihr mit Wachsamkeit und vollem Bewusstsein widmen können.

Die dritte „Wie"-Fertigkeit, „effektiv sein", bezieht sich darauf, dass viele Borderline-Patientinnen eher darauf bedacht sind, das „Richtige" zu tun, als das, was tatsächlich notwendig ist. In den Worten unserer Patientinnen bedeutet es, „das Spiel mitzuspielen" oder „das zu tun, was funktioniert". Aus einer östlichen Perspektive bedeutet es, „seine Möglichkeiten geschickt einzusetzen". Dass so viele Borderline-Patientinnen überhaupt Schwierigkeiten damit haben, zugunsten eines Zieles das Bewußtsein, im Recht zu sein, fallen zu lassen, liegt in ihrem Aufwachsen in einer invalidierenden Umgebung begründet. Viele Patientinnen sind sich nicht sicher, ob sie ihren eigenen Wahrnehmungen, Urteilen und Entscheidungen als korrekt oder „richtig" trauen können. Im Extremfall kann es aber dazu kommen, dass die Patientin enttäuscht oder andere abgeschreckt werden, wenn das Prinzip wichtiger ist als das Ergebnis. Irgendwann müssen wir alle einmal „nachgeben". Vielen Borderline-Patientinnen fällt es sehr viel leichter, Rechthaben zugunsten von Effektivität aufzugeben, wenn sie dies als positive Fertigkeit und nicht als „Nachgeben" sehen können.

Fähigkeit, Belastungen auszuhalten
In der DBT soll aus verschiedenen Gründen die Fähigkeit vermittelt werden, Schmerzen akzeptieren und aushalten zu können. Einerseits sind Schmerzen und Belastungen ein unvermeidlicher Teil des Lebens. Wer diese Tatsache nicht akzeptieren kann, belastet sich selbst nur umso mehr. Ohne die Fähigkeit, Belastungen auszuhalten, ist zum anderen zumindest kurzfristig keine Veränderung der eigenen Person denkbar, da sonst impulsive Handlungen die Etablierung von Veränderungen unterbinden würden.

Die Fähigkeit, Belastungen auszuhalten, ist eine logische Weiterentwicklung der Bewusstheitsfertigkeiten. Auch hier geht es darum, sich selbst und die aktuelle Lebenssituation ohne Bewertung akzeptieren zu können. Dazu gehört, seine Umwelt ohne Forderung nach Veränderung annehmen zu können, die eigenen Gefühle wahrzunehmen, ohne sie ändern zu wollen, und die eigenen Gedanken und Verhaltensweisen zu beobachten, ohne sie unterbrechen oder kontrollieren zu wollen. Wertfrei zu sein bedeutet aber nicht, die Dinge positiv zu beurteilen: Es ist äußerst wichtig, der Patientin diesen Unterschied deutlich zu machen. Die Realität zu akzeptieren heißt nicht, sie gutzuheißen. Oder, wie ein

Therapeut bei einer kognitiven Umstrukturierung sagen würde: „Nur weil ein bestimmter Zustand noch keine Katastrophe darstellt, heißt das nicht, dass er nicht extrem unangenehm sein kann."

Die DBT will den Patientinnen Fertigkeiten vermitteln, um Krisensituationen ertragen und überleben zu können und das Leben so annehmen zu können, wie es momentan ist. Die Strategien zur Krisenbewältigung können in vier Gruppen eingeteilt werden: Ablenken (durch Aktivitäten, Vergleiche mit anderen Menschen, denen es noch schlechter geht, entgegengesetzte Emotionen, indem die schmerzliche Situation von sich weggeschoben wird, durch andere Gedanken und intensive andere Empfindungen), Selbstberuhigung (über Sehvermögen, Gehör, Geruchs-, Geschmacks- und Tastsinn), Verbesserung des augenblicklichen Zustands (in dem er mit Bedeutung gefüllt wird durch Bilder, Gebete, Entspannung, indem man sich auf nur eine Sache konzentriert, Urlaub machen, Selbstermutigung) und Abwägen der Vor- und Nachteile. Zu den vermittelten Fertigkeiten gehören radikale Akzeptanz (also vollkommene Akzeptanz von innen heraus), sich geistig auf Akzeptanz einstellen (d. h., sich dafür zu entscheiden, die Realität so anzunehmen, wie sie ist) und Bereitwilligkeit („willingness") im Gegensatz zu Absichtlichkeit („willfulness"). Die Idee der Bereitwilligkeit stammt von Gerald May (1982), der sie so in Worte fasst:

> „Bereitwilligkeit bedeutet, dass ich mein Abgetrenntsein aufgebe, um in die tiefsten Lebensvorgänge einzutauchen. Ich erkenne, dass ich ein Teil eines ultimativen kosmischen Vorganges bin, und bin bereit, mich an diesem Vorgang zu beteiligen. Absichtlichkeit bedeutet demgegenüber, dass ich mich von dem grundlegenden Wesen des Lebens abwende, um die Existenz zu beherrschen, zu lenken, zu kontrollieren oder sonstwie zu manipulieren. Bereitwilligkeit bedeutet, das Geheimnis des Lebens in jedem einzelnen Augenblick zu bejahen. Absichtlichkeit bedeutet, es zu verneinen oder, was häufiger geschieht, zu sagen „Ja, aber ..." (S. 6).

Die Wichtigkeit von Strategien zur Krisenbewältigung wird von Patientinnen und Therapeuten eher anerkannt als die Forderung nach Akzeptanz und Bereitwilligkeit. Viele lehnen diese Vorstellung ab, weil für sie Akzeptanz und Bereitwilligkeit gleichbedeutend sind mit Billigung. May (1982) betont dagegen, dass Bereitwilligkeit ein Entgegenstellen gegen zerstörerische Kräfte erfordert; dieser Widerstand aber führt fast unvermeidlich zu Absichtlichkeit:

> „Bereitwilligkeit und Absichtlichkeit beziehen sich nicht auf spezifische Dinge oder Situationen. Sie spiegeln vielmehr eine grundlegende Haltung gegenüber dem Wunder des Lebens wider. Bereitwilligkeit bedeutet, dass ich dieses Wunder akzeptiere und mich bewundernd vor ihm verbeuge. Absichtlichkeit bedeutet, dass ich dieses Wunder vergesse, ignoriere oder im schlimmsten Falle aktiv zu zerstören versuche. Bereitwilligkeit kann also sehr aktiv und assertiv erscheinen, sogar aggressiv, während Absichtlichkeit unter dem Deckmantel der Passivität auftreten kann. Politische Revolutionen wären ein gutes Beispiel hierfür" (S. 6).

Fertigkeiten der Emotionsregulation

Borderline-Patientinnen haben sehr intensive Emotionen bei großer Affektlabilität. Wie bereits in Kapitel 1 erwähnt, sind Wut, intensive Frustration, Depression und Angst typisch für den Gefühlszustand dieser Menschen. Die DBT hält die Schwierigkeiten, die Borderline-Patientinnen bei der Steuerung dieser schmerzlichen Gefühle haben, für die Hauptursache ihres problematischen Verhaltens (siehe Kap. 2). Für die Patientinnen sind dagegen häufig diese Gefühle selbst das eigentliche Problem, das sie durch suizidales oder anderes problematisches Verhalten wie Drogenmissbrauch zu lösen versuchen.

Es liegt daher die Vermutung nahe, dass es für diese Patientinnen sehr hilfreich wäre zu lernen, wie sie ihre Gefühle besser steuern können. Viele Borderline-Patientinnen versuchen dies, indem sie sich selbst das Empfinden bestimmter Gefühle strikt untersagen. Diese Haltung ist die Folge der invalidierenden Umgebung, in der sie aufgewachsen sind und in der sie immer wieder dazu aufgefordert wurden, nach außen hin ihre Gefühle nicht zu zeigen – sie sollten lächeln, auch wenn sie traurig waren, nicht revoltieren, selbst wenn sie zornig waren, und bei Schuldgefühlen eben einfach ihre Schuld zugeben und sich danach erleichtert fühlen.

Es ist nicht einfach, einer Borderline-Patientin Fertigkeiten zur Emotionsregulierung zu vermitteln. Ihr wurde schon immer gesagt, es sei ganz einfach, seine Gefühle zu verändern, wenn man nur die richtige Einstellung habe. Die meisten Menschen in ihrer Umgebung schienen zu dieser kognitiven Kontrolle von Emotionen auch perfekt in der Lage gewesen zu sein und standen daher der Unfähigkeit der Patientin, dies ebenfalls zu tun, intolerant und ablehnend gegenüber. Wenn die Patientin sich nun auf den Versuch einlässt, ihre Emotionen zu kontrollieren, könnte dies für sie bedeuten, dass die anderen tatsächlich im Recht waren und ihre eigenen Gefühle unberechtigt sind. Deshalb muss das Vermitteln der Fähigkeit, die eigenen Gefühle besser regulieren zu können, mit einer Bestätigung der Berechtigung dieser Gefühle einhergehen.

Auch für die Fähigkeit zur Emotionsregulierung ist Bewusstheit eine notwendige Voraussetzung, nämlich die wertfreie Beobachtung und Beschreibung der momentanen Empfindungen. Die belastendsten Gefühle einer Borderline-Patientin sind häufig die sekundären Gefühle - also Scham, Angst oder Wut als Reaktion auf primäre Emotionen. Diese primären Emotionen sind oftmals angemessen und adaptiv; zu reduzieren sind vielmehr die sekundären Emotionen. Dies kann nur durch eine wertfreie Konfrontation mit den primären Gefühlen geschehen. Bewusstes Erleben der eigenen emotionalen Reaktionen kann also als eine Art von Expositionstechnik angesehen werden. Spezifische Emotionsregulationsfertigkeiten werden im Folgenden beschrieben.

Identifizieren und Benennen von Gefühlen. Die Identifizierung und korrekte Benennung aktueller Empfindungen ist der erste Schritt zu einer Steuerung von Emotionen. Da Emotionen jedoch komplexe Phänomene sind, gehört dazu nicht nur das Beobachten der Gefühle, sondern auch der Situation, in der diese Gefühle auftreten. Um eine emotionale Reaktion identifizieren zu können, muss die Patientin daher folgende Aspekte benennen und beschreiben können: (1) das Ereignis, das die Emotion auslöst, (2) die Interpretation des Ereignisses, die die Emotion auslöst, (3) die phänomenologische Erfahrung der Emotion, wie körperliche Empfindungen, (4) das mit der Emotion verbundene Ausdrucksverhalten und (5) die Folgen einer Emotion für das eigene Verhalten.

Hindernisse identifizieren, die einer Veränderung bestimmter Emotionen entgegenstehen. Emotionales Verhalten erfüllt immer bestimmte Funktionen. Wenn auf eine Emotion positive Konsequenzen folgen, kann es sehr schwierig sein, diese Emotion zu verändern. Es ist daher wichtig, die Funktionen und spezifischen Verstärker eines bestimmten emotionalen Verhaltens herauszufinden. Emotionen dienen im Allgemeinen der Kommunikation und als Antrieb für das eigene Verhalten. Sie können auch die Funktion erfüllen, das Verhalten anderer zu beeinflussen und zu kontrollieren oder die eigene Wahrnehmung und Interpretation von Ereignissen zu bestätigen. Die letztgenannte Funktion ist zwar nicht unbedingt logisch (wenn ich jemanden hasse, bedeutet dies noch nicht, dass er hassenswert ist), kann aber für Borderline-Patientinnen trotzdem wichtig sein. Die Identifikation des funktionalen Charakters gerade negativer Gefühle ist ein wichtiger Schritt in Richtung einer Veränderung.

Die Anfälligkeit für negative Emotionen reduzieren. Wer unter körperlichem Stress steht oder besonderen Belastungen durch die Umwelt ausgesetzt ist, ist auch emotional empfindlicher. Daher werden in der DBT die Patientinnen dabei unterstützt, einen ausgewogeneren Lebensstil zu führen. Dazu gehören ausgewogene Ernährung und Essgewohnheiten; ausreichend, aber nicht zu viel Schlaf (wenn notwendig, auch die Behandlung von Schlaflosigkeit); körperliche Aktivität; die Behandlung körperlicher Erkrankungen; Abstinenz von stimmungsverändernden Drogen und Medikamenten; und schließlich auch das Aufnehmen von Aktivitäten, die das Selbstbewusstsein stärken und der Patientin das Gefühl vermitteln, etwas Sinnvolles zu tun. Der letzte Punkt entspricht in etwa dem Aufbau positiver Aktivitäten in der kognitiven Therapie der Depression (Beck et al., 1979). Diese Ziele scheinen plausibel genug; dennoch kann es schwieriger als erwartet sein, mit Borderline-Patientinnen hier Fortschritte zu machen. Schlaflosigkeit beispielsweise ist für viele Borderline-Patientinnen ein schwerwiegendes Problem, gegen das häufig auch pharmakologische Behandlung nicht viel auszurichten scheint. Für manche Patientinnen stehen finanzielle Schwierigkeiten einer ausgewogenen Ernährung und angemessener medizinischer Versorgung im Wege. Um sich den genannten Zielen anzunähern, ist eine aktive Problemlösehaltung und Beharrlichkeit bei Therapeut und Patientin notwendig. Die für Borderline-Patientinnen typische passive Haltung bei der Lösung von Problemen kann dabei ein beträchtliches Hindernis darstellen.

Die Wahrscheinlichkeit positiver Ereignisse erhöhen. Die meisten Menschen, also auch Borderline-Patientinnen, haben gute Gründe dafür, wenn sie sich schlecht fühlen. Intensive emotionale Zustände führen zwar häufig zu einer verzerrten Wahrnehmung der Dinge um einen herum; die Emotionen selbst müssen aber nicht Folge dieser verzerrten Wahrnehmung sein, sondern können durchaus eine Reaktion auf tatsächliche negative Ereignisse sein. Um emotionale

Reaktionen kontrollieren zu können, ist es also sinnvoll, die Ereignisse unter Kontrolle zu halten, die Emotionen auslösen können. Wer mehr positive Erlebnisse hat, erhöht damit die Wahrscheinlichkeit positiver Emotionen. Kurzfristig gehört dazu die Steigerung alltäglicher positiver Erlebnisse; langfristig müssen bestimmte Dinge im Leben grundlegend verändert werden, so dass häufiger positive Ereignisse eintreten können. Darüber hinaus ist es auch sinnvoll, das Bewusstsein für positive Erfahrungen zu steigern und sich weniger Sorgen darum zu machen, dass ein positives Erlebnis irgendwann wieder zu Ende sein wird.

Bewusstheit für die momentane Empfindung steigern. Bewusstheit für momentane Empfindungen bedeutet, dass Gefühle erlebt werden, ohne sie zu bewerten oder zu unterdrücken, abzubrechen oder sich von ihnen abzulenken. Die Konfrontation mit schmerzlichen oder belastenden Emotionen ohne negative Konsequenzen führt zu einer Löschung sekundärer negativer Emotionen. Viele Borderline-Patientinnen reagieren auf – ihrer Ansicht nach – „schlechte" Gefühle mit Schuldgefühlen, Wut und/oder Angst. Häufig sind es daher nicht die ursprünglichen Empfindungen, sondern vielmehr diese sekundären negativen Emotionen, die die Situation der Patientin endgültig unerträglich machen. Die Reduktion dieser Schuld- und Angstgefühle ist daher ein wichtiges Therapieziel.

Der Emotion entgegenhandeln. Wichtiger Bestandteil jeder Emotion sind die diese Emotion begleitenden Verhaltensweisen, Gesten und Mimik (siehe Kap. 2). Eine Strategie, um eine Emotion zu verändern oder zu regulieren, besteht daher darin, diese verhaltensbezogen-expressive Komponente so zu verändern, dass sie mit der Emotion unvereinbar ist. Der Therapeut sollte dabei sowohl das Verhalten der Patientin einbeziehen (z. B. jemandem etwas Gutes tun, den sie nicht mag; sich in eine Stuation begeben, vor der sie Angst hat) als auch Körperhaltung und Gesichtsausdruck. Es geht nicht darum, eine Emotion zu unterdrücken, sondern darum, eine andere Emotion auszudrücken. Zwischen dem verschlossenen Gesichtsausdruck eines Menschen, der seine Wut unterdrückt und dem entspannten Gesicht eines Menschen, der Zuneigung ausdrückt, besteht ein großer Unterschied. Diese Technik wird in Kapitel 11 ausführlich dargestellt.

Die Fähigkeit anwenden, Belastungen auszuhalten. Eine Möglichkeit, die Intensität und Dauer negativer Emotionen zu regulieren, besteht darin, diese Emotionen ohne Impulshandlungen auszuhalten. Hier können alle Techniken zum Aushalten von Belastungen zur Anwendung kommen.

Interpersonelle Kompetenz

Welche Verhaltensmuster für sozial kompetentes Verhalten notwendig sind, hängt fast vollständig von den Zielen in einer bestimmten Situation ab. Dieses Problem wird im ersten Abschnitt des Moduls der interpersonellen Kompetenz angesprochen. Borderline-Patientinnen haben häufig ausreichend Konversationsstrategien zur Verfügung (siehe auch den Abschnitt zu „scheinbarer Kompetenz" in Kap. 3); interpersonelle Kompetenz umfasst aber zwei einander ergänzende Fertigkeiten: (1) die Fähigkeit, in bekannten Situationen automatisch bestimmte Reaktionen zu zeigen, und (2) die Fähigkeit, in unbekannten Situationen neue oder eine Neukombination bekannter Reaktionen zu zeigen.
Ähnlich wie in Kursen zur Selbstbehauptung oder zu sozialem Problemlösen werden in der DBT effektive Strategien vermittelt, wie man seine Wünsche äußert, wie man „Nein" sagt und wie man mit zwischenmenschlichen Konflikten umgeht. Unter „Kompetenz" verstehen wir dabei die Fähigkeit, gleichzeitig die gewünschten Veränderungen zu erreichen, die Beziehung nicht zu gefährden und die Selbstachtung zu bewahren. Die in unserem Programm vermittelten Fertigkeiten sind zwar recht spezifisch (siehe das begleitende Manual), ich vermute aber, dass auch jedes andere etablierte Training zur sozialen Kompetenz unser Fertigkeitstraining ersetzen könnte.

Borderline- und suizidale Patientinnen haben oftmals recht gute allgemeine zwischenmenschliche Fertigkeiten. Problematisch wird es dann, wenn die Patientin diese Fertigkeiten auf Situationen anwenden soll, die ihr Schwierigkeiten bereiten. Sie ist durchaus in der Lage, anderen Menschen zu raten, wie sie effektiv mit einer problematischen Situation umgehen sollen; sobald sie diese Fähigkeit aber auf eigene Probleme anwenden soll, ist sie hilflos. Bestimmte Grundüberzeugungen und unkontrollierbare emotionale Reaktionen machen ihr die Anwendung sozialer Fertigkeiten meist unmöglich.

Ein für Borderline-Patientinnen typisches problematisches Verhalten ist der vorzeitige Abbruch von Beziehungen. Dazu tragen wahrscheinlich Schwierigkeiten in allen Zielbereichen bei: Schwierigkeiten in der Affekttoleranz machen es ihnen sehr schwer, die Ängste und Frustrationen auszuhalten, die zwischenmenschliche Konflikte mit sich bringen. Aufgrund ihrer Schwierigkeiten mit der Affektregulation sind sie nicht in der Lage, chronische Wut oder Frustration zu reduzieren. Inadäquate Selbstregulationsfähigkeit und mangelnde Problemlösefertigkeiten im zwischenmenschlichen Bereich verhindern schließlich, dass sich Konflikte positiv auf eine Beziehung auswirken können. Borderline-Patientinnen vermeiden einen Konflikt entweder von vornherein, oder sie gehen auf extremen Konfrontationskurs. Die Entscheidung für Vermeidung oder Konfrontation beruht jedoch in den seltensten Fällen auf den Anforderungen der jeweiligen Situation, sondern vielmehr auf dem Gefühlszustand der Patientin. In der DBT werden die negativen Erwartungen der Patientin bezüglich ihrer Umgebung, ihrer Beziehungen und der eigenen Person infrage gestellt. Der Therapeut unterstützt die Patientin dabei, ungünstige Umweltbedingungen zu verändern und effektive Beziehungen aufzubauen, indem er ihr soziale Fertigkeiten und Strategien zur Selbstbehauptung vermittelt sowie Problemlösefertigkeiten im sozialen Bereich.

Selbst-Management-Fertigkeiten

Selbst-Management-Fertigkeiten wie Selbstkontrolle und zielgerichtetes Verhalten werden benötigt, um neue Verhaltensweisen zu erlernen, aufrechtzuerhalten und auf neue Situationen zu generalisieren. Der Begriff „Selbstmanagement" bezieht sich im weitesten Sinn auf jeden Versuch, das eigene Verhalten, Gedanken oder emotionale Reaktionen auf ein Ereignis zu kontrollieren oder zu verändern. Die in der DBT vermittelten Fertigkeiten (Bewusstheit, Aushalten von Belastungen, Affektregulation und Problemlösen im zwischenmenschlichen Bereich) können in dieser Hinsicht als spezifische Selbstmanagement-Fertigkeiten gesehen werden. Wir meinen hier allerdings mehr die Fähigkeiten, die notwendige Voraussetzung sind, um sich neue Fertigkeiten anzueignen. Je weniger ausgeprägt die Selbstmanagement-Fertigkeiten einer Borderline-Patientin sind, desto schwerer wird es ihr fallen, sich die in der DBT vermittelten Fertigkeiten anzueignen. Im Folgenden werden die wichtigsten Selbstmanagement-Fertigkeiten erläutert.

Wissen über Prinzipien der Verhaltensänderung und -aufrechterhaltung. Das Wissen von Borderline-Patientinnnen über grundlegende Prinzipien der Veränderung und Aufrechterhaltung von Verhalten ist oftmals erschreckend gering. Viele Patientinnen haben die Vorstellung, dass eine Änderung komplexer Verhaltensmuster nur über eine gewaltige Willensanstrengung möglich ist; damit sind bereits die besten Voraussetzungen für Versagen und Selbstvorwürfe geschaffen. Sobald sie ein bestimmtes Ziel nicht ereichen, dient dies als Bestätigung ihrer Theorie, dass Misserfolge aufgrund ihres Charakters (faul, ohne Motivation, feige) bereits programmiert sind. Der Therapeut muss diese Vorstellung vom Erlernen neuer Verhaltensweisen infrage stellen; hilfreich kann hier eine Analogie zu alltäglichen Fertigkeiten sein (Schreiben lernen, Fahradfahren lernen etc.), um zu demonstrieren, dass Willenskraft allein keinen Erfolg garantiert, dass sie aber notwendig ist, um trotz der Rückschläge beim Erlernen neuer Verhaltensweisen am Ball zu bleiben. Borderline-Patientinnen müssen die grundlegenden Prinizpien der Verhaltensänderung lernen, wie Verstärkung, Bestrafung, Verhaltensformung („shaping"), Wechselwirkungen zwischen Individuum und Umwelt, Löschung usw. Die Vermittlung dieser Prinzipien und deren Anwendung auf individuelle Schwierigkeiten ist daher ein wichtiges Ziel der DBT. Dazu ist häufig eine grundlegende Veränderung der Überzeugungen der Patientin über Faktoren, die ihr Verhalten steuern, notwendig.

Realistische Zielsetzung. Die Patientin muss ebenfalls lernen, sich positiv formulierte, realistische Ziele zu setzen. Viele Borderline-Patientinnen setzen ihre Ziele so hoch an, dass sie die vorhandenen Fertigkeiten bei Weitem übersteigen. Hier ist es wichtig, das Prinzip der „kleinen Schritte" einzuführen.

Verhaltensanalyse. Dazu gehören Selbstbeobachtung, Beobachtung der Umgebung, Aufstellen und Bewertung einer Verhaltensbaseline und das Erkennen des Zusammenhangs zwischen dem eigenen Verhalten und vorausgehenden und nachfolgenden Ereignissen. Diese Fertigkeiten entsprechen in etwa dem Hypothesen-Testen in der kognitiven Therapie (Beck et al., 1979).

Kontingenzmanagement. Vielen Patientinnen fällt es schwer, Kontingenzmanagement-Pläne aufzustellen und anzuwenden. Meiner Ansicht nach liegt das vor allem daran, dass sie sich mit dem Konzept der Selbstbelohnung schwertun. Ihre

Gedanken kreisen im Allgemeinen darum, ob sie eine Belohnung oder Bestrafung verdienen oder nicht. Da dies deutlich mit einer Wertung bestimmter Verhaltensweisen zusammenhängt, müssen die Kontingenzmanagement-Fertigkeiten in einen Kontext der Bewusstheitstechniken eingebettet sein. Viele Patientinnen sind davon überzeugt, ihr inadäquates Verhalten nur durch eine Selbstbestrafung verändern zu können. Der Therapeut sollte in diesem Fall die negativen Konsequenzen dieses Vorgehens betonen (z. B. „Wenn Sie das nächste Mal als Reaktion auf eine Heißhungerattacke wieder zur Bestrafung fasten, welche zusätzlichen Probleme schaffen Sie sich damit?") und nichtaversive Kontingenzen erarbeiten. Der Therapeut braucht dazu sowohl Wissen über Prinzipien des Lernens als auch Überzeugungskraft bezüglich der negativen Folgen von falsch angewendeten Kontingenzen.

Techniken zur Kontrolle der Umwelt. In einem invalidierenden Umfeld wird Borderline-Patientinnen häufig die Überzeugung vermittelt, man müsse auch ohne Hilfe von außen jede Schwierigkeit überwinden können. Daher ist es wenig verwunderlich, wenn diese Patientinnen nicht darin geübt sind, ihre Umgebung als Mittel der Verhaltenskontrolle einzusetzen. Da aber Borderline-Patientinnen sehr stark auf kurzfristige Reize in der Umgebung ansprechen (s. Kap. 3), ist die Fähigkeit, die Umwelt zu kontrollieren, für sie besonders wichtig. Insbesondere Techniken wie Stimuluskontrolle (z.B. Reduzierung ablenkender Reize in der unmittelbaren Umgebung) und Stimulusvermeidung (Vermeidung von Ereignissen, die problematische Verhaltensweisen hervorrufen) sollten daher in der Therapie vermittelt werden, um so die Überzeugung der Patientin zu widerlegen, dass „Willenskraft" allein ausreichend ist.

Rückfallprophylaxe. Ebenso wie bei Alkoholikern (siehe Marlatt und Gordon, 1985) findet sich bei Borderline-Patientinnen die Tendenz, bei einem Rückfall oder kleineren Fehlschlägen mit der Überzeugung aufzugeben, sie seien totale Versager. Beispielsweise entwickeln sie einen Selbstmanagement-Plan mit unrealistisch hohen Zielsetzungen. Hier besteht das Ziel in einer Einstellungsänderung: Die Patientin muss lernen, die Möglichkeit eines Rückfalles einzuplanen und Strategien zu entwickeln, wie sie diesen Rückfall ohne negative Selbstbewertung akzeptieren und so die negativen Effekte begrenzen kann.

Fähigkeit, langsamen Fortschritt zu akzeptieren. Da es Borderline-Patientinnen nur schwer ertragen können, wenn es ihnen schlecht geht, zeigen sie auch wenig Geduld bei Veränderungsplänen. Sie wollen nicht abwarten, sondern den Erfolg entweder sofort, quasi über Nacht, oder überhaupt nicht. Es sollte daher in der Therapie immer wieder betont werden, dass sich Verhalten nur allmählich verändert und in der Zwischenzeit negative Gefühle ausgehalten werden müssen.

Wie steht es mit anderen Verhaltenstrainingsprogrammen?

Vielleicht sind Sie mit einem anderen Trainingsprogramm bereits vertraut, oder es gibt in ihrer Umgebung andere Angebote, so dass Sie sich fragen, ob Sie sich an das DBT-Fertigkeitstraining halten müssen oder ob es auch durch andere Programme ersetzbar ist. Bewusstheit kann in einem Meditationkurs erlernt werden, der ähnliche Prinzipien vermittelt oder durch einen Meditationslehrer. Über Selbstmanagement und interpersonelle Kompetenz gibt es eine Vielzahl von Selbsthilfebüchern und Kursen. Auch für den Umgang mit Emotionen gibt es inzwischen eine Reihe spezieller strukturierter Behandlungsprogramme, z. B. für Depressionen, Ängste, Panikattacken und Umgang mit Wut. Aushalten von Belastungen scheint das einzige Gebiet zu sein, auf dem es noch nicht so viele verschiedene Angebote gibt.

Es gibt keine *grundsätzlichen* Einwände dagegen, das DBT-Trainingsprogramm durch ein anderes zu ersetzen. Allerdings sollten dabei mehrere Aspekte berücksichtigt werden. Zunächst müssen Sie mit den Fertigkeiten vertraut sein, die die Patientin lernt, weil Sie ihr dabei helfen müssen, diese Fertigkeiten in ihrem täglichen Leben und häufig in extrem belastenden Situationen umzusetzen. In meinem Therapieprogramm lernen die Therapeuten deshalb erst einmal selbst die Fertigkeiten, wie sie in dem begleitenden Manual geschildert werden; häufig indem sie selbst die angegebenen Hausaufgaben machen. Die im Fertigkeitstraining vermittelten Fähigkeiten sind zwar in meiner eigenen Terminologie beschrieben, stellen aber grundlegende, für alle Menschen notwendige Fähigkeiten dar.

Zweitens sollten Sie dieselbe Terminologie benutzen wie in dem Fertigkeitstraining, an dem Ihre Patientin teilnimmt, um keine Verwirrung zu stiften. Dazu müssen Sie sich Zugang zu den verwendeten Trainingsmaterialien verschaffen. Drittens sollten Sie nur solche Fertigkeiten vermitteln, die für die BPS und die speziellen Schwierigkeiten Ihrer Patientin relevant sind. Viertens ist es wichtig, dass die vermittelten Fertigkeiten miteinander zusammenhängen und dass Sie den Fortschritt in der Anwendung bestimmter Fertigkeiten überprüfen, besonders wenn Sie momentan ein anderes Thema bearbeiten. Wenn Sie also das DBT-Trainingsmanual nicht in seiner vorliegenden Form verwenden, sollten Sie entweder ein eigenes Manual schreiben oder das vorliegende so verändern, dass es Ihren Anforderungen entspricht.

Reduzierung von Verhaltensweisen, die mit posttraumatischer Belastung zusammenhängen

Ein primäres Therapieziel bei Patientinnen, die ein schwerwiegendes, bisher unbearbeitetes traumatisches Erlebnis in ihrer Vorgeschichte haben, ist die Reduktion von Belastungsreaktionen, die mit diesem Erlebnis zusammenhängen. Die Mehrzahl von Borderline-Patientinnen berichtet über mindestens einen Fall von sexuellem Missbrauch in ihrer Kindheit (siehe Kap. 2). Auch zum Teil besonders gewalttätige oder chronische körperliche oder emotionale traumatische Vernachlässigung wird häufig genannt. Nicht alle Borderline-Patientinnen haben sexuellen oder körperlichen Missbrauch erlebt; es können aber andere Traumata aufgetreten sein wie Verlust von wichtigen Bezugspersonen durch Tod, Scheidung oder Umzug oder die traumatisch erlebte Drohung eines Verlusts. Andere haben unerwartete oder andauernde traumatisierende Zurückweisungen miterlebt oder chaotische Lebensumstände oder auch Wutanfälle eines Elternteils im Alkoholrausch. Alle Borderline-Patientinnen sind nach der in Kapitel 2 dargestellten biosozialen Theorie zumindest in einer invalidierenden Umgebung aufgewachsen.

Es wird ähnlich vorgegangen wie in psychodynamischen Ansätzen, in denen aufdeckend gearbeitet wird oder bei denen in der Kindheit nach Ursachen für dysfunktionales Verhalten gesucht wird. Im Unterschied zu psychodynamischen Ansätzen machen wir aber keine A-priori-Annahmen darüber, welche Ereignisse oder welche Phase in der Kindheit aktuelle traumatische Belastungsreaktionen auslösen.

Informationen über vorangegangenen sexuellen, körperlichen oder emotionalen Missbrauch sollten fortlaufend und je nach Bedarf über den gesamten Therapieverlauf hinweg erfragt werden. Manche Patientinnen berichten sehr bereitwillig von ihren Erfahrungen, andere wiederum sind zunächst sehr zurückhaltend und öffnen sich nur allmählich oder in einem späten Stadium der Therapie. Der Therapeut sollte Berichte über frühere Behandlungen aufmerksam nach Hinweisen auf Missbrauchserfahrungen durchsehen; es ist allerdings möglich, dass die Patientin in früheren Behandlungen nicht über ihren Missbrauch gesprochen hat. Da die Konfrontation mit den Erinnerungen an den Missbrauch auch im therapeutischen Kontext traumatisch sein kann, sollte über diese Ereignisse erst dann genauer gesprochen werden, wenn suizidale und die Therapie und die allgemeine Lebensqualität gefährdende Verhaltensweisen deutlich reduziert werden konnten und die Patientin über gewisse Verhaltensfertigkeiten verfügt. Dieser Punkt ist Thema des nächsten Kapitels. Briere (1989) hat typische Folgen sexuellen Kindesmissbrauchs beschrieben (siehe Tab. 5.4). Diese Folgen decken sich zum Teil mit den problematischen Verhaltensweisen, die in der DBT bearbeitet werden; zum Teil überlappen sie sich mit den Merkmalen des posttraumatischen Stresssyndroms. Einige Autoren haben sich dafür ausgesprochen, die BPS als Form des posttraumatischen Stresssyndroms infolge von Missbrauch in der Kindheit zu betrachten. Die DBT teilt diese Einschätzung zwar nicht, aber sicherlich sind viele der problematischen Verhaltensweisen von Borderline-Patientinnen direkt auf Missbrauchserfahrungen zurückzuführen.

Tabelle 5.4: Typische Folgen sexuellen Missbrauchs in der Kindheit

1. Intrusionen, Flashbacks und Alpträume bezüglich des Missbrauchs
2. Dissoziation, Derealisation, Depersonalisation im Zusammenhang mit dem Mißbrauch; Erfahrungen, außerhalb des eigenen Körpers zu sein; kognitive Abkoppelung oder „spacing out"
3. Allgemeine posttraumatische Belastungssymptome wie Schlafschwierigkeiten, Konzentrationsschwierigkeiten, Gedächtnisstörungen und Auslösung von missbrauchsbezogenen Erinnerungen und Emotionen durch aktuelle Ereignisse und Interaktionen
4. Schuld- und Schamgefühle, negative Selbstbewertungen, Selbstentwertung in Bezug auf den Missbrauch
5. Hilflosigkeit, Hoffnungslosigkeit
6. Misstrauen anderen gegenüber
7. Angstattacken, Phobien, Hypervigilanz und Somatisierung
8. Sexuelle Schwierigkeiten
9. Lang andauernde Depression

10. Gestörte Beziehungen, geprägt durch Idealisierung, Enttäuschung, übermäßig dramatisches Verhalten, zwanghafte Sexualität, Feindseligkeit und Manipulation
11. Ausagieren mit parasuizidalen Handlungen und Substanzmissbrauch
12. Rückzug
13. Übermäßiger Bezug auf andere
14. Chronische Wahrnehmung von Gefahr
15. Selbsthass
16. Das Gefühl, im negativen Sinne etwas Besonderes zu sein; fast magische Kräfte zu besitzen
17. Gestörte Fähigkeit, die Realität zu prüfen
18. Verstärkte Fähigkeit, Dinge zu vermeiden, zu verleugnen und zu unterdrücken

Anmerkung: Aus „Therapy for adults molested as children" von J. Briere, 1989, New York: Springer. Copyright 1989 Springer Verlag. Abdruck mit Genehmigung.

Die Tatsache akzeptieren, dass das Trauma und/oder der Missbrauch stattgefunden hat

Die Tatsache akzeptieren zu lernen, dass das traumatische Erlebnis tatsächlich stattgefunden hat, ist das erste und letzte Ziel der Behandlung der Folgen traumatischer Erlebnisse. Viele Menschen, die ein traumatisches Erlebnis hatten, erinnern sich daran nur bruchstückhaft. Das erste Ziel besteht daher darin, dass die Patientin die vorhandenen Erinnerungen beschreibt, damit überhaupt daran gearbeitet werden kann. Als Nächstes geht es darum, dass die Patientin daran zu glauben beginnt, dass die Ereignisse, an die sie sich erinnert, so oder in einer ähnlichen Form tatsächlich geschehen sind. Diese Aufgabe wird häufig dadurch erschwert, dass Opfer eines Traumas befürchten, sie hätten sich das Trauma oder den Missbrauch nur eingebildet.

Tatsächlich kann es durch die retrospektive Betrachtung der Ereignisse keine Sicherheit darüber geben, was tatsächlich geschehen ist. Die Patientin (und auch der Therapeut) muss daher lernen, sich selbst zu vertrauen, auch wenn sie nicht sicher sein kann, was genau tatsächlich geschehen ist. Sie muss eine Synthese finden zwischen dem Wissen, dass etwas geschehen ist und der Unsicherheit, was genau geschehen ist. Die Akzeptanz dieser Unsicherheit ist Teil des Therapiezieles. Im weiteren Verlauf rücken die Trauer über das Geschehene, aber auch die radikale Akzeptanz der Realität in den Vordergrund. Hier kommt die Fähigkeit der radikalen Akzeptanz als grundlegende Bewusstheitsfertigkeit zum Einsatz. Die Unfähigkeit zu trauern, wie sie in Kapitel 3 ausführlicher beschrieben wurde, kann einen Therapiefortschritt in diesem Stadium deutlich behindern. Judith Herman (1992) hat diese Phase die Erinnerungs- und Trauerphase in der Behandlung traumatischer Erlebnisse genannt und die immensen Schwierigkeiten und den erforderlichen Mut sehr anschaulich beschrieben.

Stigmatisierung, Selbstinvalidierung und Selbstbeschuldigung reduzieren

Das zweite Ziel besteht darin, die mit dem Trauma zusammenhängende Stigmatisierung, Selbst-Invalidierung und Selbstbeschuldigung zu reduzieren. Missbrauchsopfer glauben häufig, deswegen mißbraucht worden zu sein, weil sie sich irgendwie von anderen Menschen unterscheiden. Oft glauben sie auch, sie hätten den Missbrauch selbst herausgefordert oder sie seien schlecht, weil sie ihn nicht verhindert haben (oder ihn sogar, im Falle sexuellen Missbrauchs, genossen haben). Auch wenn sie sich für das traumatische Ereignis selbst nicht verantwortlich halten, fühlen sie sich häufig wegen ihrer Reaktion auf das Trauma schuldig und versuchen aus Scham den Schweregrad des Traumas herunterzuspielen.

Verleugnung und Intrusionen reduzieren

Die Reaktion auf ein traumatisches Erlebnis läuft häufig in zwei Phasen ab, die sich ständig wiederholen: Eine „Verleugnungsphase" und eine „intrusive Phase". Horowitz (1986) hat die für diese Phasen typischen Reaktionen beschrieben; sie sind in Tabelle 5.5 wiedergegeben. Selbst wenn die Patientin bereits akzeptiert hat, dass ein Trauma vorliegt, kann sie immer noch die anderen Verleugnungsreaktionen bei den Folgen dieses Erlebnisses zeigen; wenn in einer Einzel- oder Gruppensitzung beispielsweise Themen behandelt werden, die für sie Erinnerungen an das Trauma auslösen, wird sie stumm und starrt blicklos in die Luft. Diese Verleugnungsphase ähnelt dem von mir in Kapitel 3 als „Gehemmte Trauer" beschriebenen Borderline-Syndrom.

Die intrusive Phase wiederum ähnelt dem, was ich in Kapitel 3 als Syndrom der emotionalen Verletzbarkeit beschrieben habe: Eine Vielzahl von ursprünglich nicht mit dem Trauma zusammenhängenden Reizen wird mit traumatischen Reizen und Reaktionen in Verbindung gebracht. Wenn diese Phase lange genug andauern würde, würde eine Löschung der Reaktionen und Assoziationen erfolgen; da aber meist kurz darauf die Verleugnungsphase folgt, kann eine solche Löschung nicht geschehen. Der so entstandene Kreislauf von Verleugnungsphase und Intrusionsphase kann, wie wir es bei Borderline-Patientinnen sehen, über Jahre hinweg andauern.

Synthese der „Missbrauchsdichotomie“
Den Ausdruck „Missbrauchsdichotomie“ hat Briere (1989) geprägt. Er beschreibt das Schwarz-Weiß-Denken bezüglich der Verantwortung für den Missbrauch, das sich häufig bei Opfern sexuellen Kindesmissbrauchs findet: Entweder der Täter ist durch und durch schlecht, weil er sie missbraucht hat, oder sie selbst sind durch und durch schlecht, weil sie sich haben missbrauchen lassen. Wer den schwarzen Peter bekommt, kann sich von heute auf morgen ändern. Das Ziel muss die Auflösung dieser dialektischen Spannung oder, in psychoanalytischer Terminologie, des „Abspaltens“ sein. Allerdings sollte der Therapeut nicht darauf hinarbeiten, dass das Opfer dem Täter verzeihen muss, um zu einer Synthese zu gelangen. Die Patientin muss zwar die Tatsache des Missbrauchs akzeptieren lernen, und möglicherweise ist es sinnvoll, die Hintergründe des Verhaltens des Täters zu verstehen: Vergebung ist trotzdem nicht immer möglich. Entsprechend muss der Therapeut auch darauf achten, den Täter nicht nur negativ darzustellen, insbesondere wenn dieser ein Elternteil oder eine sonstige Pflegeperson war. Für die meisten Menschen ist es sehr wichtig, sich zumindest irgendeine positive Erinnnerung an ihre Eltern zu bewahren. Wer die Patientin dazu drängt, jedes positive Gefühl für den Elternteil aufzugeben, ruft damit das Gefühl eines weiteren Verlusts bei ihr hervor, dem sie häufig nicht gewachsen ist. Der Therapeut sollte vielmehr darauf hinarbeiten, dass die Patientin weiterhin eine Beziehung zu dem Täter haben kann, ohne ihre Integrität zu verlieren.

Selbstachtung erhöhen

Selbstachtung drückt sich darin aus, dass ein Mensch sich selbst und seine Gedanken, Gefühle und Verhaltensmuster wertschätzt und auf sie vertraut. Diese emotionalen, kognitiven und behavioralen Reaktionen müssen dazu nicht unbedingt angemessen oder nützlich sein – es ist im Gegenteil für ein adaptives Verhalten und Selbstrespekt unabdingbar, dass das eigene Verhalten wertfrei beurteilt werden kann. Dem eigenen Urteil über sich selbst zu vertrauen ist eine zentrale Voraussetzung für eine Weiterentwicklung. Borderline-Patientinnen sind aber gerade zu dieser wertfreien Beurteilung ihrer Reaktionen meist nicht in der Lage, und sie vertrauen eher auf das Urteil anderer als auf das eigene. Sie sind also vollkommen von den wechselhaften Meinungen anderer über sie und von der An- oder Abwesenheit wichtiger Bezugspersonen abhängig – von Faktoren also, über die sie im Allgemeinen keine Kontrolle haben. Diese Schwierigkeiten sind häufig eine Folge der übermäßigen Angst vor sozialer Ablehnung: Für viele Borderline-Patientinnen scheint ihr Wohlbefinden vollkommen davon abzuhängen, ob alle für sie wichtigen Menschen ihr Verhalten billigen. Ein therapeutisches Ziel besteht dementsprechend darin, eine angemessene Bewertung der eigenen Person und die Toleranz gegenüber sozialer Ablehnung zu fördern sowie solche Verhaltensweisen zu löschen, die diesen Zielen entgegenstehen. Viele Borderline-Patientinnen bringen sich selbst nur Ablehnung, fast schon Selbsthass, entgegen. Fast alle schämen sich wegen ihrer eigenen Missbrauchsgeschichte und der Schwierigkeiten, die sie anderen durch ihre emotionale Überempfindlichkeit bereiten. Der Therapeut muss daran arbeiten, dass die Patientin von diesem Selbsthass, der Selbstbeschuldigung und der Scham wegkommt und sich selbst schätzen lernt. An diesem Ziel wird die Patientin zwar ihr ganzes Leben weiterarbeiten müssen, im Verlauf der Therapie sollte sie ihm aber schon näherkommen.

Der Therapeut sollte darauf achten, sich gegen Ende der Therapie etwas zurückzunehmen, und die Patientin dafür verstärken, sich selbst auch unabhängig von seiner Person zu respektieren. Verhaltensweisen, die deutlich machen, dass die Patientin unabhängig von Therapeuten sich selbst annimmt, für sich sorgt und Probleme löst, sollten innerhalb der therapeutischen Beziehung gezielt verstärkt werden. Der Patientin soll damit allerdings nicht vermittelt werden, dass es erstrebenswert sei, von keinem Menschen abhängig zu sein. Für die meisten Menschen ist es lebensnotwendig, dass sie von anderen abhängig sind und von ihnen Zuwendung und aktive Unterstützung erhalten. Ein zentrales Ziel der DBT besteht dementspechend auch darin, dass die Patientin lernt, sich auf enge Beziehungen mit anderen Menschen einzulassen und sich auf sie zu verlassen, ohne sich selbst abzuwerten.

Tabelle 5.5: Verleugnungs- und Intrusions-Phase

Verleugnungsphase

- ***Wahrnehmung und Aufmerksamkeit***
  geistige Abwesenheit
  selektiv fehlende Aufmerksamkeit
  Unfähigkeit, die Bedeutsamkeit von Reizen zu erkennen
  Schlafstörungen (zu viel oder zu wenig)
- ***Bewusstsein über mit dem Ereignis zusammenhängende Gedanken und Gefühle***
  Amnesie (vollständig oder partiell)
  Nichtwahrnehmung von Konsequenzen des Ereignisses
- ***Konzeptuelle Attribute***
  die Bedeutung von Reizen, die mit dem Ereignis in Zusammenhang stehen, wird geleugnet
  Verlust einer realistischen Einschätzung einer angemessenen Verbindung mit der Welt um einen herum
  Einschränkung der Reichweite der eigenen Gedanken
  Unflexibilität von Zielvorstellungen
  Realitäten werden Phantasievorstellungen entgegengestellt
- ***Emotionale Attribute***
  Taubheit
- ***Somatische Attribute***
  Spannungs-Hemmungs-Reaktionen des autonomen Nervensystems; Empfindungen wie Reizdarm, Müdigkeit, Kopf- und Muskelschmerzen
- ***Aktivitätsmuster***
  hektische Überaktivität
  Rückzug
  Schwierigkeiten bei der Entscheidung, wie auf Folgen des Ereignisses reagiert werden soll
- ***Wahrnehmung und Aufmerksamkeit***
  übermäßige Wachsamkeit, Schreckreaktionen
  Schlaf- und Traumstörungen

Intrusive Phase

- ***Bewusstsein über mit dem Ereignis zusammenhängende Gedanken und Gefühle***
  intrusive, sich wiederholende Gedanken, Gefühle und Verhaltensweisen (Fehlwahrnehmungen, Pseudohalluzinationen, Alpträume, unerwünschte Bilder und Grübeln)
  beim Nachdenken über mit dem Ereignis zusammenhängende Themen Gefühl des Bedrängtwerdens, der Verwirrung, der Unordnung
- ***Konzeptuelle Attribute***
  Übergeneralisierung von Reizen, so dass alle Reize als mit dem Ereignis in Verbindung stehend wahrgenommen werden
  übermäßige Beschäftigung mit Themen, die mit dem Ereignis zusammenhängen; Konzentrationsschwierigkeiten bei anderen Themen
- ***Emotionale Attribute***
  plötzliche und heftige Attacken von mit dem Ereignis zusammenhängenden Gefühlen
- ***Somatische Attribute***
  Empfindungen und Symptome, die für ein Angriffs-Flucht-Verhalten typisch sind (oder für Erschöpfung aufgrund chronischer Erregung) wie Tremor, Durchfall, Schwitzen (adrenerge, noradrenerge oder histaminerge Erregung mit Empfindungen wie Herzrasen, Schwindel, Kloß im Hals und Schwächegefühl in den Beinen)
- ***Aktivitätsmuster***
  zwanghafte Wiederholung von mit dem Ereignis assoziierten Handlungen oder zwanghafte Suche nach verlorenen Personen oder Situationen

Anmerkung: Aus „Stress-response-syndromes: A review of Posttraumatic and Adjustment Disorders“ von M.J. Horowitz, 1986, *Hospital and Community Psychiatry,* 37, 241-249. Copyright 1986 American Psychiatric Association. Abdruck mit Genehmigung.

Sekundäre Verhaltensziele

Es gibt eine Reihe von problematischen Verhaltensmustern, die aus den primären Problembereichen von Borderline-Patientinnen resultieren; dies sind die sekundären Problembereiche. Der Stellenwert eines sekundären Therapiezieles für eine bestimmte Patientin hängt davon ab, wie wichtig dieses sekundäre Ziel für das Erreichen der primären Ziele ist. Der Zusammenhang zwischen primären und sekundären Problembereichen sollte nicht auf Vermutungen beruhen, sondern muss diagnostisch erfasst werden. Wenn die Veränderung eines sekundären Problemverhaltens nicht dazu beiträgt, ein primäres Ziel zu erreichen, wird es in der Therapie nicht bearbeitet. Die sekundären Ziele sind also quasi zu testende Hypothesen.

Die sekundären Therapieziele beruhen auf den in Kapitel 3 besprochenen dialektischen Dilemmata bzw. ihren jeweiligen Polen: (1) Verbesserung der Fähigkeit, die eigenen Emotionen zu steuern, und Reduzierung der emotionalen Überempfindlichkeit; (2) Stärkung der Selbstvalidierung, Abbau von Selbstinvalidierung; (3) Verbesserung der Fähigkeit zu realistischen Entscheidungsprozessen und Beurteilungen, Abbau von Verhaltensweisen, die zu Krisensituationen führen; (4) Förderung der Wahrnehmung von Emotionen und Verminderung von gehemmter Trauer; (5) Verbesserung des aktiven Problemlösens und Reduzierung aktiv-passiver Verhaltensweisen und (6) Förderung der genauen Mitteilung von Emotionen und Kompetenzen sowie Reduzierung der Stimmungsabhängigkeit von Verhalten.

Verbesserung der Fähigkeit, die eigenen Emotionen zu steuern; Reduzierung der emotionalen Überempfindlichkeit

Das erste sekundäre Therapieziel besteht darin, die Fähigkeit zur Steuerung von Emotionen zu fördern und die blitzschnelle emotionale Überreaktion zu reduzieren. Zum Einsatz kommen hier insbesondere die Fertigkeit der Bewusstheit (vor allem die wertfreie Beobachtung von Ereignissen, die emotionalen Reaktionen vorhergehen), der Toleranz gegenüber Belastungen (Akzeptanz, Bereitwilligkeit) und der Emotionsregulation (Reduktion von Verletzbarkeit).

Sowohl eine verbesserte Fähigkeit, Gefühle zu steuern, als auch eine reduzierte emotionale Empfindlichkeit sollte klar gegen Emotionslosigkeit abgegrenzt werden. Das Ziel ist nicht die Beseitigung von Emotionen (die DBT geht davon aus, dass ehemalige Borderline-Patientinnen immer zu sehr intensiven Emotionen neigen werden), und es geht auch nicht darum, immer nur rational zu reagieren, sondern die Extremität der emotionalen Reaktionen zu beeinflussen. Wahnsinnige Wut sollte zu Ärger werden, lähmende Angst zu vorausschauender Furcht, erstickende Trauer zu stiller Traurigkeit und erniedrigende Schamgefühle zu vorübergehendem Schuldbewusstsein. Mit anderen Worten: Die DBT geht nicht davon aus, dass die extremen Emotionen eine irrationale Reaktion auf eine an sich rationale Welt sind, sondern dass sie einfach über das erträgliche Maß hinausschießen.

Stärkung der Selbstvalidierung; Abbau von Selbstinvalidierung

Selbstakzeptanz gehört als spezifische Strategie zwar zu den Fertigkeiten der Toleranz gegenüber Belastungen, gerade diese wird aber von Patientinnen häufig übergangen. Sie sollte aber dann eine Rolle in der Therapie spielen, wenn Selbstinvalidierung und Selbsthass ein solches Ausmaß annehmen, dass sie zu suizidalem Verhalten, einer Verstärkung der emotionalen Überempfindlichkeit und einer Gefährdung des Selbstmanagement-Programms führen. Selbstvalidierung und Reduzierung von Selbsthass sind wichtige Komponenten von Selbstachtung und werden daher im späteren Therapieverlauf zu primären Therapiezielen.

Verbesserung der Fähigkeit zu realistischen Entscheidungsprozessen und Beurteilungen, Abbau von Verhaltensweisen, die zu Krisensituationen führen

Die DBT geht weder davon aus, dass die Borderline-Patientinnen allein für ihre Krisensituation verantwortlich sind, noch, dass sie damit überhaupt nichts zu tun hätten. Diese Patientinnen weisen zwei Merkmale auf, die das Risiko erhöhen, immer wieder in Krisensituationen zu geraten: Zum einen ihre Stimmungsabhängigkeit und die damit zusammenhängenden stimmungsabhängigen Verhaltensweisen (auf die ich weiter unten eingehen werde), zum anderen die Schwierigkeit, die Konsequenzen bestimmter Verhaltensweisen realistisch vorherzusagen. Diese mangelnde Urteilskraft wird zu einem gewissen Grad durch die Stimmungsabhängigkeit weiter reduziert, weil es durch die ständig wechselnden Stimmungen besonders schwierig wird, die eigenen Reaktionen in der jeweiligen Stimmung vorherzusagen. In einer invalidierenden Umgebung hat die Patientin nicht gelernt, selbst Probleme zu lösen und Entscheidungen zu treffen, sondern sich an anderen zu orientieren. Patientinnen, die in einer chaotischen Familie aufgewachsen sind, haben dort wenig Modelle für realistische Entscheidungsfindung gehabt und müssen es daher von Grund auf lernen, die kurz- und langfristigen Konsequenzen bestimmter Verhaltensweisen realistisch einschätzen zu können. Viele der in der DBT vermittelten Selbstmanagement-Fertigkeiten zielen auf eine realistische Einschätzung der eigenen Person ab.

Förderung der Wahrnehmung von Emotionen; Verminderung von gehemmter Trauer

Um die Intensität bestimmter Gefühle reduzieren zu können, muss man zunächst in der Lage sein, diese Gefühle (besonders negative) so wahrzunehmen, wie sie sind. Die theoretischen Grundlagen hierzu wurden bereits ausführlich in Kapitel 3 dargelegt und werden hier nicht noch einmal wiederholt. Ein wichtiges Therapieziel für Borderline-Patientinnen besteht darin, die Fähigkeit zu entwickeln, Emotionen wahrzunehmen anstatt sie zu unterdrücken. In extremen Fällen, wenn die Patientin negative Affekte nur für wenige Augenblicke ertragen kann, kann dieses Ziel zu einem primären Therapieziel werden.

Verbesserung des aktiven Problemlösens; Reduzierung aktiv-passiver Verhaltensweisen

Borderline-Patientinnen neigen dazu, auf Probleme passiv zu reagieren. Diese Tendenz verhindert nicht nur das Erreichen verschiedenster Ziele im Leben, sondern kann auch für den Therapeuten extrem frustrierend sein. Diese „aktive Passivität" ist möglicherweise, wie in Kapitel 3 ausgeführt, das Ergebnis eines Zusammenspiels zwischen einer biologisch vermittelten passiven Selbstregulation und erlernter Hilflosigkeit. In der DBT wird dieser Interaktionsstil mit dem Ziel bearbeitet, aktives Problemlösen zu fördern. Alle DBT-Verhaltensfertigkeiten erfordern und fördern gleichzeitig aktives Problemlösen.

Die Förderung aktiven Problemlösens, also Lösungen für Probleme zu sammeln, auszuprobieren und ihre Effektivität zu überprüfen, kann ein kritischer Zeitpunkt in der Therapie sein. Die in der Therapie auftretenden Schwierigkeiten ähneln dann den denen, die außerhalb der Therapie auftreten. Viele Therapeuten machen den Fehler, die Patientin grundsätzlich verändern zu wollen und aus einem Menschen, der passive Problemlösungen bevorzugt, jemanden zu machen, der aktives Problemlösen vorzieht. Meiner Meinung nach ist dieser Ansatz in den meisten Fällen zum Scheitern verurteilt: Daher wird in der DBT schwerpunktmäßig das Ziel verfolgt, den Patientinnen gute passive Problemlösestrategien zu vermitteln. Wer zu passivem Problemlöseverhalten neigt, also das eigene Verhalten vor allem durch Personen oder Ereignisse in der Umwelt bestimmen lässt, kann dennoch lernen, das eigene Verhalten zu kontrollieren: indem nämlich Fertigkeiten vermittelt werden, die Struktur der Umwelt unter Kontrolle zu halten. Beispiele für eine solche passive Selbstregulation sind: Verträge unterzeichnen, Terminvorgaben absprechen, Listen und schriftliche Stundenpläne aufstellen und so einzurichten, dass immer andere Menschen um einen herum sind.

Förderung der genauen Mitteilung von Emotionen und Kompetenzen; Reduzierung der Stimmungsabhängigkeit von Verhalten

Borderline-Patientinnen neigen dazu, falsche Signale über ihren emotionalen Zustand auszusenden (siehe Kap. 3). Während sie manchmal übertriebene emotionale Reaktionen ausdrücken, unterdrücken sie häufig gerade negative Emotionen. Dieses Muster ist bei Menschen, die in einer invalidierenden Umgebung aufgewachsen sind, zu erwarten. Die Patientin ist sich aber oft nicht darüber im Klaren, dass sie ihre Gefühle nicht adäquat mitteilt: Sie geht im Gegenteil häufig davon aus, dass ihr Gegenüber zwar weiß, wie sie sich fühlt, aber nicht die erwünschte Reaktion zeigt (oder zeigen will). Es ist daher notwendig, dass die Patientin lernt, wie sie ihre Empfindungen (auf verbaler und nonverbaler Ebene) akkurat mitteilen kann und wie sie überprüfen kann, ob diese Mitteilung richtig verstanden wurde.

Borderline-Patientinnen haben auch häufig Schwierigkeiten damit, anderen mitzuteilen, wann sie mit einer bestimmten Situation nicht zurechtkommen oder sich nicht kompetent genug fühlen. Auf der einen Seite schätzen sie häufig einfach ihre Fähigkeiten falsch ein; sie denken, sie könnten eine Situation nicht allein bewältigen, und haben im Grunde nur Angst davor. Andererseits wirken sie auf andere Menschen oft kompentent und sind tatsächlich nicht in der

Lage, die Situation zu lösen. Als Resultat nimmt die Umwelt häufig die Patientinnen nicht mehr ernst und geht davon aus, dass sie schon zurechtkommen werden, während diese in Wirklichkeit innerlich zusammenbrechen. Jeder Mensch, auch eine Borderline-Patientin, muss dazu in der Lage sein, andere effektiv um Hilfe oder Unterstützung zu bitten. Dieses Ziel nimmt im interpersonellen Kompetenztraining viel Raum ein.

Eine für Borderline-Patientinnen typische extreme dysfunktionale Verhaltensregel besagt, dass Handlungen immer mit der Stimmung übereinstimmen müssen. Um die primären DBT-Therapieziele erreichen zu können, muss die aktuelle Stimmung von den aktuellen Handlungen getrennt werden. Darauf beruht auch die Haltung der DBT, dass das Leben, so wie es momentan ist, mit all seinen Belastungen akzeptiert werden muss, ohne es unbedingt verändern zu wollen. Die Stimmungsabhängigkeit von Verhalten wird zwar als Letztes behandelt, ich denke aber nicht, dass es das unwichtigste Thema ist. Im Gegenteil, im Grunde zielt die gesamte DBT auf diesen Punkt ab, weil die Verbindung zwischen negativer Stimmung und kongruentem inadäquatem Verhalten während der gesamten Therapie gelöscht (und zum Teil sogar bestraft) wird.

Abschließende Bemerkungen

Eine Prioritätenliste der Therapieziele aufzustellen ist ein wichtiges Merkmal der DBT. Die Prioritäten bestimmen und ordnen zu können ist allerdings nur der erste Schritt. Im zweiten Schritt muss man in der Lage sein, das Verhalten der Patientin im Verlauf der Therapie ständig zu beobachten und immer wieder in die relevanten Kategorien einzuteilen. Diese Fähigkeit erwirbt man nur mit zunehmender praktischer Erfahrung. Wenn man dazu in der Lage ist, kann man die jeweils vorhandenen Verhaltensweisen betrachten und sich entscheiden, welcher Problembereich momentan Priorität haben sollte. Dieses Vorgehen ähnelt ein wenig dem Spielen eines schwierigen Musikstückes: Zuerst muss man in der Lage sein, die Noten zu lesen, als Nächstes muss man die Musik spielen können. Darum wird es im nächsten Kapitel gehen.

Anmerkungen

1. Die Beispiele habe ich leicht verändert von Basseches (1984) übernommen.

6

Die Strukturierung der Therapie unter Berücksichtigung der Therapieziele: Wer behandelt wann was?

Die Gefahr ist sowohl für die Patientin als auch für den Therapeuten groß, von den immer wieder neu aufflammenden Krisen und der Komplexität der problematischen Verhaltensweisen der Borderline-Patientin überwältigt zu werden. Zuweilen treten gleichzeitig so viele Schwierigkeiten im Umfeld der Patientin und fehlangepasste Verhaltensweisen auf, dass der Therapeut sich nur schwer für einen Therapiefokus entscheiden kann. Die Patientin selbst wird häufig darauf bestehen, dass der Therapeut sich zunächst mit der aktuellen Krisensituation befasst, da es ihr aufgrund ihrer Stimmungsabhängigkeit schwerfällt, sich auf etwas anderes als ihre aktuellen emotionalen Schwierigkeiten zu konzentrieren. Auch für den Therapeuten ist es angesichts des offenkundigen Leidens der Patientin nicht einfach, sich in dieser Situation mit anderen Themen auseinanderzusetzen. In einem solchen Fall sollen die DBT-Zielprioritäten eine Richtlinie sein, wie die Therapie angemessen strukturiert werden kann. Wenn der Therapeut sich von der therapeutischen Situation überfordert fühlt, kann er seinen Therapiefokus an den Zielprioritäten ausrichten.
Eine Forderung der DBT besteht darin, dass die Therapieziele und die ihnen zugeordneten Prioritäten klar und spezifisch sein müssen. Die Ziele wie die Prioritäten unterscheiden sich in jedem Therapiebaustein der DBT voneinander (z. B. Einzeltherapie, Gruppentherapie, Telefonberatung). Daher muss jede in die Therapie von Borderline-Patientinnen eingebundene Person klar darstellen, welche spezifischen Ziele sie verfolgen wird. Auch ein Therapeut, der die DBT allein anbietet, muss sich darüber klar werden, welche Prioritäten er in welcher Interaktion mit der Patientin verfolgt. Die Prioritäten in einer Einzelsitzung können sich beispielsweise deutlich von den Prioritäten während eines Telefongespräches unterscheiden. In diesem Kapitel werde ich darstellen, wie in der Standard-DBT die Therapieziele angeordnet werden. Spezifische Prioritäten können (und müssen, in bestimmten Settings) zwar verändert werden; die Forderung nach Klarheit und Spezifität darf jedoch nicht fallen gelassen werden. Veränderungen in der Reihenfolge der Therapieziele, der Verteilung der Prioritäten zwischen den einzelnen Therapiebausteinen oder der Verantwortlichkeit für bestimmte Therapieziele dürfen zwar vorgenommen werden, der Therapeut muss aber klar und spezifisch darlegen, was geändert wird und warum.

Das Leitthema: Die Erarbeitung dialektischen Verhaltens

Das oberste Ziel der DBT, nach dem sich alle anderen Therapieziele ausrichten, besteht im Erlernen dialektischer Verhaltensmuster. Dieses Therapieziel unterscheidet sich von den anderen auf dreierlei Weise: Erstens findet es sich in allen Therapiebausteinen; während die Bedeutung der anderen Therapieziele in den einzelnen Therapiebausteinen unterschiedlich groß ist, spielt der dialektische Verhaltensstil überall eine zentrale Rolle. Alle Therapeuten bemühen sich darum, dialektisches Denken und Problemlösen zu fördern und nichtdialektisches Denken oder Problemlösen infrage zu stellen (siehe Kap. 5).

Zum Zweiten wird dieses Therapieziel mit den Patientinnen nicht explizit besprochen. Die Patientinnen verpflichten sich demnach auch nicht explizit dazu, dialektisch zu denken oder zu handeln. Meine Befüchtung war immer, dass das Konzept der Dialektik zu abstrakt ist und Erklärungen und Anleitungen dadurch einen so großen Raum einnehmen könnten, dass das praktische Lernen in den Hintergrund tritt. Ich gehe auch davon aus, dass schon durch das Fehlen dialektischen Denkens die Patientinnen nicht dazu bereit sind, sich ein solches Denkmuster anzueignen. Wer beispielweise glaubt, dass es eine universelle Ordnung der Dinge gibt und dass es somit möglich ist, Einblicke in die „absolute Wahrheit" zu haben, wird diesen Ansatz nur ungern aufgeben. Vielleicht bin ich in dieser Hinsicht aber auch übertrieben zurückhaltend; schließlich konzentrieren sich viele kognitive Therapeuten mit großem Erfolg direkt auf die Veränderung von Denkmustern (z. B. Beck et al., 1990). Man könnte zumindest auf die Vorteile ausgewogener Denk- und Handlungsmuster im Gegensatz zu dichotomem Denken und extremen Reaktionen hinweisen, wenn man der Patientin die in Kapitel 5 erläuterten Fertigkeiten vermittelt.

Der dritte Unterschied besteht darin, dass die Förderung dialektischer Verhaltensmuster nicht in den hierarchischen Ziellisten auftaucht, da dies ein Bestandteil aller zu erreichenden Therapieziele ist.

Die Hierarchie der primären Therapieziele

Die anderen sieben primären Therapieziele (siehe Kap. 5) können hinsichtlich ihrer Wichtigkeit in eine Rangreihe gebracht werden. Diese Rangreihe ist in Abbildung 6.1 wiedergegeben; in dieser Reihenfolge wurden die Therapieziele auch in Kapitel 5 erörtert. Während diese Hierarchie auch für die ambulante Einzeltherapie gilt, unterscheidet sie sich für die anderen Therapiebausteine, wie ich später in diesem Kapitel ausführen werde. Diese Liste wurde zwar speziell für parasuizidale Borderline-Patientinnen entwickelt, dürfte aber zumindest in der ersten Therapiephase auch auf andere schwer gestörte klinische Populationen anwendbar sein.

Tabelle.1: Die Hierarchie der primären Therapieziele in der DBT

Ziele in der Vorbereitungsphase:
Einführung in die Therapie und Einigung auf Therapieziele

Ziele in der ersten Phase:
1. Reduzierung suizidalen Verhaltens
2. Reduzierung von therapiegefährdenden Verhaltensweisen
3. Reduzierung von Verhaltensweisen, die die Lebensqualität einschränken
4. Aufbau von Verhaltensfertigkeiten
A. Grundlegende Bewusstheitsfertigkeiten
B. Interpersonelle Kompetenz
C. Steuerung von Emotionen
D. Fähigkeit, Belastungen auszuhalten
E. Selbstmanagement

Ziele in der zweiten Phase:
5. Reduzierung von posttraumatischen Belastungsreaktionen

Ziele in der dritten Phase:
6. Stärkung der Selbstachtung
7. Erreichen individueller Ziele

Therapieziele und die Planung der einzelnen Sitzungen

Während sich die Wichtigkeit eines Therapiezieles an sich im Verlauf der Therapie nicht verändert, kann die Relevanz eines bestimmten Zieles unterschiedlich sein: Die Relevanz eines Zieles wird durch das aktuelle Verhalten der Patientin zwischen den Therapiesitzungen und in der therapeutischen Interaktion bestimmt. Zeigt die Patientin momentan nicht bestimmte Schwierigkeiten, sind diese Schwierigkeiten momentan auch nicht therapierelevant. Der Therapeut richtet seine Therapieplanung nach Wichtigkeit und Relevanz verschiedener Themen aus und wendet die DBT-Strategien und Techniken, die in den folgenden Kapiteln dargestellt werden, jeweils auf das Ziel an, das momentan relevant ist und am höchsten in der Hierarchie steht. Das jeweils nächste Ziel auf der Liste rückt in den Mittelpunkt, sobald ein bestimmtes Therapieziel erreicht wurde oder wenn die Patientin in diesem Bereich nie Schwierigkeiten hatte bzw. diese im aktuellen Verhalten keine Rolle spielen oder wenn das Thema in der Sitzung bereits bearbeitet wurde.

Therapieziele und die verschiedenen Therapiebausteine

Die Verantwortung für das Erreichen der verschiedenen Therapieziele ist in unterschiedlichem Ausmaß über die Therapiebausteine der DBT (Einzelsitzungen, Fertigkeitstraining, unterstützende Gruppentherapie, Telefongespräche) verteilt. Die verschiedenen Bausteine unterscheiden sich darin, welche Priorität die einzelnen Ziele haben, wie viel Aufmerksamkeit jedem Therapieziel gewidmet wird und in welcher Form das Therapieziel bearbeitet wird. Für jeden Baustein ergibt sich damit eine eigene Hierarchie von Therapiezielen; jeder Therapeut richtet sich in seinem jeweiligen Baustein nach seiner eigenen Reihenfolge. Wenn zusätzliche Bausteine eingeführt werden, muss zunächst für jeden Baustein eine eigene Zielhierarchie erstellt werden. Die Verantwortung kann auf verschiedene Weise zwischen den Bausteinen verteilt sein; konkrete Möglichkeiten werde ich später in diesem Kapitel vorstellen.

Der wichtigste Punkt ist, dass sich jeder DBT-Therapeut darüber im Klaren sein muss, welche Zielhierarchie er mit einer bestimmten Patientin verfolgt und wie diese Hierarchie sich in die Gesamthierarchie der DBT-Verhaltensziele einfügt. Im Allgemeinen ist mit einem bestimmten Baustein auch eine bestimmte Reihenfolge der Therapieziele verknüpft. Wenn ein Therapeut also gleichzeitig verschiedene Bausteine anbietet (beispielsweise sowohl die Einzelsitzungen als auch die unterstützende Gruppe durchführt oder neben Einzelsitzungen oder Fertigkeitstraining auch die Telefongespräche führt), muss er die für jeden Baustein spezifische Zielhierarchie im Kopf behalten und dazu in der Lage sein, mit den Bausteinen auch die Hierarchie zu wechseln.

Der Bezugstherapeut und die Verantwortung für das Erreichen von Therapiezielen

In jedem Behandlungssetting wird der Patientin ein Bezugstherapeut zugeteilt; in unserer ambulanten Einrichtung ist dies der Einzeltherapeut. Er ist verantwortlich für die Therapieplanung, für die therapeutische Arbeit an allen Therapiezielen, und er unterstützt die Patientin dabei, die Informationen und Lernfortschritte aus anderen Therapiebausteinen zu integrieren (oder gelegentlich auch zu vernachlässigen). Diese Integration und Verstärkung dessen, was in anderen Bausteinen gelernt wurde, ist meiner Erfahrung nach für einen dauerhaften Lernerfolg unabdingbar. Alle Therapeuten in einem bestimmten Setting beteiligen sich an der Therapieplanung und können über die spezifischen Verhaltensweisen mitentscheiden, die therapeutisch bearbeitet werden sollen, und über die Verteilung der Verantwortung für die verschiedenen Therapieziele zwischen den Bausteinen und den Therapeuten. Dennoch bleibt dem Bezugstherapeuten die wichtige Aufgabe, den allgemeinen Überblick zu behalten. Er unterstützt die Patientin dabei, mit den anderen Mitgliedern des Behandlungsteams effektiv umzugehen (siehe Kap. 13), ebenso wie die anderen Therapeuten der Patientin dabei helfen, mit ihrem Bezugstherapeuten effektiv zu interagieren.

Annäherung an die Therapieziele im Verlauf der Therapie

Meiner Erfahrung nach kann man den Fortschritt beim Erreichen der Therapieziele in Phasen gliedern. Aus heuristischen Gründen habe ich die Therapiephasen in chronologischer Reihenfolge dargestellt; in der Realität läuft die Therapie jedoch eher zirkulär ab. Die Einführung in die Therapie und die Klärung der Erwartungen an die Therapie stehen beispielsweise gleich in den ersten Sitzungen an, diese Themen werden aber höchstwahrscheinlich während des gesamten Therapieverlaufes von Bedeutung sein. In den ersten Sitzungen werden auch die Themen Verhaltensanalyse, Behandlung von suizidalen oder therapiegefährdenden Verhaltensweisen, Verhaltensmuster, die die Lebensqualität einschränken, und Verhaltensdefizite behandelt; für einige Patientinnen sind diese Themen aber auch im weiteren Verlauf zentral. Das Hauptthema der zweiten Phase ist die Reduzierung von posttraumatischen Belastungsreaktionen; für manche Patientinnen wird die Bearbeitung dieser Reaktionen jedoch schon zu Beginn der Therapie notwendig sein. Auch ist kaum zu erwarten, dass es am Ende der Therapie zu einer vollständigen Besserung dieser Problematik kommt. Im letzten Stadium der Therapie stehen die Selbstachtung, die Generalisierung und Integration des Erlernten sowie das Abschließen der Therapie im Vordergrund. All diese Themen werden aber schon von Beginn an behandelt und werden im Verlauf der Therapie immer wieder sporadisch auftauchen.

Vorbereitungsphase: Einführung und Einlassen auf die Therapie

Eine große Schwierigkeit in der Behandlung von Borderline- und parasuizidalen Patientinnen besteht darin, dass ein großer Teil die Therapie vorzeitig abbricht. Vorbereitende Therapiesitzungen können dagegen laut mehrerer Therapiestudien die Drop-out-Rate senken (Parloff, Waskow und Wolfe, 1978). In den ersten Therapiesitzungen sollte dementsprechend die Vorbereitung auf die Therapie im Vordergrund stehen. In diesen Sitzungen werden vor allem zwei Ziele verfolgt: Zum einen sollten Therapeut und Patientin aufgrund der in diesen Sitzungen erhaltenen Informationen übereinstimmend zu dem Entschluß kommen, dass sie gemeinsam an der Veränderung bestimmter Problembereiche im Leben der Patientin arbeiten wollen. Zum anderen versucht der Therapeut, dysfunktionale Überzeugungen oder Erwartungen bezüglich der Therapie zu modifizieren, die den Therapieverlauf ungünstig beeinflussen könnten oder die einen vorzeitigen Therapieabbruch wahrscheinlich machen.

Bezüglich des ersten Ziels sollte die Patientin versuchen, so viel wie möglich über den Kommunikationsstil, die Kompetenz, die Therapieziele und die angestrebten Interventionsmethoden des Therapeuten zu erfahren. Der Therapeut sollte die Patientin dabei unterstützen, zu einer begründeten Entscheidung für eine aktive Mitarbeit zu finden und gleichzeitig herausbekommen, ob er selbst mit der Patientin zusammenarbeiten kann. Die Erfassung der Vorgeschichte und diagnostische Interviews sollten zu diesem Zeitpunkt geschehen. Der Therapeut wird der Patientin als Nächstes das Therapieprogramm und Art und Ausmaß der zu erwartenden Veränderungen beschreiben, die Erwartungen der Patientin von der Psychotherapie im Allgemeinen ermitteln und ihr Psychotherapie als einen Lernprozess nahebringen. Kapitel 9 und 14 geben detaillierte Hinweise für die Durchführung dieser vorbereitenden Sitzungen.

Erste Phase: Erlernen grundlegender Fertigkeiten

In der ersten Therapiephase stehen die Reduzierung suizidaler, therapiegefährdender und die Lebensqualität einschränkender Verhaltensweisen sowie die Bearbeitung von Verhaltensdefiziten im Mittelpunkt. Es kann bei schwer gestörten, hochsuizidalen Patientinnen über ein Jahr dauern, um die ersten beiden Ziele einigermaßen in den Griff zu bekommen. Bei den die Lebensqualität einschränkenden Verhaltensweisen entscheidet ihre Art über den Fortschritt: Bei Suchtverhalten kann es beispielsweise sehr lange dauern, bis die Patientin überhaupt bereit ist, an ihrem Verhalten etwas zu verändern. Eine Patientin von mir brauchte zwei Jahre, bis sie sich dazu bereit erklärte, an der Reduzierung ihres exzessiven Alkoholkonsums zu arbeiten; dazu waren allerdings zuvor eine Verurteilung wegen Trunkenheit am Steuer, eine gerichtlich angeordnete zweijährige therapeutische Behandlung und eine von mir angesetzte „Therapiepause" notwendig, ehe sie sich überzeugen ließ. (Die Strategie der „Therapiepause" wird in Kapitel 10 ausführlich dargestellt.)

Am Ende des ersten Therapiejahres sollte die Patientin zumindest über ein grundlegendes Wissen und Basiskompetenz in den von der DBT vermittelten Verhaltensfertigkeiten verfügen. Im weiteren Verlauf der Therapie wird nicht mehr so sehr das Erlernen dieser Verhaltensfertigkeiten als vielmehr die Anwendung in verschiedenen Problembereichen im Vordergrund stehen. Der Bezugstherapeut muss die Integration des Wissens der Patientin in ihr alltägliches Leben ständig im Auge behalten, weil sie nach meiner Erfahrung sonst oft einfach vergisst, was sie bereits gelernt hat.

Zweite Phase: Reduktion posttraumatischer Belastungsreaktionen

Die zweite Phase beginnt erst dann, wenn die Ziele der ersten Phase weitgehend erreicht sind, und beinhaltet die direkte Arbeit an posttraumatischen Belastungsreaktionen. Für einige mag die Einordnung der posttraumatischen Belastung als sekundäres Therapiethema fragwürdig erscheinen. Insbesondere die Befürworter einer Einordnung der BPS als Spezialfall des posttraumatischen Belastungssyndroms werden argumentieren, dass die Bearbeitung des traumatischen Erlebnisses Priorität haben sollte, insbesondere wenn es sich um sexuellen Mißbrauch handelt. Alle anderen Schwierigkeiten würden sich dadurch quasi automatisch lösen. Ich verstehe zwar diesen Standpunkt, gehe aber dennoch davon aus, dass die Lebensumstände der Patientin inzwischen so chaotisch sind und das Suizidrisiko so hoch, dass die Bearbeitung der posttraumatischen Belastung sehr sorgfältig geplant werden muss.

Ich habe die Erfahrung gemacht, dass viele Patientinnen, deren Therapeuten gleich zu Beginn aufdeckend mit ihnen gearbeitet haben (also den Schwerpunkt auf die Besprechung sexuellen, körperlichen und/oder emotionalen Missbrauchs oder Vernachlässigung in der Kindheit gelegt haben), mit der erneuten Konfrontation mit den traumatischen Ereignissen einfach nicht umgehen konnten. Sie wurden extrem suizidal, neigten zu lebensgefährlichen parasuizidalen Handlungen, verspürten den zwanghaften Drang, sich selbst zu verstümmeln und/oder mussten in psychiatrische Kliniken eingewiesen werden. In der DBT werden posttraumatische Erlebnisse daher erst dann besprochen, wenn die Patientin bereits über die notwendigen Fertigkeiten und über ausreichend Unterstützung in der Therapie und ihrer sonstigen Umgebung verfügt, um das Trauma erfolgreich verarbeiten zu können. Das erfolgreiche Durchlaufen der ersten Therapiephase bereitet die Patientin ausreichend auf die folgende Bearbeitung der traumatischen Erlebnisse vor. In psychodynamischer Terminologie muss die Patientin erst die notwendige Ich-Stärke aufbauen.

Das heißt natürlich nicht, dass traumatische Erlebnisse in der ersten Therapiephase ignoriert werden, wenn die Patientin dieses Thema anspricht. Wie der Therapeut darauf reagiert, hängt aber von dem Verhältnis zu anderen Therapiezielen ab. Wenn die Folgen des Traumas (Erinnerungen, Flashbacks, Selbstbeschuldigungen, emotionale Reaktionen auf Reize, die mit dem Trauma zusammenhängen) zum Beispiel funktional mit suizidalem Verhalten in Beziehung stehen, werden sie ebenso wie andere Ursachen suizidalen Verhaltens auch behandelt. Die Therapie wird sich also auf den funktionalen Zusammenhang zwischen diesen Folgen und suizidalem Verhalten konzentrieren. Belastende Folgen des Traumas werden im Allgemeinen als zu lösende Probleme betrachtet, sobald sie in der Therapie auftauchen (z. B. Verhaltensweisen, die die Lebensqualität einschränken). Zur Therapie gehört normalerweise auch die Förderung der Fähigkeit, Belastungen auszuhalten und grundlegender Bewusstheitsfertigkeiten (siehe Kap. 5), die beide für den Umgang mit posttraumatischen Belastungen notwendig sind. Der Therapeut nimmt eine eindeutige Haltung im Hier und Jetzt ein, um mit den dysfunktionalen Verhaltensweisen und emotionalen Mustern umzugehen. Die Verbindung zwischen aktuellem Verhalten und früheren traumatischen Erlebnissen wird zwar exploriert, aber die Therapie konzentriert sich vor allem auf das Wechselspiel der aktuellen Gedanken, Gefühle und Verhaltensweisen und deren Akzeptanz und Veränderung. Was der Therapeut in dieser ersten Therapiephase nicht tun sollte, ist, den Großteil der Aufmerksamkeit auf das frühere traumatische Erlebnis zu richten. Dieses Thema wird so lange nicht aufgebracht, bis die Patientin in der Lage ist, mit den Konsequenzen einer erneuten Konfrontation umzugehen.

Weil die Arbeit an den posttraumatischen Belastungsreaktionen in der mittleren Therapiephase liegt, ist sie durch ständige Unterbrechungen und Neuanfänge geprägt. Für viele Patientinnen wird die Bearbeitung dieser Erfahrungen das ganze Leben über andauern, mit immer neuen Anläufen. Viele Patientinnen treten in die zweite Therapiephase gut vorbereitet ein: Sie zeigen kein aktiv suizidales Verhalten, arbeiten in der Therapie gut mit und weisen eine gewisse Stabilität und ausreichend Ressourcen auf. Andere Patientinnen erscheinen zwar vorbereitet, sind es aber nicht: Therapeut und Patientin selbst lassen sich durch ihre scheinbare Kompetenz täuschen. Es kann sogar vorkommen, dass ein Therapeut bei einer Patientin überhaupt nicht den Verdacht auf eine BPS hatte, bis er durch Versuche, traumatische Erlebnisse aufzuarbeiten, die extremen Reaktionen der ersten Phase auslöst. Diese Gefahr besteht vor allem dann, wenn zu Beginn der Therapie keine ausführliche klinische Diagnostik stattgefunden hat. Wie schon erwähnt, können Borderline-Patientinnen auf einem hohen Niveau angepasst erscheinen, solange sie in einer stützenden Beziehung stehen; der Leidensdruck, den die Patientin verborgen hält, kommt in solchen Fällen häufig erst dann zum Vorschein, wenn die Patientin sich wieder mit den traumatischen Reizen konfrontiert sieht.

In der zweiten Therapiephase ist die Konfrontierung mit diesen Reizen allerdings notwendig (Konfrontationstechniken werden in Kap. 11 ausführlicher erörtert): Es gibt ganz einfach keine andere Möglichkeit, um mit den Belastungsreaktionen auf derartige Reize umzugehen. Während bei einigen Patientinnen eine langsame und graduierte Exposition notwendig ist, kann diese Phase bei anderen Patientinnen sehr kurz sein. Die benötigte Zeit und das Tempo dieser Phase hängen von der Schwere des Traumas und den behavioralen und sozialen Ressourcen der Patientin ab, die ihr zur Bewältigung des therapeutischen Prozesses zur Verfügung stehen. Manchmal ist es für Therapeut und Patientin sinnnvoll, eine Therapiepause einzulegen: Eine meiner Patientinnen beispielsweise benötigte mehrere Jahre zur Bewältigung der ersten Therapiephase. Als sie endlich dazu bereit war, sich mit dem schwerwiegenden sexuellen Missbrauch auseinanderzusetzen, der von ihrem 9. bis zu ihrem 13. Lebensjahr angedauert hatte, plante ich gerade einen 8-wöchigen Urlaub – allerdings erst in 8 Monaten. Die Patientin befürchtete, sie könnte mitten in einer Krisensituation stecken, wenn ich wegführe, und es war daher nicht möglich, mit ihr ernsthaft an Zielen der zweiten Therapiephase zu arbeiten. Wir einigten uns daher darauf, mit der zweiten Phase bis nach meiner Rückkehr zu warten und bis dahin nur monatliche Kurzkontakte zu vereinbaren. Während der gesamten Zeit blieb sie aber in ihrer stützenden Gruppentherapie. Eine andere Patientin unterbrach die Therapie, nachdem sie die meisten Ziele der ersten Phase erreicht hatte. In der 1-jährigen Therapiepause nahm sie an einem Entwöhnungsprogramm teil und kam danach zu mir in die Therapie zurück, um ihre traumatischen Beziehungen zu ihrer Ursprungsfamilie zu bearbeiten.

Der Therapeut sollte nicht den Fehler machen zu glauben, die Therapie sei erfolgreich beendet, sobald die Patientin mit den posttraumatischen Belastungsreaktionen adäquat umgehen kann (sobald also die erste Therapiephase erfolgreich durchlaufen wurde). Die Patientin verfügt zwar zu diesem Zeitpunkt über eine gewisse Stabilität, um ein zufrieden stellendes Leben führen zu können: Dennoch werden die posttraumatischen Belastungsmuster an sich weiterhin einen erheblichen Leidensdruck verursachen (siehe Kap. 5). Während einige Patientinnen in der Lage sind, mit diesem Leidensdruck zu leben, werden andere auf Verhaltensweisen der ersten Therapiephase zurückgreifen, um ihr Leiden zu mildern oder um weitere Hilfestellung zu bekommen. Die Erfolge der ersten Therapiephase können also wieder verloren gehen, wenn die zweite Phase nicht erfolgreich durchlaufen wird.

Dritte Phase: Stärkung des Selbstvertrauens und Arbeit an individuellen Zielen

In der dritten Phase liegt der Schwerpunkt auf Themen, die bereits in der ersten und zweiten Phase angesprochen wurden: die Stärkung des Selbstvertrauens und der Fähigkeit, die eigenen Meinungen, Emotionen und Handlungen ernst zu nehmen und die Wertschätzung für die eigene Person nicht mehr vom Therapeuten abhängig zu machen. Auch die Arbeit an individuellen Zielen fällt vor allem in diese Phase. Es ist von größter Wichtigkeit, dass die Patientin lernt, die während der Therapie erworbenen Fertigkeiten auf Situationen außerhalb der Therapie zu generalisieren. Die meisten Borderline-Patientinnen haben zu Beginn der Therapie große Schwierigkeiten, dem Therapeuten zu vertrauen, ihn um Hilfe zu bitten und ein ausgewogenes Verhältnis zwischen Abhängigkeit und Unabhängigkeit zu finden. Es kommt häufig vor, dass es der Patientin in den ersten Monaten der Therapie sehr schwerfällt, dem Therapeuten zu vertrauen, dass sie ihn nicht einmal dann anruft, wenn es eigentlich angemessen wäre, und dass sie sich einerseits vollkommen auf ihn verlässt, wenn es um die Lösung von Problemen geht, und andererseits auf ihrer Unabhängigkeit beharrt, nach dem Motto „Ich brauche nichts und niemanden". Wenn diese Verhaltensmuster genauer exploriert werden, stellt sich häufig heraus, dass sie im Umgang mit anderen Menschen im Umfeld der Patientin in gleicher Weise auftreten. Die Fähigkeit, anderen zu vertrauen und sie angemessen um Hilfe zu bitten, sowie das Vermögen, ein Gleichgewicht zwischen Abhängigkeit und Unabhängigkeit zu schaffen, sind daher zentrale Therapieziele. Sobald die Patientin beginnt, Vertrauen zum Therapeuten zu entwickeln, wird sie auch ehrlicher ihr Bedürfnis nach Hilfe zum Ausdruck bringen können. In den ersten Therapiephasen wird die Patientin verstärkt, wenn sie den Therapeuten um Hilfe in Situationen bittet, die sie alleine nicht bewältigen kann. Damit die Beendigung der Therapie für die Patientin kein traumatisches Erlebnis wird, muss sie aber auch lernen, andere Menschen als den Therapeuten um Hilfe zu bitten und Schwierigkeiten selbstständig zu lösen. Dieser Übergang vom Vertrauen zum Therapeuten zum Vertrauen zu anderen Menschen und sich selbst muss bereits zu Beginn der Therapie vorbereitet werden. Auch hier wird wieder ein dialektisches Gleichgewicht angestrebt, nämlich zwischen der Fähigkeit, sich auf andere zu verlassen und sich selbst zu vertrauen. Das Ziel besteht demnach darin, dass die Patientin sich auf sich selbst verlässt, ohne sich dabei außerhalb ihres sozialen Netzes zu stellen.

Zur Stärkung des Selbstvertrauens gehört auch die Reduzierung von Selbsthass und Schamgefühlen. Nach meiner Erfahrung treten solche Schamgefühle hinsichtlich der eigenen Person und der Vergangenheit meistens in der dritten Therapiephase zutage. Die Patientin muss sich überlegen, wie sie ihre Lebensgeschichte sich selbst und auch anderen Menschen erklärt. Insbesondere dann, wenn sie sichtbare Narben hat, wird sie sich Gedanken darüber machen müssen, wie sie auf Fragen zu ihrer Vergangenheit antworten wird. Manchmal können die in dieser Phase auftretenden Schamgefühle oder auch die Angst vor der Beendigung der Therapie so groß sein, dass die Patientin zu Verhaltensmustern aus Phase 1 oder 2 zurückkehrt. Da solche Rückfälle im Allgemeinen aber nur von kurzer Dauer sind, sollte der Therapeut sie nicht übermäßig dramatisieren. Auch ein Raucher, der schon seit fünf Jahren das Rauchen aufgegeben hat, kann unter Umständen wieder einen unerwartet starken Drang nach Zigaretten verspüren: Dieser kann dann auftreten, wenn er mit einem Reiz konfrontiert wird, der für ihn eng mit Rauchen assoziiert ist und mit dem er nicht ausreichend Lernerfahrungen machen konnte. Die DBT würde in einem solchen Fall weniger von einem Rückfall sprechen als von der Notwendigkeit, einige Lernerfahrungen noch zu vertiefen oder nachzuholen.

Auch vor oder während der dritten Therapiephase kann es sinnvoll sein, dass die Patientin eine Therapiepause einlegt, in der sie möglicherweise auch eine andere Therapie beginnt oder mit anderen Therapeuten arbeitet. Von Seiten der DBT spricht nichts dagegen, die Patientin dazu zu ermutigen.

Ambulante Einzeltherapie: Prioritäten innerhalb der Kategorien von Therapiezielen

In der ambulanten DBT ist der Einzeltherapeut wie bereits erwähnt als Bezugstherapeut dafür verantwortlich, die Therapie so zu organisieren, dass alle primären Therapieziele erreicht werden können. Die Reihenfolge der zu bearbeitenden Verhaltensweisen innerhalb einer Kategorie von Therapiezielen festzulegen kann dem Bezugstherapeuten mitunter große Schwierigkeiten bereiten. Die Hierarchie von Verhaltensweisen innerhalb einer Kategorie ist in Tabelle 6.2 dargestellt und wird im Weiteren genauer erläutert.

Tabelle.2: Hierarchie der zu bearbeitenden Verhaltensweisen innerhalb der Kategorien von Therapiezielen in der ambulanten Einzeltherapie

Suizidales Verhalten:
1. Suizidales Krisenverhalten
2. Parasuizidale Handlungen
3. Massive Suizidimpulse, Suizidvorstellungen und Suiziddrohungen
4. Suizidgedanken, Erwartungen, emotionale Reaktionen[a]

Therapiegefährdende Verhaltensweisen:
1. Verhaltensweisen der Patientin oder des Therapeuten, die den Fortbestand der Therapie massiv gefährden
2. Verhaltensweisen der Patientin oder des Therapeuten, die die Therapie stören
3. Therapiegefährdende Verhaltensweisen seitens Patientin oder Therapeut, die in direkter Beziehung zu suizidalem Verhalten stehen
4. Therapiegefährdende Verhaltensweisen seitens der Patientin, die Ähnlichkeit mit problematischen Verhaltensweisen außerhalb der Therapie haben
5. Fehlender Fortschritt in der Therapie

Verhaltensweisen, die die Lebensqualität einschränken:
1. Verhaltensweisen, die zu unmittelbaren Krisensituationen führen
2. Leicht zu verändernde Verhaltensweisen (vor schwer zu verändernden Verhaltensweisen)
3. Verhaltensweisen, die in direktem Zusammenhang mit übergeordneten Zielen und zu allgemeinen Lebenszielen der Patientin stehen

Verbesserung von Verhaltensfertigkeiten:
1. Fertigkeiten, die gerade im Fertigkeitstraining vermittelt werden
2. Fertigkeiten, die in direktem Zusammenhang mit übergeordneten Zielen stehen
3. Noch nicht gelernte Fertigkeiten

a Beiläufig auftretende Gedanken an Suizid werden nicht direkt bearbeitet, da sie als Nebenprodukt von Verhaltensweisen betrachtet werden, die die Lebensqualität einschränken.

Reduzierung suizidalen Verhaltens

Die erste Aufgabe des Einzeltherapeuten besteht darin, suizidales Verhalten diagnostisch zu erfassen, im Verlauf zu beobachten und wenn nötig zu reduzieren (siehe auch die ausführlichere Darstellung in Kap. 5). Wie auf suizidales Krisenverhalten im Detail reagiert wird, hängt von mehreren Faktoren ab: Berücksichtigt werden zum einen die Wahrscheinlichkeit eines Suizids, zum anderen die Funktion des Verhaltens und die Fähigkeit der Patientin, adaptiveres Problemlöseverhalten zu zeigen, und vor allem, welche Verhaltensweisen der Therapeut verstärken möchte. Obwohl suizidales Krisenverhalten niemals ignoriert wird, muss die angemessene DBT-Reaktion nicht immer die „Rettung" der Patientin sein.

Parasuizidale Handlungen werden immer in der nächsten Einzelsitzung angesprochen: Die Durchführung einer detaillierten Verhaltensanalyse mit anschließender Lösungsanalyse nach jeder parasuizidalen Handlung gehört zu den Grundfesten der DBT (siehe auch die Beschreibung dieser Strategien in Kap. 9). Nur suizidales Krisenverhalten innerhalb der Therapiesitzung würde noch Vorrang haben. Die Tatsache, dass parasuizidale Handlungen niemals ignoriert werden, halte ich nach Rücksprache mit anderen Therapeuten, die suizidale und/oder Borderline-Patientinnen behandeln, für ein Merkmal, das die DBT von vielen anderen Therapieansätzen für Borderline-Patientinnen unterscheidet.

Massive Suizidgedanken, Vorstellungen oder Drohungen werden ebenfalls in der folgenden Sitzung angesprochen. Im Gegensatz zu suizidalem Krisenverhalten oder parasuizidalen Handlungen werden aber gewohnheitsmäßige oder „beiläufige" Gedanken an Suizid nicht immer direkt bearbeitet, da sonst bei einigen Patientinnen kaum Raum für die Bearbeitung anderer Verhaltensweisen bliebe. Die DBT geht im Allgemeinen davon aus, dass ständige begleitende Gedanken an Suizid eher eine Folge der generell niedrigen Lebensqualität sind; die Therapie konzentriert sich daher auf die Erhöhung der Lebensqualität (siehe unten).

Reduzierung therapiegefährdender Verhaltensweisen

Die zweite Aufgabe des Therapeuten besteht darin, alle Verhaltensweisen zu reduzieren, die den therapeutischen Prozeß gefährden. Von größerer Bedeutung sind lediglich massive suizidale Verhaltensweisen und parasuizidale Handlungen. Die höchste Priorität haben selbstverständlich direkte Verletzungen der Absprachen für eine Fortführung der Therapie (z. B. das Verpassen von vier aufeinanderfolgenden Wochen Therapie) oder andere Schwierigkeiten, die den Fortgang der Therapie seitens Patientin oder Therapeut gefährden. Danach folgen in dieser Reihenfolge:

1. Verhaltensweisen der Patientin oder des Therapeuten, die den therapeutischen Prozess stören (z. B. die Patientin erscheint nicht zu einer Sitzung; sie schweigt während der Sitzung; sie verhält sich in einer Weise, die für den Therapeuten so aversiv ist, dass er bei Andauern die Therapie abbricht; der Therapeut stellt zu große oder zu starre Anforderungen an die Patientin, die sie nicht erfüllen kann)

2. Therapiegefährdende Verhaltensweisen seitens Patientin oder Therapeut, die in direkter Beziehung zu suizidalem oder parasuizidalem Verhalten stehen (z. B. der Therapeut stellt an die Patientin zu hohe Anforderungen in Problembereichen, die für sie nicht zu bewältigen sind, und löst damit eine suizidale Krise aus; die Patientin zieht das Einverständnis, ihr suizidales Verhalten zu reduzieren, wieder zurück; die Patientin hat Angst, den Therapeuten anzurufen oder sich ihm anzuvertrauen, wenn sie den Drang zu parasuizidalen Handlungen verspürt; die Patientin droht so massiv mit Suizid, dass der Therapeut überreagiert; die Überreaktion des Therapeuten verstärkt weiteres suizidales Verhalten)

3. Verhaltensweisen der Patientin, die problematische Verhaltensweisen außerhalb des therapeutischen Settings widerspiegeln (z. B. feindselige, fordernde Bemerkungen dem Therapeuten gegenüber, die Interaktionen mit Familienmitgliedern ähneln; Vermeidung problematischer Themenbereiche, die der Vermeidung von Problemlösen außerhalb der Therapie entspricht)

Diese Problembereiche werden sofort bearbeitet, wenn sie von der Patientin angesprochen oder vom Therapeuten beobachtet werden; sie werden nie ignoriert. Wenn mehrere dieser Verhaltensweisen gleichzeitig auftreten, wird der

Therapeut sich zunächst auf 1 oder 2 konzentrieren und die anderen so lange ignorieren, bis hier ein gewisser Fortschritt erreicht wird. Einer der häufigsten Fehler, den Therapeuten bei der Behandlung von Borderline-Patientinnen machen, besteht darin, die therapiegefährdenden Verhaltensweisen so lange zu ignorieren, bis es zu spät ist. Was dann oft geschieht, ist Folgendes: Die Patientin verhält sich immer wieder in einer Art und Weise, die den Therapeuten frustriert; der Therapeut spricht dieses Verhalten nicht direkt an, und nach einiger Zeit ist plötzlich seine Toleranzgrenze überschritten, er fühlt sich überfordert und beendet von seiner Seite die Therapie. In der Regel vermittelt er dabei der Patientin das Gefühl, sie sei schuld oder er habe keine andere Wahl gehabt. Die Patientin bittet schockiert um eine neue Chance, die Beziehung wieder in Ordnung zu bringen, die ihr aber nicht gewährt wird. Vielen unserer Patientinnen ist dies bereits mehrfach passiert: Kein Wunder, dass sie wenig Vertrauen haben, wenn sie zu uns kommen!

Auch fehlender Fortschritt als therapiegefährdendes Verhalten sollte hier erwähnt werden. Wenn eine Patientin keine Fortschritte macht, muss dieser Punkt natürlich ein zentrales Thema der Therapie werden. Wenn dennoch kein Fortschritt erfolgt, sollte die Therapie zum vereinbarten Termin beendet werden. Diese Kontingenz von fehlendem Fortschritt und Beendigung der Therapie ist für die meisten Patientinnen neu: Viele Patientinnen denken sogar, dass die Therapie gerade dann beendet wird, wenn sie Fortschritte machen. In der Einführungsphase ist es daher besonders wichtig, die Patientin auf diesen Wechsel der Kontingenzen aufmerksam zu machen.

In diesem Themenbereich sind vor allem drei Fragen zu klären: Wie lange sollte die Therapie fortgesetzt werden, wenn kein sichtbarer Fortschritt erfolgt? Welches Ausmaß an Verhaltensregression ist zu erwarten, insbesondere bei einem Programm zur Löschung bestimmter Verhaltensweisen? Wie kann Fortschritt überhaupt gemessen werden? Die Antwort auf diese Fragen hängt von den theoretischen Vorstellungen des Therapeuten über Therapie, Verhalten im Allgemeinen und BPS im Besonderen ab. Im Vergleich zu anderen Patienten machen Borderline-Patientinnen oft nur sehr langsame Fortschritte. Eine Studie (McGlashen, 1983) zeigte beispielsweise, dass signifikante Verbesserungen in der Anpassung zum Teil erst nach über 10 Jahren auftraten, obwohl sich fast die Hälfte der Patientinnen zum Follow-up-Zeitpunkt noch in therapeutischer Behandlung befand. 5 Jahre nach der Diagnosestellung zeigen die meisten Borderline-Patientinen noch deutliche Dysfunktionalität in verschiedenen Bereichen (Pope et al., 1983). Der Therapeut muss abwägen zwischen Toleranz gegenüber langsamen Fortschritten und der Möglichkeit, dass die von ihm angebotene Therapie einfach nicht effektiv ist.

Leider erdulden viele Patientinnen ineffektives und teilweise sogar iatrogenes Verhalten ihres Therapeuten viel zu lange. Mehrere unserer Patientinnen hatten ineffektive Therapien hinter sich, bei denen eine langsame, aber beträchtliche Verschlechterung ihres Zustandes stattfand. Einige waren bereits 10 bis 12 Jahre bei einem Therapeuten und neigten immer noch zu parasuizidalen Handlungen; andere waren jeden Monat in einer Klinik, bis sie in unser Programm aufgenommen wurden. Die Patientinnen berichteten von Therapeuten, die ihre Patientinnen sexuell missbrauchten oder sie als Ersatztherapeuten für sich selbst ausnutzten; die sich weigerten, das Wissen der Patientinnen über sich selbst ernst zu nehmen oder ihr therapeutisches Vorgehen der Patientin anzupassen; oder die einen defensiven Interaktionsstil hatten und der Patientin die Schuld an ihrem Zustand gaben und so ihre ohnehin geringe Selbstachtung weiter untergruben. Sollten derartige Verhaltensweisen in der DBT auftreten, werden sie zu einem zentralen Therapiethema. In einem solchen Fall ist die Behandlung des Therapeuten durch die Supervisionsgruppe notwendig.

Reduzierung von Verhaltensweisen, die die Lebensqualität einschränken

Als dritte Gruppe von Therapiezielen werden Verhaltensweisen bearbeitet, die derart fehlangepasst sind, dass der Patientin durch sie jede Möglichkeit genommen ist, ein auch nur halbwegs akzeptables Leben führen zu können. Es ist nicht ungewöhnlich, dass Patientinnen mehrere solcher Verhaltensmuster aufweisen; bei vielen Patientinnen in meiner Klinik sind fünf oder sechs Lebensbereiche betroffen. Um zu entscheiden, an welcher dieser Verhaltensweisen in einer bestimmten Therapiesitzung gearbeitet werden soll, gibt es folgende Richtlinien: Erstens haben akute Verhaltensweisen Priorität. Wenn eine Patientin beispielsweise kein Geld für ihre Wohnung oder Nahrungsmittel hat, ist es wichtiger, sich auf finanzielle Probleme zu konzentrieren als auf Substanzmissbrauch (außer wenn die Patientin zum Beispiel die ganze Woche über entgiftet wurde).

Zweitens sollten einfache Probleme vor komplizierten gelöst werden. Der Sinn dieser Strategie besteht in einer Verstärkung aktiven Problemlösens der Patientin. Wenn die Patientin einige Erfahrung in der Lösung von Problemen gesammelt hat, wird sie sich mit größerer Wahrscheinlichkeit auch an die Lösung größerer Probleme wagen.

Drittens hat die Bearbeitung von solchen Verhaltensweisen Vorrang, die mit übergeordneten Zielen und den allgemeinen Lebenszielen der Patientin funktional zusammenhängen. Die Reihenfolge sollte im Allgemeinen wie folgt sein (von höchster zu niedrigster Priorität): Verhaltensweisen, die in Zusammenhang stehen mit (1) suizidalem Krisenverhalten und parasuizidalen Handlungen, (2) therapiegefährdenden Verhaltensweisen, (3) Suizidgedanken oder einem allgemeinen Leidensdruck, (4) Aufrechterhaltung der Therapiefortschritte und (5) anderen Lebenszielen der Patientin. Beispielsweise sollte bei einer Patientin, bei der Alkoholmissbrauch immer zu parasuizidalen Handlungen führt, eher an diesem Substanzmissbrauch gearbeitet werden als an ihrer Unfähigkeit, die Schule zu beenden, weil diese Unfähigkeit bei ihr „nur“ mit Suizidgedanken verbunden ist. Wenn eine Patientin Sitzungen verpasst, weil sie obdachlos ist, so muss zunächst daran gearbeitet werden, dass sie einen festen Wohnsitz findet. Erst danach sollte sie sich darum kümmern, einen Job zu bekommen, weil ihre Arbeitslosigkeit vielleicht nur dazu führt, dass sie ihre Therapiefortschritte nicht aufrechterhalten kann, und so weiter. Auch hier wird das Tempo wieder vom Prinzip der Verhaltensausformung („shaping“) bestimmt.

Aufbau von Verhaltensfertigkeiten

Das Erlernen von Verhaltensfertigkeiten (Bewusstheit, Emotionsregulation, interpersonelle Kompetenz, Fähigkeit, Belastungen auszuhalten) hängt einerseits eng mit dem Erreichen der ersten drei Therapieziele zusammen, ist aber andererseits auch ein unabhängiges, eigenes Therapieziel. Therapeut und Patientin werden nur dann erfolgreich die suizidalen, therapiegefährdenden und die Lebensqualität einschränkenden Verhaltensweisen reduzieren können, wenn diese Verhaltensweisen durch etwas Neues ersetzt werden. Dieses „Neue“ sind die in Kapitel 5 bereits kurz dargestellten und im begleitenden Manual ausführlich beschriebenen Verhaltensfertigkeiten. Der Therapeut muss entweder die bereits vorhandenen Fertigkeiten der Patientin gezielt fördern oder ihr neue Fertigkeiten vermitteln. In jedem Fall muss sehr viel Energie darauf verwendet werden, die Verhaltensfertigkeiten zu festigen und auf andere Situationen zu generalisieren, damit die Patientin in der Lage ist, diese Fertigkeiten in solchen Situationen anzuwenden, die vorher zu ungünstigem Verhalten geführt haben.

Die immer wiederkehrenden Krisen und die Stimmungsabhängigkeit von Borderline-Patientinnen können das Integrieren des Fertigkeitstrainings in die Einzeltherapie mitunter stark behindern; dazu kommt noch, dass viele Borderline-Patientinnen negativ darauf reagieren, in der Sitzung nur an dem Erlernen von Fertigkeiten zu arbeiten. Da diese Fertigkeiten aber so oder so vermittelt werden müssen, lässt sich dieses Problem nicht vollkommen vermeiden. In unserer Klinik haben wir dieses Problem zu lösen versucht, indem jede Patientin in ihrem ersten Jahr an einem Gruppen-Fertigkeitstraining teilnehmen muss, so dass es in der Einzeltherapie mehr um die Anwendung dieser Fertigkeiten geht als um das Erlernen an sich. Das Ziel der Einzeltherapie besteht darin, diese Fertigkeiten in das tägliche Leben der Patientin zu integrieren und die Häufigkeit ihrer Anwendung zu steigern.

Die Trennung von Fertigkeitstraining und Einzeltherapie ist allerdings keine strikte Vorschrift; wenn eine Patientin beispielsweise eine bestimmte Fertigkeit benötigt, die im Fertigkeitstraining noch nicht behandelt wurde, so kann der Einzeltherapeut vorzeitig mit dem Vermitteln dieser Fertigkeit beginnen. Auch wenn eine Patientin mehrere Sitzungen des Fertigkeitstrainings verpasst hat und keine „Nachhol-Sitzungen“ stattgefunden haben, kann der Einzeltherapeut mit ihr gemeinsam die verpassten Inhalte nachholen. Die gemeinsame Entscheidung für ein solches Vorgehen wird davon abhängen, wie wichtig die Fertigkeiten momentan für das Erreichen der anderen Therapieziele sind.

Unter bestimmten Umständen ist es vielleicht nicht möglich oder nicht ratsam, das Fertigkeitstraining unabhängig von der Einzeltherapie durchzuführen. Das kann zum Beispiel der Fall sein, wenn die Versicherung die Kosten für das Fertigkeitstraining nicht übernimmt, wenn im Moment keines oder kein geeignetes Programm angeboten wird oder wenn der Therapeut in einem Setting arbeitet, in dem ein unabhängiges Fertigkeitstraining nicht akzeptiert oder unterstützt wird. Bei einigen Patientinnen ist es mitunter nicht unbedingt notwendig, das Fertigkeitstraining außerhalb der Einzeltherapie laufen zu lassen; insbesondere wenn die Patientin relativ gut angepasst ist und bei Therapiebeginn schon weit über die erste Phase hinaus ist oder wenn eine Patientin besonders interessiert daran ist, neue Fertigkeiten zu erlernen, kann das Training durchaus in die Einzelsitzungen integriert werden.

Sobald ein gewisser Fortschritt bei der Erreichung der ersten drei Therapieziele verzeichnet werden kann, sollte der Therapeut klären, ob die Patientin jetzt über ausreichende Fertigkeiten verfügt, um die zweite Therapiephase meistern zu können. Der Therapeut muss hier vor allem beachten, dass die Bearbeitung posttraumatischer Belastungsreaktionen von der Patientin fast immer als traumatisch erlebt wird. Daher sollte diese zweite Therapiephase erst dann eingeleitet werden, wenn der Therapeut zuversichtlich ist, dass die Patientin zumindest über die grundlegenden Fertigkeiten verfügt, um mit diesem Trauma umzugehen. Wenn die Vermittlung neuer Verhaltensfertigkeiten bislang eher nebenbei geschehen ist, muss der Therapeut also unter Umständen zunächst die Wissenslücken beseitigen und ein Intensivtraining im Erlernen und Festigen von Fertigkeiten durchführen, bevor er zur nächsten Phase übergeht.

Der Therapeut sollte zusätzlich darauf achten, ob Schwierigkeiten aus der ersten Therapiephase erneut auftreten (suizidale, therapiegefährdende und die Lebensqualität einschränkende Verhaltensweisen). In diesem Fall wird der Schwerpunkt vorübergehend auf diese wichtigeren Ziele zurückverlagert. Die Bearbeitung von posttraumatischen Belastungsreaktionen geht normalerweise fließend in die dritte Therapiephase über, in der die weitere Stärkung der Selbstachtung im Mittelpunkt steht.

Reduktion von posttraumatischen Belastungsreaktionen

Die Bearbeitung der posttraumatischen Belastungsreaktionen findet hauptsächlich in der Einzeltherapie statt; einigen Patientinnen wird aber zusätzlich die Teilnahme an (Selbsthilfe-)Gruppen für Opfer sexuellen oder körperlichen Missbrauchs empfohlen. Der Schwerpunkt der Therapie verlagert sich in der zweiten Therapiephase auf die Bearbeitung von sexuellem, körperlichem oder emotionalem Missbrauch und Vernachlässigung; hier werden auch andere Kindheitserfahrungen bearbeitet wie Verluste, ungünstige Familienverhältnisse oder andere mit heutigen Belastungsreaktionen zusammenhängende traumatische Erlebnisse. In dieser Phase wird demnach mit dem „Aufdecken", der kognitiven und emotionalen Verarbeitung und der Lösung dieser belastenden Kindheitserlebnisse begonnen. In der Einzeltherapie wird dabei vor allem mit Exposition und kognitiver Umstrukturierung gearbeitet mit dem Ziel, die emotionalen Reaktionen der Patientin auf mit dem Trauma zusammenhängende Reize zu verändern sowie eine neue kognitive Interpretation des traumatischen Erlebnisses an sich, aber auch der Reaktionen der Patientin auf dieses Trauma zu erarbeiten.

Die vier Ziele dieses Themenbereiches (die Tatsache des Traumas akzeptieren; Stigmatisierung, Selbstinvalidierung und Selbstbeschuldigungen reduzieren; verleugnende und intrusive Belastungsreaktionen reduzieren; dichotomes Denken über die traumatische Situation abbauen) wurden bereits in Kapitel 5 ausführlich beschrieben. Normalerweise wird an diesen Zielen gleichzeitig gearbeitet, wobei der Schwerpunkt einer bestimmten Sitzung von den aktuellen durch die Exposition mit traumatischen Reizen ausgelösten Schwierigkeiten bestimmt wird.

Stärkung der Selbstachtung und das Erreichen individueller Ziele

In der letzten Therapiephase geht es um die Selbstachtung. Weil die Selbstachtung von Borderline-Patientinnen häufig vor allem durch Schwierigkeiten im zwischenmenschlichen Bereich beeinträchtigt wird, wird in dieser Phase intensiv an den entsprechenden Verhaltensweisen der Patientin in der therapeutischen Beziehung gearbeitet. Dazu muss der Therapeut sehr genau auf die Interaktionen zwischen ihm und der Patientin achten, aber auch auf das verbale, emotionale und offene Verhalten der Patientin. Gleichzeitig wird auch an der Generalisierung neu erworbener Verhaltensmuster auf das alltägliche Leben gearbeitet. In diesem Stadium hat die DBT große Ähnlichkeit mit psychodynamischen und klientenzentrierten Ansätzen, wenn sich auch die Interpretation bestimmer Verhaltensweisen grundlegend unterscheiden kann. Noch größere Übereinstimmung besteht in dieser dritten Phase der DBT vielleicht mit der funktionalen analytischen Psychotherapie (Kohlenberg und Tsai, 1991).

In der dritten Phase wird auch an anderen Schwierigkeiten im Leben der Patientin gearbeitet. Das Vorgehen unterscheidet sich in diesem Stadium nicht erheblich von anderen Therapieansätzen und wird weitgehend von den Präferenzen der Patientin und den Fertigkeiten des Therapeuten bestimmt. Ich habe in dieser Therapiephase beispielsweise mit Patientinnen daran gearbeitet, dass sie Freundschaften schließen, Schwierigkeiten am Arbeitsplatz lösen, berufliche Entscheidungen treffen oder mit chronischem Schmerz umgehen lernen. Die Arbeit an der Selbstachtung kann demnach gut in die Bearbeitung anderer Themen integriert werden.

Wie kann ich die Zielhierarchie einsetzen, um die einzelnen Sitzungen zu strukturieren?

Der Ablauf einer Einzeltherapiesitzung wird von den Verhaltensweisen bestimmt, die die Patientin in der Woche vor der Sitzung und/oder während der Sitzung zeigt. Dabei sind vor allem zwei Arten von Verhaltensweisen wichtig, nämlich negative oder problematische Verhaltensweisen einerseits und positive Verhaltensweisen, die einen Fortschritt widerspiegeln, andererseits. Beispiele für negative Verhaltensweisen sind: Die Patientin führt parasuizidale Handlungen durch; sie ruft den Therapeuten zu häufig an; sie gibt ihr Geld statt für die Miete für Kleidung aus; sie erlebt Flashbacks ihres sexuellen Missbrauchs in der Kindheit; oder sie entwertet in der Therapiesitzung ihren eigenen Standpunkt. Positive Verhaltensweisen sind: die Patientin widersteht dem heftigen Druck nach parasuizidalen Handlungen; sie kommt pünktlich zu der Sitzung, nachdem sie sich mehrere Male verspätet hatte; sie überwindet ihre Hemmungen und bewirbt sich um einen Job; sie setzt ihre neu erworbenen Verhaltensfertigkeiten ein, um sich gegen ein Mitglied ihrer Familie durchzusetzen; oder sie hält an ihrer Meinung fest, auch wenn diese von anderen kritisiert wird. Die Therapie richtet sich auf aktuelle Verhaltensweisen; die Struktur der Sitzungen ist daher zirkulär, weil bestimmte Therapiethemen wiederholt aufgegriffen werden.

Die Reihenfolge der Therapiethemen in einer bestimmten Sitzung wird anhand der Hierarchie-Liste bestimmt (siehe Tab. 6.1). Sind in der vergangenen Woche parasuizidale Handlungen aufgetreten oder hat die Patientin entscheidende Fortschritte in diesem Bereich gemacht, so hat dieses Thema Vorrang vor therapiegefährdenden Verhaltensweisen. Diese Verhaltensweisen (und zwar sowohl Schwierigkeiten als auch Fortschritte) haben wiederum Priorität gegenüber der Arbeit an Verhaltensweisen, die die Lebensqualität einschränken usw. In manchen Sitzungen kann zwar mehr als ein Thema behandelt werden; wenn aber die Zeit knapp ist oder ein komplexes Problem auftaucht, so wird immer das Thema bearbeitet, das einen höheren Rang hat – auch wenn dadurch ein anderes Thema fallen gelassen werden muss, das Patientin oder Therapeut ursprünglich besprechen wollten. Die Bandbreite dessen, wie intensiv ein bestimmtes Thema bearbeitet wird, kann von einem kurzen Kommentar des Therapeuten bis zu einer die ganze Sitzung beanspruchenden intensiven Analyse reichen. Das Ausmaß der Zuwendung wird zum einen davon bestimmt, ob es sich um ein positives oder ein negatives Verhalten handelt, und zum anderen davon, ob das Besprechen des Verhaltens verstärkend wirkt. Während positive Verhaltensweisen selbstverständlich verstärkt werden sollten, sollte das bei negativen nicht geschehen.

Der Therapeut muss für jedes Therapieziel die Bereitschaft der Patientin zu einer aktiven Mitarbeit sicherstellen, ohne die die Aussicht auf Erfolg nur gering ist. Für die Reduktion suizidaler Verhaltensweisen ist zumindest eine grundlegende Veränderungsbereitschaft meist leicht zu erreichen, da die negativen Folgen von Parasuizid und Suizid so offensichtlich sind, dass es wenig überzeugende Gründe gegen eine Veränderung dieser Verhaltensweisen gibt. Meine Kollegen und ich nehmen grundsätzlich keine Patientin auf, die sich auf dieses Therapieziel nicht einlassen will (bis heute musste aber nur eine Patientin aus diesem Grunde abgelehnt werden). Wenn die Patientin zu einem späteren Zeitpunkt in der Therapie ihre Einwilligung wieder zurückzieht, so wird das dementsprechend als therapiegefährdendes Verhalten eingestuft und steht daher in der Hierachie direkt hinter akuter Suizidgefahr.

Um eine Therapie überhaupt durchführen zu können, muss die Patientin an der Therapie teilnehmen; und das kann sie nur dann, wenn sie therapiegefährdende Verhaltensweisen einschränkt. Diese Logik ist der Patientin normalerweise leicht vermittelbar. Sie wird damit begründet, dass bei Andauern derartiger therapiegefährdender Verhaltensweisen entweder der Therapeut oder die Patientin selbst irgendwann eine solche Abneigung gegen die Therapie entwickeln werden, dass die Bereitschaft zu einer Aufrechterhaltung der therapeutischen Beziehung schwindet. Da die therapeutische Beziehung durch die therapeutische Arbeit zusammengehalten wird, bedroht jedes therapiegefährdende Verhalten gleichzeitig die therapeutische Beziehung. Da viele Borderline-Patientinnen bereits die Erfahrung gemacht haben, dass eine Therapie einseitig (vom Therapeuten) beendet wurde, haben die meisten zumindest am Anfang der Therapie eine hohe Bereitschaft, an dem Ziel einer tragfähigen therapeutischen Beziehung zu arbeiten.

Für die Bearbeitung eines Therapiezieles ist der koordinierte Einsatz verschiedener therapeutischer Strategien erforderlich, die in den nächsten Kapiteln dieses Buches detailliert beschrieben werden. Die kurze Kommentierung eines problematischen Verhaltens oder eines Fortschrittes durch den Therapeuten stellt das Minimum dar. Da sich die Ursachen von Schwierigkeiten und Erfolgen im Laufe der Zeit verändern können, wird bei jedem Auftreten eines Problems oder eines Fortschrittes eine Verhaltensanalyse durchgeführt. Bei einem negativen Verhalten exploriert der Therapeut (aus Sicht der Patientin häufig übermäßig genau), welche Faktoren zu der problematischen Reaktion geführt haben. Umgekehrt wird auch bei einem Erfolg genau analysiert, wie das problematische Verhalten vermieden werden konnte. Zu Beginn der Therapie nehmen diese Verhaltensanalysen oft die ganze Therapiestunde ein, so dass kaum noch andere Themen behandelt werden können. Je weiter die Therapie fortschreitet, desto weniger Zeit jedoch wird für diese Analysen noch benötigt. Der Therapeut kann dann zu einer Lösungsanalyse übergehen, also zu einer Analyse von Möglichkeiten, wie die Patientin das problematische Verhalten hätte verhindern können (oder wie sie es verhindert hat).

Eine solche Analyse kann dann zum Einsatz anderer Therapiestrategien führen, mit denen die Schwierigkeiten, die zu dem problematischen Verhalten geführt haben, bearbeitet werden können. Wie an einem Therapieziel konkret gearbeitet wird, werde ich später noch detaillierter beschreiben. Eine ganze Therapiestrategie betrifft allein die Aufteilung der Therapiezeit und der auf die verschiedenen Ziele gerichteten Aufmerksamkeit (die Zielbestimmungs-Strategie („targeting strategy"), die eine Unterstrategie der strukturellen Strategien darstellt).

Widerstand von Patientin oder Therapeut, an den Therapiezielen zu arbeiten

Die gezielte Arbeit an einem Therapieziel anhand der hierarchischen Liste ist ein Hauptmerkmal der DBT. Leider habe ich die Erfahrung gemacht, dass dieser Aspekt der Therapie für viele Therapeuten der schwierigste Part ist. Meist wollen weder die Patientin noch der Therapeut an den Therapiezielen mit höchster Priorität arbeiten, und das aus gutem Grund: Die Besprechung dieser Themen hat häufig sowohl für den Therapeuten als auch für die Patientin unmittelbare aversive Konsequenzen. Für den allein und ohne Unterstützung von außen arbeitenden Therapeuten ist die Versuchung unter diesen Umständen sehr groß, in ein abwechselnd beruhigendes und angreifendes Verhalten zu verfallen. Dauert dieses Verhaltensmuster über längere Zeit an, kann die Therapie so aversiv werden, dass eine Seite die therapeutische Beziehung aufgibt. Es ist daher die Aufgabe des Beratungsteams, den Therapeuten dabei zu unterstützen, mit einem validierenden Problemlöseansatz an den Therapiezielen zu arbeiten.

Widerstand der Patientin

Viele Patientinnen wollen ihre dysfunktionalen Verhaltensweisen nicht problemlöseorientiert besprechen. Mir ist beispielsweise noch nie eine Patientin begegnet, die in der Einzeltherapie gern über vorangegangene parasuizidale Handlungen gesprochen hätte. Eine Patientin mag zwar gerne über das Problem sprechen, das das Verhalten „verursacht" hat, oder über ihre Gefühle bezüglich dieses Verhaltens. Ganz selten jedoch wird sie von sich aus bereit sein, das Verhalten und die Ereignisse, die vor und nach der parasuizidalen Handlung aufgetreten sind, detailliert, also von Sekunde zu Sekunde zu besprechen, um dann eine Liste von alternativen Verhaltensweisen zu erarbeiten. Viele Patientinnen haben nicht nur Schwierigkeiten, über suizidales Verhalten zu sprechen, sondern auch über alle mit diesem Thema zusammenhängenden Dinge. Es handelt sich dabei meist um emotionsphobische Patientinnen, die Angst davor haben, durch das Sprechen über diese Probleme von negativen Gefühlen überwältigt zu werden.

Es kann auch verschiedene andere Gründe geben, warum Borderline-Patientinnen diese Diskussionen zu vermeiden versuchen. Viele wollen beispielsweise, nachdem das parasuizidale Verhalten nun einmal aufgetreten ist, in der Therapiesitzung lieber über aktuelle Schwierigkeiten als über zurückliegende Verhaltensweisen sprechen. Manchmal schämen sie sich so sehr über ihr parasuizidales Verhalten, dass sie nicht darüber sprechen möchten. Manche Patientinnen empfinden vielleicht die sachliche und analytische Herangehensweise als eine Entwertung ihres emotionalen Leidens. Wieder andere Patientinnen interpretieren die Idee, dass auch alternative Verhaltensweisen möglich wären, als Schuldzuweisung oder Kritik, was zu Angst, Panik oder Wut auf den Therapeuten führen kann. Trotzdem muss immer wieder betont werden, dass jedes zwischen den Therapiesitzungen auftretende parasuizidale Verhalten angesprochen wird. Fehlende Compliance mit dieser Grundbedingung für die Therapie wird (zumindest in der DBT) als therapiegefährdendes Verhalten aufgefasst und sollte daher als nächstes Thema in der Therapiesitzung aufgegriffen werden.

Vielen Borderline-Patientinnen ist auch die Diskussion therapiegefährdender Verhaltensweisen unangenehm, zumindest wenn es sich um ihr Verhalten handelt. Häufig sind die Gründe dafür ähnlich wie die oben geschilderten. Die Bereitschaft, über Verhaltensweisen zu sprechen, die die Lebensqualität einschränken, hängt stark davon ab, ob die Patientin selbst dieses Verhalten als problematisch empfindet. Verständlicherweise wird sie zunächst keine Verhaltensweisen als Thema der Therapie akzeptieren, die sie selbst nicht für problematisch hält. Der Therapeut sollte daher auch offen zugeben können, wenn er die Auswirkungen eines Verhaltens auf das Leben der Patientin falsch eingeschätzt hat. Wenn das Verhalten nicht ein schwerwiegendes Hindernis für den Aufbau einer gewissen Lebensqualität darstellt, sollte es auch keine hohe Priorität auf der Zielliste haben. Auch wenn es diesbezüglich klare Meinungsverschiedenheiten zwischen Therapeut und Patientin geben kann, sollte der Therapeut immer um eine Synthese zwischen beiden Sichtweisen bemüht sein.

Manchmal sind Patientinnen auch nicht bereit, über positives Verhalten zu sprechen. Ein Grund dafür ist häufig, dass die Patientin stattdessen lieber dringendere Schwierigkeiten besprechen möchte. Um das positive Verhalten zu verstärken, sollte der Therapeut hier im Allgemeinen nachgeben. Möglicherweise befürchtet die Patientin aber auch, dass von ihr in Zukunft weiterer Erfolg erwartet wird, wenn ihr Fortschritt bemerkt wird. Oder sie kann kein Lob annehmen, weil sie das Gefühl hat, dass sie es nicht verdient. Für viele ist der Fortschritt eine Bedrohung, weil er das Ende der Therapie und damit den Verlust der therapeutischen Beziehung bedeuten könnte. All diese Beispiele sollten als therapiegefährdende Verhaltensweisen betrachtet werden und haben damit höchste Priorität direkt nach der Bearbeitung akuter suizidaler und parasuizidaler Verhaltensweisen. Wie ich in Kapitel 10 näher ausführen werde, stellt die Kontrolle des zentralen Therapiethemas eine äußerst effektive Kontingenzmanagement-Strategie dar.

Widerstand des Therapeuten

Manchen Therapeuten, insbesondere wenn sie eine nichtdirektive Orientierung haben, fällt es generell sehr schwer, die Kontrolle über die in der Sitzung behandelten Themen zu übernehmen. Es gibt allerdings auch Patientinnen, die es jedem Therapeuten schwer machen, die Kontrolle zu behalten: Diese Patientinnen ziehen sich innerlich zurück und weigern sich, weiterzusprechen; sie antworten auf Fragen immer wieder mit „Ich weiß nicht" oder „Ist doch egal"; sie drohen mit Suizid; sie steigern sich in eine große emotionale Erregung hinein, oder sie zeigen andere Verhaltensweisen, die der Therapeut als bestrafend erlebt. (Alle hier genannten Reaktionen stellen natürlich therapiegefährdende Verhaltensweisen dar.)

Einige Therapeuten wollen einfach nichts von den dysfunktionalen Verhaltensweisen ihrer Patientinnen hören; möglicherweise würden sie sich dadurch in ihrer Kompetenz als Therapeut infrage gestellt sehen, oder sie würden an Schwierigkeiten erinnert, die sie selbst oder ihnen nahestehende Menschen haben. Eine Therapeutin, die bei mir Supervision erhielt, sagte mir, sie würde von keinem Menschen gern etwas über seine „seltsamen" Verhaltensweisen erzählt bekommen. Andere Therapeuten befürchten, ihre Patientinnen könnten verstärkt in Suizidgefahr geraten, wenn sie dazu gezwungen würden, über ihnen unangenehme Dinge (insbesondere suizidales Verhalten) zu sprechen. Bei anderen Therapeuten herrscht der Eindruck vor, dass es den Patientinnen ohnehin schon so schlecht gehe, dass sie es ihnen nicht noch schwerer machen wollen, indem sie das Therapiethema vorgeben. Diese Reaktionen auf Therapeutenseite werden als therapiegefährdende Verhaltensweisen eingestuft, weil es den Patientinnen dadurch kurzfristig zwar bessergeht, es für einen langfristigen Erfolg aber notwendig ist, dass diese ganz oben auf der Prioritätenliste stehenden Verhaltensweisen direkt bearbeitet werden.

Interessanterweise fällt es vielen Therapeuten auch schwer, therapiegefährdende Verhaltensweisen der Patientin direkt mit ihr zu besprechen. Viele der Therapeuten, die bei mir Supervision hatten, schoben die Bearbeitung dieser Verhaltensweisen so lange auf, bis es zu spät war und sie völlig ausgebrannt waren. Diese Schwierigkeiten werden häufig nur in der Supervisionsgruppe, aber nicht mit den Patientinnen besprochen. Diese Therapeuten scheinen zu glauben, dass „untherapeutische" Reaktionen auf die Patientinnen (also zum Beispiel Wutgefühle, Burn-out, Widerwille gegen ein Fortsetzen der Therapie) ein Zeichen ihrer eigenen Unfähigkeit sind. Die DBT betrachtet hingegen solche Reaktionen lediglich als Hinweis darauf, dass es in der therapeutischen Beziehung Schwierigkeiten gibt – dass also therapiegefährdende Verhaltensweisen aufgetreten sind. Bis auf sehr wenige Ausnahmen werden diese Schwierigkeiten immer im Sinne eines Problemlöseansatzes direkt mit den Patientinnen geklärt. (Mehr über dieses Thema in den Kapiteln 9 und 15.) Im Übrigen fällt es vielen Therapeuten ebenso schwer wie den Patientinnen, über ihr eigenes therapiegefährdendes Verhalten zu sprechen: Manche Therapeuten sind ganz besonders geschickt darin, die Beschwerden der Patientin über das Verhalten des Therapeuten als übermäßige Ansprüchlichkeit, Überempfindlichkeit o. Ä. umzudeuten.

Einzeltherapie und Tagebuchkarten

Wie kann sich der Therapeut darüber informieren, welche der für die Therapie relevanten Verhaltensweisen (z. B. parasuizidale Handlungen) in der Woche zwischen den Einzelsitzungen aufgetreten sind? Natürlich kann er die Patientin einfach danach fragen. Diese Möglichkeit ist dann sinnvoll, wenn die zentralen negativen Verhaltensweisen häufig oder die positiven Verhaltensweisen selten auftreten. Wenn sich eine Patientin zu Beginn der Therapie beispielsweise täglich durch Schnitte verletzt und dieses Verhalten reduzieren möchte, ist es für den Therapeuten sehr einfach, zu Beginn jeder Sitzung nach Selbstverletzungen zu fragen. Meiner Erfahrung nach wird es für den Therapeuten aber immer schwieriger, nach diesem Verhalten zu fragen, wenn es mehrere Wochen oder sogar Monate lang nicht mehr aufgetreten ist. Auch

Dialektische Verhaltenstherapie
TAGEBUCH-KARTE

Name:	Therapiebeginn:

Datum	Alkohol		rezeptfreie Medikamente		verschriebene Medikamente		illegale Drogen		Suizid-gedan-ken (0-5)	Un-wohl-sein (0-5)	Selbstverletzung						Ange-wendete Fertig-keiten (0-7)*
	#	aufführen	#	aufführen	#	aufführen	#	aufführen			Drang (0-5)	ausgeführt ja/nein					
Mo																	
Di																	
Mi																	
Do																	
Fr																	
Sa																	
So																	

*

0 = nicht daran gedacht oder nicht angewendet	3 = versucht, konnte sie nicht anwenden	6 = nicht versucht, habe sie angewendet, aber sie haben nicht geholfen
1 = daran gedacht, nicht angewendet, wollte nicht	4 = versucht, konnte sie anwenden aber sie haben nicht geholfen	7 = nicht versucht, habe sie angewendet, sie haben geholfen
2 = daran gedacht, nicht angewendet, wollte sie anwenden	5 = versucht, konnte sie anwenden, sie haben geholfen	

Abbildung 6.1: Die Vorderseite einer DVT-Tagebuchkarte. In die leeren Spalten rechts kann die Patientin zusätzliche Verhaltensweisen eintragen, die gemeinsam mit dem Therapeuten abgesprochen werden.

wenn beispielsweise Alkohol- oder Drogenmissbrauch zurzeit bei der Patientin nicht auftreten, wird es dem Therapeuten unangenehm sein, Woche für Woche danach zu fragen. Umgekehrt ist es auch nicht einfach, die Patientin jede Woche nach ihren Fortschritten bei der Anwendung bestimmter Verhaltensfertigkeiten zu fragen, wenn sie diese seit Wochen kompetent einsetzt. Von selbst wird die Patientin aber meiner Erfahrung nach nicht von Schwierigkeiten im Umgang mit Drogen oder Alkohol berichten; auch parasuizidale Verhaltensweisen werden möglicherweise nicht spontan berichtet, es sei denn, die parasuizidale Handlung hätte eine kommunikative Funktion. Wenn die Patientin einmal vergisst, die Verhaltensfertigkeiten einzusetzen, wird sie das dem Therapeuten wahrscheinlich ebenfalls nicht als Problem schildern.

Die einfachste Lösung für dieses Problem besteht darin, dass die Patientin jede Woche eine Tagebuch-Karte ausfüllt, durch die der Therapeut Informationen über die relevanten Verhaltensweisen enthält. Abbildung 6.1 zeigt die Vorderseite einer solchen Tagebuchkarte, wie sie in der DBT verwendet wird. Folgende Informationen werden täglich eingetragen: Art und Menge des konsumierten Alkohols; Art und Menge von rezeptfreier und verschreibungspflichtiger Medikation; Art und Menge illegaler Drogen; Ausmaß an Suizidgedanken, Ausmaß an Unwohlsein, Ausmaß des Dranges zu parasuizidalen Handlungen und Auftreten solcher Handlungen. Es wird ebenfalls eingetragen, inwieweit die Verhaltensfertigkeiten eingesetzt werden konnten. Diese Karte kann vielfältige Funktionen erfüllen, aber der Hauptzweck besteht in der Vermittlung von Informationen über die zentralen Verhaltensweisen, die in der vergangenen Woche aufgetreten sind. Wenn laut Tagebuchkarte parasuizidale Handlungen aufgetreten sind, so kann in der Therapiesitzung darüber gesprochen werden. Wird ein hohes Ausmaß an Suizidgedanken aufgezeichnet, kann der Therapeut in der folgenden Stunde das aktuelle Suizidrisiko erfragen. Auch der übermäßige Konsum von Alkohol oder Drogen kann so besprochen werden. Nimmt die Patientin verschriebene Medikamente nicht ein, so kann dies ein therapiegefährdendes Verhalten darstellen. Ebenso ist es als therapiegefährdendes Verhalten anzusehen, wenn die Patientin die Tagebuchkarte nicht oder nur unvollständig ausgefüllt zur Sitzung mitbringt, und wird dementsprechend mit ihr bearbeitet. Die Tagebuchkarte bietet auch die Möglichkeit, in den frei gelassenen Spalten weitere Verhaltensweisen aufzuzeichnen, über die sich Patientin und Therapeut gemeinsam einigen. Meist werden diese Spalten zumindest am Anfang der Therapie dazu genutzt, zusätzliche Verhaltensweisen aufzuzeichnen, die die Lebensqualität einschränken. Die Patientin kann beispielsweise vermerken, wie viele Stunden sie täglich mit Arbeit verbringt; wie viele mit Tagträumereien; Anzahl bulimischer Episoden; Ausmaß an sportlicher Aktivität; wie häufig sie es geschafft hat, dem Drang zu widerstehen, bestimmte Situationen zu vermeiden; Anzahl dissoziativer Erlebnisse.

Die Patientinnen füllen diese Tagebuchkarten auf jeden Fall während der ersten zwei Therapiephasen aus. Sobald Schwierigkeiten mit parasuizidalen Handlungen und Substanzmissbrauch gelöst sind, weigern sich viele Patientinnen, die Karten weiter auszufüllen. Aufgrund der hohen Wahrscheinlichkeit eines Rückfalles in derartige Verhaltensweisen während der Bearbeitung posttraumatischer Belastungsreaktionen sollte das Ausfüllen aber keinesfalls vor der dritten Phase eingestellt werden. Ab dann können Patientin und Therapeut gemeinsam entscheiden, ob sie das weitere Ausfüllen noch für sinnvoll halten. Auch gegen Ende der ersten und vor allem während der zweiten Therapiephase ist Raum für derartige Verhandlungen. Je mehr Fertigkeiten zur sozialen Kompetenz sich die Patientin aneignet, desto mehr wird sie diese Fertigkeiten auch in der Therapie einsetzen. Die Tagebuchkarten sind dafür ein ideales Übungsfeld. Eine meiner Patientinnen füllt aus Prinzip ihre Tagebuchkarte dann nicht aus, wenn ich im Urlaub bin. Sie argumentiert - meiner Meinung nach zu Recht – dass sie dann ebenfalls Anrecht auf Urlaub hat.

Fertigkeitstraining: Hierachie der Therapieziele

Der Schwerpunkt des Fertigkeitstrainings liegt per definitionem auf dem Aufbau und der Festigung von Verhaltensfertigkeiten. Das Fertigkeitstraining der DBT besteht aus vier verschiedenen Modulen, in denen jeweils Bewusstheit, die Fähigkeit, Belastungen auszuhalten, interpersonelle Effektivität in Konfliktsituationen und Emotionsregulation gefördert werden. Die Reihenfolge der Therapieziele im Fertigkeitstraining ist in Tabelle 6.3 dargestellt. Da diese Ziele und ihre Rangreihe im begleitenden Manual ausführlich beschrieben werden, verzichte ich an dieser Stelle auf eine Diskussion. Ich möchte nur darauf hinweisen, dass sich die Reihenfolge der Ziele von der Einzelpsychotherapie unterscheidet.

Tabelle 6.3: Die Hierarchie der Therapieziele im DBT-Fertigkeitstraining

1. Einstellen von Verhaltensweisen, die zum Abbruch der Therapie führen könnten
2. Aufbau, Stärkung und Generalisierung von Fertigkeiten
   A. grundlegende Bewusstheitsfertigkeiten
   B. interpersonelle Effektivität
   C. Emotionsregulierung
   D. Fähigkeit, Belastungen auszuhalten
3. Reduzierung von therapiegefährdenden Verhaltensweisen

Unterstützende Gruppentherapie: Hierachie der Therapieziele

Im Gegensatz zu den Einzelsitzungen, in denen die während der Sitzung ablaufenden Prozesse kaum direkt beachtet werden, werden die in der Gruppe auftretenden Verhaltensweisen – also der Gruppenprozess – als Mittel der Veränderung eingesetzt. Die primären Themen sind während der Gruppensitzung auftretende Verhaltensweisen, mit denen die Patientinnen in ähnlicher Weise auch außerhalb der Therapie Schwierigkeiten haben. Damit die Therapie effektiv sein kann, müssen sich die Verhaltensweisen in der Gruppe und außerhalb in gewisser Weise ähneln. Wer einer Patientin beibringt, wie sie sich als gutes Gruppenmitglied verhalten soll, tut ihr keinen großen Gefallen, wenn dieses Verhalten in ihrem täglichen Leben nicht funktional ist. Weil in der Gruppentherapie der Therapeut nicht so großen Einfluss auf den Ablauf hat, wird er sich auch weniger streng an die Hierarchie der Therapieziele halten. Der Therapeut kann allerdings schon in gewisser Weise kontrollieren, welche Verhaltensweisen im Mittelpunkt stehen sollten und welches Verhalten verstärkt wird, sowohl indem er die Patientin zu Beginn entsprechend vorbereitet als auch durch die Art und Weise, wie er auf Fragen und Kommentare während der Sitzung antwortet.
Tabelle 6.4 gibt die Hierarchie der Therapieziele in der Gruppentherapie wieder.

Tabelle 6.4.: Die Hierarchie der Therapieziele in der unterstützenden Gruppentherapie der DBT

1. Reduzierung von therapiegefährdenden Verhaltensweisen
2. Stärkung interpersoneller Fertigkeiten
3. Förderung von Verhaltensweisen, die die Lebensqualität erhöhen; Reduzierung von Verhaltensweisen, die die Lebensqualität einschränken
   A. emotionale Überreagibilität
   B. Selbstinvalidierung
   C. krisenförderndes Verhalten
   D. Unterdrückung von Trauer
   E. aktiv-passives Verhalten
   F. Stimmungsabhängigkeit von Verhalten

Höchste Priorität haben die therapiegefährdenden Verhaltensweisen (also nicht oder zu spät zu den Sitzungen erscheinen, eine Sitzung aus unwichtigen Gründen verpassen, Abmachungen nicht einhalten, Gruppenregeln verletzen, Rückzug, andere angreifen etc.). Während in der Einzeltherapie und im Fertigkeitstraining vor allem der Therapeut für das Ansprechen dieser Verhaltensweisen verantwortlich ist, bietet die Gruppentherapie den Patientinnen die Möglichkeit, diese Aufgabe selbst zu übernehmen und so am zweitwichtigsten Therapieziel zu arbeiten, nämlich an der Festigung interpersoneller Fertigkeiten, insbesondere bei der Lösung von Konfliktsituationen. Den dritten Schwerpunkt stellen alle anderen im Gruppenprozess auftretenden Verhaltensweisen dar, die außerhalb der Gruppe die Lebensqualität der einzelnen Patientinnen einschränken oder fördern würden. Hierbei sind zwei Punkte zu beachten: Zum einen liegt der

Schwerpunkt auf dem Verhalten, das in der Therapiesitzung auftritt, nicht auf Ereignissen oder Verhalten außerhalb der Therapie. Zum anderen stehen für jede Patientin andere Verhaltensweisen im Mittelpunkt, die verstärkt, bestraft oder gelöscht werden sollten. Nicht jedes Thema hat daher für alle Patientinnen die gleiche Wichtigkeit.

Telefonanrufe: Hierarchie der Therapieziele

Welche Ziele in einem Telefongespräch verfolgt werden, hängt davon ab, wer angerufen wird: der Einzeltherapeut, der Fertigkeitstrainer oder ein Therapeut, der eine Zusatztherapie anbietet. Die Hierarchie der Therapieziele ist in Abbildung 6.5 dargestellt.

Abbildung 6.5: Die Hierarchie der Therapieziele für Telefonanrufe

Gespräche mit dem Einzeltherapeuten:
1. Reduzierung von suizidalem Krisenverhalten
2. Förderung der Generalisierung von Verhaltensfertigkeiten
3. Reduzierung von Gefühlen der Entfremdung oder Distanz vom Therapeuten; Relativierung von Konflikten

Gespräche mit dem Fertigkeitstrainer oder anderen Therapeuten:
1. Reduzierung von Verhaltensweisen, die zum Abbruch der Therapie führen könnten

Telefongespräche mit dem Einzeltherapeuten

In der DBT werden die Patientinnen dazu ermutigt, zwischen den Therapiesitzungen mit ihrem Bezugstherapeuten zu telefonieren. (Wenn Sie jetzt befürchten, zu viele Anrufe zu erhalten, so denken Sie daran, dass zu häufige Telefonanrufe der Patientin als therapiegefährdendes Verhalten betrachtet werden.) Um die Hierarchie der Therapieziele zu verstehen, muss sich der Bezugstherapeut noch einmal die Gründe in Erinnerung rufen, warum Telefongespräche von der DBT gefördert werden: Erstens ist das Anrufen an sich für eine Patientin, die nur schwer um Hilfe bitten kann und daher häufig auf Suizidversuche als „Hilferuf" zurückgreift, ein gutes Übungsfeld für alternatives Verhalten. Der Therapeut hat so die Möglichkeit, suizidales Verhalten zu unterbrechen.

Zweitens benötigt die Patientin häufig Hilfestellung bei der Generalisierung der erlernten Fertigkeiten auf ihr tägliches Leben. Mithilfe eines Telefonanrufes bekommt sie das notwendige „coaching" für eine erfolgreiche Generalisierung. Der Bezugstherapeut in der DBT hat große Ähnlichkeit mit einem Basketball-Trainer in der Schule: Die Einzeltherapie-Sitzungen entsprechen den täglichen Trainingsstunden, in denen der Basketball-Trainer seinen Schülern die Grundlagen des Spiels vermittelt. Die Telefonanrufe entsprechen dagegen der Interaktion zwischen Trainer und Schülern in einem Wettkampf, in dem er sie daran erinnert, was sie bereits gelernt haben und wie sie diese Fertigkeiten einsetzen können. Es ist undenkbar, dass ein Trainer irgendeiner sportlichen Disziplin sich weigern könnte, seine Sportler zu einem Spiel oder Wettkampf zu begleiten. Niemand würde auf die Idee kommen zu behaupten, dieser Teil gehöre nicht zu seinen Aufgaben oder seine Hilfestellung während des Spiels mache die Spieler von ihm abhängig oder gar, dass es einen feindseligen Angriff auf den Trainer darstelle, wenn die Spieler ihn während des Spiels um Rat fragten.

Drittens ist es auch in keiner anderen engen zwischenmenschlichen Beziehung notwendig, dass diejenige Person, die Schwierigkeiten hat, einen von der anderen Person willkürlich festgelegten Zeitpunkt abwarten muss, bis sie den Konflikt ansprechen kann. In einem solchen Fall können Telefonanrufe dazu dienen, die Bindung zwischen Patientin und Therapeut zu stärken; sie führen aber auch zu einer gleichmäßigeren Verteilung der Macht innerhalb der Beziehung. Die Ziele, die durch die Telefonanrufe verfolgt werden, werden durch diese drei Gründe vorgegeben. In der Reihenfolge ihrer Wichtigkeit sind dies: (1) Reduzierung von suizidalem Krisenverhalten; (2) Förderung der Anwendung von Verhaltensfertigkeiten im täglichen Leben und (3) Lösung von Konflikten, Reduzierung von Gefühlen der Entfremdung oder der Distanz vom Therapeuten. Ebenso wie in anderen Interaktionen mit einer Borderline-Patientin kann es auch bei den Telefonanrufen extrem schwierig sein, an dem zentralen Thema zu arbeiten. In Bezug auf suizidales Krisenverhalten besteht das Ziel darin, das aktuelle Suizidrisiko einzuschätzen und mithilfe eines Problemlöseansatzes alternative Verhaltensweisen zu identifizieren. Dieses Problemlösen wird voraussichtlich dazu führen, dass auch darüber gesprochen wird, wie die Patientin die DBT-Fertigkeiten auf ihre aktuelle Situation anwenden kann. Bezieht sich das Problem eher auf die Beziehung zu dem Therapeuten, so kann eine Diskussion dieses Problems folgen. Trotzdem hat der Therapeut vorrangig immer sicherzustellen, dass die Patientin diese Krise überlebt.

Um die Generalisierung von Fertigkeiten zu fördern, ist der übliche Kommentar des Therapeuten auf einen Telefonanruf hin: „Welche Fertigkeiten könnten Sie jetzt einsetzen?" Der Therapeut verweist die Patientin also immer wieder darauf, wie sie ihre Fertigkeiten einsetzen kann, um die Situation bis zur nächsten Sitzung zu bewältigen. Zumindest am Anfang der Therapie besteht das Hauptziel darin, dass die Patientin lernt, ihre Fähigkeit zum Aushalten von Belastungen (und zur Krisenbewältigung) einzusetzen. Die Analyse der aktuellen Krise mit nachfolgender Erarbeitung von Lösungen erfolgt nicht in den Telefonsitzungen, sondern in der Einzeltherapie; die Lösung des Problems oder der Krise ist eindeutig nicht das Ziel der Telefongespräche. Der Therapeut wird diesen Punkt immer wieder betonen müssen, vor allem weil die Patientin meist vorrangig an der Lösung ihres Problems mithilfe des Telefongespräches interessiert ist.

Viele Borderline-Patientinnen sind nach einer Therapiesitzung wütend oder empfinden eine Entfremdung oder Distanz zwischen sich und dem Therapeuten. Vielfach tritt dieses Gefühl aber erst einige Zeit nach der Sitzung ein. In diesen Fällen ist es sinnvoll, wenn die Patientin den Therapeuten anruft, um diese Gefühle der Wut, der Trauer, der Entfremdung oder Distanz zu reduzieren. Für den Therapeuten kann es natürlich schwierig sein, der Patientin zu helfen, ohne dabei gleichzeitig dysfunktionales Verhalten zu verstärken. Auf diesen Punkt werde ich in Kapitel 15 näher eingehen. Am Anfang der Therapie können die Telefonanrufe mitunter nicht nur sehr häufig, sondern auch sehr lang sein. Der Therapeut muss hier ganz besonders die Strategien zur Wahrung der eigenen Grenzen einsetzen, um ein Burn-out zu verhindern. Wenn im weiteren Therapieverlauf das Vertrauen in die therapeutische Beziehung steigt, sollten sowohl die Häufigkeit als auch die Dauer der Telefonanrufe zurückgehen.

Telefongespräche mit dem Fertigkeitstrainer und anderen Therapeuten

Obwohl es logisch klingt, dass sich die Patentin bei Schwierigkeiten mit der Anwendung von Verhaltensfertigkeiten an den Fertigkeitstrainer wenden sollte, wird es in der DBT üblicherweise anders gehandhabt. Da das Fertigkeitstraining in der DBT in Gruppen stattfindet, wird die Patientin an ihren Bezugstherapeuten verwiesen, der einen sehr viel besseren Einblick in den aktuellen Stand der Patientin hat und deshalb auch minimale Fortschritte wahrnehmen und verstärken kann. In einem anderen Setting mag diese Beschränkung nicht nötig sein. Wenn zum Beispiel das Fertigkeitstraining als Einzelangebot durchgeführt wird, ist es sicherlich sinnvoller, wenn die Patientin bei Schwierigkeiten ihren Fertigkeitstrainer anruft. In stationären Einrichtungen und Tageskliniken wird die Bitte um Hilfe bei der Generalisierung der Fertigkeiten im Allgemeinen an das Pflegepersonal weitergeleitet. In diesen Fällen besteht das zweite Ziel darin, die Fertigkeiten auf das tägliche Leben zu übertragen.

In meinem Programm kann der einzige Sinn von Telefongesprächen zwischen Patientin und Fertigkeitstrainer darin bestehen, die Patientin davon abzuhalten, das Fertigkeitstraining abzubrechen – also alle Verhaltensweisen zu reduzieren, die die Fortsetzung der Therapie gefährden. Dazu gehört selbstverständlich zuallererst, die Patientin am Leben zu erhalten. Alle anderen Therapeuten im Team, auch der Direktor des Programms, nehmen eine ähnliche Position ein. Die Telefongespräche können sich nur um Probleme drehen, die die Fortsetzung des Programms infrage stellen. Alle anderen Probleme werden vom Bezugstherapeuten bearbeitet.

Wenn die Patientin den Fertigkeitstrainer oder einen anderen Therapeuten anruft, um Hilfestellung bei der Lösung einer Krise oder bei der Anwendung von Fertigkeiten auf eine bestimmte Situation zu erhalten, wird die Patientin an den Bezugstherapeuten weiterverwiesen. Alle anderen Therapeuten, und das gilt auch für den Direktor des Programmes oder der Abteilung, unterstützen die Patientin lediglich dabei, ihr Unwohlsein so lange auszuhalten, bis der Bezugstherapeut verfügbar ist. Wenn die Patientin sich in akuter Suizidgefahr befindet, wird der Therapeut alles Notwendige tun, um ihre Sicherheit zu gewährleisten, und leitet das Problem dann an den Bezugstherapeuten weiter. Diese Punkte werden im begleitenden Manual zum Fertigkeitstraining ausführlicher dargestellt.

Wer bestimmt die Ziele und den Schwerpunkt der Sitzungen?

Wenn die Patientin sich weigert, an den zentralen Zielen zu arbeiten, sieht sich der Therapeut mit der Aufgabe konfrontiert, den Schwerpunkt der Sitzung gegen den Willen der Patientin festzulegen. Es ist eine notwendige Voraussetzung für die Durchführung der DBT, dass sich der Therapeut an die Hierarchie der Therapieziele hält. Dieses strenge Vorgehen kann zwar manchmal zu Machtkämpfen führen, die von den eigentlichen Problemen ablenken, dies muss aber nicht so sein. Der Therapeut sollte daher eine Reihe von wichtigen Punkten beachten. Das Wichtigste ist, dass er davon überzeugt sein muss, direkt an den Zielen mit der höchsten Priorität zu arbeiten. Er muss also davon überzeugt sein, dass es sinnvoll ist, auf diese problematischen Verhaltensweisen Problemlöseverfahren anzuwenden. Die Patientin ihrerseits ist natürlich im allgemeinen von diesem Vorgehen nicht überzeugt und bestraft Beharrlichkeit in dieser Richtung, während sie alle Abweichungen von diesen Themen verstärkt. Wenn auch der Therapeut nicht vollständig hinter einem konfrontativen Ansatz steht, wird es für ihn extrem schwierig, dem Druck der Patientin nicht nachzugeben. Die Lösung besteht darin, dass sich der Theapeut eher an den langfristigen Fortschritten orientiert als an dem kurzfristigen Frieden während der Therapiesitzung (er wendet also selbst die Krisenbewältigungs-Strategien an, die der Patientin während des Moduls „Aushalten von Belastungen" des Fertigkeitstrainings vermittelt werden).

Die Ziele mit der höchsten Priorität müssen zwar nicht unbedingt als Allererstes in einer Sitzung behandelt werden, sie dürfen aber keinesfalls ignoriert werden. Sobald sich der Therapeut damit einverstanden erklärt, sich anderen Themen zuzuwenden, kann er damit unwillentlich ein Vermeidungsverhalten der Patientin verstärken. Durch das Beharren auf dem Bearbeiten der Ziele mit der höchsten Priorität löscht er dagegen solches Vermeidungsverhalten. Die Patientin wird auf die Bestimmtheit des Therapeuten unter Umständen mit einer Art Wutanfall reagieren, indem sie zum Beispiel den Therapeuten oder die Therapie angreift, sich zurückzieht oder sich weigert, etwas zu sagen. Wenn diese Verhaltensweisen Erfolg haben, wenn der Therapeut daraufhin also nachgibt und sich davon abbringen lässt, die problematischen Verhaltensweisen zu bearbeiten, so belohnt der Therapeut damit den Widerstand der Patientin. Eine hilfreiche Metapher, um die Kooperation der Patientin zu erreichen, ist die folgende: Die Patientin gleicht einer Person, die sich in einem Schneesturm verirrt hat und unter Hypothermie leidet. Obwohl sie sich am liebsten nur hinlegen und schlafen möchte, muss ein guter Freund dafür sorgen, dass sie ständig in Bewegung bleibt.

Es kommt darauf an, das richtige Gleichgewicht zwischen Beharrlichkeit und Beschwichtigung zu finden. Beschwichtigung kann in diesem Fall so aussehen, dass der Therapeut der Patientin die Wichtigkeit der direkten Bearbeitung der problematischen Verhaltensweisen erklärt; dass er die Patientin an ihre Einwilligung zur Arbeit an diesen Schwierigkeiten erinnert; dass er Kompromisse eingeht bezüglich des Zeitpunktes und der Dauer der Bearbeitung dieser Themen und dass er vor allem ihre Schwierigkeiten mit einem solchen Ansatz anerkennt. Beharrlichkeit bedeutet, dass er mit den Verhaltens- und Problemanalysen fortfährt, dass er jede Reaktion der Patientin ernst nimmt und dass er seine Linie beibehält, dabei aber immer Wärme und Aufmerksamkeit ausstrahlt. Meiner Erfahrung nach wird die Patientin, sobald sie verstanden hat, dass der Therapeut die zentralen Therapiethemen niemals vermeiden wird, auf eine von zwei Arten reagieren: Entweder macht sie so große Fortschritte, dass diese Verhaltensweisen nicht mehr bearbeitet werden müssen, oder sie kooperiert mit den therapeutischen Richtlinien.

Modifikation der Zielhierarchien in anderen Settings

Es gibt keinen A priori-Grund dafür, dass die spezifischen Ziele oder die Aufteilung der Ziele nicht auch anders aussehen könnten. Die hier beschriebenen Hierarchien haben sich in einem ambulanten Setting gut bewährt; allerdings ist es gut möglich, dass in anderen Settings auch eine andere Aufteilung und Reihenfolge der Ziele angebracht ist. Grundsätzlich ist jedes Therapieprogramm mit der DBT kompatibel, das klare verhaltensorientierte Ziele anstrebt. Natürlich müssen die Ziele in manchen Settings begrenzter als in dem vollständigen DBT-Programm sein, aber die Reduktion des Suizidrisikos und therapiegefährdender Verhaltensweisen müssen in jedem Setting die oberste Priorität haben.

Verantwortung für die Reduktion suizidalen Verhaltens

Meiner Meinung nach muss der Bezugstherapeut der Reduktion suizidaler und parasuizidaler Verhaltensweisen immer oberste Priorität einräumen; dieses Ziel darf nicht vernachlässigt werden. Auch auf einer Akutstation muss eine Person die Hauptverantwortung dafür tragen, dass bei Auftreten suizidaler Verhaltensweisen im Sinne der DBT direkt auf dieses Verhalten eingegangen wird. Diese Person kann im Grunde jedes Mitglied des Behandlungsteams sein; diese Aufgabe kann auch täglich oder mit jedem Schichtwechsel an jemand anderes übertragen werden. Wichtig ist nur, dass immer jemand für die Reduktion suizidaler Verhaltensweisen verantwortlich ist. Im Idealfall ist diese Person gleichzeitig der ambulante Therapeut. In einer Tagesklinik kann es der Sozialarbeiter („case manager") sein. Diese Verhaltensweisen dürfen aber niemals einfach ignoriert werden.

In meinem Programm hat nur der Einzeltherapeut die Aufgabe, direkt suizidale Verhaltensweisen zu reduzieren. Alle anderen Mitglieder des Behandlungsteams tun im Falle einer suizidalen Krise lediglich ihr Möglichstes, um die Patientin am Leben zu erhalten; sie können eine solche Krise auch dazu nutzen, die Patientin beim Anwenden erlernter Fertigkeiten zu unterstützen (z. B. anstelle von parsuizidalen Handlungen Belastungen aushalten, bis der Einzeltherapeut verfügbar ist). Ansonsten schicken die anderen Teammitglieder die Patientin zum Bearbeiten suizidalen Verhaltens und zum Bewältigen von Krisen immer zum Bezugstherapeuten.

In anderen Settings kann auch ein ganz anderes System entwickelt werden. Alle Mitglieder des klinischen Umfeldes (Pflegepersonal, MTAs etc.) können beispielsweise darin geschult werden, auf suizidales Verhalten der Patientin unmittelbar mit Problemlösestrategien zu reagieren. Wenn gemeinsame Treffen von Patientinnen und Teammitgliedern zum therapeutischen Programm gehören, können parasuizidale Handlungen von der ganzen Station bearbeitet werden. So könnte man es zum Beispiel zum festen Bestandteil dieser Treffen machen, für alle in der Woche aufgetretenen parasuizidalen Handlungen eine Verhaltens- und Lösungsanalyse durchzuführen. Auch in unterstützenden Gruppentherapien könnte die ganze Gruppe in diese Analysen einbezogen werden. Selbst wenn die Ziele genauso beibehalten werden, wie ich es oben für ambulante Therapie beschrieben habe, wird die Verteilung der Verantwortung für die einzelnen Ziele doch von Ort und Setting der Therapie abhängen. Solange jedes Mitglied des Behandlungsteams eine klare Vorstellung von seinen Zielen, seinen Grenzen und seinen Regeln hat, ist gegen Veränderungen dieser Verantwortungsteilung nichts einzuwenden. Das Grundprinzip besteht darin, dass nur solche Veränderungsstrategien eingesetzt werden sollten, die nicht gleichzeitig das zu reduzierende Verhalten verstärken (siehe dazu Kap. 10 und 15).

Verantwortung für andere Therapieziele

Je nach Setting und möglicher Behandlungsdauer können die Therapieziele eine Mischung aus individuellen Zielen jeder einzelnen Patientin und allgemeinen Zielen für alle Patientinnen dieses Settings sein (z. B. Aufbau von allgemeinen Fertigkeiten, die in einem Gruppenprogramm vermittelt werden). Jede Patientin wird beispielsweise spezifische Verhaltensmuster aufweisen, die ihre Lebensqualität einschränken. Auf einer Akutstation könnte man sinnvoll an einem wichtigen die Lebensqualität einschränkenden Verhalten, nämlich der aktiven Passivität in Bezug auf das Finden einer Wohnung oder dem Umgang mit Krisensituationen, arbeiten. Als Folge des Versuches, mit den posttraumatischen Belastungsreaktionen auf sexuellen Missbrauch umzugehen, treten häufig erneut suizidale Handlungen auf, insbesondere wenn die therapeutische Strategie in der Konfrontation mit den belastenden Reizen besteht. In diesem Fall kann ein stationärer Aufenthalt zumindest für die ersten Phasen der Arbeit an diesem Thema ideal sein. In einem Entzugsprogramm wird natürlich der Entzug von Drogen das primäre Therapieziel sein. In vielen anderen Settings gehört die eine oder andere Variante eines Fertigkeitstrainings zum Therapiekonzept. Man findet beispielsweise häufig Gruppen zur Erhöhung der sozialen Kompetenz, zur kognitiven Umstrukturierung bei Depressionen, zum Umgang mit Wut u. Ä.

Zielbestimmung in anderen Therapiebausteinen

Wie bereits ausgeführt, gehören zur DBT die Therapiebausteine Einzelpsychotherapie, Gruppenfertigkeitstraining, eine unterstützende, prozessorientierte Gruppentherapie, Telefongespräche und Fallbesprechungen. In anderen Settings werden entsprechend auch andere Therapiebausteine wichtig sein. In stationären Einrichtungen und in Tageskliniken ist das gesamte klinische Umfeld Teil der Behandlung. Gemeinsame Treffen von Patientinnen und Teammitgliedern können einen anderen Baustein bilden. Berufsberatung, Gesundheits- oder Gymnastikkurse, der Besuch von Fortbildungskursen können andere wichtige Bausteine sein. In öffentlichen Einrichtungen zählen Sozialarbeit, Krisenintervention und der Umgang mit akuten Notfällen zu den wichtigsten Bausteinen. Es kommt vor allem darauf an, dass unabhängig von der Art der angebotenen Therapie Klarheit über die Ziele und ihre Reihenfolge besteht. Zwischen den Therapiebausteinen kann es natürlich zu Überlappungen kommen.

In einer langzeitstationären Einrichtung, die von Charles Swenson am Cornell Medical Center/New York Hospital in White Plains geleitet wird, gehört das DBT-Fertigkeitstraining in Gruppen zum regulären Therapieangebot. Zusätzlich wurde mit einem sogenannten Fertigkeitsberater für die Station ein neuer Therapiebaustein geschaffen. Dieser Berater hat tägliche Sprechzeiten, in denen die Patientinnen zu ihm kommen können, um Fragen und Probleme bezüglich der Anwendung ihrer neuerworbenen Fertigkeiten auf das tägliche Leben in der Klinik zu klären. Hier ist die Generalisierung der Verhaltensfertigkeiten also die Aufgabe des Beraters, nicht des Einzeltherapeuten. Dieser Ansatz ist besonders dann sinnvoll, wenn der Einzeltherapeut keine DBT anbietet.

Trotzdem wird die DBT mehr und mehr auch in stationären Settings angeboten. Der Erfolg der Anwendung von DBT in einem solchen Umfeld hängt vor allem davon ab, ob auf der betroffenen Station klare Richtlinien für Behandlungsziele und Möglichkeiten der Umsetzung gefunden werden können. In einem solchen Setting könnte die Hierarchie der Therapieziele folgendermaßen aussehen: (1) Verhinderung von Parasuizid und Suizid; (2) Reduzierung von Verhaltensweisen, die die Abläufe und den Zusammenhalt auf der Station stören; (3) Generalisierung von DBT-Fertigkeiten auf den Alltag in der Station; und (4) Reduzierung von Verhaltensweisen, die die Lebensqualität einschränken, und Aufbau von die Lebensqualität fördernden Verhaltensweisen, sobald diese während des Aufenthaltes auftreten.

Während eines stationären Aufenthaltes ergeben sich ganz andere Möglichkeiten des Umganges mit suizidalen und therapiegefährdenden Verhaltensweisen als in der ambulanten Einzeltherapie. Direkte Kontrolle dieser Verhaltensweisen kann unter Umständen wichtiger sein, auch weil dies von der Gesellschaft in einem solchen Setting erwartet wird. Es kann also notwendig sein, dass das Klinikpersonal Regeln und Kontingenzen festlegt, die sich von den Regeln bei einer ambulanten Einzeltherapie unterscheiden. Diese Regeln spiegeln die Notwendigkeit wider, das Wohlergehen sowohl der gesamten Station als auch der einzelnen Patientin sicherzustellen. Mit Sicherheit muss genauer und kontextbezogener festgelegt werden, welche Verhaltensweisen (auf Seiten von Patientin und Personal) die Therapie gefährden können, damit solche Verhaltensweisen von allen Beteiligten erkannt werden können. In einer Langzeit-Einrichtung kommt dem Klinikpersonal häufig die Hauptrolle zu, die Patientin bei der Generalisierung von Verhaltensfertigkeiten zu unterstützen. In einem solchen Setting sollte sich die Patientin sich bei Schwierigkeiten möglicherweise eher an das Pflegepersonal wenden als an ihren Einzeltherapeuten. Ebenso wie in der unterstützenden, prozessorientierten Gruppentherapie hängt der Erfolg dieses Ansatzes vor allem davon ab, ob die in der Klinik angestrebten Verhaltensweisen auch im Alltag sinnvoll sind. Wer der Patientin nur beibringt, eine gute Patientin zu sein, tut ihr sicherlich keinen großen Gefallen, da ihr dieses Verhalten im täglichen Leben nichts nutzen wird. Ich habe auch den Eindruck, dass die meisten Borderline-Patientinnen gerade diese Rolle bereits sehr gut gelernt haben.

In Kliniken und anderen Institutionen muss auch die Rolle des Leiters festgelegt werden. Im Allgemeinen ist er für die Einhaltung der institutionellen Regeln durch Patienten und Personal zuständig, aber auch für die Kontrolle der Durchführung der DBT durch die Therapeuten.

Streitigkeiten um die Verantwortung für die Therapieziele

Wie bereits in Kapitel 4 ausgeführt, wird in der DBT auch eine Art Therapie für den Therapeuten angeboten, und zwar in Form der wöchentlich stattfindenden Beratungs- oder Supervisionstreffen. Ich habe die Erfahrung gemacht, dass bei regelmäßiger Teilnahme und wenn alle Therapeuten gleichermaßen die Grundgedanken der DBT mit ihrem dialektischen Hintergrund akzeptieren wenige Konflikte über die Verteilung der Verantwortlichkeiten entstehen werden. Um eine solche Kooperation zu erhalten, muss sich jeder über die spezifischen Therapieziele und deren Hierarchie innerhalb der einzelnen Therapieangebote im Klaren sein. Die Fertigkeitstrainer in der Standard-DBT müssen beispielsweise anerkennen, dass die Reduzierung parasuizidaler und suizidaler Verhaltensweisen nicht ihr oberstes Therapieziel ist,

sondern Aufgabe des Einzeltherapeuten. Wenn die Patientin ein solches Verhalten androht, darf er also nicht mit ihr darüber verhandeln oder sie in eine Klinik schicken, sondern verweist sie an ihren Bezugstherapeuten weiter. Die zweite Säule einer guten Kooperation besteht darin, dass in der DBT nicht alle Teammitglieder dieselbe Meinung haben müssen oder der Patientin dieselben Dinge sagen oder mit ihr in der gleichen Weise umgehen müssen. Wenn beispielsweise zwei Mitglieder des Teams der Patientin sich widersprechende interpersonelle Fertigkeiten vermitteln, ist es die Aufgabe der Patientin, gegebenenfalls unter Mithilfe ihres Bezugstherapeuten, sich für oder gegen diese Fertigkeiten zu entscheiden. Ein dritter wichtiger Faktor für eine gute Zusammenarbeit ist der gegenseitige Respekt der Teammitglieder. Bei Konflikten werden dialektische und Problemlösestrategien eingesetzt. Durch eine defensive oder urteilende Haltung kann dieser Ansatz allerdings leicht zum Kippen gebracht werden.
Im Gegensatz dazu ist die Gefahr von Konflikten zwischen dem DBT-Team und den Zusatztherapeuten wesentlich größer. Ein Pychologe, der hinzugezogen wurde, um ein spezifisches Problem zu bearbeiten – zum Beispiel Desensibilisierung bei einer Patientin mit Flugangst durchzuführen – erweitert seine Therapie vielleicht auf generelle Ängste und Probleme mit Passivität und Vermeidung. Ein Therapeut, der die Patientin medikamentös behandelt, entschließt sich vielleicht, die Patientin wegen Depression oder Suzidgedanken in eine Klinik einweisen zu lassen, anstatt die Patientin an ihren Bezugstherapeuten zurückzuverweisen. Während in der DBT die Prioritäten der DBT-Teammitglieder sehr stark kontrolliert werden, gibt es keine festen Regeln für die Prioritäten der Nebentherapeuten. Stattdessen wird der Ansatz der Beratung der Patientin angewendet, bei dem die Patientin selbst entsprechenden Einfluss ausüben muss. Dieses Thema wird in Kapitel 13 sehr viel ausführlicher diskutiert.

Abschließende Bemerkungen

Um eine Therapie nach dem DBT-Konzept zu strukturieren, sind zwei Dinge notwendig: Wissen darüber, in welcher Therapiephase sich eine Patientin befindet, und Wissen darüber, welche Therapieziele für diese Patientin relevant sind und wie sie sich in das Gesamtbild der Therapie einfügen. Auch wenn Sie der einzige Therapeut der Patientin sind, müssen Sie sich jederzeit über Ihre Ziele im Klaren sein und der Patientin diese Ziele in jeder Interaktion deutlich machen. Wenn diese Klarheit geschaffen ist, geht es darum, sich auch an diesen Therapiezielen zu orientieren. Dieser Teil der Therapie hat sich für viele Therapeuten als der schwerste erwiesen. Es wird wohl nicht möglich sein, sich an die in diesem Kapitel beschriebenen Richtlinien zu halten, wenn Sie nicht fest von ihnen überzeugt sind. Sobald Sie aber von ihnen überzeugt sind, müssen Sie eine schützende Haltung gegenüber der Patientin einnehmen, um ihr weitere Schmerzen und Dysfunktionalität zu ersparen. Wie eine meiner Studentinnen sagte: Man muss Wärme mit Schonungslosigkeit kombinieren, um der Patientin dabei helfen zu können, sich zu verändern. Wenn Sie eher wissenschaftlich orientiert sind, wird es Ihnen auch helfen, an die Befunde über die Effektivität der Behandlung zu denken.

III

GRUNDLEGENDE BEHANDLUNGSSTRATEGIEN

7

Dialektische Behandlungsstrategien

Mit „Behandlungsstrategien" sind in der DBT alle planvoll durchgeführten Handlungen, Taktiken und Vorgehensweisen gemeint, die vom Therapeuten eingesetzt werden, um die in den Kapiteln 5 und 6 beschriebenen Therapieziele zu erreichen. Diese Strategien definieren auch die Rolle des Therapeuten sowie den aktuellen Schwerpunkt der Therapie und verweisen auf mögliche Reaktionen des Therapeuten auf ein von der Patientin aufgebrachtes Problem. „Strategien" haben demnach für die DBT dieselbe Bedeutung wie die Begriffe „Vorgehensweisen", „Behandlungsplan" und „Techniken" für andere therapeutische Ansätze. Ich selbst bevorzuge den Ausdruck „Strategien", weil er sowohl einen Handlungsplan als auch Geschick in der Durchführung dieses Planes impliziert. Jede Strategie besteht aus mehreren Komponenten, von denen aber nicht immer alle gleichzeitig angewendet werden müssen. Wichtiger als das sture Festhalten an den hier beschriebenen Richtlinien ist es, sich an den hinter den Strategien stehenden Absichten zu orientieren. Im folgenden Abschnitt werde ich die zentralen Strategien in der DBT definieren und darstellen.

Abbildung 7.1 gibt die wichtigsten Behandlungsstrategien in der DBT wieder. Diese Strategien lassen sich in vier Gruppen einteilen: (1) Dialektische Strategien, (2) Kernstrategien, (3) Stilistische Strategien und (4) Umfeldstrategien. (Spezifische integrative Strategien, die aus einer Kombination dieser vier Kategorien bestehen, werden in den letzten beiden Kapiteln dieses Buches beschrieben.) Dialektische Strategien durchziehen und bestimmen die gesamte Therapie. Zu den Kernstrategien gehören Problemlöse- und Validierungsstrategien; wie die Bezeichnung „Kernstrategien" andeutet, bilden sie gemeinsam mit den dialektischen Strategien den Mittelpunkt der Therapie. Die stilistischen Strategien bestimmen, welches interpersonelle Verhalten und welche Kommunikationsstile mit der Therapie vereinbar sind. Umfeld-Strategien beziehen sich auf den Umgang des Therapeuten mit dem sozialen Netzwerk der Patientin. Für bestimmte Patientinnen sind einige dieser Strategien wichtiger als andere; manche Strategie wird möglicherweise nur selten angewendet. Welche Strategie oder Kombination von Strategien in einer bestimmten Sitzung notwendig oder angemessen ist, wird sich im Verlauf der Therapie immer wieder verändern.

Die in diesem und den folgenden Kapiteln beschriebenen Strategien weisen zweifellos viele Ähnlichkeiten mit Elementen anderer psychotherapeutischer Ansätze auf. Diese Überlappung zwischen Behandlungsansätzen für ähnliche Patienten und Probleme ist zu einem gewissen Grad zu erwarten, wenn wir davon ausgehen, dass jeder, der ein therapeutisches Modell entwirft, erst durch seine Patienten lernt, was therapeutisch funktioniert und was nicht. Die verschiedenen theoretischen Richtungen mögen sich zwar in ihrer Einschätzung unterscheiden, wie und warum ein bestimmter Behandlungsansatz bei Borderline-Patientinnen wirkt – die eigentlichen therapeutischen Verhaltensweisen, die sich als effektiv erweisen, sind jedoch wahrscheinlich so unterschiedlich nicht. Als ich das Manuskript für dieses Buch schrieb, las ich jedes Therapiemanual für Borderline-Patientinnen, das ich finden konnte – verhaltenstherapeutisch ausgerichtete, aber auch andere. Um herauszufinden, wie andere Autoren die für ihren Behandlungsansatz spezifischen Verhaltensweisen beschreiben, sah ich mir auch Bücher an, die angehenden Therapeuten vermitteln, wie sie sich in der

Therapie verhalten sollen. Wann immer ich auf eine Therapiekomponente oder Strategie stieß, die einem Element der DBT ähnelte, verwendete ich dasselbe Vokabular, um dieses Element zu beschreiben. In gewisser Weise habe ich daher vieles in diesem Manual Dargestellte aus bereits vorhandenen Manualen „gestohlen". Von Therapeuten, die an meinen Workshops teilnehmen, höre ich unabhängig von ihrer theoretischen Orientierung immer wieder, dass sie genau das, was ich ihnen vermittle, bereits in der Therapie mit Borderline-Patientinnen anwenden. Ich denke daher, dass viele Therapeuten in den folgenden Kapiteln Elemente ihres eigenen therapeutischen Vorgehens beschrieben finden werden.

Abbildung 7.1: Behandlungsstrategien in der DBT

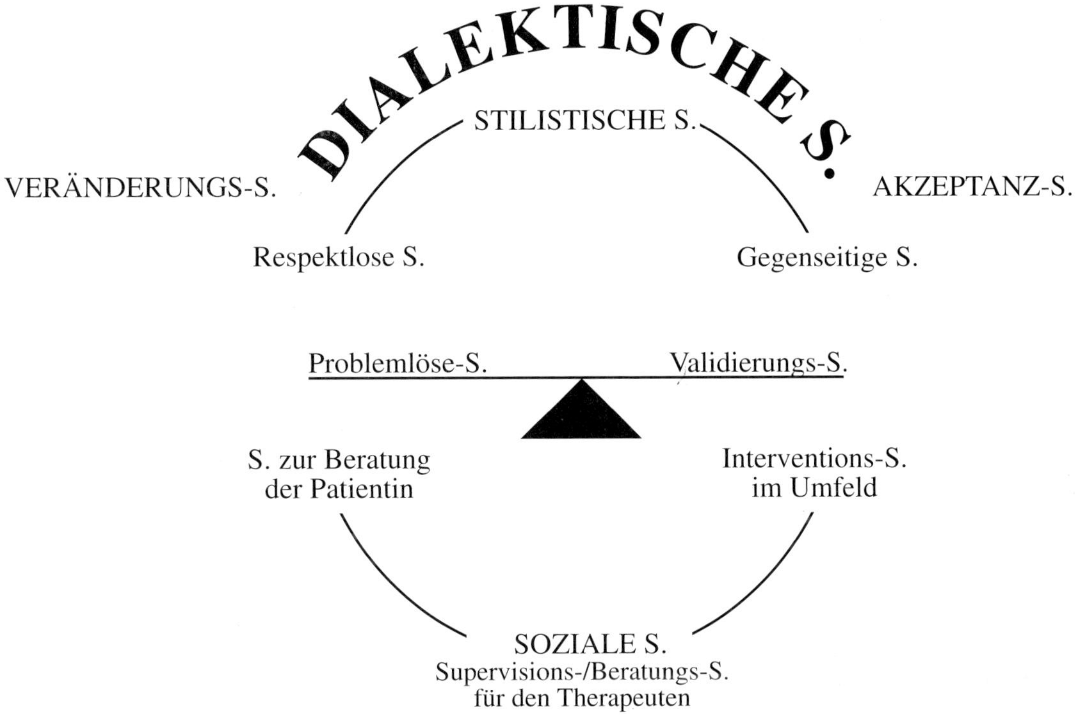

Definition der dialektischen Strategien

Dialektische Strategien durchziehen in der DBT die gesamte Behandlung. Hinter diesen Strategien steht eine Philosophie, die die Realität als einen ganzheitlichen Zustand ständiger Weiterentwicklung und Veränderung begreift (siehe die ausführliche Beschreibung in Kap. 2). Dialektische Strategien betonen die kreative Spannung, die durch widersprüchliche Emotionen und gegensätzliche Denkmuster, Wertvorstellungen und Verhaltensstrategien – in einer Person oder zwischen Person und Umwelt – hervorgerufen wird. Ich habe bereits mehrfach darauf hingewiesen, dass das wichtigste dialektische Prinzip in der Therapie die Veränderung im Rahmen von Akzeptanz der bestehenden Realität ist. Veränderungen werden vom Therapeuten begünstigt, indem er die in der therapeutischen Interaktion entstehenden dialektischen Spannungen gezielt verstärkt und auf beide Pole von in der Therapie und im Alltag auftretenden dialektischen Gegensätzen hinweist. Das Ziel besteht in einer allmählichen Beilegung und Auflösung der Gegensätze auf immer höherem und angemessenerem Niveau. Das sture Beharren auf einem Pol des dialektischen Gegensatzes führt, egal ob bei der Patientin oder beim Therapeuten, zu Stagnation, erhöht die Spannung und verhindert eine Vereinbarung und Synthese der Gegensätze.[1] Der Therapeut nimmt auf zwei Ebenen therapeutischen Verhaltens eine dialektische Position ein. Diese Ebenen können zwar gleichzeitig auftreten, sie unterscheiden sich aber deutlich in ihrer Ausrichtung und Durchführung. Zum einen achtet der Therapeut auf dialektische Spannung und Ausgeglichenheit innerhalb der therapeutischen Beziehung selbst. Aus dieser Perspektive liegt der Schwerpunkt auf der Interaktion innerhalb der Therapie und auf Veränderungen in dieser Beziehung. Der Therapeut wendet im Wechsel Strategien der Akzeptanz und der Veränderung an und pendelt in jeder Interaktion zwischen den dialektischen Polen hin und her, um ein kooperatives Arbeitsbündnis mit der Patientin zu bewahren.

Zum anderen vermittelt und zeigt der Therapeut selbst dialektische Verhaltensmuster. Aus dieser Perspektive liegt der Schwerpunkt auf der Patientin, unabhängig von ihrer Interaktion mit dem Therapeuten. Zu den in diesem Sinne vom Therapeuten angewendeten Strategien gehören: direktes Unterrichten der Patientin; ihr bisheriges Verhalten infrage stellen, um neue Verhaltensformen zu ermöglichen; ihr alternative Denk- und Verhaltensmuster anbieten und, am wichtigsten, sich als Modell für dialektisches Verhalten anbieten. Der Patientin wird vermittelt, dass die Wahrheit weder absolut noch relativ ist, sondern sich im Laufe der Zeit herausbildet und konstruiert wird. Zu einem bestimmten Zeitpunkt lässt sich daher niemals „die ganze Wahrheit" über eine Sache bestimmen. Die Patientin sollte sich nicht an einem der beiden Extreme eines dialektischen Gegensatzes ansiedeln – eine rigide Position ist nicht möglich, Veränderung ist unvermeidlich. Die Vermittlung dialektischer Denkmuster ist im Grunde eine kognitive Umstrukturierung, bei der nichtdialektisches Denken durch dialektische Denkmuster ersetzt wird. Beide Ebenen, die Beachtung dialektischer Aspekte in der therapeutischen Beziehung und das Vermitteln dialektischer Verhaltensmuster, sind in jeder therapeutischen Interaktion mit der Patientin wichtig. Sie durchziehen auch die Supervision und die Fallbesprechungen.

Die ausgewogene Anwendung von Behandlungsstrategien: Dialektik in der therapeutischen Beziehung[2]

Die zentrale dialektische Strategie besteht in der ausgewogenen Anwendung spezifischer Strategien und therapeutischer Positionen durch den Therapeuten in Interaktionen mit der Patientin. Dazu muss der Therapeut stets auf die Kombination von Akzeptanz und Veränderung, Flexibilität und Stabilität, Unterstützung und Herausforderung achten und sowohl auf die Fertigkeiten als auch die Grenzen und Defizite berücksichtigen. Das Ziel besteht darin, die Gegensätze sowohl in der Therapie als auch im alltäglichen Leben der Patientin klar herauszustellen und die Voraussetzungen für eine Synthese zu schaffen. Das Handeln des Therapeuten sollte von der Vorstellung geleitet werden, dass sich für jede Einstellung eine entgegengesetzte oder ergänzende Einstellung finden lässt.

Veränderung kann also durch die Betonung von Akzeptanz, Akzeptanz wiederum durch die Betonung von Veränderung erleichtert werden. Diese Gegensätze werden manchmal eher im Gesamtverlauf der Interaktion herausgestellt, weniger gleichzeitig oder in jedem Abschnitt der Interaktion. Die Nützlichkeit dieses Ansatzes in der Behandlung von Borderline-Patientinnen wurde bereits vor einiger Zeit von Sherman (1961) betont, der schrieb „welche Seite der Therapeut auch einnimmt: Die Patientin wird sich auf die andere Seite schlagen" (S. 55). Wird stattdessen stur an einem Extrem festgehalten, führt dies zu vermehrter Spannung zwischen Patientin und Therapeut sowie meist zu noch deutlicherer Polarisierung anstatt Synthese und Weiterentwicklung. Für Synthese und Weiterentwicklung ist demnach Ausgewogenheit notwendig. Der Therapeut muss herausfinden, welche Aspekte im Verhalten von Therapeut und Patientin und in ihrer Sicht der Dinge fehlen, und die Patientin mit großer eigener Offenheit dabei unterstützen, eine neue Sicht der Dinge zu entwickeln, in der die bislang vernachlässigten Aspekte enthalten sind.

Das Beibehalten einer dialektischen Haltung ist durch verschiedene typische Merkmale gekennzeichnet. Erstens ist Geschwindigkeit häufig besonders wichtig. Die Patientin muss konstant so weit aus dem Gleichgewicht gebracht werden, dass sie nicht mehr in der Lage ist, ihre bisherige Rigidität auf behavioraler, emotionaler und kognitiver Ebene beizubehalten. Vom Therapeuten ist hier schnelle Beinarbeit gefragt! Zweitens muss der Therapeut wachen Auges jede

Bewegung der Patientin beobachten und spüren. Er muss sich „treiben lassen“ und mit nicht zu viel, aber auch nicht zu wenig Gegenbewegung auf Bewegungen der Patientin reagieren. Es ist genauso viel Aufmerksamkeit erforderlich, als ob Therapeut und Patientin tatsächlich auf einer Wippe über dem Grand Canyon schweben würden. Drittens muss der Therapeut mit Sicherheit, Kraft und vollkommener Überzeugung agieren. Wenn er eine Position vertritt, so muss er vollkommen dahinterstehen. Halbherzige und angedeutete Versuche werden bei Borderline-Patientinnen auch nur entsprechend halbherzige und angedeutete Effekte erzielen können. Sheldon Kopp (1971) beschrieb in ähnlicher Weise, was einen begabten und charismatischen Psychotherapeuten ausmacht:

> "Am wichtigsten ist, dass dieser Mann sich selbst vertraut. Entscheidend scheinen nicht bestimmte Methoden zu sein, über die andere Männer (oder schlechtere Therapeuten) nicht verfügen.Vielmehr scheint er sich keine Gedanken mehr darüber zu machen, welchen Erfolg sein Handeln hat. Er erwartet nicht von sich, dass er furchtlos oder sicher oder perfekt ist, sondern kann sich dem Gefühl überlassen, einfach so zu sein, wie er in diesem Moment ist" (S. 7).

Dialektik im Zusammenhang mit der therapeutischen Beziehung kann man vielleicht mit einem Tanz vergleichen: Der Therapeut muss auf die Schritte der Patientin sehr sensibel reagieren und sie ganz leicht aus der Balance bringen, dabei aber immer eine stützende Hand bereithalten. So kann die Patientin sich langsam fallen lassen und sich ganz nach der Musik bewegen. Häufig geraten die Bewegungen der Patientin jedoch außer Kontrolle, so dass der Therapeut sofort mit einer Gegenbewegung reagieren muss, damit die Patientin nicht von der Tanzfläche stürzt. Dieser „Tanz“ mit der Patientin erfordert vom Therapeuten ein rasches Wechseln zwischen Strategien, von Akzeptanz zu Veränderung, von Kontrolle zu Loslassen, von Konfrontation zu Unterstützung, von Zuckerbrot zu Peitsche, von Härte zu Nachsichtigkeit.

Um noch einmal auf das Bild der Wippe zurückzukommen: Das Ziel besteht darin, dass Therapeut und Patientin sich gemeinsam auf die Mitte zu bewegen, um dann auf eine höhere Stufe zu gelangen. Der natürliche Reflex, wenn einer der Partner einen Schritt zurückgeht, besteht zwar darin, zum Ausgleich selbst ebenfalls zurückzugehen. Wenn aber beide ständig zurückgehen, werden beide von der Wippe fallen, und die Therapie wird unterbrochen oder ganz beendet werden müssen. Eine typische dialektische Spannung in der Behandlung einer Borderline-Patientin besteht zwischen der Aussage der Patientin: „Ich schaffe das nicht“ oder „Ich halte das nicht aus“, und der Aussage des Therapeuten: „Doch, Sie schaffen es.“ Sobald die Patientin also einen Schritt zurückgeht, muss der Therapeut einen Schritt auf die Mitte zugehen, in der Hoffnung, dass auch die Patientin dann einen Schritt nach vorne machen wird: „Ich weiß, dass es für Sie sehr schwer ist. Sie schaffen es vielleicht nicht allein, aber ich werde Ihnen helfen. Ich glaube, dass Sie es schaffen können.“

Diese Strategie kann bei suizidalen Patientinnen riskant sein. Die DBT hat daher etwas von einer Mutprobe zwischen Patientin und Therapeut. Eine der Patientinnen in meiner Klinik hasste das Gruppen-Fertigkeitstraining und wollte zwar die Gruppe verlassen, nicht aber die Einzelsitzungen. Ihre Einzeltherapeutin machte ihr aber klar, dass sie nicht bereit war, das ursprüngliche Abkommen zu brechen. Die Patientin verließ die Therapiesitzung und rief die Therapeutin wenig später an, um ihr mitzuteilen, dass sie an einer Bushaltestelle sitze und den nächsten Bus zu irgendeinem verlassenen Ort nehmen wolle, um sich dort umzubringen. Wäre die Therapeutin sofort zur Bushaltestelle gelaufen, um die Patientin abzuholen, oder wenn sie die therapeutischen Regeln gebrochen hätte, wäre das gewesen, als ob sie auf die Seite der Wippe gesprungen wäre, auf der die Patientin steht. Hätte sie die Patientin als manipulativ beschimpft und sich geweigert, mit ihr zu sprechen, wäre dies so gewesen, als sei sie einen Schritt zurückgegangen, um die Balance zu halten. Die Gefahr dabei wäre gewesen, dass die Patientin noch einen Schritt weiter zurückgegangen wäre. Stattdessen machte die Therapeutin einen Schritt auf die Mitte zu, indem sie der Patientin ihr Vertrauen aussprach, Verständnis für ihr Leiden signalisierte und sie dazu ermutigte, wieder in den Bus zu steigen (wenn sie tatsächlich bereits eingestiegen war) und zurückzukommen, um das Problem gemeinsam mit ihr zu lösen. Sie würde auf sie warten und hoffen, dass sie zurückkäme.

Wenn die Therapeutin in diesem Beispiel auf die Seite der Patientin gesprungen wäre, wäre dies ein Beispiel für eine paradoxe Intervention. Gekonnt eingesetzt, wird eine solche Intervention dazu führen, dass die Patientin wiederum auf die entgegengesetzte Seite springt, um das Gleichgewicht zu halten. Die Therapeutin könnte beispielsweise sagen: „Ich sehe ein, dass das Leben für Sie einfach unerträglich ist. Sie können wirklich nicht mehr allein für sich sorgen.

Vielleicht stellt auch die Therapie in dieser Phase Ihres Lebens eine Überforderung dar. Möchten Sie, dass ich für Sie die Verantwortung übernehme? Vielleicht soll ich die Polizei oder einen Krankenwagen schicken, um Sie abzuholen? Vieleicht ist dieses Therapieprogramm einfach nicht das Richtige für Sie. Sollen wir über eine Unterbrechung sprechen?" Oder, etwas respektloser: „Vielleicht sollten Sie die nächsten sechs Monate lieber im Bett verbringen.".

Alle DBT-Strategien sind so konzipiert, dass ihr dialektischer Charakter deutlich wird. Abbildung 7.1 zeigt, dass die einzelnen Strategien eher zur Kategorie „Veränderung" oder zur Kategorie „Akzeptanz" gehören können. Ein Stillstand in der Therapie tritt häufig dann auf, wenn der Therapeut nicht in der Lage ist, die Behandlungsstrategien an den verschiedenen Polen (Veränderung oder Akzeptanz) in ein ausgewogenes Verhältnis zu bringen. Die Einteilung ist natürlich willkürlich, da jede Strategie in sich bereits Elemente sowohl von Veränderung als auch Akzeptanz birgt. Die besten Strategien sind tatsächlich diejenigen, die beide Elemente miteinander kombinieren. Diese Erfahrung habe ich auch persönlich mit einer an mich überwiesenen Patientin gemacht: Diese Patientin stand vor der Wahl, entweder die Behandlung mit mir zu beginnen oder gegen ihren Willen (zum wiederholten Male) in eine Klinik überwiesen zu werden. Die Patientin zeigte immer wieder parasuizidales Verhalten und hatte bereits so gut wie das gesamte therapeutische Personal im Umfeld von Seattle verschlissen. Ihr Verhalten schien außer Kontrolle geraten zu sein, so dass die Ärzte versuchten, sie in eine Klinik einweisen zu lassen, während die Schwestern sie in meinem Programm unterbringen wollten. In unserer ersten Sitzung teilte ich ihr mit, dass sie die ideale Patientin für unser Programm sei und ich sie aufnehmen würde (Akzeptanzstrategie), aber nur, wenn sie bereit wäre, an der Veränderung ihres suizidalen Verhaltens zu arbeiten (Veränderungsstrategie). Sie könne sich freiwillig für oder gegen eine Zusammenarbeit entscheiden (Freiheit), aber ich hätte dieselbe Entscheidungsfreiheit (Kontrolle). Akzeptanz und Kontrolle werden später noch detaillierter erläutert.

Das Vermitteln dialektischer Verhaltensmuster

Während der gesamten Therapie liegt der Schwerpunkt auf dialektischem Denken, sowohl beim Therapeuten als auch bei der Patientin. Dazu ist es notwendig, dass man eine aktive Rolle einnimmt und die Vorstellung fallen lässt, logisches Denken und intellektuelle Analyse seien die einzigen Möglichkeiten, die Wahrheit herauszufinden. Stattdessen muss auch das Wissen durch direktes Erfahren anerkannt werden.

Bedeutungen und neue Beziehungen ergeben sich erst dadurch, dass jedem Begriff und jeder Aussage das Gegenteil oder eine Alternative gegenübergestellt wird. Der Patientin wird vor allem die Botschaft vermittelt, dass zu jedem Thema einander widersprechende Aussagen möglich sind. Der Therapeut hilft der Patientin dabei, die Gegensätze miteinander zu vereinbaren, anstatt Argumente für eine der beiden Seiten zu finden. Er unterstützt sie dabei, von einem „Entweder-oder zu einem Sowohl-als-auch" zu kommen. Der Therapeut sollte der Patientin deutlich machen, welche Widersprüche und Ungereimtheiten in jeder Aussage zu finden sind, in dem er Aussagen der Patientin unmittelbar die in ihr enthaltenen Gegensätze gegenüberstellt. Die erste Idee oder Polarität sollte dabei nicht durch die zweite entwertet werden. Der Therapeut sagt „Ja, aber auch ..." statt „Ja, aber nein, ich hatte unrecht."

Eine ähnliche Haltung wird gegenüber Handlungen und Emotionen eingenommen. Dabei sind vor allem zwei Leitideen von Bedeutung: Zum einen kommen die Möglichkeiten zur persönlichen und sozialen Veränderung nicht von außerhalb des Systems, sondern sie finden sich innerhalb der in jedem spezifischen sozialen Kontext vorhandenenen Widersprüche (Sipe, 1986). Individuum und Umwelt fördern und begrenzen einander gleichzeitig.

Um Veränderungen des Individuums und seines sozialen Umfeldes hervorzurufen, ist es notwendig, vorhandene Fähigkeiten im Lichte dieser Herausforderungen und Begrenzungen zu verbessern und zu erweitern (Mahony, 1991). Zum anderen werden extreme und rigide Verhaltensmuster als Hinweis darauf verstanden, dass keine Dialektik erreicht werden konnte. Ähnlich wie im Buddhismus wird ein Mittelweg empfohlen. „Für den Weg zur Erleuchtung ist es am wichtigsten, jedes Extrem zu vermeiden und immer den Mittelweg zu wählen" (Kyokai, 1966). Dies trifft sowohl für die Patientin als auch den Therapeuten zu. Der Therapeut sollte daher nicht stur um jeden Preis flexibel sein wollen oder Extreme vermeiden. Wie Robert Aitken, ein Zen-Meister, gesagt hat: „Wir müssen uns sogar von unsrer Loslösung lösen" (Aitken, 1987, S. 40).

Die Dialektik auf Verhaltensebene wird an den Therapiezielen der DBT deutlich: Ein gutes Beispiel sind die DBT-Verhaltensfertigkeiten. Die Regulation von Emotionen wird durch eine Bewusstheit ausgeglichen, bei der die Beobachtung, Beschreibung und das aktive Durchleben der Gefühle mehr im Mittelpunkt steht als die Veränderung. Zur Kontrolle von Emotionen selbst gehören ebenfalls bereits entgegengesetzte Techniken wie Ablenkung, aber auch Aufmerksamkeit; bewusstes Erleben, aber auch Loslassen. Zur interpersonellen Kompetenz gehört das Verändern problematischer Situationen; zur Toleranz gegenüber Belastungen wiederum gehört das Akzeptieren problematischer Situationen.

Einzelne dialektische Strategien

Im Folgenden werde ich bestimmte Techniken beschreiben, die die Beziehung zwischen Patientin und Therapeut und dialektische Verhaltensmuster betreffen. Die untere Hälfte von Tabelle 7.1 gibt eine Zusammenfassung wieder. Obwohl ich davon ausgehe, dass sich jede dieser Strategien auch in rein behavioraler Terminologie beschreiben ließe, habe ich nicht jeden dialektischen in einen behavioralen Begriff übersetzt. Ich denke, dass ich dadurch den dialektischen Geist verraten hätte, den ich zu vermitteln versuche.

1. PARADOXES VORGEHEN

Laut Allen Frances (1988) besteht die dringendste und wichtigste Aufgabe in der Psychotherapie mit Borderline-Patientinnen darin, ihre Aufmerksamkeit zu bekommen. Paradoxes Vorgehen kann hier wegen des Elementes der Überraschung ein sehr wirkungsvoller Mechanismus sein. Ebenso wie beim Witz wird beim Paradox mit dem Unerwarteten gespielt. Wer mit einem Paradox konfrontiert wird, muss sich damit auseinandersetzen. Paradoxes Vorgehen ähnelt sehr stark den Koans in der Zen-Philosophie. Ein Koan ist ein Dilemma oder ein Rätsel, das Zen-Schüler lösen sollen, obwol es keine logische Antwort zu geben scheint. Der Schüler wird gezwungen, über sein rein intellektuelles Verstehen hinauszugehen und zu einem Wissen durch direktes Erfahren zu gelangen. Es besteht ein großer Unterschied ob man weiß, wie Zucker schmeckt, weil man es in einem Buch gelesen hat, oder ob man Zucker selbst auf seiner Zunge geschmeckt hat. Die Lösung eines Koans ist nicht logisch oder rein intellektuell erfassbar. Sie ist eine Erfahrung.

Die therapeutische Strategie besteht darin, dass der Therapeut der Patientin die Paradoxien in ihrem Verhalten, im therapeutischen Prozess und der Wirklichkeit im Allgemeinen deutlich macht. Auf rationale Erklärungsversuche der Patientin reagiert der Therapeut mit Schweigen, mit einer weiteren Frage oder auch mit einer Geschichte oder einem etwas anderen Paradox, das etwas – aber nicht zu viel – Licht auf das zu lösende Rätsel wirft.

Suler (1989) sagt, dass ein Koan „zu einem verzweifelten Kampf um ganz persönliche Themen wird, auch um die persönlichen Konflikte, die den Schüler zum Zen geführt haben. Es entsteht ein Kampf um das eigene Leben“ (S. 223). Auch für die Borderline-Patientin wird ein vom Therapeuten gut konstruiertes und geschickt angewendetes Paradox zu einem Kampf um das eigene Leben. In der Therapie mit Borderline-Patientinnen treten meist unzählige paradoxe Dilemmata zutage, in denen es um Leben und Tod geht. Der Therapeut könnte beispielsweise sagen: „Wenn ich mich nicht um Sie sorgen würde, würde ich versuchen, Sie zu retten.“ Die Patientin sagt: „Wie können Sie behaupten, dass Sie sich um mich sorgen, wenn Sie mich nicht einmal jetzt retten, wo ich so verzweifelt bin.“ Die Synthese besteht letztendlich in dem Satz „Sie sind bereits gerettet.“ Auf dem Wege zu dieser Synthese muss jedoch erkannt werden, dass der Therapeut die Patientin in Wirklichkeit nicht retten kann. Jeder Versuch in dieser Richtung würde daher eher eine Pseudohilfe sein statt der Patientin die Unterstützung zu geben, die sie braucht. Selbst wenn der Therapeut die Patientin tatsächlich retten könnte, beweist er sehr viel mehr Fürsorge und Geduld, wenn er ihr stattdessen dabei hilft, sich selbst zu helfen.

Ein weiteres Beispiel bezieht sich auf das ständige Dilemma der Borderline-Patientin, bei einer Meinungsverschiedenheit oder einer Konfrontation zu entscheiden, wer im Recht ist. Die Vorstellung, dass beide Seiten (oder keine) im Recht sein könnten, fällt der Patientin sehr schwer. Häufig erlebt die Patientin zum ersten Mal eine Beziehung, in der

der Partner bei einem Konflikt sagt: „Ich bin o.k., und du bist o.k." Ein besonders wichtiger Punkt ist, dass der Therapeut in der DBT den Standpunkt der Patientin zwar anerkennt, aber trotzdem nicht „nachgibt" oder sein Verhalten ändert. Ein gutes Beispiel ist die Strategie der Wahrung der eigenen Grenzen (s. Kap. 10). Der Therapeut erkennt die Bedürfnisse der Patientin an („Ja, es wäre für Sie besser, wenn ich am Wochenende nicht wegfahren würde"), behält aber seine Reisepläne dennoch bei. Die Patientin ist „die Gute" („Ihre Bedürfnisse sind berechtigt"), aber auch der Therapeut („Trotzdem ist es berechtigt, wenn ich nicht nachgebe und wegfahre"). Im Mittelpunkt dieses paradoxen Vorgehens steht die Weigerung des Therapeuten, die Patientin mithilfe logischer Erklärungen aus dem Dilemma zu befreien. Suler (1989) führt weiter aus: „Das Erkennen von Widersprüchen innerhalb der eigenen Person und die Umdeutung einer aktuellen Krise aufgrund neuer Erkenntnisse kann nur dann geschehen, wenn man in den Worten von Zen ‚loslässt' – die Dinge geschehen lässt" (S. 223). Manche Paradoxien in der Psychotherapie und im Leben einer Borderline-Patientin lassen sich erst nach vielen Jahren auflösen.

Beim paradoxen Vorgehen betont der Therapeut ständig, dass Dinge gleichzeitig wahr und unwahr sein können, dass die Antwort auf eine Frage sowohl „ja" als auch „nein" sein kann. Er lässt sich nicht von dem Wunsch der Patientin nach Eindeutigkeit beeinflussen, dem Wunsch, eine Position als absolut wahr und damit die entgegengesetzte Position als absolut falsch einordnen zu können. Der Therapeut lässt sich auch nicht dazu bringen, die entgegengesetzte Position als wahr zu bezeichnen.Stattdessen bleibt er bei seiner Haltung, dass beide Seiten richtig sein können und dass jede Frage mit Ja und mit Nein beantwortet werden kann. Er bietet als Alternative zum Entweder-oder ein Sowohl-als-auch an. Der Therapeut sollte sich nicht zu sehr darum bemühen, die bei der Patientin dadurch aufkommende Verwirrung aufzulösen – je vertrauter die Patientin mit dem dialektischen Ansatz wird, desto deutlicher wird ihre Verwirrung abnehmen. Um noch einmal auf das Bild der Wippe zurückzukommen: Die Patientin sitzt am Ende einer Seite der Wippe, der Therapeut sitzt am anderen Ende, um für ein Gleichgewicht zu sorgen, er behält aber gleichzeitig die Wippe als Ganzes im Auge.

Ein zentrales Paradox der DBT – und im Übrigen aller Therapien – besteht darin, dass jedes Verhalten „gut" ist, die Patientin sich gleichzeitig aber in Therapie befindet, um „schlechtes" Verhalten zu verändern. In der DBT wird das Verhalten der Patientin explizit als berechtigt anerkannt, aber nur, um der Abwertung etwas entgegenzusetzen, der die Patientin bisher ausgesetzt war. Diese Anerkennung ist also aus strategischen Gründen notwendig. Solange sich die Patientin oder der Therapeut entweder an der Anerkennung oder der Entwertung festklammern, erkennen sie nicht, dass diese Dichotomie an sich künstlich ist. Verhalten an sich ist weder berechtigt noch unberechtigt, weder gut noch schlecht. Das Ziel besteht darin, ein Gleichgewicht zu erlangen, indem sich sowohl der Therapeut als auch die Patientin von diesen Kategorien lösen und Verhaltensweisen einfach als gegeben akzeptieren können. Jede Reaktion ist die Folge bestimmter vergangener und aktueller Ursachen und Bedingungen, die entweder in der Person oder in der Umwelt begründet liegen können. Auf die Reaktion folgen wiederum Konsequenzen, die erwünscht oder unerwünscht sein können.

Das Paradox von Veränderung versus Akzeptanz durchzieht die gesamte Therapie. Im Sinne des paradoxen Vorgehens betont der Therapeut den scheinbaren Widerspruch, dass sogar die Unfähigkeit, die Dinge akzeptieren zu können, akzeptiert werden muss. (Wir sagen den Patientinnen: „Verurteilen Sie nicht das Verurteilen") Die Patientin wird dazu aufgefordert, sich selbst so zu akzeptieren, wie sie ist. Aber sobald sie das tun kann, hat sie sich natürlich bereits grundlegend verändert. Bereits durch die Aufforderung, sich selbst akzeptieren zu lernen, wird eine Nichtakzeptanz des Status quo vermittelt. Der Patientin wird einerseits gesagt, dass sie so, wie sie ist, genau richtig ist und ihr Verhalten nicht gut oder schlecht, sondern einfach verständlich ist. Andererseits soll sie aber ihr Verhalten verändern. Der Therapeut macht ihr auf diese Weise die entstehenden dialektischen Spannungen so deutlich, dass ihr keine andere Wahl mehr bleibt, als sich von den Extremen zu lösen. Patrick Hawk, ein Meister in Zen und der christlichen Kontemplation, sagt: „Koans" sind Fragestellungen, die gemeinsam mit dem Lehrer aufgeklärt werden müssen ... Dieser Prozess des Aufklärens nennt sich Erkenntnis („realization)" (persönliche Mitteilung, 1992). Ebenso wie bei Zen werden in der DBT Aufklärung und Erkenntnis durch eine Zusammenarbeit zwischen Schüler/Patientin und Lehrer/Therapeut erreicht. Der Therapeut muss der Patientin durch paradoxes Vorgehen dabei helfen, die vielfältigen dialektischen Dilemmata aufzulösen, mit denen sie sich konfrontiert sieht – extreme Vulnerabilität vs. Abwertung der Vulnerabilität; unaufhörliche Krisen vs. Abblocken und Unterdrückung der mit diesen Krisen einhergehenden Gefühle und eine passive Unfähigkeit, schwierige Situationen und schmerzliche emotionale Zustände aufzulösen, vs. scheinbare Unabhängigkeit, Unverletzbarkeit und Kompetenz.

Tabelle 7.1: Checkliste dialektischer Strategien

____ **T ACHTET AUF EIN GLEICHGEWICHT DER BEHANDLUNGSSTRATEGIEN in der Sitzung.**
____ T schafft ein Gleichgewicht zwischen Veränderungs- und Akzeptanzstrategien, so dass ein kooperatives Arbeitsbündnis in der Sitzung geschaffen wird.
____ T schafft ein Gleichgewicht zwischen stützenden Strategien und der Forderung an die Patientin, sich selbst zu helfen, und fordenden Strategien.
____ T schafft ein Gleichgewicht zwischen Beständigkeit und Stabilität und Flexibilität.
____ T schafft ein Gleichgewicht zwischen der Betonung von Fähigkeiten und der Betonung von Grenzen und Defiziten.
____ T arbeitet mit hoher Geschwindigkeit, so dass die Patientin stets etwas aus dem Gleichgewicht ist.
____ T achtet aufmerksam auf Bewegungen der Patientin.
____ T vertritt Positionen mit voller Überzeugung.

____ **T stellt ein MODELL für dialektisches Denken und Verhalten dar.**
____ T hält nach dem Ausschau, was sowohl sein eigener Standpunkt als auch der der Patientin außer Acht lässt
____ T stellt Veränderungen als Entwicklung dar.
____ T stellt die Dauerhaftigkeit und Unveränderlichkeit von Problembedingungen infrage.
____ T macht Äußerungen, die beide Pole des Kontinuums vereinen.
____ T macht Äußerungen, die die Bedeutung von Beziehungen für die Bestimmung der Identität betonen.
____ T plädiert für den mittleren Weg.

____ **T stellt die PARADOXEN Widersprüche auf folgenden Gebieten heraus:**
____ dem Verhalten der Patientin
____ dem therapeutischen Prozess
____ der Realität im Allgemeinen

____ **T spricht in METAPHERN und erzählt Parabeln und Geschichten.**
____ **T spielt den ADVOCATUS DIABOLI.**
____ **T ÜBERTREIBT die Ernsthaftigkeit oder die Bedeutung von Äußerungen der Patientin.**
____ **T hilft der Patientin, ihren „WISSENDEN ZUSTAND“ zu aktivieren.**
____ **T macht aus Zitronen LIMONADE.**
____ **T erlaubt NATÜRLICHE VERÄNDERUNGEN in der Therapie.**
____ **T führt eine DIALEKTISCHE DIAGNOSTIK durch, in der er sowohl den individuellen als auch den weiteren sozialen Kontext zum Verständnis der Patientin heranzieht.**

Anmerkung. In dieser und den Checklisten in den folgenden Kapiteln steht: **T** für den Therapeuten und **P** für die Patientin.

Auch in Bezug auf die therapeutische Beziehung entstehen im Laufe der Zeit vielfältige dialektische Spannungen. Die Patientin kann sich zwar frei für bestimmte Verhaltensweisen entscheiden; solange sie aber ihr suizidales Verhalten nicht reduzieren will, kann sie nicht in der Therapie bleiben. Die Patientin soll zu größerer Selbstwirksamkeit finden, indem sie lernt, andere um Hilfe zu bitten und diese Hilfe zu akzeptieren. Die Patientin hat das Recht dazu, sich umzubringen; sobald der Therapeut aber glaubt, dass sie sich tatsächlich umbringen könnte, wird sie möglicherweise eingesperrt. Der Therapeut wird dafür bezahlt, sich um die Patientin zu kümmern. Sobald die Patientin aber Zweifel an der Echtheit seiner Sorgen um sie anmeldet, wird dies normalerweise als Beispiel für das Auftreten der Probleme der Patientin im Rahmen der therapeutischen Beziehung interpretiert. Und sobald die Patientin nicht mehr bezahlt, endet die Therapie. Der

Therapeut benimmt sich gleichzeitig distanziert und vertraulich; er stellt ein Modell für Autonomie und Unabhängigkeit dar, ermutigt die Patientin aber zu Zuneigung und Abhängigkeit. Die Patientin ist nicht dafür verantwortlich, wie sie jetzt ist, wohl aber dafür, was aus ihr wird.

Die Patientin wird dazu ermuntert, übermäßige Kontrollbedürfnisse unter Kontrolle zu bringen. Vom Therapeuten werden stark kontrollierende Techniken eingesetzt, um die Freiheit der Patientin zu erhöhen. Wenn die Patientin mit diesen Paradoxien konfrontiert wird und sich mit ihnen auseinandersetzt, sie zu durchbrechen versucht, wird sie dazu gezwungen, ihre rigiden Denkmuster und die gewohnten Emotionen und Verhaltensweisen fallen zu lassen, um so zu neuen, spontanen und flexiblen Mustern zu finden. Auch der Therapeut wird durch das paradoxe Vorgehen dazu gezwungen, sowohl in der therapeutischen Beziehung als auch in der Beratungsgruppe rigide theoretische Haltungen fallen zu lassen und unflexible Regeln, Vorschriften und Handlungsweisen zu durchbrechen.

2. DER EINSATZ VON METAPHERN

Die Bedeutung von Metaphern und Geschichten in der Therapie wurde von vielen Psychotherapeuten hervorgehoben, insbesondere von Milton Erickson, der für seine lehrreichen Geschichten bekannt war (Rosen, 1982). Auch in der DBT sind Metaphern in Form einfacher Analogien, Anekdoten, Parabeln, Märchen oder Geschichten sehr wichtig. Metaphern sind eine weitere Möglichkeit, dialektisches Denken zu vermitteln und neue Verhaltensweisen aufzuzeigen. Durch sie werden Patientin und Therapeut ermutigt, nach neuen Bedeutungen und Bezugspunkten für bestimmte Ereignisse zu suchen. Metaphern, die mehrere Deutungen erlauben, sind meist am besten geeignet, um eine neue Einschätzung der Realität hervorzurufen.

Metaphern können aus mehreren Gründen eine wertvolle psychotherapeutische Strategie sein (siehe auch Barker, 1985; Deikman, 1982; Kopp, 1971): Geschichten sind meist interessanter und leichter zu behalten als direkte Anleitung oder Instruktionen. Für jemanden, dessen Gedanken leicht abschweifen, wenn ihm etwas erklärt wird, kann eine Geschichte daher sehr hilfreich sein. Eine Geschichte kann vom Zuhörer außerdem so interpretiert werden, wie es ihm passt, so dass das Gefühl des Kontrolliertwerdens durch den Therapeuten oder Lehrer vermindert wird. Die Patientin kann sich so besser entspannen und offener für neue Denk- oder Verhaltensmuster sein, anstatt wegzuhören oder sich überwältigt zu fühlen. Sie kann sich aus der Geschichte den Teil herausnehmen, der ihr wichtig erscheint, entweder sofort oder zu einem späteren Zeitpunkt. Schließlich sind richtig konstruierte Metaphern für die betroffene Person weniger bedrohlich. Die Aussagen können indirekt gemacht werden, so dass sie weniger hart wirken.

Geschichten können besonders dann wirkungsvoll eingesetzt werden, wenn der Therapeut die Patientin auf die negativen Auswirkungen ihres Verhaltens auf andere aufmerksam machen will. Er kann die Reaktion der Umwelt als normale und verständliche Reaktion darstellen, ohne gleichzeitig das Verhalten der Patientin direkt zu kritisieren. Durch Geschichten kann der Therapeut auch seine eigenen Reaktionen auf das Verhalten der Patientin vermitteln, besonders wenn seine Motivation zur weiteren Zusammenarbeit nachzulassen droht, oder der Patientin deutlich machen, was sie von ihm erwarten kann. Mithilfe von Metaphern kann ein Problem neu definiert oder umgedeutet werden, oder es kann eine Lösung für das Problem vorgeschlagen werden; sie können der Patientin ihr eigenes Verhalten in bestimmten Situationen widerspiegeln und ihr neuen Mut machen (Barker, 1985). Der Grundgedanke besteht darin, ein Element, das die Patientin kennt, mit einem Element zu vergleichen, das sie nicht kennt – also beispielsweise das Bild von zwei Menschen, die einen Berg besteigen, mit dem therapeutischen Prozess zu vergleichen.

Meine Mitarbeiter und ich haben in den letzten Jahren eine Vielzahl von Metaphern für suizidales und therapiegefährdendes Verhalten, für Akzeptanz, Bereitwilligkeit („willingness"), Therapie und das Leben im Allgemeinen zusammengetragen. Therapiegefährdendes Verhalten wurde verglichen mit dem Verhalten eines Bergsteigers, der sich weigert, im Schnee winterfeste Kleidung zu tragen, der sein Klettergerät versteckt oder der auf einem Felsen sitzend die Landschaft betrachtet, obwohl gerade ein Sturm aufkommt. Eine Analogie, die mich bei den Patientinnen nicht gerade beliebt machte, war der Vergleich mit einem Esel, der aus dem Grand Canyon aufsteigt und plötzlich weder vorwärts- noch rückwärtsgehen will. Ein weiteres Bild ist der Koch, der anstelle von Zucker tonnenweise Salz in den Kuchenteig mischt, sobald der andere Koch aus der Küche geht. Für passives Verhalten und emotionale Vermeidung (und für das Verhalten, das die Patientin stattdessen an den Tag legen sollte) haben wir folgende Vergleiche gefunden: Die Patientin verkriecht sich in die hinterste Ecke eines Zimmer, in dem ein Feuer ausgebrochen ist, obwohl der einzige

Ausweg durch die brennende Tür ist (sie müsste sich stattdessen in nasse Tücher hüllen und durch die Tür laufen). Oder sie klammert sich an einem vereisten Felsvorsprung fest, obwohl der einzige Ausweg darin besteht, weiterzugehen (sie müsste sich stattdessen langsam an dem Felsvorsprung vorbeibewegen, ohne hinunterzuschauen). Suizididales Verhalten haben wir mit einem Bergsteiger verglichen, der sich vom Berg stürzt. Manchmal ist er noch durch ein Seil mit dem Bergführer verbunden (der ihn dann wieder hinaufziehen muss), manchmal hat er das Seil aber auch durchgeschnitten. Weitere Bilder sind eine Scheidung, mit der der Partner nicht einverstanden ist oder Suchtverhalten wie Alkohol- oder Drogenmissbrauch. Die Fähigkeit, Belastungen auszuhalten, wurde zum Beispiel mit dem Bild umschrieben, dass die Patientin lernen müsse, wie ein Laken zu sein, das an einem Herbsttag auf dem Boden ausgebreitet wird und die herabfallenden Blätter auffängt, ohne sich dagegen zu wehren. Um Akzeptanz zu vermitteln, kann man das Bild vom Gärtner einsetzen, der irgendwann beginnt, den Löwenzahn zu mögen, der jedes Jahr wieder in seinem Garten wächst, ganz egal, was er dagegen zu tun versucht. Wenn die Patientin versucht, so zu sein, wie es andere von ihr erwarten, kann dies mit einer Tulpe verglichen werden, die versucht, eine Rose zu sein, nur weil sie zufällig in einen Rosengarten gepflanzt wurde. Sein Leben bereitwillig zu führen wird mit einem Kartenspiel verglichen, bei dem man sich bemüht, mit jedem ausgeteilten Blatt so gut, wie es geht, zu spielen, oder mit einem Tennisspieler, der gegen eine Ballwurfmaschine spielt (er kann die Geschwindigkeit nicht beeinflussen, mit der die Bälle geworfen werden, aber er kann versuchen, jeden Ball so gut es geht zu treffen, um sich dann auf den nächsten zu konzentrieren).

Um Therapie und den therapeutischen Prozess von Wachstum und Veränderung zu beschreiben, haben wir auch umfassendere Metaphern verwendet. Hier einige Beispiele: Für die Patientin ist Therapie so, als ob sie aus der Hölle heraufklettern müsste, aber auf einer glühendheißen Aluminiumleiter, ohne Handschuhe oder Schuhe. Ständiges Herunterspringen oder Loslassen wäre ein therapiegefährdendes Verhalten seitens der Patientin; eine Lötlampe an ihre Füße zu halten, damit sie schneller klettert, wäre eine therapiegefährdendes Verhaltens seitens des Therapeuten. Das Problem besteht darin, dass es unten in der Hölle sogar noch heißer ist als auf der Leiter, so dass die Patientin immer wieder von Neuem versuchen wird, die Leiter hochzuklettern. Eine andere Metapher für Therapie ist Schwimmenlernen unter schwierigen Bedingungen. Die Patientin ist die Schwimmerin, der Therapeut der Schwimmlehrer, der sie in einem Ruderboot umkreist und ihr Anweisungen und Aufmunterungen zuruft. Häufig entsteht der Konflikt, dass die Schwimmerin gerne in das Boot möchte, damit der Schwimmlehrer sie ans Ufer rudern kann, während der Schwimmlehrer möchte, dass sie im Wasser bleibt. Wenn er sie an das Ufer bringt, wird sie niemals schwimmen lernen – wenn sie in den Fluten ertrinkt, allerdings auch nicht. Wenn die Patientin sich am Boot festklammert und sich weigert, weiterzuschwimmen, oder unter Wasser schwimmt, um dem Therapeuten solch einen Schrecken einzujagen, dass er ihr nachspringt, sind dies Beispiele für therapiegefährdendes Verhalten der Patientin. Wenn der Therapeut ihr kein Ruder hinhält, wenn sie unterzugehen droht, oder auch wenn er sie jedes Mal zum Ufer bringt, sobald eine schwarze Wolke am Himmel auftaucht, zeigt er seinerseits therapiegefährdendes Verhalten.

Die Patientinnen fühlen sich oft unverstanden, wenn der Therapeut sie dazu drängt, ihr Leben zum Positiven zu verändern. Eine häufige Botschaft, die dem Therapeuten in solchen Fällen übermittelt wird, lautet etwa: „Wenn Sie mich verstehen würden, würden Sie mich nicht dazu drängen, etwas zu tun, zu dem ich nicht fähig bin" oder „Wenn Sie meine Probleme ernst nehmen würden, würden Sie nicht von mir verlangen, dass ich etwas tue, bei dem es mir noch schlechter als jetzt gehen wird". Diese Schwierigkeit ist in der DBT-Therapie mit Borderline-Patientinnen so verbreitet, dass Lorna Benjamin die Interaktionsmuster in der DBT als Aufführung des Stückes „Mein Leid sei dir Befehl" beschrieben hat (im Druck). In einer solchen Situation kann der Einsatz einer Geschichte besonders hilfreich sein, um sowohl die Schmerzen und die Hilflosigkeit der Patientin anzuerkennen und gleichzeitig den Versuchen des Therapeuten, die Patientin in Bewegung zu bringen, Rechnung zu tragen. Meine Lieblingsgeschichte ist eine Erweiterung einer Geschichte, die ich bereits an anderer Stelle beschrieben habe. Eine Frau steht barfuß auf einem riesigen Bett glühendheißer Kohlen. Die Frau ist vor Schmerzen wie gelähmt und ruft ihrer Freundin zu, sie solle einen Eimer mit kaltem Wasser auf ihre Füsse schütten. Es ist aber nicht genug Wasser da, um alle Kohlen abzukühlen. Also ruft die Freundin, verzweifelt bemüht, die Leiden der Frau so schnell wie möglich zu beenden, ihr zu: „Lauf!" Als das nicht funktioniert, springt sie selbst in die glühenden Kohlen und versucht, die Freundin auf das kühle Gras am Rand zu schieben. Hat die Freundin die Schmerzen der Frau begriffen? Hätte sie ihr stattdessen das kalte Wasser über die Füße geschüttet, wenn sie die Schmerzen wirklich verstanden hätte?

Eine ähnliche Geschichte kann man um den oben beschriebenen brennenden Raum aufbauen. Die Frau hat so viel Angst vor dem Feuer, dass sie am liebsten in ihrer Ecke sitzen bleiben will. Bleibt die Freundin, die sie wirklich versteht, zusammen mit ihr in dieser Ecke sitzen, um gemeinsam mit ihr zugrunde zu gehen? Oder würde sie sie eher gegen ihren Willen durch die brennende Tür zerren und sie so in Sicherheit bringen? In einer leichten Abänderung bitte ich meine Patientinnen manchmal, sich vorzustellen, wir beide säßen nach einem Schiffbruch seit einigen Tagen allein auf einem Floß. Ihr Arm ist verwundet, und sie hat große Schmerzen. Sie bittet mich immer wieder um schmerzlindernde Medikamente, der Erste-Hilfe-Koffer wurde aber über Bord gespült. Bedeutet es nun, dass ich ihre Schmerzen nicht ernst nehme, wenn ich ihr keine Medikamente geben kann? Was wäre, wenn ich nur noch drei Schmerztabletten hätte und zu ihr sagen würde, „wir werden die Tabletten einteilen müssen. Du bekommst nur eine am Tag, damit sie länger vorhalten“. Glaubt die Patientin dann, dass ich eigentlich mehr Schmerztabletten habe, ihr nur keine geben will, vielleicht weil ich sie für drogenabhängig halte? Durch eine ehrliche Diskussion über solche Varianten einer Geschichte kann häufig ein Stillstand in der Therapie überwunden werden. Solche Analogien können je nach Situation in kürzere oder längere Geschichten eingebettet werden. Ich habe manchmal fast eine ganze Sitzung mit einer Geschichte gefüllt, die abwechselnd von der Patientin und mir weitergesponnen wurde. In allen sprituellen Traditionen wird das Weitergeben von Geschichten und Metaphern gelehrt (Wedanta, Buddhismus, Zen, Chassidismus, Christentum, Sufi), aber auch in der Philosophie, der Literatur und in Kindergeschichten (siehe Anhang für weitere Quellen).

3. DIE ADVOCATUS DIABOLI-TECHNIK

Bei der von Marvin Goldfried entwickelten „Advocatus-Diaboli“-Technik (Goldfried, Linehan und Smith, 1978) konfrontiert der Therapeut die Patientin mit einer extremen Aussage, fragt sie, ob sie mit dieser Aussage übereinstimmt, und spielt dann die Rolle des Advokaten des Teufels, indem er für diese Aussage argumentiert, während die Patientin versucht, sie zu entkräften. Der Therapeut formuliert die These und bringt die Patientin dazu, die Antithese zu formulieren; gemeinsam erreichen sie durch diese Diskussion die Synthese. Die vom Therapeuten vorgebrachte extreme Aussage sollte sich auf dysfunktionale Überzeugungen der Patientin beziehen oder auf bestimmte problematische Regeln, denen sie zu folgen scheint. Sie eignet sich am besten dafür, neuen, widersprüchlichen Mustern entgegenzuwirken. Diese Technik ähnelt dem paradoxen Vorgehen, bei dem der Therapeut sich die unangemessene Position zu eigen macht, um die Patientin dadurch zu der angemessenen Position zu bringen.

Die Advocatus-Diaboli-Technik wird immer in den ersten Therapiesitzungen eingesetzt, um eine klare Veränderungsmotivation auf Seiten der Patientin hervorzurufen. Der Therapeut argumentiert gegen Veränderungen und ein Einlassen auf die Therapie, weil jede Veränderung anstrengend und schmerzhaft ist. Im Idealfall wird die Patientin dadurch dazu bewogen, die entgegengesetzte Position einzunehmen und für Veränderung und Engagement für die Therapie einzutreten. Der Einsatz dieser Strategie wird in Kapitel 9 ausführlicher beschrieben.

Der in der kognitiven Therapie häufig eingesetzte argumentative Ansatz ist ein weiteres Beispiel für eine Advocatus-Diaboli-Technik. Die These kann beispielsweise in einer irrationalen Überzeugung bestehen, wie sie von Ellis (1962) beschrieben wurde: „Alle müssen mich mögen, und wenn es jemanden gibt, der mich nicht mag, dann bin ich ein wertloser Mensch“ oder „Wenn ich jemanden aus irgendeinem Grunde vor den Kopf stoße, ist das eine schreckliche Katastrophe“. Der Therapeut sucht nach Argumenten für diese irrationale Überzeugung und fragt die Patientin, warum sie nicht seiner Meinung ist. Zum Beispiel nimmt er die zweite der eben genannten Überzeugungen und argumentiert: Die Patientin müsse ihr Verhalten sofort ändern und sich so verhalten, wie andere es von ihr erwarten, selbst wenn es ein völlig Fremder ist, der an ihrem rechtmäßigen Verhalten Anstoß nimmt (z. B. auf der Autobahn innerhalb der Geschwindigkeitsbegrenzung bleiben), oder wenn sich jemand durch ein Missverständnis beleidigt fühlt, oder von der Patientin gefordert wird, etwas Illegales oder Unmoralisches zu tun (z. B. jemanden betrügen). Was immer die Patientin an Überzeugungen vorbringt, kann vom Therapeuten aufgegriffen und so übertrieben dargestellt werden, bis das Selbstschädigende an dieser Überzeugung deutlich wird.

Um diese Technik gewinnbringend einsetzen zu können, sind einige Voraussetzungen notwendig. Erstens muss der Therapeut die tatsächlichen dysfunktionalen Regeln und Überzeugungen der Patientin kennen. Zweitens muss der Therapeut mit offenem Gesicht und einem scheinbar naiven Ausdruck mit der Patientin argumentieren. Drittens sollten die Reaktionen auf die Argumente der Patientin zwar unkonventionell, aber immer logisch sein. Viertens sollte die

Position des Therapeuten echt erscheinen, aber dennoch genügend extrem sein, um zu Gegenargumenten seitens der Patientin zu führen. Ideal ist eine Position, die Verstännis dafür signalisiert, dass die Patientin an der Überzeugung hängt, aber gleichzeitig die Richtigkeit dieser Überzeugung in Zweifel zieht. Notwendig sind auch eine gewisse Leichtigkeit und die Fähigkeit, ein Argument unauffällig zu modifizieren. Schließlich sollte der Therapeut wissen, wann er todernst bleiben muss und wann er seine Argumente mit einem gewissen Zwinkern vortragen sollte.

4. AUSDEHNEN („EXTENDING“)

Der Therapeut nimmt die Patientin bei dieser Technik ernster als sie sich selbst. Die Patientin hat zum Beispiel etwas nur des Effektes wegen gesagt oder eine extreme Emotion zum Ausdruck gebracht, nur um eine geringfügige Veränderung in ihrer Umgebung hervorzurufen; der Therapeut nimmt die Patientin aber beim Wort. Diese Strategie ist das emotionale Äquivalent zur Advocatus-Diaboli-Technik.

Ein Beispiel: Die Patientin macht eine extreme Aussage über die Konsequenzen eines Ereignisses („Wenn Sie mir keine zusätzliche Sitzung einräumen, werde ich mich umbringen“). Der Therapeut nimmt die Aussage über die Konsequenzen zunächst wörtlich und reagiert dann auf den Schweregrad dieser Konsequenzen („Ich werde mich umbringen“), unabhängig von ihrem Zusammenhang mit dem von der Patientin genannten Auslöser (keine zusätzliche Sitzung eingeräumt bekommen). Der Therapeut könnte zum Beispiel sagen: „Wir müssen unbedingt sofort etwas unternehmen, wenn Sie sich so schlecht fühlen, dass Sie sich umbringen wollen. Wie wäre es mit einer Einweisung in eine Klinik? Vielleicht wäre das das Beste. Wie können wir hier nur sitzen und über ein so banales Thema wie Terminplanung reden, wenn Ihr Leben in Gefahr ist? Natürlich müssen wir uns zuallererst mit dieser lebensbedrohlichen Situation beschäftigen. Auf welche Weise wollen Sie sich umbringen?“ Der Therapeut nimmt genau den Aspekt der Mitteilung der Patientin ernst, den die Patientin nicht ernst gemeint hat. Die Patientin möchte, dass ihr Problem ernst genommen wird, und übertreibt daher häufig dessen Bedeutung. Der Therapeut nimmt dagegen lediglich die angedrohten schrecklichen Konsequenzen ernst und übertreibt sie noch, indem er sich so lange weigert, sich einem anderen Thema zuzuwenden, bis sie gelöst sind.

Wird diese Strategie geschickt eingesetzt, erkennt die Patientin, dass sie die möglichen Folgen übertrieben hat. Sobald dies geschieht („O.K., vielleicht habe ich übertrieben. So suizidal fühle ich mich gar nicht.“), muss sich der Therapeut ernsthaft dem Problem selbst zuwenden. Die Patientin muss dafür verstärkt werden, dass sie die emotionalen Konsequenzen des Problemes reduziert hat. Im ungünstigsten Fall kann diese Technik als Deckmantel dafür dienen, dass der Therapeut berechtigte Probleme der Patientin nicht ernst nimmt. Diese Technik wird dann am effektivsten sein, wenn die Patientin nicht damit rechnet, vom Therapeuten ernst genommen zu werden, oder wenn das übertriebene Darstellen von Problemen und ihren emotionalen Konsequenzen durch seine instrumentelle Wirkung auf die Umwelt aufrechterhalten wird. Sie kann besonders dann wichtig sein, wenn der Therapeut das Gefühl hat, manipuliert zu werden. Der Vorteil liegt darin, dass gleichzeitig das Verhalten der Patientin und der Wunsch des Therapeuten, die Patientin deswegen anzugreifen, beeinflusst werden. Erfolgreich angewendet, kann diese Technik daher sehr befriedigend sein.

Der Begriff Ausdehnen („extending“) kommt von einer japanischen Selbstverteidigungs-Sportart, Aikido. Hier bedeutet Ausdehnen, dass der Trainer den Angreifer seine Bewegung vollständig durchführen lässt, um diese dann ganz leicht weiterzuführen, so dass der Angreifer aus dem Gleichgewicht gerät und für Gegenbewegungen anfälliger wird. Dem Ausdehnen geht immer das „Überführen“ („blending“) voraus, was im Aikido bedeutet, dass man mit der Richtung des Energieflusses des Angreifers mitgeht (Saposnek, 1980). Wenn die Patientin beispielsweise zum Therapeuten sagt, „Wenn Sie sich nicht anders verhalten, wird diese Therapie mir nicht helfen“ (die Herausforderung), antwortet der Therapeut: „Wenn die Therapie Ihnen nicht hilft (überführen/blending), müssen wir etwas dagegen tun (die natürliche Schlussfolgerung der Reaktion). Meinen Sie, Sie sollten mich entlassen? Sollen wir für Sie einen neuen Therapeuten suchen? Dies ist eine ernste Angelegenheit“ (ausdehnen/extending). Alle bei der Technik Advocatus Diaboli aufgezählten Verhaltensmerkmale sind auch hier von Bedeutung (extreme Konsequenzen herausgreifen; Naivität; unkonventionelle aber logische Anworten; realistische, aber dennoch extreme Antwort, die der Patientin erlaubt, die Extremität ihres Verhaltens zu erkennen; Leichtigkeit und unauffällige Modifikationen der Position des Therapeuten).

5. AKTIVIERUNG DES „WISSENDENEN ZUSTANDES" (WISE MIND)

In der DBT wird den Patientinnen erläutert, dass es drei primäre (Geistes-)Zustände gibt: den „vernünftigen Zustand", den „emotionalen Zustand" und den „wissenden Zustand". Der „vernünftige Zustand" ist dadurch gekennzeichnet, dass man sich den Dingen auf einer intellektuellen Ebene annähert, rational und logisch denkt, sich auf empirische Fakten bezieht, sein eigenes Verhalten plant, seine Aufmerksamkeit gezielt auf bestimmte Dinge lenkt und an Probleme „kühl" herangeht. Der „emotionale Zustand" ist dadurch gekennzeichnet, dass das Denken und Handeln vor allem von dem aktuellen Gefühlszustand beherrscht werden. Die Kognitionen sind „heiß"; vernünftiges, logisches Denken ist nur schwer möglich; Fakten werden verzerrt wahrgenommen, um mit dem affektiven Zustand übereinzustimmen; die Energie, mit der ein bestimmtes Verhalten ausgeführt wird, hängt ebenfalls von der emotionalen Verfassung ab.

Der „wissende Zustand" ist die Integration des „emotionalen" und des „vernünftigen" Zustandes, geht aber zugleich über beide hinaus. Der „wissende Zustand" ist dadurch gekennzeichnet, dass emotionales Erleben und logische Analyse durch intuitives Wissen ergänzt werden. Intuition ist auf viele Arten definiert worden. Deikman (1982) schlägt folgende Definition vor: Intuition ist Wissen, das nicht nur durch den Intellekt vermittelt wird und das auch über das hinausgeht, was mit den Sinnen wahrgenommen wird. Dazu gehören das unmittelbare Erfahren, unmittelbare Erkenntnis, das Begreifen der Bedeutung und der Wahrheit eines Ereignisses ohne eine intellektuelle Analyse. Intuitives Wissen wird von einem „Gefühl des zunehmenden Zusammenhanges" begleitet (Polanyi, 1958). Erfahrung und Vernunft spielen dabei zwar auch eine Rolle, intuitives Wissen ist aber eine ganz eigenständige Erfahrung. Der „wissende Zustand" kann nur durch ein Zusammenspiel von allen Arten des Wissens erreicht werden: Beobachtung, logische Analyse, kinetisches und sensorisches Erleben, behaviorales Lernen und Intuition (May, 1982).

Borderline-Patientinnen müssen lernen, wie sie diesen „wissenden Zustand" erreichen können. Dazu müssen sie sowohl das emotionale Erleben als auch das logische Analysieren von Ereignissen hinter sich lassen und vorgefasste Vortellungen und extreme Reaktionen überwinden. Sie müssen ruhig genug werden, um dem „wissenden Zustand" die Möglichkeit zu geben, ungehindert an die Stelle von anderen mehr willentlichen („vernünftiger Zustand") oder mehr unwillentlichen („emotionaler Zustand") Arten des Wissens zu treten. Die erste Aufgabe besteht bei den meisten (aber nicht bei allen) Patientinnen darin, sie davon zu überzeugen, dass sie dazu tatsächlich in der Lage sind. Viele Borderline-Patientinnen bezweifeln, dass sie überhaupt je zu irgendeiner Art von Weisheit gelangen können. Als Erstes muss der Therapeut ihr klarmachen, dass jeder Mensch diesen „wissenden Zustand" in sich trägt, genau wie jeder Mensch ein Herz hat. Nur weil die Patientin ihr Herz nicht sehen kann, bedeutet das noch lange nicht, dass sie keines besitzt. Zweitens kann es hilfreich sein, der Patientin Beispiele zu nennen, bei denen ihr „wissender Zustand" wahrscheinlich aktiviert war. Viele Menschen erleben diesen Zustand unmittelbar nach einer Krise oder einem großen Chaos in ihrem Leben, wie die Ruhe nach dem Sturm. Ganz plötzlich sieht man die Dinge ganz klar. Manchmal ist es das Gefühl, dass man das Ganze sieht und nicht nur einzelne Teile; manchmal ist es das aus dem Innersten kommende, nicht vom aktuellen Gefühlszustand beeinflusste Wissen, das die richtige Entscheidung in einem Dilemma ist. Drittens können Übungen sehr hilfreich sein, bei denen die Patientin die innere Ruhe erfährt, die typisch für den „wissenden Zustand" ist. Ich lasse meine Patientinnen sich auf ihren Atem konzentrieren (auf das Ein- und Ausatmen) und fordere sie nach einer Weile auf, ihre Aufmerksamkeit nach innen zu lenken, auf die Quelle ihres Atems. Genau dieser Punkt in der Mitte des Körpers ist der „wissende Zustand". Fast alle Patientinnen sind in der Lage, diesen Punkt zu spüren.

Um später diesen „wissenden Zustand" erreichen zu können, werden die Patientinnen instruiert, genauso vorzugehen und von diesem Zentrum der Ruhe aus zu reagieren. Es ist so, als ob man tief in einen Brunnen hinabsteigen wollte. Das Wasser auf dem Grund dieses Brunnens – und das ganze darunterliegende Meer – entspricht dem „wissenden Zustand". Auf dem Weg nach unten stehen jedoch viele Falltüren im Weg, die das Fortkommen erschweren. Manchmal sind diese Falltüren so raffiniert gebaut, dass man glauben könnte, auf dem Grund des Brunnens befinde sich überhaupt kein Wasser. Eine Falltür könnte so aussehen, als sei sie bereits der Boden des Brunnens. Die Aufgabe des Therapeuten besteht darin, der Patientin dabei zu helfen, die einzelnen Falltüren zu überwinden. Vielleicht sind sie verschlossen, und sie braucht einen Schlüssel. Manche sind zugenagelt, und sie braucht einen Hammer, oder sie sind zugeklebt, und sie braucht einen Meißel. Mit Geduld und Sorgfalt kann das Meer der Weisheit auf dem Grund des Brunnens erreicht werden.

Borderline-Patientinnen fällt es häufig schwer, den „wissenden Zustand" vom „emotionalen Zustand" zu unterscheiden. In beiden Fällen spielt das „Gefühl, etwas zu wissen", eine Rolle. Beide greifen auf eine Art von Wissen zurück, das sich von logischem Denken oder logischer Analyse unterscheidet. Um zu unserer Geschichte zurückzukommen: Bei einem starken Regen kann sich auf einer Falltür Wasser ansammeln, das mit dem Meer am Boden verwechselt werden kann, solange diese Falltür nicht geöffnet wird. Dadurch können Therapeut und Patientin leicht verwirrt werden. Regenwasser kann wie Meerwasser aussehen. Entsprechend kann durch sehr intensive Emotionen eine Überzeugung hervorgerufen werden, die leicht mit der ruhigen Sicherheit des „wissenden Zustandes" verwechselt werden kann. Für dieses Problem gibt es keine einfache Lösung. Wenn offensichtlich intensive Gefühle vorhanden sind, liegt die Vermutung nahe, dass Entscheidungen eher auf den „emotionalen Zustand" als auf den „wissenden Zustand" zurückzuführen sind. Meist wird dies im Laufe der Zeit klarer.

Borderline-Patientinnen äußern sich häufig so über ihren emotionalen Zustand („Ich fühle mich fett oder nicht liebenwert", „Ich will nicht ohne ihn leben", „Ich habe Angst, durchzufallen"), als ob dieser Gefühlszustand die Realität widerspiegele („Ich bin fett und nicht liebenswert", „Ich kann nicht ohne ihn leben", „Ich werde durchfallen"). In diesem Fall kann es manchmal angebracht sein, die Patientin auf folgende Weise zu befragen: „Ich will nicht wissen, was Sie fühlen. Ich will auch nicht wissen, was Sie glauben oder denken. Sagen Sie mir stattdessen, was Sie in Ihrem Innersten wissen. Sie kennen die Wahrheit. Was ist die Wahrheit?" Hier entsteht eine dialektische Spannung zwischen dem Gefühl der Patientin, dass etwas wahr ist, und ihrem Glauben, dass etwas wahr ist. Die Synthese besteht darin, dass sie weiß, was wahr ist. Der Therapeut wendet hier eine kontrollierende Strategie an (indem er von der Patientin fordert, den „emotionalen" und den „vernünftigen" Zustand hinter sich zu lassen), um ihr mehr Freiheit zu geben.

Die Forderung nach einem „wissenden Zustand" kann auch leicht mißbraucht werden, insbesondere dann, wenn der Therapeut diesen „wissenden Zustand" mit seinen eigenen Überzeugungen verwechselt: „Sie haben den wissenden Zustand dann erreicht, wenn wir einer Meinung sind." Diese Schwierigkeit kann besonders dann auftauchen, wenn der Therapeut von seinem eigenen Wissen und seiner Einschätzung sehr überzeugt ist. Wie kann der „wissende Zustand" eines Menschen mit dem eines anderen in Konflikt geraten? Das ist ein interessantes Paradox. Eine der wichtigsten Aufgaben der Beratungs- und Supervisionsgruppe in der DBT besteht darin, die Arroganz auszugleichen, in die man angesichts der machtvollen Position als Therapeut leicht verfallen kann.

6. AUS ZITRONEN LIMONADE MACHEN

„Aus Zitronen Limonade machen" bedeutet, dass der Therapeut ein Problem in einen Vorteil umwandelt. In der psychodynamischen Therapie gibt es einen ähnlichen Ansatz, bei dem der Widerstand des Patienten genutzt wird: Je schlimmer sich der Patient in der Therapie benimmt, desto besser. Wenn in der Therapie keine Schwierigkeiten auftreten, wie soll der Therapeut dann helfen können? Schwierigkeiten im alltäglichen Leben bieten ein ideales Übungsfeld, um die erlernten Fertigkeiten umzusetzen. Aus dieser Perspektive wäre es geradezu katastrophal, wenn überhaupt keine Schwierigkeiten aufträten: Wie sollte der Patient dann etwas üben? Leiden ruft, wenn es akzeptiert wird, Empathie hervor, und wer selbst gelitten hat, kann anderen helfen. Der Patientin kann auch vermittelt werden, dass ihre größten Schwächen zugleich auch ihre größten Stärken sind (z. B. ist die Hartnäckigkeit, mit der sie sich gegen Veränderungen wehrt, genau das, was sie zum Durchhalten braucht, bis tatsächlich Veränderungen eintreten).

Die Vorstellung, aus Zitronen Limonade zu machen, sollte nicht mit der selbstabwertenden Vorstellung vieler Borderline-Patientinnen verwechselt werden, dass die Zitronen in ihrem Leben eigentlich schon Limonade sind, wenn sie nur endlich in der Lage wären, das zu erkennen. Bei dieser Haltung auf Seiten des Therapeuten bestünde die Gefahr, dass die Patientin sich in ihren Problemen vom Therapeuten nicht ernst genommen fühlt. Der Therapeut sollte die Anstrengungen nicht herabspielen, die notwendig sind, um solche positiven Aspekte zu finden; dies kann so schwierig wie die Suche nach der Nadel im Heuhaufen sein. Diese Strategie sollte also nicht leichtfertig eingesetzt werden. Sie kann nur dann effektiv sein, wenn die Patientin so viel Vertrauen in die therapeutische Beziehung setzt, dass sie weiß, dass der Therapeut tiefes Mitgefühl für ihre Schmerzen hat. Ist dies der Fall, kann die Strategie jedoch auch mit Humor genutzt werden: In meinem Fertigkeitstraining fällt den Patientinnen beispielsweise schnell auf, dass ich sogar bei schweren Krisen in Begeisterungsstürme ausbrechen kann, weil sie die Möglichkeit bieten, eine Fertigkeit anzuwenden und zu üben. Durch das Missverhältnis zwischen meiner Reaktion („Das ist ja wunderbar!") und den Problemen der Patientin („Mir wurde gekündigt") werden die Patientinnen dazu gezwungen, diese neue Information aufzunehmen (dies ist eine Chance, die betreffende Fertigkeit – je nach Modul interpersonelle Fertigkeiten, Emotionsregulation, die Fähigkeit,

Belastungen auszuhalten – zu üben). Der Therapeut hat die schwierige Aufgabe, den Hoffnungsschimmer am Horizont zu erkennen, ohne zu leugnen, dass am Himmel auch schwarze Wolken zu sehen sind.

7. NATÜRLICHE VERÄNDERUNGEN ZULASSEN

Dem dialektischen Ansatz liegt die Annahme zugrunde, dass die Realität ein Prozess ist, gekennzeichnet durch Entwicklung und Veränderung. Die Einführung von scheinbarer Stabilität und Konsistenz in die Therapie würde demnach dem dialektischen Ansatz widersprechen. Im Gegensatz zu vielen anderen Therapie-Ansätzen werden Veränderungen und Instabilität in der DBT nicht vermieden; es wird auch kein großer Wert darauf gelegt, die therapeutische Umgebung konstant zu halten. Der äußere Rahmen der Therapie kann sich von Zeit zu Zeit ändern; der Termin für die Sitzungen kann sich verändern; Regeln können verändert werden; und verschiedene Therapeuten können der Patientin unterschiedliche Dinge sagen. Diese natürlicherweise auftretenden Veränderungen, Entwicklungen und Inkonsistenzen werden in der DBT zugelassen. Die Betonung liegt dabei auf „natürlich" und „zugelassen": Das Zulassen von Veränderungen unterscheidet sich von der Forcierung von Veränderungen nur um der Veränderung willen. Natürliche Veränderungen ergeben sich aus den aktuellen Umständen, sie werden nicht von außen herbeigeführt.

Stabilität und Beständigkeit liegen Borderline-Patientinnen sehr viel mehr als Veränderungen. In einer sicheren Atmosphäre kann die Konfronation mit Veränderungen aber sehr heilsam sein. Wird in der Therapie jede Veränderung vermieden, besteht für die Patientin keine Möglichkeit, sich an Veränderungen, Mehrdeutigkeit, Unverhersagbarkeit und Inkonsistenz zu gewöhnen. (Die Möglichkeit, mit Veränderungen umgehen zu lernen, ist die Limonade, die aus der Zitrone der wahrgenommenen Inkonsistenz des Therapeuten gemacht wird.) Eine künstliche Stabilität und Beständigkeit in der therapeutischen Beziehung beschränken die Generalisierbarkeit des innerhalb dieser Beziehung Gelernten auf andere Beziehungen außerhalb der Therapie, in denen Mehrdeutigkeit und eine gewisse Unvorhersagbarkeit normal sind.

Heißt das, dass es in der DBT keine Beständigkeit gibt? Nein. Aber die vorhandene Beständigkeit ist mehr wie das ruhige Wasser unterhalb der Wellen im Meer, die kommen und gehen. Sie ist nicht sehr deutlich sichtbar, aber sie ist vorhanden. Die einzige Technik, die wirklich konsequent angewandt werden muss, ist die Verstärkung von Fortschritten und die Nichtverstärkung von dysfunktionalem Verhalten und Rückschritten. Der Therapeut muss also konsequent auf der Seite der Patientin stehen und bereit sein, die Therapie ihren Bedürfnissen anzupassen. Gerade diese Beständigkeit der Zuwendung macht die Beziehung sicher genug, damit die Konfrontation mit Veränderungen wirksam werden kann.

8. DIALEKTISCHE DIAGNOSTIK

Ein großer Teil jeder Psychotherapie kann in gewisser Weise als „Diagnostik" aufgefasst werden. Therapeut und Patientin versuchen gemeinsam herauszufinden, welche Faktoren sich gegenseitig beeinflussen; welche Faktoren dazu führen, dass die Patientin sich so verhält, so fühlt und denkt, wie sie es tut; was gut und was schlecht läuft in der Therapie und im Leben der Patientin und was genau in diesem Moment geschieht. Wo die Patientin nach Antworten auf diese Fragen suchen soll, hängt von der theoretischen Ausrichtung des Therapeuten ab. In der amerikanischen psychologischen und psychiatrischen Tradition, speziell in Bezug auf BPS, ist es üblich, die Ursachen der Störung eher in der Person als in ihrem Umfeld zu vermuten. Obwohl viele psychologische Theorien den frühkindlichen Erlebnissen eine zentrale Rolle bei der Entstehung der Borderline-Persönlichkeitsstörung einräumen, wird die Rolle der aktuellen Umgebung für die Entstehung und Aufrechterhaltung der Schwierigkeiten dieser Patientinnen von den meisten Theorien kaum beachtet. Stattdessen stehen gestörte biologische Prozesse, dysfunktionale kognitive Schemata, inadäquate Objektbeziehungen und Fertigkeitsdefizite im Mittelpunkt. Borderline-Patientinnen akzeptieren typischerweise bereitwillig die Vorstellung, dass ihre Schwierigkeiten das Resultat ihrer persönlichen Defizite und Funktionsstörungen sind. Viele halten ihre Defizite sogar für endgültig und sehen keine Chance, sich zu verändern.

Sie sollten jedoch daran denken, dass sich eine dialektische Weltsicht durch ein ganzheitliches, systemisches Denken auszeichnet. Beeinflussungen sind immer gegenseitig und Veränderungen unterworfen. Identität ergibt sich nur aus Beziehungen zu anderen. Es gehört zur dialektischen Diagnostik, dass Therapeut und Patientin immer nach dem suchen, was in den individuellen oder persönlichen Erklärungen für aktuelle Verhaltensweisen und Ereignisse fehlt. Die

Frage lautet immer: „Was wird hier ausgelassen?“ Die Diagnostik beschränkt sich nicht auf die unmittelbare Umgebung, oder die familiären Hintergründe und andere frühere Lernerfahrungen (obwohl diese natürlich nicht ignoriert werden), es werden auch die sozialen, politischen und wirtschaftlichen Einflüsse auf das aktuelle Verhalten der Patientin miteinbezogen. Robert Sipe (1986; S. 74-75) beschreibt, Trent Schroyer zitierend (1972, S. 30-31), einen ähnlichen Punkt:

> „Durch dialektisches Bewusstsein werden bislang fehlende Teile zur Beschreibung des eigenen Selbst ergänzt, falsche Erscheinungsbilder durch tatsächliche Gegebenheiten ersetzt, so dass wir sozial unnötige autoritäre und kontrollierende Systeme durchschauen können. Wenn wir unsere psychische und soziale Umwelt so sehen können, wie sie ist, werden wir auch echte Möglichkeiten zu ihrer Veränderung erkennen ... Durch die Rekonstruktion fehlender Teile treten neue Erkenntnisse über die Möglichkeiten psychosozialer Veränderungen zutage, die sich vorher dem Verständnis entzogen haben.“

Insbesondere in der Arbeit mit Frauen wird in der dialektischen Diagnostik besonderes Augenmerk auf die Rolle von Sexismus und geschlechtsspezifischen Erwartungen bei der Entstehung der individuellen Problematik gerichtet. Die Doppelbindungen, die für das Individuum aufgrund der Erwartungen bezüglich der geschlechtsspezifischen Rolle, der sozialen Klasse, der Religion, Herkunft und Rasse entstehen, werden aus dialektischer Perspektive als wichtige Einflussfaktoren auf das individuelle Verhalten, auch die für Borderline-Patientinnen problematische Verhaltensweisen, gesehen. Möglicherweise ist die BPS eine Person-Umwelt-Störung.

Viele Borderline-Patientinnen schildern, dass sie sich irgendwie nicht dazugehörig fühlen, dass sie sich als Außenseiter der Gesellschaft, in der sie leben, empfinden. Ihr Verhalten spiegelt deutlich die Schwierigkeiten wider, die sie dabei haben, sich ihrer sozialen Umgebung anzupassen, in der sie nun einmal leben müssen. Die traditionelle Lösung besteht darin, einen Weg zu suchen, wie sich das Individuum so verändern kann, dass es sich besser in die Umwelt einfügt oder sein Schicksal akzeptieren lernt. Der soziale Kontext des Individuums wird dagegen als natürlich und unveränderlich dargestellt („So ist es nun einmal“). Es wird meist nicht in Erwägung gezogen, dass vielleicht in der Umwelt, zum Beispiel den zwischenmenschlichen Beziehungen, etwas nicht stimmen könnte. Das Individuum hat in diesem Falle kaum eine andere Chance als davon auszugehen, dass der Fehler bei ihm selbst liegt. Ein wichtiger Bestandteil der dialektischen Diagnostik besteht in der Analyse des weiteren sozialen Umfeldes der Patientin und dessen Beziehungen mit ihrem unmittelbaren persönlichen Kontext. Das Pferd wird sozusagen von hinten aufgezäumt, indem gemeinsam mit der Patientin nach Möglichkeiten gesucht wird, wie sie ihre Umwelt verändern kann. Ein Ziel der dialektischen Diagnostik besteht darin, der Patientin zu vermitteln, dass eine andere Gesellschaft denkbar ist, in die die Borderline-Patientin hineinpassen könnte.

Dieselben Punkte lassen sich auch auf den Einfluss der therapeutischen Struktur auf das Wohlbefinden der Borderline-Patientin beziehen. Im Laufe der Jahre ist eine Vielzahl von Regeln entwickelt worden, wie Psychotherapie am günstigsten ablaufen sollte. Auch diese Regeln scheinen manchmal das Natürliche und einzig Richtige zu sein. Diese Haltung kann aber zu einer gewissen Rigidität im therapeutischen Handeln führen. Auch hier wird impliziert, dass es an der Patientin liegt, wenn sie keine Fortschritte macht. Die Patientin wird der Therapie angepasst, nicht umgekehrt. In der dialektischen Diagnostik wird dagegen von vornherein die Möglichkeit mit einbezogen, dass bestimmte therapeutische Richtlinien und Regeln einen hindernden oder schädlichen Einfluss auf die Borderline-Patientin haben könnten. Dadurch steigt die Wahrscheinlichkeit einer effektiven Therapie; sowohl Patientin als auch Therapeut haben die Möglichkeit, das Maximum aus der Therapie und der therapeutischen Beziehung herauszuholen.

Abschließende Bemerkungen

Die hier vorgeschlagenen dialektischen Strategien können leicht für eine abgehobene Spielerei oder Taschenspielertricks gehalten werden. Es besteht tatsächlich die Gefahr, dass sie dazu werden, wenn der Therapeut nicht sorgfältig darauf achtet, was er sagt und tut, und sein Handeln nicht durch Ehrlichkeit und Engagement geprägt ist. Ein dialektischer Therapeut muss stets beide Seiten einer Polarität repräsentieren, er muss davon überzeugt sein, dass er nicht Hüter der absoluten Wahrheit ist und ernsthaft nach dem suchen, was sowohl in seinem als auch im Weltbild der Patientin ausgelassen wird. Mit anderen Worten ist Bescheidenheit gefordert – genau das Gegenteil der überlegenen Position also, in der sich jemand befindet, der mit Taschenspielertricks arbeitet. Natürlich soll damit nicht ausgeschlossen werden, dass der Therapeut mit der Patientin auch spielerisch umgehen kann, so dass beide Spaß daran haben. Derartige Spielereien müssen aber beidseitig sein und mit Vorsicht angewendet werden, um effektiv zu sein.

Jede der in diesem Kapitel beschriebenen Strategien kann fehlerhaft oder an der falschen Stelle angewendet werden. Ein Paradox scheint zwar auf den ersten Blick sinnlos zu sein, aber umgekehrt ist nicht alles ein Paradox, was sinnlos ist. Metaphern und Geschichten können mißbraucht werden, um sich aus einer direkten Antwort auf eine Frage herauszuwinden, um abzulenken, um Zeit zu schinden oder um anzugeben. Eine Geschichte kann zwar faszinierend sein, aber keinen Bezug zu dem anstehenden Problem aufweisen. Die Strategie des Advocatus Diaboli wird dann sinnvoll angewendet, wenn der Therapeut eine Position auswählt, die tatsächlich vertretbar ist, und so dafür Verständnis signalisiert, dass sich die Patientin so an dieser dysfunktionalen Regel oder Überzeugung festklammert. Sie ist dann schlecht angewendet, wenn der Therapeut sie benutzt, um die Patientin zu demütigen oder sie als Dummkopf dastehen zu lassen. Die Strategie des Ausdehnens kann leicht feindselig oder sarkastisch werden, insbesondere dann, wenn der Therapeut sich von den Drohungen oder extremen Reaktionen der Patientin manipuliert fühlt. Die Strategie der Aktivierung des „wissenden Zustandes" kann zwar sehr wirkungsvoll sein, um der Patientin ihr eigenes Wissen deutlich zu machen; sie kann aber auch dazu missbraucht werden, dass der Therapeut auf Kosten der Patientin sein eigenes Wissen deutlich macht. Wer aus Zitronen Limonade machen will, darf nicht vergessen, dass dazu auch noch eine Menge Zucker nötig ist. Wenn der Therapeut vergisst, dass die Patientin selbst nicht über genügend Zuckervorräte verfügt, bleibt leicht ein säuerlicher Geschmack zurück und das Vertrauen der Patientin in den Therapeuten wird vermindert. Die Strategie der natürlichen Veränderungen kann missbraucht werden, um zu verdecken, dass der Therapeut unentschlossen ist, dass er ein Versprechen nicht halten kann, dass er nicht in der Lage ist, einen Therapieplan zu erstellen, oder dass er einfach launenhaft ist. Schließlich kann auch die dialektische Diagnostik falsch eingesetzt werden. Wird sie nicht rigoros überprüft, kann sie dazu führen, dass lediglich die eigenen Illusionen bestätigt werden. Bewährte Traditionen und therapeutische Regeln können dann, zum Teil mit schwerwiegenden Konsequenzen für die Patientin oder den Therapeuten, verletzt werden. Das Kind kann wirklich mit dem Bade ausgeschüttet werden.

Anmerkungen

1. In mehr oder minder großem Ausmaß werden die hier dargestellten dialektischen Prinzipien in allen therapeutischen Ansätzen betont. Psychodynamische Ansätze konzentrieren sich beispielsweise auf die dynamischen Spannungen und Konflikte in einer Person. Verhaltenstherapeutische Ansätze arbeiten an der ganzheitlichen Beziehung zwischen Individuum und Umwelt. Kognitive Ansätze schließlich betonen die Notwendigkeit, die bestehende Realität zu beobachten und zu akzeptieren und den Patienten gleichzeitig bei seinen Bemühungen um Veränderung zu unterstützen. Im Grunde genommen ist die Betonung dialektischer Strategien in der DBT daher nichts „wirklich Neues".
2. In diesem und den folgenden Kapiteln weisen Untertitel in Großbuchstaben auf spezifische Behandlungsstrategien hin.

8

KERNSTRATEGIEN
Teil I. Validierung

Wie schon am Anfang von Kapitel 7 erwähnt, sind Validierungs- und Problemlösestrategien der Kern der DBT; alle anderen Strategien werden um diese herum aufgebaut. Validierungsstrategien sind die deutlichsten und direktesten Annahmestrategien in der DBT. Validierung vermittelt der Patientin eindeutig, dass ihr Verhalten sinnvoll und im aktuellen Kontext verstehbar ist. Der Therapeut bringt die Patientin dahin zu versuchen, ihre Handlungen, Gefühle und Gedanken oder ihre unausgesprochenen Regeln zu verstehen. Im Gegensatz dazu sind Problemlösestrategien die deutlichsten und direktesten Veränderungsstrategien in der DBT. Beim Problemlösen bringt der Therapeut die Patientin dahin, ihr eigenes Verhalten zu analysieren, sich auf Veränderung einzulassen und aktive Schritte auf eine Verhaltensänderung hin zu unternehmen.

Wie in Kapitel 4 diskutiert wurde, sind unangemessene Verhaltensweisen oft die Lösung für Probleme, welche die Patientin gelöst haben möchte oder von denen sie befreit sein will. Vom therapeutischen Standpunkt aus sind jedoch die Verhaltensweisen selber das zu lösende Problem. Ganz vereinfacht gesagt, Validierung betont das Richtige des Standpunktes der Patientin, und Problemlösestrategien betonen das Richtige des Standpunktes des Therapeuten. Diese Aussage ist natürlich stark vereinfachend, weil manchmal die Perspektiven wechseln: Die Patientin sieht ihr eigenes Verhalten als problematisch an und hat das Bedürfnis nach Veränderung, wohingegen der Therapeut sich darauf konzentriert, die Patientin und ihr Verhalten so, wie es ist, zu akzeptieren. Sowohl Validierungs- als auch Problemlösestrategien werden in jeder Interaktion mit der Patientin verwendet. Viele ausweglose Situationen in der Behandlung sind das Ergebnis einer Unausgewogenheit zwischen den Strategien.

Eine Borderline-Patientin präsentiert sich selbst im klinischen Bild als jemand, der emotional extrem leidet. Sie bittet dringend und manchmal fordert sie es auch, dass der Therapeut diesen Zustand ändere – dass er ihr hilft, sich besserzufühlen, mit selbstzerstörerischen Verhaltensweisen aufzuhören und ihr Leben zufriedener zu leben. Angesichts des Unglücks der Patientin und der Schwierigkeit, ihre Umwelt zu verändern, ist es sehr verlockend, sich auf die Veränderung der Patientin zu konzentrieren. Abhängig von der Orientierung des Therapeuten, kann sich die Behandlung darauf konzentrieren, wie die irrationalen Gedanken, Annahmen oder Schemata der Patientin zu dysfunktionalen negativen Emotionen beitragen; wie ihre unangemessenen zwischenmenschlichen Verhaltensweisen oder Motive zu zwischenmenschlichen Problemen beitragen: wie ihre abnormen biologischen Reaktionen sich störend auf eine funktionelle Anpassung auswirken; wie ihre emotionale Reaktivität und Intensität zu ihren gesamten Problemen beiträgt, usw. Der Therapeut wird in der Regel darauf bestehen, Techniken, die auf eine Veränderung hinzielen, anzuwenden mit Schwerpunkt darauf, das Verhalten der Patientin, ihre Persönlichkeit oder die biologischen Muster zu verändern.
In vieler Hinsicht ist diese Schwerpunktsetzung eine Wiederholung der invalidierenden Umwelt, in der die Patientin das Problem war, und die Patientin diejenige war, die geändert werden musste. Sobald Veränderung betont wird, wird der

Therapeut möglicherweise die schlimmsten Befürchtungen der Patientin bestätigen: Die Patientin kann ihren eigenen emotionalen Reaktionen, kognitiven Erklärungsmustern oder Verhaltensweisen tatsächlich nicht trauen. Misstrauen und Invalidierung der eigenen Reaktionen auf Geschehnisse, ob von einem selbst oder von anderen kommend, wirken aber äußerst aversiv. Abhängig von den Ereignissen, kann Invalidierung Furcht, Wut, Scham oder eine Kombination dieser drei Gefühle hervorrufen. So kann der gesamte Ansatz, der schwerpunktmäßig eine Therapie der Veränderung ist, aversiv sein, weil dieser Ansatz zur Selbstinvalidierung beiträgt oder überhaupt erst dazu führt. Es ist kein Wunder, dass die Patientin häufig ausweicht oder Widerstand leistet.

Unglücklicherweise ruft ein therapeutischer Ansatz, der auf bedingungslosem Annehmen und Validierung der Verhaltensweisen der Patientin basiert, ähnliche Probleme hervor und kann paradoxerweise auch invalidierend sein. Wenn der Therapeut die Patientin drängt, sich selbst anzunehmen und zu validieren, kann das so wirken, als würde der Therapeut die Probleme der Patientin nicht ernst nehmen. Die Verzweiflung der Borderline-Patientin wird bei Therapien, die auf „Annehmen" basieren, unberücksichtigt gelassen, da hier wenig Hoffnung auf eine Veränderung geboten wird. Die persönliche Erfahrung der Patientin, dass ihr Leben unannehmbar und unerträglich ist, wird somit verneint.

Um dieser Sackgasse zu entgehen, versucht die DBT ein Gleichgewicht zwischen auf Validierung basierenden und auf Veränderung basierenden Behandlungsstrategien herzustellen. Der primäre Schwerpunkt der Behandlung ist, der Patientin beides beizubringen, sich selbst zu validieren und sich zu ändern. Die Therapie sollte es vor allem, der Patientin ermöglichen zu verstehen, dass Reaktionen beides, sowohl angemessen und richtig sein können, aber gleichzeitig auch dysfunktional sind und verändert werden sollten (vgl. Watts, 1990, zu einem ähnlichen Punkt). Dieses Gleichgewicht ändert sich jedoch andauernd; folglich muss der Therapeut in der Lage sein, in der Therapie flexibel und schnell reagieren zu können. Das Erkennen, dass Flexibilität und die Synthese oder das Ausbalancieren sich ergänzender oder gegensätzlicher Pole notwendig ist, ist der Grund dafür, warum Dialektik die Grundlage der Therapie darstellt.

Definition von Validierung

Das Wesen der Validierung ist Folgendes: Der Therapeut vermittelt der Patientin, dass ihre Reaktionen Sinn machen und in ihrer aktuellen Lebenssituation verstehbar sind. Der Therapeut nimmt die Patientin aktiv an und lässt sie dieses Annehmen spüren. Der Therapeut nimmt die Antworten der Patientin ernst und läßt sie nicht unberücksichtigt oder spielt sie herunter. Validierungsstrategien erfordern, dass der Therapeut die ihren Reaktionen auf Geschehnisse innewohnende Validität sucht, erkennt und der Patientin reflektiert. Bei Kindern, die häufig unerwünschtes Verhalten an den Tag legen, müssen Eltern gerade auf positives Verhalten achten, um dieses dann zu verstärken. Ähnlich muss der Therapeut die Validität in den Reaktionen der Patientin aufzeigen, manchmal noch weiter ausführen und dann verstärken. Zu Beginn der Einzeltherapie können Valdierungsstrategien die hauptsächlich benutzten Strategien sein.

Manchmal ist es einfacher zu verstehen, was Validierung bedeutet, wenn man versteht, was es nicht bedeutet. Aufzuzeigen, dass eine Reaktion in der Vergangenheit funktionell war, es jetzt aber nicht mehr ist, ist Invalidierung anstatt Validierung. Zum Beispiel könnte eine Patientin sagen, dass der Therapeut immer böse auf sie sei. Wenn der Therapeut dies unmittelbar verneint und dann darlegt, inwieweit die Erfahrungen der Patientin aus anderen persönlichen Beziehungen verständlicherweise zu dieser Erwartung, der Therapeut wäre mit ihr böse, geführt haben mögen, invalidiert der Therapeut damit die Bemerkung der Patientin. Der Therapeut zeigt vielleicht, dass sie nicht verrückt ist und dass, bezogen auf ihre früheren Erfahrungen, ihre Antwort valide ist. Er zeigt ihr aber nicht, dass, bezogen auf den aktuellen Kontext, ihre Antwort valide ist. Die Vergangenheit der Patientin zu validieren, ist nicht das Gleiche, wie ihr derzeitiges Verhalten zu validieren.

In ähnlicher Weise invalidiert der Therapeut die Reaktion der Patientin, wenn ihr Kommentar interpretiert wird, als eine Projektion ihrer eigenen Wut auf den Therapeuten. Fast jegliche Äußerung dieser Art (*ad hominem* oder in diesem Fall *ad feminam*) invalidiert den Inhalt des Standpunktes der Patientin. Obwohl solche Argumente auch ihre Gültigkeit haben können, validieren sie nicht den Kommentar der Patientin, noch ist es wahrscheinlich, dass sie als Validierung erlebt werden. Eine validierende Antwort vom Therapeuten wäre, als Erstes offen nach irgendeiner deutlichen Verhaltensweise seinerseits zu suchen, die Wut ausdrücken könnte, und dann mit der Patientin rücksichtsvoll

die Gefühle und Einstellungen zu diskutieren, die dieses Verhalten widerspiegelt. Letztendlich bedeutet Validierung nicht einfach, dass die Patientin sich gut fühlen oder dass ihr Selbstwertgefühl aufgebaut werden soll. Wenn die Patientin meint, sie wäre dumm, wäre es eine Invalidierung ihrer Einschätzung, wenn man ihr sagt, sie sei klug.
Es gibt drei Schritte der Validierung. Die ersten beiden sind Bestandteile fast aller therapeutischen Traditionen; der dritte Schritt jedoch ist wesentlich für die DBT. Die Schritte sind wie folgt:

1. Aktive Beobachtung. Zuerst sammelt der Therapeut Informationen, was mit der Patientin geschehen ist oder was gerade mit ihr passiert, hört zu und beobachtet, was die Patientin denkt, fühlt und macht. Das Wesentliche in diesem Schritt ist, dass der Therapeut aufmerksam ist. Der Therapeut läßt Theorien, Vorannahmen und persönliche Zweifel unberücksichtigt, die bei der Beobachtung der aktuellen Gefühle, Gedanken und Verhaltensweisen der Patientin im Weg sein könnten. In Einrichtungen und im Krankenhaus beachtet der Therapeut keine Klatschgeschichten und andere professionelle Meinungen über die Patientin. Der Therapeut hört auf die direkten Botschaften und beobachtet das gezeigte Verhalten. Zusätzlich hört der Therapeut mit einem „dritten Ohr“ zu, um die nicht geäußerten Gefühle, Gedanken, Bewertungen und Überzeugungen zu „hören“; genauso beobachtet er mit einem „dritten Auge“, um nicht gezeigte Handlungen der Patientin zu erahnen. Am Anfang der Therapie braucht der Therapeut häufig die Gabe, „Gedanken lesen zu können“. Es ist so ähnlich, als würde man Infrarotaufnahmen im Dunkeln machen. Durch die therapeutische Arbeit wird die Patientin mit der Zeit lernen, solche „Aufnahmen“ selber machen zu können.

2. Reflexion (Spiegelung). Zweitens spiegelt der Therapeut der Patientin ganz genau ihre eigenen Gefühle, Gedanken, Annahmen und Verhaltensweisen wider. Voraussetzung dabei ist, eine wertfreie Haltung anzunehmen. Dies kann der Therapeut vermitteln, indem er die Patientin merken lässt, dass er aufmerksam ist und zuhört. Echte emotionale Empathie; Verstehen (nicht unbedingt Übereinstimmung mit) von Erwartungen oder Annahmen; und Erkennen von Verhaltensmustern ist gefordert. Durch hin und her gehende Diskussionen hilft der Therapeut der Patientin, ihre eigenen Reaktionsweisen zu identifizieren, zu beschreiben und zu benennen. Auf diese Art und Weise hat die Patientin eine Chance, dem Therapeuten zu sagen, dass er nicht Recht hat. Der Therapeut fragt häufig: „Ist das so richtig?“ Beim Reflektieren wird oft deutlich, was die Patientin beobachtet, aber nicht zu sagen oder zuzugeben wagt. Diese einfache Art der Reflexion kann, besonders wenn der Therapeut es „als Erster“ sagt, eine sehr starke Form von Validierung sein: Eine Borderline-Patientin nimmt sich oft im ersten Schritt ganz genau war, invalidiert und missachtet dann aber ihre eigenen Wahrnehmungen, weil sie sich selbst misstraut.

3. Direkte Validierung. Drittens betont und spiegelt der Therapeut die Klugheit oder Validität der Reaktion der Patientin und teilt ihr mit, dass ihre Reaktion verstehbar ist. Der Therapeut findet Auslöser in der gegenwärtigen Umwelt der Patientin, die die Verhaltensweisen der Patientin unterstützen. Auch wenn Informationen über alle relevanten Gründe nicht verfügbar sein werden, machen die Gefühle, Gedanken und Handlungen der Patientin vollkommen Sinn im Kontext der momentanen Erfahrungen und Lebenssituation der Person. Verhalten passt sich dem Kontext an, in dem es auftritt, und der Therapeut muss die Klugheit dieser Anpassung finden. Der Therapeut lässt sich durch die dysfunktionale Natur der Verhaltensweisen der Patientin nicht täuschen, sondern achtet stattdessen auf die Aspekte der Reaktionen, die im Kontext entweder verstehbar oder angemessen sind. So untersucht der Therapeut die Reaktionsweisen auf ihre innewohnende Richtigkeit, Angemessenheit oder Begründbarkeit, bevor er sich den mehr dysfunktionalen Eigenschaften zuwendet. Selbst wenn nur ein kleiner Teil der Reaktionen valide ist, forscht der Therapeut nach diesem Anteil des Verhaltens und reagiert darauf. Es ist dieser dritte Schritt, der die meiste Sucharbeit vom Therapeuten verlangt und Validierung am deutlichsten definiert. Durch das Aufspüren der Validität in der Reaktion der Patientin, kann der Therapeut die Patientin ehrlich dabei unterstützen, sich selbst zu validieren.

Die Suche nach Validierung ist dialektisch in der Weise, dass der Therapeut das Körnchen Klugheit und Echtheit in der Reaktion der Patientin finden muss, die im Ganzen betrachtet dysfunktional gewesen sein mag. Manchmal ist Validierung der Reaktion der Patientin wie die Suche nach dem Goldkorn in einer Schale Sand. Die DBT nimmt an, dass in jeder Schale Sand ein Goldkorn ist; jeder Reaktion eine innewohnende Validität zugrunde liegt. Die Aufmerksamkeit auf das Gold lenken heißt aber nicht, den Sand zu übersehen. Vielmehr stehen Valdierungsstrategien mit Problemlösestrategien, die sich darauf konzentrieren, Eigenschaften der Patientin, die man ändern muss, zu finden und daran zu arbeiten, im Gleichgewicht.

Es gibt vier Arten von Validierungsstrategien. Die ersten drei, emotionale Validierung, Validierung auf der Verhaltensebene und kognitive Validierung, sind sich sehr ähnlich. Sie werden in diesem Kapitel nur voneinander unterschieden, um Gelegenheit zu haben, einige spezielle Punkte, die häufig bei der Behandlung von Borderline-Patientinnen wichtig sind, zu diskutieren. Die vierte („Anspornen") unterscheidet sich von den anderen, da hier der Therapeut die innewohnenden Fähigkeiten der Patientin – die der Patientin nicht immer offensichtlich sind – validiert. So werden emotionale, kognitive und Validierung auf Verhaltensebene von der Patientin als Validierung erlebt, Anspornen manchmal nicht. Obwohl jede dieser vier Validierungsstrategien die oben drei genannte Schritte beinhaltet, kann jedoch die Art und Weise, wie der Therapeut diese drei Schritte miteinander verbindet, variieren.

Warum Validierung?

Obwohl die Notwendigkeit von Validierung in der Behandlung von Borderline-Patientinnen vielleicht selbstverständlich ist, besonders für jemanden, der die ersten sieben Kapitel dieses Buches gelesen hat, erleben Therapeuten häufig so große Schwierigkeiten dabei, eine Validierungshaltung bei Borderline-Patientinnen beizubehalten, dass dieser Punkt nicht oft genug wiederholt werden kann. Um die oben genannten Punkte zusammenzufassen: Validierung wird gebraucht, um Veränderungsstrategien auszugleichen. Das Maß an Validierung, das für eine Veränderungseinheit gebraucht wird, wird zwischen unterschiedlichen Patientinnen und für eine bestimmte Patientin im Verlauf variieren. Patientinnen, die zurückhaltend, schweigsam sind und dazu neigen, sich, wenn man sie konfrontiert, zurückzuziehen, werden ein höheres Maß an Validierung zur Veränderung brauchen als die kämpferische Patientin, die obwohl unter Umständen genauso verletzbar und sensibel, „standhalten" kann, wenn sie sich angegriffen fühlt. Für alle Patientinnen gilt, wenn die Belastung im Umfeld (sowohl innerhalb und außerhalb der Therapiebeziehung) zunimmt, muss der Validierungs-Veränderungs-Quotient entsprechend steigen. Ähnlich sollte die Validierung zunehmen, wenn besonders empfindliche Themen angesprochen werden. Auch während einer bestimmten Sitzung kann man davon ausgehen, dass der Bedarf an Therapievalidierung variabel ist. Therapie mit einer Borderline-Patientin kann sein, als schiebe man jemanden näher an den Abgrund einer Steilküste. Wenn er schon mit einem Fuß im Abgrund steht, bedeutet Validierung, jemanden vom Abgrund zurück zum sicheren Grund zu bringen, dort wo der Therapeut ist.

Zweitens braucht man Validierung, um der Patientin beizubringen, wie sie sich selbst validiert. Wie ich in Kapitel 2 besprochen habe, sieht die Borderline-Patientin sich häufig zwei unvereinbaren, aber sehr starken Informationsquellen gegenübergestellt: auf der einen Seite ihren eigenen starken Reaktionen auf eine Begebenheit und auf der anderen Seite die davon abweichenden Reaktionen der anderen, die aber oft genauso stark sein können. Obwohl die DBT davon ausgeht, dass Borderline-Patientinnen die Ereignisse auch manchmal verdrehen, ist die erste Herangehensweise immer, die Aspekte einer Begebenheit aufzudecken, die nicht verdreht wurden. Verdrehung der Tatsachen ist häufig eher eine Folge anstatt der Grund emotionaler Dysfunktionalität. Die Erfahrung, sich selbst zu misstrauen, ist sehr aversiv, wenn dies sehr lange besteht und vorherrschend ist. Das Mindeste ist, seiner eigenen Entscheidung zu vertrauen, wem man glauben soll – sich selbst oder den anderen. Das Übertreiben von Vorkommnissen ist häufig ein Versuch, Validierung für eine ursprüngliche, recht valide Sichtweise der Vorkommnisse zu erhalten. Ich betone häufig gegenüber Patientinnen, dass eines meiner Therapieziele ist, ihnen dabei zu helfen, ihren eigenen Reaktionen zu vertrauen.

Das Geheimnis wirkungsvoller Nutzung von Validierung ist, zu wissen, wann man sie anwenden muss und wann nicht, und wenn man einmal damit begonnen hat, zu wissen, wann man sie abbrechen muss. Das kann ein besonderes Problem werden, wenn starke Emotionen vorliegen oder zum Vorschein kommen. Für einige Patientinnen wäre die Therapie, falls der Therapeut dies zuließe, wenig mehr als eine emotionale Katharsis. Die Fähigkeit, Emotionen abzustellen und zur Problemlösung überzugehen, ist wichtig, wenn Fortschritte gemacht werden sollen. Besonders wichtig ist, dass der Therapeut keine Valdierungsstrategien direkt auf dysfunktionales Verhalten folgen läßt, das gerade durch seine Tendenz, Validierung in der Umgebung hervorzurufen, aufrechterhalten wird. (Die Anwendung therapeutischer Möglichkeiten zur Modifizierung von Verhalten wird ausführlich in Kapitel 10 diskutiert.) Die beste Strategie ist manchmal, das momentane Unbehagen der Patientin zu ignorieren und sich auf das Problemlösen zu stürzen, wobei man die Patientin, so gut es geht, sozusagen zu sich hinschleift. Validierung kann eine kurze Bemerkung oder

Abschweifung sein, während man an anderen Themen arbeitet, oder sie kann der Schwerpunkt einer gesamten Sitzung sein. Wie mit anderen DBT-Strategien, muss deren Anwendung zielorientiert und sinnvoll sein. Das heißt, sie sollte benutzt werden, wenn das vordringlichste Ziel darin besteht, die Patientin zu beruhigen, die emotional zu erregt ist, um über etwas anderes zu sprechen; um therapeutische Fehler wiedergutzumachen; um die Fähigkeiten der Patientin zu wertfreier Selbstwahrnehmung und nicht abwertender Selbstbeschreibung zu entwickeln (z. B. um ihr Selbstvalidierung beizubringen); um etwas über die momentanen Erfahrungen oder Erfahrungen, die eine Begebenheit begleiten, kennen zu lernen oder ein annehmendes Klima für Veränderungen zu schaffen.

VALDIERUNGSSTRATEGIEN FÜR EMOTIONEN

Borderline-Patientinnen schwanken zwischen emotionalem Gehemmtsein und starken emotionalen Reaktionen. Einige Patientinnen halten typischerweise emotionale Äußerungen während der Therapieinteraktionen zurück; andere Patientinnen scheinen immer im Zustand einer emotionalen Krise zu sein; wieder andere wechseln hin und her. Diese Phasen wurden detailliert in Kapitel 3 und 5 beschrieben. Emotionale Validierung bedeutet in vieler Hinsicht eine Herausforderung, abhängig davon, in welcher Phase die Patientin ist. Bei einer gehemmten Person ist eine emotionale Äußerung wie die kleine Flamme eines Lagerfeuers an einem Regentag. Der Therapeut muss sehr vorsichtig sein, um die Emotion nicht mit allzu schnellen Beobachtungen, Erklärungen und Interpretationen zu ersticken. Der Patientin beizubringen, ihre eigenen Emotionen wahrzunehmen, in der Lage zu sein, Emotionen nur aufgrund minimaler Informationen zu deuten und für die Möglichkeit offen zu sein, etwas Falsches angenommen zu haben, ist wichtig. Bei der emotional reaktiven Patientin besteht die Herausforderung dagegen darin, die Emotion zu validieren, ohne sie gleichzeitig zu verstärken. In diesem Fall ist es wichtig, Gelegenheiten zum emotionalen Ausdruck und Spiegeln der Emotionen vorzusehen.

Emotionale Validierungsstrategien stehen im Gegensatz zu Ansätzen, die sich auf die emotionale Überreaktivität oder deren gestörte Entstehungsbasis konzentrieren. Deswegen entsprechen sie mehr dem Ansatz von Greenberg und Safran (1987), die zwischen primären oder „authentischen" und sekundären oder „gelernten" Emotionen unterscheiden. Die Letzteren sind Reaktionen auf primäre kognitive Einschätzungen und emotionale Reaktionen; sie sind das Endprodukt einer Gefühls- und Gedankenkette. Dysfunktionale und unangemessene Emotionen sind laut Greenberg und Safran, gewöhnlich sekundäre Emotionen, welche die Erfahrung und Äußerung primärer Emotionen blockieren. Die Autoren gehen weiter davon aus, dass „alle primären affektiven Emotionen adaptive motivationale Informationen für den Organismus" darstellen (1987, S. 176). Der bedeutsame Punkt hierbei ist die Annahme, dass dysfunktionale und schlecht angepaßte Reaktionen auf Begebenheiten häufig mit „authentischen" oder validen Reaktionen auf Begebenheiten verbunden oder verwoben sind. Das Finden und Verstärken dieser primären Reaktionen ist das Wesentliche der emotionalen Validierung. Die Bedeutung der Aufrichtigkeit des Therapeuten in der Anwendung dieser Strategien kann nicht genug betont werden. Wenn emotionale Validierungsstrategien als Veränderungsstrategien benutzt werden, das heißt, wenn Validierung nur ein Lippenbekenntnis ist und einfach dazu benutzt wird, die Patientin für die „richtige Arbeit" zu beruhigen, kann der Therapeut davon ausgehen, dass die Therapie fehlschlagen wird. Diese Ehrlichkeit hängt wiederum von der Überzeugung des Therapeuten ab, dass eine grundsätzliche Validierung gefunden werden kann und dass das Suchen danach therapeutisch sinnvoll ist.

Eine Borderline-Patientin kann im Allgemeinen die Emotionen, die sie erlebt, nicht erkennen, weil sie normalerweise eine Vielzahl von Emotionen gleichzeitig oder rasch aufeinanderfolgend erlebt. Bei manchen Gelegenheiten kann die sekundäre emotionale Reaktion der Patientin (z. B. Furcht, Scham oder Wut) auf ihre primäre Reaktion so stark oder extrem sein, dass die primäre Reaktion unterbrochen oder unterdrückt wird, bevor die Patientin eine Gelegenheit gehabt hat, diese zu erleben, zu verarbeiten oder in Worte zu fassen. Zu anderen Zeiten erlebt die Patientin vielleicht eine einzige Reaktion sehr stark und berichtet, dass sie aufgwühlt ist, aber kann diese Schilderung nicht zu einer ausführlicheren Beschreibung ihrer Emotion ausdehnen. Die Patientin berichtet vielleicht, dass sie sich ihrer Gefühle bei alltäglichen Begegnungen erst nach dem Geschehen bewusst wird. Ein wichtiger Schwerpunkt der Therapie ist, der Patientin zu helfen, ihren momentanen Gefühlszustand wertfrei wahrzunehmen und zu beschreiben, darauf achtend, Beschreibungen der Emotion von Beschreibungen der Ereignisse, die zu dieser Emotion geführt haben, zu trennen.

Tabelle 8.1: Checkliste „Validierungsstrategien für Emotionen"

____ **T gibt Gelegenheiten für EMOTIONALE ÄUSSERUNGEN: T hat Einfühlungsvermögen und nimmt die Gefühle von P an.**
____ T hört mit einer wertfreien und verständnisvollen Einstellung den emotionalen Äußerungen von P zu.
____ T bettet Versuche, die emotionale Äußerung zu verändern oder den Fokus des Gespräches zu verlagern, in strukturierende Aussagen ein, wobei er Verständnis für das Leiden und die Schwierigkeiten von P zeigt.

____ **T hilft P, Gefühle WAHRZUNEHMEN UND ZU BENENNEN; T hilft P, sich zu beruhigen, zurückzutreten und auf die Bestandteile der emotionalen Reaktion zu achten.**
____ T leitet P, an, ihre eigenen ursprünglichen Erfahrungen der Emotionen zu beachten.
____ T hilft P, Körperempfindungen, die mit Gefühlen verbunden sind, zu beschreiben und zu benennen.
____ T hilft P, Gedanken, Einstellungen und Interpretationen von Situationen, die mit Gefühlen verbunden sind, zu beschreiben und zu benennen.
____ T hilft P, Sehnsüchte und Wünsche, die mit Gefühlen verbunden sind, zu beschreiben.
____ T hilft P, Handlungstendenzen und Bedürfnisse, die mit Gefühlen verbunden sind, zu beschreiben.
____ T hilft P, Gesichts- und Körperausdruck, der mit Gefühlen verbunden sein kann, wahrzunehmen und zu beschreiben.

____ **T DEUTET EMOTIONEN, T bringt auf wertfreie Weise die emotionale Reaktion zum Ausdruck, die P vielleicht nur teilweise geäußert hat.**
____ T bestimmt den Zeitpunkt für das Deuten der Emotionen, lässt es allmählich aufhören, wenn P in der Therapie Fortschritte macht.
____ T bietet P Multiple-Choice-Antworten an, wie sie sich fühlen könnte.

____ **T VERMITTELT P, dass ihre Gefühle valide sind.**
____ T vermittelt P, dass die emotionale Reaktion (oder ein Teil derselben) vernünftig ist, klug oder im Kontext der Situation Sinn macht („Ja, natürlich würden Sie in dieser Weise empfinden").
____ T betont, dass, selbst wenn P überreagiert oder aufgrund einer möglicherweise „gestörten" Sichtweise der Situation reagiert, sie dennoch etwas von ihrem eigenen Verhalten oder von der Umgebung aufgenommen hat. („Es gibt also einen Reiz, der die Reaktion ausgelöst hat").
____ T lehrt, dass alle Verhaltensweisen (einschließlich Emotionen) durch etwas ausgelöst werden.
____ T arbeitet heraus, dass es entwicklungsbedingte, auf Lernprozessen basierende Erklärungen für emotionale Reaktionen gibt, und entkräftigt damit die abwertenden Theorien von P.

Anti-DBT-Interventionen

____ **T beharrt auf seiner Wahrnehmung von P.s Gefühlen; T scheint sich der Möglichkeit, dass P anders empfindet, als er annimmt, zu verschließen.**
____ **T kritisiert die Gefühle von P.**
____ **T betont die irrationale oder gestörte Grundlage der Gefühle, ohne das darin enthaltene „Körnchen Wahrheit" zu sehen.**
____ **T reagiert auf schmerzhafte Emotionen, als ob sie etwas seien, was man loswerden müsste.**
____ T drückt nur Unbehagen in Bezug auf die schmerzhaften Gefühle von P aus.
____ T verstärkt dysfunktionale Äußerungen von Emotionen, indem er jedes Mal die Veränderungsstrategien beendet und stattdessen ausgedehnte Validierungsstrategien einsetzt, wenn derartige Äußerungen auftreten.

Eine Borderline-Patientin entzieht sich häufig sehr starken Emotionen und zeigt nur wenig sichtbare Anzeichen emotionaler Erregung. Sehr passives Verhalten ist häufig ein Zeichen, dass die Patientin alle emotionalen Reaktionen vermeidet oder unterdrückt, die ansonsten unter den gegebenen Umständen ans Licht kämen. Manchmal wird der Rückzug oder die Vermeidung nur unvollständig sein, und sie wird nur mit einem Aspekt einer emotionalen Antwort reagieren, während die anderen Aspekte unterdrückt werden. Zum Beispiel erlebt die Patientin vielleicht ein grundlegendes Gefühl von Trauer oder Furcht, ohne die sich im Gesicht oder Körperhaltung ausdrückenden Anteile der Emotion zu zeigen oder umgekehrt. Oder die Patientin erlebt den Drang, etwas zu tun, was normalerweise mit einer Emotion gekoppelt ist (z. B. zu schreien, aus der Therapiesitzung zu flüchten oder den Therapeuten zu schlagen) ohne korrespondierende emotionale Erfahrungen oder physiologische Veränderungen. Die DBT geht nicht davon aus, dass die Patientin die Emotion unbewusst erlebt und sie deswegen nichts davon weiß. Bei einer Patientin, die den Therapeuten schlagen will, nimmt man nicht notwendigerweise an, dass sie auf ihn wütend ist. Tatsächlich kann im letzteren Fall das Problem sein, dass die Patientin nicht mit Wut reagiert. Das heißt, sie vermeidet oder unterdrückt den Reaktionsfluss, der üblicherweise auftreten würde.

Bei einer Patientin, die emotionales Erleben und Äußerungen unterdrückt, muss der Therapeut vorsichtig sowohl die Emotion, die unterdrückt wird, als auch die Schwierigkeiten der Patientin, diese spontan zu äußern, validieren. Um das Unterdrücken zu verstehen, wird im Allgemeinen eine geschickte Diagnostik des Verhaltens erforderlich sein (detailliert beschrieben in Kap. 9). Zum Beispiel vermeidet die Patientin vielleicht automatisch emotionale Reaktionen oder unterdrückt emotionale Äußerungen als Ergebnis klassischer Konditionierungserfahrungen (siehe Kap. 3). Sekundäre Emotionen, wie oben erläutert, schneiden typischerweise das vollständige Erleben und/oder Äußern der primären emotionellen Reaktion ab oder behindern dies. Und schließlich haben viele Patientinnen sehr strenge moralische Überzeugungen von der Angemessenheit verschiedener Emotionen.

Bei einer Patientin, die in einer emotionalen Krise ist oder die starke Emotionen zeigt, muss der Therapeut darauf achten, Invalidierung als Technik nicht anzuwenden, um die Emotion zu dämpfen – eine allzu verbreitete Strategie. Meiner Erfahrung nach besteht eine der größten Befürchtungen von Therapeuten darin, dass sie, wenn sie die emotionalen Erlebnisse der Borderline-Patientin erkennen oder validieren würden, damit das emotionale Verhalten belohnt und es weiter andauern und noch eskalieren würde. Andere Therapeuten haben wie ihre Patientinnen das Gefühl, dass sie sich selbst invalidieren, wenn sie die Patientinnen validieren. Es besteht dann die Versuchung, mit Bestrafung zu versuchen, die Emotion abzuschwächen. Dies funktioniert selten; und wenn es funktioniert, wird die Patientin in der Regel mit Unterdrücken der Emotion reagieren, nur um beim nächsten Mal, wenn sie nochmals auf die gleiche Situation trifft, wieder stark zu reagieren. Wenn sich jedoch eine Patientin einmal gehört und ernst genommen fühlt, wird sie sich in der Regel beruhigen. Wenn der Therapeut die Emotionen der Patientin ernster nimmt als sie selber (die dialektische Strategie der Ausdehnung/„Extending"), wird die Patientin sogar anfangen, den Therapeuten zu beruhigen. Spezielle Validierungsstrategien für Emotionen werden unten diskutiert und sind in Tabelle 8.1 zusammengefasst.

1. Gelegenheiten zum Äußern von Emotionen geben

Eine Patientin, die im Zustand einer erdrückenden Krise ist, nimmt einen Großteil der Sitzung für emotionale Äußerung und Verarbeitung in Anspruch. Anstrengungen von Seiten des Therapeuten, die starke emotionale Äußerung zu steuern, können mit einem starken Widerstand von Seiten der Patientin verbunden sein, einschließlich der Aussage, dass der Therapeut sie nicht verstünde. In diesem Fall sollte der Therapeut einfach nur zuhören, die Gefühle der Patientin erkennen, klären und auf wertfreie Art unmittelbar validieren. Wie oben erwähnt, wird die Patientin sich nach und nach beruhigen und bereit sein, sich mehr auf die Problemlösung zu konzentrieren. Offene Fragen über Gefühle sind an diesem Punkt wahrscheinlich wenig sinnvoll. Im Allgemeinen wird das nur die Dauer des emotionalen Erregungszustandes ausdehnen, wohingegen reflektierende Aussagen über den Gefühlszustand der Patientin oder der Umgebung hilfreich sein können, um die Erregung zu mildern.

Gelegenheiten zur emotionalen Äußerung sind für die gehemmte Patientin genauso wichtig. Hier jedoch besteht die Aufgabe darin, genug Struktur zu bieten, um die Mitteilung der Emotionen zu fördern, aber nicht so viel Struktur aufzuerlegen, dass die Patientin sich noch weiter zurückzieht. „Ausreichend Struktur" bedeutet in der Regel, Fragen über emotionale Reaktionen zu stellen und der Patientin genug Zeit für die Antworten zu geben. Geduld und die Fähigkeit,

Schweigen ertragen zu können, sind hier gefragt. Auch sollte man wissen, wann das Schweigen zu lange andauert. Lange Schweigepausen können weiteren Rückzug zur Folge haben. Stattdessen sollte sich der Therapeut nach einem angemessenen Schweigen als Alleinunterhalter betätigen und dabei Fragen nach dem Befinden der Patientin mit Pausen für die Antworten einschieben, bis die Patientin wieder von sich aus zu sprechen beginnt.

2. Vermitteln der Fertigkeit, Emotionen wahrzunehmen und zu benennen

Die Fähigkeit, emotionale Erfahrungen und Zustände wahrzunehmen und zu benennen, ist ein wichtiges Ziel im Modul „emotionale Regulierung" des Fertigkeitstrainings. Der Therapeut muss diese Techniken kennen und der Patientin helfen, sie in ihren Alltag zu integrieren. Eventuell muss der Therapeut diese Techniken auch explizit vermitteln, wenn ein separates Fertigkeitstraining nicht Bestandteil der Therapie ist oder wenn dieser Baustein des Fertigkeitstrainings zu spät auftaucht, d. h., die Techniken werden schon vorher gebraucht. Einige Borderline-Patientinnen können Emotionen ziemlich gut wahrnehmen und beschreiben; andere können das nur schlecht, sie befinden sich häufig in einer Art emotionalem Nebel. Sie wissen, dass sie etwas fühlen, aber sie haben wenig oder gar keine Vorstellung davon, was sie fühlen oder wie sie es in Worte fassen sollen. Bei diesen Patientinnen ist es häufig hilfreich, wenn man ihnen zuerst beibringt, wie man die einzelnen Bestandteile von Emotionen erkennt und beschreibt, ohne dass sie sofort ihre Gefühle benennen müssen.

Es gibt viele Theorien der Emotionen und genauso viele Theorien über die Bestandteile von emotionalen Reaktionen. In der DBT vermitteln wir den Patientinnen das Wahrnehmen und Beschreiben der auslösenden Ereignisse (sowohl interne als auch externe), der Gedanken und Interpretationen, die mit dem Ereignis verbunden sind; der sensorischen und physischen Reaktionen, die mit dem emotionellen Erlebnis verbunden sind; der Sehnsüchte und Wünsche, die mit dem Erlebnis verbunden sind (z. B. jemandem das Beste wünschen oder jemandem nahe sein zu wollen) und der damit verbundenen Handlungstendenzen (z. B. „Ich möchte ihn schlagen", „Meine Füße wollen weglaufen"). Informationen über die erlebten Emotionen kann man auch über offenkundige Reaktionen erhalten, die die Emotion ausdrücken, wie Gesichts- und Körperausdruck, benutzte Wörter oder Gesagtes und Handlungen. Schließlich kann es auch hilfreich sein, die Nachwirkungen einer Emotion zu untersuchen. Fühlt die Patientin sich beispielsweise in der Nähe eines bestimmten Menschen sicher und vertrauensvoll, so deutet dies eher auf Liebe als auf Wut hin.

Manchmal braucht man lediglich die Information über das auslösende Ereignis, um die emotionale Antwort herauszufinden. Wenn jemand damit droht, jemanden umzubringen, wird der andere wahrscheinlich mit Angst reagieren; Trauer folgt normalerweise auf den Tod einer geliebten Person. Aufgrund idiosynkratischer und kultureller Lernerfahrungen können sich Individuen jedoch in ihren emotionalen Reaktionen auf verschiedene Situationen stark unterscheiden. Ein weiterer erschwerender Faktor besteht darin, dass die meisten Menschen, einschließlich Borderline-Patientinnen, Schwierigkeiten haben, auslösende Ereignisse (z. B. „Er sprach in einem barschen Ton zu mir", „Mein Herz rast") von ihrer Interpretation (z. B. „Er hasst mich", „Ich habe eine Panikattacke und werde mich selbst demütigen") der Ereignisse zu unterscheiden. Die Fähigkeit, das tatsächliche Ereignis von den Schlussfolgerungen aus diesem Ereignis zu unterscheiden, ist ein erster wichtiger Schritt in kognitiven Therapieansätzen und auch in der DBT wichtig.

Selbstwahrnehmung verlangt darüber hinaus, dass die Patientin geistig einen Schritt zurücktritt und das Vorhandensein von körperlichen Empfindungen, Gefühlen, emotionsgeladenen oder „heißen" Gedanken und Handlungstendenzen bemerkt. Manchmal besteht die einzige Möglichkeit für den Therapeuten darin, genug Informationen zu bekommen, um der Patientin helfen zu können, sich zu beruhigen und ihre eigenen Reaktionen wahrzunehmen. Obwohl von dem DBT-Therapeuten erwartet wird, „dass er die Reaktionen der Patientin deutet" (siehe unten), machen zumindest im Anfangsstadium der Therapie Informationen darüber, wie die Patientin tatsächlich reagiert, dies sehr viel einfacher. Ohne diese Hinweise kann das Identifizieren der Gefühle der Patientin manchmal eine Art Ratespiel sein. Die meisten Leute, einschließlich Borderline-Patientinnen, finden es extrem schwierig, emotionale Reaktionen wahrzunehmen ohne sich von ihnen fortreißen zu lassen. Tatsächlich ist das Wahrnehmen von Emotionen auch eine Emotionsregulierungstechnik. So kann es sinnvoll sein, der Patientin zu helfen, reflektierende Selbstwahrnehmung während der Therapiesitzungen und bei telefonischer Intervention anzuwenden.

Techniken, die der Patientin dabei helfen, ablaufende Emotionen wahrnehmen, beschreiben und benennen zu lernen, sind u. a. Fragen und Bemerkungen über die auslösenden Ereignisse, dass man die Patientin unterrichtet, wie sie zurücktreten und ihre ablaufenden kognitiven, physiologischen und nonverbalen Reaktionsweisen wahrnehmen kann und dass man auf übliche Reaktionen anderer Leute in ähnlichen Situationen hinweist. Auch kann es ziemlich nützlich sein, Hausaufgabenblätter zum „Wahrnehmen und Beschreiben von Emotionen“ vom Trainingsmodul „Emotionsregulationstechniken“ (siehe das begleitende Manual zu diesem Buch) ausfüllen zu lassen. Der Vorteil dieser Arbeitsblätter ist, dass die Patientin sie zwischen den Therapiesitzungen benutzen kann, um am Wahrnehmen von Emotionen zu arbeiten.

Manchmal erlebt eine Patientin schon die bloße Idee, dass man Emotionen reflektierend wahrnehmen kann, als Invalidierung der Emotion. Problematisch ist hier die Tendenz der Patientin, die Emotion als Information über das vorausgegangene Geschehen wörtlich zu nehmen, anstatt als Information über ihre Reaktion auf dieses vorausgegangene Geschehen. Der Vorschlag, dass man die Emotion wahrnehmen kann oder soll, könnte andeuten, dass „das Problem“ die Emotion ist, nicht das, was sie ausgelöst hat. Um diesem Eindruck entgegenzuwirken, sollte der Therapeut die Aufforderung zur Wahrnehmung in Rückmeldungen, welche die Emotion validieren, einbetten.

3. Das „Lesen“ oder Deuten von Emotionen

Das Deuten von Emotionen ist das emotionale Äquivalent zum Gedankenlesen. Ein Therapeut, der Emotionen gut deuten kann, kann allein aufgrund seines Wissens über ihr Erlebnis herausfinden, wie die Patientin sich fühlt. Er kann die Verbindung zwischen dem vorausgehenden Umstand und der Emotion herstellen, ohne dass er irgendeine Information über die Emotion selber erhält. Dies wird fast immer als Validierung des emotionalen Erlebnisses der Patientin erlebt. Die rückgemeldete Botschaft ist, dass die emotionale Reaktion der Patientin auf die Begebenheit normal, voraussehbar und verstehbar ist; wie sonst könnte der Therapeut wissen, was die Patientin fühlt? Im Gegensatz dazu wird es häufig als Invalidierung, Unsensibilität oder Nichtbeachtung empfunden, wenn der Therapeut nicht herausfinden kann, wie die Patientin fühlt, ohne dass die Patientin es im Detail aussprechen muss.

Viele Therapeuten sind nicht willens oder in der Lage, die Emotionen der Patientin zu deuten, sondern bestehen stattdessen darauf, dass die Patientinnen verbal ausdrücken, wie sie sich fühlen oder was sie wollen. Es ist nicht ungewöhnlich, Therapeuten zu Patientinnen sagen zu hören, „Ich kann keine Gedanken lesen“, in einem Tonfall, der eindeutig ausdrückt, dass es irgendwie pathologisch sei, anzunehmen, der Therapeut wisse, wie sich die Patientin fühle, ohne dass man es ihm erzählt hat. Therapeuten beklagen sich in Fallkonferenzen regelmäßig darüber, dass Patientinnen dies von ihnen verlangen. Wenn man aber kurz nachdenkt, stellt man fest, dass die Fähigkeit, zu wissen, was ein anderer fühlt, ohne es direkt gesagt zu bekommen, in alltäglichen zwischenmenschlichen Beziehungen eine grundlegende und erwartete soziale Fähigkeit ist. Wenn eine geliebte Person stirbt, jemand entlassen wird, ein Haus abbrennt, jemand großes Ansehen bei der Arbeit gewinnt oder verliert oder ein Kind einen begehrten Preis gewinnt, würden die meisten Leute von anderen erwarten, dass sie wissen, was sie fühlen, und sich dementsprechend verhalten. In vielen Gruppenkonflikten geht es genau um dieses Thema - das Klagen der einen Gruppe, dass die andere unsensibel sei und ihre Gefühle nicht verstehen könne, ohne dass man ihr alles ganz genau erklärt. Männer verstehen Frauen nicht; Weiße können das Leben nicht aus der Perspektive von Afroamerikanern betrachten; die Reichen missverstehen die Armen usw. Zu verlangen, dass andere uns besser verstehen oder die Fähigkeit entwickeln, unsere Emotionen deuten zu können, ist nicht spezifisch für Borderline-Patientinnen. Das Problem ist in jedem dieser Beispiele, dass Menschen mit einem bestimmten kulturellen Background Schwierigkeiten damit haben, die Emotionen der Menschen mit einem anderen kulturellen Background zu deuten. Und dies gilt auch für das Verhältnis zwischen Borderline-Patientinnen und den meisten Therapeuten. Sie haben sehr unterschiedliche Lebenserfahrungen, die es schwierig machen, sich gegenseitig zu verstehen. Patientinnen haben nicht die Erziehung genossen, die einen Therapeuten ausmachen; die meisten Therapeuten haben keine Erfahrungen, die denen einer Borderline-Patientin nahekommen.

Eine häufig von Borderline- oder suizidalen Patientinnen gehörte wichtige Feststellung ist die eine oder andere Variante der Aussage, dass „ihnen nichts mehr daran liege“. Solche Kommentare sind wichtig, weil sie das Potential haben, Emotionen zu invalidieren, die sehr zentral für die Meinung der Patientin über sich selbst sind. Eine Patientin sagt vielleicht, dass sie es nicht weiter versuchen will oder ihr nichts mehr an etwas liege, was ihr vorher noch sehr wichtig war. Nimmt man das wörtlich, würden solche Kommentare jede weitere Zusammenarbeit zwischen Patientin und Therapeut abbrechen, zumindest für den gerade besprochenen Bereich. Manchmal spiegelt die Aussage der Patientin, dass ihr nichts daran liege, die heimliche Meinung des Therapeuten wider („Wenn es ihr wichtig wäre, würde sie härter arbeiten, es besser machen usw."). Dann ist die Versuchung groß, mit der Patientin übereinzustimmen, dass ihr nichts daran liege oder dass sie sich nicht verbessern wolle. Manchmal erlebt der Therapeut die Aussage der Patientin als manipulativ („Offensichtlich bedeutet es ihr sehr wohl etwas; sie sagt das nur, um zu spielen oder etwas von mir zu bekommen"). Der Therapeut reagiert mit verschleierter Feindschaft oder Kälte. Beide Reaktionen können von der Patientin als Invalidierung ihres wahren emotionalen Zustandes erlebt werden. Dass es einem nichts mehr bedeutet, ist normalerweise eine Frustrationsreaktion und ein Versuch von Seiten der Patientin, den Kreislauf von Interesse und nachfolgender Enttäuschung zu vermeiden. Für den Therapeuten ist es hilfreich, der Patientin darauf zu antworten, dass es ihr wahrscheinlich wichtig wäre, wenn sie es zulassen würde, und dass ihr Problem wahrscheinlich eher ihr Gefühl von Hilflosigkeit und Hoffnungslosigkeit sei, als dass ihr wirklich alles egal sei. Es kann bereits helfen, das Gefühl von Kontrollverlust bei der Patientin wahrzunehmen, um ihr zu helfen, ihre Vermeidungsstrategien zu erkennen.

Für das Deuten von Emotionen ist es erforderlich, dass der Therapeut mit dem kulturellen Hintergrund der Patientin einigermaßen vertraut ist. Die Kenntnis der momentanen oder der vorausgehenden Situation, zusammen mit Beobachtungen des verbalen und nonverbalen Verhaltens der Patientin, kann hilfreich sein, zu einer Beschreibung der emotionalen Reaktionen der Patientin zu gelangen. Die Verbindung zwischen Ereignissen und Emotionen ist teilweise etwas Allgemeingültiges und teilweise etwas Gelerntes. Falls die Lerngeschichten des Therapeuten und der Patientin ähnlich sind, wird der Therapeut beim Deuten von Emotionen gut sein. Beim Fehlen solcher Gemeinsamkeiten, können klinische Erfahrung (besonders mit Borderline-Patientinnen) und Bücher oder Filme über der Patientin ähnliche Personen hilfreich sein. Eine sehr wichtige Aufgabe der Fallbesprechungen im Team ist es, dem Therapeuten bei dieser Arbeit zu helfen.

Timing

Das Deuten von Emotionen ist am Anfang der Therapie mit einer Borderline-Patientin notwendig, sollte aber mit Fortschreiten der Therapie langsam ausgeblendet werden. Als Strategie ist es auf der einen Seite als Validierungstechnik sehr wirkungsvoll andererseits ist es mit vielen Schwierigkeiten verbunden. Das Hauptproblem ist, dass die Patientin nicht gezwungen ist, zu lernen, wie sie ihre eigenen Emotionen deuten soll, wenn der Therapeut die Emotionen der Patientin liest. Der Therapeut macht die Arbeit, nicht die Patientin. Zweitens ist es normalerweise sehr beruhigend für die Patientin, einen Therapeuten zu haben, der ihre Emotionen deutet. Daher kann es als Bestrafung oder Desinteresse erlebt werden, wenn der Therapeut beginnt, das Deuten von Emotionen auszublenden - damit die Patientin ihre Fähigkeit, ihre eigenen Emotionen deuten zu können, verbessert. Drittens, wenn der Therapeut die Emotionen der Patientin verbalisiert, kann die Patientin damit vermeiden, diese selbst in Worte zu fassen. So wird die Exposition, über Emotionen zu sprechen, weiter vermieden und die Gewöhnung an das Sprechen über Emotionen kann so erschwert werden. Schließlich erlaubt die Vermeidung, sich emotional ausdrücken zu müssen, der Patientin, emotionale Selbstvalidierung zu umgehen.

Zu Beginn der Therapie und manchmal auch noch später, führt die Weigerung des Therapeuten, die Emotionen der Patientin zu deuten, zu einer Eskalation der Emotion, bis sie schließlich auf extreme Art und Weise und häufig in unangemessener Form offen gezeigt wird. Mit anderen Worten, die Emotion wird nur geäußert, wenn ihr Erleben stärker ist als die gegensteuernde Erfahrung von Scham, Furcht oder Selbstinvalidierung. An diesem Punkt wird die Patientin sich möglicherweise selbst verletzen oder einen Selbstmordversuch unternehmen, oder wird rigide an einem Standpunkt festhalten, der eine extreme emotionale Reaktion unterstützt. Bevor die Patientin gelernt hat, unangemessenes Verhalten zu verhindern, ist es wahrscheinlich kontraproduktiv, wenn der Therapeut keine Deutung von Emotionen vornimmt, um die Patientin dazu zu bringen, ihre Gefühle auszudrücken. Sind jedoch diese Verhaltensweisen einmal unter Kontrolle und kann die Patientin Belastungen angemessen ertragen, ist wiederum das Fortsetzen des Deutens von Emotionen kontraproduktiv. Tatsächlich wird es jetzt die Aufgabe des Therapeuten sein, der Patientin Fertigkeiten zum Erleben und Ausdrücken von Gefühlen beizubringen. Dies gilt insbesondere für die letzte Stufe der DBT, in der die Entwicklung von Selbstachtung und das Erlernen von Selbstvalidierung die primären Ziele sind. Dabei sind die Prinzipien des Fertigkeitstrainings (einschließlich Shaping, Kap. 11) wichtig.

Das Anbieten von Multiple-Choice-Fragen über Emotionen

Eine Gefahr beim Deuten von Emotionen ist, dass der Therapeut eine Emotion falsch deutet und die Patientin trotzdem damit übereinstimmt. Sie macht das möglicherweise, weil sie einfach verwirrt ist, aus Angst vor einer Meinungsverschiedenheit oder davor, den Therapeuten zu enttäuschen, oder weil sie glaubt, ihre tatsächlichen Emotionen seien so schlecht, dass sie sie auf keinen Fall zugeben könne. Eine alternative Strategie ist deswegen, der Patientin eine Reihe von Wörtern, die Emotionen bezeichnen, zur Auswahl anzubieten, z. B.: „Fühlen Sie sich ärgerlich, verletzt, traurig oder alles zusammen?" Der Vorteil dabei ist, dass dies keine offenen Fragen sind. Borderline-Patientinnen kommen häufig mit offenen Fragen zu ihren momentanen Gefühlen einfach nicht zurecht. Multiple-Choice-Fragen über Emotionen lassen der Patientin eine Wahlmöglichkeit, aber nicht zu viel.

4. Das Rückmelden der Validität der Emotionen

Der beste Weg für den Therapeuten, die emotionalen Erfahrungen einer Patientin zu validieren, ist ihr unmittelbar rückzumelden, dass er die emotionale Reaktion verständlich findet. An dieser Stelle können zwei Arten von Verstehen rückgemeldet werden. Erstens, die Patientin kann darüber informiert werden, dass fast jeder (oder zumindest sehr viele Leute) auf die emotionsauslösende Situation auf ähnliche Art und Weise reagieren würde, wie sie es getan hat. Dies ist die normative Validierung. Zweitens kann man der Patientin zu sehen helfen, dass in Anbetracht ihrer vergangenen Lernerfahrungen ihre emotionale Reaktion (auch wenn andere anders reagieren würden) im gegebenen Kontext verständlich ist. In beiden Fällen jedoch sollte die Betonung darauf liegen, die Aspekte der momentanen Situation, durch die die Emotion ausgelöst wurde, herauszustellen.

Es ist wichtig, dass der Therapeut nicht nur die primäre emotionale Erfahrung validiert, sondern auch die sekundäre emotionale Reaktion. Zum Beispiel fühlt sich eine Patientin häufig schuldig, beschämt, wütend auf sich selber oder reagiert mit Panik, wenn sie Ärger oder Demütigung erlebt, sich vom Therapeuten abhängig fühlt, zu weinen beginnt, sich traurig oder ängstlich fühlt. Diese sekundären Reaktionen sind häufig die, welche die Patientin am meisten schwächen. Patientinnen, die religiöse Überzeugungen über die Moral verschiedener emotionaler Reaktionen hochhalten, sollte man dadurch helfen, indem man die Validität dieser Überzeugungen untersucht. Obwohl der Therapeut darauf achten muss, die moralischen Standpunkte der Patientin nicht infrage zu stellen, beruhen doch die Verbote vieler Patientinnen gegen zahlreiche Emotionen auf einem falschen Verständnis ihrer eigenen religiösen Tradition.

Emotionale Validierung ist ein wesentlicher erster Schritt bei jedem Versuch, der Patientin zu helfen, ihre Reaktionen zu dämpfen. Deswegen ist es selten nützlich, auf eine scheinbar ungerechtfertigte Reaktion zu reagieren, indem man der Patientin erklärt, sie brauchte nicht so zu fühlen. Der Therapeut ist möglicherweise häufig versucht, dies zu tun , wenn die Patientin auf ihn emotional reagiert. Zum Beispiel wenn die Patientin den Therapeuten zu Hause anruft (gemäß dem Behandlungsplan) und sich dann schuldig oder gedemütigt fühlt, weil sie das getan hat, ist es eine natürliche Reaktion des Therapeuten, der Patientin zu erklären, dass sie sich nicht so zu fühlen brauchte. Dies sollte als nicht validierende Aussage erkannt werden. Obwohl der Therapeut vielleicht rückmelden möchte, dass es in Ordnung und verständlich ist, den Therapeuten anzurufen, kann man genauso gut verstehen, dass sich die Patientin schuldig und gedemütigt fühlt.

Am häufigsten entsteht eine Invalidierung der Gefühle der Patientin aus dem überängstlichen Versuch des Therapeuten, der Patientin zu helfen, damit sie sich sofort besser fühle. Diesen Tendenzen sollte man widerstehen, weil sie eine wichtige Botschaft, die durch die Therapie vermittelt werden soll, versucht, außer Kraft setzen – sprich, dass negative und schmerzende Emotionen nicht nur verständlich, sondern auch auszuhalten sind. Reagiert der Therapeut auf negative Emotionen der Patientin dadurch, dass er sie entweder ignoriert, ihr sagt, dass sie sich nicht so zu fühlen brauchte oder die Emotionen zu schnell verändern möchte, geht der Therapeut außerdem das Risiko ein, sich genauso zu verhalten, wie andere aus dem natürlichen Umfeld der Patientin sich verhalten haben. Der Versuch, Emotionen durch Willenskraft zu steuern oder „positiv zu denken" und negative Gedanken zu vermeiden, ist eine Schlüsseleigenschaft der invalidierenden Umwelt. Der Therapeut muss sich sicher sein, nicht in diese Falle zu gehen.

VALIDIERUNGSSTRATEGIEN FÜR VERHALTEN

Validierungsstrategien für Verhaltensweisen werden in jeder Sitzung benutzt. Sie bilden die wichtigste Reaktion auf die Tendenz von Borderline-Patientinnen, ihre eigenen Verhaltensmuster zu invalideren und zu bestrafen. Verhaltensvalidierungsstrategien können sich auf Verhalten konzentrieren, das die Patientin auf ihrer Tagebuchkarte einträgt, auf andere Verhaltensweisen, die während einer Woche auftreten, oder Verhaltensweisen, die während der Therapiesitzung oder Interaktion mit dem Therapeuten auftreten. Die Grundidee ist, eine klare Beschreibung des fraglichen Verhaltens herauszuarbeiten und die grundsätzliche Verstehbarkeit zurückzumelden. Verhaltensvalidierung basiert auf der Beobachtung, dass alles Verhalten durch zeitgleich auftretende Ereignisse zu erklären ist, und so (zumindest prinzipiell) verständlich ist. Die Aufgabe des Therapeuten besteht darin, die Validität der Reaktion der Patientin herauszufinden und diesen Aspekt des Verhaltens zu spiegeln. Obwohl diese Strategien vor allem in Hinblick auf offene Verhaltensweisen und Handlungen diskutiert werden, können sie genauso gut angewendet werden, um den Patientinnen zu helfen, ihre eigenen emotionalen Reaktionen, Überzeugungen und Gedanken zu akzeptieren; sie werden aber einfachheitshalber hier besprochen. Die Validierungsstrategien für Verhalten sind in Tabelle 8.2 zusammengefasst.

1. Das Lehren von Verhaltenswahrnehmung und Benennungstechniken

Verhalten und seine Muster zu beschreiben ist ein wesentlicher Bestandteil jeder Psychotherapie. Borderline-Patientinnen können sich ihrer eigenen Verhaltensmuster und deren Wirkungen auf andere auf bemerkenswerte Weise nicht bewußt sein. Dies ist oft der Fall, weil andere Leute ihr Verhalten mehr in Form von mutmaßlichen Motiven (z. B. „Du versuchst, mich zu kontrollieren") oder Wirkungen des Verhaltens auf die Beobachter (z. B. „Du manipulierst mich") anstatt mit einfachen Verhaltensbeschreibungen („Du wechselst das Thema") beschrieben haben. Obwohl dies eine richtige Beschreibung der Erfahrung des Beobachters sein kann, sind es häufig keine richtigen Beschreibungen der Erfahrungen der Patientin. Deswegen wird die Rückmeldung übergangen oder ihr widersprochen. Energie, die zum Verständnis der eigenen, tatsächlichen Verhaltensmuster und ihrer Wirkungen genutzt werden könnte, ungeachtet der Motive oder beabsichtigter Wirkungen, wird zur Selbstverteidigung benutzt.

Sowohl Verhaltensanalyse als auch Strategien zum Verständnis, die im nächsten Kapitel besprochen werden, sind wichtige Techniken, um einer Patientin beizubringen, wie sie ihr eigenes Verhalten beobachten und beschreiben kann. Ich möchte hier betonen, dass Verhalten zu beschreiben, ohne vermutete Motive und Urteile hinzuzufügen, an sich schon eine validierende Reaktion ist. Umso mehr wenn der Therapeut der Patientin hilft, selbstinvalidierende und selbstverurteilende Beschreibungen ihres eigenen Verhaltens zu erkennen. Eine Borderline-Patientin beschreibt die Erfahrung, den Bus verpasst zu haben, typischerweise eher mit Aussagen wie „Ich war dumm" anstatt mit „Ich ging so spät zur Bushaltestelle, dass ich den Bus verpasst habe".

2. Das Identifizieren der „Du sollst"

Borderline- und suizidale Patientinnen zeigen häufig extreme Wut, Schuld oder Enttäuschung über sich selbst, weil sie sich auf eine Art und Weise verhalten haben, die sie selbst nicht akzeptabel finden. Fast ohne Ausnahme basieren derartige Gefühle auf Überzeugungen, dass „sie sich nicht so benehmen sollten", wie sie es getan haben, oder dass sie sich „anders hätten verhalten müssen". Mit anderen Worten, diese Patientinnen legen sich unrealistische Forderungen auf, sich anders zu verhalten, als sie es tun. Der Schlüssel bei der Verhaltensvalidierung ist, der Patientin zu helfen, diese Art von selbstauferlegten Forderungen zu erkennen. Auch wenn die Patientin vielleicht ganz offen feststellt, dass sie nicht so handeln sollte, wie sie es getan hat, drücken andere Bemerkungen die gleiche Botschaft nur indirekt aus (z. B. „Warum habe ich das getan?", „Wie konnte ich das nur machen?", „Das war doch dumm!"). Unausgesprochene „Du sollst" zu erkennen ist eine wichtige Fertigkeit.

Der Gebrauch von magischen „Du sollst" von Borderline-Patientinnen ist einer der wichtigsten Faktoren, welche die Verhaltensänderung behindern. Zu glauben, dass sie anders sein sollte, verbietet der Patientin schon, einen realistischen Plan aufzustellen, um gewünschte Veränderungen zu bringen. Tatsächlich verhindert in einer invalidierenden Familie die Verpflichtung zu unrealistischen „Du sollst" grundsätzlich, der Patientin beizubringen, wie sie ihr Verhalten ändern kann. So wiederholen die auferlegten „Du sollst" die Invalidierung, die die Patientin beim Aufwachsen erlebt hat. Der Patientin dies darzulegen kann beim „Hervorrufen" von Veränderungen hilfreich sein.

Tabelle 8.2: Checkliste „Validierungsstrategien für Verhalten“

_____ **T hilft P, ihr eigenes Verhalten zu BEOBACHTEN UND ZU BESCHREIBEN (weist auf P.s Wahrnehmung hin oder macht sie z. B. mithilfe sokratischer Fragen bewusst.)**
____ T hilft P, Verhalten von störenden Motiven und wertenden Beschreibungen zu unterscheiden.

_____ **T hilft P, DAS „DU SOLLST“ ZU ERKENNEN; T beobachtet und beschreibt selbstauferlegte Forderungen, unrealistische Vorgaben für akzeptierbares Verhalten.**
____ T identifiziert P.s ineffektive Strategien zur Verhaltensänderung.
____ T beobachtet und beschreibt den Gebrauch von Schuldzuweisung, Selbstbeschimpfung und anderen Bestrafungsstrategien

_____ **T SETZT DIE „DU SOLLST“ AUSSER KRAFT“; T vermittelt, dass jedes Verhalten grundsätzlich verstehbar ist.**
____ T vermittelt, dass man eine Vorgabe nicht dadurch realisiert, indem man sie für den gegenwärtigen Moment als unrealistisch definiert.
____ T vermittelt, dass alles, was geschieht, „geschehen soll“ in Anbetracht des Weltgeschehens (d. h., prinzipiell ist alles verstehbar).
____ T achtet darauf, zwischen Verständnis dafür, dass die für ein Ereignis notwendigen Bedingungen gegeben sind, einerseits und Befürwortung dieses Ereignisses andererseits zu unterscheiden.
____ T benutzt Geschichten, Analogien, Parabeln, Beispiele und Erklärungen für Verhaltensprinzipien, um P zu helfen, zu erkennen, dass alles, was geschieht einschl. ihres eigenen Verhaltens, eine natürliche Folge der momentanen Wirklichkeit ist.

_____ **T AKZEPTIERT das Verhalten von P, einschließlich der „Du sollst“, die sie sich selbst gesetzt hat.**
____ T reagiert auf Verhaltensweisen von P wertfrei.
____ T untersucht mit P die Gültigkeit ihrer „Du sollst, damit ...“
____ T schaut nach dem wahren Kern im Verhalten von P.

_____ **T validiert P.S ENTTÄUSCHUNG über ihr eigenes Verhalten.**

Anti-DBT-Interventionen

_____ **T führt seine eigenen Verhaltenspräferenzen als unbedingte „Du sollst“ ein.**

_____ **T vermittelt, dass P anders sein (fühlen, handeln, denken) sollte, als sie ist.**

_____ **T vermittelt, dass die anderen anders sein sollten.**

3. Das „Du sollst“ außer Kraft setzen

Der erste Schritt, um „Du sollst“ außer Kraft zu setzen, ist zwischen dem Verständnis dafür, wie und warum etwas geschieht, und dem Befürworten des Ereignisses zu unterscheiden. Der Glaube, dass Verständnis für ein Verhalten mit Befürwortung dieses Verhaltens gleichzusetzen ist, ist das größte Hindernis, daran zu glauben, dass ein Ereignis unter den gegebenen Umständen geschehen musste. Der Therapeut muss betonen, dass die Weigerung, eine gegebene Realität zu akzeptieren, bedeutet, dass man diese Realität nicht überwinden oder sie verändern kann. Hierzu kann man einfache Beispiele geben. Der Therapeut kann auf eine Wand zeigen und annehmen, jemand wolle die Wand bunt bemalt haben. Wenn er sich weigert, die Tatsache zu akzeptieren, dass die Wand im Moment nicht bunt bemalt ist, sei es unwahrscheinlich, dass er die Wand jemals bunt anmalen werde. Und zweitens kann man erklären: Sich zu wünschen, die Wirklichkeit wäre anders, ändert sie nicht; zu glauben, dass die Wirklichkeit so ist, wie man sie haben will, macht sie noch nicht dazu. Manchmal ist die Feststellung, dass etwas nicht sein darf, gleichbedeutend mit der Verneinung dessen Existenz: „Wenn es nicht angenehm ist, kann es nicht passieren.“ Das Gegenargument dazu ist „Es ist so“ oder „Es ist passiert“. Die Aufgabe besteht darin, die Patientin zu der Einsicht zu bringen, dass weder Wünschen noch Verleugnen die Realität ändern.

Ein hilfreicher Schritt um „Du sollst“ außer Kraft zu setzen ist, eine mechanistische Erklärung von Kausalität darzustellen, die besagt, dass jedes Ereignis einen Auslöser hat. Der Therapeut kann zahlreiche Beispiele von nicht wünschenswerten Verhaltensweisen durchgehen und dabei schrittweise die Faktoren aufdecken, die zu den Ereignissen geführt haben. Es ist die Strategie, zu zeigen, dass Gedanken („Ich will das nicht“) und Emotionen (Angst/Furcht) allein nicht verhindern können, dass etwas geschieht. Es sollte die Botschaft vermittelt werden, dass alles, was geschieht, im Rahmen des Weltgeschehens stattfinden soll; prinzipiell ist alles verstehbar.

Das „Du sollst“ zu entkräften kann sehr viel Zeit erfordern, und der Therapeut muss vielleicht sehr viele Geschichten oder Gleichnisse parat haben, um den Punkt zu verdeutlichen. Zum Beispiel erzähle ich normalerweise eine Geschichte über Kisten, die auf einem Förderband aus einem Haus kommen. Die Kisten purzeln aus dem Haus überall hin. Eine vorbeifahrende Person würde nicht davon ausgehen, dass sie die Kisten kann, aus dem Haus zu purzeln, indem sie ihnen zuruft, sie sollten anhalten oder indem sie es sich nur stark genug wünscht, dass die Kisten anhalten. Nein, derjenige würde davon ausgehen, dass er aus dem Auto aussteigen und in das Haus gehen muss, um herauszufinden, was los ist. Zu wissen, was im Haus passiert, würde klären, warum die Kisten alle in den Garten rollen. Menschen zusammen mit ihrer Vergangenheit sind häufig wie Häuser, in die niemand hineinsehen kann. Ein anderes Beispiel, was ich benutze, ist folgendes: Ich nehme etwas in die Hand und tue so, als sei es ein Glas Rotwein und der Teppich ein gerade neu gekaufter weißer Teppich. Während ich den Gegenstand fallen lasse, frage ich, warum sollte das Glas nicht fallen, wenn ich es loslasse. Warum fällt es, obwohl ich es nicht will? An diesem Punkt angelangt, halte ich meine Hand unter den fallenden Gegenstand und fange ihn auf. Die Sache ist, wenn das Glas nicht auf den Boden fallen soll (nachdem ich einmal die Hand aufgemacht habe), muss etwas getan werden, um es aufzufangen.

Es ist sehr wichtig, diese Prinzipien ziemlich am Anfang der Therapie auf recht abstrakte Art darzulegen und die Patientin zu bewegen, mit den abstrakten Prinzipien übereinzustimmen. Wenn die Module des Fertigkeitstrainings angewendet werden, werden diese Punkte normalerweise diskutiert, während die Patientin sowohl Bewusstheitsfertigkeiten als auch die Fertigkeit, Belastungen auszuhalten, lernt. Eine Patientin dahin zu bringen, die Idee zu akzeptieren, dass eine wertfreie Haltung einer wertendenden vorzuziehen ist, erfordert fast immer eine gründliche Besprechung dieser Ideen. Während der ganzen verbleibenden Therapie kann der Therapeut zu diesen Prinzipien zurückgehen, darauf hinweisend, dass die Patientin schon mal damit übereingestimmt hat, und ihre Anwendung in diesem speziellen Fall betonen. Mit Fortschreiten der Therapie wird die Patientin beginnen, sich selbst und ihre „Du sollst“ zu begreifen. Dies sollte selbstverständlich betont und verstärkt werden.

4. Das Akzeptieren von „Du sollst“

Oft muss erst das eine geschehen, bevor das Nächste geschehen kann. („Wenn A, dann B“; „Wenn nicht A, dann nicht B“). Es ist normal und angemessen, den Ausdruck „Du sollst“ in einer Aussage zu benutzen, in der man sich darauf bezieht, dass etwas geschehen muss, damit etwas anderes geschehen kann. In diesem Fall wäre der folgende Satz angemessen: „A soll geschehen, um B hervorzubringen.“ Es ist sehr wichtig, dass der Therapeut die Vorlieben der Patientin für ihr eigenes Verhalten akzeptiert. Oftmals mag die Patientin eine Vorliebe für bestimmte Verhaltensweisen haben oder wünscht sich verschiedene Resultate, die bestimmte vorausgehende Verhaltensmuster erfordern. Unter diesen Bedingungen sollte der Therapeut bereit sein, die „Du sollst“ zu akzeptieren und der Patientin die Validität ihrer Vorlieben rückzumelden. Zusammen können Therapeut und Patientin die Validität des „Du sollst, damit ...“-Satzes erforschen. Manchmal wird eine Patientin falsche Vorhersagen (z. B. „A ist nicht notwendig, damit B geschieht“) machen. Manchmal hingegen sind die Vorhersagen der Patientin ziemlich genau. In diesem Fall sucht der Therapeut nach dem wahren Kern im Verhalten der Patientin.

5. Umgehen mit Enttäuschung

Es passiert dem Therapeuten leicht, im Invalidieren der „Du sollst" der Patientin gefangen zu sein, ohne zu erkennen, dass es wichtig ist, die Invalidierung der recht verständlichen Enttäuschung der Patientin über ihr eigenes Verhalten zu vermeiden. In jeder kurzen Diskussion ist es wichtig, dass der Therapeut abwechselnd die Ereignisse und genauso die Enttäuschung als verständlich validiert. Bestimmte Verhaltensweisen sollen gleichzeitig auftreten und nicht auftreten. Wenn so etwas geschieht, ist Enttäuschung eine angemessene Reaktion.

VALDIERUNGSSTRATEGIEN FÜR KOGNITIONEN

Intensive Emotionen können stimmungskongruente Gedanken, Erinnerungen und Bilder hervorrufen; und andersherum haben Gedanken, Erinnerungen und Bilder starke Einflüsse auf Stimmungen. Deswegen setzt mit Beginn einer intensiven Emotion häufig ein Teufelskreis ein: Die Emotion setzt Erinnerungen, Bilder und Gedanken frei und beeinflusst Wahrnehmung und die Verarbeitung von Informationen, die wiederum die emotionalen Reaktionen verstärken und immer so weiter. Unter diesen Umständen können Verzerrungen ein Eigenleben entwickeln und viele, wenn nicht die meisten Interaktionen und Reaktionen der Person auf Ereignisse beeinflussen. Nicht alle stimmungsbezogenen Gedanken, Wahrnehmungen, Erwartungen, Erinnerungen und Annahmen jedoch sind dysfunktional oder gestört. Dieser Punkt ist entscheidend für die Durchführung der DBT.

Die DBT geht nicht davon aus, dass die individuellen Probleme von Borderline-Patientinnen hauptsächlich von dysfunktionalen kognitiven Stilen, falschen Interpretationen und gestörten Umständen und schlecht angepassten zugrunde liegenden Annahmen oder kognitiven Schemata herrühren. Weil Borderline-Patientinnen manchmal Dinge verzerren, manchmal übertreiben und sich manchmal ihrer selektiv erinnern, ist es üblich, für die Menschen in ihrer Umgebung (auch den Therapeuten) anzunehmen, dass ihr Denken und Wahrnehmen immer falsch sei oder zumindest bei Auseinandersetzungen die Borderline-Patientin mit größerer Wahrscheinlichkeit im Unrecht ist. Solche Annahmen sind besonders wahrscheinlich, wenn eine vollständige Kenntnis der einer individuellen emotionalen Reaktion vorausgegangenen Ereignisse nicht möglich ist – das heißt, der Stimulus, der die Reaktion der Person ausgelöst hat, ist nicht bekannt. Besonders wenn die Borderline-Patientin intensive Emotionen erfährt, ist es für jemand anderes leicht anzunehmen, dass die Betroffene die Dinge verzerrt wahrnimmt. Die Dinge sind nicht oder können nicht so schlecht sein, wie sie es behauptet. Die Falle ist, dass Glaube die Diagnostik ersetzt; Hypothesen und Interpretationen treten an die Stelle der Tatsachenanalyse. Die persönliche Interpretation des anderen dient als Leitfaden für die Interpretation allgemeiner Tatsachen. Ein derartiges Szenario ist eine Wiederholung der invalidierenden Umwelt.

Die Aufgabe des Therapeuten bei der kognitiven Validierung ist, die gezeigten und nicht gezeigten Gedanken, Überzeugungen und zugrunde liegenden Annahmen oder Regeln zu erkennen, in Worte zu fassen und zu verstehen und die allem oder einem Teil davon innewohnende Wahrheit zu finden und zu reflektieren. Die Strategien, um „Gedanken zu erfassen", Annahmen und Erwartungen zu identifizieren und Regeln, die das Verhalten der Betroffenen lenken, aufzudecken, insbesondere wenn die Anwendung dieser Regeln nicht bewusst ist, unterscheidet sich wenig von den Richtlinien, die von kognitiven Therapeuten (wie Beck und Mitarbeitern (Beck et al., 1979, 1990) beschrieben werden. Der grundlegende Unterschied ist, dass die Aufgabe der DBT eher Validierung ist als empirische Widerlegung oder logisches Hinterfragen.

Eine Borderline-Patientin ist in der Regel in einer „verrückt machenden" Familie aufgewachsen, wo ihre Wahrnehmungen der Wirklichkeit häufig invalidiert wurden. Der Kampf der Patientin besteht dann darin, unterscheiden zu lernen, wann ihre Wahrnehmungen, Gedanken und Überzeugungen valide sind und wann nicht - wann sie sich selbst glauben kann und wann nicht. Es ist die Aufgabe des Therapeuten, ihr bei dieser Arbeit zu helfen. Eine ausschließliche Konzentration auf die invaliden Überzeugungen, Annahmen und kognitiven Stile bewirkt das Gegenteil, weil es die Patientin in der Unsicherheit lässt, wann (wenn überhaupt) ihre Wahrnehmungen und Gedanken angemessen, funktionell und valide sind. Spezifische Valdierungsstrategien für Kognitionen sind in Tabelle 8.3 zusammengefasst und beschrieben.

Tabelle 8.3: Checkliste „Validierungsstrategien für Kognitionen“

_____ **T hilft P, ihre eigenen Denkprozesse (automatische Gedanken, zugrunde liegende Annahmen) zu BEOBACHTEN UND ZU BESCHREIBEN (weist P darauf hin oder deckt sie für P mithilfe z. B. sokratischer Fragen auf.**

_____ T identifiziert die Konstrukte, die P benutzt, um ihre Welt zu organisieren.

_____ T identifiziert Bedeutungen, die P den Ereignissen beimisst.

_____ T identifiziert P.s grundsätzliche Annahmen über sich selbst und die Welt.

_____ T hilft P, „verrückt machende“ Erfahrungen wahrzunehmen und zu beschreiben.

_____ T hört sich den Standpunkt von P an und bespricht ihn, ohne darüber zu urteilen.

_____ **T hilft P, die Tatsachen festzustellen und EREIGNISSE VON DEREN INTERPRETATIONEN ZU UNTERSCHEIDEN.**

_____ **T sucht nach dem „WAHREN KERN“ in der Art und Weise wie P die Dinge sieht.**

_____ Wenn angezeigt, benutzt T T-P-Interaktionen, um P zu zeigen, dass P.s Verständnis der Realität möglicherweise nicht vollkommen ist, aber auch nicht unvollkommen.

_____ **T ERKENNT EINEN „WISSENDEN ZUSTAND“ AN; T vermittelt P, dass intuitives Wissen genauso valide wie empirisch gesichertes Wissen sein kann.**

_____ **T RESPEKTIERT UNTERSCHIEDLICHE BEWERTUNGEN; T besteht nicht auf der Validität seiner eigenen Bewertungen gegenüber denen von P.**

Anti-DBT-Interventionen

_____ **T favorisiert ein besonderes Wertesystem oder eine philosophische Position für Realität und Wahrheit.**

_____ **T bietet einen rigiden Blickwinkel der Dinge**

_____ **T ist nicht in der Lage, die Realität aus der Perspektive von P zu sehen.**

1. Das Herausarbeiten und Spiegeln von Gedanken und Annahmen

Die erste Aufgabe bei der Validierung von Kognitionen ist, ganz genau herauszufinden, was die Patientin denkt, was ihre Annahmen und Erwartungen sind, welche Konstrukte sie anwendet, um sich ihre Welt zu organisieren. Das ist leichter gesagt als getan, weil Borderline-Patientinnen häufig nicht genau sagen können, was sie denken. Manchmal rasen ihnen die Gedanken zu schnell durch den Kopf, ehe sie sie identifizieren können; manchmal sind die Annahmen und Erwartungen eher unausgesprochen und nicht klar und deutlich. Passive Erwartungen zum Beispiel sind automatisch, mühelos und schwer zu verbalisieren, im Gegensatz zu aktiven Erwartungen, die bewusst sind, Aufmerksamkeit in Anspruch nehmen und leicht zu beschreiben sind (Williams, 1993).

2. Tatsachen von Interpretationen unterscheiden

Es ist leicht, von einer verzerrter Wahrnehmung der Patientin auszugehen. Viel schwieriger ist es, festzustellen, was die Patientin tatsächlich beobachtet. Die Aufgabe ist, persönliche Ereignisse offenzulegen. Der Therapeut sollte die Patientin vorsichtig darüber befragen, was gerade passiert ist und wer wem was getan hat. Wie ich oben schon beschrieben habe, kann es sehr schwierig sein, zwischen Ereignissen und den Interpretationen der Ereignisse zu unterscheiden. Häufig bietet die Patientin eine Interpretation des bei anderen beobachteten Verhaltens an („Er will mich entlassen"), oder eine Erwartung formt sich aus der Beobachtung („Er wird mich entlassen"). Der Therapeut sollte fragen, „Was hat er getan, dass Sie so etwas glauben können?" Das entscheidende Element daran ist die Annahme, dass die andere Person etwas getan hat und dass die Interpretation der Patientin wahrscheinlich auf irgendeine Art vernünftig ist. Das Ziel in diesem Fall ist, die empirischen Grundlagen der Annahmen der Patientin aufzudecken.

3. Den „wahren Kern" finden

Die nächste Aufgabe ist, die Gedanken und Annahmen der Patientin, die in dem Kontext, in dem sie sich bewegt, valide sind oder Sinn machen, herauszufinden und darzustellen. Das heißt nicht, dass bei Leuten (einschließlich Borderline-Persönlichkeiten) immer alles „Sinn macht" oder dass sie nicht auch manchmal über- oder untertreiben, in Extremen denken, abwerten, was wertvoll ist, idealisieren, was gewöhnlich ist, und dysfunktionale Entscheidungen treffen würden. Tatsächlich sind sowohl nach populärer als auch professioneller Meinung Borderline-Patientinnen berüchtigt für solche Verzerrungen. Es ist jedoch wesentlich, nicht vorschnell die Meinungen, Gedanken und Entscheidungen von Borderline-Patientinnen zu verurteilen. Wenn ein Therapeut mit einer Patientin nicht übereinstimmt, ist es allzu einfach, anzunehmen, dass er selbst recht und die Patientin unrecht hat. Indem der Therapeut nach dem wahren Kern sucht, gibt er einen Vertrauensvorsprung und nimmt an, dass nach einer genauen Untersuchung ein gewisser Anteil an Validität, Logik oder Sinn gefunden werden kann. Auch wenn der Zugriff der Patientin auf die Realität vielleicht nicht vollständig ist, ist er auch nicht absolut unvollständig. Manchmal können die Gedanken einer Patientin über eine Angelegenheit sehr wohl Sinn machen. Borderline-Patientinnen haben manchmal eine unheimliche Fähigkeit zu sehen, dass „der Kaiser keine Kleider anhat" – Hinweise aus der Umgebung zu beobachten oder zu beachten, die andere nicht beobachten. Die Aufgabe des Therapeuten ist es, die Spreu vom Weizen zu trennen und sich in diesem Moment auf den Weizen zu konzentrieren.

4. „Wissenden Zustand" (Intuition) anerkennen

Wie in Kapitel 7 besprochen, präsentiert die DBT den Patientinnen das Konzept des „wissenden Zustandes" im Gegensatz zum „emotionalen Zustand" und dem „Vernunftszustand". Der „wissende Zustand" ist die Integration von beiden und schließt auch eine Betonung intuitiver, aus Erfahrung gewonnenener und/oder religiöser Erkenntnisse mit ein. So ist ein Aspekt der Validierung von Kognitionen das therapeutische Anerkennen und Unterstützen dieser Art der Erkenntnis auf Seiten der Patientin. Der Therapeut nimmt die Haltung ein, dass etwas gültig sein kann, auch wenn die Patientin es nicht beweisen kann. Die Tatsache, dass der andere logischer in seiner Argumentation ist, bedeutet nicht, dass die Sichtweise der Patientin nicht gültig wäre. Emotionalität invalidiert eine Position nicht mehr, als Logik sie notwendigerweise validiert. Jede dieser therapeutischen Haltungen entkräftet Aspekte der invalidierenden Umwelt.

5. Das Respektieren unterschiedlicher Bewertungen

Manchmal werden Patientin und Therapeut unterschiedliche Meinungen und Bewertungen haben. Diese Unterschiede zu respektieren, ohne sich Überlegenheit anzumaßen, ist ein wesentlicher Bestandteil der Validierung von Kognitionen. Es ist leicht für einen Therapeuten, eine „einseitige" Sichtweise einzunehmen, dass seine eigenen Meinungen und Bewertungen mehr als die der Patientin zu respektieren seien, und auf diese Weise den Standpunkt der Patientin zu entkräften. Zum Beispiel glaubte eine meiner Patientinnen, dass ich für sie am Telefon jederzeit verfügbar sein müßte, Tag und Nacht. Sie arbeitete selbst auf dem Gebiet des Gesundheitswesens und sagte, dass sie für die Leute, mit denen sie arbeite, verfügbar war, weil sie daran glaubte, dass das mitfühlend und richtig sei. Ich legte ihr dar, dass das Problem sei, dass sie versuche, mich dazu zu bringen, wie sie zu sein (weniger Grenzen zu haben, in dem was ich geben kann), und ich versuchte, sie dazu zu bringen, mehr wie ich zu sein (Grenzen mehr zu beachten). Obwohl ich meine Position bezüglich meines eigenen Verhaltens nicht änderte, konnte ich die Berechtigung ihres Standpunktes auch anerkennen.

ANSPORNSTRATEGIEN (CHEERLEADINGSTRATEGIEN)

In vieler Hinsicht ist das Arbeiten mit einer Borderline-Patientin wie der Trainer der schlechtesten Footballmannschaft in der College-Liga während des letzten Spiels der Saison zu sein. Die Mannschaft liegt mit 92 zu 0 im letzten Viertel der Spielzeit hinten; auf der Tribüne sind noch drei Leute. Es ist kalt, es schneit und es ist matschig. Die andere Mannschaft droht mit einen weiteren „touchdown". Der Mannschaftskapitän fordert eine Auszeit. Die Mannschaft berät sich und will aufgeben. Was macht der Trainer? Der Trainer gibt zu, dass die Situation schlimm ist, aber trotzdem bleibt er standhaft, spricht Mut zu und veranlasst die Mannschaft weiterzumachen. Kurz gesagt, der Trainer spornt an (Cheerleading).

Borderline- und suizidale Patientinnen sind oft entmutigt, hoffnungslos und nicht in der Lage eine andere Lösung als Selbstmord für ihre Lebensprobleme zu sehen. Leben und Therapie sind für sie sehr schwierig. Ihr Selbstkonzept und häufig auch die Meinung, die andere von ihnen haben, sind auf einem Tiefpunkt. Während einer Sitzung kann die Patientin zwischen Hoffnung und Entmutigung hin- und herschwanken. Die kleinste Konfrontation kann stark genug sein, um Entmutigung auszulösen. Auch wenn die Patientin momentan nicht entmutigt ist, kann der Therapeut sicher sein, dass die Gefühle zwischen zwei Sitzungen umschlagen können. Anspornstrategien können sowohl bei der Entkräftung momentaner Hoffnungslosigkeit hilfreich sein, als auch bei der Vorwegnahme und Entkräftung demoralisierender Zeiten in den nächsten Tagen. Anspornen ist eine der Hauptstrategien, um das aktiv-passive Verhalten von Borderline-Patientinnen zu bekämpfen.

Beim Anspornen validiert der Therapeut die der Patientin innewohnende Fähigkeit, ihre Schwierigkeiten zu überwinden und ein lebenswertes Leben aufzubauen. Obwohl sich die Form dieses Lebens vielleicht von dem unterscheidet, was an einem bestimmten Punkt erwünscht oder erwartet wird, muss das Potential zur Überwindung von Hindernissen und zum Schaffen von Werten beachtet werden. Der Trick beim Anspornen ist, die Person dazu zu bringen, so viel zu leisten, wie ihre Fähigkeiten es erlauben, und ihr die Hoffnung zu geben, dass ihre Fähigkeiten sich ausweiten können, während man sowohl in Hinblick auf ihre Fähigkeiten als auch auf deren mögliche Erweiterung realistisch ist. Eine therapeutische Schlüsselhaltung ist: „Ich glaube an Sie." Ganz einfach gesagt, bedeutet Anspornen, an die Patientin zu glauben. Einige Patientinnen werden zum ersten Mal die Erfahrung machen, jemanden zu haben, der ihnen glaubt und ihnen vertraut. Beim Anspornen validiert der Therapeut die verborgenen Talente und Weisheit der Patientin. Manchmal werden die Anspornstrategien deswegen die Valdierungsstrategien für Emotionen, Verhalten und Kognitionen ausgleichen, kontrastieren und ihnen widersprechen.

Anspornstrategien werden in so gut wie jeder Interaktion benutzt (z. B. in jeder Stunde, bei jedem Telefongespräch). Die Häufigkeit sollte bei den am stärksten dysfunktionalen Patientinnen am höchsten sein. Wenn es der Patientin besser geht - und besonders während der letzten Therapiephase, die Selbstachtung und Selbstvalidierung zum Ziel hat - sollte das Anspornen langsam ausgeblendet werden. Es ist aber wichtig zu wissen, dass fast jeder eine bestimmte Menge von Anspornung braucht, um gut durch das Leben zu kommen - besonders dann, wenn einem eine schwierige Aufgabe bevorsteht, wie zum Beispiel Psychotherapie. Deswegen bleibt Anspornen, obwohl es im Verlauf der Therapie weniger werden sollte und sich sicherlich der Schwerpunkt der Anspornung verändern wird, ein wichtiger Bestandteil während der ganzen therapeutischen Beziehung.

Anspornung wird manchmal von der Patientin als Invalidierung empfunden. Wenn der Therapeut verstehen würde, wie unangenehm das Ganze tatsächlich für die Patientin ist und wie unfähig sie tatsächlich ist, würde der Therapeut nicht glauben, dass die Patientin etwas ändern oder erreichen kann oder das, was gefordert ist, machen kann. Beim Anspornen geht der Therapeut davon aus, dass sich die Patientin selbst helfen kann; die Patientin hingegen glaubt oft, dass sie gerettet werden muss. Die Aufgabe ist hierbei, ein Gleichgewicht einerseits herzustellen zwischen der Würdigung dessen, wie schwer es ist, Fortschritte zu machen, und realistischen Erwartungen und andererseits Hoffnung und Vertrauen, dass die Patientin sich tatsächlich ändern kann. Zum Anspornen gehören Validierung der Emotionen und eine gehörige Portion Realismus. Ohne diese Elemente kann es tatsächlich invalidierend sein. Deshalb muss der Therapeut wachsam die Schwere des Problems der Patientin erkennen, dabei darf er aber nie die Vorstellung aufgeben, dass man über die Schwierigkeiten hinwegkommen kann. Der Therapeut spornt die Patientin zu Zielen an, die für sie realistisch sind, und berücksichtigt individuelle Unterschiede bei den Fähigkeiten. Einige spezielle Techniken werden weiter unten diskutiert und sind in Tabelle 8.4 zusammengefasst.

1. Das Beste annehmen

Eines der am stärksten demoralisierenden Dinge, die einer Bordeline-Patientin passieren können ist, dass andere ausbleibende Fortschritte oder ineffektives Verhalten für fehlende Motivation oder fehlende Bemühungen halten. Wie in Kapitel 4 diskutiert, ist es eine grundlegende Annahme der DBT, dass die Patientinnen sich verbessern wollen und ihr Bestes geben. Es ist oft hilfreich, der Patientin gegenüber häufig zu erwähnen, dass der Therapeut wisse, ob sie sich wirklich verbessern wolle und dass sie ihr Bestes gebe. Diese Bemerkungen sind meistens dann notwendig, wenn die Patientin Zweifel darüber äußert, ob sie sich wirklich verbessern will, und meint, dass sie es hätte besser machen können. Fast immer sollte einer Bemerkung der Patientin, dass sie es hätte besser machen können, ein Kommentar des Therapeuten folgen, dass sie ihr Bestes gegeben hat. Solche Bemerkungen ergeben sich direkt aus oben genannten Valdierungsstrategien für Verhalten. Die Überzeugung beizubehalten – dass die Patientin alles tut, was sie kann – ist wesentlich aber auch besonders schwierig. Häufig hat man das Gefühl, dass die Patientin den Therapeuten manipuliert oder Widerstand leistet. Die folgende Geschichte finde ich sehr hilfreich, um mir und den Therapeuten in meiner Supervisionsgruppe eine anspornende (anstatt eine bestrafende) Haltung zu bewahren:

Stellen Sie sich vor, Sie haben gerade ein furchtbares Erdbeben überstanden. Gewaltige Gebäude sind eingestürzt. Überall brennt es. Die Polizei, Feuerwehr und Bauarbeiter sind vollkommen überlastet, und es ist niemand verfügbar, der Ihnen helfen kann. Das Kind, das Sie am meisten von allem auf der Welt lieben, lebt noch, aber es ist in einem kleinen Raum unter einem Gebäude eingeschlossen. Es gibt eine kleine Öffnung, aus der es rauskrabbeln könnte, um zu entkommen, wenn es dort hinkäme oder wenn es nur 2 Fuß näher zur Öffnung rutschen könnte, könnten Sie seine Hand greifen und es herausziehen. Die Öffnung ist zu klein für Sie, um hineinzukriechen und es zu holen. Die Zeit ist knapp, weil gerade ein Auto mit Lautsprecher durch die Straßen fährt, der durchsagt, dass jeder das Gelände verlassen solle; beim nächsten Nachbeben würde noch mehr von dem Gebäude einstürzen. Sie suchen nach einem Stock oder etwas anderem, um es ihm zuzuwerfen und es schnell herauszuholen, aber erfolglos. Das Kind schreit um Hilfe. Es kann sich nicht bewegen, weil beide Beine gebrochen sind! Sie können es nicht erreichen, wenn es sich nicht bewegt. Würden Sie denken, dass es Sie manipuliert oder einfach nur Widerstand leistet? Würden Sie sich hinsetzen und auf das Kind warten, bis es sich bewegt in der Annahme, dass es, wenn es nur will, auch herauskommt? Wahrscheinlich nicht. Was würden Sie machen? Es anspornen. Zu schreien, zu befehlen, anzustacheln, zu schmeicheln, gut zuzureden, zu insistieren, zu bitten, zu flehen, zu bedrohen, zu dirigieren, abzulenken - all dies, in entsprechender Umgebung und in entsprechendem Tonfall, sind Anspornmethoden.

2. Für Ermutigung sorgen

Ermutigen bedeutet einfach, die Überzeugung auszudrücken, dass die Patientin letztendlich ihre Schwierigkeiten bewältigen wird, sich die notwendigen Verhaltensweisen aneignen wird und in einer bestimmten Situation zurechtkommen wird oder Ähnliches. Im Grunde ist eine Art Hoffnung zu vermitteln, dass die Patientin erreichen wird, was sie erreichen möchte. Ermutigung kann spezifisch sein (z. B.: „Ich weiß, dass Sie das bevorstehende Bewerbungsgespräch gut meistern werden") oder allgemein (z. B.: „Ich weiß, dass Sie eines Tages ihre Probleme überwinden und im Leben zurecht kommen werden"). Es kann Vertrauen in die Fähigkeiten der Patientin ausdrücken, kurzfristig mit ewas zurechtzukommen oder zu ändern (z. B.: „Ich glaube, dass Sie diese Nacht ohne einen Drink schaffen werden") oder langfristig (z. B.: „Ich glaube daran, dass Sie Ihre Alkoholprobleme eines Tages meistern können"). Wie es auch immer ausgedrückt wird, es ist absolut notwendig, dass der Therapeut nicht die Hoffnung auf die Patientin aufgibt und ihr diese Hoffnung und dieses Vertrauen auch direkt mitteilt.

Einer der gängigsten Fehler, der sowohl von Patientinnen als auch Therapeuten gemacht wird, ist, die der Patientin zur Verfügung stehende Fähigkeit und Kraft zu unterschätzen. Einige Therapeuten schwanken wie die Patientinnen zwischen Unterschätzen und Überschätzen hin und her. Es ist allerdings wichtig, dass der Ermutigung eine klare Diagnose der Fähigkeiten der Patientin und nicht die Stimmung des Therapeuten zugrunde liegt. Normalerweise ist es gut, die Patientin darin zu ermuntern, nur ein wenig mehr zu machen als ihr leichtfällt. Das heißt, der Therapeut ermuntert die Patientin, anstrengende Sachen zu machen. Zu glauben, dass die Patientin etwas machen kann, heißt noch nicht, dass es ihr leichtfallen wird. Häufig wird die Patientin glauben, dass sie nicht in der Lage sein wird, etwas zu machen. In so einem Fall muss der Therapeut das Anspornen und gleichzeitige Validieren der Einschätzung der Patientin bezüglich der eigenen Person und der eigenen Fähigkeiten miteinander ausbalancieren. Der Therapeut muss Graduierungen anpassen von „Ich denke, das können Sie jetzt schaffen“ bis hin zu „Ich denke, sie können lernen, wie es geht“. Wenn die Patientin die Ermutigung nicht annimmt und sagt, der Therapeut würde sie nicht verstehen, sollte er sich überlegen, ob er zu spezifisch vorgeht. In diesem Fall kann es hilfreich sein, auf die allgemeinere Aussage zurückzugehen, die besagt, dass der Therapeut einfach nur an die Patientin glaubt, ihr vertraut oder glaubt, dass sie schon irgendeine Möglichkeit finden wird. Genauso hilfreich kann es sein, mit der Patientin das Dilemma zu besprechen, das sie heraufbeschwört, wenn sie sich immer dann unverstanden fühlt, wenn der Therapeut an sie glaubt. Was soll der Therapeut sonst machen? Aufhören, an sie zu glauben?

Tabelle 8.4: Checkliste „Anspornstrategien“

_____ **T vermittelt die Überzeugung, dass P IHR BESTES GIBT.**

_____ **T ERMUTIGT und drückt aktiv Hoffnung aus.**
- _____ T drückt Zuversicht aus, dass P es schaffen wird.
- _____ T erzählt P, dass sie in der Lage sein wird, ein Problem oder eine Situation zu bewältigen oder damit umzugehen.
- _____ T sagt: „Ja, Sie können das.“

_____ **T konzentriert sich auf P.s FÄHIGKEITEN.**
- _____ T lenkt P.s Aufmerksamkeit von problematischen Reaktionsmustern zu Bereichen ihrer Fähigkeiten.
- _____ T bettet Konfrontation ein in Beobachtungen über P.s Stärke und Kritik in Lob.
- _____ T drückt die Überzeugung aus, dass P hat, was sie braucht, um ihre Schwierigkeiten zu überwinden und sich ein lebenswertes Leben aufzubauen.
- _____ T bezieht sich auf P.s „wissenden Zustand“, erkennt ihn an und drückt sein Vertrauen in ihn aus.
- _____ T drückt seinen Glauben an T und P als Team aus.
- _____ T validiert Emotionen, Gedanken und Verhalten.

_____ **T SCHWÄCHT KRITIK VON AUSSEN AB.**
- _____ T weist darauf hin, dass die Kritik häufig ungenau ist und auch, wenn sie akkurat ist, dies nicht bedeutet, dass die Situation hoffnungslos oder P ein hoffnungsloser Fall ist.
- _____ T lässt erkennen, dass er auf P.s Seite steht.

_____ **T LOBT UND VERSTÄRKT P.**

_____ **T ist REALISTISCH in den Erwartungen und geht offen mit P.s Angst vor T.s Unaufrichtigkeit um.**

_____ **T BLEIBT in Krisensituationen IN DER NÄHE**

Anti-DBT-Interventionen

_____ **T verallgemeinert und überschätzt die Fähigkeiten von P.**
_____ **T benutzt Anspornung, um P „loszuwerden“.**
_____ **T nennt P eine „Manipuliererin“ oder klagt sie an, „zu spielen“, „zu spalten“, „es nicht zu versuchen“, was er ihr entweder direkt ins Gesicht sagt oder bei Fallbesprechungen zu anderen Therapeuten.**

3. Sich auf die Fähigkeiten der Patientin konzentrieren

Es passiert sehr leicht, dass man sich zu sehr darauf konzentriert, der Patientin zu helfen, ungünstige Denkmuster, problematische Emotionen und dysfunktionale Handlungsmuster zu verstehen. Grundsätzlich sollten, nachdem man den Schwerpunkt auf die Probleme gelegt hat, die Fähigkeiten und die Ermutigung der Patientin den Schwerpunkt bilden. Meistens ist es hierbei sehr hilfreich, spezifische Fähigkeiten besonders zu betonen.

Vermitteln, dass die Patientin alles hat, was sie braucht, um Erfolg zu haben.
Wie in Kapitel 3 erwähnt, haben sich Borderline-Patientinnen häufig der Theorie vom „fatalen Fehler" verschrieben: Sie glauben, dass sie aus irgendeinem Grunde weder jetzt noch irgendwann in der Zukunft das haben werden, was sie brauchen, um ihre Schwierigkeiten zu überwinden. Ein Therapeut sollte von Zeit zu Zeit vermitteln, dass eine Patientin alles hat, was sie braucht, um ihre Schwierigkeiten zu überwinden. Gemäß dieser Perspektive ist das Problem eher entwicklungsbedingt anstatt die Folge grundlegender irreparabler Fehler. Deswegen muss die Strategie sein, die innere Kraft der Patientin, die Anwesenheit eines „wissenden Selbst", auf eher unspezifische Weise zu bestätigen. Gerade weil die Qualitäten, um die es geht, nicht direkt beobachtbar sind, sollte der Therapeut sich nicht dazu verleiten lassen, seine Behauptung beweisen zu wollen. Aussagen wie „Ich weiß einfach, dass es wahr ist" oder „Ich fühle das eben so", können schon genügen. Da eine Borderline-Patientin häufig das Gefühl hat, dass sie die Validität jedes Gedankens oder jeder Emotion, die sie erlebt, beweisen muss, können solche Aussagen des Therapeuten auch helfen, die Akzeptanzbereitschaft der Patientin für intuitives Wissens zu verändern. Wenn die Patientin bei Ermutigungen immer Einwände macht, kann man immer auf diese Strategie zurückkommen.

Den Glauben an die therapeutische Beziehung äußern
Der Therapeut sollte von Zeit zu Zeit seinen Glauben an das therapeutische Team zum Ausdruck bringen. Das kann für die Patientin noch mehr Ermutigung und Verstärken bedeuten als nur der Glaube an die Patientin. Wenn die Patientin an den Therapeuten glaubt und der Therapeut an die Patientin, kann der Glaube an beide als Team eine sehr gute Synthese sein. Patientinnen bezweifeln häufig, ob eine Therapie ihnen helfen kann. Natürlich erzählen einige das auch ihrem Therapeuten; andere behalten den Zweifel eher für sich. Auf jeden Fall ist es für den Therapeuten nützlich von Zeit zu Zeit festzustellen, dass er an die Therapie und das therapeutische Team glaubt. Obwohl die Patientin vielleicht häufig widersprechen wird, sollte man die Wirkung von solch einfachen Aussagen nicht unterschätzen.

Die Emotionen, das Verhalten und das Denken der Patientin validieren
Die Strategien für die Validierung von Emotionen, Verhalten und Kognitionen wie oben besprochen, können im Kontext von Anspornung sehr angemessen sein.

4. Externe Kritik widerlegen und abschwächen

Wenn der Therapeut die Patientin anspornt, wird die Patientin sich häufig auf den mangelnden Glauben an sich oder auf Kritik an ihr von anderen Personen zur Rechtfertigung für ihre Hoffnungslosigkeit und mangelndes Selbstvertrauen berufen. Der Therapeut sollte aufzeigen, dass unabhängig davon, ob die Kritik gerechtfertigt ist oder nicht, das nicht notwendigerweise bedeutet, dass die Patientin ein hoffnungsloser Fall ist. Der Therapeut kann (wenn er ehrlich ist) dieser Kritik nicht ganz einfach widersprechen. Er sollte irgendwelche negativen Gefühle, die die Patientin eventuell als Reaktion auf die Kritik anderer zeigt, nicht invalidieren. Derartige emotionale Reaktionen sind verständlich, und dieses Verständnis sollte vermittelt werden.

5. Für Lob und Bestätigung sorgen

Das Verhalten der Patientin zu loben kann sowohl verstärkend als auch ermutigend wirken. Der Therapeut sollte entschiedene Anstrengungen machen, Hinweise für Verbesserung zu finden und hervorzuheben. Einen Bereich, den man immer loben kann, ist die Beharrlichkeit der Patientin in der Arbeit mit ihren Problemen, die sich darin zeigt, dass sie noch in der Therapie ist. Wie ich im nächsten Kapitel ausführlich erläutern werde, erlebt eine Borderline-Patientin Lob häufig als Bedrohung. Damit es eine wirkungsvolle Ansporntechnik sein kann, sollte der Therapeut Lob daher in Bestätigung einkleiden. Der Inhalt der Bestätigung hängt natürlich von der Quelle der Bedrohung ab. Wenn Lob beispielsweisen das Ende der Hilfe oder der Therapie androht, könnte der Therapeut sagen: „Ich weiß, dass Sie noch Hilfe brauchen." Wenn durch Lob zu hohe Erwartungen für die Zukunft drohen, könnte der Therapeut sagen: „Ich weiß, wie schwierig das immer noch ist", und so weiter.

Einige Borderline-Patientinnen scheinen endlos Bestätigung zu fordern. Therapeuten haben häufig das Gefühl, dass egal wie oft sie solche Patientinnen bestätigen, ihre Bestätigungen auf „taube Ohren" stoßen; sie haben keine Wirkung. Wenn das auftritt, sollte das als therapiegefährdendes Verhalten behandelt und direkt angesprochen werden. Wie in Kapitel 10 weiter besprochen wird, sollten Lob und Bestätigung schrittweise reduziert werden, wenn die Patientin lernt, sich selbst zu validieren und selbst zu beruhigen. Das ist natürlich besonders wichtig in Stadium 3 (vgl. Kap. 6), wo das primäre Ziel Selbstachtung ist.

6. Realistisch sein, aber offen mit Angst vor Unaufrichtigkeit umgehen

Eine Patientin wird manchmal auf Anspornung mit der Aussage reagieren, dass es ihr schwerfällt, an die Ehrlichkeit des Therapeuten zu glauben. Die erste Antwort darauf sollte sein, den Mangel an Vertrauen zu validieren. Die Therapieregeln unterscheiden sich so von denen anderer Beziehungen, dass die Unsicherheit der Patientin sehr gut zu verstehen ist. Zumindest ist es möglicherweise unklar, ob Lob, Ermutigung und Anspornen vom Therapeuten die gleiche Bedeutung wie für andere haben. Schließlich wird der Therapeut dafür bezahlt, zu loben, zu ermutigen und anzuspornen. Bis Vertrauen entsteht, braucht es seine Zeit. Dies anzuerkennen, kann für die Patientin ausgesprochen validierend sein. Zweitens ist es wesentlich, dass der Therapeut beim Anspornen realistisch ist. Um dies in der Fallbesprechung zu verdeutlichen, setze ich die Geschichte mit dem Kind beim Erdbeben (vgl. oben) folgendermaßen fort:

> Nun stellen Sie sich die gleiche Erdbebensituation vor. Aber nehmen Sie weiter an, dass ein riesiges Gebäude auf das Kind gefallen wäre. Es hat seine Beine und Hüften zerquetscht und sitzt in seinem Raum fest. Würden Sie es drängen zu krabbeln, ihm sagen, dass es es schaffen kann? Nein, Sie würden es beruhigen und trösten. Sie würden nach weiterer Hilfe Ausschau halten oder in der Nähe bleiben, egal welche Gefahr droht. Das ist das Gleichgewicht, das fürs Anspornen notwendig ist.

Wirkungsvolles Anspornen geht mit realistischen Zielen einher. Für den Therapeuten ist es nicht hilfreich, der Patientin zu erzählen, dass sie alles erreichen kann in einer Situation, in der ihre Aussicht auf auch nur minimalen Erfolg sehr beschränkt ist. Obwohl der therapeutische Glaube an die allgemeine Fähigkeit der Patientin, Schwierigkeiten zu überwinden, immer gegeben sein sollte, sollte der Glaube an ihre Fähigkeit, bestimmte Dinge zu erreichen, mit einem klaren Blick auf die Realität verbunden sein.

7. In der Nähe bleiben

Cheerleaders und der Trainer verlassen ein Spiel nicht vorzeitig, nur weil die Mannschaft gut spielt. Ähnlich wichtig ist, dass der Therapeut verfügbar ist, um Unterstützung oder Hilfe anzubieten, wenn die Patientin in Schwierigkeiten gerät. Wenn der Therapeut der Patientin erzählt, sie könne etwas allein machen, und sie dann verlässt, anstatt sozusagen in den Startlöchern zu stehen, ist es verständlich, dass die Patientin den Motiven des Therapeuten beim Anspornen misstraut. Weil es eine Angewohnheit vieler beschäftigter Leute ist, andere „loszuwerden", indem sie ihnen erzählen, „Sie brauchen mich dazu nicht", ist es für den Therapeuten sehr wichtig, darauf achtzugeben, nicht versehentlich in diese Angewohnheit zu verfallen.

Abschließende Bemerkungen

Die Bedeutung von Validierung in der DBT kann man nicht hoch genug einschätzen. Viele Probleme in der Therapie sind das Ergebnis ungenügender Validierung und übertriebener Konzentration auf Veränderung. Man sollte die allgemeine Regel im Kopf behalten, dass jede Veränderungsstrategie in Validierung eingebettet sein muss. Häufig stammt die übertriebene Konzentration auf Veränderung aus der Sorge des Therapeuten, der Patientin zu helfen: Der Therapeut wie die Patientin haben Probleme, dieses Unbehagen zu ertragen. Validierung hat viele Aufgaben in der DBT. Sie beruhigt die Patientin in sehr schwierigen Therapiezeiten. Gut gemacht, verbessert sie die Verbindung zwischen Patientin und Therapeut. Die Patientin fühlt sich verstanden und unterstützt. Der Therapeut stärkt seine eigene empathische Haltung. Therapeutische Validierung lehrt die Patientin, sich selbst zu vertrauen und zu validieren. Schließlich ermutigt es die Patientin, auch dann weiterzumachen, wenn sie das Handtuch werfen will.

9

KERNSTRATEGIEN
Teil II. Problemlösen

Problemlösestrategien sind die Kernveränderungsstrategien der DBT. In der DBT werden alle dysfunktionalen Verhaltensweisen, in- und außerhalb der Therapiestunde als zu lösende Probleme angesehen - oder aus einer anderen Perspektive, als falsche Lösungen für allgemeine Lebensprobleme. Problemlösestrategien bei Borderline-Patientinnen sollen den passiven, hilflosen Reaktionen, auf die man in dieser Population in der Regel trifft, einen aktiven Ansatz entgegensetzen.

Ebenen des Problemlösens

Erste Ebene

Auf der ersten Ebene kann man das gesamte DBT-Programm als allgemeine Anwendung von Problemlösung betrachten. Das Problem, das zu lösen ist, ist das gesamte Leben der Patientin, und die Lösung ist die Durchführung der DBT. Die Wirksamkeit der Problemlösung hängt in diesem Fall davon ab, ob die DBT die angemessene Behandlung für diese spezielle Patientin ist. Zurzeit sprechen die empirischen Ergebnisse dafür, dass diese Behandlung für schwer beeinträchtigte Borderline-Patientinnen eine angemessene Behandlung ist. Sie kann, muss aber nicht auch für andere Gruppen geeignet sein.

Zweite Ebene

Die DBT ist eine sehr flexible Behandlung und schließt viele Behandlungsstrategien und Abläufe ein. Die zweite Ebene der Problemlösung besteht darin herauszufinden, welche Strategien und speziellen Verfahrensweisen bei einer bestimmten Patientin in diesem Moment für dieses Problem angewendet werden sollen. Am wichtigsten ist es, dass der Therapeut herausfindet, welche Strategien mit der größten Wahrscheinlichkeit hilfreich sind. Die Wirkung der Problemlösung hängt an diesem Punkt davon ab, ob der Therapeut richtig analysiert, was das Problemverhalten verursacht und aufrechterhält und was zu ändern ist. Auf dieser Stufe besteht die Problemlösung in der Anwendung einer bestimmten Veränderungstechnik. Die vier Hauptveränderungsstrategien der DBT werden, werden in den nächsten zwei Kapiteln beschrieben (Kontingenzmanagement, Fertigkeitstraining, kognitive Umstrukturierung und Exposition).

Dritte Ebene

Auf der dritten Ebene richtet sich die Problemlösung auf bestimmte Probleme, die im Alltagsleben der Patientin auftreten. Eine DBT-Therapiestunde beginnt häufig damit, dass die Patientin beschreibt, was während der vergangenen

Woche passiert ist. Diese Beschreibung kann auch im Kontext der Besprechung der Tagebuchkarten und Antworten auf Fragen nach Selbstmordgedanken oder Parasuizid während der vergangenen Woche geschehen. Im Anfangsstadium des Gespräches beschreibt die Patientin möglicherweise Situationen, die mit Emotionen, Gedanken oder Handlungen verbunden waren, die sie nicht kontrollieren konnte. Oder sie hat auf ihre Probleme mit einem Selbstmordversuch oder anderem dysfunktionalen Verhalten reagiert. Wenn das Problem fortbesteht, entwirft sie vielleicht einen Handlungsplan (suizidal oder nicht suizidal), den der Therapeut aber für impulsiv oder für höchstwahrscheinlich dysfunktional hält.

Normalerweise wird das Problem der Patientin nicht so klar ausgesprochen, wie die vorhergehenden Aussagen nahelegen. Manchmal muss man das Problem der Patientin quasi „aus der Nase ziehen", insbesondere wenn die Patientin das Gefühl hat, das Problem schon gelöst zu haben, und zum nächsten Problem übergehen möchte (das ist zum Beispiel besonders dann wahrscheinlich, wenn die Patientin das Problem mit parasuizidalem Verhalten „gelöst" hat). Zu anderen Zeiten wieder zeigt sich das Problem der Patientin im Rahmen emotionaler Äußerungen, wie Wut, Verzweiflung, Ängsten oder weinerlicher Depression. In jedem dieser Fälle hat der Therapeut die Aufgabe, gemeinsam mit der Patientin neue, effektivere Lösungen für ihre momentanen Lebensprobleme zu entwickeln und auszuführen. Die Effektivität der Problemlösung hängt in diesem Fall davon ab, ob der Therapeut und die Patientin eine Lösung für das spezielle Problem, das die Patientin einbringt, erarbeiten können und ob die Patientin die Lösung ausführen kann oder wird.

Stimmung und Problemlösen

Für die Arbeit mit Borderline-Patientinnen ist es von besonderer Bedeutung, die Wirkung von Stimmung auf das Problemlösen zu verstehen. Wie ich wiederholt in diesem Buch erwähnt habe, sind Borderline-Patientinnen durch unbeständige Stimmungsschwankungen charakterisiert. Eine zugrunde liegende negative Stimmung ist sehr typisch für chronisch suizidale Borderline-Patientinnen, aber alle reagieren auch empfindlich auf jegliches stimmungsrelevante therapeutische Verhalten. Eine negative Stimmung kann also durch zufällige oder ungünstige therapeutische Reaktionen manchmal verbessert, eine positive Stimmung zerstört werden. Problemlösen, kognitive Flexibilität und die Stimmung sind untrennbar miteinander verbunden. Flexibilität hängt mit der Fähigkeit zusammen, aktiv kognitive Strategien zu wählen, die zu einem bestimmten Zeitpunkt zum entsprechenden Ziel passen, sich seiner Umgebung anzupassen, und kreative, aber relevante Problemlösungen zu finden (Berg und Strindberg, 1985, Showers und Cantor, 1985; Simon, 1990). Die Fähigkeit, Probleme zu analysieren (besonders Aspekte des eigenen Verhaltens und der eigenen Umgebung, die sich auf das Problem beziehen) und wirksame Lösungen zu finden, verlangt daher ein bestimmtes Maß an kognitiver Flexibilität. Eine Anzahl von Forschungsstudien liefert deutliche Belege dafür, dass positive Stimmung die kognitive Flexibilität und somit Problemlösen generell fördert.

Positive Stimmung fördert die Fähigkeit eines Menschen, mehrere alternative Interpretationen einer Situation zu entwickeln und, wenn die Aufgabe es verlangt, Verbindungen oder Ähnlichkeiten bzw. wichtige Unterschiede zu sehen (Murray, Sujan, Hiert und Sujan, 1990; Showers und Cantor, 1985). Diese Fähigkeiten sind dann wieder notwendig, um mit dem Therapeuten beim Analysieren und Interpretieren von Verhaltensmustern zusammenzuarbeiten. Positive Stimmung fördert auch die Kreativität einschließlich des Erstellens von Problemlösungen (Isen, Daubman und Nowicki, 1987; Isen, Johnson, Mertz und Robins, 1985). Wenn Menschen in positiver Stimmung (im Vergleich zu anderen Stimmungen) aufgefordert werden, Problemlösungen zu finden, werden sie wahrscheinlich Informationen anders organisieren, Beziehungen sehen, die sie normalerweise nicht erkennen würden und mehr kreative und intuitive kognitive Strategien benutzen (Fiedler, 1988). Auch die Bewertung der unterschiedlichen Ausgänge bei bestimmten Lösungen wird durch die Stimmung beeinflusst. Zum Beispiel hängt die subjektive Einschätzung des Risikos und der Wahrscheinlichkeit positiven versus negativen Ausgangs mit der momentanen positiven oder negativen Stimmung der betroffenen Person zusammen (vgl. den Überblicksartikel von Williams, 1993).

Es ist sehr wichtig, diese Punkte im Kopf zu behalten, wenn Problemlösen mit Borderline-Patientinnen durchgeführt werden soll. Insbesondere sollte der Therapeut darauf gefasst sein, dass die Problemlösung langsamer voranschreitet und schwieriger ist als bei vielen anderen Patientengruppen. Es kann außerordentlich wichtig sein, wohlwollendes Verständnis zu zeigen und gezielt zur Verstärkung der momentanen positiven Stimmung während des Problemlösens zu intervenieren. Die Wirksamkeit von Validierungsstrategien ist möglicherweise zum Teil auf ihre stimmungsverbessernde Wirkung zurückzuführen. Diese Punkte zu verstehen und sie sich während der Interaktion mit der Patientin in Erinnerung zu rufen kann dabei helfen, das passive Problemlöseverhalten der Patientin oder ihre negative Reaktion auf Lösungsvorschläge nicht fälschlicherweise als mangelnden Veränderungswillen oder fehlendes Engagement zu interpretieren.

Eine Hauptaufgabe des Therapeuten besteht darin, die Aufmerksamkeit der Patientin darauf zu lenken, dysfunktionale Verhaltensweisen als das Ergebnis von Versuchen, Probleme im Leben zu lösen, anzusehen. Mit Unterstützung können diese Probleme auf eine wirksamere und angemessenere Art gelöst werden. Die sechs in diesem Kapitel besprochenen Gruppen von problembezogenen Strategien – Verhaltensanalyse, Strategien der Einsicht, der Didaktik, Lösungsanalyse, Orientierungsstrategien und Verpflichtungsstrategien – können bei neu auftauchenden Problemen wiederholt werden. In einigen Fällen wird die Reihenfolge sich ändern, und/oder einige Abschnitte müssen beim Behandeln eines einzigen Problemverhaltens wiederholt werden (scheinbar immer wieder). Die Anwendung von Problemlösestrategien in dem allgemeineren Fall, wenn es darum geht, die DBT als Behandlung für eine spezielle Patienten auszuwählen, wird ausführlicher in Kapitel 14 besprochen.

Überblick über Problemlösestrategien

Problemlösen ist ein zweistufiger Prozeß: (1) das betreffende Problem verstehen und akzeptieren, und (2) versuchen, alternative Lösungen zu entwickeln, zu bewerten und durchzuführen, die in der Zukunft bei ähnlichen problematischen Situationen eingesetzt werden könnten oder sollten. Die Akzeptanzstufe beinhaltet die Verhaltensanalyse, Strategien der Einsicht und didaktische Strategien; die zweite Stufe, die Veränderung zum Ziel hat, beinhaltet Lösungsanalyse, Orientierungsstrategien und Verpflichtungs-Strategien.

Es mag banal klingen, aber die Voraussetzung zur Problemlösung ist, zunächst die Bereitschaft zu akzeptieren, dass ein Problem exisitiert. Wie zuvor erwähnt, kann eine therapeutische Veränderung nur im Kontext der Akzeptanz bestehender Tatsachen stattfinden. Im Fall von Borderline-Patientinnen wird Problemlösen durch deren häufige Tendenz, sich selbst negativ zu sehen, und die Unfähigkeit, die daraus resultierende emotionale Belastung zu regulieren, deutlich erschwert. Auf der einen Seite haben sie Schwierigkeiten, Probleme in ihrer Umwelt korrekt zu identifizieren, und neigen stattdessen dazu, alle Probleme als in irgendeiner Form selbst verursacht zu sehen. Auf der anderen Seite ist es so schmerzhaft, alle Probleme als selbst verursacht zu sehen, dass die Patientinnen daraufhin häufig jede Selbstreflexion vermeiden. Wiederholte Versuche, sich sowohl den Fehlern im dialektischen Denken, die zu dieser Position geführt haben, und den begleitenden negativen Emotionen zuzuwenden, können notwendig sein, bevor die Patientin die Existenz der schmerzhafteren Probleme akzeptieren kann. Die im Kapitel 8 beschriebenen Validierungsstrategien und die respektlosen Kommunikationsstrategien, beschrieben in Kapitel 12, unterstützen diesen Prozess, ohne suizidale oder andere extreme Verhaltensweisen zu verstärken.

Die Verhaltensanalyse erfordert eine Kettenanalyse der Ereignisse und der situativen Faktoren, die der betreffenden problematischen Reaktion vorhergegangen bzw. gefolgt sind. Die Analyse muss sehr detailliert mit besonderer Aufmerksamkeit auf die sich wechselseitig bedingenden Interaktionen zwischen der Umwelt und den kognitiven und emotionalen Reaktionen und Verhaltensweisen der Patientin durchgeführt werden. Zu den Einsichtsstrategien, die hier willkürlich zum Zwecke der gegenwärtigen Diskussion von der Verhaltensanalyse getrennt wurden, gehören das Beobachten und Benennen von Verhaltensmustern und situativen Einflüssen über den Zeitverlauf. Die Problemanalyse wird nicht wertend durchgeführt, wobei auf die Tendenz der Patientin geachtet wird, sowohl Panik zu erleben als auch jedes Verhalten oder die Folgen bestimmter Verhaltensweisen, die nicht die erwarteten oder erwünschten Maßstäbe erfüllen, rücksichtlos abzuwerten. Typischerweise wird blitzschnell zwischen Schuldzuweisungen einzig und allein an sich selbst zu Schuldzuweisungen ausschließlich an die Umwelt hin- und hergewechselt. Der Therapeut versorgt die Patientin didaktisch unablässig mit Informationen über Charakteristika von Verhalten und Menschen im Allgemeinen und über Borderline-Verhalten im Besonderen. Diese Informationen lassen sowohl das eigene Verhalten der Patientin als normal erscheinen und dienen als Quelle von Hypothesen darüber, was das Verhalten der Patientin aufrechterhält, als auch was für den Veränderungsprozeß eventuell hilfreich sein könnte.

Die zweite Problemlösestufe beginnt mit der Entwicklung und Bewertung von alternativen Lösungen, die zukünftig angewendet werden können. Sobald eine Reihe von Lösungen entwickelt wurde, prüfen Therapeut und Patientin, was notwendig ist, um die Veränderungsprozesse durchzuführen. Das heißt, der Therapeut lenkt die Aufmerksamkeit der Patientin auf den Veränderungsprozess hin. Schließlich verpflichten sich Therapeut und Patientin gegenseitig, an der Durchführung der entwickelten Lösungen zu arbeiten. Diese Verpflichtung wird nur aus Gründen der Übersichtlichkeit am Ende des Problemlösens dargestellt; in Wirklichkeit ist sie vor, während und nach Veränderungsprozessen notwendig.

Strategien der Verhaltensanalyse

Verhaltensanalyse ist eine der wichtigsten und schwierigsten Strategiengruppen in der DBT. Viele, wenn nicht die meisten therapeutischen Fehler sind Einschätzungsfehler d. h., es sind therapeutische Reaktionen, die auf einem falschen Verständnis und falscher Einschätzung des zu behandelnden Problems basieren. Die Verhaltensanalyse ist der erste Schritt zur Problemlösung. Die Behandlung jeder neuen Patientin oder jedes neuen Problemverhaltens bei einer Patientin verlangt eine angemessene Verhaltensanalyse, um eine geeignete Intervention auszuwählen. Auch auf das gehäufte Auftreten (oder die Auslassung) momentan behandelten Problemverhaltens zwischen zwei Sitzungen oder mangelnde Erfolge in einem Programm zur Stärkung der Selbstkontrolle (z. B. Versuche, mehr positives Verhalten zu zeigen und weniger negatives Verhalten) sollte zuerst ebenso mit einer Verhaltensanalyse reagiert werden wie auf Probleme, die während des Therapieprozesses selbst auftauchen.

Das Ziel der Verhaltensanalyse besteht darin, herauszufinden, was das Problem ist, wodurch es verursacht wird, was die Lösung des Problems gefährdet und welche Hilfsmittel zur Lösung des Problems verfügbar sind. In einigen Fällen ist ein Teil dieser Information schon bekannt oder kann vermutet werden. Dementsprechend kann die Durchführung der Verhaltensanalyse kurz sein und nur wenige Fragen beinhalten oder ziemlich lange dauern und eine oder mehrere Therapiestunden erfordern. Das Ziel aber ist in jedem Fall, empirisch zu überprüfen, was der Therapeut entweder aufgrund seiner Erfahrung mit der speziellen Patientin vermutet oder was er aus der Theorie ableitet; es ist eine Art Gegengewicht zu therapeutischen Vorurteilen. Deswegen sollte man nicht darauf verzichten oder sie nur oberflächlich durchführen. Die einzigen Ausnahmen sind Fälle, in denen Interventionen auch ohne Diagnostik dringend notwendig sind; wenn andere Aktivitäten eindeutig Vorrang haben oder wenn sich der Therapeut seiner Einschätzung der Situation sehr sicher ist.

Wie bereits erwähnt wird in diesem Kapitel die Verhaltensanalyse einzig und allein aus didaktischen Gründen getrennt von Einsichtsstrategien behandelt. In Wirklichkeit beinhaltet die Verhaltensanalyse immer auch Einsichtsstrategien, und umgekehrt hängt Einsicht in die Probleme und Verhaltensmuster der Patientin vom wohl überlegten Gebrauch der Verhaltensanalyse ab. In den meisten Lehrbüchern zur Verhaltensdiagnostik werden die zwei Strategiegruppen kombiniert und als „Verhaltensanalyse" oder „Funktionale Analyse" vorgestellt. Für unseren Zweck können die beiden Gruppen folgendermaßen voneinander getrennt werden. Verhaltensanalyse in der DBT bezieht sich spezifisch auf die ausführliche Analyse eines bestimmten Beispieles oder mehrerer Beispiele eines Problems oder eines Zielverhaltens. Es ist also ein bewusster und zielgerichteter Versuch von Seiten des Therapeuten (und hoffentlich der Patientin), die Faktoren, die dem Verhalten vorausgehen, folgen und es „steuern" oder beeinflussen, zu bestimmen. Therapeutische Einsicht ist die Rückmeldung, die der Therapeut der Patientin über ihre Verhaltensmuster gibt, die sich entweder in der Beziehung, während sitzungsübergreifender Diskussionen oder wiederholt in zahlreichen separaten Verhaltensanalysen herausgestellt haben.

Drei Aspekte des verhaltensanalytischen Prozesses sind wichtig: (1) Die Analyse muss gemeinsam durchgeführt werden (das macht den gleichzeitigen Gebrauch von anderen Strategien wie Validierung und Kontingenzmanagement notwendig); (2) sie muss ausreichend detailliert sein, um ein genaues und einigermaßen vollständiges Bild der Abfolge interner und externer, mit dem Problemverhalten assoziierter Ereignisse zu liefern; und (3) die Schlussfolgerungen müssen so getroffen werden, dass es auch möglich ist, sie wieder aufzugeben, wenn sie später widerlegt werden. Das übergeordnete Ziel besteht darin, der Patientin beizubringen, eine kompetente Verhaltensanalyse selbst durchzuführen. Verhaltensanalyse beinhaltet eine Anzahl von Schritten, die weiter unten beschrieben werden und in Tabelle 9.1 zusammengefasst sind.

Es gibt verschiedene Möglichkeiten, die Durchführung einer solchen Analyse zu gliedern. Nicht jeder Aspekt der einzelnen Schritte, die unten besprochen werden, ist immer erforderlich, und die Reihenfolge ist veränderbar. Aber der Therapeut sollte als Minimum alle aufgelisteten Informationen erhalten haben.

1. Definieren des Problemverhaltens

Den Fokus auswählen

Der Fokus der Problemdefinition wird von verschiedenen Faktoren bestimmt. Auf der ersten Ebene (vgl. „Ebenen des Problemlösens" oben), wenn die Therapie beginnt oder wenn ihre Richtung oder ihr Ziel sich ändert, wird die Zielprioritätenliste (vgl. Kap. 6, Tab. 6.1) als Leitfaden benutzt. Jeder der sieben beschriebenen Bereiche wird auf Probleme hin untersucht: suizidales Verhalten, therapiegefährdendes Verhalten, die Lebensqualität einschränkendes Verhalten, Defizite in Verhaltensfertigkeiten, posttraumatische Belastungsreaktionen, Probleme mit der Selbstachtung und Schwierigkeiten darin, individuelle Ziele zu erreichen. Auf der zweiten Ebene, wenn die Therapie bereits läuft, wird der Schwerpunkt der Diagnostik durch die Rangordnung der Ziele in der DBT-Hierarchie bestimmt. Deshalb wird während der ersten Phase der Therapie jegliches suizidales, die Therapie oder die Lebensqualität gefährdendes Verhalten, das seit der letzten Sitzung aufgetreten ist, ausdrücklich angesprochen (in dieser Reihenfolge, auch wenn dies nicht unbedingt die Reihenfolge ihres Auftretens sein muss). Während der zweiten Phase der Therapie werden posttraumatische Belastungsreaktionen erfragt und analysiert. Während der Endphase der Therapie wird auf mangelnde Selbstachtung und das Nichterreichen individueller Ziele geachtet und darauf reagiert. Wenn kein vordringlich zu behandelndes Verhalten aufgetreten ist, bestimmt auf der dritten Ebene die Patientin die zu behandelnden Themen und den Schwerpunkt der Therapie.
Dieses Vorgehen, wie man zu dem zu analysierenden Problem kommt, unterscheidet sich von der („behavioral case formulation"-)Methode von Turkat (1990), da die vorrangigsten Ziele nicht so sehr jene „primären" Probleme sind, die alle anderen Probleme möglicherweise verursachen, als vielmehr jene Probleme, die (in dieser Reihenfolge) die schlimmste unmittelbare Bedrohung für das Leben, die Therapie und die Lebensqualität darstellen. Vom Standpunkt der DBT wird man durch die Diagnostik jedes beliebigen Problems durch die wechselseitigen Beziehungen zwischen Verhaltenssystemen und Problemen, die anhand wiederholter Verhaltensanalysen zutage treten, bald zu dem „primären" Problem geführt. Das Auffinden dieser primären Probleme hängt von der Durchführung sehr sorgfältiger Kettenanalysen, wie sie später beschrieben werden, ab.

Das Problem in Form von Verhaltensweisen beschreiben

Obwohl manchmal das zu lösende Problem das Verhalten der Umwelt ist, nicht das der Patientin, ist es die Aufgabe des Therapeuten, das Problem in Form eines Aspektes der Gefühle, Gedanken oder Handlungen der Patientin oder des Therapeuten zu formulieren. Zum Beispiel könnte bei einer Patientin, die in der Ehe missbraucht wird, das Problem so definiert werden, dass die Patientin die Situation unerträglich findet. Die mögliche Lösung könnte dann sein, den Partner zu verlassen oder sich so zu verhalten, dass der Partner sich veranlasst fühlt, den Missbrauch zu unterlassen, oder dass er durch andere kontrolliert wird. Wenn ich das Verhalten der Patientin als das Problem definiere, nämlich den Partner nicht zu verlassen oder sich nicht so zu verhalten, dass eine Änderung des Missbrauchverhaltens des Partners auftritt, meine ich nicht, dass die Umwelt nicht dysfunktional, unangemessen und unangenehm sei. Dennoch ist es ein grundlegendes Merkmal jeglicher Psychotherapie mit Erwachsenen, einschließlich der DBT, dass der primäre Fokus auf dem Verhalten der Patienten in bestimmten Situationen liegt, nicht auf der Situation selber.

Wie ich bereits angemerkt habe, präsentiert eine Borderline-Patientin häufig eine Lösung zu einem Problem (z. B.: „Ich werde mich umbringen"), ohne dass sie in der Lage ist, das Problem zu identifizieren. Die Patientin zeigt vielleicht extrem schmerzliche Emotionen oder spricht aversive Umweltbedingungen an, ohne in der Lage zu sein, derartige Ereignisse als zu lösende Problemsituationen zu erkennen. In anderen Fällen wiederum wird die Patientin eine Situation oder ein Ereignis auf derartig zweideutige und unspezifische Art beschreiben, dass es schwierig ist, dass Problem genau einzugrenzen. In jedem Fall muss der Therapeut der Patientin klarmachen, dass zuallererst das jeweilige Problem eindeutig und in Form von Verhalten identifiziert werden muss. Manchmal wird die Patientin sich nicht auf eine solche Diskussion einlassen wollen. In diesem Fall sollte der Therapeut einfach wiederholt für die Patientin formulieren, was das Problemverhalten zu sein scheint. Wie in Kapitel 8 beschrieben, ist es jedoch schwierig für den Therapeuten, nicht automatisch davon auszugehen, dass das Problem eher die verzerrte Darstellung der Situation durch die Patientin als das Unangenehme der Situation selber ist.

Tabelle 9.1: Checkliste der Strategien zur Verhaltensanalyse

_____ **T hilft P DAS PROBLEMVERHALTEN ZU DEFINIEREN**
_____ T hilft P, das Problem in Form von Verhaltensweisen zu beschreiben.
_____ T hilft P, das Problemverhalten gezielt unter den folgenden Gesichtspunkten zu beschreiben:
  __ Häufigkeit des Verhaltens
  __ Dauer des Verhaltens
  __ Intensität des Verhaltens
  __ Topographie des Verhaltens
_____ T flicht überall Validierung ein.

_____ **T führt eine KETTENANALYSE durch.**
_____ T und P wählen ein problematisches Ereignis zur Analyse aus.
_____ T untersucht kleine Verhaltenseinheiten (die Verbindungsglieder der Kette) und achtet darauf, den Anfang (Antezedenzen), die Mitte (das problematische Ereignis selber) und das Ende (die Konsequenzen) der Kette unter folgenden Gesichtspunkten genau zu definieren
  __ Emotionen
  __ Körperempfindungen
  __ Gedanken und Bilder
  __ offenes Verhalten
  __ Umweltbedingungen
_____ T führt, wenn notwendig, kurze Kettenanalysen von Ereignissen während der Therapiesitzung durch.
_____ T erhält P.s (und die eigene) Mitarbeit aufrecht.
_____ T hilft P, Methoden zu entwickeln, ihr Verhalten zwischen den Sitzungen zu überwachen.

_____ **T stellt mit P HYPOTHESEN auf über Variablen, die das fragliche Verhalten beeinflussen oder steuern.**
_____ T nutzt die Ergebnisse vorhergehender Analysen als Richtlinie für die aktuelle Analyse.
_____ T läßt sich von der DBT-Theorie leiten.

Anti-DBT-Interventionen

_____ **T ist mit P in geheimem Einverständnis, die Verhaltensanalyse des Zielverhaltens zu vermeiden.**
_____ **T nimmt Informationen unangemessen verzerrt auf, um sich seine eigene Theorie über P.s Verhalten zu beweisen.**

Das Problem spezifisch beschreiben

Die Definition des Problems sollte spezifisch und nicht allgemein sein. „Ich fühle mich jeden Tag verstimmt und traurig" ist eine allgemeine Problemdefinition. „Ich fühle mich jeden Tag depressiv" ist schon genauer, aber immer noch zu allgemein. Das Ziel besteht darin, die Patientin genau beschreiben zu lassen, was sie mit „depressiv" und mit „jeden Tag" meint. Sobald also das generelle Muster des Problemverhaltens identifiziert ist, sollte der Therapeut eine präzise Beschreibung des Verhaltens in Form seiner Topographie (also was genau die Patientin getan hat), der Häufigkeit des Auftretens seit der letzten Sitzung und der Intensität (also Stärke oder Dauer des Verhaltens) erfragen.

Einige Beispiele für hilfreiche Fragen, um spezifische Beschreibungen zu erhalten, sind folgende: „Was meinen Sie genau damit?“, „Wie häufig ist das letzte Woche passiert?“, „Wie lange (wie viele Minuten) hatten Sie dieses Gefühl?“, „Ist Ihnen in diesem Moment ein Gedanke durch den Kopf gegangen? Welcher?“, „Wie stark war das Gefühl oder das Bedürfnis auf einer Skala von 1-100?“ Obwohl nach einigen Verhaltensanalysen der Therapeut und die Patientin diese detaillierten Fragen möglicherweise nicht mehr brauchen, darf der Therapeut trotzdem nicht einfach davon ausgehen, das alles geklärt ist, wenn in Wahrheit nichts geklärt ist. Tatsachen anzunehmen, ohne dass Belege dafür vorliegen, scheint einer der häufigsten Fehler beim Erlernen einer Verhaltensanalyse zu sein.

Zu den spezifischen therapeutischen Strategien, um diese Informationen zu erhalten und eine Problemdefinition zu erreichen, gehören die Validierungsstrategien aktives Wahrnehmen, Reflektieren, der Patientin helfen, Emotionen zu beobachten und zu benennen, Emotionen deuten, Multiple-Choice-Fragen zu Emotionen stellen, interpretationsfreie und neutrale Beschreibungen von Verhalten erarbeiten, die Gedanken der Patientin herausarbeiten und reflektieren und die Tatsachen überprüfen (vgl. Kapitel 8).

Das Unbehagen der Patientin validieren

Es ist schwierig, sich auf das Lösen eines Problems zu konzentrieren, wenn man nicht als ersten Schritt die Tatsache akzeptiert, dass ein Problem existiert. Wie in Kapitel 8 beschrieben, haben Borderline-Patientinnen und suizidale Patientinnen häufig Schwierigkeiten, schmerzhafte Emotionen oder ein Bedürfnis nach Hilfe zu erleben und zuzugeben. Deswegen müssen mit allen diagnostischen Strategien Validierungsstrategien einhergehen.

2. Durchführen einer Kettenanalyse

Ein bestimmtes Verhaltensbeispiel zur Analyse auswählen

Hat man das Problemverhalten identifiziert, ist die nächste Aufgabe, schrittweise eine erschöpfende Beschreibung der Kette von Ereignissen, die zu dem Verhalten führen und ihm folgen, zu entwickeln. Auf der ersten Ebene, zu Beginn der Therapie, wird der Therapeut allgemeinere Analysen des gesamten Musters des Problemverhaltens, seiner vorausgehenden Bedingungen und Konsequenzen mit detaillierteren Analysen konkreter Beispiele mischen müssen. Kapitel 14 beschreibt das entsprechende Vorgehen.

Auf der zweiten Ebene konzentriert sich die Kettenanalyse auf alle Fälle der DBT-Zielverhaltensweisen, die seit der letzten Sitzung aufgetreten sind oder in der aktuellen therapeutischen Interaktion auftreten. Der Therapeut sollte zwar in jeder Sitzung einen Überblick darüber bekommen, wie häufig ein bestimmtes Problemverhalten aufgetreten ist, speziell bei der Kettenanalyse ist es aber wichtig, dass ein bestimmtes Verhaltensbeispiel ausgewählt wird. Dieser Punkt kann nicht stark genug betont werden. Das Zentrale bei der Durchführung einer Kettenanalyse ist die Auseinandersetzung mit einem spezifischen Beispiel einer dysfunktionalen Verhaltensweise bis ins kleinste Detail. Ein Großteil der therapeutischen Arbeit in der DBT besteht aus der unaufhörlichen Analyse spezifischer Beispiele des bearbeiteten Verhaltens. Dabei werden jedes Mal neue Informationen mit bekannten Informationen verbunden, um eine Definition von Mustern herauszuarbeiten und neue mögliche Verhaltenslösungen für bestehende Probleme zu erforschen.

Warum diese starke Betonung der detaillierten Untersuchung individueller Episoden? Weil der Therapeut sich nicht auf die Fähigkeit der Patientin verlassen kann, sich ohne Unterstützung zu erinnern, zu analysieren, wichtige Antezedenzen und Konsequenzen auszuwählen und Informationen über mehrere Episoden hinweg zusammenzufassen. Das heißt, der Therapeut kann nicht voraussetzen, dass die Patientin schon mit guten verhaltensanalytischen Fähigkeiten zur Therapie kommt. Wenn das Zielverhalten oder die Problemsituation mehr als einmal während der vergangenen Woche aufgetreten ist oder sich in der aktuellen Sitzung zeigt, kann das für die Analyse ausgewählte Zielverhalten von zahlreichen Faktoren beeinflusst werden. Wie schwer oder intensiv war der Vorfall? Wie gut erinnert sich die Patientin daran? Wie wichtig war er für das Zustandekommen anderer Ereignisse? Was sind die persönlichen Präferenzen der Patientin? All diese Faktoren spielen eine Rolle. Wenn Schwere und Bedeutung gleichwertig sind, sollte der Therapeut das Verhalten während der Sitzung, dem, das zwischen den Sitzungen auftritt, für die Analyse vorziehen. Im Laufe der Zeit und nach wiederholten Analysen wird eine Stichprobe von Verhaltensbeispielen ausgewählt worden sein, die die gesamte Klasse von Ereignissen repräsentiert.

Auf der dritten Ebene, wenn kein DBT-Verhalten mit höchster Priorität für die Analyse von Bedeutung ist und sich keine Krisensituation entwickelt hat, die Aufmerksamkeit verlangt, wird der Fokus der Analyse, wie schon erwähnt, von der Patientin bestimmt.

Die Verbindungsglieder der Kette beachten

Wo fängt man an?

Weil unangemessenes Verhalten als Lösung für ein Problem gesehen wird, lässt sich der Beginn der Kette günstigerweise dadurch finden, dass die Patientin gefragt wird, wann das Problem anfing. Bei ungünstigem Verhalten geht man davon aus, dass es innerhalb eines Bezugrahmens oder in einer Episode auftritt, der für den Zweck der Analyse ein Anfang, eine Mitte (das fragliche Verhalten) und ein Ende zugeteilt wird. Nach meiner Erfahrung kann die Patientin meist den Punkt zumindest ungefähr bestimmen, an dem die Episode begann. Die Idee besteht jedoch darin, in der Umgebung das Ereignis festzumachen, das der Verhaltenskette der Patientin vorausgegangen ist. Obwohl vorausgehende Ereignisse manchmal nur schwer genau auf den Punkt festzumachen sind, ist diese Aufgabe sehr wichtig. Das übergeordnete Ziel besteht darin, das Verhalten der Patientin mit Ereignissen in der Umwelt in Verbindung zu bringen, besonders mit solchen, deren Einfluss auf ihr Verhalten sie möglicherweise nicht realisiert hat. Zum Beispiel wacht die Patientin auf und fühlt sich einfach hoffnungslos und suizidal. Oder sie ist vielleicht nicht in der Lage, irgendetwas in ihrer Umgebung zu identifizieren, das verschiedene Befürchtungen ausgelöst haben könnte. Trotzdem sollte der Therapeut eine genaue Beschreibung der Begleitumstände erfragen, die beim Einsetzen des Problems aufgetreten sind, auch wenn diese Umstände zuerst nichts mit dem Verhalten der Patientin zu tun zu haben scheinen. Anstatt zu fragen: „Was war der Grund dafür?", sollte der Therapeut fragen: „Wodurch wurde das ausgelöst?" oder „Was passierte gerade, als das Problem anfing?" Therapeuten, die nicht in Verhaltenstherapie trainiert sind, werden vielleicht wie die Patientin versucht sein, diese Suche zu leicht aufzugeben. Aber mit Hartnäckigkeit kann im Laufe der Zeit ein Muster von Ereignissen zutage treten, das mit dem Einsetzen des Problems einhergeht.

Die Lücken schließen

Der Schlüssel ist hier, dass der Therapeut in sehr kleinen Verhaltenseinheiten denken muss – den Gliedern der Kette, sozusagen. Ein gängiges Problem besteht darin, dass viele Therapeuten annehmen, dass sie die Verbindung zwischen einem bestimmten Verhalten und dem nächsten verstehen und daher versäumen, viele potentiell wichtige Glieder in der Kette zu identifizieren. Sobald der Therapeut und die Patientin den Anfang der Kette identifiziert haben, sollte der Therapeut sehr genaue Informationen darüber erfragen, was sowohl in der Umwelt als auch verhaltensmäßig bei der Patientin an diesem Punkt vorgeht. Mit „verhaltensmäßig", meine ich, was die Patientin getan, gefühlt (Emotionen und Empfindungen), gedacht (sowohl explizit als auch implizit, wie Erwartungen und Annahmen) und sich vorgestellt hat.

Sobald ein Glied beschrieben ist, sollte der Therapeut fragen, „Was kam als Nächstes?" Verhaltens- und Umweltereignisse sollten für jedes Glied in der Kette beschrieben werden. Sowohl Patientin als auch Therapeut sind vielleicht manchmal versucht, über eine Reihe von Gliedern hinwegzugehen. Um Lücken zu schließen, kann der Therapeut Fragen vom Typ „Wie sind Sie von hier nach dort gekommen?" stellen – zum Beispiel: „Wie sind Sie von dem Gefühl, dass Sie mit mir sprechen wollten, dahin gekommen, dass Sie mich angerufen haben?" Als ich mit einer Patientin einmal einen Suizidversuch analysierte, erzählte die Patientin mir, dass sie, bevor sie den Suizidversuch unternahm, beschlossen hatte, sich umzubringen. Ich fragte sie, was sie zu dieser Entscheidung gebracht hätte. Sie sagte, sie habe das Gefühl gehabt, dass ihr Leben zu schmerzhaft sei, um länger zu leben. Vom Standpunkt der Patientin war der Zusammenhang zwischen dem Gefühl, das Leben sei unerträglich, und der Entscheidung, sich umzubringen, eindeutig, nicht aber für mich. Vielmehr dachte ich, dass man entscheiden kann, das Leben sei zu unerträglich, um noch länger zu leben, um sich dann zu entscheiden, sein Leben zu verändern. Oder man könnte auch denken, der Tod sei noch schmerzlicher und sich dann entscheiden, das Leben trotz seiner Qualen zu ertragen. Wie sich durch Nachfragen herausstellte, hat die Patientin tatsächlich angenommen, sie wäre tot glücklicher als lebendig. Das Auseinandersetzen mit dieser Annahme wurde eine der Lösungen, ihre andauernden Selbstmordversuche zu stoppen.

Diese Strategie ist fast das genaue Gegenteil der Validierungsstrategie des Deutens der Emotionen, Verhaltensweisen oder Gedanken der Patientin, wie in Kapitel 8 beschrieben. Anstatt die Verbindungen in der Kette zu verstehen, muss der Therapeut die Rolle eines naiven Beobachters einnehmen, nichts verstehen und alles hinterfragen. Das bedeutet nicht, dass das Verstehen der Verbindungsglieder der Kette unabhängig von der Patientin niemals hilfreich ist. Dies kann sehr wohl hilfreich sein, wenn die Patientin Teile der Ereigniskette übergeht. An diesem Punkt kann der Therapeut fragen, ob ein besonderes Ereignis, ein Gedanke oder ein Gefühl nicht vielleicht ein wichtiges Verbindungsglied sein könnte.

Es werden an dieser Stelle verschiedene Ziele verfolgt. Erstens möchte der Therapeut Ereignisse identifizieren, die automatisch zu unangemessenem Verhalten führen oder die ihm vorausgehen. Insbesondere emotionale Reaktionen, aber auch andere Verhaltensweisen können primär durch ihre konditionierten Verknüpfungen mit Ereignissen kontrolliert werden. Zweitens will der Therapeut Verhaltensdefizite identifizieren, die das problematische Verhalten verursacht haben. Wenn Parasuizid ein „Hilfeschrei" ist, kann es sein, dass die Betroffene nicht über anderes Hilfesuchverhalten verfügt. Drittens will der Therapeut Ereignisse entweder in der Umwelt oder in früheren Reaktionen der Patientin (Ängste, Überzeugungen, nicht kompatibles Verhalten) ausmachen, die angemessenere Verhaltensweisen unterbunden haben könnten. Schließlich will der Therapeut eine allgemeine Vorstellung davon bekommen, wie die betreffende Person zu dysfunktionalen Reaktionen kommt und auch welche möglichen alternativen Wege ihr zur Verfügung gestanden hätten.

Wo soll man aufhören?

Eine Kettenanalyse erfordert Informationen über Ereignisse, die zu dem Problemverhalten führen (vorausgehende Bedingungen), als auch Informationen über die Folgen des Verhaltens. Die wichtigsten Konsequenzen sind die, die das Problemverhalten beeinflussen, indem sie es aufrechterhalten, verfestigen oder häufiger auftreten lassen (Verstärker). Das kann das Auftreten erwünschter Ereignisse, das Nichtauftreten oder Vermeiden aversiver Ereignisse oder Möglichkeiten, erwünschtes Verhalten auszuführen, sein. In ähnlicher Weise will der Therapeut die Konsequenzen identifizieren, die wichtig dabei sein können, das Problemverhalten abzuschwächen oder zu verringern.

Wie bei den vorausgehenden Ereignissen sollte der Therapeut auch hier Informationen über die äußeren Ereignisse (die Wirkung des Verhaltens auf die äußere Umgebung oder die Beziehungen) und die inneren Ereignisse (Emotionen, somatische Empfindungen, Handlungen, Bilder, Gedanken, Annahmen und Erwartungen) erfragen. Es ist wichtig, Informationen sowohl über die auftretenden Ereignisse als auch über ihre Bedeutung oder Attraktivität für die Patientin zu erhalten. Der Therapeut muss über die grundlegenden Verstärkerprinzipien Bescheid wissen. Zum Beispiel beeinflussen direkt nachfolgende Effekte ein Verhalten mit größerer Wahrscheinlichkeit als Effekte, die zeitlich verzögert zum Verhalten auftreten. Intermittierende Verstärkung kann eine hochwirksame Methode sein, Verhalten extrem löschungsresistent zu machen. Bestrafung wird Verhaltensweisen unterdrücken, aber wenn eine andere möglicherweise verstärkende Reaktion nicht verfügbar ist, wird das Verhalten normalerweise wieder auftreten, sobald die Bestrafung wegfällt.

Das Ziel dabei ist, die Funktion des Verhaltens festzustellen oder mit anderen Worten zu bestimmen, welches Problem mit dem Verhalten gelöst wird. Ein sehr wichtiger Punkt, der beachtet werden muss, ist, dass sich die Patientin vielleicht nicht bewusst ist, welche Funktion ihr Verhalten hat oder welche der vielen Konsequenzen das Verhalten aufrechterhalten. Dies trifft für die meisten Verhaltensweisen bei den meisten Menschen zu; die meisten finden außerhalb des Bewusstseins statt. (Oder anders gesagt, ein Großteil des Lernens findet implizit und nicht explizit statt.) Auch sollte man sich immer darüber bewusst sein, dass es nicht das Gleiche ist zu sagen, dass Konsequenzen Verhalten aufrechterhalten, wie zu sagen, dass jemand etwas tut, um diese Konsequenz zu erreichen. Zum Beispiel können Studenten beeinflussen, wo ein Dozent im Raum steht oder was er sagt, einfach indem sie nicken oder lächeln, wenn der Dozent in die gewünschte Richtung geht, oder bestimmte Kommentare abgeben. Diese Wirkung tritt unvermeidlich ein, ohne dass sich der Dozent dessen bewusst ist. Bedeutet das, dass der Dozent sein Verhalten ändert, um das Nicken oder Lächeln der Studenten zu erreichen? Ein Computer kann programmiert werden, sein „Verhalten" in Abhängigkeit von den Konsequenzen zu variieren; bedeutet das, dass der Computer handelt, weil er bestimmte Konsequenzen erreichen will? Genau diese Anschuldigung zweckgerichteten Handelns ist es jedoch, die häufig verhindert, dass die Patientinnen bereit sind, die Konsequenzen ihres Verhaltens zu untersuchen - in erster Linie weil der Vorwurf des „zweckgerichteten Handelns" häufig nur unterstellt wird, nicht stimmt, nicht im Einklang mit ihren phänomenologischen Erfahrungen steht und beleidigende Motive unterstellt. Diese Dinge zu erklären ist ein sehr wichtiger Punkt in der Therapie, wie ich später bei der Diskussion der didaktischen Strategien darlegen werde.

Durchführung kurzer Kettenanalysen von in der Therapiestunde auftretendem Verhalten

Wenn aktuelle Zielverhaltensweisen während einer Sitzung auftreten, sollten sie sofort analysiert werden. Liegt der Schwerpunkt auf Verhalten in der Therapie, kann man die Kettenanalyse aber auch häufig abkürzen, vielleicht nur einige Fragen stellen. Wenn die Patientin zum Beispiel mit Selbstmord droht, kann der Therapeut unterbrechen und verschiedene Fragen stellen, um zu bestimmten, was zu der Drohung geführt hat, andere alternative Reaktionen, welche die Patientin an jedem Punkt machen könnte, erwähnen und dann zu dem vorherigen Diskussionspunkt zurückkommen. Eine derartige Abschweifung dauert vielleicht nur ein paar Minuten, kann aber bei konsistenter Anwendung sehr wirkungsvoll sein. Diese Technik vermischt sich konzeptionell mit Einsichtsstrategien (vgl. unten).

Kooperation aufrechterhalten

Die Patientin zu einer Kooperation bei den Kettenanalysen zu bewegen ist eine der wesentlichen Aufgaben der Therapie. Nach meiner Erfahrung haben sowohl Therapeut als auch Patientin häufig Widerstände gegen diese Arbeit. Patientinnen haben sehr viele Gründe, sie zu vermeiden. Erstens ist sie mit sehr viel Anstrengung verbunden, auch wenn die Patientinnen erschöpft sind, umsorgt sein wollen oder sich auf aktiv-passives Reagieren eingerichtet haben. Zurückliegendes dysfunktionales Verhalten zu analysieren bedeutet im Allgemeinen sehr schmerzliche Schamgefühle. Außerdem widerspricht es ihren momentanen Deutungen ihres Verhaltens – Deutungen, die Patientinnen vielleicht am liebsten beibehalten möchten. Schließlich wollen die Patientinnen vergangenes Verhalten häufig vergessen und sich mit den aktuellen Krisen befassen. Auch wenn alten Problemen Aufmerksamkeit geschenkt wird, wollen die Patientinnen sich eher auf die Situation konzentrieren (die entweder die Umwelt, ihr eigenes Verhalten oder eine Kombination beider sein kann), welche die Kette ausgelöst hat, anstatt auf ihre dysfunktionalen Lösungen. Therapeuten müssen sich immer wieder vor Augen halten, dass dysfunktionales Verhalten häufig von Therapeuten als Problem, von Patientinnen aber als Lösung gesehen wird. Es kann notwendig sein, die Patientinnen immer wieder an die problematischen Aspekte ihres Verhaltens und die Verpflichtung zur Arbeit an diesem Verhalten zu erinnern.

Auch Therapeuten ziehen es manchmal vor, diese Analysen zu vermeiden. Wie für die Patientinnen bedeutet es auch für sie viel Arbeit. Oft ist es einfacher und häufig interessanter, nur dazusitzen und der Patientin beim Reden zuzuhören. Für viele Therapeuten ist es schwierig, die Patientin zu leiten oder sie dazu zu bewegen, in der Therapie Dinge zu tun, die sie nicht tun will. Einige haben Angst davor, dass die Patientin suizidal werden könnte, wenn sie sie dazu bringen, eine Kettenanalyse durchzuführen. Oder der starke Widerstand und die Feindseligkeit gegenüber dem Therapeuten sind einfach zu unangenehm. Nach meiner Erfahrung ist die Tendenz, Verhaltensanalysen im Allgemeinen und Kettenanalysen im Besonderen zu vermeiden, eines der wichtigsten Hindernisse bei der Durchführung der DBT. Das beste Gegenmittel dafür ist die Teamsupervision (Fallbesprechung im Team).

Frühere Analysen als Leitfaden für derzeitige Analysen nutzen

Nach der Durchführung mehrerer Kettenanalysen eines speziellen Verhaltensmusters sollte der Therapeut in Zusammenarbeit mit der Patientin verschiedene Hypothesen über typische steuernde Variablen aufstellen. Diese Hypothesen können sich auf die Situation beziehen, in der das Verhalten auftritt; andere Verhaltensweisen (Gedanken, Gefühle, Empfindungen und offenes Verhalten), die in der Regel zu dem Problemverhalten führen; Verstärker, die das Problemverhalten vielleicht aufrechterhalten; Einstellungen und Erwartungen über die Nützlichkeit des Problemverhaltens usw. Der Therapeut und die Patientin sollen diese Hypothesen gemeinsam diskutieren und aufstellen. Die formulierten Hypothesen sollten wiederum die Informationen bestimmen, die bei der nächsten Kettenanalyse exploriert werden. Das heißt, wenn eine Hypothese formuliert ist, können die folgenden Kettenanalysen genutzt werden, um deren Gültigkeit zu testen. Auf diese Art wird die gesuchte Information über die Zeit immer feiner abgestimmt werden.

Der Patientin helfen, ihr Verhalten zu überwachen

Wie schon früher im Kapitel angemerkt, gibt es zahlreiche Belege dafür, dass die momentane Stimmung starken Einfluss auf das Gedächtnis hat und darauf, wie die Information organisiert, wiedererinnert und bearbeitet wird (Williams, 1993). Dies ist ein besonderes Problem bei der Behandlung von Borderline-Patientinnen, weil wechselnde Stimmungen und Affektregulation bestimmende Charakteristika dieser Population sind. In der DBT werden nicht nur Verhaltensweisen, die während der Therapiesitzung auftreten, sondern auch Verhalten und Ereignisse, die seit der letzten Sitzung aufgetreten sind, beachtet. Um dieses Verhalten angemessen erfassen und behandeln zu können, sind mehr oder weniger genaue Informationen notwendig.

Das Verlassen auf die einfache Erinnerung ist die Methode der Informationssuche, die am wenigsten akzeptabel ist. Daher wird in der DBT wie in den meisten Formen der Verhaltenstherapie besonderer Wert darauf gelegt, dass die Patientinnen ihr eigenes Verhalten täglich beobachten und aufzeichnen. Der Gebrauch von Tagebuchkarten, beschrieben in Kapitel 6, ist eine wesentliche Komponente der DBT, zumindest in den ersten zwei Phasen der Therapie, in denen sehr spezifische Verhaltensweisen bearbeitet werden. Auf diesen Karten wird die Häufigkeit und Intensität des Problemverhaltens im Intervall zwischen den einzelnen Sitzungen vermerkt. Es werden jedoch keine Informationen über Ereignisse vermerkt, die mit dem Problemverhalten einhergehen. Die Karten werden daher am besten als Hinweise auf Probleme genutzt, denen nachgegangen werden muss und die untersucht werden müssen.

Ob eine Patientin aufgefordert werden muss, die Tagesaufzeichnungen detaillierter zu halten, hängt von der Fähigkeit der Patientin ab, Ereignisse zu behalten, sowie der aktuellen Phase der Problemuntersuchung und der Fähigkeit und Bereitschaft der Patientin, Verhalten schriftlich aufzuzeichnen. Einige Patientinnen können die Ereignisse, die mit dem Problemverhalten einhergegangen sind, verbal recht gut rekonstruieren. Obwohl ein oder zwei Wochen schriftlicher Selbstbeobachtung sinnvoll sein können, um die Validität der Erinnerung solcher Patientinnen zu überprüfen, ist regelmäßige tägliche Selbstbeobachtung häufig nicht notwendig. Andere Patientinnen scheinen große Schwierigkeiten damit zu haben sich an spezielle Details, die mit belastendem Verhalten einhergehen, zu erinnern. Bei diesen Patientinnen können Kettenanalysen des Verhaltens während der Sitzung sinnvoll sein, um ihnen zu vermitteln, wie sie Ereignisse organisieren und sich an sie erinnern können. Nach meiner Erfahrung verbessert sich nach mehreren derartigen Analysen die Fähigkeit der meisten Patientinnen, spezifische Details sowohl von Problemverhalten als auch der damit einhergehenden Ereignisse zu beachten, zu organisieren und sich an sie zu erinnern. Es gibt einige Hinweise darauf, anzunehmen, dass diese Verbesserung der Fähigkeit, sich spezifisch zu erinnern, eine der therapeutischen Mechanismen der DBT ist (Williams, 1991).

Auf einem umfassenden Aufzeichnungsbogen für Verhaltensweisen sollte der Therapeut Raum für eine kurze Beschreibung des Problemverhaltens lassen; für das Datum, die Dauer und Häufigkeit des Verhaltens, den Ort oder den Kontext des Verhaltens (wo und mit wem), Gedanken; Gefühle und anderes Verhalten, das dem Problemverhalten vorausgegangen ist (Antezedenzen); und was danach passiert ist (Konsequenzen). In Abhängigkeit von der Aufgabe können eine oder mehrere dieser Kategorien weggelassen oder zusammengefasst werden. Die Anwendung eines solchen Aufzeichnungsbogens bietet dem Therapeuten Gelegenheit, der Patientin zu helfen, das Beobachten und Beschreiben der 5 W von Situationen zu lernen (wer, was, wann, wie, wo); Schlussfolgerungen von Beobachtungen zu unterscheiden und die Erinnerung so zu strukturieren und zu organisieren, dass ein Maximum an Verhaltensänderung erreicht werden kann.

Wenn Selbstbeobachtung eingesetzt wird, sollten Therapeut und Patientin bei der Form des Aufzeichnungssystems zusammenarbeiten. Die Bedeutung dieses Punktes kann nicht genug betont werden. Patientinnen haben fast immer feste Meinungen und Vorlieben, wie sie die Aufgabe strukturieren wollen; es ist sinnlos und unnötig, ihnen eine bestimmte Form aufzuzwingen.

Manche Patientinnen lieben es, ein Tagebuch zu führen, und werden zu jeder Sitzung mit umfassenden Notizen und Aufzeichnungen der vorhergehenden Woche kommen oder täglich Tagebuchaufzeichnungen mit der Post schicken. Bei diesen Patientinnen besteht normalerweise die Aufgabe darin, ihre Aufzeichnungen so zu strukturieren, dass die Daten leicht und schnell abzulesen und zu organisieren sind. Andere Patientinnen haben keine Lust oder sind tatsächlich nicht in der Lage, umfassende tägliche Aufzeichnungen zu machen. Während das Ausfüllen der DBT-Tagebuchkarten notwendig ist (und bis jetzt hatte ich noch keine Patientin, die nicht in der Lage war, eine Karte auszufüllen), sollten weitere Formen der Selbstbeobachtung im Ermessen des Therapeuten und der Patientin liegen. Patientinnen mit einer Leseschwäche haben z. B. häufig größere Schwierigkeiten mit jeder schriftlichen Aufgabe. Andere Patientinnen berichten, dass ihre Fähigkeit, sich auf die Selbstbeobachtung zu konzentrieren, durch ihre Probleme behindert wird. Ob die Weigerung oder die Unfähigkeit zur Selbstbeobachtung als therapiegefährdendes Verhalten angesehen wird, hängt von der Bedeutung ab, die die Information für die Durchführung der Therapie hat. Beispielsweise wird es für eine Patientin so gut wie unmöglich sein, sich bei kognitiver Umstrukturierung zur Veränderung aktueller oder häufiger Gedanken und Annahmen in der Sitzung genau an die Abfolge ihrer Gedanken während der vergangenen Woche zu erinnern oder daran, in welcher Beziehung diese Gedanken zu ihrem Problemverhalten stehen. Hier kann tägliche

Selbstbeobachtung absolut notwendig sein, und der Therapeut sollte sich nicht davon abbringen lassen, nur weil die Patientin sie nicht durchführen will oder schwierig findet. In anderen Fällen wieder kann Selbstbeobachtung zwar nützlich sein, ist aber nicht unbedingt notwendig. Zum Beispiel können die meisten Patientinnen meiner Erfahrung nach mit Unterstützung recht genau lernen, sich an die Ereignisse zu erinnern, die zu parasuizidalem Verhalten geführt haben, damit einhergingen und ihm gefolgt sind. Ein Therapeut sollte nicht auf Selbstbeobachtung bestehen, nur weil es ihm eine gute Idee zu sein scheint.

3. DAS AUFSTELLEN VON HYPOTHESEN ÜBER FAKTOREN, DIE DAS VERHALTEN STEUERN

Die Analyse mithilfe theoretischer Überlegungen steuern

Die DBT geht davon aus, dass jede Patientin ein einzigartiges Muster von Variablen aufweist, die ihr „Borderline“-Verhalten steuern, und dass die Variablen, die ihr Verhalten in einem Fall steuern, sich von denen unterscheiden können, die es in einem anderen Fall tun. Außerdem geht die DBT nicht davon aus, wie in Kapitel 2 erwähnt, dass ein bestimmtes Verhaltenssystem, wie Handlungen, Kognitionen, physiologische/biologische Reaktionen oder sensorische Reaktionen an sich für das Auslösen oder Aufrechterhalten des Problemverhaltens wichtiger ist als ein anderes. In diesem Sinn basiert die DBT weder auf einem rein kognitiven Ansatz noch auf reiner Verhaltenstheorie. Obwohl immer auf den umgebenden Kontext des Verhaltens Bezug genommen wird, geht die DBT davon aus, dass die unmittelbaren Ursachen für das Verhalten je nach Fall verhaltens- oder umgebungsbedingt sein können.

Das bedeutet aber nicht, dass die DBT keine theoretischen Schwerpunkte hat; sie hat sie, und sie sind sehr wichtig. Bezüglich vorausgehender und auslösender Variablen konzentriert sich die DBT vor allem auf starke und unangenehme emotionale Zustände. Ungünstiges Verhalten wird in weiten Bereichen als die Folge emotionaler Dysregulation angesehen. Es wird immer davon ausgegangen, dass die Linderung unerträglicher emotionaler Schmerzen einer der motivationalen Hauptfaktoren für dysfunktionales Verhalten bei Borderline-Patientinnen ist. Deswegen sollte in jeder Kettenanalyse das vorausgegangene emotionale Verhalten besonders gründlich untersucht werden. Die DBT geht auch von typischen Mustern oder Ereignisketten aus, die mit hoher Wahrscheinlichkeit zu diesem unangenehmen emotionalen Status führen. Das heißt, die DBT geht davon aus, dass bestimmte Umweltereignisse und Patientenverhalten wahrscheinlich der Entstehung und Aufrechterhaltung von Borderline-Verhalten förderlich sind. Verhaltensdefizite im dialektischen Denken und in der Fähigkeit, Gegensätze miteinander zu vereinbaren, als auch Defizite in Verhaltensfertigkeiten wie Bewusstheit, zwischenmenschlichen Fertigkeiten (besonders in Konfliktsituationen), Affektregulierung, Aushalten von Belastungen und Selbstmanagement müssen aus theoretischen Gründen untersucht werden.

Aus einer etwas anderen Perspektive gesehen, geht die DBT davon aus, dass bestimmte Gruppen von extremen Verhaltensmustern wahrscheinlich sowohl der Entstehung und Aufrechterhaltung von Borderline-Verhalten als auch dem Veränderungsprozess förderlich sind. Diese Muster beinhalten Defizite in der Steuerung von Emotionen, in der Selbstvalidierung, im realistischen Schlussfolgern und Urteilen, in der emotionalen Erfahrung, im aktiven Problemlösen und im genauen Beschreiben des emotionalen Zustands der Kompetenz. Mit diesen Defiziten gehen in der Regel Exzesse in der emotionalen Reaktion, Selbstinvalidierung, krisenerzeugendes Verhalten, Unterdrücken von Trauer, aktiv-passives Verhalten und Abhängigkeit von Stimmungen einher. Diese Muster und ihre Beziehung zur BPS und der Therapie werden ausführlich in den ersten drei Kapiteln dieses Buches diskutiert. Der interessierte Leser sollte diese Kapitel sorgfältig durchgehen, bevor er eine DBT-Therapie mit Borderline-Patientinnen beginnt.

EINSICHT-(INTERPRETATIONS-)STRATEGIEN

Einsichtstrategien sollen, wie der Name sagt, der Patientin helfen, Muster wahrzunehmen und Einsicht in funktionale Beziehungen zu erhalten. Obwohl dies, wie oben beschrieben, ein grundsätzliches Ziel der Verhaltensanalyse ist, kann der Therapeut auch seine eigenen „Einsichten“ an vielen anderen Punkten in der Therapie unabhängig von einer formalen Verhaltensanalyse äußern. Therapeutische Einsichten anzubieten (in traditionelleren Psychotherapien normalerweise

„Interpretationen“ genannt) kann sehr wirkungsvoll sowohl in positiver als auch in negativer Richtung sein. Deswegen ist es wichtig, dass sie eher als Hypothesen denn als unverrückbare Tatsachen angeboten werden. Außerdem sollte der Therapeut beachten, dass die Einsichten, die er anbietet, Produkte seiner eigenen kognitiven Prozesse sind und deswegen nicht notwendigerweise getreue Wiedergaben von Ereignissen, die außerhalb seiner selbst liegen.

Therapeutisches Verhalten, das unter der Sparte Einsicht gefasst wird, schließt Folgendes ein: Das Kommentieren des Patientinnenverhaltens; das Zusammenfassen dessen, was eine Patientin gesagt oder getan hat, indem man es ordnet und bestimmte Aspekte betont; das Bemerken und Kommentieren von beobachteten wechselseitigen Beziehungen; und das Kommentieren der Bedeutung eines bestimmten Verhaltens, wie einer Haltung oder einer Emotion. Das Anbieten derartiger Einsichten oder Interpretationen ist ein grundlegendes Element jeglicher Psychotherapie (Frank, 1973) wie auch der DBT. Einsicht wird häufig angewandt, wenn der Hauptschwerpunkt der Therapie zwar ein anderes Thema ist, der Therapeut aber ein bestimmtes Verhalten oder Muster erwähnen will, um sich später darauf zu beziehen. In anderen Fällen kann es die Einleitung sein, um in einer Sitzung auf Themen zurückzukommen, welche die Patientin vermeidet oder von denen sie hofft, dass der Therapeut sie nicht bemerken wird. Einsicht kann kurz und subtil sein, z. B. wenn der Therapeut die Patientin auf ein Verhalten oder Muster hinweisen will, aber gleichzeitig will, dass die Patientin die Schlussfolgerung selber zieht, oder auch konfrontierend, wenn der Therapeut versucht, die Patientin zu einer aktiveren oder flexibleren Haltung zu bringen. Im Gegensatz zur Verhaltensanalyse konzentrieren sich Einsichtsstrategien häufiger auf Verhalten, das innerhalb der therapeutischen Interaktion auftritt.

Einsichtstrategien nehmen nicht den Platz einer Verhaltensanalyse ein. Einsichten sind Formulierungen von verschiedenen Theorien über das, was die Patientin tut und warum sie es tut. In einer Verhaltensanalyse versuchen Patientin und Therapeut, diese Einsichten zu verifizieren. Es ist aber wichtig, daran zu denken, dass Interpretationen wie andere Theorien auch nicht nach ihrem Wahrheitsgehalt, sondern nur nach ihrer Nützlichkeit beurteilt werden. Entweder sind sie für den Veränderungsprozess hilfreich oder nicht; und manchmal können sie sogar schädlich sein. Kohlenberg und Tsai (1991) sagen, dass es zu „jeder Form von Psychotherapie zu gehören scheint, den Klienten zu lehren, Gründe (für Verhalten) zu liefern, die dem Therapeuten akzeptabel erscheinen“. Sie fassen dann Woolfolk und Messer (1988) zusammen, die annehmen, dass man Psychoanalyse als einen Prozeß beschreiben kann, in dem die Patientin erzählt, was geschehen ist, und Gründe dafür angibt. Der Therapeut interpretiert dann, gibt andere Begründungen, und die Therapie ist beendet, wenn die Gründe des Klienten mit denen des Therapeuten übereinstimmen. Einsichtstrategien sind in Tabelle 9.2 zusammengefasst.

Was und wie interpretiert man? Leitfaden für Einsicht

Es gibt sehr verschiedene Theorien darüber, welches Verhalten bei Borderline-Patientinnen interpretiert und wie diese Interpretationen durchgeführt werden sollen. Zum Beispiel schlägt Kernberg (1975) vor, sich auf die negativen Eigenschaften von „Übertragung“ zu konzentrieren. Masterson (1990) empfiehlt, den Fokus auf ungünstiges Verhalten außerhalb der Sitzung zu richten. Viele Kliniker halten es für das Beste, die Interpretationen der Patientin infrage zu stellen und zu konfrontieren (Kernberg, 1975; Masterson, 1990; Gunderson, 1984), während andere die Risiken des Konfrontierens darstellen (Sederer und Thorbeck, 1986; Schaffer, 1986). Beide, Gunderson (1984) und Schaffer (1986), betonen die Bedeutung einfühlender oder bestätigender Interpretationen. Wie unterscheiden sich Einsicht oder Interpretation in der DBT von dem, was in anderen Therapietypen angeboten wird? Der Hauptunterschied liegt in der Betonung auf beobachtbarem Zielverhalten (was ist zu interpretieren?) sowie in den Annahmen, von denen die Formulierung von Einsicht geleitet wird (wie ist zu interpretieren?).

Was soll interpretiert werden?

Es gibt drei allgemeine Leitlinien darüber, welches Patientinnenverhalten interpretiert werden soll oder kann. Die erste Richtlinie ist, dass sich die Mehrzahl der Kommentare direkt auf Zielverhalten innerhalb der DBT-Hierarchie oder auf funktionell damit zusammenhängendes Verhalten konzentrieren sollte. Zum Beispiel hätten suizidales Verhalten oder Verhaltensweisen, die normalerweise dazu führen, erste Priorität. Verhalten, das die laufende Therapie entweder gefährdet oder aufkommende Probleme ankündigt, hätte zweite Priorität usw. Die zweite Richtlinie ist, dass sich Einsicht auf beobachtbare oder öffentliche im Gegensatz zu privaten Verhaltensweisen und Ereignissen konzentrieren. Verhalten wird unter zwei Bedingungen öffentlich (für den Therapeuten): Entweder der Therapeut beobachtet es, oder die Patientin berichtet eigenes privates Verhalten, das sie beobachtet hat (z. B. was sie denkt, fühlt oder empfindet). Die dritte Richtlinie ist, dass sich Einsicht sich auf Ereignisse und Verhalten in der Gegenwart im Gegensatz zu Verhalten in der Vergangenheit konzentrieren sollte.

Zusammen legen diese Punkte nahe, dass die wirkungsvollsten Einsichten die sind, welche sich auf das Verhalten der Patientin in (telefonischer oder persönlicher) Interaktion mit dem Therapeuten beziehen. Von Marziali (1984) vorgestellte Daten weisen darauf hin, dass der Behandlungserfolg umso größer ist, je stärker sich Interpretationen auf Verhalten während der Therapiestunde konzentriert. Dieser Ansatz funktioniert am besten, wenn das Problemverhalten der Patientin spontan auftritt oder während Interaktionen mit dem Therapeuten hervorgerufen werden kann. Wie Kohlenberg und Tsai (1991) aufgezeigt haben, ruft eine ideale therapeutische Beziehung das problematische oder klinisch relevante Verhalten der Patientin hervor und bietet gleichzeitig Gelegenheit, effektiveres Alternativverhalten zu entwickeln. Problematische zwischenmenschliche Stile und Verhaltensmuster, welche die Therapie gefährden, sind das wahrscheinlichste Verhalten, das in Interaktionen mit Borderline-Patientinnen und ihren Therapeuten auftritt und damit der beste Ansatzpunkt für Einsichtsstrategien. Aber auch andere wichtige problematische Verhaltensweisen werden in der therapeutischen Interaktion auftreten, wie Suizidvorstellungen und -drohungen, emotionale Fehlregulation, Unfähigkeit, Belastungen auszuhalten, und Agitation, mangelhaftes Selbstmanagement und impulsives Verhalten, Schwierigkeiten mit Bewusstheit (besonders mit Beobachten und wertfreiem Beschreiben) und die volle Spannweite posttraumatischer Stressreaktionen. Ähnlich werden sich Verbesserungen in jedem dieser Bereiche genauso wahrscheinlich innerhalb der therapeutischen Interaktionen zeigen. Deswegen sollte der Therapeut besonders auf Gelegenheiten achten, imPatientenverhalten, das für den klinischen Fortschritt relevant ist, zu beobachten und zu kommentieren.

Das ständige aber intermittierende Beachten von Verhaltensweisen, die in der Therapiesitzung auftreten, hebt die DBT von vielen anderen Arten der Verhaltenstherapie ab, in denen der Schwerpunkt normalerweise auf Verhaltensweisen liegt, die zwischen den Sitzungen auftreten. Die einzige Ausnahme für diese Richtlinie hat mit parasuizidalem Verhalten zu tun und mit dem Planen und Vorbereiten des Suizids, was selten in der Gegenwart des Therapeuten auftritt. Weil dieses Verhalten höchste Priorität hat, muss der Therapeut versuchen, Einsicht in die Faktoren, die dieses Verhalten auslösen und aufrechterhalten, aufzubauen. Hat man die Auslöser identifiziert, sollte der Therapeut auf deren Vorhandensein in den therapeutischen Interaktionen achten. Mary beispielsweise, eine meiner Patientinnen, zerschnitt typischerweise ihre Handgelenke, wenn sie starke Emotionen erlebte und glaubte, dass andere ihre Gefühle nicht ernst nehmen würden. In den Sitzungen bemerkte ich, dass Mary häufig über starke Emotionen in verwaschener, gefühlskalter Weise berichtete, was es schwer machte, sie ernst zu nehmen. Ich erklärte ihr oft, dass ihr verbaler und nonverbaler Ausdruck unterschiedliche Informationen vermittelten und dass dies es mir schwer machte zu wissen, wie stark sie tatsächlich empfinde. Manchmal führte dieser Kommentar die Diskussion auf eine Verhaltensanalyse der Faktoren zurück, die ihre verbale und nonverbale Ausdrucksweise zu diesem Zeitpunkt in der Sitzung steuerten.

Wie soll man interpretieren?

Wie man interpretieren soll, kann genauso wichtig sein wie das Verhalten, auf das man sich beziehen soll. Kommentare über das Verhalten einer Person während einer Interaktion und das Anbieten von Vermutungen über Faktoren, die möglicherweise mit dem Verhalten verbunden sind, können unter Umständen die Intensität der Interaktion deutlich ansteigen lassen. Wenn die Betroffene mit dem Kommentar oder der Interpretation nicht übereinstimmt, hat der Versuch, Einsicht zu erzeugen, vielleicht nicht nur fehlgeschlagen, sondern kann weitere Probleme erzeugen, über die man sich Klarheit verschaffen muss. Besonders wenn sich Einsicht auf aktuelles Verhalten richtet, sollte sie mit großer Vorsicht eingesetzt werden.

Für den Inhalt und die Art der Interpretation gibt es drei Richtlinien in der DBT, die bis zu einem gewissen Grad den Richtlinien entsprechen, die sich darauf beziehen, was man interpretieren soll. Die erste Richtlinie ist, dass Interpretationen auf der in Kapitel 2 beschriebenen biosozialen Theorie basieren sollten wie auch auf den DBT-Annahmen über Patientinnen, wie sie in Kapitel 4 dargestellt sind. Tatsächlich ist eine der primären Funktionen jeder klinischen Theorie oder Gruppe von Annahmen, den Therapeuten anzuleiten, hypothetische Interpretationen des Patientenverhaltens aufzustellen. Der Therapeut sollte seine Kommentare auf Regeln richten, die das Verhalten der Patientin steuern, sowie das Ausmaß, in dem ihr Verhalten funktionell mit unmittelbaren behavioralen Antezedenzen und Ergebnissen in Beziehung steht, auf psychologische Prozesse, die allen Menschen gemeinsam sind, biologische Einflüsse und situative Faktoren oder Umgebungsbedingungen. Durch Vermittlung von Einsichten werden während der Analyse Richtlinien zum Formulieren von Hypothesen über Verhalten, wie oben besprochen, benutzt.

Die zweite Richtlinie ist, dass man sich Mühe geben muss, eine nicht abwertende Sprache zu finden, um Einsichten zu vermitteln. Unter sonst gleichen Umständen sollten nicht-abwertende Einsichten vor abwertenden in Erwägung gezogen werden. Ähnlich sollte Einsichten, die mit den phänomenologischen Erfahrungen der Patientin übereinstimmen, mehr Gewicht beigelegt werden, als solchen, die inkongruent sind. Eine Ausnahme ist, wie Kapitel 12 erläutert, wenn der Therapeut respektlose Kommunikationsstrategien benutzt, um Veränderungen zu bewirken. In einem solchen Fall können Interpretationen, strategisch eingesetzt, anmaßend und alles andere als nicht-abwertend sein. (Zum Beispiel könnte der Therapeut sagen: „Versuchen Sie wieder, die Therapie zum Scheitern und mich zur Verzweiflung zu bringen?", wenn eine Patientin zum hundertsten Mal bereits herausgearbeitetes therapiegefährdendes Verhalten zeigt.)

Die dritte Richtlinie ist, dass Interpretationen versuchen sollten, derzeitiges Verhalten mit derzeitigen Ereignissen in Verbindung zu bringen. Borderline-Patientinnen wollen oft verzweifelt wissen, warum sie so geworden sind, wie sie sind. Sie wollen häufig frühe Kindheitserfahrungen besprechen und die Rolle ihrer frühen Lerngeschichte für die Entwicklung ihrer Probleme bestimmen. Der Therapeut sollte solche Diskussionen nicht vollständig vermeiden, der Wunsch ist vollkommen legitim. Aber es muss klargemacht werden, dass das Verstehen der Faktoren, die für die Entwicklung der Verhaltensmuster verantwortlich sind, nicht notwendigerweise auch Informationen über die Faktoren liefert, die für die Aufrechterhaltung des Verhaltens verantwortlich sind. Auch erfährt man durch eine solche Analyse nicht immer, wie die Patientin sich ändern kann. (Tatsächlich könnte die Patientin darauf reagieren, indem sie sagt, „Wie kann ich mich jemals positiv verändern, mit diesem Leben hinter mir?") Den Seelenfrieden, den die Patientin manchmal von einer solchen Diskussion erhält, kann bei einer guten Durchführung sehr wohl die Zeit wert sein, die man dafür aufwendet; sie sollte aber nicht an die Stelle von Versuchen treten, das Verhalten der Patientin im gegenwärtigen Kontext zu verstehen.

Timing der Interpretationen

Es gibt keine für alle Patientinnen geltenden Richtlinien dafür, wann welche Interpretationen in der DBT angeboten werden sollten. Drei Dinge sind hier wichtig. Erstens sollte man empirisch und fallbezogen bestimmen, wann und wie viel zu interpretieren ist. Das heißt, der Therapeut sollte die Wirkung einer Einsicht auf die Patientin beobachten und sein Verhalten entsprechend modifizieren. Zweitens behandelt der DBT-Therapeut die Patientin normalerweise nicht, als wäre sie zu zerbrechlich oder nicht in der Lage, die tatsächlichen Interpretationen des Therapeuten zu ertragen. Drittens bestimmen die Prinzipien der Verhaltensausformung, welches Verhalten bis auf Weiteres zugunsten anderer Verhaltensweisen, auf die man sich jetzt konzentriert, zu ignorieren ist (siehe Kap. 10).

Die vier Einsichtsstrategien werden im Folgenden beschrieben.

I. Hervorheben

Beim Hervorheben gibt der Therapeut der Patientin Rückmeldung über einige Aspekte ihres Verhaltens mithilfe von Spiegeln, Hervorheben oder indem er ihr Verhalten mit früheren Verhaltensmustern in Verbindung bringt. Das Hervorheben ist oft sehr kurz, vielleicht nur ein kurzer Kommentar (z. B. „sehr interessant"), und das Thema braucht bis zu einem späteren Zeitpunkt nicht weiter diskutiert zu werden. Hervorheben kann oft als Frage formuliert werden (z. B. „Haben Sie schon bemerkt, dass Sie das Thema in dieser Stunde dreimal gewechselt haben?").

Das Hervorheben negativer Verhaltensweisen wird normalerweise von jedem als negative Kritik aufgefasst und deswegen sollte man als Therapeut vorsichtig sein, diese Strategie nicht als Deckmantel zu benutzen, seiner Feindseligkeit Luft zu machen oder verschleiert Kritik zu üben. Borderline-Patientinnen sind dafür sehr sensibel. In der Regel ist es vorteilhaft zu versuchen, ein Gleichgewicht zwischen dem Hervorheben der Stärken der Patientin und der Konzentration auf eine problematische Reaktion zu schaffen.

Tabelle 9.2: Checkliste „Einsichtsstrategien"

______ **T konzentriert Einsicht auf DBT-Zielverhalten und seine vorausgehenden Bedingungn.**

______ **T untersucht aktuelle, beobachtbare, öffentliche Verhaltensweisen und Ereignisse.**
_____ T kommentiert in der Therapiestunde auftretendes Verhalten mit besonderer Betonung auf für T Beobachtbares.

______ **T verwendet DBT-Annahmen über Patientinnen und biosoziale Theorie, um Einsicht zu strukturieren.**

______ **T bevorzugt nicht herabsetzende, empathische Interpretationen.**

______ **T deutet Verhalten in Zusammenhang von aktuellen auslösenden und aufrechterhaltenden Variablen.**

_____ **T beobachtet die Wirkung der Einsicht und verändert dementsprechend Muster oder Art der angebotenen Einsicht.**

______ **T benutzt Einsicht sparsam und bettet sie in Validierung ein.**

______ **T HEBT HERVOR oder kommentiert das Verhalten von P.**
_____ T schiebt Verhaltensbeobachtung in laufende Diskussionen mit P ein.
_____ T macht Bemerkungen wie „Haben Sie das bemerkt?" oder „Glauben Sie nicht, dass das interessant wäre?" über das Verhalten von P.
_____ T gleicht das Hervorheben negativer Verhaltensweisen mit dem Hervorheben positiver Verhaltensweisen aus.

_____ **T hilft P, wiederkehrende Muster (verhaltens-, umgebungsbedingt oder beides) ZU BEOBACHTEN UND ZU BESCHREIBEN, um den Ereignissen in P.s Leben eine Bedeutung zu verleihen.**
_____ T identifiziert wiederkehrende Gedanken.
_____ T identifiziert wiederkehrende affektive Reaktionen.
_____ T hilft P, Muster von Auslösern und ihre Beziehung untereinander zu beobachten und zu beschreiben, die P.s Reaktionsmuster auslösen (Modell der klassischen Konditionierung) oder es verstärken/bestrafen (Modell des operanten Konditionierens).

______ **T bespricht mögliche Bedeutungen von P.s Verhalten.**

______ **T UNTERSUCHT SCHWIERIGKEITEN beim Annehmen von Hypothesen über Verhalten oder deren Zurückweisen auf offene und flexible Art und Weise.**
______ T ist offen für die Möglichkeit, dass P.s Interpretationen richtig sind.

Anti-DBT-Interventionen

______ **T unterstellt P Motive, unabhängig von P.s Wahrnehmung ihrer eigenen Wünsche, Bedürfnisse oder Ziele.**
______ **T behält Einsichten bei, die seinen theoretischen Hintergrund bestätigen, anstatt sie auf Beobachtungen von P.s Verhalten und die umgebenden Ereignisse zu beziehen.**
______ **T besteht auf seinen Interpretationen und arbeitet nicht mit P zusammen.**
______ **T bietet abwertende Interpretationen an, wenn nicht abwertende für das gleiche Verhalten und die gleichen Tatsachen auch verfügbar sind.**
______ **T verrennt sich in Zirkelschlüsse, besteht darauf, dass die Folgen des Verhaltens der Beweis für zugrundeliegende Motive sind.**
______ T benutzt Interpretationen, um P anzugreifen, zu blamieren oder zu bestrafen.

2. Beobachten und Beschreiben sich wiederholender Muster

Ein wichtiger Bestandteil jeder Therapie besteht darin, Lebensereignissen eine Bedeutung zuzuweisen, indem regelmäßig wiederkehrende Muster und Beziehungen beobachtet werden. In der fortlaufenden Diskussion über das Leben der Patientin wie auch beim Beobachten von Verhalten, das in der Beziehung auftritt, sollte der Therapeut auf wiederkehrende Beziehungen entweder zwischen verschiedenen Verhaltensweisen der Patientin oder zwischen Verhalten und äußeren Ereignissen achten. Der Therapeut sollte besonders auf solche Beziehungen achten, die Kausalzusammenhänge deutlich machen. Der Fokus liegt demnach wie bei der Verhaltensanalyse auf dem Auffinden von Ereignissen, die Verhalten entweder hervorrufen oder verstärken. Manchmal ist es für den Therapeuten am hilfreichsten, zuerst die Patientin zu fragen, ob sie irgendwelche interessanten Muster sieht. Oder der Therapeut kann seine Sichtweise indirekt zum Ausdruck bringen, indem er entweder das, was die Patientin gerade gesagt hat, oder eine Abfolge von Ereignissen so zusammenfasst, dass die beobachteten Muster herausgestellt werden. In anderen Fällen ist es für den Therapeuten am einfachsten, seine Beobachtungen direkt mitzuteilen und die Gültigkeit dieser Beobachtungen mit der Patientin zu diskutieren.

3. Die Zusammenhänge von Verhaltensweisen erläutern

Wie schon früher angemerkt, geht die DBT nicht davon aus, dass Menschen (einschließlich Borderline-Patientinnen) sich üblicherweise der Variablen bewusst sind, die ihr eigenes Verhalten steuern oder beeinflussen. Obwohl einige der Regeln, die menschliches Verhalten bestimmen, auch explizit sein können, wird Verhalten die meiste Zeit von impliziten Regeln und Annahmen gesteuert. Ereignisse, die regelmäßig bestimmte Verhaltensmuster hervorrufen, wie auch Ereignisse, die als Verstärker für Verhalten fungieren, liegen ebenso oft außerhalb des Bewusstseins. Die DBT geht nicht davon aus, dass dieses mangelnde Bewusstsein notwendigerweise das Ergebnis von Verdrängung ist (dass es also begründetes Nichtwissen ist). Tatsächlich nimmt sie an, dass die Mehrzahl der Menschen in den meisten Fällen Schwierigkeiten hat, die Faktoren genau zu identifizieren, die ihr eigenes Verhalten steuern. Normalerweise ist eine solche Identifizierung aber auch nicht notwendig.

In der Regel basiert die Bedeutung von Verhalten auf Wenn- dann-Regeln oder Beziehungen, derer die Patientin sich nicht bewusst ist. Beim Erläutern sagt der Therapeut: „Wenn Ihre Reaktion X ist, dann ist wahrscheinlich auch Y der Fall.“ (Wenn der Therapeut beobachtet und beschreibt, sagt er im Gegensatz dazu: „Ist es nicht interessant, dass X und Y immer zusammen auftreten?“) Wenn eine Patientin z. B. sagt, dass sie den Therapeuten am liebsten schlagen würde, wäre ein sinnvoller Zusammenhang, dass sie sich ärgerlich oder bedroht fühlt. Wenn sie eine Situation meidet oder sich zurückzieht, befürchtet oder glaubt sie vielleicht, dass die Situation hoffnungslos sei. Sich zu entscheiden, die Ausbildung zu beenden, bedeutet, dass sie zuversichtlich ist, den Abschluß zu schaffen. Der Therapeut sollte sehr zurückhaltend sein, Konsequenzen eines Verhaltens als beabsichtigt darzustellen, besonders wenn die Konsequenzen schmerzlich oder sozial nicht akzeptabel sind. Man sollte an dieser Stelle die Theorie und die Annahmen, wie in Kapitel 2 und 4 dargestellt, im Kopf behalten.

4. Die Schwierigkeiten beim Annehmen oder Zurückweisen von Hypothesen untersuchen

Möglicherweise kann die Patientin keine wiederkehrenden Muster oder Bedeutungen erkennen. In anderen Fällen erkennt sie vielleicht die Muster oder Bedeutungen, aber hat möglicherweise Schwierigkeiten, diese entweder dem Therapeuten zu offenbaren oder sie wirklich zu akzeptieren. Wenn der Therapeut und die Patientin uneinig über das Vorhandensein oder die Bedeutung von Verhaltensmustern sind, sollten all diese Möglichkeiten mit der Patientin untersucht werden. Gleichzeitig sollte der Therapeut für seine eigenen „Vorurteile“ und Schwierigkeiten von seiner „Einsicht“ abzulassen, offen sein. Es ist möglich, dass die angebotene Einsicht schlichtweg falsch ist. In dieser Situation ist es wichtig, dass der Therapeut den Standpunkt der Patientin respektiert; außerdem sollte der Therapeut der Patientin sowohl direkt als auch indirekt vermitteln, dass sie und er in eine wechselseitige gemeinsame Anstrengung verwickelt sind. Deshalb sollte man sich Missverständnissen zwischen Patientin und Therapeut neutral nähern und mögliche Schwierigkeiten der Patientin, Muster zu erkennen, nüchtern und in annehmender Weise diskutieren.

Im Verlauf der Therapie wird eine Patientin häufig ihre eigenen Einsichten und Interpretationen sowohl über das Therapeutenverhalten als auch über die Interaktionsmuster zwischen beiden (oder, in der Gruppentherapie, zwischen Therapeut und anderen Gruppenmitgliedern) anbieten. Der Therapeut sollte bereit dazu sein, die Muster zu erkennen und die Einsichten der Patientin, wo es angemessen ist, zu validieren. Die Suche nach Validierung sollte der Suche nach Projektionen, Abwehrhaltung, mangelhafte Fähigkeiten, Einsichten anzubieten, oder nach versteckten Motiven, die Diskussion auf das Verhalten des Therapeuten zu lenken, vorausgehen. Insbesondere dann, wenn die Muster nicht gerade Paradebeispiele therapeutischen Verhaltens sind, bietet diese Situation dazu Gelegenheit, sowohl valide Beobachtungen zu verstärken als auch ein Modell für nicht abwertende, neutrale Selbstexploration vorzugeben. Dieses Thema wird ausführlicher in den Kapiteln 12 und 15 besprochen werden.

Didaktische Strategien

Das Wesentliche didaktischer Strategien ist das Bereitstellen von Informationen über Faktoren, die Verhalten im Allgemeinen beeinflussen, und über psychologische, biologische und soziologische Theorien, die Licht auf bestimmte Verhaltensmuster werfen könnten. Man gibt der Patientin und manchmal ihrer Familie oder auch dem sozialen Netzwerk Informationen über Borderline-Verhalten (einschließlich des parasuizidalen Verhaltens) und BPS, empirische Daten über verschiedene Behandlungsstrategien und theoretische Standpunkte. Die speziellen Informationen, die hier vermittelt werden, werden genauer in Kapitel 14 diskutiert. Die Strategien sind in Tabelle 9.3 zusammengefaßt.

Eine grundlegende didaktische Strategie ist das direkte Lehren der folgenden Lern- und Entwicklungsprinzipien; biologische Konsequenzen verschiedener Verhaltensmuster (einschließlich Drogeneinnahme) und grundlegende emotionale, kognitive und Verhaltensprozesse. Üblicherweise gibt man didaktische Informationen über wirksame Methoden zur Verhaltensänderung und Selbstkontrolle, die relevant für die speziellen Probleme der Patientin sind. Manchmal sind derartige Informationen aber auch hilfreich für das Verstehen der Verhaltensweisen anderer in Bezug auf die Patientin. Diese didaktische Strategie wird benutzt, um der Patientin zu helfen, sich auf wichtige Informationen während der Verhaltensanalyse zu konzentrieren, um Lösungen zu finden und um Entscheidungen und Verpflichtungen zu speziellen Therapiezielen festzulegen. Die didaktische Weitergabe von Informationen soll allzu moralistischen, abergläubischen und unrealistischen Sichtweisen von Verhalten und Änderung entgegenwirken. Man nimmt an, dass Borderline-Patientinnen diesbezüglich häufig einen erstaunlichen Mangel an Kenntnissen haben; sie verfügen oft über unangemessene Informationen über Faktoren, die typischerweise Verhalten beeinflussen, und über normative Reaktionen auf Situationen, in denen sie sich wiederfinden. Dieser Mangel kann durch zahlreiche Faktoren bedingt sein, wie beispielsweise das für invalidierende Umfelder typische mangelnde oder falsche Unterrichten und Lernen.

I. INFORMATIONEN ZUR VERFÜGUNG STELLEN

Wie früher erwähnt, führen Borderline-Patientinnen und suizidale Personen ihre Probleme häufig auf unkontrollierbare negative persönliche Merkmale zurück; sie glauben häufig, dass sie wegen ihrer Probleme „verrückt werden“ oder „die Kontrolle verlieren“ oder „schreckliche“ Menschen seien. Eine Patientin hat oft nur zwei Erklärungen für ihr eigenes Verhalten und ihren Lebenszustand: Sie ist entweder verrückt oder bösartig („mad or bad“). Ein alternatives oder rivalisierendes Konzept - sprich, dass das Verhalten der Patientin das Ergebnis einer problematischen Lerngeschichte oder einfacher psychologischer Prozesse ist – kann oft ziemlich hilfreich sein. Deswegen sollten, wann immer möglich, lerntheoretische Erklärungen oder andere gängige, empirisch untersuchte psychologische Theorien angeboten werden und Versuche der Patientin, ihr Verhalten als Folge einer „geistigen Krankheit“ oder „Versündigung“ zu erklären, sofort widerlegt werden.

Der Schwerpunkt auf psychologischen Erklärungen schließt natürlich biologische oder genetische Erklärungen des Verhaltens, wenn diese angemessen sind, nicht aus. Zum Beispiel ist es angemessen, die extreme emotionale Labilität einer Borderline-Patientin teilweise damit zu erklären, dass dies durch genetische und biologische Faktoren und Dispositionen bedingt sein kann. Gestörte Wahrnehmung, kognitive Vorurteile (besonders beim Erinnern) und rigide Denkschemata wiederum können als normale und typische Folge dieses hohen emotionalen Arousals erklärt werden. Konzentrationsprobleme können auf Depressionen zurückgeführt werden, die vielleicht teilweise von physiologischen Faktoren oder genetischen Dispositionen stammen. Andere Probleme können durch chemische Vorgänge ausgelöst sein (z. B. können Antriebslosigkeit und mangelnde Motivation die Folge von schlechter Ernährung, Überessen, Drogen usw. sein. Der Therapeut muss immer eine Gratwanderung machen und der Patientin einerseits zeigen, dass Probleme auf eine falsche Lerngeschichte zurückgehen können, und andererseits darauf hinweisen, dass die Probleme die Folge von eher unveränderbaren Merkmalen der Patientin sind. Dabei ist das Wichtigste die Dialektik zwischen Veränderung und Akzeptieren. Der Therapeut muss darauf achten, eine Synthese dieser zwei Sichtweisen zu finden, anstatt eine Seite der Medaille als unabänderliche Wahrheit darzustellen.

Tabelle 9.3: Checkliste didaktischer Strategien

_____ **T stellt P INFORMATIONEN über Entwicklung, Aufrechterhaltung und Verhaltensänderung im Allgemeinen zur Verfügung.**
_____ T präsentiert empirische Ergebnisse.
____ T präsentiert Lern- und andere aktuelle Verhaltenstheorien.
____ T bespricht die Psychobiologie von Verhalten.
____ T bespricht Zusammenhänge und Funktionen von Verhaltensmustern.
____ T stellt P.s Erklärungen infrage, die ihren aktuellen Zustand oder Verhalten in selbstbeschuldigender, moralischer Weise oder als „geistige Erkrankung" darstellen.
____ T stellt auf empirischen Ergebnissen basierende alternative Erklärungen bereit.
____ T gibt P einen dem Problem angemessenen Überblick ihrer Probleme.

_____ **T stellt parasuizidales und impulsives Verhalten (z. B. Trinken, Drogenmissbrauch, Kindesmissbrauch, Vermeidungsverhalten) als Problemlöseverhalten dar.**
____ T diskutiert die Beziehung zwischen Verhalten und Defiziten bei Problemlösefertigkeiten.
____ T diskutiert die Beziehung zwischen Verhalten und funktionierenden Ergebnissen

_____ **T stellt schriftliches Material über Verhalten, Behandlung und BPS zur Verfügung.**
_____ **T stellt, wenn notwendig, Informationen über Verhalten und BPS P.s Familie zur Verfügung.**

Anti-DBT-Interventionen

_____ **T überlädt P mit Informationen**
_____ **T besteht auf einer einzigen Version von der Realität.**

2. LESEMATERIAL ZUR VERFÜGUNG STELLEN

Einige Patientinnen sind willig und begierig darauf, Informationen über ihre Probleme zu lesen. Man kann Patientinnen dieses Buch geben; das begleitende Fertigkeitstrainingsmanual; Artikel und Forschungsbeitrage über BPS wie auch über andere diagnostische Kriterien, die sie erfüllen; Therapieverlaufsstudien psychosozialer und pharmakologischer Behandlungsmethoden; Lehrbücher oder Reader über Einführung in die Psychologie, Sozialpsychologie, Verhaltenstherapie oder andere Arten der Therapie können hilfreich sein; Selbsthilfebücher, die genaue und richtige Informationen über Themen der Therapie enthalten, von denen der Therapeut will, dass sie die Patientin besser versteht (wie Lernprinzipien oder sexuellen Missbrauch und seine Wirkung auf die Betroffenen) usw. Normalerweise versuche ich den Patientinnen alles beizubringen, was ich weiß. Die meisten Patientinnen werden keine ausführlichen und trockenen akademischen Bücher lesen, aber viele werden kurze Artikel oder einzelne Buchkapitel lesen. Unglücklicherweise unterscheidet sich die theoretische Darstellung der BPS der meisten populärwissenschaftlichen Bücher von der DBT-Formulierung. Insbesondere vertreten viele Schriften die Vorstellung, dass das gestörte Verhalten bei Borderline-Patientinnen durch eine „Geisteskrankheit" verursacht ist, von der die Betroffene zuerst geheilt sein muss, bevor man wirklich etwas verändern kann. Die DBT basiert nicht auf dem Konzept, dass die BPS eine „Geisteskrankheit" sei; wenn sie ein solches Konzept akzeptieren würde, dann nur in dem Sinne, dass erst durch das Erreichen wirklicher Veränderungen diese Geisteskrankheit geheilt werden könne und nicht umgekehrt.

3. FAMILIENMITGLIEDERN INFORMATIONEN ZUKOMMEN LASSEN

Die Familie von Borderline- oder suizidgefährdeten Personen gibt häufig der Patientin die Schuld für ihre Schwierigkeiten. Diese Schuldzuschreibung basiert normalerweise auf falschen Informationen über Verhalten und BPS und erwächst aus der Frustration der Familie beim Versuch, die Patientin zu verstehen und ihr zu helfen. Was auch immer die Gründe sein mögen, die Unfähigkeit der Familie, eine Theorie über das Verhalten der Patientin zu entwickeln, die mitfühlend und nicht abwertend ist, kann sowohl für die Patientin als auch für die Familie sehr schmerzhaft sein. Viele der ungünstigen Verhaltensweisen der Patientin sind fehlgeleitete Versuche, die negativen und abwertenden Einsichten der Familie über sie zu ändern. Eine der wichtigsten Aufgaben der Familiengespräche besteht darin, dass der Therapeut der Familie didaktische Informationen über die Entstehung und Aufrechterhaltung der BPS und des Borderline-Verhaltens vermittelt. Man gibt ihnen die gleichen Informationen, die man auch der Patientin gibt (ausführlicher beschrieben in Kap. 14). Der Therapeut muss natürlich daran denken, dass der Versuch, den Standpunkt der Familie der Patientin gegenüber zu ändern, mit dem wohlüberlegten Einsatz von Validierungsstrategien einhergehen muss.

STRATEGIEN DER LÖSUNGSANALYSE

Die DBT und die Verhaltenstherapie im Allgemeinen nehmen an, dass die Durchführung von Verhaltensanalysen und das Erreichen von Einsicht in die Entstehung, das Muster und die Aufrechterhaltung der Probleme kaum ausreichend sind, eine beständige Verhaltensänderung zu erreichen. Vielmehr müssen Therapeut und Patientin, nachdem sie Verständnis und Einsicht erreicht haben, einen aktiven Versuch unternehmen, angemessene Verhaltensmuster, die das unpassende Verhalten ersetzen können, zu entwickeln und einen Plan ausarbeiten, wie sie Veränderungen durchsetzen können. Unangenehme Lebenssituationen, die von der Patientin angesprochen werden, behandelt der Therapeut als ein zu lösendes Problem, auch wenn die Lösung nur bedeutet, einen neuen Weg zu finden, wie man sich den bestehenden Lebensbedingungen anpassen kann (also Akzeptieren des Problems anstatt Lösung und Veränderung). In der Lösungsanalyse gibt der Therapeut aktiv ein Modell zur Problemlösung vor und versucht, den Einsatz und die Generalisierung aktiven Problemlösens seitens der Patientin hervorzurufen und zu verstärken. Die unten beschriebenen Schritte können in jeder Reihenfolge und Kombination angewendet werden, um der jeweiligen Situation gerecht zu werden. In Tabelle 9.4 sind sie zusammengefasst.

Die Ebenen der Analyse

Auf der ersten Analyseebene zu Beginn der Therapie müssen Therapeut und Patientin entscheiden, ob ihre Ziele miteinander vereinbar sind. Das Ziel der DBT ist es, den Einsatz von Borderline- und suizidalem Verhalten als Methode der Problembewältigung zu reduzieren, indem man mit der Patientin gemeinsam daran arbeitet, ein neues, lebenswertes Leben aufzubauen. Wenn das auch nicht ansatzweise ein Ziel der Patientin ist, kann das Problemlösen keine Fortschritte machen. Auf der zweiten Ebene untersucht der Therapeut, ob die Patientin auch anderes DBT-Zielverhalten verbessern will. Außer der Reduzierung parasuizidaler und therapiegefährdender Verhaltensweisen sind alle Ziele von der Patientin abhängig. Eine Ausnahme ist, wenn der Therapeut glaubt, dass ein bestimmtes Ziel notwendig für den weiteren therapeutischen Fortschritt ist. Auf der dritten Stufe wird ein übergeordneter Standpunkt eingenommen, wobei der Fokus weiter auf der behandelten Problemsituation liegen sollte. Die grundsätzliche Frage ist im Grunde: „Was müsste geändert werden, damit das Problem gelöst werden kann oder sich die Situation verbessert?“ Auf dieser dritten Stufe ist es für den Therapeuten auch wichtig, sich sicher zu sein, dass die Patientin wirklich an der Problemlösung arbeiten will. Manchmal will die Patientin (wie jeder andere auch) nur mit jemandem über ihr Problem sprechen, will verstanden und bedauert werden und lässt es dabei bewenden. Weiter darauf zu bestehen, das Problem zu „lösen“, kann unter diesen Umständen kontraproduktiv sein. In anderen Fällen kann der Wunsch, nach der Problemdefinition aufzuhören, eine charakteristische Form sein, Problemlösungen zu vermeiden. Der Therapeut muss eventuell zuerst zu den Strategien der Verpflichtung (siehe unten) springen, um das anfängliche Einverständnis, überhaupt an dem Problem zu arbeiten, zu erhalten.

Tabelle 9.4: Checkliste „Strategien der Lösungsanalyse"

_____ **T hilft P, WÜNSCHE, BEDÜRFNISSE UND ZIELE ZU ERKENNEN.**
_____ T hilft P, das Bedürfnis nach parasuizidalem Verhalten oder Tod rückblickend als Ausdruck des Wunsches, Schmerz zu vermeiden und die Lebensqualität zu verbessern, zu definieren.
_____ T hilft P, das mangelnde Bedürfnis, etwas zu ändern, oder die Unfähigkeit, Ziele zu erarbeiten, als Ausdruck von Hoffnungslosigkeit und Machtlosigkeit zu definieren.

_____ **T und P ERARBEITEN LÖSUNGEN.**
_____ T ermuntert P, sich so viele Lösungen wie möglich einfallen zu lassen
_____ T hilft P, spezifische Bewältigungsstrategien und Vorgehensweisen zu entwickeln, um impulsives, selbstschädigendes Verhalten zu umgehen.

_____ **T hilft P, die gefundenen Lösungen zu EVALUIEREN.**
_____ T richtet die Aufmerksamkeit auf kurz- und langfristige Konsequenzen unterschiedlicher Strategien.
_____ Wenn nötig, konfrontiert T P direkt mit den möglichen negativen Folgen der alternativen Verhaltensweisen.
_____ T und P diskutieren Kriterien für Problemlösungen.

_____ **T hilft P, eine Lösung auszuwählen.**
_____ T setzt bei Bedarf spezielle DBT-Techniken ein:
- __ soziale Strategien
- __ Fertigkeitstrainingsstrategien
- __ Expositionsstrategien
- __ kognitive Modifikationsstrategien
- __ Kontingenzmanagementstrategien

_____ **T geht mit P Möglichkeiten durch, was beim Problemlösen schief gehen könnte (DIE LÖSUNG AUF DIE PROBE STELLEN)**

I. ZIELE, BEDÜRFNISSE UND WÜNSCHE ERKENNEN

Was hindert die Patientin daran, ihr Wünsche zu erkennen?

Suizidale Personen sagen häufig, dass ihr Lebensziel sei, tot zu sein, oder ihr Wunsch sei, sich zu schneiden oder sich auf andere Weise selbst zu verletzen oder anderes impulsives Verhalten auszuführen. Kurz gesagt stellt die Betroffene selbstzerstörerische Verhaltensweisen als Lösung für ihre Probleme dar. Die erste Aufgabe des Therapeuten ist es aufzuzeigen, dass es sehr unwahrscheinlich ist, dass die Patientin sich wirklich umbringen will; stattdessen will sie wahrscheinlich das Problem, das sie hat, lösen, um sich besser zu fühlen und zufriedener mit ihrem Leben zu sein. Einer derartigen Aussage sollte der Kommentar folgen, dass es wahrscheinlich andere Möglichkeiten gibt, dieses Ziel zu erreichen. Die Patientin wird möglicherweise darauf bestehen, dass ihr eigentlicher Wunsch sei, tot zu sein oder sich selbst zu verletzen; der Therapeut hat vielleicht das Gefühl, dass sie eigentlich die Erlaubnis des Therapeuten haben will, selbstzerstörerisches Verhalten auszuüben. Die Patientin versucht im Grunde vielleicht nur, dem Therapeuten klarzumachen, wie schlecht sie sich wirklich fühlt. Eine nützliche Technik ist es hier, den Schmerz der Patientin zu validieren und solchen Aussagen eine Rückbesinnung auf die Diskussion über alternative Lösungen folgen zu lassen. Manchmal kann dieser zirkuläre Prozess 10- bis 20-mal innerhalb einer einzigen Interaktion erforderlich werden. In anderen Fällen wieder (auch in derselben Interaktion) behauptet die Patientin, dass sie nichts verändern wolle und dass alles in Ordnung sei. Derartige Bemerkungen entstehen im Allgemeinen aus Gefühlen der Hoffnungslosigkeit und mangelnder Kontrolle.

Eine grundlegende dialektische Spannung bei der Festsetzung von Zielen ist, dass es für die Patientin fast unmöglich ist zu wissen, was sie möchte, solange sie nicht frei wählen und das bekommen kann, was sie will. Häufig ist es wenig hilfreich, ausgiebig darüber zu diskutieren, was die Patientin in bestimmten Situationen will. Man kann die Therapiezeit besser nutzen, wenn man zuerst die Fähigkeit der Patientin verbessert, eine Reihe von Zielen erreichen zu können. Zum Beispiel hatte ich eine Borderline-Patientin, die sich nicht entscheiden konnte, was sie von ihren Mitarbeitern wollte, ob sie befördert werden wollte, ob sie an ihrem jetzigen Arbeitsplatz bleiben oder ob sie kündigen wollte. Nach zahlreichen langwierigen Diskussionen war es offensichtlich, dass ihr ausgeprägtes Defizit in Selbstbehauptungsfertigkeiten die Patientin tatsächlich daran hinderte, sich in der Arbeit für sich selbst einzusetzen, eine Beförderung zu verlangen oder sich nach einem anderen Arbeitsplatz umzusehen. Als ich vorschlug, daran zu arbeiten, sich für sich selbst einzusetzen und Konflikte direkt anzugehen, klagte sie, dass sie das nicht könne, weil sie in Konfliktsituationen niemals wisse, was sie wolle. Meine Strategie war, ihr beizubringen, sich für verschiedene Dinge einzusetzen und alles Mögliche zu verlangen; ich sagte ihr, sie könne ebenso gut lernen, „nach den Sternen zu greifen“; nach *was* sie verlangen wolle, könne sie später noch entscheiden. Sobald sie sich sicher darin fühlte, etwas für sich zu verlangen, brauchten wir die Diskussion nach Zielen und Wünschen nicht mehr. Sie wusste, was sie wollte.

Manchmal, besonders wenn der Therapeut sich neue Reaktionen auf Krisensituationen ausdenkt, sollte er mögliche Ziele aufstellen und sie zusammen mit allen denkbaren Möglichkeiten, wie die Patientin diese erreichen kann, beschreiben. Der Therapeut sollte bei Bedarf wiederholt versuchen, die Patientin in eine Diskussion über diese von ihm aufgestellten Ziele zu verwickeln, darauf achtend, dass man sich auf kurzfristige, realistische Ziele anstatt auf langfristige, scheinbar unerreichbare Ziele konzentriert. Es kann hilfreich sein, mit der Patientin eine Liste möglicher Ziele zu einem bestimmten Problem zu entwickeln und sie entsprechend ihrer Attraktivität für die Patientin zu ordnen.

Ein letztes großes Hindernis beim Identifizieren von Zielen, Bedürfnissen und Wünschen ist die ständige Tendenz suizidaler und Borderline-Patientinnen, zu glauben, dass sie Glück, ein gutes Leben, Liebe oder Ähnliches nicht wirklich verdient hätten. Diese Überzeugung von ihrer absoluten Wertlosigkeit muss jedes Mal entkräftet werden. Techniken und Strategien, um diese dysfunktionale Überzeugung zu verändern, sind ausführlicher in Kapitel 11 beschrieben.

2. LÖSUNGEN ERARBEITEN

Lösungsstufen

Wie ich angemerkt habe, ist die erste Stufe einer möglichen Lösung für das Problem der Patientin, die DBT zu beginnen und fortzusetzen. Andere Lösungsstrategien – insbesondere die Kombination von DBT mit Pharmakotherapie oder anderen beigeordneten Therapien – sollten auch erkundet werden. Auf der zweiten Stufe kann die Lösung die Anwendung eines oder mehrerer der spezifischen Problemlöseverfahren sein, welche die DBT ausmachen. Ist einmal ein bestimmtes Verhaltensmuster als angemessene Lösung erkannt, können sich neue Probleme aufdrängen, die zuerst gelöst werden müssen. Das heißt, die Patientin ist in ihrem momentanen Zustand vielleicht nicht in der Lage, die Lösung auch anzuwenden. Auf der dritten Stufe erarbeiten Therapeut und Patientin einfach Lösungen zu neu auftretenden Problemen, oder sie erarbeiten neue, effektivere Möglichkeiten, mit alten Problemen umzugehen. Wurde eine Lösung erarbeitet und ausgewählt, ist die Patientin vielleicht in der Lage, diese umzusetzen oder zumindest einen ernsthaften Versuch zu machen. In der täglichen Einzel-DBT gehen diese zwei letzten Ansätze typischerweise ineinander über.

Lösungen von Tag zu Tag erarbeiten

Während der Verhaltensanalyse wird der Therapeut an irgendeinem Teil der Kette die möglichen alternativen Reaktionen bemerken, die die Patientin hätte anwenden können, um das vorhandene Problem zu lösen. Das Durchführen einer Kettenanalyse ähnelt ein wenig dem Zeichnen einer Straßenkarte, um zu sehen, wie die Patientin von einem Punkt zum nächsten gekommen ist. Wie alle Karten weist die Kette aber auch andere „Straßen“ auf, welche die Patientin hätte nehmen können. Diese anderen Straßen oder Lösungen sollten in der Analyse verdeutlicht werden. In diesem Moment ist es jedoch normalerweise nicht ratsam, bei jeder Gabelung in langwierige Diskussionen über alle möglichen alternativen Lösungen zu verfallen. Derartige Diskussionen bringen den Therapeuten und die Patientin häufig von ihrer Aufgabe ab, die vollständige Kette zu konstruieren. Manchmal ist das Aufzeigen alternativer Lösungen alles, was im Rahmen der Lösungsanalyse gemacht wird.

In anderen Fällen wird eine ausführlichere Lösungsanalyse durchgeführt. Dies kann telefonisch während einer Krise stattfinden, wenn die Patientin versucht, mit einem Problem angemessener klarzukommen, oder es kann während einer Therapiesitzung stattfinden, die das Ziel hat, Lösungen für eine momentane Krise zu finden. Alternativ kann ein Großteil der Therapie als Versuch betrachtet werden, neue Lösungen für chronische Schwierigkeiten, denen die Patientin sich ausgesetzt sieht, zu finden und einzusetzen. Die erste Aufgabe in solchen Fällen ist, Lösungen in einer Art „Brainstorming aufzuzählen. Der Therapeut sollte die Patientin fragen, ob ihr noch irgendwelche anderen Möglichkeiten einfallen, ihr Problem zu lösen. Es ist wichtig, so viele verschiedene Lösungen wie möglich von der Patientin zu erhalten. Die Patientin wird dazu neigen, viele Lösungen als unmöglich zurückzuweisen; deshalb ist viel Drängen und Ermutigen nötig, um sie dahin zu bringen, die Bewertung einzustellen und einfach nur Alternativen zu erarbeiten. Der Therapeut sollte das den Brainstorm-Taktiken zugrunde liegende Prinzip „Quantität führt zu Qualität" vermitteln, auch indem er selbst ein Modell dafür anbietet.

Wenn die Patientin eine Liste von Lösungen erarbeitet, von denen die eine oder andere effektiv zu sein scheint, braucht der Therapeut keine weiteren Lösungen hinzuzufügen. Zu Beginn der Therapie ist dies aber wenig wahrscheinlich. An diesem Punkt sollte der Therapeut sich nicht durch die „scheinbare Kompetenz" der Patientin dahingehend täuschen lassen, dass sie eigentlich weiß, wie sich das Problem lösen lässt, aber einfach keine Lust dazu hat oder zu faul ist, eine gute Alternative zu finden. Dies ist nur selten der Fall. Das Ziel ist letztendlich, dass die Patientin neue Verhaltensweisen unabhängig vom Therapeuten findet, erinnert und anwendet. Deswegen sollte der Anstoß dazu mit der Zeit langsam ausgeblendet werden, mit zunehmender Betonung der Erarbeitung spezifischer Verhaltenspläne zur Lösung spezifischer Probleme durch die Patientin.

Weil suizidale und Borderline-Patientinnen ungewöhnlich rigide und dichotom denken, wird die Patientin häufig nur eine Lösung für ein Problem präsentieren. Wenn diese Lösung angemessen ist (oder zumindest besser als die gewohnte Lösung der Patientin), sollte der Therapeut sie natürlich verstärken. Recht oft ist die präsentierte Lösung jedoch nicht angemessen, ungünstig oder aus anderen Gründen nicht die bestmögliche (zumindestens nach Einschätzung des Therapeuten). Neue Lösungen müssen gefunden werden.

Häufig kann die Patientin keinen effektiven Handlungsplan erarbeiten oder keinen effektiven Alternativ-Vorschlag machen, weil sie emotional gehemmt ist oder falsche Überzeugungen und Erwartungen von den Ergebnissen hat, von denen sie glaubt, dass sie mit diesen Alternativen einhergehen. Unter diesen Umständen ist es hilfreich, wenn der Therapeut verschiedene Handlungspläne zur Problemlösung vorschlägt. Der Therapeut muss der Patientin eventuell auch helfen, spezifische Strategien zu entwickeln, um mit selbstschädigendem Verhalten umzugehen, das die Anwendung einer Lösung möglicherweise verhindert.

3. LÖSUNGEN EVALUIEREN

Lösungen müssen sowohl hinsichtlich ihrer potentiellen Effektivität als auch möglicher Hindernisse bei ihrer Umsetzung evaluiert werden.

Abschätzung der potentiellen Effektivität von Lösungen

Der Therapeut sollte sorgfältig die Erwartungen der Patientin in Bezug auf den Nutzen der (kurz- und langfristigen) Ergebnisse verschiedener Lösungen herausarbeiten. Während dieser Diskussionen kann der Therapeut der Patientin helfen einzuschätzen, wie realistisch diese Erwartungen sind. Der Therapeut sollte nicht automatisch annehmen, dass negative Erwartungen der Patientin unrealistisch sind; sie kann tatsächlich unter aversiven Umweltbedingungen leben, in denen es eine Vielzahl möglicher negativer Ergebnisse geben kann. Wenn eine Patientin negative Erwartungen berichtet, sollte der Therapeut unter Umständen besser fragen, wie die erwarteten Ergebnisse bewältigt oder abgeschwächt werden könnten.

In anderen Fällen wird der Therapeut den Eindruck haben, dass die Patientin zum Ja-aber-Syndrom neigt: Jede vom Therapeuten vorgeschlagene Lösung wird als unpassend abgetan. In diesem Fall sollte der Therapeut seinen Eindruck von dem Geschehen in der therapeutischen Interaktion deutlich machen und die Patientin nach Vorschlägen fragen, wie man dieses Hindernis beseitigen könne. Es kann hilfreich sein, die Erwartungen der Patientin an den Therapieverlauf zu besprechen. Um es nochmals zu betonen: Es ist wichtig, die mögliche Enttäuschung und Verzweiflung der Patientin zu validieren, anstatt die Patientin (direkt oder indirekt) anzuklagen, der Therapie Steine in den Weg zu legen.

Mögliche Hindernisse für effektive Lösungen analysieren

Eine bestimmte Lösung mag effektiv sein, sobald sie angewendet wird; möglicherweise ist die Patientin aus dem ein oder anderen Grund aber nicht in der Lage, sie im Alltag anzuwenden. Die sorgfältige Analyse von Faktoren, welche die Anwendung der Lösung gefährden könnten, ist deshalb ein sehr wichtiger Bestandteil des Problemlösens.

Die Analyse möglicher Hindernisse in der DBT basiert auf dem Modell des Verhaltensdefizits und dem Modell der Reaktionshemmung, die ich schon früher bei der Fehleranalyse für assertives Verhalten vorgestellt habe (Linehan, 1979). Das Modell des Verhaltensdefizits geht davon aus, dass die Unfähigkeit, bei Bedarf effektives Verhalten einzusetzen, die Folge eines Mangels ist; das heißt, anwendbare, effektive Verhaltensweisen (also Handlung plus das Wissen, wann und wo sie einzusetzen ist) fehlen im Verhaltensrepertoire der Person. Das Modell der Reaktionshemmung geht davon aus, dass die Betroffene zwar über das benötigte Verhalten verfügt, seine Anwendung aber gehemmt wird. Es gibt zwei Hypothesen zu den Gründen dieser Hemmung. Die erste Hypothese ist, dass sie durch konditionierte negative affektive Reaktionen bedingt ist; die zweite Hypothese ist, dass sie das Ergebnis ungünstiger Überzeugungen, Selbstaussagen und Erwartungen ist. Eine Variante des Reaktionshemmungsansatzes geht davon aus, dass die Person über die benötigten Verhaltensweisen verfügt, aber die Ausführung der Verhaltensweise gestört wird. Auch hier gibt es zwei Hauptquellen für Störungen. Erstens kann eine Reaktion durch früheres Auftreten von inkompatiblem Verhalten ausgeschlossen sein; das heißt, ungünstiges, inkompatibles Verhalten steht in der Reaktionshierarchie höher als günstiges, effektives Verhalten. Zweitens können die im aktuellen Umfeld gegebenen Kontingenzen ineffektive anstelle von effektiven Verhaltensweisen fördern. Effektives Verhalten wird vielleicht bestraft und ineffektives Verhalten belohnt.

Beim Analysieren der Lösungen für eine bestimmte Problemsituation oder ein Lebensmuster muss der Therapeut darauf achten, die Variablen zu erheben, die das Verhalten der Patientin auf diesem speziellen Gebiet tatsächlich beeinflussen, anstatt blind eine vorgefertigte Theorie anzuwenden. Sobald der Therapeut und die Patientin herausgefunden haben, wodurch der Einsatz effektiven Problemlöseverhaltens gestört wird, können sie gemeinsam über das weitere Vorgehen nachdenken. Wenn es Defizite in einer Fertigkeit gibt, kann das Fertigkeitstraining angezeigt sein. Hemmung, die auf konditionierter Furcht oder Schuldgefühlen basiert, ist im Allgemeinen eine Indikation für Expositionstechniken. Fehlerhafte Überzeugungen können mit kognitiven Modifikationsverfahren korrigiert werden. Problematische Kontingenzen legen Kontingenzmanagement-Techniken nahe. Diese Techniken werden ausführlich in Kapitel 10 und 11 beschrieben.

4. EINE LÖSUNG ZUR ANWENDUNG AUSWÄHLEN

Das Erarbeiten, Evaluieren und Besprechen möglicher Problemlösungen sind nur Mittel zum Zweck. Sie können nicht die Lösung selber sein, obwohl die Patientin sich häufig wünscht, dies wäre der Fall. Das Ziel besteht darin, eine Lösung zu finden, die höchstwahrscheinlich funktioniert oder die Situation verbessert. Deshalb sollte im Verlauf der Evaluation der Therapeut die Patientin dabei anleiten, eine bestimmte Lösung auszuwählen, mit der weitergearbeitet wird. Für diese Wahl gibt es verschiedene mögliche Kriterien; der Therapeut sollte jedoch besonders auf den langfristigen im Vergleich zum kurzfristigen Nutzen achten sowie darauf, wie effektiv die verschiedenen Lösungen darin sind, die Wünsche oder Ziele der Patientin zu erreichen (objektive Effektivität) zwischenmenschliche Beziehungen aufrechtzuerhalten oder zu festigen (zwischenmenschliche Effektivität), und den Respekt der Patientin vor sich selber aufrechtzuerhalten oder zu vergrößern (Effektivität in Bezug auf die Selbstachtung). (Eine vollständige Beschreibung dieser Arten von Effektivität wird in dem begleitenden Trainingsmanual gegeben.) Die gemeinsame Arbeit an diesem Schritt ist ein wichtiges Mittel, um der Patientin zu helfen, ihre Fähigkeiten zu verbessern, Entscheidungen anhand angemessener Beurteilungskriterien zu treffen.

Wenn die Lösung die Anwendung spezieller DBT-Techniken beinhaltet, ist es sehr viel wichtiger, dass der Therapeut der Patientin dabei hilft, eine Wahl zu treffen. Wenn beispielsweise Fertigkeitstraining, Expositions- oder kognitive Umstrukturierungstechniken gewählt werden, um ein Problem anzugehen, ist das Einvernehmen zwischen Therapeut und Patientin notwendig, weil diese Techniken eine enge Zusammenarbeit verlangen. Im Gegensatz dazu kann Kontingenzmanagement entweder einseitig von der Patientin (durch Verstärken oder Bestrafen des Therapeutenverhaltens) oder vom Therapeuten angewendet werden. Wesentlich ist hierbei, dass der Therapeut flexibel bleiben muss und bereit ist, die Möglichkeit in Betracht zu ziehen, dass viele Wege nach Rom führen.

5. DIE LÖSUNG AUF DIE PROBE STELLEN

Wenn eine Lösung auf die Probe gestellt wird, besprechen Therapeut und Patientin alle Möglichkeiten, was bei der Anwendung der Lösung schiefgehen könnte und was die Patientin dagegen tun kann. Die Idee besteht darin, die Patientin auf Schwierigkeiten vorzubereiten und Wege im Voraus zu überlegen, wie neu aufkommende Probleme gelöst werden könnten. Am Anfang der Therapie und beim Krisenmanagement sollte der Therapeut dabei sehr aktiv sein. Das Auf-die-Probe-Stellen wird häufig verbunden mit dem Durchspielen neuer Lösungen, was weiter unten in Verbindung mit Informationsstrategien diskutiert wird. Das Wichtigste bei dieser Strategie ist, daran zu denken, dass man sie auch einsetzt.

INFORMATIONSSTRATEGIEN

Informations- und Verpflichtungsstrategien sind immer miteinander verwoben und werden hier nur der Übersichtlichkeit halber getrennt erörtert. Informieren beinhaltet, der Patientin Informationen über Verlauf und Anforderungen der DBT als Ganzes zu geben (auf der ersten Stufe, wo die DBT ein allgemeiner Fall von Problemlösen ist); über die Behandlungsverfahren, die eingesetzt werden (z. B. Training von Verhaltenstechniken als Alternativen zu suizidalem Verhalten); oder darüber, was erforderlich ist, um eine spezifische Lösung anzuwenden, die in der Lösungsanalyse für eine bestimmte Problemsituation ausgewählt wurde. Besonderheiten beim Informieren der Patientin über die Therapie als Ganzes sind in Kapitel 14 zusammengefasst. Auch vor jedem neuen Lernabschnitt sollten der Patientin jedoch in ähnlicher Weise direkt und freiwillig Informationen oder ein Überblick über die Aufgaben vermittelt werden, um sie genau darüber aufzuklären, was gelernt werden soll, und um das begriffliche Modell zu verdeutlichen, im Rahmen dessen das Lernen stattfinden wird.

Viele Fehlschläge beim Lernen können darauf zurückgeführt werden, dass nicht verstanden wurde, was gelernt werden soll, weniger auf Aufnahme- oder Gedächtnisschwierigkeiten. Die Aufgabe wird leichter verstanden, wenn die Anforderungen der Aufgabe geklärt sind, bevor die Praxis anfängt; angemessenes Lernen kann nur gesichert werden, wenn die Patientin genau weiß, was gelernt werden soll. Andere Fehler beim Vermitteln von Fertigkeiten können aus der unzureichenden Klärung des begrifflichen Modells oder der Grundprinzipien des Verfahrens entstehen. Die Bedeutung eines Therapierationals für therapeutischen Fortschritt wurde sowohl von Rosen (1974) als auch von anderen gezeigt.

Das erneute Bewusstmachen der Aufgabe muss wiederholt in der Therapie durchgeführt werden: als allgemeiner erster Schritt beim wiederholten Erneuern der Therapieverpflichtung zur Anwendung spezieller therapeutischer Verfahren und früher vereinbarter Verhaltenslösungen. Die Grundidee ist, dass der Fortschritt leichter und schneller sein wird, wenn die Patientin über so viel Informationen wie möglich über die Anforderungen für eine Veränderung, über die Grundprinzipien der ausgewählten Behandlungsstrategien und die Beziehung zwischen Therapieverlauf und Ergebnis verfügt. Informationsstrategien sind in Tabelle 9.5 zusammengefasst und werden im Folgenden beschrieben.

1. EINFÜHRUNG DER ROLLEN

Zur Einführung in die Rollen gehört es, der Patientin deutlich zu machen, was sie realistischerweise von der Behandlung oder dem Behandlungsverlauf selbst und vom Therapeuten erwarten kann. Der Schwerpunkt dabei liegt auf dem, was Patientin und Therapeut in der Therapie als Ganzes als auch bei der Anwendung spezifischer Verfahren tatsächlich tun werden; es wird sowohl geklärt, was der Therapeut von der Patientin und was die Patientin vom Therapeuten erwarten kann. Wenn eine spezifische Intervention besprochen wird, werden deren Ziele und ihr Bezug zu den Bedürfnissen und Wünschen der Patientin betont. Die Einführung der Rollen ist wichtig, weil falsche oder mangelnde Informationen über das, was die Patientin realistischerweise im Verlauf der Therapie erwarten kann, zu negativen Gefühlen sowohl gegenüber der Therapie als auch dem Therapeuten führen können. Umgekehrt erhöhen Ereignisse, welche die zuvor aufgebauten Erwartungen bestätigen, wahrscheinlich die Attraktivität des Therapeuten und das Vertrauen zu ihm.

Die Klärung gegenseitiger Erwartungen sollte während des gesamten Therapieverlaufs diskutiert werden. Insbesondere gegenüber unausgesprochenen unrealistischen Erwartungen der Patientin sollte der Therapeut wachsam sein. Diese Erwartungen sollten der Patientin wertfrei widergespiegelt und zusammengefasst werden mit einem nachfolgenden klärenden Gespräch. Es ist wichtig, dass der Therapeut sein Verständnis dafür rückmeldet, wie die Patientin zu diesen unrealistischen Erwartungen gekommen sein könnte. Wie immer sollte ein Gleichgewicht zwischen Akzeptanz und Veränderung gewahrt werden.

Tabelle 9.5: Checkliste „Informationsstrategien"

_____ **T informiert P über die DBT und über ihre Rolle in der Therapie (EINFÜHRUNG DER ROLLEN):**
_____ über die DBT als Gesamtes
____ über spezifische Therapieaufgaben
__ T diskutiert die Ziele spezieller Interventionen und ihre Beziehung zu den von P gewünschten allgemeinen Resultaten
__ T klärt mit P, was sowohl die Rolle von P als auch von T in der Intervention sein wird

_____ **T SPIELT mit P durch, was sie tun soll, wenn sie versucht, auf das Problem zu reagieren.**
____ T bedauert zusammen mit P, wie schwierig P.s Therapieaufgabe ist.
____ T zeigt P auf, dass er die Gesetze von Lernen und Verändern nicht erschaffen hat und dass sie ihm (manchmal) auch nicht besser als P gefallen.

2. NEUE ERWARTUNGEN DURCHSPIELEN

Um einer Patientin zu helfen, sich auf das Anwenden einer neuen Verhaltensreaktion auf ein altes oder neues Problem vorzubereiten, sollte der Therapeut mit der Patientin genau durchspielen, was von ihr erwartet wird - das heißt, was genau sie tun muss. Besonders bei einer sehr aufgeregten Patientin gibt es einfach keinen Ersatz für eine detaillierte, schrittweise Betrachtung der Handlungen, die die Patientin ausprobieren muss. Im Allgemeinen findet diese Betrachtung statt, wenn die Lösung besprochen und ausgewählt wird. Man kann am Ende der Therapiestunde oder des Telefongespräches alles noch einmal kurz durchgehen. Einige Patientinnen müssen sich vielleicht jeden Schritt aufschreiben; andere müssen nur die Grundprinzipien der Anwendung der Lösung aufschreiben, damit sie sich selbst, wenn nötig, „anspornen" können. Dieses gedankliche Üben ist an sich bereits ein Beispiel für neues Lernen und eine Gedächtnisstütze, die das Anwenden in der Problemsituation erleichtern wird.

Nachdem Therapeut und Patientin besprochen haben, was von der Patientin erwartet wird oder was sie tun soll, kann die Patientin sich zu entmutigt fühlen, um den Versuch zu wagen, wenn der Therapeut nicht ausreichend Validierung mit eingeflochten hat. Ich klage normalerweise zuerst gemeinsam mit der Patientin darüber, wie hart es werden wird. Dann zeige ich auf, dass ich mir die Lerngesetze nicht ausgedacht habe und dass ich sie genausowenig mag wie sie. Ich stelle mir dies wie eine Umkehrung der Ja-aber-Strategie vor.

Verpflichtungsstrategien

Der letzte Problemlöseschritt besteht darin, von der Patientin die Verpflichtung und deren Einhaltung zu bekommen, dass sie die gewählte Lösung anwenden wird. Es gibt sehr viele Belege dafür, dass die Verpflichtung, sich auf eine bestimmte Art zu verhalten – oder allgemeiner: die Bindung an eine Verhaltensweise wie eine Aufgabe, Job oder Beziehung - eng mit der späteren Leistung korreliert (z. B. Wang und Katzev, 1990; Hall, Havassy, und Wassermann, 1990). Menschen tun mit größerer Wahrscheinlichkeit etwas, wenn sie damit einverstanden sind. Sie bleiben mit größerer Wahrscheinlichkeit an Arbeitsplätzen und in Beziehungen, zu denen sie starke Bindungen haben.

Ebenen der Verpflichtung

Zu Beginn der Therapie muss sich die Patientin verpflichten, an der DBT mit diesem speziellen Therapeuten für eine bestimmte Zeit teilzunehmen und die Einverständniserklärung für Patientinnen, wie in Kapitel 4 dargestellt, einzuhalten. Ganz am Anfang muss die Patientin damit einverstanden sein, daran zu arbeiten, suizidales Verhalten auszumerzen und eine lebenswerteres Leben aufzubauen. Zu den während der Therapiestunde gezeigten Verhaltensweisen, die mit dieser Ebene der Verpflichtung und Zusammenarbeit als unvereinbar angesehen werden, gehören die Weigerung, in der Therapie mitzuarbeiten, das Vermeiden oder die Weigerung, über mit dem Zielverhalten verbundene Gefühle und Ereignisse zu sprechen, und das Zurückweisen jeglicher therapeutischer Bemühungen oder Versuche, alternative Lösungen zu erarbeiten. In diesen Momenten sollte die Verpflichtung zur Therapie analysiert und besprochen werden mit dem Ziel, eine Neuverpflichtung zu erarbeiten. Die Momente (die zu Beginn eher selten sein können), in denen eine Patientin bereit ist, sich zu verpflichten und mitzuarbeiten, müssen vom Therapeuten sofort verstärkt werden.

Auf der zweiten Ebene muss sich die Patientin dazu verpflichten, bei den spezifischen ausgewählten Behandlungmaßnahmen mitzuarbeiten. Bei der Einführung des Fertigkeitstrainings muss sie sich dazu verpflichten, neue, geschicktere Verhaltensweisen in Problemsituationen zu erlernen und anzuwenden. Beim Expositionstraining muss sie sich dazu verpflichten, die gefürchtete oder belastende Situation aufzusuchen, Emotionen zu erleben, anstatt zu vermeiden oder Dinge zu denken oder zu machen, die sie sich nicht zu versuchen traut. Bei der kognitiven Umstrukturierung muss sie sich verpflichten, ihre Annahmen, Überzeugungen und charakteristischen Gedankenmuster, die mit den problematischen Verhaltensweisen zusammenhängen, herauszufinden und wenn nötig zu modifizieren. Kontingenzmanagementstrategien unterscheiden sich von den anderen Strategien in der Art und dem verlangten Grad der Mitarbeit. Beim Kontingenzmanagement wendet der Therapeut Kontingenzen an, die auf Beobachtung oder Berichten über das Verhalten der Patientin beruhen. Man nimmt dabei an, dass die Exposition unter neuen Bedingungen (Kontingenzen) das Verhalten ändern wird. Deshalb wird von der Patientin erwartet, dass sie sich dazu verpflichtet, sich den Kontingenzen auszusetzen und ehrlich über ihr eigenes Verhalten zu berichten. Für die meisten Patientinnen in der DBT wird jede dieser Verpflichtungen notwendig sein.

Auf der dritten Ebene muss sich die Patientin dazu verpflichten, die Lösung anzuwenden, die von ihr und dem Therapeuten in der Lösungsanalyse ausgewählt wurde. Die zugrunde liegende Idee besteht darin, dass der Therapeut direkt das Einverständnis der Patientin einholt, eine neue Verhaltensweise auszuprobieren, an einem spezifischen Problem zu arbeiten oder Ähnliches.

Verpflichtung und erneute Verpflichtung

Nach meiner Erfahrung ist einer der Hauptgründe, warum Therapien fehlschlagen oder vorzeitig abgebrochen werden, mangelhafte Verpflichtung, entweder von Seiten der Patientin, des Therapeuten oder von beiden. Vielleicht wurde die Verpflichtung im Anfangsstadium der Veränderungsprozesse nur unzureichend oder leichtfertig gegeben, oder, was wahrscheinlicher ist, Ereignisse innerhalb und außerhalb der Therapie können dazu führen, dass eine vorher gemachte starke Verpflichtung reduziert wird. Die Verpflichtung der Patientin zur DBT ist sowohl eine notwendige Vorbedingung für eine wirkungsvolle Therapie als auch ein Ziel der Therapie. Deshalb wird die Verpflichtung zur Änderung oder Anwendung neuer Verhaltenslösungen für alte Probleme nicht automatisch vorausgesetzt. Verpflichtung wird als ein eigenständiges Verhalten betrachtet, das hervorgerufen, gelernt und verstärkt werden kann. Die Aufgabe des Therapeuten ist es, Wege zu finden, die diesen Prozess vorantreiben können.

Während der Behandlung kann der Therapeut davon ausgehen, dass die Patientin an die Verpflichtungen, die sie eingegangen ist, erinnert werden muss und dass man ihr dabei helfen muss, Verpflichtungen zu Verhaltensweisen (manchmal wiederholt) zu verbessern, auszuweiten und zu erneuern. Es gab Fälle, in denen die Patientin und ich in einer einzigen (sehr schwierigen) Sitzung mehrmals zur ursprünglichen Verpflichtung zurückgehen und sie immer wieder erneuern mussten. Bei anderen Gelegenheiten wieder braucht man eine oder mehrere Stunden, um bestimmte Aspekte der Verpflichtung zur Veränderung, zur DBT oder zu bestimmten Techniken erneut zu besprechen. Wenn ein Problem in der Therapie auftaucht, sollten zu allererst Fehler bei der Verpflichtung in Erwägung gezogen (aber nicht vorausgesetzt) werden. Bevor man in der Problemlösung weitergeht, sollte der Therapeut zuerst mit der Patientin zu den Verpflichtungsstrategien zurückkehren. Sobald eine erneute Verpflichtung erreicht wurde, können beide sich wieder dem Problem zuwenden.

Manchmal ist es der Therapeut und nicht die Patientin, der nicht zur Verpflichtung bereit ist. Dies kann unter verschiedenen Umständen der Fall sein. Die Patientin hat möglicherweise Ansprüche gestellt, die der Therapeut nicht erfüllen kann oder sie hat seit langem keine Fortschritte mehr gemacht. Möglicherweise ist auch der gemachte Fortschritt so langsam, dass er für den Therapeuten nicht wahrnehmbar ist. Manchmal verliert der Therapeut auch einfach nur das Interesse an der Patientin, nachdem sie sehr viele Fortschritte gemacht und Veränderungen neu gestaltet oder verinnerlicht hat. Wertvorstellungen können aufeinanderprallen, oder der Therapeut stellt vielleicht fest, nachdem die so aufreibenden anfänglichen Krisen der Therapie vorüber sind, dass er die Patientin einfach nicht mag. Die Lebensumstände des Therapeuten können sich so verändert haben, dass die Behandlung dieser speziellen Patientin nicht länger Priorität hat oder nicht mehr belohnt wird. Ich vermute, dass viele therapeutische Fehler bei der Verpflichtung, die der Borderline-Patientin zugeschrieben werden, besser ihren Therapeuten zuzuschreiben wären. Deswegen muss der Therapeut den Grad seiner Verpflichtung der Patientin gegenüber analysieren und bei Bedarf neue, nachdrücklichere Verpflichtungen entwickeln. Die am besten dafür geeignete Gelegenheit ist die DBT-Fallbesprechung, obwohl die Abnahme der Verpflichtung auch ein wichtiger Hinweis dafür ist, dass therapiegefährdendes Verhalten seitens der Patientin aufgetreten sein kann.

Notwendigkeit der Flexibilität

Vielleicht muss man es nicht ausdrücklich erwähnen, aber es ist wichtig, Flexibilität und Respekt gegenüber den Wünschen und Zielen der Patientin und ihren Vorstellungen darüber, „wie man von A nach B kommt", zu zeigen. Deswegen sollte der Therapeut vermeiden, über die Wahl der Patientin bezüglich ihrer Ziele und/oder Verpflichtung zu urteilen. Der Therapeut sollte darauf achten, der Patientin nicht seine eigenen Ziele oder Vorgehensweisen überzustülpen, wenn diese nicht aufgrund der DBT oder seiner eigenen Grenzen vorgegeben sind. Obwohl es verlockend ist, willkürliche therapeutische Entscheidungen oder Präferenzen als zwingend darzustellen, muss man solchen Tendenzen, sobald man sie bemerkt, irgendwie gegensteuern oder sie korrigieren. Das Supervisionsteam kann hierbei besonders wichtig sein.

Um eine Verpflichtung von der Patientin zu erhalten, können mehrere Schritte notwendig sein. Der Therapeut arbeitet häufig wie ein guter Verkäufer. Die Ware, die verkauft werden soll, ist die DBT, neues Verhalten, eine erneute Anstrengung, sich zu verändern, oder manchmal das Leben selbst. Alle oder die meisten Schritte, die unten diskutiert und in Tabelle 9.6 aufgelistet sind, können beispielsweise unter folgenden Umständen notwendig sein: Die Aufgabe verlangt sehr viel Anstrengung von der Patientin; die Anstrengung ist über eine lange Zeit hinweg erforderlich und muss gegen Widrigkeiten oder Versuche von anderen, die Patientin davon abzubringen, aufrechterhalten werden; die Patientin glaubt nicht an ihre Fähigkeit zur Veränderung; oder die Patientin hat große Angst vor dem, was von ihr erwartet wird. Das beste Beispiel hierfür ist, wie man überhaupt die Verpflichtung zur Therapie erhält, wie es in Kapitel 14 diskutiert wird. In anderen Fällen wird nur eine mündliche Verpflichtung verlangt, und andere Strategien können vernachlässigt werden. Der Therapeut kann je nach Bedarf innerhalb der verschiedenen Strategien vor- und zurückgehen.

1. Verpflichtung schmackhaft machen: Pro und Kontra evaluieren

Menschen halten Verpflichtungen, an die sie glauben, eher ein als Verpflichtungen, an die sie nicht glauben. Deswegen sollte der Therapeut, sobald ein oder mehrere Handlungspläne vorgeschlagen wurden, mit der Patientin die Pros und Kontras für die tatsächliche Verpflichtung hinsichtlich eines bestimmten Plans oder einer bestimmten Lösung diskutieren. Dies hat zwei Gründe: (1) um noch einmal die positiven Aspekte der Lösung, die schon in der Lösungsanalyse evaluiert und gewählt wurden, zu wiederholen und (2) um Gegenargumente bei Vorbehalten zu entwickeln, die fast mit Sicherheit später auftauchen werden, in der Regel dann, wenn die Patientin alleine ist und keine Unterstützung beim Bekämpfen ihrer Zweifel hat. Der Therapeut sollte sich bemühen, die Verpflichtungen zur Änderung auf die Lebensmuster der Patientin zu beziehen, auf realistische Zukunftserwartungen und auf das Therapierational und zu erwartende therapeutische Ergebnisse.

Tabelle 9.6: Checkliste „Verpflichtungsstrategien“

_____ **T betont und bespricht PROS UND KONTRAS einer Verpflichtung zur Veränderung.**
____ T macht die Verpflichtung „schmackhaft“.
____ T bezieht die Verpflichtung zur Veränderung auf P.s eigene Lebensmuster, auf realistische Zukunftserwartungen und auf das Therapierational und zu erwartende Resultate.

_____ **T benutzt die Technik des „ADVOCATUS DIABOLI“, um die Verpflichtung der Patientin zu stärken, und baut ein Gefühl für Kontrolle auf.**

_____ **T benutzt die „FUSS IN DER TÜR“- und „TÜR IM GESICHT“Techniken, um die Verpflichtung der Patientin gegenüber den Zielen und Verfahren der DBT zu erreichen.**
____ T präsentiert Ziele vage und in beschönigendem Licht, lässt Diskussionen weg, wie schwer es sein wird, die Ziele zu erreichen, so dass fast jeder zustimmen würde.
____ T erreicht P.s Verpflichtung dafür, Ziele zu erreichen.
____ T beschreibt Ziele erneut, wird dabei genauer und betont die Schwierigkeiten dabei schon etwas mehr.
____ T erreicht eine andere Verpflichtung dafür, Ziele zu erreichen.
____ T übertreibt die Nachteile; legt dar, dass die Ziele sehr schwierig zu erreichen sein werden, vielleicht schwieriger als alles andere, was die Patientin bis dahin versucht hat – aber erreichbar, wenn sie es versuchen will.
____ T erreicht eine weitere Verpflichtung, die Ziele zu erreichen.

_____ **T betont FRÜHERE VERPFLICHTUNGEN, die P gemacht hat („Aber ich dachte, Sie waren damit einverstanden, dass ...“).**
____ T bespricht mit P, ob sie noch immer zu ihrer Verpflichtung steht, die sie früher gemacht hat.
____ T hilft P, ihre Verpflichtungen zu klären.
____ T konzentriert sich auf erneute Verpflichtung, wenn deren Ziele wesentlich für die DBT oder für die Grenzen des T sind.
____ T verhandelt erneut über Verpflichtungen, wenn Veränderungen nicht mit der DBT oder seinen eigenen Grenzen im Konflikt stehen.

_____ **T gibt P die Wahl, indem er P.s WAHLFREIHEIT betont und dabei gleichzeitig die realistischen Folgen der Wahl deutlich aufzeigt.**
____ T betont, dass P frei wählen kann, ob sie ein Leben, das Parasuizidalität als Lösung vorsieht, weiterleben will, dass man aber eine andere Therapieform finden muss, wenn sie sich dafür entscheidet, weil die DBT als ein Ziel die Verminderung parasuizidalen Verhaltens verlangt.
____ T betont, dass P frei ist, therapiegefährdendes Verhalten weiter auszuüben, aber zeigt ihr auch, wo in diesem Fall seine Grenzen als Therapeut sind.

_____ **T benutzt Prinzipien des SHAPINGS, um die Verpflichtung von P zu erhalten.**
_____ **T macht P Hoffnung mit Hilfe von Ansopornen.**
_____ **T und P einigen sich klar über die Hausaufgaben.**

Anti-DBT-Interventionen

_____ **T äußert sich abwertend über P.s Wahl der Ziele und/oder Verpflichtungen.**
_____ **T ist rigide bei der Auswahl von Zielen oder Verfahren, um Ziele zu erreichen, wenn sich die Rigidität nicht durch die DBT oder die Grenzen des Therapeuten ergibt.**
_____ **T zwingt P seine eigenen Ziele oder Behandlungsverfahren auf, wenn diese Ziele oder Verfahren nicht durch die DBT oder seinen eigenen Grenzen festgelegt sind, und behauptet, das sei notwendig und wäre keine Willkür.**

2. Die Rolle des Advocatus Diaboli spielen

Manchmal wird eine Patientin eine leichtfertige Verpflichtung eingehen, die nicht stark genug ist, zukünftige Widrigkeiten zu überstehen. Deshalb sollte der Therapeut, sobald eine anfängliche Verpflichtung gegeben wurde, auf jeden Fall versuchen, die Verpflichtung zu stärken.

Die Diskussion über Pros und Kontras (siehe oben) ist eine Möglichkeit; eine andere ist die Advocatus Diaboli-Technik, die in Kapitel 7 besprochen wurde. In diesem Fall präsentiert der Therapeut Argumente, die dagegen sprechen, eine Verpflichtung einzugehen. Das Geheimnis dabei ist, sicherzustellen, dass die Gegenargumente etwas leichter wiegen als die Argumente, welche die Patientin zugunsten der Verpflichtung einbringt. Wenn die Gegenargumente zu stark sind, wird die Patientin vielleicht aufgeben und ihre anfängliche Verpflichtung auflösen. Wenn dies passiert, sollte der Therapeut sich ein wenig zurücknehmen und die Argumente für die Verpflichtung verstärken, um dann erneut zu der Position des Advocatus Diaboli zurückzukehren. Diese Taktik ist auch hilfreich, um der Patientin das Gefühl zu geben, eine echte Wahl zu haben, und ihr die „Illusion“ von Kontrolle zu geben.

3. „Fuß in der Tür“-/„Tür im Gesicht“-Techniken

Die „Fuß in der Tür“-Technik (Freedman und Fraser, 1966) und die „Tür im Gesicht“-Technik (Cialdini et al., 1975) sind allgemein bekannte sozialpsychologische Verfahren, um die Compliance für Forderungen und geleistete Verpflichtungen zu verstärken. (Die Ausdrücke stammen aus anfänglichen Untersuchungen über das Spendensammeln von Tür zu Tür.) Bei der „Fuß in der Tür“-Technik fördert der Therapeut die Mitarbeit, indem er eine einfachere erste Forderung aufstellt, der eine schwierigere Forderung folgt (z. B. bringt er zuerst die Patientin dazu, ein schwieriges Telefongespräch zu führen und erhält dann das darauf folgende Einverständnis, dass sie versucht, ihre neuen zwischenmenschlichen Fertigkeiten am Telefon auszuprobieren). Bei der „Tür im Gesicht“-Technik ist es umgekehrt: Der Therapeut verlangt zuerst etwas viel Schwierigeres, als er in Wirklichkeit erwartet, und dann etwas Leichteres (z. B. fordert er die Patientin zuerst auf, sich damit einverstanden zu erklären, sich in der folgenden Woche nicht selbst zu verletzen, und verlangt dann, dass sie ihn anruft, bevor sie es tut). Eine Kombination dieser Verfahren – zuerst etwas sehr Schwieriges zu fordern, dann zu etwas sehr Leichtem zu kommen und schließlich zu einer schwierigeren Forderung weiterzugehen – kann manchmal die wirkungsvollste Strategie sein (Goldman, 1986). Alle drei Strategien sind wahrscheinlicher wirkungsvoller, als einfach nur direkt eine Verpflichtung zu verlangen.

Wenn der Therapeut Verpflichtung zur Therapie an sich oder für ein bestimmtes therapeutisches Vorgehen verlangt, kann man eine Variante der kombinierten Strategie folgendermaßen einsetzen. Zuerst stellt der Therapeut die Ziele (der Therapie oder des Verfahrens) eher vage und beschönigend dar und unterschlägt die Schwierigkeiten beim Erreichen dieser Ziele, so dass sich beinahe jeder darauf einlassen würde. Als Zweites erhält der Therapeut die Verpflichtung der Patientin, diese Ziele zu erreichen. Als Drittes wiederholt der Therapeut die Beschreibung der Ziele, stellt sie genauer dar und betont die Schwierigkeiten diesmal etwas mehr. Als Viertes arbeitet der Therapeut eine weitere Verpflichtung heraus, diese Ziele zu erreichen. Als Fünftes übertreibt der Therapeut die Nachteile – er legt dar, dass die Ziele sehr schwer zu erreichen sein werden, vielleicht schwieriger als alles andere, was die Patientin je versucht hat (und schwieriger, als es in Wirklichkeit vielleicht sein wird) – aber erreichbar, wenn sie es wirklich versuchen will. Schließlich erarbeitet der Therapeut eine weitere Verpflichtung, die Ziele zu erreichen.

Wenn man eine Verpflichtung dafür erarbeitet, Hausaufgaben zu machen oder neue Verhaltensweisen auszuprobieren, ist die „Tür im Gesicht“-Technik häufig am erfolgreichsten. Zum Beispiel könnte ich die Patientin zuerst bitten, dass sie eine neue Technik täglich üben soll, und schraube die Forderung dann auf ein- bis zweimal bis zur nächsten Sitzung zurück. Wenn die Patientin erst einmal einverstanden ist und ich eine erfolgreiche Mitarbeit für wahrscheinlich halte, erhöhe ich die Forderung vielleicht ein wenig auf dreimal bis zur nächsten Sitzung.

4. Momentane Verpflichtungen mit früheren Verpflichtungen verknüpfen

Eine Abwandlung der „Fuß in der Tür“-Taktik besteht darin, die Patientin an frühere Verpflichtungen zu erinnern. Dies sollte immer dann gemacht werden, wenn die Stärke der Verpflichtung abzunehmen scheint oder wenn das Verhalten der Patientin mit früheren Verpflichtungen nicht übereinstimmt („Aber ich hatte gedacht, wir hätten uns auf ... geeinigt“). Dies kann vor allem in einer Krisensituation hilfreich sein, insbesondere wenn die Patientin mit Selbstmord oder anderen destruktiven Verhaltensweisen droht; in einer Krise neue Verpflichtungen zu erarbeiten kann ausgesprochen schwierig sein. Diese Taktik kann auch für den Therapeuten recht befriedigend sein und ist besser, als die Patientin anzugreifen oder ihr mit sofortigen Gegenreaktionen zu drohen. Zum Beispiel hat mich eine neue Patientin in einer Krise einmal angerufen (als Klinikdirektorin) wegen der Demütigung, die sie empfunden hatte, weil sie das Gruppen-Fertigkeitstraining besuchen sollte. Als ich ihr nicht die Erlaubnis gab, die Gruppe zu verlassen und trotzdem weiter an unserem Programm teilzunehmen, sagte sie: „O.K., dann werde ich mich eben selbst verletzen." Ich antwortete sofort: „Aber ich habe gedacht, Sie wollten Ihr Bestes versuchen, das nicht zu machen? Das war eines der Dinge, zu denen Sie sich verpflichtet haben, als Sie die Therapie bei uns angefangen haben."

Wenn man die Patientin an frühere Verpflichtungen erinnert, sollte der Therapeut auch besprechen, ob die Patientin noch zu dieser Verpflichtung steht, und sollte ihr dann helfen, ihre Verpflichtungen zu klären. Wenn eine Verpflichtung oder ein Ziel für die DBT unabdingbar ist (wie z. B. die Verpflichtung zur Arbeit an parasuizidalem Verhalten, wie im obigen Beispiel) oder für die eigenen Grenzen des Therapeuten, sollte der Therapeut sich zunächst darauf konzentrieren, eine erneute Verpflichtung zu erhalten. Wenn Veränderungen nicht mit der DBT oder den Grenzen des Therapeuten in Konflikt stehen, kann es angebracht sein, die Verpflichtungen neu zu verhandeln.

5. Die Wahlfreiheit und das Fehlen von Alternativen betonen

Verpflichtung und Mitarbeit werden verstärkt, wenn man einerseits davon überzeugt ist, dass man die Verpflichtung freiwillig eingegangen ist, und andererseits annimmt, dass man keine Alternativen hat, um sein Ziel zu erreichen. Deswegen sollte der Therapeut das Gefühl der Wahlfreiheit verstärken, während er gleichzeitig betont, dass die Patientin keine Alternativen hat, um ihre Ziele zu erreichen. Dazu sollte man die Tatsache betonen, dass die Patientin einfach ihre Ziele verändern könnte. Das heißt, obwohl sie vielleicht nicht viel Wahlmöglichkeiten hat, ihre Ziele zu erreichen, kann sie ihre eigenen Lebensziele wählen. Der Trick besteht darin, dass sie bei der Wahl ihrer Ziele darauf gefaßt sein muss, alles zu akzeptieren, was mit diesen Zielen einhergeht. Das heißt, sie muss die natürlichen Folgen ihrer Wahl akzeptieren. Der Therapeut sollte also die freie Wahl der Patientin betonen, während er gleichzeitig die realistischen Konsequenzen ihrer Wahl klar darstellt. Zum Beispiel betont der Therapeut beim Aufbau (oder Wiederaufbau) der Verpflichtung der Patientin, Suizidversuche einzustellen, nachdrücklich, dass die Patientin die freie Wahl hat, ein Leben zu wählen, in dem sie Probleme durch Parasuizid bewältigt; dass sie aber, wenn sie dieses wählt, eine andere Therapie finden muss, weil ein Ziel der DBT die Reduzierung von Parasuizidalität ist. Ganz ähnlich ist es, wenn der Therapeut sagt, dass die Patientin therapiegefährdendes Verhalten fortsetzen könne, aber dabei gleichzeitig seine eigenen Grenzen klärt, sollte die Patientin sich dafür entscheiden. Zum Beispiel habe ich einer Patientin, die ständig ein bestimmtes (für mich) unangenehmes Verhaltensmuster an den Tag legte, einmal gesagt, dass sie so fortfahren könne; dass ich aber, wenn sie dies täte, nicht mehr mit ihr zusammenarbeiten wolle. Sie fragte mich sofort, ob ich ihr mit Therapieabbruch drohen wolle, wenn sie nicht aufhöre. „Nein," sagte ich, „ich werde weiter mit Ihnen Therapie machen; nur wird mir das keinen Spaß machen, das ist alles."

Der Leser wird bemerkt haben, dass beide Konsequenzen mit der therapeutischen Beziehung zu tun haben. Dies sind normalerweise die wirkungsvollsten Konsequenzen für diese spezielle Strategie, weil der Therapeut sich ihrer besonders sicher sein kann. Wie ich in Kaptitel 10 besprechen werde, hängen therapeutische Kontingenzen jedoch von einer starken Beziehung ab. Deswegen müssen sie mit Vorsicht benutzt werden, wenn die Beziehung noch nicht sehr gefestigt ist.

Der Therapeut kann sich die vorhergehende Besprechung der Pros und Kontras oder frühere Analysen von Folgen dysfunktionalen Verhaltens anschauen, um weitere Ideen von wahrscheinlichen und realistischen Konsequenzen dysfunktionalen Verhaltens zu bekommen. Sowohl Therapeut als auch Patientin müssen akzeptieren, dass die Patientin diese Verhaltensweisen und ihre Konsequenzen frei wählen kann. Diese Freiheit zu betonen, während gleichzeitig die negativen Folgen herausgestellt werden, die sich ergeben, wenn man eine bestimmte Verpflichtung nicht eingeht, kann sowohl die Verpflichtung als auch die Wahrscheinlichkeit für deren Einhaltung verstärken.

6. Prinzipien der Verhaltensausformung (Shaping) einsetzen

Es ist wichtig, daran zu denken, dass Verpflichtungen häufig ausgeformt werden müssen. Zu Beginn der Veränderung wird die Verpflichtung vielleicht auf Ziele begrenzt, die mit der Zeit ausgedehnt werden können. Zu anderen Zeiten ist die Patientin vielleicht einfach nur müde oder entmutigt, und bereits eingegangene große Verpflichtungen müssen für eine Weile reduziert werden. Häufig wird der Therapeut größere Verpflichtungen wünschen, als die Patientin geben kann. Der Therapeut muss flexibel und kreativ sein, um manchmal einen gerade noch wahrnehmbaren Unterschied in der Verpflichtung zu erhalten. Die Fähigkeit, Anforderungen zurückzuschrauben oder die "Tür im Gesicht"-Technik zu benutzen, ohne gleichzeitig die Patientin als Versagerin dastehen zu lassen, ist hier besonders wichtig.

7. Hoffnung erzeugen: Anspornen (Cheerleading)

Eines der größten Probleme, mit denen suizidale und Borderline-Patientinnen konfrontiert sind, ist ihr Mangel an jeglicher Hoffnung, dass sie erarbeitete Lösungen in die Praxis umsetzen können oder dass ihr Versuch nicht in Versagen und Demütigung enden wird. Es ist extrem schwierig, eine Verpflichtung einzugehen ohne Hoffnung darauf, diese Verpflichtung auch halten zu können. Die Anwendung von Cheerleading-Strategien ist an keiner Stelle wichtiger als beim Problemlösen. Bei jeder Problemlöseinteraktion (besonders wenn die Interaktion sich dem Ende nähert und eine Verpflichtung erforderlich wird) muss der Therapeut der Patientin Mut machen, jeden noch so kleinen Fortschritt ihrerseits verstärken und ihr immer wieder klarmachen, dass sie in sich alle Fähigkeiten trägt, um letzendlich ihre Probleme zu überwinden.

8. Einigung auf Hausaufgaben erzielen

Das festgesetzte, strukturierte Einüben neuer Problemlösungen oder neuer Verhaltensfertigkeiten ist ein integraler Bestandteil der psychoedukativen Fertigkeitstrainings-Gruppen. Strukturierte, festgesetzte Hausaufgaben sind untypisch für die Einzeltherapie. Patientin und Therapeut können sich bei bestimmten Verhaltensweisen jedoch darauf einigen, dass die Patientin diese bis zur nächsten Sitzung ausprobieren wird. In diesem Fall sollte der Therapeut nicht vergessen, das gemeisam ausgemachte Verhalten schriftlich festzuhalten. Es ist auch sehr wichtig, nicht zu vergessen, in der nächsten Sitzung danach zu fragen. Manchmal kann es für die Patientin hilfreich sein, ebenfalls aufzuschreiben, was sie machen soll. Wenn die Aufgabe sehr schwer ist, kann der Therapeut die Patientin bitten, während der Woche kurz vorbeizuschauen und die Fortschritte oder unerwartete Schwierigkeiten zu berichten.

Abschließende Bemerkungen

Die Problemlösestrategien in der DBT unterscheiden sich nicht von denen, die in den meisten Formen der kognitiven Verhaltenstherapie angewendet werden. Wenn sie an sich bereits ausreichten, wäre es natürlich nicht notwendig, ein spezielles Behandlungsprogramm für die BPS auszuarbeiten. Ein wichtiger Unterschied zwischen diesen Strategien in der Anwendung bei Borderline-Patientinnen und bei anderen Patientinnen besteht darin, dass der Therapeut bei den Ersteren darauf gefasst sein muss jeden Schritt mehrmals zu wiederholen. Einmal gemachte Verpflichtungen müssen erneuert werden. Die gleiche Einsicht muss vielleicht beinahe endlos wiederholt werden, bis sie sich festsetzt. Eine Verhaltensanalyse kann zeitaufwendig und zäh sein, besonders wenn der Prozess durch wiederholtes therapiegefährdendes Verhalten unterbrochen wird. Alternative Verhaltensweisen und Lösungen können dem Therapeuten möglich, der Patientin unmöglich erscheinen. Fertigkeitstraining, Anwendung von Kontingenzen, kognitive Umstrukturierung und Expositionsverfahren zur Reduktion einschränkender Emotionalität werden generell allein oder in Kombination benötigt, um der Patientin zu helfen, die Lösungen, die der Therapeut und sie zusammen entwickelt haben, in die Praxis umzusetzen. Diese Verfahren werden detailliert in den nächsten zwei Kapiteln besprochen.

10

Veränderungsverfahren: Teil I. Kontingenzverfahren (mit Kontingenzen umgehen und Grenzen beachten)

Im gesamten Verlauf der DBT werden Veränderungsverfahren – Kontingenzverfahren, Training in Verhaltensfertigkeiten, Expositionsverfahren und kognitive Umstrukturierung – einbezogen. Sie werden von allen Therapeuten eingesetzt, jedoch kann sich die Mischung je nach Behandlungsumständen und Therapiephasen ändern. Die Anwendung der Verfahren ist mit vier Hauptgruppen von Fragestellungen in der Verhaltensanalyse verbunden. Die Beziehung dieser Fragegruppen zu bestimmten Verfahren kann in Tabelle 10.1 abgelesen werden. Jeder Verfahrenstyp wird in fast jeder therapeutischen Interaktion kurz und formlos eingesetzt; sie können aber auch in strukturierter und formaler Weise angewendet werden.

Beispiele für formale Kontingenzverfahren sind: Die Einführung eines bewussten Behandlungsplans, der Konsequenzen für bestimmte Verhaltensweisen festlegt (z. B. die DBT-Regel, dass eine Patientin den Therapeuten nach Parasuizidalität 24 Stunden lang nicht anrufen darf; oder die Entscheidung, dass wenn eine Patientin mehr als x mal pro Woche anruft, sie die Möglichkeit verliert, den Therapeuten in der nächsten Woche anzurufen); die Einführung von Stufen und Vergünstigungssystemen bei stationären Aufenthalten; oder das Einsetzen bestehender oder extra eingerichteter Selbstmanagementprogramme zwischen den Stunden. Auf einer formloseren Ebene und häufig ohne große Überlegung kann jede von der Patientin beobachtete und erlebte Reaktion des Therapeuten (also offenes Verhalten des Therapeuten) entweder neutral, bestrafend oder verstärkend sein. Deshalb ist jede kontingente Reaktion eine formlose Kontingenztechnik, ob sie nun bewusst eingesetzt wird oder nicht. Ein weiteres Beispiel für die Anwendung von Kontingenzverfahren ist das direkte Verändern der Umgebung, um neues oder effektiveres Verhalten zu unterstützen.

Ein wichtiger Punkt bei der Anwendung von Veränderungsverfahren ist, dass Lernen wann immer möglich, in dem Rahmen stattfinden sollte, in dem das neue Verhalten gebraucht wird. Zum Beispiel ist es nicht sehr hilfreich zu lernen, suizidales Verhalten in einer stationären Einrichtung zu unterdrücken und es durch das Aushalten von Belastungen und Fertigkeiten der Emotionensregulation zu ersetzen, wenn die neuen Kenntnisse nicht auf andere Umgebungen und Situationen, besonders auf Krisensituationen, übertragen werden. Genauso wenig ist es eine nützliche Technik, zu lernen mit dem Therapeuten angemessen umzugehen, wenn sie nicht auf den Umgang in anderen Beziehungen übertragen wird. In der DBT liegt die Betonung darauf, die Patientin in problematischen oder Krisensituationen zu belassen, während man ihr gleichzeitig neue Problemlösungen und Bewältigungsstrategien für Traumata beibringt. Zum Beispiel ist es schwierig, Fertigkeiten zu vermitteln, wie die Patientin Krisen meistern kann (ein wichtiger Schwerpunkt des Trainings zum Aushalten von Belastungen), solange man die Patientin immer dann aus der Krise entfernt, wenn der Therapeut die Situation als Überforderung einschätzt. Dieses Thema wird ausführlicher in Kapitel 15 in Verbindung mit den DBT-Telefon-Strategien und Krankenhausprotokollen besprochen werden. An dieser Stelle soll der Therapeut einfach nur im Kopf behalten, dass jedes Lernen in dem Kontext stattfinden muss, in dem das neue Verhalten gebraucht wird, oder, wenn dies nicht möglich ist, dass spezielle Anstrengungen unternommen werden müssen, um sicherzustellen, dass das Gelernte auch auf diese Situationen übertragen wird.

Tabelle 10.1: Beziehung zwischen Fragen, die in der Verhaltensanalyse gestellt werden, und Veränderungsverfahren

Fragen	Verfahren
1. Sind die erforderlichen Verhaltensweisen im Verhaltensrepertoire der Patientin vorhanden? Weiß sie, wie man Folgendes macht:	Training von Verhaltensfertigkeiten
a. Emotionen reguliert	Emotionsregulation
b. Unbehagen erträgt	Aushalten von Belastungen
c. angemessen auf Konflikte reagiert	zwischenmenschliche Effektivität
d. beobachtet, beschreibt und teilnimmt, ohne zu urteilen, mit Wachsamkeit und Konzentration auf die Effizienz	Bewusstheit
e. das eigene Verhalten steuert	Selbstmanagement
2. Wird ineffektives Verhalten verstärkt? Führt es zu positiven oder bevorzugten Resultaten oder bietet es eine Gelegenheit für anderes bevorzugtes Verhalten oder andere emotionale Zustände? Folgen auf effektives Verhalten neutrale oder bestrafende Ereignisse, oder folgen belohnende Ereignisse verzögert? Sind dem Zielverhalten angenäherte Verhaltensweisen zur Verstärkung verfügbar?	Kontingenzverfahren
3. Werden effektive Verhaltensweisen durch unerwünschte Ängste oder Schuldgefühle gehemmt? Hat die Person Angst vor Emotionen? Gibt es Muster von Vermeidungs-/Fluchtverhalten?	Exposition
4. Werden effektive Verhaltensweisen durch falsche Überzeugungen oder Annahmen gehemmt? Gehen diese Überzeugungen oder Annahmen verlässlich ineffektiven Verhaltensweisen voraus? Ist die Person sich der Kontingenzen oder der ihr Verhalten regulierenden Faktoren in ihrer Umgebung nicht bewusst? Wie sieht es in der Therapie aus?	kognitive Umstrukturierung

Das Grundprinzip von Kontingenzverfahren

Obwohl die DBT die Betonung auf Defizite in bestimmten Fertigkeiten legt, sind motivationale Faktoren zweifellos wichtig für die Anwendung von Fertigkeiten, über die eine Patientin bereits verfügt. Deswegen stellt die DBT ein Gleichgewicht her zwischen dem „Defizitmodell“ wie das von Kohut (1977, 1984) oder Adler (1985, 1989) und dem motivationalen Modell wie das von Kernberg (1984) oder Masterson (1976). Auch wenn Borderline-Patientinnen die erforderlichen Fertigkeiten für eine bestimmte Situation besitzen, wenden sie diese häufig nicht an. Hier besteht ein entscheidender Unterschied zwischen dem Erwerben von Fertigkeiten und ihrer Anwendung. In der DBT werden motivationale Bedingungen in Form von umgebungs- und personenbezogenen Faktoren, die das betreffende Verhalten momentan beeinflussen und kontrollieren, erfasst. Diese Faktoren zu identifizieren ist ein Schwerpunkt der Verhaltensanalyse.

Kontingenzverfahren in der DBT basieren auf einer einfachen Voraussetzung: Die Konsequenzen eines Verhaltens beeinflussen die Wahrscheinlichkeit, mit der dieses Verhalten wieder auftritt. Das Ziel besteht darin, die Macht der therapeutischen Verstärkung/Kontingenz zum Wohle der Patientin zu nutzen. Der Therapeut muss dabei zumindest sorgfältig sein Verhalten gegenüber der Patientin überwachen und planen, damit zu verändernde Verhaltensweisen nicht unabsichtlich verstärkt werden, während positive, angemessene Verhaltensweisen bestraft werden. „Richte als Erstes keinen Schaden an.“ Weiter sollte der Therapeut Konsequenzen nach Möglichkeit so handhaben, dass angemessenes Verhalten verstärkt und ungeschicktes oder unpassendes ersetzt oder gelöscht wird. Dies ist im Falle von suizidalem Verhalten zwangsweise ein empfindliches und auch riskantes Gleichgewicht, weil der Therapeut versucht, suizidale Reaktionen weder übermäßig zu verstärken noch in der Weise zu übergehen, dass die Patientin diese Reaktion bis hin zur Lebensbedrohlichkeit steigert. Dieser Ansatz verlangt vom Therapeuten, einige kurzzeitige Risiken inKauf zu nehmen, um langfristig Gewinne zu erzielen.

„Verstärkung“ ist hierbei im technischen Sinne definiert und bezieht sich auf alle Folgen oder Kontingenzen, welche die Wahrscheinlichkeit von Verhalten erhöhen oder stärken. Dies ist tatsächlich eine funktionale Definition, das heißt, ein Ereignis ist nur dann ein Verstärker, wenn es auch als Verstärker wirkt; deswegen ist für jeden Menschen die separate Identifikation der konkreten Verstärker notwendig. Dieser Punkt kann nicht genug betont werden und wird später ausführlicher diskutiert werden. Obwohl Verstärker typischerweise als positive, wünschenswerte oder belohnende Umstände verstanden, müssen sie das nicht sein. Kohlenberg und Tsai (1991) haben zum Beispiel gezeigt, dass das Verhalten, einen Zahnarzttermin auszumachen (statt ohne festen Termin zum Zahnarzt zu gehen), verstärkt wird, wenn ein Zahnarzt freie Termine hat, und das auch bei Menschen, die es hassen, zum Zahnarzt zu gehen. Im Gegensatz zu Verstärkerprinzipien schwächen oder vermindern Löschung und Bestrafung die Wahrscheinlichkeit von Verhaltensweisen. „Löschung“ ist die Beendigung von Verstärkung für ein Verhalten, das vorher verstärkt wurde. „Bestrafung“ ist das Anwenden von Konsequenzen, das die Wahrscheinlichkeit von Verhalten unterdrückt; jede Konsequenz, die als Bestrafung wirkt, ist per Definition „unangenehm/aversiv“. Obwohl beide Prinzipien Verhalten abschwächen oder löschen, ist die Wirkungsweise doch deutlich unterschiedlich. Diese Unterschiede sind für das therapeutische Vorhaben sehr wichtig.

Prinzipiell bevorzugt die DBT die Anwendung von Verstärkungsverfahren oder Verstärkung plus Löschung im Gegensatz zu Bestrafung oder alleiniger Löschung. Idealerweise versucht der Therapeut wie oben angemerkt die Dinge so zu arrangieren, dass unangemessenes und ungünstiges Verhalten durch inkompatibles angemessenes Verhalten, das für die jeweilige Person eine verstärkendere Wirkung erlangt hat, ersetzt wird. Ideale Bedingungen sind jedoch bei Borderline-Patientinnen nicht die Regel; folglich sind entweder Löschung oder aversive Konsequenzen manchmal notwendig.

Kontingenzverfahren in der DBT, besonders der Einsatz unangenehmer Konsequenzen, entsprechen in etwa den Verfahren zur Festlegung von Grenzen in anderen therapeutischen Ansätzen. „Grenzen festlegen“ bedeutet im Allgemeinen den Einsatz therapeutischer Aktivitäten, die bei Verhalten, welches der Therapeut für schädlich für die Patientin hält, mit Strafe oder dem Verlust von Verstärkern drohen. „Grenzen“ bedeutet in diesem Sinne die Grenzen noch annehmbaren Verhaltens. Normalerweise, aber nicht immer werden solche Verhaltensweisen begrenzt, die der Therapeut für unangemessen und außerhalb der Kontrolle der Patientin hält, oder solche, die die Therapie ernstlich gefährden. Die DBT hat eine engere Definition von „Grenzen" und unterscheidet zwischen grenzrelevantem und zielrelevantem Verhalten (siehe unten); die tatsächlichen Verfahren, die in der DBT benutzt werden, sind jedoch wiederum Grenzen setzenden Verfahren, wie sie in anderen Therapieformen verwendet werden, ziemlich ähnlich.

Die Unterscheidung zwischen dem Steuern von Kontingenzen und dem Beachten von Grenzen

Es gibt zwei Arten von Kontingenzverfahren in der DBT, die sich auf zwei Arten von Verhalten beziehen. Die erste Kategorie „Kontingenzmanagement" bezieht sich auf Verhalten der nach Prioritäten geordneten Zielliste der DBT als auch auf Verhalten, das funktionell mit diesem in Verbindung steht. Zusammengefasst kann man diese als „zielrelevante Verhaltensweisen" bezeichnen - ein Ausdruck, der sich eng an den von Kohlenberg und Tsai (1991) geprägten Ausdruck „klinisch relevantes Verhalten" anlehnt. Die Berücksichtigung funktional zusammenhängender Verhaltensweisen könnte zwar sozusagen die „Büchse der Pandora" öffnen; jedoch werden die therapeutischen Ansatzpunkte zu Anfang der Therapie (zumindest prinzipiell) eindeutig festgelegt. Wenn die Patientin sich zur Teilnahme an der DBT entscheidet, entscheidet sie sich damit auch dazu, an diesen Verhaltensweisen zu arbeiten. In einer Langzeittherapie, wenn erst einmal die in der Zielhierarchie oben stehenden Verhaltensweisen bearbeitet wurden, kann zielbezogenes Verhalten vor allem aus Verhaltensmustern bestehen, die von der Patientin ausgewählt werden. Das heißt, sie können das siebte DBT-Ziel, die individuellen Ziele der Patientin, widerspiegeln. Das Wohlergehen und die langfristigen Ziele der Patientin sind die alleinigen Faktoren, die zielrelevantes Verhalten bestimmen.

Die zweite Kategorie, „Grenzen beachten", richtet sich auf jedes Verhalten der Patientin, das die persönlichen Grenzen des Therapeuten betrifft oder sie überschreitet. Zusammengefasst kann man dieses Verhalten als „grenzrelevante" Verhaltensweisen bezeichnen. In diesem Fall sind das Wohlergehen und die Wünsche der Patientin nicht mehr die vorrangigen und bestimmenden Bedingungen. Stattdessen ist der bestimmende Faktor die Beziehung zwischen dem Verhalten der Patientin und den persönlichen Grenzen des Therapeuten. Deswegen werden sich grenzrelevante Verhaltensweisen von Therapeut zu Therapeut unterscheiden; das von einem Therapeuten bearbeitete Verhalten wird nicht notwendigerweise das Gleiche sein, das ein anderer zum Thema macht.

Für die DBT ist die Unterscheidung zwischen diesen zwei Arten von Verhaltensweisen bei der Anwendung von Kontingenzverfahren sehr wichtig. Das Beachten von Grenzen ist eine spezielle Kategorie von DBT-Kontingenzverfahren, die den Schwerpunkt auf die Grenzen des Therapeuten und auf das Verhalten der Patientin legt, das sich auf diese Grenzen bezieht. Grenzen, sowohl für die Borderline-Patientinnen als auch für ihre Therapeuten, sind häufig sehr umstritten. Der Ansatz der Beachtung von Grenzen wurde entwickelt, um mit Problemen in diesem Bereich angemessen und wirkungsvoll umgehen zu können; er unterscheidet sich aber ein wenig von Grenzen setzenden Ansätzen in vielen anderen Therapien.

Die therapeutische Beziehung als Kontingenz

Für die meisten Borderline-Patientinnen haben die kraftvollsten Verstärker mit der Qualität der therapeutischen Beziehung zu tun. Bei einigen Patientinnen gibt es fast nichts anderes, um die verstärkenden Wirkungen, die zerstörerisches und ungünstiges Verhalten bereits beeinflussen, aufzuheben. Deshalb ist es beinahe unmöglich, Kontingenzverfahren anzuwenden, bevor sich nicht eine starke Beziehung zwischen Patientin und Therapeut entwickelt hat. Eine starke Beziehung verstärkt das Gewicht des therapeutischen Verhaltens, das dann unverzüglich in der DBT benutzt wird, um Verhaltensweisen der Patientinnen zu verstärken. Kurz gesagt, die Entwicklung einer festen und intensiven zwischenmenschlichen Beziehung mit der Patientin ist unabdingbar. Das heißt nicht, dass andere Verstärker nicht verfügbar wären, aber die meisten anderen sind entweder zu schwach, um die verstärkenden Folgen des problematischen Verhaltens der Patientinnen außer Kraft zu setzen, oder sie können vom Therapeuten nicht beeinflusst werden.

Sobald eine feste, positive Beziehung aufgebaut ist, besteht der wirkungsvollste für den Therapeuten verfügbare Verstärker darin, die positive Beziehung zum Ausdruck zu bringen und aufrechtzuerhalten. Die wirkungsvollste Bestrafung ist Entzug der therapeutischen Wärme, des Wohlwollens und/oder der Anerkennung (oder manchmal Abbruch der Therapie). Die Beziehung wird zugunsten der langfristigen Ziele der Patientin eingesetzt (umgangssprachlich, wie in Kapitel 4, entwickelt der Therapeut zuerst eine starke, positive Beziehung und benutzt sie dann, um die Patientin „zu erpressen", angestrebte, aber extrem schwierige Veränderungen in ihrem Verhalten zu machen). Zwei

Punkte sind dabei sehr wichtig. Erstens kann der Therapeut die Beziehungskontingenz nicht benutzen, bevor eine feste, positive Beziehung aufgebaut ist. „Sie müssen das Geld erst auf der Bank haben, bevor Sie es ausgeben können", sozusagen. Zweitens, weil die DBT auch natürliche willkürlichen Kontingenzen (siehe unten) bevorzugt, muss die Stärke, wenn nicht die Intensität der Beziehung gegenseitig sein. Das heißt, eine unechte oder nicht aufrichtige Bindung des Therapeuten zur Patientin führt notwendigerweise zu willkürlichen oder unehrlichen Reaktionen. (Eine aufrichtige Zuneigung des Therapeuten zur Patientin ist eines der Ziele der Supervisions- oder Beratungsstrategien, wie in Kapitel 13 besprochen.) Die DBT legt großen Wert auf die therapeutische Beziehung; es liegt ihr fern, die Beziehung zu ignorieren oder ihre Bedeutung herunterzuspielen.

Vielen Therapeuten scheint die Aufforderung, zwischenmenschliche Wärme, Bindung usw. als Verstärker einzusetzen, vielleicht unvereinbar mit wirklicher Fürsorge für die Patientin. Einige empfinden allein schon die Idee als Manipulation. Für andere wieder bedeutet aufrichtige Fürsorge, Wärme und Zuneigung zu zeigen, unabhängig davon, was der andere tut. Wie bei den meisten Kontroversen steckt in beiden Ansichten etwas Wahres. Auf der einen Seite verstärken die meisten Menschen normalerweise prosoziale, angemessene Verhaltensweisen und halten sich mit der Verstärkung negativer oder unerwünschter Verhaltensweisen zurück. Wenn ein Ehemann zum Beispiel lügt oder stiehlt, wird eine liebende Ehefrau darauf nicht unmittelbar mit Anerkennung und Wärme reagieren. Die wenigsten Menschen reagieren auf einen feindseligen verbalen Angriff, indem sie mehr Zeit mit dem Angreifer verbringen. Andere Arten von menschlichen Beziehungen unterscheiden sich von der therapeutischen Beziehung nicht darin, wie mit positiven Verhaltensweisen umgegangen wird, sondern eher darin, wer von dem positiven Verhalten profitiert, und in der Bestimmtheit, mit der Kontingenzen angewendet werden. In der therapeutischen Beziehung wird Verhalten, das für die Patientin günstig ist, verstärkt, und die Anwendung von Kontingenzen ist beabsichtigt und bewusst. In den meisten anderen Beziehungen, besonders in gleichberechtigten Beziehungen, ist der Nutzen für beide Seiten gleich wichtig bei der Festlegung, welches Verhalten verstärkt werden wird, und Kontingenzen werden nicht in bewußter Weise angewendet.

Auf der anderen Seite sollte der Einsatz zwischenmenschlicher Kontingenzen keine Entschuldigung für das Zurückhalten von Wärme, Bindung, Intimität, Anerkennung und Validierung bei einer beziehungsgeschädigten Patientin sein. In jeder einzelnen Minute zeigt normalerweise auch die schwierigste Patientin immer mehr positive, angemessene Verhaltensweisen als problematische Verhaltensweisen. Allein das Besuchen und Durchstehen der Therapiestunde ist für viele eine große Leistung. Tatsächlich legt das entbehrungsreiche Leben vieler Borderline-Patientinnen nahe, dass der Therapeut versuchen sollte, so viel zwischenmenschliche Beständigkeit, Aufmerksamkeit und Fürsorge wie möglich zu vermitteln. Das heißt, er sollte nach Gelegenheiten suchen, um die Patientinnen zu verstärken; einfacher gesagt, Therapeuten müssen ihre Patientinnen lieben, ihnen geben, was sie brauchen, um zu wachsen und zu gedeihen, und vielleicht auch noch etwas mehr. Auch sollten die Kriterien für Wärme und Anerkennung nicht zu hoch gesetzt sein. Ein kleiner Fehltritt darf keinen katastrophalen Verlust zur Folge haben. Ich werde diesen Punkt ausführlicher unten in Verbindung mit Verfahren der Verhaltensausformung besprechen.

TECHNIKEN DES KONTINGENZMANAGEMENTS

Jede Reaktion in einer zwischenmenschlichen Interaktion ist eine potentielle Form der Verstärkung, Bestrafung oder Löschung. Das gilt für Psychotherapie genauso wie für andere Beziehungen, unabhängig davon, ob Therapeut und Patientin dies beabsichtigen oder nicht. Wie der Therapeut auf die Patientin in jedem einzelnen Augenblick reagiert, hat Einfluss darauf, was die Patientin daraufhin tun, fühlen, denken und empfinden wird. Kontingenzmanagement-Strategien bieten eine Möglichkeit, die kontingenten Beziehungen zwischen dem Verhalten der Patientin und der Reaktion des Therapeuten so zu steuern, dass die letztendlichen Resultate förderlich statt iatrogen (schädlich) sind. Die wichtigsten Möglichkeiten werden in diesem Abschnitt besprochen und sind in Tabelle 10.2 zusammengefasst.

Über Kontingenzmanagement informieren: Ein Überblick

Der Therapeut sollte die Patientin über die Anwendung von Kontingenzmanagement in der Psychotherapie aufklären. Die große Verwirrung sowohl unter Patientinnen als auch Fachleuten über Verstärkerprinzipien und ihre Wirkungen auf Verhalten macht diese Aufgabe besonders wichtig und auch besonders schwierig.

Tabelle 10.2: Checkliste „Kontingenzmanagement-Verfahren"

_____ **T informiert P über Kontingenzmanagement.**
_____ T erklärt, wie Lernen einschließlich Verstärkung funktioniert.
_____ T bespricht den Unterschied zwischen einem „bewussten" Ergebnis und einem Ergebnis, das „funktionell" auf das Verhalten bezogen ist.

_____ **T VERSTÄRKT zielrelevante angemessene Verhaltensweisen.**
_____ T verstärkt sofort.
_____ T passt den Verstärkerplan der Stärke der angemessenen Reaktion der Patientin an.
  __ Wenn die Reaktion schwach ist, verstärkt T P jedes Mal (oder fast jedes Mal), wenn P das gewünschte Verhalten zeigt.
  __ Wenn die Reaktion stärker wird, verringert T schrittweise die Häufigkeit und Intensität der Verstärkung zu einem intermittierenden Verstärkerplan hin.
  __ Wenn milieubedingte und selbstgesteuerte Kontingenzen zunehmend wirksamer werden, blendet T schrittweise die Verstärkung ganz aus.
_____ T benutzt die therapeutische Beziehung als Verstärker.

_____ **T LÖSCHT zielrelevante unangemessene Verhaltensweisen**
_____ T untersucht, ob Verhalten durch verstärkende Konsequenzen aufrechterhalten wird.
_____ T beschwichtigt nicht.
_____ T hält sich an das Löschungsprogramm, auch bei Explosion des Verhaltens.
_____ T fordert P zum Problemlösen auf, um ihr zu helfen, ein anderes Verhalten zu finden, das verstärkt werden kann.
  __ T verstärkt sofort alternativ auftretendes angemessenes Verhalten.
_____ T beruhigt P während der Löschung.
  __ T kümmert sich um und validiert P.s Leiden.
  __ T erinnert P freundlich an die Grundprinzipien der Löschung.

_____ **T setzt AVERSIVE KONTINGENZEN ein, wenn es notwendig ist.**
_____ Wenn T die verstärkenden Konsequenzen des zielrelevanten unangemessenen Verhaltens, das an oberster Stelle steht, nicht kontrollieren kann.
_____ Wenn die dysfunktionalen Verhaltensweisen alle anderen angemessenen Verhaltensweisen gefährden.
_____ T setzt Missbilligung, Konfrontation und Entzug von Wärme (vorsichtig) ein.
_____ T setzt Korrektur-Überkorrektur ein.
_____ T setzt, wenn notwendig, Therapieurlaub ein.
_____ T beendet die Therapie *nur* als letztes Mittel.

_____ **T ermittelt die Stärke der Konsequenzen.**
_____ T identifiziert Verstärker und unangenehme Konsequenzen empirisch; T geht nicht davon aus, dass ein bestimmtes Ereignis, Tatsache oder Reaktion (besonders Lob) bei einer bestimmten Patientin notwendigerweise verstärkend oder aversiv wirkt.
_____ T benutzt viele verschiedene Konsequenzen.

_____ **T setzt nach Möglichkeit natürliche Konsequenzen anstelle willkürlicher Konsequenzen ein.**
_____ T kombiniert willkürliche mit natürlichen Konsequenzen, schleicht die willkürlichen mit der Zeit aus, um die Wirkung von natürlichen Konsequenzen zu verstärken.

_____ **T benutzt Prinzipien der Verhaltensausformung beim Verstärken von P.s Verhalten (T reguliert Verstärkerkontingenzen, um die Anforderungen der Situation an die momentanen Fähigkeiten von P anzugleichen).**
_____ T setzt einen Verstärkerplan ein, der stufenweise fortschreitend P.s Verhalten zu dem erwünschten Ziel hin umformt.
_____ T verstärkt Verhalten in P.s Verhaltensrepertoire, das in die Richtung des angestrebten Verhaltens geht.
_____ T drängt P an die Grenzen ihrer Möglichkeiten; die für eine Verstärkung erforderliche Aufgabenschwierigkeit ist gerade etwas schwieriger als das, was P bereits geschafft hat.
_____ Wenn P.s an die Grenze ihrer Möglichkeiten gelangt, verstärkt T Verhalten.

_____ T verstärkt nicht (T löscht) Verhalten, das weit entfernt vom Zielverhalten ist, wenn Verhaltensweisen, die dem angestrebten näher sind, innerhalb der Möglichkeiten von P sind.
_____ T benutzt Informationen über alle Aspekte einer Situation (einschließlich derjenigen, die sich auf P.s momentane Verwundbarkeit auswirken), um die Schwierigkeit der Aufgabe abzustufen.

Anti-DBT-Interventionen

_____ T gibt P.s Ansprüchen nach und verstärkt Verhalten, das Möglichkeiten von P unterfordert.
_____ T setzt Kontingenzmanagement-Verfahren nicht konsistent ein.
_____ T benutzt unangenehme Konsequenzen als Bestrafung.
_____ T verlangt Verhaltensweisen, die außerhalb der Möglichkeiten von P liegen, bevor er Verhaltensversuche verstärkt.

Informationen darüber zu vermitteln, wie Lernen funktioniert, ist notwendig, um die Patientin zu einer Mitarbeit bei der Entdeckung der Kräfte, die ihr Verhalten kontrollieren, zu bewegen. Es ist selbstverständlich, dass der Therapeut mit den Prinzipien des Lernens vollkommen vertraut sein muss; in den meisten allgemeinen Lehrbüchern über Verhaltensänderung oder Verhaltenstherapie sind diese Prinzipien zusammengefasst (z. B. Martin und Pear, 1992; Masters et al., 1987; Millenson und Leslie, 1979; O'Leary und Wilson, 1987). Der Therapeut muss auch daran arbeiten, das Stigma sozial nicht akzeptierter Muster von Verstärkern zu reduzieren. Nach meiner Erfahrung sind dabei die folgenden Punkte (egal in welcher Reihenfolge) am hilfreichsten.

Zuerst sollte der Therapeut den unterschiedlichen Einfluss von Absichten, geplanten Verhaltensweisen, Zweck und Konsequenzen auf menschliche Reaktionen und Handlungsweisen besprechen. Bei Borderline-Patientinnen ist dies ein besonders sensibles Thema. Was sie mit ihren Verhaltensweisen beabsichtigen, hat häufig mit den Ergebnissen, zumindest mit einigen, nichts zu tun. Der Therapeut sollte der Patientin darlegen (wie ich es in diesem Buch immer wieder getan habe), dass es ein logischer Fehler ist, anzunehmen, dass die Verhaltenskonsequenzen notwendigerweise eine Absicht beweisen. Viele Konsequenzen sind tatsächlich nicht beabsichtigt. Darüber hinaus bedeutet die Tatsache, dass eine Konsequenz ein Verhalten verstärkt (d. h., dass sie als Verstärker wirkt) nicht, dass diese Konsequenz beabsichtigt oder erwünscht war; auch unbeabsichtigte Konsequenzen können, was häufig auch geschieht, Verhalten verstärken.

Zweitens sollte der Therapeut erläutern, dass die meisten Lernvorgänge automatisch ablaufen. Man kann dazu das Beispiel vom Lernen bei Kindern und Tieren heranziehen, denen man normalerweise keine bewussten oder unbewussten Absichten unterstellt. Die physischen Auswirkungen von Verstärkung auf das Gehirn, unabhängig davon, was die jeweilige Person vielleicht beabsichtigt oder will, können ebenfalls besprochen werden. Das Verstärken von Konsequenzen führt zu chemischen Veränderungen im Gehirn; neurale Schaltkreise werden verändert.

Drittens sollte der Therapeut aufzeigen, dass Konsequenzen das Verhalten auch außerhalb des Bewusstseins der Person beeinflussen können. Tatsächlich sind sich die meisten von uns nicht bewusst, wie und wann Verhaltenskonsequenzen unser Verhalten beeinflussen. Die Tatsache, dass wir „das Gefühl haben", als würden wir etwas aus einem bestimmten Grund oder einer Absicht machen, bedeutet nicht notwendigerweise, dass dieser Grund oder diese Absicht tatsächlich unser Verhalten beeinflusst. Alle Menschen (nicht nur „seelisch Kranke") neigen dazu, sich Gründe für ihr Verhalten zu konstruieren, wenn es keine augenscheinlichen „Ursachen" dafür gibt (Nisbett und Wilson, 1977). Das folgende kann hier als Beispiel dienen: Bei Tieren hat die Forschung gezeigt, dass das Erregen bestimmter Belohnungszentren im Gehirn die Häufigkeit von jedem Verhalten, das der Erregung vorausging, unmittelbar ansteigen lässt. Tatsächlich ist diese Wirkung so stark, dass man ein Tier dazu bringen kann, „belohntes" Verhalten so häufig auszuüben, dass es selbst bei Nahrungsentzug nicht für die Nahrungsaufnahme unterbrochen wird. (Diese Forschung ist bei Millenson und Leslie, 1979) zusammengefasst.) Wenn es möglich wäre, beim Menschen das Belohnungszentrum im Gehirn kontingent zu erregen, würde dies unmittelbar vorausgegangenes Verhalten ebenso gehäuft auftreten lassen. Wenn der Betroffene weiß, dass das gemacht wurde, würde er natürlich erklären, dass die Zunahme des Verhaltens auf die Erregung zurückzuführen wäre. Aber was wäre, wenn es eine Möglichkeit gäbe, das Belohnungszentrum einer Person zu erregen, ohne dass sie davon weiß? Wenn diese Erregung kontingent mit einer bestimmten Verhaltensweise durchgeführt werden könnte, würde das Verhalten zunehmen, aber der Betroffene wüsste nicht, dass die Erregung dies beeinflusst hat. Unter diesen Umständen würden die meisten Menschen eine rationale Erklärung abgeben, die nichts mit der Erregung des Gehirns zu tun hat (z. B.: „Ich mache das gerne"), um ihr eigenes Verhalten zu erklären. Der Therapeut kann ein Beispiel dafür geben, wo er einen Grund für Verhalten „konstruiert" hatte, aber später entdeckte, dass dies durch etwas ganz anderes beeinflusst worden war, und sich dann Beispiele von der Patientin nennen lassen.

Viertens sollte der Therapeut erklären, dass man es als „Einsicht" bezeichnet, wenn jemand herausfindet, wodurch sein Verhalten beeinflusst wird. Es ist unwahrscheinlich, dass Einsicht in sozial nicht akzeptierte Verstärkermuster für Verhalten erreicht werden kann, wenn Therapeut und Patientin sich in der Annahme einig sind, dass Absicht, Konsequenzen und Verstärkung notwendigerweise Hand in Hand gehen oder dass „Gefühle" oder Annahmen über Ursachen (ohne stützende Daten) immer die besten Informationen darüber sind, wodurch Verhalten tatsächlich beeinflusst wird. Wenn sowohl Patientin als auch Therapeut Verstärkungsprinzipien auf diese Art formulieren, erschweren sie die Wahrnehmung und Identifizierung kontingenter Beziehungen, die Verhalten beeinflussen.

Fünftens ist es sehr hilfreich, die Wirkung von Löschung auf Verhalten zu erklären. Wenn notwendig kann der Therapeut der Patientin erklären, wie unangemessene Verhaltensweisen vorübergehend in der Häufigkeit oder Intensität zunehmen können, wenn die Verstärkung ausbleibt. Das Verstehen dieser Wirkungen lindert manchmal die Qual, die mit dem Wegfall von gewohnter Verstärkung verbunden ist. Die „Fuß in der Tür"- Technik, in Kapitel 9 beschrieben, kann eingesetzt werden, um der Patientin zu helfen, eine Verpflichtung einzugehen, die schmerzlichen Aspekte von veränderten Kontingenzen zu ertragen.

Schließlich sollten Verfahren der Bestrafung, wie unten diskutiert, mit der Patientin besprochen werden. Diese Information verfolgt außer einfacher Aufklärung gleich mehrere Ziele. Sie liefert der Patientin eine Grundlage für ihre Entscheidung, Bestrafung als Technik der Selbstkontrolle aufzugeben. Wie ich bereits mehrmals erwähnt habe, ist Selbstbestrafung manchmal das einzige Selbstkontrollverfahren, das von Borderline-Patientinnen eingesetzt wird. Zusätzlich wird die Macht der Patientin in der therapeutischen Beziehung durch Informationen über die zeitlich begrenzten und negativen Wirkungen vergrößert, und sie hat eine „Waffe", um einen unklugen Einsatz von Zwang seitens des Therapeuten zu beenden.

Die Verhaltensklassen, die verstärkt (z. B. Aushalten von Belastungen; Bewusstheit) und gelöscht/bestraft (z. B. Suiziddrohungen, Angriffe auf den Therapeuten) werden sollen, sollten bereits im Rahmen der anfänglichen und fortbestehenden Diagnostik und Therapieplanung diskutiert worden sein. Die oben besprochenen Verfahren und andere weiter unten im Kapitel ausführlich besprochene sollten mit der Patientin während der anfänglichen Orientierungsphase der Therapie erneut erörtert werden. Eine erneute Aufklärung kann auch notwendig werden, wenn Patientin und Therapeut herauszufinden versuchen, wodurch ein bestimmtes Verhaltensmuster aufrechterhalten wird. Die Prinzipien müssen vielleicht erneut erläutert werden, wenn wichtige neue Kontingenzen auf das Verhalten der Patientin angewendet werden. Aber es ist für den Therapeuten weder notwendig noch hilfreich, bei jeder kleine Intervention zu erklären, warum welche Kontingenzen wie eingesetzt werden. Dies würde sich vom Auftreten von Kontingenzen im täglichen Leben derart unterscheiden, dass eine Generalisierung ernsthaft infrage gestellt sein kann. Das ist besonders wichtig, wenn Löschung und Bestrafung eingesetzt werden; dies wird detaillierter weiter unten besprochen.

I. ZIELRELEVANTES ANGEMESSENES VERHALTEN VERSTÄRKEN

Ein Hauptprinzip der DBT ist, dass der Therapeut zielrelevantes angemessenes Verhalten, wenn es auftritt, verstärkt. Der Therapeut muss ständig darauf achten, (1) was die Patientin tut, (2) ob das Verhalten der Patientin zunehmen oder abnehmen soll oder ob es für die momentanen Ziele unwichtig ist (d.h., ob das Verhalten zielrelevant ist) und (3) wie er auf das Verhalten der Patientin reagiert. Nach den Worten von Kohlenberg und Tsai (1991) Worten muss der Therapeut klinisch relevantes Verhalten wahrnehmen und Verhaltensweisen, die einen Fortschritt darstellen, verstärken. Zwei wichtige Prinzipien der Verstärkung sind richtiges Timing und Planmäßigkeit.

Das Timing der Verstärkung

Unmittelbare Verstärkung ist viel wirkungsvoller als verzögerte Verstärkung. Das ist der Grund, warum viele Verhaltensweisen so außerordentlich schwer zu verringern sind: Sie haben kurzfristige, unmittelbare Verstärkung zur

Folge. Häufig jedoch führen die gleichen Verhaltensweisen zu langfristigen negativen oder bestrafenden Resultaten. Ein gutes Beispiel dafür ist Suchtverhalten (Abhängigkeit). Die unmittelbar verstärkenden Wirkungen von Drogen, Alkohol, Spielen, Essen und häufig auch suizidalem Verhalten verstärken Verhalten sehr viel wirkungsvoller, als langfristige unangenehme Folgen es schwächen können. Deshalb ist es für den Therapeuten wichtig, günstigeres Verhalten so schnell wie möglich zu verstärken. Verhalten, das in der Gegenwart des Therapeuten auftritt oder während eines Telefongespräches, ist der unmittelbaren Verstärkung viel leichter zugänglich. Deshalb ist es wichtig, aufmerksam auf Verbesserungen während der Therapiesitzungen zu achten.

Einen Verstärkerplan erstellen

Zu Beginn der Therapie kann kontinuierliche Verstärkung notwendig sein. Wenn positives Verhalten selten auftritt, sollte fast jedes Auftreten irgendwie verstärkt werden. Sobald die Patientin günstiges Verhalten häufig zeigt, kann der Therapeut beginnen, die Verstärkung schrittweise auszublenden, um sie schließlich völlig wegfallen zu lassen. Verhalten, das intermittierend verstärkt wird, ist sehr viel löschungsresistenter. Der Therapeut sollte jedoch auf sprunghafte Veränderungen in der Verstärkungshäufigkeit achten und auf lange Episoden von wenig oder gar keiner Verstärkung. In diesem Fall sollte der Therapeut seine eigene Aufmerksamkeit gegenüber positiven Ereignisse oder seine Haltung gegenüber der Patientin überprüfen.

Validierung, Reaktionsbereitschaft und nicht fordernde Aufmerksamkeit als Verstärker

Es kann ausgesprochen kompliziert sein, eine Borderline-Patientin richtig zu verstärken. Bei einigen Patientinnen ist es sehr wirkungsvoll, Wärme und Nähe zu zeigen; bei anderen sind diese Botschaften so bedrohlich, dass ihre Wirkung genau das Gegenteil des Erwünschten bewirkt. Obwohl es ein zentrales Vorgehen in der DBT ist, eine positive Beziehung zu entwickeln und die Beziehung dann einzusetzen, um Fortschritte zu verstärken, bestimmt die tatsächliche Nähe, die Therapeut und Patientin zueinander haben, welches Verhalten des Therapeuten wahrscheinlich verstärkend und welches wahrscheinlich bestrafend wirkt. Im Folgenden wird besprochen, wie man die Macht bestimmter Konsequenzen abschätzen kann.

Für die meisten (aber sicherlich nicht für alle) Borderline-Patientinnen wirken die folgenden Verhaltensweisen verstärkend: (1) der Therapeut bringt Anerkennung, Sorge, Betroffenheit und Interesse zum Ausdruck; (2) Verhalten, das Zuneigung und Bewunderung für die Patientin vermittelt (siehe auch unten die Hinweise zur Anwendung von Lob), dass man mit ihr arbeiten und mit ihr zu tun haben will; (3) Verhalten, das der Patientin versichert, dass der Therapeut verlässlich ist und die Therapie sicher ist; (4) fast jede validierende Reaktion (außer, in manchen Fällen, Ansporen); (5) Verhalten, das auf Forderungen und Input der Patientin eingeht; (6) Aufmerksamkeit von oder Kontakt mit dem Therapeuten (z.B. regelmäßige oder zusätzliche Termine bekommen; die Möglichkeit haben, den Therapeuten zwischen den Sitzungen anrufen zu können; auf Wunsch der Patientin längere oder kürzere Sitzungen zu haben).

2. ZIELRELEVANTES UNANGEMESSENES VERHALTEN LÖSCHEN

Verhaltensreaktionen werden gelöscht, wenn die Verstärker, die das Verhalten aufrechterhalten, wegfallen. Der Therapeut muss festlegen, welche Verstärker ein bestimmtes unangemessenes Verhaltensmuster tatsächlich aufrechterhalten, und diese nach dem Verhalten systematisch zurückhalten. Normalerweise sollte der Therapeut unangemessene Verhaltensweisen mit hoher Priorität, sobald sie zur Löschung ausgewählt worden sind, nicht verstärken. Der Therapeut sollte daran denken, dass bestimmte Prioritäten für das Kontingenzmanagement durch die Zielhierarchie und die unten beschriebenen Verfahren des Ausformens (Shaping) vorgegeben sind. Sobald ein Verhalten für das Löschungsprogramm ausgewählt wurde, sollte der Therapeut es jedoch auch dann nicht aufgeben, wenn in der Zielhierachie höher stehendes Verhalten auftritt.

Weil Löschungsverfahren so leicht missbraucht werden können, kann es nützlich sein, daran zu denken, dass nicht alle Verhaltensweisen durch ihre Konsequenzen aufrechterhalten werden. Einige Verhaltensweisen werden stattdessen automatisch durch vorausgehende Ereignisse ausgelöst. Nehmen wir als Beispiel ein Baby, das schreit, wenn es sich einen Splitter zuzieht, und aufhört zu schreien, wenn man den Splitter entfernt. Ist es sinnvoll anzunehmen, dass das Entfernen von Splittern bei Babys Schreien aufrechterhält (verstärkt)? Vielleicht, aber es ist vernünftiger anzunehmen, dass Schreien automatisch durch das Stechen ausgelöst wird. Statt den Splitter im Baby stecken zu lassen, um das Schreien nicht zu verstärken, ist es vernünftiger, den Splitter zu entfernen. (Vom Standpunkt der „Überlebenskontingenzen“ aus gesehen, könnte es jedoch gerade dieser Mechanismus sein, der die Menschen ursprünglich veranlasst hat, nach schmerzhaften Ereignissen automatisch zu schreien. Babys, die schreien oder jammern, wenn sie Schmerzen haben oder in Gefahr sind, werden mit größerer Wahrscheinlichkeit umsorgt und haben deswegen eine größere Chance, die Kindheit zu überleben und ihre Gene weiterzugeben.) Es gibt einfach keinen Ersatz für eine gute Verhaltensanalyse, um zu bestimmen, was tatsächlich das fragliche unangemessene Verhalten aufrechterhält. (Dieser Punkt, besonders in Bezug auf suizidales Verhalten, wird weiter unten in Kapitel 15 besprochen.)

Dennoch werden die meisten menschlichen Verhaltensweisen, auch viele dysfunktionale Verhaltensweisen von Borderline-Patientinnen, durch ihre Konsequenzen aufrechterhalten. Die Idee, einem Verhalten, das zur Löschung ausgewählt wurde, die Verstärkung zu entziehen, scheint einfach und offensichtlich zu sein, aber besonders bei suizidalen Patientinnen kann es ausgesprochen schwierig sein, dies in die Praxis umzusetzen. Der Grund für diese Schwierigkeit ist, dass viele zur Löschung ausgewählten Verhaltensweisen von zwei unterschiedlichen therapierelevanten Konsequenzen kontrolliert werden: Sie führen zu verstärkenden zwischenmenschlichen Konsequenzen, und/oder erlauben es, unangenehme Situationen zu vermeiden. Zwischenmenschlich gesehen hat dieses Verhalten die Funktion, Kommunikation zu ermöglichen, Hilfe zu bekommen, Nähe aufrechtzuerhalten (oder Distanz), Ressourcen zu erhalten, die die Patientin braucht oder sich wünscht, sich zu rächen, usw. Zusätzlich lenkt es die Patientin von schmerzhaften Ereignissen oder Interaktionen ab oder setzt ihnen ein Ende. Das Problemverhalten einer Borderline-Patientin ist häufig sehr wirkungsvoll. Professionelle Helfer (auch frühere Therapeuten), Familienmitglieder und andere enge Bezugspersonen haben häufig genau die Verhaltensweisen unbeabsichtigt intermittierend verstärkt, die der derzeitige Therapeut und die Patientin zu löschen versuchen.

Zum Beispiel bittet eine Patientin darum, in ein Krankenhaus aufgenommen zu werden, weil sie sich zu überwältigt fühlt, um allein zurechzukommen. Wenn der Therapeut dies ablehnt, weil er glaubt, dass die Patientin es schaffen kann; aber seine Meinung ändert, sobald sie droht, sich umzubringen, falls man sie nicht stationär aufnimmt, wird dadurch unbeabsichtigt (und normalerweise ohne Therapeut oder Patientin bewusst zu sein) die Wahrscheinlichkeit und Stärke zukünftiger suizidaler Tendenzen und Drohungen erhöht. Wenn Hilflosigkeit oder unkontrollierte Emotionalität den Therapeuten eher dazu bewegen, ihr Aufmerksamkeit zu schenken oder ihr zu helfen, als eine direkte und angemessene Bitte nach dem, was sie möchte, wird dadurch die Hilflosigkeit und Emotionalität, die der Therapeut zu verringern sucht, verstärkt. Wenn der Therapeut mitten in der Besprechung eines schwierigen oder schmerzhaften Themas, das die Patientin zu vermeiden versucht, das Thema wechselt oder die Patientin beschwichtigt, sobald sie dissoziiert, depersonalisiert oder ihn persönlich angreift, kann man damit rechnen, dass dissoziatives Verhalten, Depersonalisierung oder persönliche Angriffe zunehmen werden.

Wenn der Therapeut solche Verhaltensweisen hingegen nicht verstärkt, wird die Patientin wirkungsvoll einem Löschungsprogramm unterworfen. Nichtverstärken hat verschiedene, vorhersagbare Konsequenzen. Erstens kann man zwar damit rechnen, dass das Verhalten mit der Zeit abnehmen wird; zu Beginn der Löschung und immer wieder zwischendurch wird es jedoch zunächst eine „Verhaltensexplosion“ geben. Löschung hat den paradoxen Effekt, dass Stärke, Dauer und Häufigkeit des Verhaltens vorübergehend zunehmen. Zweitens, wenn das Verhalten vorher dazu diente, ein wichtiges Bedürfnis der Patientin zu erfüllen oder sehr unangenehme Zustände zu beenden, und der Patientin keine ebenso wirksamen anderen Verhaltensweisen zur Verfügung stehen, kann der Therapeut erwarten, dass das Verhalten der Patientin allgemein desorganisiert und angespannt wird. Die Betroffene wird vielleicht nach ähnlichen Verhaltensweisen suchen, die funktionieren; wenn diese ebenfalls nicht wirksam sind, kann sie mit extremen Gefühlen und Gedanken reagieren, und das Verhalten kann chaotisch werden.

Es ist entscheidend, wie der Therapeut auf diese Reaktionen eingeht. Wenn ein Verhalten für den Therapeuten schädlich ist oder er nicht wiedergutzumachende Verletzungen für die Patientin befürchtet, ist die Versuchung groß, sich zu einer zeitweiligen Unterbrechung des Löschungsprogramms zu entschließen. In den oben genannten Beispielen ist es sehr schwer, die Haltung beizubehalten, die suizidale Patientin nicht in ein Krankenhaus einzuweisen; keine vermehrte Aufmerksamkeit oder Hilfe zu geben, wenn die Patientin sich nicht mehr kontrollieren kann, und nicht abzubrechen und der Therapiestunde eine neue Richtung zu geben, wenn die Patientin dissoziiert, depersonalisiert oder angreift. Diese Reaktionen können zwar manchmal notwendig sein und kurzfristig zum Ziel führen, jedoch wirken sie sich langfristig negativ auf das Wohlergehen der Patientin aus. Wenn diese Reaktionen tatsächlich Verstärker für eine bestimmte Patientin sind, wird das zur Löschung ausgewählte Verhalten noch löschungsresistenter und deswegen zukünftig wahrscheinlich noch häufiger gezeigt werden. Darüber hinaus verschlimmert es das Verhalten noch, wenn der Zeitpunkt der Verstärkung auf eine Verhaltensexplosion oder desorganisiertes, extremes oder chaotisches Verhalten folgt. Wenn das fragliche Verhalten suizidales Verhalten ist, kann dies besonders verhängnisvoll sein: Die Patientin kann derartiges Verhalten nur bis zu einem gewissen Grad steigern, bis es schließlich tödlich endet.

Verschiedene Faktoren können die Wahrscheinlichkeit erhöhen, dass der Therapeut das Löschungsprogramm unterbricht. Wurde die Patientin zuvor für Beharrlichkeit und sehr extreme Reaktionen verstärkt, hat sie unter Umständen einfach den längeren Atem. Dies ist dann am wahrscheinlichsten, wenn der Therapeut müde oder überarbeitet ist und seine Grenzen nicht beachtet hat. Weiter ist es wahrscheinlich, den Vorgang zu unterbrechen und einzulenken, wenn sich der Therapeut unsicher bei seinen Behandlungsplan ist, das Verhalten nicht gut genug diagnostiziert hat oder Schuldgefühle hat, weil er der Patientin nicht gibt, was sie offensichtlich will oder braucht. Einlenken tritt normalerweise auf, wenn das Löschungsprogramm den Leidensdruck so erhöht, dass der Therapeut nicht mehr damit umgehen kann oder der Therapeut sich durch das Verhalten der Patientin bedroht fühlt (z. B. wenn der Therapeut befürchtet, dass die Patientin Selbstmord begehen wird oder sich ernstlich selbst verletzen wird). Borderline-Patientinnen drohen häufig mit Selbstmord, wenn der Therapeut nichts unternimmt, um ihren Schmerz zu beenden. „Nachgeben" vermindert die Drohung und den Leidensdruck und beruhigt Therapeut und Patientin gleichermaßen.

Der Therapeut hat verschiedene Möglichkeiten, um sowohl der Patientin als auch sich selbst das Löschungsprogramm zu erleichtern. Dies ist darum so wichtig, weil andernfalls eine oder beide Parteien das Unternehmen einfach aufgeben werden. Das Löschungsprogramm sollte sich auf das ausgewählte Verhalten beziehen, nicht auf die Person selbst. Das Ziel besteht darin, die Beziehung zwischen dem ausgewählten Verhalten und den verstärkenden Konsequenzen zu unterbrechen; es ist nicht unbedingt notwendig, der Patientin diese Konsequenzen völlig zu entziehen. Zwei Strategien sind dabei hilfreich: andere Verhaltensweisen, die verstärkt werden können, finden, und Beruhigen.

1. Andere Verhaltensweisen zur Verstärkung finden. Die erste Strategie besteht darin, die Patientin zu motivieren, Verhaltensweisen zu zeigen, die anstelle des zu löschenden Verhaltens verstärkt werden können. Gemäß den Prinzipien der Verhaltensausformung (siehe unten) besteht die Idee darin, die Patientin dahin zu bringen, etwas nur ein wenig besser als normalerweise zu machen, und darauf sofort mit Verstärkung zu reagieren. Bei einer Borderline-Patientin ist dazu meist viel Problemlösung und beträchtliche Geduld erforderlich, aber wenn Therapeut und Patientin beharrlich daran arbeiten, wird im Allgemeinen irgendein positives oder günstigeres Verhalten daraus resultieren. (Zumindest dann, wenn die Patientin lernt, dass der Therapeut niemand ist, der leicht nachgibt, und Verhalten, bei dem sich beide einig sind, dass es aufhören muss, verstärkt.) Die langfristige Aufgabe besteht darin, angemessenes Problemlöseverhalten mit Konsequenzen zu verbinden, die verstärkender wirken als die Konsequenzen, die mit ungünstigen Verhaltensweisen verbunden sind.

2. Beruhigung. Bei einer Patientin, die ein Löschungsprogramm durchläuft, muss der Therapeut die Wichtigkeit dessen, was sie will und braucht validieren und besorgt anerkennen, wie schwierig der Therapieverlauf ist. Das Problem liegt meist weniger in dem, was sie will oder braucht, sondern wie sie es anstellt, es zu bekommen. Deswegen muss der Therapeut Löschung mit viel Beruhigung und Freundlichkeit kombinieren. Das kann für Therapeuten außergewöhnlich schwierig sein, besonders wenn sie Schuldgefühle haben, weil sie den Patientinnen nicht das Gewünschte geben. Einige Therapeuten werden mit ihren eigenen schmerzhaften Gefühlen fertig, indem sie sich selbst emotional vor ihren Patientinnen verschließen; das heißt, sie verhalten sich selbst auf Borderline-ähnliche Art und Weise – alles oder nichts. Eine mögliche Taktik wäre, eine Möglichkeit zu finden, gemeinsam mit der Patientin zu leiden und dabei die Löschung aufrechtzuerhalten. (Ein Vater, der seinem Kind, das er schlägt, erzählt, die Schläge schmerzten ihn mehr als das Kind, ist hierfür ein Beispiel). Man kann auch Informations-, didaktische und Verpflichtungsstrategien einsetzen. Eine Patientin erlebt Löschung häufig als willkürlich und als emotionalen Rückzug; zu erklären, warum man sie anwendet, und eine erneute Verpflichtung zur Auseinandersetzung mit dem ausgewählten Verhalten zu erarbeiten, kann hilfreich sein.

Letztlich geht es um drei Aspekte. Erstens sollte der Therapeut den Mut und das Engagement aufbringen, sich an ein einmal für eine Patientin aufgestelltes Löschungsprogramm auch zu halten. Zweitens muss der Therapeut beim Löschen von Verhaltensweisen, die eine bestimmte Funktion für die Patientin haben, ihr helfen, andere angemessenere Verhaltensweisen zu finden, die genauso oder besser funktionieren, und dieses Verhalten zuverlässig verstärken. Drittens, wenn man eine Patientin einem Löschungsprogramm unterzieht, muss der Therapeut sie in dieser Zeit beruhigen. Löschung ist kein Mittel, um Patientinnen zu bestrafen.

3. AVERSIVE KONSEQUENZEN EINSETZEN – MIT VORSICHT

Wann man aversive Konsequenzen einsetzt

Wie ich oben erwähnt habe, bedeutet Bestrafung, eine Verhaltensreaktion mit einer unangenehmen Konsequenz zu koppeln. Die meisten Menschen würden es für eine aversive Konsequenz halten, wenn man mit einer Patientin beispielsweise etwas macht, was sie nicht will, und ihr etwas wegnimmt, was sie behalten möchte. Wie bei Verstärkung hängt jedoch die Wirkung einer bestimmten Konsequenz von der jeweiligen Situation, dem speziellen Zielverhalten und anderen Merkmalen des Kontextes ab. Ein Ereignis, das in dem einen Kontext oder der einen Umgebung unangenehm ist, muss in einem anderen Kontext nicht unangenehm sein. Ebenso wie bei der Verstärkung ist die Definition von Bestrafung eine funktionale oder verlaufsbestimmte; ein Ereignis oder ein Ergebnis wird nur dann „aversiv" genannt (und das ganze Verfahren wird nur dann „Bestrafung" genannt), wenn es in dem jeweiligen Fall Verhalten unterdrückt. Es ist manchmal schwierig, aber immer wichtig, zwischen Löschung und Bestrafung zu unterscheiden. Bei der Löschung fällt die Konsequenz weg, die das Verhalten verstärkt; bei der Bestrafung fallen positive Konsequenzen weg, die früher mit dem Verhalten nichts zu tun hatten (oder unangenehme Bedingungen kommen hinzu). Wird beispielsweise Parasuizidalität in einem stationären Setting durch die Aufmerksamkeit des Personals verstärkt, würde eine Löschung darin bestehen, die Patientin nach dem Parasuizid nicht zu beachten; Bestrafung wäre, erwünschte Privilegien wegzunehmen oder sie öffentlich zu demütigen.

Manchmal sind aversive Konsequenzen die einzige Möglichkeit, ungünstiges Verhalten zu beseitigen. Sie werden in der DBT in zwei Fällen angewendet. Erstens wendet man es an, wenn die verstärkenden Konsequenzen von Verhalten mit hoher Priorität nicht unter der Kontrolle des Therapeuten sind und keine anderen wirksamen Verstärker zur Verfügung stehen. Das heißt, weder kann das Verhalten einem Löschungsprogramm unterzogen werden, noch können inkompatible angemessenere Verhaltensweisen verstärkt werden. Zum Beispiel kann „Borderline"-Verhalten schmerzliche Gefühle, Gedanken und Situationen sofort und effektiv reduzieren oder beenden oder angenehme herbeiführen; zu erwünschter stationärer Einweisung (oder Entlassung) oder zu öffentlicher finanzieller Unterstützung führen; eine Möglichkeit bieten, einer schwierigen Aufgabe zu entfliehen, oder Validierung und Mitgefühl oder Besorgnis bei anderen auslösen. Wenn diese Verstärker vom Therapeuten nicht kontrolliert werden können und machtvoller sind als entsprechende Verstärker, die dem Therapeuten zur Verfügung stehen, kann die Anwendung aversiver Konsequenzen notwendig sein. Zweitens werden aversive Konsequenzen eingesetzt, wenn unangemessene Verhaltensweisen alle anderen angemessenen Verhaltensweisen verhindern – mit anderen Worten, wenn kein anderes Verhalten auftritt, das man verstärken kann. Das ist besonders wahrscheinlich, wenn die Situation das Problemverhalten mehr oder weniger automatisch auslöst. Zum Beispiel war eine Patientin in unserem Programm manchmal so feindselig gegen ihren Therapeuten, dass keine therapeutische Arbeit mehr möglich war. Das Verhalten schien eine automatische gelernte Reaktion zu sein auf bestimmte Themen, die in der Therapie aufkamen. Hatte es einmal eingesetzt, war das feindselige Verhalten aber so vorherrschend, dass wenig oder kein positives Verhalten gezeigt wurde, das man hätte verstärken können. In diesem Fall reagierte der Therapeut, indem er die Sitzung vorzeitig beendete, wenn die Patientin ihr feindseliges, attackierendes Verhalten nicht innerhalb von 20 Minuten kontrollieren konnte.

Missbilligung, Konfrontation und Zurückziehen von Wärme als aversive Konsequenzen

Kritik, Konfrontation und Zurückziehen der therapeutischen Anerkennung und Wärme kann für die meisten Borderline-Patientinnen ausgesprochen aversiv sein (siehe unten weitere Warnungen bei der Bestimmung der Stärke von Konsequenzen). Tatsächlich kann dies so aversiv sein, dass der Therapeut solche Konsequenzen nicht nur mit großer Vorsicht anwenden muss, sondern auch nur in geringen Dosen und sehr kurz. Was der Therapeut zum Beispiel nur für eine geringfügige Kritik hält, wird von der Patientin oft nicht nur als Kritik ihrer gesamten Person gesehen, sondern auch als Bedrohung der Fortführung der Therapie selbst. Deswegen können sowohl starke Schamgefühle als auch intensive

Verlassensängste die unmittelbaren Folgen sein. Obwohl dieser Grad an Bestrafung in manchen Fällen vielleicht beabsichtigt sein kann, ist er normalerweise viel zu extrem für das fragliche Verhalten. Ausdruck von Frustration oder Bestürzung kann viel wirkungsvoller sein als der Ausdruck von Wut. Die Wut des Therapeuten kann für die Patientin so verwirrend sein, dass sie emotional desorganisiert und vielleicht auch noch dysfunktionaler als vorher wird. (Bei manchen Patientinnen wirkt die Wut des Therapeuten umgekehrt als Verstärkung, weil dadurch vermittelt wird, dass sich der Therapeut „genug sorgt", um sich zu ärgern.) Beim Anwenden aversiver zwischenmenschlicher Konsequenzen sollte der Therapeut vorsichtig vorgehen und ihre Wirkung bei jedem Schritt überprüfen.

Dennoch kann bei umsichtigem Umgang das richtige Maß an Missbilligung, Konfrontation oder emotionalem Rückzug sehr wirkungsvoll sein. Manchmal steht einfach keine andere wirkungsvolle Reaktion zur Verfügung. Es gibt viele Möglichkeiten, negative Meinungen und emotionale Reaktionen zu zeigen. Hier können beispielsweise die Strategien der respektlosen und der wechselseitigen Kommunikation eingesetzt werden, die ausführlicher in Kapitel 12 besprochen werden. Der Therapeut könnte beispielsweise sagen: „Wenn Sie X machen, fühle oder mache ich Y" (wobei X das Problemverhalten und Y eine von der Patientin unerwünschte Reaktion ist). Oder der Therapeut sagt auf eher respektlose Art zu einer Patientin, die damit droht, sich selbst zu töten: „Wenn Sie sich umbringen, werde ich aufhören, Ihr Therapeut zu sein."

Wenn der Therapeut auf unangemessene zielrelevante Verhaltensweisen mit Mißbilligung, Konfrontation oder Entzug von Wärme reagiert, ist es sehr wichtig, nach jeder von der Patientin gezeigten Verbesserung sofort eine positive zwischenmenschliche Athmosphäre wiederherzustellen, auch wenn die positiven Veränderungen nur sehr geringfügig und kaum erkennbar sind. Das heißt, Anerkennung, Lob und zwischenmenschliche Wärme sollten folgen; andernfalls ist es wahrscheinlich, dass die Patientin das Gefühl bekommt (verständlicherweise, wenn auch manchmal übertrieben), dass sie nichts tun kann, um den Therapeuten zufriedenzustellen. Manchmal kann eine Patientin natürlich ein Verhalten an den Tag legen, das so aversiv oder frustrierend für den Therapeuten ist, dass emotionale Wärme einfach nicht unmittelbar verfügbar ist, auch wenn die Patientin versucht, die Situation wieder gutzumachen. In diesem Fall ist die natürliche Konsequenz des Verhaltens der Patientin länger andauernd, als die Patientin und manchmal auch der Therapeut vielleicht wollen. Eine gute Vorgehensweise in diesem Fall ist, das Problem mit der Patientin in offener und annehmender Weise zu besprechen. Die Diskussion ist selbst bereits ein Schritt, die Beziehung wieder zu reparieren und wird deswegen wahrscheinlich die Besserung der Patientin verstärken.

Korrektur-Überkorrektur als aversive Konsequenz

Die erste und wichtigste Richtlinie beim Anwenden aversiver Konsequenzen ist, dass die Konsequenz „dem Vergehen angepasst" sein sollte und die Patientin die Möglichkeit haben muss, sie zu vermeiden oder zu beenden. Die Korrektur-Überkorrekturtechnik erfüllt beide Anforderungen (vgl. dazu auch die Überblicke von Cannon, 1983, und Mackenzie-Keating und McDonald, 1990). Darüber hinaus ist diese Technik normalerweise auch für den Therapeuten befriedigend.

Es gibt drei Schritte beim Korrigieren-Überkorrigieren. Als Erstes entzieht der Therapeut nach Auftreten des Problemverhaltens einen positiven Zustand, hält etwas zurück, das die Patientin möchte, oder fügt eine aversive Konsequenz hinzu. Am besten ist eine Konsequenz, die eine natürliche aber (vom Standpunkt der Patientin aus) unerwünschte Wirkung des Verhaltens übersteigert weiterführt. Als Zweites fordert der Therapeut die Patientin auf, ein neues Verhalten zu zeigen, das sowohl die Wirkungen des unangemessenen Verhaltens korrigiert als auch darüber hinausgeht und die Wirkung überkorrigiert. Die Instruktionen werden explizit gegeben; der Sinn der Korrektur-Überkorrektur wird klar dargestellt und positive Konsequenzen für das Anwenden der Korrektur-Überkorrektur werden dargelegt. Das verlangte korrigierende Verhalten wird so dialektisch auf das Problemverhalten bezogen. Drittens stoppt der Therapeut die Bestrafung, sobald das neue „korrigierende-überkorrigierende" Verhalten auftritt – das heißt, er macht die negativen Konsequenzen rückgängig oder beendet das Zurückhalten. So hat die Patientin eine reelle Möglichkeit, die Bestrafung zu beenden. Die Herausforderung besteht natürlich darin, sich Folgen und überkorrigierendes Verhalten auszudenken, die aversiv genug sind, aber gleichzeitig nicht trivial oder ohne Beziehung zu dem Verhalten, das der Therapeut lehren will.

Ein Beispiel für Korrektur-Überkorrektur ist das Beharren der DBT darauf, dass Patientinnen, die zwischen den Therapiesitzungen parasuizidales Verhalten zeigen, an gründlichen Verhaltens- und Lösungsanalysen des Verhaltens teilnehmen müssen, bevor andere Themen besprochen werden. Die übersteigerte negative Konsequenz ist die sehr natürliche Sorge des Therapeuten um die Patientin und der Wunsch sicherzustellen, dass dieses sehr problematische

Verhalten aufhört. Wenn es einer Patientin so schlecht geht, dass sie tatsächlich eine parasuizidale Handlung begeht - wie kann ein verantwortungsbewusster Therapeut das ignorieren? Der Therapeut besteht darauf, sich dem Problem zuzuwenden. Die Korrektur-Überkorrektur-Techniken sind die Verhaltens- und Lösungsanalyse. Obwohl viele Borderline-Patientinnen gern die Probleme besprechen, die ihr parasuizidales Verhalten auslösen, besprechen nur sehr wenige gern die Ereignisse und das Verhalten, die zu dieser Reaktion führen; für fast alle ist das eine unangenehme Konsequenz. Auf der anderen Seite haben sie in der Regel Themen, über die sie gern sprechen wollen. Die Verstärkung ist die Möglichkeit, über andere Dinge zu sprechen. Eine meiner Patientinnen, die immer wieder Suizidversuche machte, Überdosen von Medikamenten nahm und sich selbst verstümmelte, hörte plötzlich nach 6 Monaten Therapie vollkommen damit auf. Ich fragte sie, was passiert sei. Sie sagte, sie hätte herausgefunden, dass sie niemals dazu käme, über etwas anderes zu sprechen, wenn sie nicht damit aufhörte.

Eine ähnliche Vorgehensweise wird im Fertigkeitstraining benutzt. Wenn eine Patientin zum Beispiel ihre Hausaufgaben nicht gemacht hat, stürzt sich der Therapeut in eine ausführliche, sehr empathische Analyse der Faktoren, die das Üben verhindert oder gestört haben. In einer Gruppensitzung werden die anderen Gruppenmitglieder dazu ermutigt, eigene Ideen vorzuschlagen, wie man diesen Einflüssen entgegenwirken könnte. Wenn sich die Patientin absolut weigert, an dieser Analyse teilzunehmen, wechselt der Therapeut zu einer ebenso ausführlichen und besorgten Analyse ihres Widerstandes. Eine Patientin erschien gewöhnlich zum Fertigkeitstraining in einer Art emotionalem Nebel und sagte, dass sie nicht daran gedacht habe oder zu überlastet gewesen sei, ihre Fertigkeiten zu üben. Nach mehreren frustrierenden Monaten begann sie eines Tages, über Übungsversuche zu berichten. Ihre Übungen wie auch die Beteiligung an der Gruppe nahmen zu, und nach nicht allzu langer Zeit war sie auf dem gleichen Niveau in ihren Übungen wie die anderen Patientinnen auch. Ihr Einzeltherapeut fragte sie, was geschehen sei. Sie sagte, sie habe genug davon gehabt, die Gruppenzeit für eine Analyse der Gründe zu verschwenden, warum sie nicht geübt habe – sie habe herausgefunden, dass es bequemer sei, die Hausaufgaben einfach zu erledigen.

Korrektur-Überkorrektur ist ein Beispiel dafür, sowohl Zuckerbrot als auch Peitsche zu benutzen. Die Interaktion mit dem Therapeuten ist oft das Zuckerbrot und die Korrektur-Überkorrektur ist die Peitsche. Eine Patientin, die eine späte Therapiesitzung verließ, riss nicht nur Bilder von den Wänden, sondern stahl auch Eigentum von Mitarbeitern der Klinik. Sie überschritt damit die Grenzen sowohl des Therapeuten als auch der Klinik (ein Thema, das weiter unten besprochen wird); ein klarer Fall von therapiegefährdendem Verhalten. Die Folge war, dass sie nicht nur aufgefordert wurde, die Klinik wieder in den alten Zustand zu versetzen und die gestohlenen Sachen zurückzubringen, sondern auch die nächtliche Sicherheit der Klinik zu erhöhen, indem sie sich an den Kosten beteiligte, die für die Einstellung eines Nachtwächters anfielen. Das Zuckerbrot war ein weiteres Treffen mit dem Therapeuten. In einem ähnlichen Fall von Grenzüberschreitung reparierte eine Patientin zahlreiche Löcher, die sie in die Wand getreten hatte, und weil sie schon mal dabei war, strich sie die Wände gleich neu an und brachte die Zimmer auf Vordermann. Nachdem die Löcher repariert waren, wurden die Sitzungen wieder aufgenommen. Eine meiner Patientinnen hatte sich angewöhnt (woran ich nicht unschuldig war), mich abends anzurufen, mit Selbstmord zu drohen und derart meine Grenzen zu missachten, dass ich begann, mich vor dem Nach Hause-Gehen zu fürchten, und die Therapie mit ihr beenden wollte. Stattdessen begrenzte ich meine telefonische Verfügbarkeit auf 20 Minuten in der Woche, auf zwei Anrufe verteilt. Weiterhin sagte ich ihr, dass ihre Aufgabe nicht nur sei, die telefonischen Aktionen mit mir zu korrigieren und mich so zu beeinflussen, dass ich bereit sei, mit ihr zu reden, sondern sie sogar überzukorrigieren, so dass ich tatsächlich mit ihr telefonieren wolle. Erst dann würde ich mein Vorgehen ändern. Sie brauchte ein Jahr, aber schließlich schaffte sie es.

Therapieurlaub als aversive Konsequenz

Eine weitere Richtlinie für das Anwenden von Bestrafung ist, dass sie gerade hart genug sein sollte, um zu wirken. Die schlimmste Strafe ist der Therapieabbruch, eine Konsequenz, die viele Borderline-Patientinnen mehr als einmal erlebt haben. Viele stationäre Einrichtungen und Therapeuten haben klare Regeln darüber, dass die Therapie beendet wird, wenn ein bestimmtes Verhalten auch nur einmal auftritt. Parasuizidales Verhalten, besonders solches mit beinahe tödlichem Ausgang, ist eine typische Verhaltensweise, die automatisch zu einer Beendigung der Therapie führten. Andere Beispiele sind das Aufsuchen eines anderen Therapeuten; sich ohne Erlaubnis stationär aufnehmen zu lassen; das Mitbringen von Waffen in die Therapie; Angriffe gegen den Therapeuten usw.

Die DBT rät von einseitigem Therapieabbruch ab. Es ist, als würde der Therapeut sagen: „Wenn Sie tatsächlich das Problem haben, weswegen Sie in die Therapie kommen, werde ich die Therapie abbrechen.“ Therapieabbruch nimmt dem Therapeuten auch jede Möglichkeit, der Patientin zu helfen, die erforderlichen Veränderungen durchzuführen. Die Patientin auf „Therapieurlaub“ zu schicken ist eine Notfallstrategie der DBT. Urlaub wird sowohl für zielrelevantes als auch für grenzrelevantes Verhalten eingesetzt. Zwei Bedingungen müssen erfüllt sein: (1) Alle anderen Konsequenzen haben nicht gewirkt und (2) das Verhalten oder das Nichtauftreten von Verhalten ist so schwerwiegend, dass es die therapeutischen oder persönlichen Grenzen des Therapeuten übersteigt. Die „therapeutischen Grenzen“ sind die Grenzen, innerhalb derer der Therapeut wirkungsvoll Therapie durchführen kann. Ein Urlaub kann dann eingesetzt werden, wenn der Therapeut glaubt, dass er der Patientin nicht mehr weiterhelfen kann, wenn sie ihr Verhalten nicht ändert; das heißt, das Verhalten der Patientin gefährdet die Therapie derart, dass eine effektive Therapie nicht mehr möglich ist. „Persönliche Grenzen“ sind, wie schon weiter oben vermerkt, die Grenzen, innerhalb derer der Therapeut bereit ist, mit der Patientin zu arbeiten. Ein Urlaub kann dann verordnet werden, wenn der Therapeut selbst die Therapie nicht mehr fortsetzen will, bevor sich etwas geändert hat. Die Bedingungen, die zu einem Therapieurlaub führen, werden sich bei jedem Therapeuten und jeder Patientin unterscheiden.

„Urlaub“ ist die Unterbrechung der Therapie für eine festgelegte Zeitspanne oder bis eine bestimmte Bedingung erfüllt ist. Zahlreiche Schritte sind notwendig, um einen derartigen Urlaub zu organisieren. Erstens muss der Therapeut das Verhalten bestimmen, das geändert werden muss; die Erwartungen sollten klar sein. Zweitens muss der Therapeut der Patientin eine vernünftige Chance geben, das Verhalten zu ändern, und ihr dabei helfen. Das heißt, die Patientin sollte die Möglichkeit haben, den Urlaub zu vermeiden. Drittens sollten die Bedingungen als Ergebnis der Grenzen des Therapeuten dargestellt werden (vgl. die obige Diskussion über das Beachten von Grenzen). Das heißt, der Therapeut muss hier eine gewisse Bescheidenheit an den Tag legen und zugestehen, dass ein anderer Therapeut vielleicht in der Lage wäre, der Patientin ohne diese Bedingungen zu helfen. Viertens muss der Therapeut klarlegen, dass die Patientin zur Therapie zurückkehren kann, sobald die Bedingung erfüllt ist oder die erforderliche Zeitspanne vorbei ist. Fünftens sollte der Therapeut, während die Patientin im Therapieurlaub ist, den Kontakt telefonisch oder brieflich aufrechterhalten und die Patientin zur Veränderung und Rückkehr ermutigen. (Einfach gesagt, der Therapeut schmeißt die Patientin zuerst raus und bettelt dann um ihre Rückkehr.) Schließlich sollte der Therapeut für einen „Notfall“-Therapeuten sorgen, an den die Patientin während des Therapieurlaubs überwiesen werden kann.

Hier ein Beispiel. Nachdem ich mit einer Patientin eine Zeit lang gearbeitet hatte, fing ich an zu glauben, dass wir nicht weiterkommen würden, solange sie nicht bereit wäre, an der Verminderung ihres exzessiven Alkoholkonsums zu arbeiten. Ich konnte nicht erkennen, ob der Alkoholmißbrauch viele ihrer bestehenden Probleme verursachte oder ob er die Folge davon war. Sie weigerte sich, weil sie glaubte, dass Alkohol ihr mehr helfe als schade. Ich gab ihr drei Monate, um zu einer anderen Entscheidung zu gelangen - sozusagen zwischen mir und dem Alkohol zu wählen. Sie musste entweder mit mir am Substanzmissbrauch arbeiten oder an einer Entzugstherapie teilnehmen. Wenn sie ablehne, könne ich die Behandlung nicht fortsetzen, würde sie aber (und das ist der Unterschied zwischen Therapieurlaub und Therapieabbruch) sofort wieder aufnehmen, sobald sie bereit wäre, meine Bedingungen zu erfüllen. Sie hatte das Gefühl, dass sie unter meinem Druck mit dem Trinken nicht aufhören könne. Dies schien mir verständlich; ich schlug ihr daher vor, dass sie jemand anderes aufsuchen solle, der ihr helfen sollte, sich zu entscheiden, und sie ging in den Therapieurlaub. Nachdem sie wegen alkoholisierten Autofahrens gerichtlich zu einer festgelegten wöchentlichen Stundenzahl einer Entzugstherapie verurteilt wurde, hatte sie keine Zeit mehr, mit mir zu arbeiten. Nach Beendigung der zweijährigen gerichtlichen Maßnahme rief sie mich an, um die Therapie wieder aufzunehmen.

Einer anderen Patientin wurde Therapieurlaub verordnet, weil ich das Gefühl hatte, ich könnte ihr nicht mehr weiter helfen, wenn sie keine produktiven Aktivitäten entfaltete. Wegen ihrer schweren Dyslexie, Epilepsie und einer degenerativen Nervenerkrankung, ganz zu schweigen von ihrer 15-jährigen Vorgeschichte zahlreicher psychiatrischer Hospitalisierungen, lebte sie von Sozialhilfe. Sie hatte die Wahl zwischen mindestens 20 Stunden Fortbildung pro Woche, einem Job oder ehrenamtlicher Arbeit oder Therapieurlaub. Ich gab ihr 6 Monate, sich auf dem Arbeitsamt beraten zu lassen oder sich für eine Fortbildung zu bewerben, und weitere 6 Monate, eine Arbeit oder Fortbildung zu beginnen. Sie erfüllte die erste Bedingung einen Tag vor Ablauf der Frist. Die zweite Bedingung erfüllte sie nicht und ging in Therapieurlaub, wobei ich ihr vorschlug, einen anderen Therapeuten aufzusuchen, der ihr dabei helfen sollte, sich für oder gegen eine Fortführung der Therapie bei mir zu entscheiden. Sie blieb in der Gruppentherapie und fand einen

Sozialarbeiter, der sie in Einzelsitzungen sah. Sie war so wütend auf mich, dass sie es ablehnte, mit mir zu sprechen, und endete schließlich wieder in stationärer psychiatrischer Aufnahme, wo sie versuchte, das Team dahin zu bringen, mich anzurufen und mich zu überreden, meine Meinung zu ändern. Alle paar Wochen fing ich sie vor ihrer Gruppentherapie ab und sagte ihr, wie sehr mir die Einzeltherapie mit ihr fehle und dass ich es nicht erwarten könne, bis sie einige produktive Aktivitäten entwickelt habe. Sie schaffte dies schließlich doch, und die Therapie nahm einen völlig neuen Verlauf.

Die oben genannten Beispiele betreffen das Nichtauftreten von Patientinnenverhalten, das ich für wesentlich für die Fortführung der Therapie gehalten habe. Was macht ein Therapeut aber, wenn eine Patientin häufig aktiv gegen die Therapie gerichtetes Verhalten zeigt oder wenn der Wille des Therapeuten, die Therapie weiterzuführen, erschöpft ist (persönliche Grenzen) und alle anderen Veränderungsverfahren fehlgeschlagen sind? Eine Patientin eines unserer Therapeuten rief wiederholt den Anrufbeantworter des Therapeuten zu Hause an und hinterließ dort Nachrichten. Die Häufigkeit und die ausfallende Art der Nachrichten war eine Zeit lang ein Schwerpunkt des Kontingenzmanagements. Bei einem Anruf bedrohte die Patientin nicht nur das Leben des Therapeuten, sondern auch das seines neunjährigen Sohnes, der gerade zufällig zuhörte, als die Nachricht hereinkam. Das Verhalten der Patientin überstieg ganz klar die Grenzen des Therapeuten. Der Patientin wurde gesagt, wenn dieses Verhalten aus irgendeinem Grund noch einmal auftreten sollte, würde man sie in Therapieurlaub schicken. Die Patientin wiederholte das Verhalten und wurde in Urlaub geschickt. Ein anderer Therapeut sprang ein, um bei der Überweisung zu helfen. Die Abmachung war, dass sie in die Therapie zurückkehren könne, wenn es ihr gelänge, 30 Tage lang durchzuhalten, ohne den Therapeuten oder seine Kollegen in irgendeiner Weise zu kontaktieren (telefonisch, Nachrichten hinterlassen, Briefe usw.). Diese Bedingung musste erfüllt sein, damit der Therapeut sicher sein konnte, dass die Patientin in der Lage sein würde, zukünftig ihr Verhalten zu kontrollieren. Die zu erfüllende Bedingung war, dass die Patientin dem Therapeuten durch ihr Verhalten versicherte, dass eine Weiterführung der Therapie für die Familie des Therapeuten nicht schädlich sein würde.

Therapieurlaub als Folge unangemessenen Verhaltens sollte nur dann eingesetzt werden, wenn das Verhalten tatsächlich die Durchführung der Therapie gefährdet. Eine Möglichkeit, sich dies ins Gedächtnis zu rufen, besteht darin, dass das Verhalten der Patientin und die Bestrafung möglichst im gleichen System, Umgebung oder Kontext auftreten sollten. Wenn Verhalten die Therapie gefährdet, sollte die Therapie gestoppt werden. Wie in der dialektischen Technik des Erweiterns (extending) (vgl. Kap. 7) sollte der Therapeut die natürlichen Folgen des Verhaltens der Patientin ausdehnen oder übertreiben. Der Therapeut muss außerdem wissen, wie unangenehm ein Therapieurlaub sein wird. Für einige Patientinnen wirkt es tatsächlich verstärkend, wenn sie nach dysfunktionalem Verhalten ein oder zwei Wochen lang die Therapie versäumen; sie schämen sich ohnehin zu sehr, um zu kommen. Solchen Patientinnen sollte offenkundig kein kurzer Urlaub verordnet werden. Für andere ist schon eine Woche äußerst unangenehm und ausreichend, um ihr Verhalten zu beeinflussen. In manchen Fällen kann auch ein Teilurlaub, wie zum Beispiel keine Telefonanrufe, für eine gewisse Zeitspanne (z. B. wenn eine Patientin ausfallende Telefonanrufe macht) ausreichend sein. Im Allgemeinen sollte der Therapeut bei extremen Verhaltensmustern und wenn alles andere (einschließlich Kurzurlaub) fehlgeschlagen ist, in Erwägung ziehen, die Patientin bis zum Ende der vertraglich abgemachten Zeitspanne in Therapieurlaub zu schicken. Zu diesem Zeitpunkt sollte es der Patientin erlaubt sein, zurückzukehren, um einen neuen Therapievertrag mit dem Therapeuten aufzustellen. In der DBT gibt es nur eine Situation, welche die Verordnung eines Therapieurlaubs bis zum Ende der abgemachten Zeitspanne verlangt: Wenn die Patientin 4 Wochen hintereinander die Therapie verpasst (vgl. Kap. 4 zur Erörterung dieser Regel).

Abbruch der Therapie – als letztes aversives Mittel

Wie in einer Ehe oder familiären Beziehung wird der endgültige Bruch in der DBT als letzter Ausweg angesehen. Unter bestimmten Bedingungen ist der Abbruch jedoch unvermeidbar oder sogar ratsam. Am Anfang der Therapie, bevor sich eine enge Beziehung gebildet hat, kann der Therapeut überlegen, die Therapie abzubrechen, wenn er glaubt, dass ein anderer Therapeut der Patientin besser helfen könnte. Diese Möglichkeit besteht natürlich nur dann, wenn auch ein anderer Therapeut verfügbar ist. In späteren Beziehungsstadien sollte die DBT nur dann vorzeitig abgebrochen werden, wenn bereits alle verfügbaren Möglichkeiten, die Beziehung zu retten, ausgeschöpft wurden, einschließlich resoluter Behandlung therapiegefährdender Verhaltensweisen, Beratung von außen oder „Paarberatung" und Therapieurlaub. Die Idee besteht darin, Verhalten, das einen Erschöpfungszustand (Burn-out) verursacht, zu behandeln, bevor der Burn out auftritt. Kommt es trotz aller Anstrengungen zum Burn out ist die Situation nicht wiedergutzumachen; das heißt, der Therapeut ist vielleicht nicht mehr in der Lage, sich zu erholen. In diesem Fall ist es besser, die Therapie zu beenden und darauf hinzuweisen, anstatt eine möglicherweise destruktive Beziehung weiterzuführen. Wichtig dabei ist, daran zu denken, dass ein Therapieabbruch von Seiten des Therapeuten als ein Versagen der Therapie, nicht als Versagen der Patientin angesehen wird.

Bestrafung versus Rache

Die Behandlung von Borderline-Patientinnen ist äußerst belastend; häufig ist das zu verändernde Verhalten genau das, welches diese Belastung erhöht. Nicht selten empfinden Therapeuten in dieser Situation Gefühle der Rachsucht und Feindseligkeit gegenüber der Patientin. Eine Bestrafung der Patientin ist jedoch kein angemessener Weg, diese Gefühle auszudrücken. Nach meiner Erfahrung ist es für einen Therapeuten ausgesprochen einfach, Patientinnen heimlich unter dem Deckmantel therapeutischen Verhaltens zu bestrafen. Zwangseinweisung einer Patientin (oder Verweigerung der stationären Einweisung), eine Überweisung vorschlagen, Therapieabbruch, schwere Medikation, eine Patientin konfrontieren, invalidierende Andeutungen über unbewusste Motive machen und abwertende Falldarstellungen schreiben: All dies kann „therapeutisch" wirken, auch wenn es eindeutig untherapeutisch angewendet wird. Der Therapeut muss gerade bei aversiven Konsequenzen sein eigenes Verhalten gegenüber Borderline-Patientinnen ganz besonders kritisch beobachten. Das Beratungsteam kann hierbei ausgesprochen hilfreich sein.

Es gibt zahlreiche Richtlinien, um die Berechtigung aversiver Konsequenzen zu bewerten. Erstens muss das bestrafte Verhalten zielrelevant sein. Mit Ausnahme des Wahrnehmens von Grenzen (siehe unten) ignoriert die DBT Verhalten, das nicht zielrelevant ist, auch wenn der Therapeut privat oder beruflich das Verhalten missbilligt. Zweitens wird Verhalten, das weiter unten in der Zielhierarchie steht, zugunsten des weiter oben stehenden Verhaltens ignoriert. Deswegen lassen Therapeuten in der DBT viele unangemessene Verhaltensweisen nebenher mitlaufen (Verhalten, das anfänglich ignoriert wird, wird jedoch vielleicht in späteren Phasen nicht mehr ignoriert werden). Drittens, wenn Löschung oder das Verstärken konkurrierender Verhaltensweisen genauso gut funktioniert, sollten aversive Konsequenzen zurückgestellt werden. Und letztendlich sollte der Nutzen die Nachteile, die unten beschrieben sind, überwiegen.

Nebenwirkungen aversiver Konsequenzen

Unangenehme Konsequenzen haben, auch wenn man sie mit Bedacht anwendet, wichtige Nebenwirkungen, die der Therapeut berücksichtigen muss. Erstens kann Bestrafung bestimmte Verhaltensweisen nur unterdrücken; sie lehrt keine neuen Verhaltensweisen. Deswegen vermittelt die alleinige Anwendung von Bestrafung der Patientin nicht, wie sie ihre Probleme lösen und ihre Bedürfnisse in angemessener Weise befriedigen kann. Sobald die Bestrafung aufhört – sagen wir am Ende der Therapie oder wenn die Patientin aus der stationären Behandlung entlassen wird –, wird das bestrafte Verhalten wahrscheinlich sofort wieder auftreten. Zweitens hält die Wirkung der Bestrafung nur so lange an, wie die bestrafende Person in der Nähe ist; deshalb wird das bestrafte Verhalten wahrscheinlich heimlich fortbestehen. Wenn der Therapeut Bestrafung benutzt, um suizidales Verhalten zu kontrollieren, können dadurch ernsthafte therapeutische Probleme entstehen. Drittens ziehen sich Menschen in der Regel von den Personen zurück oder vermeiden sie, von denen sie bestraft werden. Deshalb schwächt der Gebrauch aversiver Konsequenzen als therapeutisches Verfahren wahrscheinlich die für die Behandlung von Borderline-Patientinnen notwendige positive zwischenmenschliche Bindung. Besonders bei Borderline-Patientinnen können aversive Konsequenzen Entfremdung auslösen sowie emotionalen Rückzug und die Unfähigkeit zu sprechen, vorzeitigen Therapieabbruch und suizidales Verhalten (einschließlich eines tatsächlichen Suizids). Schädigende Wirkungen rühren häufig von einer falschen Bestrafung für eine Verhaltensweise her. Zum Beispiel ist es unwahrscheinlich, dass eine harte Konfrontation während der Sitzung eine zurückgezogene oder dissoziierte Patientin zum Sprechen bringen wird. Hingegen könnte es hilfreich sein, die Auswirkungen ihres Rückzugs zu erörtern – „Ich weiß, dass es sehr schwer für Sie ist, aber ich kann Ihnen nicht helfen, wenn wir nicht einen Weg finden, wie wir Sie wieder zurück in die Stunde bringen." Zusammengefasst legen diese negativen Auswirkungen nahe, dass aversive Konsequenzen erst als letzte der Kontingenzmanagement-Techniken erwogen werden sollten.

Die Wirkung der Konsequenzen bestimmen

Ein Therapeut kann *nicht einfach davon ausgehen*, dass eine bestimmte Konsequenz verstärkend, neutral oder bestrafend für eine Patientin sein wird. Was bei einer Patientin funktioniert, wird bei einer anderen vielleicht nicht funktionieren. Die einzige Möglichkeit zu ermitteln, ob eine Konsequenz wirkt, besteht darin, die Wirkung genau zu beobachten. Obwohl der Therapeut seine Theorien oder Annahmen wie auch die Vermutungen der Patientin über mögliche Verstärker oder Strafen einsetzen kann, lässt sich dadurch nicht mit Sicherheit bestimmen, was tatsächlich wirken wird. In dieser Situation gibt es keinen Ersatz für Beobachten und Experimentieren. Mögliche Verstärker sind nicht nur von Person zu Person verschieden, sondern sind auch bei ein und derselben Person vom Kontext abhängig, was zu großen Schwierigkeiten und Frustration auf Seiten des Therapeuten führen kann. Lob, Wärme, Ratschläge, Fürsorglichkeit, Anspornung, Glaube an die Patientin, Kontakte und Verfügbarkeit zum Beispiel können verstärkend wirken oder nicht, abhängig vom speziellen Zustand der Patientin und den aktuellen Ereignissen (z. B. dem jeweiligen Kontext). Deshalb ist es sowohl für den Therapeuten als auch die Patientin wichtig, nicht nur zu lernen, ob verschiedene Konsequenzen verstärkend oder bestrafend wirken, sondern auch zu lernen, unter welchen Bedingungen sie so wirken.

Lob als Verstärker

Borderline- und suizidale Patientinnen sind häufig gleichzeitig begierig nach Lob und fürchten sich davor. Die Furcht kann sich entweder direkt oder durch indirekte Bemerkungen ausdrücken (die Bitte, nicht gelobt zu werden; Fragen nach der Validität des therapeutischen Lobes usw.). Manchmal fallen sie sogar in dysfunktionaleres Verhalten zurück, nachdem sie gelobt worden sind. Es kann viele Gründe für diese Abneigung gegen Lob geben. Eine Patientin kann beispielsweise Angst davor haben, dass Lob bedeuten könnte, sie mache so große Fortschritte, dass die Therapie beendet werden kann. Hier tauchen dann Ängste vor dem Verlassenwerden auf. Eine andere Patientin wird Lob möglicherweise so interpretieren, dass der Therapeut sie „loszuwerden" versucht, was zu Angst und/oder Panik führen kann. Eine Borderline-Patientin kann auch befürchten, der Therapeut, der sie lobt, erwarte nun mehr von ihr als sie geben kann. Dadurch wird Angst, zu versagen und den Therapeuten zu enttäuschen, ausgelöst. In anderen Fällen kann Lob als Verleugnung der tatsächlichen Schwierigkeiten und Fehler in anderen Bereichen erlebt werden. Die Patientin hat ein Gefühl der Invalidierung. Das Gemeinsame dieser Reaktionen ist die Angst der Patientin, mit sich selbst allein gelassen zu werden, vom Therapeuten unabhängig sein zu müssen und sich auf sich selbst verlassen zu müssen, bevor sie dazu in der Lage oder bereit ist.

Die Furcht einer Patientin vor Lob kann auf verschiedene Arten verstärkt worden sein. In der Vergangenheit kann Lob mit einem Entziehen weiterer Hilfe und Unterstützung oder mit Bestrafung für spätere Fehler bei der gleichen Aufgabe verbunden gewesen sein. Wenn dies der Fall ist, wird Lob für erfolgreiche oder gute Erledigung einer Aufgabe, bei der sie sich nicht sicher ist, dass sie sie noch einmal erfolgreich bestehen wird, ein Signal für das Zurückziehen von notwendiger Hilfe und für eine Androhung von Bestrafung sein. Eine meiner Teilnehmerinnen im Fertigkeitstraining gab mir fast nie Gelegenheit, sie zu loben; sie sagte immer wieder, sie habe nicht geübt, es ginge ihr schlechter als je zuvor und sie wolle sich umbringen. Jeder Versuch, sie zu loben, wurde von ihr mit dem Vorwurf beantwortet, ich würde sie offensichtlich nicht verstehen. Nach 6 Monaten begann ich mich zu fragen, ob das Programm hilfreich für sie sei und ob ich weitermachen solle. An diesem Punkt zeigte sie, was sie tatsächlich alles gelernt hatte, und sagte, sie habe mir dies vorher absichtlich nicht gezeigt, weil ich sie möglicherweise nicht mehr am Fertigkeitstraining hätte teilnehmen lassen, wenn ich gewusst hätte, welche Fortschritte sie macht.

Viele Borderline-Patientinnen setzen sich unrealistisch hohe Maßstäbe, was zur Folge hat, dass sie häufig glauben, ein Lob sei unverdient: Wofür sie vom Therapeuten gelobt worden sind, das könne doch schließlich jeder schaffen. Lob wird als weitere Spiegelung ihrer Unzulänglichkeit erlebt. Das ist besonders dann wahrscheinlich, wenn das gelobte Verhalten tatsächlich trivial ist oder wenn das Lob leichtfertig oder unaufrichtig gegeben wird. Dies kann zu Schuldgefühlen oder einem Gefühl der Demütigung führen, was häufig unmittelbar gegen die eigene Person gerichtete Wut und manchmal auch parasuizidale Episoden nach sich zieht. Der Therapeut muss diese und andere negative Wirkungen von Lob vorwegnehmen und ihnen gegensteuern. Zum Beispiel kann der Therapeut die unrealistischen Erwartungen der Patientin an sich selbst analysieren. Eine Analyse der „Du sollst" (vgl. Kap. 8) sowie kognitive Umstrukturierungsstrategien (vgl. Kap. 11) können hierzu eingesetzt werden.

Im Allgemeinen sollte die Unfähigkeit, angemessenes Lob anzunehmen, als therapiegefährdendes Verhalten angesehen und als solches analysiert und behandelt werden. Der Therapeut sollte diese Folgen, sowohl innerhalb als auch außerhalb der Therapie, besprechen. Die Strategie besteht darin, mit dem Loben fortzufahren, wenn es angemessen ist – das heißt, fortzufahren, nach Fortschritten oder positiven Veränderungen positive Rückmeldung zu geben. Damit dies auch funktionieren kann, muss der Therapeut allerdings darauf achten, Lob nicht mit negativen Konsequenzen für die Patientin zu paaren. Deshalb sollte nach Lob kein Entzug oder Einschränkung des Kontaktes folgen. Nachdem ich eine Patientin gelobt habe, versichere ich ihr häufig, dass ich von ihren anderen anderen Probleme und Schwierigkeiten weiß, die bearbeitet werden müssen. Der Therapeut sollte auch unbedingt darauf achten, nach lobenswertem Verhalten keine zu hohen Erwartungen an die Patientin zu richten. Zum Beispiel wird es die Ängste der Patientin vor Lob verstärken, wenn der Therapeut eine Patientin zuerst dafür lobt, dass sie eine besonders schwierige Erfahrung durchgestanden hat, ohne auf parasuizidales Verhalten zurückzugreifen, um ihr beim nächsten Auftreten parasuizidalen Verhaltens fehlenden Veränderungswillen vorzuwerfen (da er ja jetzt weiß, dass sie auch anders kann).
Die andauernde Konfrontation mit Lob in einer Atmosphäre, die weder Angst, Scham noch Wut verstärkt, sollte langfristig die negative Bewertung von Lob zu einer neutralen Bewertung hin ändern. Lob mit anderem positivem therapeutischem Verhalten zu koppeln, sollte letztendlich zu einer positiven Bewertung führen. Dahinter steht der Gedanke, dass die Patientin erst lernen muss, durch Lob verstärkt zu werden. Lob ist eines der gängigsten sozialen Verstärker im Alltag. Jemand, der durch Lob entweder bestraft wird oder für den Lob neutral ist, befindet sich eindeutig im Nachteil.

Weitere Anmerkungen zu Beziehungskontingenzen

In Kapitel 5 habe ich die „anhängliche" im Gegensatz zur „flatterhaften" Patientin besprochen. Die anhängliche Patientin hat wenig Schwierigkeiten, eine enge und vertraute Beziehung mit dem Therapeuten aufzubauen. Bei dieser Patientin wirkt die Wärme, Nähe und Vertrautheit des Therapeuten wahrscheinlich sehr verstärkend. Im Gegensatz dazu kann es sein, dass eine enge therapeutische Beziehung bei einer „flatterhaften" Patientin kein wirkungsvoller Verstärker ist. Tatsächlich kann bei dieser Patientin die therapeutische Nähe unangenehm wirken. Dies kann auf eng umschriebene Faktoren zurückgehen, die speziell auf die Beziehung mit dem Therapeuten bezogen sind, oder es kann allgemeinere Bedingungen widerspiegeln, die auf zwischenmenschliche Nähe und Vertrautheit bezogen sind. Eine jugendliche Patientin könnte beispielsweise gerade daran arbeiten, Autonomie von allen Erwachsenen zu erreichen, auch vom erwachsenen Therapeuten. Therapeutisches Verhalten, das zu große Vertrautheit oder Nähe signalisiert, ist deshalb kontraproduktiv.

Der springende Punkt bei jedem Kontingenzmanagement ist, ein wachsames Auge darauf zu haben, welche Wirkung zwischenmenschliche Wärme und Bindung auf das Verhalten der Patientin hat. Ich finde es hier hilfreich, die Setpoint-Theorie aus dem Bereich der Gewichtsregulation auf den zwischenmenschlichen Bereich zu übertragen. Die Setpoint-Theorie geht davon aus, dass jeder einen „Setpoint" für die Gewichtsregulierung hat, so dass der Körper dieses Gewicht verteidigt (plus/minus ca. 5 kg). Wenn man über diesem Setpoint liegt, hört man auf, hungrig zu sein, und findet es schwierig zu essen; der Stoffwechsel wird angeregt, um das Gewicht auf diesen Setpoint zurückzubringen. Ist man unter dem Setpoint-Gewicht, ist man ausgehungert und findet es schwierig, an etwas anderes als ans Essen zu denken; der Stoffwechsel verlangsamt sich, um zu verhindern, dass man noch mehr abnimmt. Analog dazu hat jeder im zwischenmenschlichem Bereich einen Setpoint-Bereich von Vertrautheit, in dem er sich wohlfühlt, und wird diese Spanne sozusagen verteidigen. Wenn man über diesem Setpoint liegt, werden andere zurückgewiesen werden, und der Versuch, eine größere Vertrautheit zu schaffen, wird als unangenehm erlebt werden. Auch kleine Schritte hin zu größerer Vertrautheit werden als bedrohlich erlebt. Liegt man unter dem Setpoint, wird man nach Vertrautheit verlangen; Wärme und Nähe von anderen werden als Verstärker erlebt; Kühle und Distanziertheit werden als unangenehm erlebt; und auch große Schritte hin zu größerer Vertrautheit werden als unzureichend betrachtet. Die häufigen Bemerkungen von Therapeuten, dass ihre Borderline-Patientinnen niemals „genug bekommen können", spiegeln dieses Phänomen wider. Ich vermute, dass dies selten, wenn überhaupt, wahr ist. Aus meiner Sicht unterscheiden sich die anhängliche und die flatterhafte Patientin in ihren verschiedenen Beziehungs-Setpoints. Die anhängliche Patientin wird sich vielleicht entspannen und aufhören zu klammern, wenn man sie lange genug in einer sicheren, fundierten und warmen Beziehung belässt (so wie eine dünne Person mit einem hohen Gewichts-Setpoint aufhören wird, unersättlich hungrig zu sein, wenn sie genug Gewicht zugenommen und ihren Setpoint erreicht hat). Die „flatterhafte" Patientin wird mit der Zeit anhänglicher werden, wenn man ihr genug Raum zur Bewegung gibt, sie weder für häufiges „Wegfliegen aus der Hand des Therapeuten" noch für das Zurückkehren bestraft.

Prinzipien der Sättigung

Die Setpoint-Analogie bringt einen zweiten wichtigen Punkt ins Spiel, der sowohl auf Lob als auch auf andere Verstärker zutrifft: Die Wirksamkeit jeden Verstärkers hängt davon ab, ob die betroffene Person die gewünschte oder verlangte Stufe des Verstärkers bereits erlangt hat. Man muss sich die Frage stellen: Ist die Patientin schon gesättigt von dem, was ihr angeboten wird? Essen ist wahrscheinlich kein guter Verstärker für jemanden, der gerade eine ausgiebige Mahlzeit zu sich genommen hat. Zu viel Lob, Freiheit oder Wärme, zu viele Telefonanrufe usw. können nicht funktionieren. Das Geheimnis besteht darin, „gerade genug" zu geben. Unglücklicherweise gibt es auch hier wieder keine Alternative für Vorgehen nach „Versuch und Irrtum" und genaue Beobachtung, um zu ermitteln, was für jede einzelne Patientin „gerade genug" ist. Das Prinzip legt auch nahe, dass der Wert des Angebotenen als Verstärker wahrscheinlich sinken wird, wenn der Therapeut zu viel des Guten anbietet.

Der Gebrauch natürlicher anstelle willkürlicher Konsequenzen

Wann immer möglich, sollten natürliche Konsequenzen willkürlichen vorgezogen werden. Natürliche Konsequenzen ergeben sich als charakteristische Folgen alltäglicher Verhaltensweisen. Die Konsequenzen entsprechen der Situation und dem Verhalten und sind nicht von außen aufgepfropft. Lachen, Näherrücken und Nicken sind natürliche Konsequenzen, wenn jemand etwas sagt, was uns gefällt. Eine natürliche Konsequenz angemessenen assertiven Verhaltens besteht darin, der Patientin das zu geben, was sie will. Sie zu loben, ihr aber nicht das zu geben, was sie will, ist nicht nur eine willkürliche Verstärkung, sondern auch sehr viel weniger wirkungsvoll.

Natürliche Konsequenzen werden aus zwei Gründen angewendet: Sie werden von Patientinnen bevorzugt, und sie funktionieren besser. Ich habe die Erfahrung gemacht, dass Borderline-Patientinnen ein sehr scharfes Auge für willkürliche Konsequenzen haben und ihnen deutliches Misstrauen und Abneigung entgegenbringen. Viele Auseinandersetzungen zwischen Patientin und Therapeut drehen sich um die Angemessenheit von Konsequenzen, insbesondere wenn es sich um aversive Konsequenzen handelt. Je willkürlicher eine Konsequenz ist, desto größere Schwierigkeiten wird die Patientin haben, sie als Folge ihres Verhaltens wahrzunehmen. Stattdessen wird sie sie wahrscheinlich als Folge der Eigenheit des Therapeuten oder der Behandlungsumstände sehen, die wenig mit ihr selbst zu tun haben. Ihre Einschätzung wird dann möglicherweise sein, dass der Therapeut autokratisch handelt, ihr etwas vorenthalten möchte oder dass er dafür bezahlt wird, sie zu bestärken. Die Beziehung zwischen Verhalten und Konsequenz – ein wesentlicher Bestandteil des Lernens – geht so verloren. Natürliche Konsequenzen funktionieren auch deswegen besser, weil sie eine Generalisierung fördern. Verhalten, das von willkürlichen Konsequenzen kontrolliert wird, wird mit geringerer Wahrscheinlichkeit auf andere Situationen generalisiert; deshalb kann man mit Regression oder dem Verlust des Erreichten rechnen. Die Anwendung zwischenmenschlicher Konsequenzen und die oben beschriebene Korrektur-Überkorrektur Technik wurden entwickelt, um dieses Kriterium zu erfüllen. Die zwischenmenschlichen Reaktionen des Therapeuten, sowohl positive als auch negative, werden so lange mit hoher Wahrscheinlichkeit als natürlich angesehen, wie diese Reaktionen echt und einigermaßen den Reaktionen anderer Menschen ähnlich sind. Das Beachten von Grenzen (siehe unten) und die reziproken Kommunikationsstrategien (vgl. Kap. 12) spiegeln diese Bevorzugung natürlicher Konsequenzen ebenfalls wider.

Manchmal jedoch sind willkürliche Verstärker die einzig wirksamen, die dem Therapeuten zur Verfügung stehen. In diesem Fall sollte der Therapeut die willkürliche Konsequenz mit einer natürlichen koppeln. Wenn die natürliche Konsequenz erst einmal mit einer willkürlichen assoziiert wird, kann der Therapeut mit der Zeit schrittweise den Gebrauch der willkürlichen Verstärkung ausblenden. Die Effektivität natürlicher Konsequenzen soll also erhöht werden, indem man sie mit willkürlichen Konsequenzen mit hohem Anreiz koppelt. (Dieser Punkt wurde auch oben beim Besprechen von Lob erwähnt.) Um zu dem oben erwähnten Beispiel von assertivem Verhalten zurückzukommen: Die Patientin für ihr Verhalten zu loben und ihr gleichzeitig das zu geben, was sie möchte, ist ein Beispiel für eine Koppelung von willkürlichem und natürlichem Verstärker.

Prinzipien der Verhaltensformung (Shaping)

Beim Shaping werden schrittweise Annäherungen an das Zielverhalten verstärkt. Shaping erfordert die Aufteilung des gewünschten Verhaltens in kleine Schritte durch den Therapeuten und die Vermittlung jedes dieser Schritte nacheinander. Shaping ist bei allen Patientinnen wichtig, insbesondere aber bei Borderline-Patientinnen wegen ihrer Vorgeschichte, die häufig zu Hoffnungslosigkeit und Passivität geführt hat. Es kann einfach nicht funktionieren, einer solchen Patientin adaptives Verhalten zu entlocken, ohne dass jeder kleine Schritt auf dem Weg zum Ziel verstärkt wird. Es ist, als würde man einer Bergsteigerin eine riesige Geldsumme versprechen, wenn sie es schafft, auf die andere Seite des Berges zu kommen, ihr aber die Nahrung während der 10-tägigen Tour verweigert.

Shaping steht in enger Beziehung dazu, welche Verhaltensweisen der Therapeut von einer Patientin erwartet und welche er verstärken will. Das Versäumnis seitens der Umwelt der Patientin, ihr angemessenere Verhaltensweisen zu vermitteln, kann zumindest teilweise darauf zurückgeführt werden, dass die Prinzipien der Verhaltensausformung nicht angewendet wurden. Die Erwartungen der Umwelt übersteigen also die Fähigkeiten der Patientin; als Resultat wird Fortschritt häufig bestraft, weil er nicht an die Erwartungen herankommt, anstatt verstärkt, weil es eine Verbesserung gegenüber früherem Verhalten darstellt. Die unrealistischen Maßstäbe von Borderline-Patientinnen, die ich in diesem Buch immer wieder angesprochen habe, sind eine weitere Folge der fehlenden Anwendung von Ausformungsprinzipien.

Es kann hilfreich sein, sich eine Linie vorzustellen, die anfängt, wo die Patientin am Therapiebeginn steht, und dort endet, wohin die Patientin zu kommen versucht (Zielverhalten). Ob der Therapeut Zielverhalten verstärkt, bestraft oder nicht beachtet, hat zu tun mit (1) dem Standpunkt der Patientin auf diesem Kontinuum, (2) ihrer Fähigkeit, Verhalten zu entwickeln, das weiter oben auf dem Kontinuum steht, und (3) den Anforderungen der Situation. Wenn die Patientin sich entlang des Kontinuums bewegt hat – das heißt, wenn ein Verhalten Fortschritt bedeutet –, sollte der Therapeut es verstärken. Wenn nicht, sollte der Therapeut es ignorieren oder bestrafen und wenn nötig neue Verhaltensweisen vermitteln. In jeder Interaktion muss der Therapeut das Verhalten der Patientin immer unter Berücksichtigung ihres momentanen Zustandes (einschließlich ihrer Verwundbarkeit in dieser Situation), ihrer potentiellen Fähigkeiten und der Art der Situation beurteilen. Diese Information wird wiederum genutzt, um eine therapeutische Reaktion zu entwickeln. Kein Wunder, dass die Arbeit mit dieser Population so schwierig ist. Der Therapeut muss wegen der Komplexität und des Ausmaßes der Probleme der Borderline-Patientin sowie wegen der sich ändernden Art ihrer Defizite in Abhängigkeit vom Kontext normalerweise zahlreiche Kontinua gleichzeitig im Kopf haben. Auch unter den günstigsten Umständen ist es schwierig, diese Menge an Informationen zu organisieren und einzusetzen. Noch schwieriger ist es bei Patientinnen, die ihren Therapeuten so große persönliche Belastungen auferlegen, dass die flexible Anwendung der Informationen erschwert wird.

Die DBT nähert sich diesem Problem auf zwei Wegen. Erstens erlauben klare hierarchische Ziele dem Therapeuten, Informationen in Kategorien aufzuteilen, einige Verhaltensweisen zu beachten und andere zu ignorieren. Der Therapeut beachtet nicht jedes Patientenverhalten in gleichem Maß. Vielmehr vergleicht der Therapeut jedes Verhalten mit der Zielhierarchie und beachtet dann nur solche Verhaltensweisen, die sich auf das momentane Ziel mit der höchsten Priorität beziehen. Dadurch vereinfacht sich die Aufgabe. Zweitens wurde die Strategie der Beratung der Patientin, in Kapitel 13 besprochen, geschaffen, um die Anzahl der Personen zu begrenzen, die der Therapeut „behandelt". Im Gegensatz zu den meisten anderen Behandlungsprogrammen macht die DBT zur Bedingung, dass der Therapeut nur die Patientin therapiert. Es ist nicht notwendig, die Behandlungspläne anderer Therapeuten zu organisieren und durchzuführen; das heißt, jeder Therapeut muss sich nur über seine eigenen Reaktionen gegenüber der Patientin Gedanken machen. Die DBT löst das Problem also dadurch, dass die Aufmerksamkeit des Therapeuten auf ein handhabbares Maß an Komplexität begrenzt wird.

VERFAHREN ZUM BEACHTEN VON GRENZEN

Der Ansatz der Beachtung von Grenzen ist theoretisch einfach, aber schwierig in der praktischen Umsetzung. Er besteht aus der Anwendung von Problemlösestrategien und Kontingenzmanagement-Verfahren auf Verhalten der Patientin, das die persönlichen Grenzen des Therapeuten bedroht oder übersteigt. Beachten von Grenzen ist in der DBT von großer Bedeutung. Die Verantwortung für das Berücksichtigen der therapeutischen Grenzen liegt in der DBT beim Therapeuten, nicht bei der Patientin. Der Therapeut muss sich bewusst sein, welche Verhaltensweisen der Patientin er noch ertragen kann und will und welche nicht mehr tragbar sind. Diese Informationen sollten der Patientin rechtzeitig mitgeteilt werden, bevor es zu spät ist. Der Therapeut muss gleichfalls spezifizieren, welches Verhalten er nur zeitweilig ertragen kann und welches über eine lange Zeitspanne akzeptabel ist sowie welche Verhaltensweisen der Patientin wahrscheinlich zu einem therapeutischen Burn-out führen werden und welche nicht. Patientinnenverhalten, das die Grenzen des Therapeuten übersteigt, ist ein Sonderfall therapiegefährdenden Verhaltens; deswegen stehen grenzrelevante Verhaltensweisen in der Behandlungshierarchie unmittelbar hinter suizidalem Krisenverhalten und parasuizidalem Verhalten (oder anderen das Leben bedrohende Verhaltensweisen). Sie bedrohen die Therapie, weil sie die Fähigkeit oder den Willen des Therapeuten, die Therapie fortzusetzen, behindern. Der Therapeut darf derartiges Verhalten nicht ignorieren, da er ansonsten früher oder später unter Burn-out leiden, die Therapie abbrechen oder der Patientin in sonstiger Weise schaden wird. Beim Beachten von Grenzen sorgt der Therapeut für die Patientin, indem er für sich selbst sorgt.

Grundprinzip des Beachtens von Grenzen

Grenzen und wie man sie setzt sind ein wesentlicher Bestandteil fast jeder Diskussion über die Behandlung der BPS. Bei diesen Diskussionen geht es meist darum, wie die unangemessenen Verhaltensweisen der Patientin eingegrenzt oder gestoppt werden können. Green, Goldberg und Leibenluft (1988) zum Beispiel stellen fest: „Sollten diese (Standardverfahren der Psychotherapie) es nicht schaffen, das regressive Ausagieren der Patientin aufzuhalten, muss man energischere Maßnahmen wie das Setzen von angemessen Grenzen anwenden“ (S.ix). Unangemessene Verhaltensweisen werden als Resultat fehlender Grenzen ihres Ich-Gefühls gesehen; das Hauptziel der Grenzsetzung ist deswegen, das Identitätsgefühl der Patientin zu verstärken, indem man ihre persönlichen Grenzen stärkt. (vgl. den Übersichtsartikel von Green et al., 1988).

Im Gegensatz dazu beinhaltet das Wahrnehmen von Grenzen in der DBT, die persönlichen Grenzen des Therapeuten zu wahren – sozusagen das Ich-Gefühl des Therapeuten. Das Ziel besteht darin sicherzugehen, dass die koninuierliche Anteilnahme des Therapeuten nicht durch die in der Therapie wirksamen Kontingenzen bestraft wird. Der Schwerpunkt liegt auf der Beziehung zwischen den Grenzen des Therapeuten und dem Verhalten der Patientin. Wenn eine Patientin die Grenzen des Therapeuten überschreitet, wird die Situation darauf untersucht, inwieweit die Bedürfnisse oder Wünsche der Patientin mit den Möglichkeiten oder Wünschen des Therapeuten zusammenpassen. Das heißt, weder wird der Patientin unterstellt, gestört zu sein (z. B. zu anspruchsvoll, zu veränderlich), noch dem Therapeuten (z. B. Übertragungsprobleme zu manifestieren). Stattdessen wird angenommen, dass Menschen häufig etwas von anderen wollen oder brauchen, was diese nicht geben können oder wollen. Sie stoßen bei anderen an deren Grenzen. Die zwischenmenschliche Anpassung ist gering.

Das bedeutet nicht, dass das Verhalten der Patientin und die Grenzen des Therapeuten nicht auf Störungen hin untersucht werden sollten. Die Fähigkeit, seine Anforderungen an andere unabhängig von den eigenen Bedürfnissen einzuschränken, ist an sich bereits eine sehr wichtige zwischenmenschliche Fertigkeit; wechselseitige Beziehungen verlangen die Fähigkeit, die persönlichen Grenzen des anderen wahrzunehmen und zu beachten. In diesem Bereich haben viele Borderline-Patientinnen Defizite. Umgekehrt ist es genauso wichtig, seine eigenen Grenzen in einer Beziehung zu kennen und zu beachten. Jedoch haben viele Therapeuten in diesem Bereich Defizite. Obwohl die DBT mehr als viele andere Verhaltenstherapien den Einfluss des Therapeuten auf die Erfahrungen und Wahrnehmungen der Patientin in der Therapie betont, sieht sie umgekehrt auch den Therapeuten durch das Verhalten der Patientin beeinflusst. Das bedeutet nicht, dass man die Rollen des Therapeuten und der Patientin für symmetrisch hält; vom Therapeuten wird erwartet, genauere Hypothesen über die Einflussfaktoren der Therapie zu erstellen und größere zwischenmenschliche Fertigkeiten während der Therapiesitzungen zu zeigen. Weiterhin wird vom Therapeuten erwartet, dass er seine eigenen Verhaltensweisen unter Kontrolle zu haben, um sicherzugehen, dass die therapeutischen Handlungen für die Patientin zumindest keinen Schaden bedeuten. Abgesehen von diesen Einschränkungen gehen wir davon aus, dass der Therapeut unvermeidbar durch das Verhalten der Patientin beeinflusst wird; in Abhängigkeit vom Verhalten kann dies die Motivation und Fähigkeit des Therapeuten, der Patientin zu helfen, entweder gefährden oder fördern.

Natürliche im Gegensatz zu willkürlichen Grenzen

Mit sehr wenigen Ausnahmen gibt es keine willkürlichen Grenzen in der DBT. Das einzige Verhalten, das willkürlich sowohl in der Einzeltherapie als auch im Fertigkeitstraining bei Patientinnen beschränkt wird, ist fehlende Anwesenheit: Die Therapie wird zeitweilig eingestellt, wenn die Patientin bei einem von beiden fehlt. Die einzigen willkürlichen Grenzen auf Seiten des therapeutischen Verhaltens sind solche, die durch ethische Berufsrichtlinien festgelegt sind. Sexuelle Beziehungen mit der Patientin zum Beispiel sind unter keinen Umständen akzeptabel.

Die natürlichen Grenzen unterscheiden sich in A bhängigkeit von verschiedenen Faktoren von Therapeut zu Therapeut und über die Zeit in derselben Therapie. Dazu zählen persönliche Umstände im beruflichen und privaten Leben des Therapeuten, die momentane Patientin-Therapeut-Beziehung, das Therapieziel für die Patientin und die Eigenschaften einer bestimmten Patientin. Die Grenzen werden enger, wenn ein Therapeut krank oder überarbeitet ist, und dehnen sich aus, wenn er ausgeruht ist und eine erträgliche Belastung hat. Die sehr großzügigen Grenzen von einem Therapeuten meines Teams wurden enger, nachdem er und seine Frau ein Kind bekommen hatten. Therapeuten mit einem unterstützenden Beratungsteam oder Supervision werden wahrscheinlich weitere Grenzen haben als Therapeuten, die allein oder in einer feindseligen Umgebung arbeiten. Meine Bereitschaft, das Schreien von Patientinnen während der Stunde hinzunehmen, ist in meiner privaten Praxis sehr viel größer als in der Klinik, wo es andere stört. Meine Bereitschaft, Suiziddrohungen am Ende einer Stunde hinzunehmen, ist größer, wenn keine andere Patientin mehr wartet.

Darüber hinaus können alle Therapeuten in einem Team, selbst die, die mit der gleichen Patientin arbeiten, unterschiedliche Grenzen haben. Bei einem Therapeuten können die Grenzen sehr weit sein, bei einem anderen sehr eng. Zum Beispiel liest der eine Therapeut vielleicht sehr sorgfältig jeden Brief, den eine Patientin schreibt, egal wie lang die Briefe sind oder wie häufig sie kommen; ein anderer tut dies wiederum nicht. Ein Therapeut ist bereit, eine Patientin aus dem Urlaub anzurufen; ein anderer vielleicht nicht. Meine Grenzen bezüglich des Suizidrisikos, das ich bei meinen ambulanten Patientinnen noch einzugehen bereit bin, sind weiter als die vieler anderer Therapeuten in Seattle. Einige Therapeuten stört es nicht, wenn die Patientin es versäumt, eine Stunde vorher abzusagen, wenn sie fehlt oder wenn sie zu spät bezahlt, andere schon. Patientinnen, die klammerndes und abhängiges Verhalten zeigen oder jeden Tag im Wartezimmer sitzen, stören einige Therapeuten, andere wiederum nicht. Es ließen sich noch unzählige weitere Beispiele finden.

In der Regel führt eine starke therapeutische Verbindung zu weiteren Grenzen. Im Allgemeinen sind Menschen eher bereit, für diejenigen etwas zu tun oder zu ertragen, denen sie sich näher fühlen, als für Menschen, zu denen sie mehr Distanz haben. Die therapeutischen Grenzen sind normalerweise bei Patientinnen weiter, die in der Therapie hart mitarbeiten, und enger bei denen, die es ablehnen, mitzuarbeiten, oder sich gegen Interventionen sträuben. Die Auswirkungen des Patientinnen-Verhaltens auf die Grenzen werden sich jedoch zwischen Mitgliedern desselben Behandlungsteams unterscheiden. Zum Beispiel engen einige Therapeuten ihre Grenzen ein, wenn Patientinnen sie angreifen, und weiten sie aus, wenn sie es nicht tun; andere Therapeuten nehmen Angriffe leicht und lassen sich davon so oder so wenig beeinflussen. Ich bin bereit, meinen Patientinnen ein gewisses Maß an Telefonanrufen auch zu unbequemen Zeiten einzuräumen, wenn ich das Gefühl habe, dass ihnen durch den Anruf geholfen wird. Bei Patientinnen, die normalerweise sagen, dass sie sich am Ende genauso schlecht fühlen wie zu Beginn und die mich kritisieren, wenn ich nicht länger am Telefon bleiben kann, bin ich nicht bereit, mit ihnen lange Telefongespräche zu führen. Ob Patientinnen mit „Ja, aber ..." kommen oder alle meine Vorschläge zurückweisen, beeinflusst meine Grenzen nicht sehr; ich sehe das als eine Herausforderung. Andere Therapeuten, mit denen ich zusammenarbeite, fühlen sich durch Undankbarkeit nicht so gestört wie ich, weigern sich aber, länger mit Patientinnen zu sprechen, die ihre Vorschläge ständig zurückweisen.

In der DBT ist es nicht nötig, Grenzen zu haben, die für jedes Teammitglied oder für alle Patientinnen gelten. Es ist nur wichtig, dass jeder Therapeut seine eigenen Grenzen versteht und sie der Patientin deutlich vermitteln kann. Diese Vielfältigkeit der Grenzen zwischen verschiedenen Therapeuten und beim selben Therapeuten sorgt wiederum dafür, dass die Behandlungsumgebung dem Alltagsleben sehr ähnlich wird. Das Leben und die Menschen sind eben nicht immer konsistent, sie stehen auch nicht immer zur Verfügung, um die Bedürfnisse der Patientin zu befriedigen. Auch der engste Vertraute zieht sich manchmal zurück oder ist nicht in der Lage, alle Erwartungen zu erfüllen. Das Ziel der DBT besteht darin, Patientinnen zu vermitteln, wie sie sinnvoll und glücklich innerhalb dieser natürlichen zwischenmenschlichen Grenzen interagieren können.

Das Beachten natürlicher oder persönlicher Grenzen erfordert weit mehr Offenheit und Selbstsicherheit als das Beachten willkürlicher Grenzen. Der DBT-Therapeut kann sich nicht auf ein vorbestimmtes Regelwerk berufen. Es gibt kein Buch, in dem man nachschlagen kann, wie man reagiert, wenn eine Patientin zum 35. Mal zu spät kommt. Die DBT sieht kein Regelwerk für Grenzen vor, weil willkürliche Regeln und Grenzen die Individualität der Personen in der jeweiligen Beziehung nicht berücksichtigen. Deswegen muss der Therapeut die persönliche Verantwortung für seine Grenzen übernehmen. Das kann manchmal eine sehr schwierige Aufgabe sein, besonders wenn die Patientin stark leidet und die Grenzen noch mehr zum Leiden beitragen. Deswegen gibt es verschiedene Richtlinien dafür, wie man in der Arbeit mit Borderline-Patientinnen Grenzen effektiv beachten kann. Diese Richtlinien werden im Folgenden besprochen und sind in Tabelle 10.3 zusammengefasst.

Tabelle 10.3: Checkliste „Verfahren zum Beachten von Grenzen"

_____ **T ÜBERWACHT seine eigenen Grenzen im Verlauf der Therapie:**
____ fortlaufend
____ für jede Patientin getrennt

_____ **T vermittelt seine Grenzen P EHRLICH und direkt, indem er seine realistische Fähigkeit und/oder den Wunsch, die Bedürfnisse und Wünsche von P zu erfüllen, in Worte fasst.**
____ in Bezug auf Zeit, Dauer, Häufigkeit von Telefonanrufen
____ in Bezug auf Angriffe auf die Privatsphäre von T
____ in Bezug auf Übergriffe auf Eigentum, Zeit usw. von T
____ in Bezug auf aggressives, in den Therapiestunden gegen T gerichtetes Verhalten
____ in Bezug auf die Behandlungsart, zu deren Durchführung und Teilnahme T bereit ist
____ in Bezug auf T.s Bereitschaft, P.s Selbstmord zu riskieren

_____ **T DEHNT die Grenzen bei Bedarf AUS.**
____ T sucht nach professioneller Unterstützung oder Hilfe, wenn er am Rand seiner Grenzen ist und P mehr braucht.
____ T hilft P, effektiv mit T.s Grenzen zurechtzukommen, wenn P wegen dieser Grenzen nicht in Gefahr ist.

_____ **T hält an seinen Grenzen FEST.**
____ T benutzt Kontingenzmanagement bezüglich der Grenzen.

_____ **T kombiniert beruhigende VALIDIERUNG UND PROBLEMÖSUNG mit dem Wahrnehmen von Grenzen.**

Anti-DBT-Interventionen

_____ **T lehnt es ab, Grenzen zeitweise auszudehnen, wenn P ganz klar mehr von T braucht als sonst.**
_____ **T.s Grenzen verändern sich oder wechseln willkürlich und nicht vorhersehbar.**
_____ **T stellt die Grenzen so dar, als seien sie statt für T für P gut.**

1. GRENZEN ÜBERWACHEN

Der Therapeut muss in jeder therapeutischen Beziehung seine eigenen Grenzen in Bezug auf akzeptables Patientinnen-Verhalten beobachten und sich bei der Durchführung der Therapie an diese Grenzen halten. Ein Therapeut muss insbesondere ständig darauf achten, welche Auswirkung eine Verhaltensweise der Patientin hat auf seine eigene Bereitschaft und Motivation, mit der Patientin umzugehen und zu arbeiten, auf Gefühle der Überforderung, auf den Glauben, dass er mit der Patientin effektiv arbeiten kann und auf Erschöpfungsgefühle. Dieser Vorgang ist für erfahrene Therapeuten sehr viel leichter als für unerfahrene. Wie ein Therapeut aus meinem Team einmal feststellte, „Es ist sehr schwierig, seine Grenzen zu erkennen, bevor sie überschritten werden." Warnsignale können Gefühle von Unbehagen, Ärger und Frustration sein und Gedanken wie „Oh, nein, nicht schon wieder". Der Therapeut sollte rechtzeitig erkennen, wann er dabei ist, seine Grenzen zu überschreiten - das heißt, bevor er plötzlich nicht mehr in der Lage oder nicht mehr bereit ist, mit bestimmten Patientinnen umzugehen. Das Beratungsteam kann dabei sehr hilfreich sein.

2. EHRLICH IN BEZUG AUF DIE GRENZEN SEIN

Therapeutische Grenzen dienen vor allem dem Wohl des Therapeuten, weniger dem Wohl der Patientin; dies wird der Patientin auch so dargestellt. Obwohl dies natürlich eine künstliche Unterscheidung ist, weil das Wohl beider Seiten in jeder therapeutischen Beziehung eng miteinander verbunden ist, besteht ein großer Unterschied darin, die Grenzen als zum Wohle der Patientin eingerichtet darzustellen. Diese unterschiedliche Betonung hat wiederum unterschiedliche Auswirkungen. Der Hauptpunkt ist, dass die Patientin zwar das letzte Wort dazu haben sollte, was für sie gut ist (sie ist schließlich kein Kind mehr), sie kann jedoch nicht bestimmen, was für den Therapeuten gut ist. Eine Analogie wäre, wenn der Therapeut der Patientin verbietet, in der Praxis zu rauchen, weil das nicht gut für sie ist, anstatt ihr dies zu sagen, weil er ungern den Rauch einatmet. Im ersten Fall können beide über den Punkt streiten; zumindest kann die Patientin mit gutem Recht behaupten, ihre Gesundheit sei ihre eigene Angelegenheit. Im zweiten Fall gibt es wenig Raum für Diskussionen. Im ersten Fall nimmt der Therapeut wenig Rücksicht auf die Autonomie der Patientin und ihre eigene Einschätzung dessen, was für sie gut oder schlecht ist. Im zweiten Fall bietet der Therapeut ein Modell für Selbstschutz dar. Manchmal ist die zweite Variante die einzig ehrliche; das heißt, wir alle (auch Therapeuten) versuchen häufig, das Verhalten anderer zu kontrollieren indem wir sagen, es sei zu ihrem eigenen Besten, während es in Wirklichkeit nur zu unserem Besten ist.

Ehrlichkeit als Strategie kann ausgesprochen wirksam sein. Eine Borderline-Patientin hungert häufig nach Achtung; Ehrlichkeit bezüglich der eigenen Grenzen des Therapeuten bedeutet letztendlich, die Patientin zu respektieren; es bedeutet, dass man die Patientin wie eine Erwachsene behandelt. Der Therapeut mag mit der Patientin darüber übereinstimmen, dass die Grenzen nicht gerecht sind (wenn dies so ist), aber er sollte trotzdem aufzeigen, dass er beim Überschreiten seiner Grenzen letztendlich die Patientin wahrscheinlich verletzen wird. Wenn es sein muss, kann der Therapeut mit der Patientin die Beispiele durchgehen, in denen sie von anderen Therapeuten verletzt wurde, die nicht ausreichend auf sich selbst geachtet hatten.

Unehrlichkeit und/oder Verwirrung darüber, wessen Grenzen wahrgenommen werden, ist aus mehreren Gründen eine besondere Versuchung für Psychotherapeuten. Erstens gehen einige psychotherapeutische Theorien davon aus, dass das Überschreiten der Grenzen des Therapeuten per definitionem pathologisch ist. Der Therapeut, der mir erzählt hatte, dass alle Anrufe einer Patientin beim Therapeuten zu Hause aggressive Handlungen gegenüber dem Therapeuten sind (vgl. Kap. 3), ist hierfür ein Beispiel. Diese oder ähnliche theoretische Standpunkte machen es ziemlich schwer, die Interaktion flexibel zu gestalten. Unter diesen Umständen wird ein Therapeut wahrscheinlich nicht einmal die Möglichkeit in Erwägung ziehen, dass das Problem in seiner Unfähigkeit oder Unwilligkeit liegt, die Grenzen zum Wohle der Patientin auszudehnen. Konzepte wie Gegenübertragung konzentrieren sich klugerweise auf die mögliche Pathologie der eigenen Grenzen des Therapeuten; jedoch liefern sie keine Hilfestellung für Situationen, in denen legitime Grenzen des Therapeuten dazu führen, die ebenso legitimen Bedürfnisse der Patientin nicht erfüllen zu können. Zweitens ist die Rolle des Therapeuten mit großer Macht über andere ausgestattet. Arroganz und Unehrlichkeit können ungehindert durchgehen. Diese Möglichkeit ist einer der Gründe, warum Supervision so eine wichtige Rolle in der DBT spielt.

Drittens wurde den meisten Therapeuten beigebracht, Therapie diene allein dem Wohle der Patientin; in Fortbildungsprogrammen wird das Wohl des Therapeuten so gut wie nie erwähnt. Deswegen kann der Therapeut sich leicht schuldig oder irgendwie untherapeutisch fühlen, wenn er seine eigenen Bedürfnisse und Wünsche beachtet. Borderline-Patientinnen leiden häufig schrecklich, und Therapeuten haben manchmal das Gefühl, dass sie ihnen eher helfen könnten, wenn sie weitere Grenzen hätten.

Der Therapeut hat in diesem Fall folgende Möglichkeiten: (1) wiederholt seine eigenen Grenzen zu überschreiten; (2) sich dafür zu entscheiden, dass die Bedürfnisse der Patientin einfach pathologisch sind, oder (3) der Patientin zu erlauben, weiter zu leiden und die Verantwortung dafür zu übernehmen, dass er nicht in der Lage ist, ihr zu helfen. Die Schwierigkeit zu akzeptieren, dass der Therapeut der unmittelbare Grund für das Leiden der Patientin ist, führt häufig zur Wahl einer der ersten beiden Alternativen. Beachten der Grenzen führt zur Wahl der dritten Alternative. Nach meiner Erfahrung ist es genau diese Schwierigkeit, seine eigene Ohnmacht zu akzeptieren, die unerfahrenen Therapeuten häufig die größten Probleme macht; Arroganz ist häufig das Problem bei erfahreneren Therapeuten.

3. BEI BEDARF DIE GRENZEN VORÜBERGEHEND AUSDEHNEN

Das Beachten von Grenzen ist kein Freibrief dafür, Sorge oder Verantwortung gegenüber wichtigen Bedürfnissen der Patientin zu vernachlässigen oder unsystematisch auf die Forderungen und Bedürfnisse der Patientin zu reagieren. Manchmal ist es notwendig, dass ein Therapeut an seine eigenen Grenzen geht, oder sogar darüber hinaus, und gibt, was er nicht geben will. Dies gilt besonders bei chronisch suizidalen und Borderline-Patientinnen. Ein Vergleich mit Chirurgen kann hierbei hilfreich sein. Wenn ein Chirurg auf Bereitschaft ist, kann er sich bei einem Notfall nicht weigern, ins Krankenhaus zu kommen, weil er lieber zu Hause bleiben würde und dies seine Grenzen überschreiten würde. Aber auch Chirurgen können nur zeitweise auf Bereitschaft sein. Ein Chirurg, der fünf Nächte hintereinander wach ist, ein oder zwei Stunden pro Nacht geschlafen hat, kann seine äußerste Grenze erreicht haben und muss jemand anders rufen, der die Bereitschaft für ein oder zwei Tage übernimmt. Niemand kann für lange Zeit ohne Schlaf überleben. Ähnlich ist es, wenn ein Therapeut seine Grenzen erreicht und das Leben der Patientin in Gefahr ist; in diesem Fall ist die angemessene Strategie, andere Therapeuten in die Versorgung mit einzubeziehen.

Wenn Grenzen zum Thema werden und die Patientin nicht in Gefahr ist, sind die angemessenen Strategien Problemlösen und andere Veränderungsstrategien. Die Dialektik liegt hierbei zwischen einem Überschreiten der Grenzen, wenn nötig, einerseits und dem Beachten von Grenzen, wenn nötig, andererseits.

4. BEI SEINER HALTUNG BLEIBEN

Patientinnen versuchen häufig, die Therapeuten dahin zu bringen, ihre Grenzen auszudehnen, indem sie die Validität ihrer eigenen Bedürfnisse diskutieren, die Unzulänglichkeit des Therapeuten kritisieren oder manchmal damit drohen, sich einen anderen Therapeuten zu suchen oder sich umzubringen. Sie zeigen vielleicht wiederholt parasuizidales Verhalten oder verweigern die Zusammenarbeit, bis die Therapeuten mit ihnen „zusammenarbeiten". In der Klinik und in stationären Einrichtungen können sie zu einem anderen Teammitglied gehen und versuchen, dessen Beistand zu erhalten, sich lauthals bei anderen Patientinnen beklagen, oder sie gehen direkt zu Ihrem Supervisor. Psychodynamisch orientierte Therapeuten würden das „Ausagieren" nennen.

Der wichtige Punkt dabei ist, dass das Beachten von Grenzen häufig bedeutet, das Verhalten der Patientin auf ein Löschungsprogramm zu setzen. Die Reaktion auf die Anstrengungen der Patientin, die Grenzen auszudehnen, ist ganz einfach: „Ich bin, wer ich bin." Deswegen hat der Therapeut letztendlich keine andere Wahl, als seine eigenen Grenzen zu beachten. Gerade wenn großer Druck ausgeübt wird, ist es verlockend, zwischen Ausdehnung der Grenzen und Vorwürfen an die Patientin, dass ihre Bedürfnisse übertrieben und unangemessen seien, hin- und herzuwechseln. Dieser Versuchung muss man widerstehen. Nachzugeben und dann die folgenden Verhaltenseskalationen der Patientin zu beschwichtigen wird nur das Verhalten verstärken, das der Therapeut zu stoppen versucht. Die Taktik besteht dann darin, die gleichen „broken record"-Strategien zu benutzen, welche die Patientinnen im interpersonellen Fertigkeitstraining vermittelt bekommen: Wieder und wieder erläutert der Therapeut ruhig, deutlich und fest seinen Standpunkt. Es kann auch helfen, häufig zu wiederholen, dass das Beachten dieser Grenzen letztendlich zum Wohle der Patientin ist. (Der Therapeut wird die Therapie nicht vorzeitig abbrechen oder auf andere Weise die Patientin verletzen.)

5. BERUHIGUNG, VALIDIERUNG UND PROBLEMLÖSUNG MIT DEM BEACHTEN VON GRENZEN KOMBINIEREN

Wie wichtig es ist, die Patientin zu beruhigen, während man gleichzeitig die Grenzen beachtet, kann nicht genug betont werden. Der Patientin nicht zu geben, was sie will, oder nicht bereit zu sein, ein bestimmtes Verhalten zu tolerieren, bedeutet nicht, dass der Therapeut der Patientin überhaupt nicht helfen kann. Der Therapeut muss den Schmerz der Patientin validieren und ihr helfen, andere Wege zu finden, um mit dem Problem fertig zu werden. Das Wahrnehmen der Grenzen muss von allen Seiten mit Validierungs- und Problemlösestrategien umgeben werden. Die Wünsche und Bedürfnisse der Patientin zu invalidieren ist kaum therapeutisch.

Bereiche, in denen es bei Borderline-Patientinnen schwierig ist, Grenzen zu beachten

Telefonanrufe

Weil die DBT Telefonanrufe eher ermutigt als unterbindet, muss der Therapeut festlegen, zu welchen Stunden diese stattfinden und wie lange sie dauern dürfen. Therapeuten, die keine Telefonanrufe nach Feierabend akzeptieren können, sollten wahrscheinlich nicht mit Borderline-Patientinnen arbeiten. Darüber hinaus müssen die Bedürfnisse der jeweiligen Patientin und des Therapeuten wie auch kurzfristige Umstände bei der Festlegung einer angemessenen Telefonregelung berücksichtigt werden. Ein Therapeut, der nie irgendwelche Einschränkungen für die Telefonanrufe eingeführt hat (wenn auch nur, dass die Patientin nicht einfach, um zu plaudern, um 2 Uhr morgens anrufen soll), hat entweder nie eine ansprüchliche Patientin gehabt oder steht kurz vor dem Burn-out und der Zurückweisung der Patientin.

Die Dauer und Häufigkeit der erlaubten Anrufe unterscheidet sich bei verschiedenen Therapeuten und bei verschiedenen Patientinnen desselben Therapeuten. Einige Therapeuten sind bereit, Anrufe zu fast allen Zeiten entgegenzunehmen, und scheinen sich durch viele Anrufe nicht gestört zu fühlen. Ein Therapeut, der mit mir arbeitete, machte Schreiner- und Malarbeiten bei sich im Keller. Patientinnen, die während des Abends anriefen, hatten fast unbegrenzt Zeit, weil er weiter schmirgelte und malte, während er telefonierte. Andere Therapeuten sind nicht bereit, so viel Zeit am Telefon zu verbringen, und lernen, Gespräche schnell zu beenden oder eine Patientin dann zurückzurufen, wenn es ihnen passt. Die Bedingungen für Anrufe können auch variieren. Zum Beispiel hatte ich in unserer Klinik Therapeuten, die (1) Anrufe nur mithilfe eines Beantwortungsdienstes entgegengenommen und dann die Patientin zurückgerufen haben (der Therapeut brauchte Zeit, sich ein Glas Wasser zu holen und sich darauf einzustellen); (2) Anrufe nach einer bestimmten Uhrzeit unmittelbar beendet haben, es sei denn, es war ein Notfall (der Therapeut musste in diesem Fall bei Tagesanbruch aufstehen.); (3) Anrufe nur am Abend beantwortet haben und der Patientin vorgeschlagen haben, bei Notfällen während des Tages die Krisenstation in der Klinik oder die Notfallambulanz anzurufen (der Tagesplan dieses Therapeuten war so vollgepackt, dass er ihm nicht erlaubte, tagsüber zurückzurufen); (4) Anrufe unmittelbar beendet haben, wenn die Patientin nicht bereits eine bestimmte Anzahl von Fertigkeiten ausprobiert hatte (der Therapeut war es müde, etwas „für die Patientin" zu tun, und glaubte, das wäre untherapeutisch); (5) einen Anruf beendet haben, wenn eine Patientin in den letzten 6 Stunden Alkohol getrunken hatte (Trinken behinderte die Fähigkeit der Patientin, sich helfen zu lassen); (6) es ablehnten, einen weiteren Anruf während der Woche entgegenzunehmen, wenn die Patientin anrief und sich dann weigerte, Problemlösungen anzuwenden (der Therapeut fühlte sich nach solchen Anrufen immer frustriert). Der wichtigste Punkt dabei ist, dass jeder Therapeut seine eigenen Grenzen setzen muss, die dann sowohl vom Therapeuten als auch vom Supervisionsteam beachtet werden müssen.

Suizidales Verhalten

Einige Therapeuten haben für Suiziddrohungen, insbesondere ernsthafte, eine größere Toleranz als andere. Einige sind eher bereit als andere, einen gut durchdachten, aber mit hohem Risiko behafteten Behandlungsplan durchzuführen, der sie dem Risiko aussetzt, gerichtlich belangt zu werden, wenn die Patientin Selbstmord begeht. Einige Therapeuten sind grundsätzlich gegen unfreiwillige Hospitalisierung, um Selbstmord zu verhindern; andere nicht. Jeder Therapeut muss sich seine eigenen Grenzen in diesen Bereichen klarmachen. Im Allgemeinen müssen Patientinnen wissen, dass ständiges ernsthaft suizidales Verhalten zumindest mit großer Wahrscheinlichkeit die Grenzen des Therapeuten überstrapaziert. In meiner Klinik und meinen Bereichen der klinischen Verantwortung war es Patientinnen, die lebensgefährliches Verhalten zeigen könnten, nicht erlaubt, lebensgefährdende Medikamente zu haben. Einige Risiken liegen nicht innerhalb meiner Grenzen. Ich habe Patientinnen auch ins Krankenhaus gebracht, wenn ich eine Ruhepause von ihren Krisenanrufen und Suiziddrohungen brauchte. Wenn aber das Beachten von Grenzen extreme Konsequenzen für die Patientin hat (z. B. unfreiwillige Einweisung), ist es wesentlich, dass der Therapeut der Patientin sowohl deutliche Warnungen gibt als auch gleichzeitig eine Möglichkeit für die Patientin vorsieht, wie sie die unangenehme Konsequenz vermeiden kann. Es ist auch wichtig für einen Therapeuten, seine Grenzen zu beachten. Das Thema Suizidverhalten und Grenzen wird ausführlicher in Kapitel 15 erläutert.

Abschließende Bemerkungen

Es ist für einen Therapeuten sehr wichtig, sich der Kontingenzen bewusst zu sein, die er in der Psychotherapie anwendet. Genauso wichtig ist es, sich der Wirkungen bewusst zu sein, die die Kontingenzen auf Verhalten haben, ob diese Wirkungen beabsichtigt sind oder nicht. Viele Therapeuten scheinen das Gefühl zu haben, es sei nicht akzeptabel, das Verhalten von Patientinnen durch das Einsetzen von Kontingenzen zu beeinflussen. Positive Kontingenzen werden als Bestechung angesehen und negative Kontingenzen als Aufzwingen, Manipulation oder Bedrohung. Häufig schätzen diese Therapeuten Autonomie sehr hoch und glauben, dass Verhalten unter der Kontrolle von äußeren Einflüssen nicht „echt" sei oder nicht so beständig wie Verhalten unter der Kontrolle interner Einflüsse. Für diese Therapeuten ist es mit anderen Worten sehr wichtig, dass Verhalten durch die bewusste Wahl oder die bewusste Absicht der jeweiligen Person kontrolliert wird. Therapeuten, die an der Idee der unbewussten Absicht und Wahl festhalten, benehmen sich manchmal so, als glaubten sie, dass jedes Verhalten tatsächlich unter der Kontrolle von Absicht und Wahl steht; Absicht und Wahl sind einfach bewusst oder unbewusst. Das Ziel der Therapie könnte in diesem Fall sein, jedes Verhalten unter die Kontrolle bewusster Absicht und Wahl zu bringen. Kognitive Verhaltenstherapeuten würden sicherlich mit diesem Ziel übereinstimmen, zumindest in Bezug auf unerwünschtes, unangemessenes Verhalten.

Es gibt zwei Unterschiede zwischen einem Ansatz, der auf „Wahl" oder „Absicht" basiert, und einem kognitiv-verhaltenstherapeutischem Ansatz. Erstens würden kognitive Verhaltenstherapeuten fragen, wodurch „Wahl" und „Absicht" kontrolliert werden. Wenn diese Frage beantwortet wird, indem man sagt, das, was man wählt, sei das, was man will oder bevorzugt, hätte man damit keine wirklich neue Information geliefert. Dies ist eine Post-hoc-Erklärung. Kognitive Verhaltenstherapeuten würden sagen, dass Wählen und Absicht durch die Folgen kontrolliert werden, sowohl behavioraler als auch umweltbezogener Art. Menschen treffen Wahlen und formulieren Absichten, die früher verstärkt worden sind; sie vermeiden das, was bestraft worden ist.

Zweitens würden kognitive Verhaltenstherapeuten nicht davon ausgehen, dass Verhalten, wenn es nicht unter der Kontrolle bewusster Wahl oder Absicht steht, notwendigerweise von unbewussten Absichten kontrolliert wird. Tatsächlich könnte dies eine Tautologie sein. Die kognitiv-verhaltenstherapeutische Sichtweise ist vielmehr, dass das Fehlen einer Verbindung zwischen der Absicht oder Wahl und der Handlung das zu lösende Problem ist. Eine derartige Verbindung muss gelernt werden. Sie wird dann gelernt, wenn verstärkende Konsequenzen auf die Handlungen folgen, die der vorausgehenden Wahl oder Absicht zu handeln entsprechen. Aus dieser Perspektive sind Absicht und Wahl kognitive Aktivitäten (auch wenn es vielleicht eine emotionale Komponente dabei gibt, besonders bei der Absicht). Deswegen ist die Beziehung zwischen Absicht oder Wahl und Handlung eine Verhaltens-Verhaltens-Verbindung. Diese Verbindung wird nicht a priori vorausgesetzt. Tatsächlich ist bei Borderline-Patientinnen das Problem häufig die Unfähigkeit, ihr Verhalten durch eine vorhergehende Absicht, Wahl oder Verpflichtung zu beeinflussen. Therapeuten haben daher die Aufgabe, diese Verhaltens-Verhaltens-Verbindung systematisch zu verstärken.

Durch das übermäßige Stützen auf Wahl als Verhaltensdeterminante wird die Rolle der Verhaltensfertigkeiten vernachlässigt. Die Vorstellung von Wahl setzt voraus, dass man die Freiheit hat, sich seiner Wahl gemäß zu verhalten. Man kann nicht etwas tun, zu dem man nicht in der Lage ist, egal wie sehr oder wie oft man sich dafür entscheidet. Borderline-Patientinnen sind häufig nicht in der Lage, ihr Verhalten so zu kontrollieren, wie sie und der Therapeut sich das wünschen. Obwohl Kontingenzen manchmal Fähigkeiten schaffen, wo vorher nur wenige oder gar keine vorhanden waren, sind gute Absichten allein nicht ausreichend, um Verhaltenskontrolle und Veränderungen zu bewirken.

11

Veränderungstechniken: Teil II Fertigkeitstraining, Exposition, kognitive Umstrukturierung

Techniken des Fertigkeitstrainings

Die Verfahren des Fertigkeitstrainings sind notwendig, wenn eine Problemlösung Fähigkeiten erfordert, die momentan im Repertoire der Patientin nicht enthalten sind. Selbst unter idealen Bedingungen (wenn das Verhalten nicht von Ängsten, dazu widersprüchlichen Motiven, unrealistischen Vorstellungen usw. behindert wird) kann die Betroffene die benötigten Verhaltensweisen also nicht erzeugen oder zuwege bringen. Der Begriff „Fertigkeiten" wird in der DBT synonym zu „Fähigkeiten" benutzt und beinhaltet im weitesten Sinne die Verfügbarkeit kognitiver, emotionaler und offener, das Verhalten oder eine Handlung betreffender Reaktionen sowie die Fähigkeit zu deren Integration, die für eine effektive Durchführung notwendig ist. Die Effektivität wird nach den direkten und indirekten Folgen des Verhaltens beurteilt. Effektive Durchführung kann als die Verhaltensweisen definiert werden, die bei einem Minimum an negativen Ergebnissen zu einem Maximum an positiven Ergebnissen führen. Mit „Fertigkeit" ist hier also sowohl das „Einsetzen geeigneter Mittel" gemeint als auch das angemessene und effektive Reagieren auf bestimmte Situationen.

Die Integration von Fertigkeiten wird in der DBT nachdrücklich betont, da eine Patientin oft (tatsächlich üblicherweise) die einzelnen Bestandteile des Verhaltens für eine Fertigkeit besitzt, diese jedoch, wenn sie sie benötigt, nicht zusammenhängend einsetzen kann. Beispielsweise hat jeder das Wort „nein" in seinem Repertoire. Eine Person ist aber vielleicht nicht in der Lage, es mit anderen Worten zusammen in einer geschickten Redewendung zu formulieren, um eine Einladung abzulehnen, ohne gleichzeitig die einladende Person vor den Kopf zu stoßen. Eine geschickte interpersonelle Reaktion erfordert es, bereits bekannte Wörter zu effektiven Sätzen zusammenzufügen, zusammen mit angemessener Körpersprache, Intonation, Blickkontakt usw. Die beteiligten Fertigkeiten sind selten neu; die Kombination dagegen ist es häufig. In der DBT kann beinahe jedes erwünschte Verhalten als Fertigkeit angesehen werden. Sowohl das effektive Bewältigen von Problemen einerseits als auch das Vermeiden von unangemessenen und ineffektiven Reaktionen andererseits werden also als das Einsetzen der Fertigkeiten des Einzelnen betrachtet. Das Ziel der DBT ist es, ineffektive, unangemessene oder ungeschickte Verhaltensweisen durch geschickte Reaktionen zu ersetzen.

Während des Fertigkeitstrainings, und allgemeiner während der gesamten DBT, besteht der Therapeut bei jeder Gelegenheit darauf, dass die Patientin aktiv die Fertigkeiten erlernt und übt, die sie benötigt, um ihrem Leben gewachsen zu sein. Der Therapeut stellt das passive Problemlöseverhalten der Borderline-Patientin immer wieder direkt und mit Nachdruck infrage. Die im Folgenden beschriebenen Vorgehensweisen können formlos von jedem Therapeuten dort, wo er sie für angemessen hält, angewendet werden. Sie können in einer festen Form im Rahmen der strukturierten Fertigkeits-Trainingsmodule verwendet werden, die im Manual zu dieser Ausgabe beschrieben sind.

Es gibt drei Vorgehensweisen beim Fertigkeitstraining: (1) Aufbau von Fertigkeiten (z.B. durch Anweisungen, Modellvorgabe); (2) Verstärkung von Fertigkeiten (z. B. durch Einüben, Rückmeldung); (3) Generalisierung der Fertigkeiten (z. B. durch Auftrag von Hausaufgaben, Diskussion von Ähnlichkeiten und Unterschieden in Situationen). Beim Aufbau von Fertigkeiten lehrt der Therapeut neue Verhaltensweisen. Bei der Verstärkung und Generalisierung von Fertigkeiten versucht der Therapeut, einerseits funktionales Verhalten zu verfeinern und andererseits die Wahrscheinlichkeit zu erhöhen, dass die Patientin das bereits im Repertoire vorhandene funktionale Verhalten in den entsprechenden Situationen auch anwendet. Verstärkung und Generalisierung von Fertigkeiten andererseits erfordern die Anwendung von Kontingenzmanagement, Exposition und/oder Vorgehensweisen zur kognitiven Modifikation. Das heißt, wenn der Therapeut sich erst einmal sicher ist, dass ein bestimmtes Verhaltensmuster im Repertoire der Patientin ist, werden andere Verfahren angewendet, damit die Patientin dieses Muster in zunehmendem Maße in ihrem täglichen Leben anwendet. Durch diese für kognitive und verhaltenstherapeutische Ansätze typische Betonung aktiven, bewussten Unterrichtens unterscheidet sich die DBT von vielen Ansätzen zur Behandlung von Borderline-Persönlichkeiten. Andere Vorgehensweisen des Fertigkeitstrainings sind wiederum so gut wie identisch mit jenen, die in der unterstützenden, dynamischen Psychotherapie verwendet werden.

Die Ziele des Fertigkeits-Trainings werden von den Parametern der DBT (z. B. Bewusstheit, interpersonelle Effektivität, Regulierung von Emotionen und Selbstmanagenent-Fertigkeiten) sowie von der Verhaltensanalyse des individuellen Falls bestimmt. Beinahe jedes Verhaltensmuster, das die Patientin momentan nicht in ihrem Repertoire hat, das aber hilfreich wäre, um das Leben zu verbessern, kann im Fertigkeitstraining anvisiert werden. Welche spezifischen Vorgehensweisen (z. B. Erwerben von Fertigkeiten im Gegensatz zu Verstärkungsstrategien) gewählt werden, hängt davon ab, welche Fähigkeiten die Patientin bereits besitzt.

Informieren und Einlassen auf das Fertigkeitstraining: Übersicht über die Aufgaben

Informieren ist das wichtigste Hilfsmittel des Therapeuten, um die neuen Verhaltensweisen als lernenswert und die DBT-Vorgehensweisen als wirksam zu vermitteln. Das Fertigkeitstraining führt nur zum Erfolg, wenn die Patientin aktiv am Behandlungsprogramm teilnimmt. Einige Patientinnen haben Defizite im Bereich ihrer Fertigkeiten und gleichzeitig Angst davor, neue Fähigkeiten zu erlernen. Dabei kann es hilfreich sein darzulegen, dass das Lernen einer neuen Fertigkeit nicht bedeutet, dass die Patientin diese auch tatsächlich verwenden muss. Das heißt, eine Person kann eine Fertigkeit erlangen und dann in jeder Situation neu entscheiden, ob sie sie benutzt oder nicht. Das Problem der Patientin ist sehr ähnlich dem einer Person, die Angst davor hat, zu fliegen: Sie will ihre Ängste nicht reduzieren, da sie sonst fliegen müsste. Manchmal will eine Patientin keine neuen Fähigkeiten lernen, da sie die Hoffnung aufgegeben hat, irgendetwas könne ihr wirklich helfen. Ich finde es nützlich darzulegen, dass die Fertigkeiten, die ich lehre, entweder mir oder anderen Menschen, die ich kenne, geholfen haben. Jedoch kann ein Therapeut nicht im Vorhinein beweisen, dass spezifische Fertigkeiten einer Person auch tatsächlich helfen werden.

Bevor eine neue Fertigkeit vermittelt wird, sollte der Therapeut eine Erklärung darüber abgeben (oder die Patientin durch einen sokratischen Dialog erkennen lassen), warum eine spezielle Fertigkeit oder eine ganze Sequenz von Fertigkeiten hilfreich sein könnte. Manchmal braucht es dazu nur ein oder zwei Bemerkungen; manchmal kann es sein, dass ausgiebige Diskussionen dazu nötig sind. (Spezielle Erklärungen zu jeder Sequenz von angestrebten DBT-Fertigkeiten finden Sie im begleitenden Manual.) Beim Lösen individueller Probleme findet das gewöhnlich in der Phase der Lösungsanalyse statt. Irgendwann sollte der Therapeut auch seine Lehrmethode erklären – das heißt eine Beschreibung der Vorgehensweise im DBT-Fertigkeitstraining geben. Der wichtigste Punkt hierbei ist, und dies muss so oft wie nötig wiederholt werden, dass das Erlernen neuer Fähigkeiten Üben, Üben und nochmals Üben erfordert. Ebenso wichtig ist, dass dieses Üben in Situationen stattfinden muss, in denen die Fertigkeiten auch benötigt werden. Dringen diese Punkte nicht wirklich zur Patientin durch, so besteht wenig Hoffnung, dass sie tatsächlich irgendetwas Neues lernen wird.

Verfahren zum Aufbau von Fertigkeiten

Verfahren zum Aufbau von Fertigkeiten beschäftigen sich mit dem Beheben von Fertigkeitsdefiziten. Die DBT geht nicht davon aus, dass alle oder die meisten Probleme einer Borderline-Patientin motivationaler Natur sind. Stattdessen wird das Ausmaß der Fähigkeiten der Patientin auf einem bestimmten Gebiet beurteilt; Verfahren zum Aufbau von Fertigkeiten werden dann eingesetzt, wenn Defizite in diesen Bereichen bestehen. In manchen Fällen kann der Therapeut anstelle anderer diagnostischer Techniken Vorgehensweisen zum Aufbau von Fertigkeiten anwenden, um dann resultierende Verhaltensänderungen zu beobachten.

Eine Bemerkung zur Beurteilung von Fähigkeiten

Bei Borderline-Patientinnen kann es sehr schwierig sein zu entscheiden, ob sie nicht in der Lage sind, etwas zu tun, oder ob sie dazu in der Lage wären, aber emotional gehemmt sind oder von Umweltfaktoren behindert werden. Obwohl das eine komplexe Frage in der Beurteilung jeder Patientenpopulation ist, kann es bei Borderline-Patientinnen wegen ihrer Unfähigkeit, eigenes Verhalten und eigene Fähigkeiten zu analysieren, besonders schwierig sein. Zum Beispiel verwechseln sie oft Angst davor haben, etwas zu tun, mit nicht in der Lage sein, es zu tun. Zusätzlich gibt es oft einflussreiche Kontingenzen, die ihr Eingeständnis, irgendwelche Verhaltensfertigkeiten zu haben, vermindern, wie ich in Kapitel 10 diskutiert habe. Von besonderer Bedeutung sind hier die Ängste der Patientin, der Therapeut könne sich zu einem (vorzeitigen) Abbruch der Therapie entschließen, sobald sie zugibt, bestimmte Fähigkeiten zu besitzen. Oder die Patientin könnte befürchten, falls sie in einem bestimmten Kontext zu etwas in der Lage ist, werde der Therapeut denken, sie könne das in allen Kontexten, auch in solchen, in denen sie es nicht kann. Der Therapeut werde dann auch die noch benötigte Unterstützung zurückziehen, und damit die Möglichkeit eines Fehlschlages heraufbeschwören (mit allen damit verbundenen Verlusten und weiteren Problemen, die das verursachen würde). Patientinnen sagen auch manchmal, dass sie nicht wissen, wie sie sich fühlen oder was sie denken, oder dass sie keine Worte finden können, wenn sie in Wirklichkeit nur Angst haben, ihre Gedanken und Gefühle auszudrücken. Nach dem, was viele Patientinnen sagen, wollen sie oft nicht verletzlich sein. Und schließlich wurde einigen Patientinnen von ihren Familien und Therapeuten beigebracht, all ihre Probleme als motivationale Schwierigkeiten anzusehen. So haben sie diesen Standpunkt entweder vollkommen übernommen (und damit glauben sie, dass sie alles können, es aber nur nicht wollen) oder haben sich völlig dagegen aufgelehnt und ziehen nie die Möglichkeit in Erwägung, dass motivationale Faktoren ebenso wichtig sein könnten wie Faktoren, die mit Fähigkeiten zusammenhängen (sie glauben, sie können gar nichts, und das schließt das Erlernen angemessenerer Verhaltensweisen mit ein).

Einige Therapeuten antworten auf die extreme Aussage der Patientin, sie könne überhaupt nichts, mit der ebenso extremen Aussage, dass sie sehr wohl könne wenn sie nur wolle. Versagt die Patientin bei dem Versuch, sich angemessen zu verhalten, und behauptet dann, sie wisse nicht, wie sie sich anders verhalten könne, so wird ihr das als Widerstand ausgelegt (oder wenigstens als von Motiven außerhalb des Bewusstseins bestimmt). Ratschläge geben, Trainieren, Vorschläge machen oder auf andere Weise neues Verhalten zu lehren, wird als etwas betrachtet, dass die Abhängigkeit und Bedürfnisbefriedigung fördert, und der „wahren" Therapie in die Quere kommt. Andere Therapeuten wiederum gehen in die Falle zu glauben, dass diese Patientinnen kaum irgendetwas tun können. Manchmal gehen sie sogar so weit zu glauben, die Patientinnen seien unfähig, neue Fertigkeiten zu erlernen. Dabei machen Annehmen, Unterstützung und Interventionen im Umfeld das Rüstzeug dieser Therapeuten aus. Wenn diese zwei Ausrichtungen im Therapeutenteam bestehen, ist es nicht verwunderlich, dass es oft zu Konflikten und „Spalten des Teams" kommt. Ein dialektischer Ansatz würde nahelegen, nach einer Synthese zu suchen. (Ich diskutiere diesen Punkt später in Kapitel 13.)

Um zu beurteilen, ob ein Verhaltensmuster im Repertoire einer Patientin vorhanden ist, muss der Therapeut einen Weg finden, ideale Umstände zu schaffen, in denen die Patientin das Verhalten zeigen kann. Für interpersonelles Verhalten wäre eine Annäherung daran ein Rollenspiel in der Praxis oder – falls die Patientin das ablehnt – sie zu bitten, zu beschreiben, was sie in einer bestimmten Situation sagen würde. Ich bin immer wieder erstaunt, dass manche Menschen, die interpersonell sehr geschickt erscheinen, in speziellen Situationen im Rollenspiel keine angemessenen Verhaltensweisen zeigen können, wohingegen Menschen, die passiv, unterwürfig und ungeschickt erscheinen, in der Behaglichkeit der Praxis ziemlich gut in der Lage sind, geschickt zu reagieren. Bei der Analyse der Fertigkeit, Belastungen auszuhalten, kann der Therapeut die Patientin bitten, zu beschreiben, welche Techniken sie benutzt oder für hilfreich hält, um schwierige oder anstrengende Situationen auszuhalten. Die Regulation von Gefühlen kann manchmal dadurch beurteilt werden, dass eine Sitzung unterbrochen und die Patientin befragt wird, ob sie ihren emotionalen Zustand verändern könne. Selbstmanagement- und Bewusstheitsfertigkeiten können dadurch analysiert werden, dass das Verhalten der Patientin in den Sitzungen beobachtet wird und sie zum Verhalten im täglichen Leben befragt wird. Falls die Patientin ein bestimmtes Verhalten zeigt, weiß der Therapeut, dass sie es in ihrem Repertoire hat.

Falls sie es nicht zeigt, kann sich der Therapeut jedoch nicht sicher sein; wie in der Statistik gibt es keinen Weg, um die Null-Hypothese zu testen. Im Zweifelsfall (was üblicherweise der Fall sein wird) ist es sicherer, mit Verfahrensweisen zum Aufbau von Fertigkeiten fortzufahren. Dies kann zumindest nicht schaden, und die meisten Vorgehensweisen beeinflussen auch andere Faktoren, die zu geschicktem Verhalten in Bezug stehen. Beispielsweise sind Anweisungen und Modellvorgaben (die wichtigsten Vorgehensweisen beim Erwerb einer Fertigkeit) möglicherweise eher dadurch wirksam, dass sie der Patientin die „Erlaubnis" geben, sich so zu verhalten, und dadurch Hemmungen abbauen, als dadurch, dass sie ein Verhalten dem Repertoire der Patientin hinzufügen. Diese beiden grundlegenden Vorgehensweisen werden unten beschrieben und in Tabelle 11.1 in Umrissen dargelegt.

Tabelle 11.1: Checkliste „Vorgehensweise beim Aufbau von Fertigkeiten"

_____ **T beurteilt zielrelevante Fähigkeiten.**
_____ T stellt äußere Umstände her, unter denen P ihre Fertigkeiten zeigen kann.
_____ T beobachtet P.s Verhalten in der Therapiestunde und bei Telefonaten.
_____ T befragt P, wie sie idealerweise mit einer Situation oder einem Problem umgehen würde.
_____ T fordert P in der Therapiestunde und in Telefonaten auf, neue Verhaltensweisen auszuprobieren, wie z. B. Emotionen zu verändern.
_____ T führt mit P Rollenspiele durch.

_____ **T UNTERWEIST P in zu erlernenden Fertigkeiten.**
_____ T beschreibt notwendige Verhaltensweisen und ihre verschiedenen Muster so konkret, dass P sie verstehen kann.
_____ T unterteilt Anweisungen in leicht verständliche Einzelschritte.
_____ T beginnt mit leichten Aufgaben, abgestimmt auf P.s Fähigkeiten und Ängste, und steigert zu schwierigeren Aspekten des Verhaltens.
_____ T gibt P Beispiele der zu erlernenden Fertigkeit.
_____ T gibt P Handzettel mit Beschreibungen der Fertigkeiten.

_____ **T ist MODELL für geschicktes Verhalten.**
_____ T führt mit P Rollenspiele durch.
_____ T setzt geschicktes Verhalten in der Interaktion mit P ein.
_____ T denkt laut und gibt im Selbstgespräch ein Modell für angemessenes Denken.
_____ T berichtet über den eigenen Einsatz von geschicktem Verhalten im täglichen Leben.
_____ T erzählt Geschichten, in denen geschicktes Verhalten beschrieben wird.
  __ T zeigt Modelle in der Umwelt, die P beobachten soll.
  __ Menschen mit geschicktem Verhalten, die P kennt.
  __ Personen des öffentlichen Lebens, die geschicktes Verhalten zeige.
  __ Bücher (z. B. Biographien), Filme.

1. Anweisungen

Anweisungen sind verbale Beschreibungen der Komponenten einer Reaktion, die erlernt werden sollen. Je nach den Bedürfnissen einer Patientin können sie variieren von allgemeinen Richtlinien („Wenn Sie Ihr Denken umstrukturieren, achten Sie darauf, sich nach der Wahrscheinlichkeit zu erkundigen, dass die bestmögliche Konsequenz eintritt", „Bedenken Sie Verstärkung") bis hin zu sehr speziellen Vorschlägen, wie zum Beispiel, was die Patientin tun („In der Minute, in der Sie ein Verlangen spüren, holen Sie sich einen Eiswürfel und halten ihn für zehn Minuten in Ihrer Hand") oder denken soll („Sagen Sie immer wieder zu sich selbst, ich kann es"). Sie können didaktisch nach Vorlesungsart mit einer Tafel als Hilfe präsentiert werden. In der Standard-DBT werden zu jedem Gebiet von Fertigkeiten Anweisungen auf Handzetteln ausgegeben (beachten Sie das begleitende Manual); auch andere Selbsthilfebücher können ausgegeben werden. Der Therapeut kann der Patientin Anweisungen in Form von Hypothesen nahelegen, die sie bedenken soll, als

These und Antithese, die sie in Einklang bringen soll, oder er erarbeitet sie mit ihr gemeinsam im sokratischen Dialog. In jedem Fall darf der Therapeut die Leichtigkeit, sich effektiv zu verhalten oder eine Fertigkeit zu erlernen, nicht übersimplifizieren.

2. Modell vorgeben

Als Modell können dem Therapeuten andere Menschen in der Umgebung der Patientin, Audio- oder Videokassetten, Filme oder gedrucktes Material dienen. Jeder Vorgang, der die Patientin mit Beispielen von angemessenen, alternativen Reaktionen versorgt, ist eine Modellvorgabe. Der Vorteil des Therapeuten als Modell ist, dass Situation und Materialien auf die Bedürfnisse der Patientin zugeschnitten werden können.

Es gibt mehrere Möglichkeiten, wie der Therapeut ein Modell für geschicktes Verhalten darstellen kann. Rollenspiele in der Therapiestunde können eingesetzt werden, um angemessenes interpersonelles Verhalten zu demonstrieren. Entsteht in der Therapiesitzung eine Situation zwischen Patientin und Therapeut, die solchen Situationen entspricht, auf die die Patientin in ihrer natürlichen Umgebung trifft, kann der Therapeut eine Modellvorgabe für effektives Umgehen mit dieser Situation geben. Der Therapeut kann auch das Selbstgespräch (laut sprechen) als Modellvorgabe für Selbstaussagen, für Anweisungen an sich selbst oder Umstrukturierung problematischer Erwartungen oder Überzeugungen als Bewältigungstechniken nutzen. Beispielsweise kann der Therapeut sagen: „O.K., ich würde zu mir selbst sagen: Ich fühle mich überfordert. Was tue ich als Erstes, wenn ich mich überfordert fühle? Teil die Situation in Schritte ein und mach dir eine Liste. Tue dann das Erste auf der Liste. “ Es kann oft hilfreich sein, Geschichten zu erzählen, die sich auf historische Ereignisse beziehen, oder allegorische Beispiele aufzuzeigen (siehe Kap. 7), um alternative Lebensstrategien zu demonstrieren. Als Modellvorgabe für angemessenes Verhalten kann es auch dienen, wenn der Therapeut persönliche Erfahrungen preisgibt, insbesondere dann, wenn er in seinem Leben ähnliche Schwierigkeiten hatte wie die Patientin jetzt. Diese Taktik wird ausführlich in Kapitel 12 beschrieben.

Als Ergänzung zu Modellvorgaben in der Therapiestunde kann es nützlich sein, die Patientin das Verhalten und die Reaktionen kompetenter Menschen in der eigenen Umgebung beobachten zu lassen. Die Verhaltensweisen, die sie beobachtet, können diskutiert und geübt werden, um eventuell von der Patientin selbst angewandt zu werden. Schriftliche Modelle, wie einige der therapeutischen Vorschläge anzuwenden sind, sind ebenso hilfreich. Biographien, Autobiographien und Romane über Menschen, die ähnliche Situationen bewältigt haben, können eine weitere Anregung sein. Es ist immer wichtig, mit der Patientin alle Verhaltensweisen zu besprechen, für die entweder der Therapeut Modell stand oder die außerhalb der Therapie als Modelle dargeboten wurden, um sicherzugehen, dass die Patientin die relevanten Reaktionen beobachtet.

Vorgehen zum Verstärken von Fertigkeiten

Nach dem Aufbau angemessener Verhaltensweisen wird die Verstärkung der Fertigkeiten eingesetzt, um diese weiter zu formen und zu verfeinern und die Wahrscheinlichkeit ihrer Anwendung zu steigern. Ohne Übung, gefolgt von Verstärkung, kann keine Fertigkeit erlernt werden; dieser Punkt kann nicht nachdrücklich genug betont werden, da das Üben von Fertigkeiten Anstrengung erfordert und damit direkt der Tendenz von Borderline-Patientinnen, einen passiven Verhaltensstil aufrechtzuerhalten, zuwiderläuft. Vorgehensweisen zur Verstärkung von Fertigkeiten sind in Tabelle 11.2 aufgelistet.

1. Verhaltenserprobung

Verhaltenserprobung ist jeder Vorgang, bei dem die Patientin zu erlernende Reaktionen übt. Das kann in der Interaktion mit dem Therapeuten erfolgen, in simulierten Situationen oder in vivo . Jedes geschickte Verhalten – verbale Sequenzen, nonverbale Handlungen, Denkmuster oder kognitives Problemlösen und einige Bestandteile physiologischer und emotionaler Antworten – kann prinzipiell geübt werden.

Übung kann offen oder verdeckt geschehen. Verschiedene Formen offener Verhaltenserprobung sind möglich. Beispielsweise können Therapeut und Patientin im Rollenspiel problematische Situationen üben, so dass die Patientin es üben kann, angemessen zu reagieren. Biofeedback ist eine Möglichkeit, Kontrolle über physiologische Reaktionen zu erlernen, oder der Therapeut kann die Patientin bitten, Entspannung während einer Therapiestunde zu üben. Beim

Erlernen kognitiver Fertigkeiten kann man die Patientin bitten, effektive Selbstaussagen zu formulieren. Im speziellen Fall der kognitiven Umstrukturierung kann man die Patientin bitten, zuerst alle dysfunktionalen Annahmen, Regeln oder Erwartungen zu überprüfen und auszusprechen, die in einer Problemsituation zum Vorschein kommen, um dann diese Annahmen umzustrukturieren, indem hilfreichere Copingstrategien, Regeln oder Ähnliches entwickelt werden. Verdeckte Verhaltensübung – das heißt, die Patientin übt die erforderliche Reaktion in ihrer Vorstellung - kann auch eine effektive Form der Fertigkeitenverstärkung sein. Es kann effektiver sein als die offene Methode, um komplexere kognitive Fertigkeiten zu vermitteln, und ist außerdem hilfreich, wenn die Patientin sich weigert, sich auf eine offene Übung einzulassen. Man kann eine Patientin bitten, die Regulierung ihrer Gefühle zu üben; allgemein kann allerdings das „emotionale Verhalten" nicht direkt geübt werden. Man kann nicht üben, ärgerlich zu werden, sich traurig zu fühlen oder Freude zu erleben. Stattdessen muss die Patientin einzelne Bestandteile von Emotionen üben (den Gesichtsausdruck verändern, Gedanken entwickeln, die Gefühle auslösen oder hemmen, den Muskeltonus verändern usw.).

Da die Patientinnen Verhaltenserprobungen selten mögen, ist viel gutes Zureden und Verhaltensformung nötig. Will eine Patientin zum Beispiel eine interpersonelle Situation im Rollenspiel nicht üben, kann der Therapeut versuchen, mit ihr durch einen Dialog darüber ins Gespräch zu kommen („Was könnten Sie dann sagen?"), oder er kann versuchen, die Patientin nur einen Teil der neuen Fertigkeit üben zu lassen, so dass sie nicht überfordert ist. Es muss jedoch immer die grundlegende Botschaft vermittelt werden: Will die Patientin sich verändern, so muss sie üben, sich anders zu verhalten. Einige Therapeuten schätzen Verhaltenserprobung ebenfalls nicht, besonders wenn sie dazu selbst Rollenspiele mit den Patientinnen durchführen müssen. Wenn sich Therapeuten im Umgang mit Rollenspielen unwohl fühlen, ist es für sie die beste Lösung, Rollenspiele mit anderen Mitgliedern des therapeutischen Teams zu üben. Häufig widerstrebt Therapeuten das Rollenspiel auch, da sie eine solche Erprobung ihren Patienten nicht aufdrängen wollen. Solche Therapeuten sind sich vielleicht nicht der Vielzahl an Daten bewusst, die zeigen, dass Verhaltenserprobung mit therapeutischem Fortschritt zusammenhängt (z. B. Linehan et al., 1979).

Tabelle 11.2: Checkliste „Vorgehen zum Verstärken von Fertigkeiten"

____ **T setzt Erprobung des Verhaltens ein.**
____ T führt mit P Rollenspiele durch.
____ T leitet P bei der Übung in der Therapiestunde an.
____ T leitet P zur Übung in der Imagination (verdecktes Üben) an.
____ T leitet P zur Übung in vivo an.

____ **T VERSTÄRKT geschicktes Verhalten.**
____ **T gibt P verhaltensspezifische RÜCKMELDUNG.**
____ **T TRAINIERT P.**

Anti-DBT-Interventionen

____ **T bestraft oder ignoriert Verhaltensweisen von P, die einen Fortschritt darstellen, aber T Unbehagen bereiten.**
____ **T.s Rückmeldung bezieht sich mehr auf Motive als auf die Ausführung.**
____ **T vermittelt keine Verbindung zwischen vermuteten Motiven und speziellen Verhaltensweisen.**
T gibt Rückmeldung zu jedem Detail, anstatt sich auf die wichtigen Punkte zu beschränken.

2. Verstärkung der neuen Fertigkeiten

Die Verstärkung des Verhaltens der Patientin durch den Therapeuten ist eines der wirkungsvollsten Mittel, um geschicktes Verhalten bei Borderline- oder suizidalen Patientinnen auszuformen und zu verfestigen. Gewöhnlich leben

diese Patientinnen in einer Umwelt, die Bestrafung über Gebühr einsetzt. Sie erwarten oft negative, bestrafende Rückmeldung von der Welt im Allgemeinen und von ihrem Therapeuten im Speziellen und wenden bei dem Versuch, ihr eigenes Verhalten zu verändern, beinahe ausschließlich sich selbst bestrafende Strategien an. Langfristig kann Verhaltensverstärkung durch den Therapeuten das Selbstbild der Patientin verbessern, die Anwendung geschickten Verhaltens steigern und das Empfinden der Patientin erhöhen, dass sie ihr Leben zum Positiven verändern kann.
Die Techniken, mit deren Hilfe angemessene Verstärkung vermittelt werden kann, wurden ausführlich in Kapitel 10 diskutiert. An dieser Stelle möchte ich jedoch noch einmal darauf hinweisen, dass der Therapeut aufmerksam jedes Verhalten registrieren muss, das eine Verbesserung darstellt, auch wenn dieses Verhalten für den Therapeuten unbequem ist. Wenn man der Patientin beispielsweise interpersonelle Fertigkeiten beibringt, die sie bei den Eltern anwenden soll, diese gleichen Fertigkeiten aber bestraft oder ignoriert, wenn sie sie in einer Therapiestunde anwendet, so ist das therapeutisch nicht sinnvoll. Wenn der Therapeut die Patientin dazu ermutigt, selbst mitzudenken, sie dann aber bestraft oder ignoriert, wenn sie mit ihm nicht einer Meinung ist, so ist das therapeutisch nicht sinnvoll. Wenn der Therapeut betont, dass es keine Katastrophe darstellt, wenn man sich nicht allen Zuständen anpassen kann, und dass Frustration toleriert werden kann, andererseits er aber nicht toleriert, wenn sich die Patientin nicht problemlos in seinen Stundenplan oder seine vorgefassten Vorstellungen einer Borderline-Patientin einfügt, so ist dieses Verhalten therapeutisch nicht sinnvoll.

3. Rückmeldung und Training

Rückmeldung zum Verhalten bedeutet, der Patientin Information über ihre Leistung zu vermitteln. Ich betone, dass die Rückmeldung sich auf die Leistung beziehen sollte und nicht auf die Beweggründe, von denen angenommen wird, dass sie zu der Leistung geführt haben. Einer der negativen Faktoren im Leben vieler Borderline Persönlichkeiten ist, dass ihnen die Umwelt selten Rückmeldung zu ihrem Verhalten gibt, die frei von Interpretationen zu ihren möglichen Beweggründen und Absichten ist. Wenn die angenommenen Beweggründe nicht stimmen, nehmen die Patientinnen die Rückmeldung, die sie zu ihrem Verhalten erhalten, oft mit Vorbehalt auf oder werden von deren Wert abgelenkt. Die Rückmeldung eines Therapeuten sollte verhaltensspezifisch sein; das heißt, der Therapeut sollte der Patientin genau sagen, welches Verhalten die Probleme wahrscheinlich aufrechterhalten wird und welches zu einem Fortschritt führen kann. Der Patientin zu sagen, dass sie manipuliert, ein Kontrollbedürfnis ausdrückt, überreagiert, sich an etwas klammert oder sich ausagiert, ist schlicht und einfach nicht hilfreich, falls nicht auf bestimmte Verhaltensweisen Bezug genommen wird. Dies trifft insbesondere dann zu, wenn der Therapeut ein Problemverhalten korrekt aufgezeigt hat, aber auf die falschen Beweggründe schließt. Viele Auseinandersetzungen zwischen Patientin und Therapeut entstehen aus dieser Ungenauigkeit heraus.

Der Therapeut muss das Verhalten der Patientin genau beobachten (sowohl Verhaltensweisen innerhalb der Therapiestunden wie auch selbstbeschriebenes Verhalten zwischen den Sitzungen) und wählt dann die Reaktionen aus, für die der Patientin eine Rückmeldung gegeben werden sollte. Am Anfang der Therapie, wenn die Patientin nur wenige kompetente Verhaltensweisen zeigt, ist der Therapeut in der Regel gut beraten, seine Rückmeldungen auf eine bestimmte Anzahl von Verhaltenskomponenten zu beschränken. Beispielsweise sollte der Therapeut seine Rückmeldung auf nur eine oder zwei der Reaktionen beschränken, die einer Verbesserung bedürfen, obwohl auch noch andere Defizite kommentiert werden könnten. Rückmeldung auf weitere Reaktionen kann zur Reizüberladung führen und/oder zu einer Entmutigung bezüglich der Geschwindigkeit des Fortschrittes. Das grundlegende Vorgehen sollte die Verhaltensausformung sein (diskutiert in Kap. 10) mit Rückmeldung, Training und Verstärkung, das so angelegt ist, dass es eine schrittweise Annäherung an das Ziel einer effektiven Leistung fördert.

Borderline-Patientinnen wollen oft verzweifelt Rückmeldung zu ihrem Verhalten, sind aber gleichzeitig sehr empfindlich gegen negative Rückmeldung. Die Lösung besteht darin, negative Rückmeldung in positive Rückmeldung einzubetten. Wer die Patientin so behandelt, als sei sie zu zerbrechlich, um negative Rückmeldungen zu verkraften, tut ihr keinen Gefallen. Ein wichtiger Teil der Rückmeldung besteht darin, Information über die Auswirkung des Verhaltens der Patientin auf den Therapeuten zu vermitteln. Dies wird ausführlicher in Kapitel 12 im Zusammenhang mit wechselseitigen Kommunikationsstrategien diskutiert.

Training ist die Kombination von Rückmeldung mit Anweisung. Der Therapeut sagt der Patientin, inwieweit ein Verhalten vom Kriterium des geschickten Verhaltens abweicht und wie es verbessert werden könnte. Trainieren bedeutet also, der Patientin zu sagen, was sie tun soll oder wie sie sich verbessern kann. Die klinische Erfahrung deutet darauf hin, dass die im Training explizit enthaltene „Erlaubnis", sich in einer bestimmten Art und Weise zu verhalten, ausreichen kann, um Veränderungen im Verhalten zu erreichen.

Verfahren zur Fertigkeitengeneralisierung

Die DBT geht nicht davon aus, dass die Fertigkeiten, die in der Therapie erlernt wurden, auf Situationen im tägliche Leben generalisieren. Daher ist es sehr wichtig, dass der Therapeut aktiv den Transfer dieser Fertigkeiten fördert. Einige Vorgehensweisen dazu werden unten diskutiert sowie in Tabelle 11.3 aufgelistet.

Tabelle 11.3: „Checkliste Verfahren zur Generalisierung von Fertigkeiten"

____ **T LEITET die GENERALISIERUNG der Fertigkeiten EIN,**
____ T lehrt verschiedene geschickte Reaktionen für jede Situation,
____ T variiert die Trainingssituationen, in denen P Fertigkeiten übt,
____ T imitiert im Rahmen der therapeutischen Beziehung wichtige Charakteristika interpersoneller Beziehungen von P außerhalb der Therapie,

____ **T BERÄT P zwischen den Sitzungen, um P bei der Anwendung der Fertigkeiten in vivo zu helfen.**
____ T unterstützt P über das Telefon bei der Anwendung von Fertigkeiten in problematischen Situationen.

____ **T gibt P AUDIOKASSETTEN der Therapiestunde zum Abhören zwischen den Sitzungen.**

____ **T gibt P ANWEISUNGEN ZUR VERHALTENSERPROBUNG in vivo.**
____ In der Standard-DBT (mit unterschiedlichen Therapeuten in Einzeltherapie und Fertigkeitstraining) gibt der Einzel-T P spezielle Aufgaben auf, die sie mit dem Therapeuten des Fertigkeitstrainings üben soll; Therapeuten des Fertigkeitstrainings geben P Aufgaben auf, die sie mit dem Einzel-T üben soll.
____ T schneidet seine Anweisungen auf die Bedürfnisse und Fähigkeiten von P zu; T benutzt die Prinzipien des „Formens".

____ T hilft P dabei, eine **UMGEBUNG ZU SCHAFFEN**, die geschicktes Verhalten verstärkt.
____ T lehrt P, wie sie Unterstützung von ihrem natürlichen sozialen Umfeld beziehen kann.
____ T lehrt Fertigkeiten, die zu den natürlichen Kontingenzen in P.s Umwelt passen.
____ T lehrt P Fertigkeiten des Selbstmanagements, insbesondere wie sie die eigene Umwelt strukturieren kann.
____ T äußert sich klar und deutlich darüber, dass P, wenn sich ihr Leben verändern soll, erwünschte Verhaltensweisen selbst verstärken muss oder dafür sorgen muss, dass diese Verstärkung aus ihrem Umfeld erfolgt.
____ In Familien- oder Partnergesprächen stellt T die Notwendigkeit der sozialen Verstärkung und die Verminderung von Bestrafung für angemessene Verhaltensweisen heraus.
____ T baut sein Verstärkerverhalten ab und setzt es nur noch intermittierend ein, so dass T.s Verstärkerverhalten seltener ist als das der Umwelt.

1. Einleiten der Generalisierung

Auf jeder Stufe des Fertigkeitstrainings sollte der Therapeut aktiv zwei Arten des Generalisierens einleiten. Beim ersten Typus, technisch „Reaktionsgeneralisierung" genannt, legt der Therapeut Wert darauf, dass die erlernten Fertigkeiten allgemein anwendbar und anpassungsfähig sind, so dass die Patientin in den meisten Situationen eine Anzahl an Verhaltensoptionen hat, aus denen sie auswählen kann. Bei Anwendung der oben beschriebenen Verfahren sollte der

Therapeut darauf achten, dass er für jede Situation für verschiedene geschickte Verhaltensweisen ein Modell gibt, dazu eine Anleitung gibt, sie verstärkt und sie üben lässt. Wenn beispielsweise geschickte Lösungen für Problemsituationen entwickelt werden, sollte der Therapeut der Patientin eher dabei helfen, sich eine Anzahl verschiedener Reaktionen auszudenken, als abzubrechen, sobald eine geschickte Reaktion von der Patientin hervorgebracht wurde. Ebenso sollten einige unterschiedliche Reaktionen für dieselbe Art von Situation als Modell vorgegeben und verstärkt werden. Beim zweiten Typus, technisch „Stimulusgeneralisierung" genannt, bemüht sich der Therapeut darum, dass die Fertigkeiten, die in einem Umfeld erlernt wurden, auf andere Umfelder generalisieren. Die meisten unten aufgeführten Verfahren zielen darauf ab, diesen Typ von Generalisierung zu fördern. Die Grundidee ist, dass der Therapeut die Patientin dazu bringen sollte, ihre Fertigkeiten in so vielen Situationen wie möglich auszuprobieren. Es ist insbesondere wichtig, dass der Therapeut im Rahmen der therapeutischen Beziehung versucht, wichtige Charakteristika der interpersonellen Beziehungen der Patientin außerhalb der Therapie zu imitieren. Eine Möglichkeit, dies zu tun und dabei in der Beziehung dennoch echt zu bleiben, besteht darin, Ähnlichkeiten zwischen Situationen außerhalb der Therapie und Problemen und Interaktionen innerhalb der Therapie herauszustellen.

2. Beratung zwischen den Sitzungen

Die Patientinnen sollten ermuntert werden. sich zwischen den Therapiestunden Rat zu holen, wenn sie nicht in der Lage sind, neue Fertigkeiten in ihrer natürlichen Umgebung anzuwenden. In der ambulanten Einzeltherapie wird diese Beratung im Allgemeinen über Telefonate mit dem Therapeuten eingeholt. Eine andere Möglichkeit, die von Charles Swenson am Cornell Medical Center/New York Hospital at White Plains entwickelt und in Kapitel 6 diskutiert wurde, besteht darin, einen verhaltenstherapeutisch ausgerichteten Berater mit regelmäßigen Bürozeiten bereitzustellen, dessen Aufgabe es ist, die Patientinnen bei der Anwendung ihrer neuen Fertigkeiten im täglichen Leben zu unterstützen. Bei stationären Aufenthalten und Tageskliniken können die Patientinnen dazu ermutigt werden, sich Unterstützung von Mitgliedern des Personals zu holen, wenn sie Schwierigkeiten haben.

Während dieser Interaktionen können Therapeut und Patientin die Anwendung von Fertigkeiten auf Situationen im „echten" Leben der Patientin diskutieren. Allgemein sollten die Interaktionen in einer problemlösenden Art und Weise durchgeführt werden, wobei der Therapeut darauf achtet, dass er der Patientin dabei hilft, selbst zu effektiven Lösungen oder zu Wegen zur Anwendung der sich entwickelnden Fertigkeiten zu kommen, anstatt einfach eine Lösung anzubieten. Die Versuchung, eine Lösung eher vorzugeben, als sie mit der Patientin zu erarbeiten, ist dann am wahrscheinlichsten, wenn der Therapeut wenig Zeit hat oder von der Patientin in diesem Augenblick nicht gestört werden will. In diesen Fällen sollte der Therapeut die Patientin lieber bitten, nochmals anzurufen oder zu einer passenderen Zeit wiederzukommen. Telefongespräche und andere Strategien für die Konsultation ad hoc werden detaillierter in Kapitel 15 diskutiert.

3. Audiokassetten zur Wiederholung

Alle psychotherapeutischen Sitzungen sollten zur Bewertung und zu Supervisionszwecken auf Audiokassette aufgenommen werden. Eine weitere Audiokassette jeder Therapiestunde kann für die Patientin bereitgehalten werden; die Kassette kann dann im Ganzen von der Patientin zwischen den Sitzungen abgehört werden. Es gibt verschiedene Gründe für die Strategie, Audiokassetten abzuhören. Erstens sind Patientinnen wegen der hohen emotionalen Erregung während der Therapiestunden, wegen mit Angst oder Depression einhergehenden Konzentrationsschwierigkeiten oder wegen dissoziativer Reaktionen häufig nicht in der Lage, alles in der Sitzung Besprochene aufzunehmen. Das Abhören der Kassette ermöglicht es der Patientin, mehr von dem in der Therapiestunde angebotenen Material im Gedächtnis zu speichern. Zum Zweiten kann das Abhören der Kassette der Patientin wichtige Einsichten über das eigene Verhalten, über die Reaktionen des Therapeuten sowie die Interaktion zwischen beiden verhelfen. Solche Einblicke helfen der Patientin oft, die eigenen interpersonellen Verhaltensmuster wie auch die interpersonelle Beziehung zwischen Patientin und Therapeut zu verstehen und zu verbessern. Drittens kann das Abhören der Sitzung zu Hause der Patientin dabei helfen, dieses Material in ihre natürliche Umgebung zu integrieren und anzuwenden. Im Grunde lernt sie bestimmte Therapieelemente noch einmal, indem sie sie außerhalb der Therapiestunde anwendet. Schließlich berichten viele Patientinnen, dass es sehr hilfreich sein kann, die Bänder abzuhören, wenn sie sich zwischen den Therapiesitzungen gefühlsmäßig überwältigt fühlen, in Panik geraten oder sich als den Lebensanforderungen nicht gewachsen erleben.

Bereits das Abhören einer Kassette an sich hat einen ähnlichen Effekt wie eine zusätzliche Sitzung mit dem Therapeuten. Daher sollte die Benutzung von Audiokassetten unterstützt werden.

Dabei kann es zu verschiedenen Problemen kommen. Ein Problem kann sein, dass sich die Patientin keinen Kassettenrecorder oder Audiokassetten leisten kann. Wenn das tatsächlich der Fall ist (dies kommt recht häufig vor), sollte der Therapeut ihr zu Beginn der Therapie mehrere Leerkassetten und einen Kassettenrecorder ausleihen. Das Problem, wo sie Geld für einen Kassettenrecorder herbekommen könnte oder wie jemand gefunden werden kann, von dem ein Gerät ausgeliehen werden kann, sollte Fokus einer Problemlösesitzung sein. Wenn keine andere Lösung gefunden werden kann, sollte es der Patientin möglich gemacht werden, die Bänder in der Therapeutenpraxis abzuhören. Manchmal kann es sein, dass die Patientin vergisst, eine Kassette in die Therapiestunde mitzubringen. Da das Abhören ein integraler Bestandteil der Therapie ist, sollte solche Vergesslichkeit analysiert und als therapiegefährdendes Verhalten behandelt werden. Schließlich gibt manche Patientin an, sie sei nicht in der Lage, sich die Sitzungen anzuhören, in der Regel, weil es ihr äußerst unangenehm ist, sich selbst zuzuhören. In diesem Fall kann der Therapeut darlegen, dass es den meisten Patientinnen zu Beginn schwerfällt, sich diese Bänder anzuhören, mit der Zeit das Abhören aber nicht nur leichter wird, sondern in der Regel ziemlich hilfreich ist. Wie auch immer, das Abhören der Bänder sollte in der Therapiesitzung kein Grund für ein gegenseitiges Kräftemessen sein. Für den Fall, dass eine Patientin es kategorisch ablehnt, Kassetten abzuhören, sollte ihr Wunsch respektiert werden. Dieser Punkt sollte gelegentlich in der Behandlung wieder angesprochen werden, um zu sehen, ob die Patientin dazu überredet werden kann, ihre Meinung zu ändern.

4. Aufgaben zur Verhaltenserprobung in vivo

Wöchentliche verhaltensbezogene Aufgaben sind ein wichtiger Teil der strukturierten Fertigkeitstrainings-Module und der wichtigste Weg, um eine Generalisierung der Fertigkeiten im täglichen Leben sicherzustellen. Daher ist es wichtig, dass sowohl der Fertigkeitstrainer wie auch der Einzeltherapeut die gemachten Anweisungen unterstützen, die Patientin fragen, wie sie damit zurechtkommt, und ihr dabei helfen, Hindernisse bei der Umsetzung der aufgegebenen Übungen zu überwinden. Im strukturierten Fertigkeitstraining, insbesondere wenn es in Gruppen vermittelt wird, ist oft nicht ausreichend Zeit, um sich mit individuellen Problemen zu beschäftigen. Häufig widerstrebt es den Patientinnen, ihre Schwierigkeiten in der Praxis zuzugeben oder zu diskutieren. Die „Standard"-DBT verbindet Fertigkeitstraining mit Einzelpsychotherapie. Der Einzeltherapeut muss die Patientin dabei unterstützen, die erlernten Fertigkeiten auf die Schwierigkeiten anzuwenden, wegen derer sie um Hilfe bittet. Selbstverständlich muss der Therapeut immer wissen, was die Patientin gerade im strukturierten Fertigkeitstraining lernt.

Hausaufgaben werden im Rahmen des strukturierten Fertigkeits-Trainings auf die speziellen Fertigkeiten abgestimmt, die gerade vermittelt werden. Der Einzeltherapeut möchte dagegen vielleicht einige der Hausaufgaben und dazugehörigen Arbeitsblätter während der gesamten Therapie oder nach Bedarf einsetzen. In der Einzeltherapie können Hausaugaben genau auf die individuellen Bedürfnisse zugeschnitten werden. Beispielsweise beschäftigt sich ein Arbeitsblatt mit dem Identifizieren und Benennen von Gefühlen und hilft der Patientin dabei, sich Schritt für Schritt über ihre Gefühle klar zu werden. Der Einzeltherapeut kann der Patientin vorschlagen, dass sie dieses Arbeitsblatt immer dann benutzt, wenn sie sich von ihren Emotionen verwirrt oder überwältigt fühlt. Das begleitende Manual enthält für jede Fertigkeit der DBT eine große Anzahl an Arbeitsblättern für zu Hause. Es spricht selbstverständlich nichts dagegen, wenn der Einzeltherapeut diese Arbeitsblätter nach seinen Vorlieben und Bedürfnissen oder denen der Patientin überarbeiten möchte.

Beim Entwerfen von Aufgaben die Strategie der Beratung der Patientin anwenden. In der Standard DBT beklagen sich die Patientinnen häufig bei einem Therapeuten des Behandlungsprogramms über einen anderen Therapeuten. Solche Klagen kommen auch oft in der Ambulanz, Tagesklinik und unter stationären Bedingungen vor. Die Probleme mit einem anderen Therapeuten im Behandlungsprogramm bieten Patientin und Therapeut eine günstige Gelegenheit, an verschiedenen Fertigkeiten zu arbeiten, die dann mit dem anderen Therapeuten erprobt werden können.

Beispielsweise (was häufig in meinem Programm der Fall ist) beklagt sich eine Patientin im strukturierten Fertigkeitstraining möglicherweise beim Einzeltherapeuten darüber, dass der Therapeut des Fertigkeitstrainings unvernünftige Forderungen stellt oder irgendeinen anderen Fehler macht. Der Einzeltherapeut sollte reagieren, indem er der Patientin dabei hilft, die Situation zu analysieren und zu bestimmen, welche Sequenzen an Fertigkeiten die angemessensten oder hilfreichsten sein könnten, um diese dann mit dem anderen Therapeuten zu üben. Die Patientin könnte ihre interpersonellen Fertigkeiten einsetzen, um den Fertigkeitstrainer dazu zu bewegen, sein Verhalten zu ändern. Oder es könnte eine Gelegenheit sein, das Aushalten von Belastungen zu üben - und dabei sowohl die Situation im Fertigkeitstraining als auch die eigenen Gefühle, so wie sie sind, anzunehmen. Oder für den Fall, dass die Gefühle ganz besonders intensiv oder schmerzlich sind, kann dies für die Patientin eine Gelegenheit sein, zu üben, wie sie ihre emotionale Reaktion auf diese Art zwischenmenschlicher Schwierigkeiten modulieren oder verändern kann. Während der ganzen Zeit sollte der Einzeltherapeut sein besonderes Augenmerk darauf richten, der Patientin zu helfen, in der jeweiligen Situation vor allem ihre Bewusstheitsfertigkeiten zu üben. In der nächsten Therapiestunde können Patientin und Therapeut dann überprüfen, wie erfolgreich das Üben der Fertigkeiten war. Genauso häufig kommt es in meinem Programm vor, dass die Beschwerden in die andere Richtung gehen: Patientinnen beschweren sich während des Fertigkeitstrainings über ihren Einzeltherapeuten. Der Fertigkeitstrainer kann dieser Patientin dann dabei helfen herauszufinden, welche neuen Fertigkeiten sie mit dem Einzeltherapeuten üben kann.

Bei suizidalen Patientinnen kann es nützlich sein, ihnen zu helfen, neue Fertigkeiten mit therapeutischem Personal in stationären Settings und in Notfalleinrichtungen zu üben, insbesondere über suizidales Verhalten zu sprechen. Zum Beispiel kann die Patientin interpersonelle Fertigkeiten üben, um in ein Krankenhaus zu kommen, um aus einem Krankenhaus herauszukommen, mehr (oder weniger) Aufmerksamkeit des Personals zu erhalten, die Sorgen des Notaufnahmepersonals zu vermindern, unfreiwillige Einweisungen zu verhindern usw. Fertigkeiten zur Toleranz von Kummer und Regulierung von Gefühlen können dann geübt werden, wenn Regeln willkürlich, Einschränkungen übertrieben und Forderungen übertrieben sind. Es ist so wichtig, den Patientinnen in der DBT beizubringen, ihre Verhaltensfertigkeiten am übrigen therapeutischen Personal anzuwenden, dass dem ein ganzes Set von Verhaltensstrategien gewidmet ist – die „Strategien der Beratung der Patientin“ (beschrieben in Kap. 13).

Einsatz von dialektischen Strategien und Verhaltensausformung beim Stellen von Hausaufgaben. Aus Sicht der DBT kann jede schwierige Situation in vivo oder in der Therapie als eine Gelegenheit angesehen werden, um Verhaltensfertigkeiten zu üben. Die Einstellung in dieser Weise zu verändern (statt eines Problems eine günstige Gelegenheit zu sehen) ist ein Beispiel für die dialektische Strategie, „aus Zitronen Limonade machen“, die in Kapitel 7 beschrieben ist. Die übergeordnete dialektische Spannung besteht hier für gewöhnlich zwischen dem Wunsch, dass die Patientin neue Fertigkeiten in schwierigen Situationen erprobt, und andererseits dem Wunsch, dass die Patientin Erfolgserlebnisse hat, so dass neue Fertigkeiten positiv verstärkt werden. Gleichermaßen entscheidend beim Planen der Hausaufgaben sind die Prinzipien der Verhaltensausformung (siehe Kap. 10), die vom Therapeut mit Nachdruck empfohlen werden müssen. Patientinnen, die nur in sehr sicheren Situationen üben wollen, sollten angespornt werden, und Patienten, die an Situationen weit über dem Niveau ihrer Fähigkeiten üben wollen, sollten eher zurückgehalten werden.

5. Veränderungen der Umgebung

Wie ich bereits diskutiert habe, tendieren Borderline-Persönlichkeiten zu einem passiven Veränderungsverhalten. Stellen wir uns ein Kontinuum vor, an dessen einem Ende eine interne Steuerung und an dessen anderem Ende eine externale Steuerung durch die Umwelt stehen, so befinden sich Borderline-Patientinnen näher am externalen Pol. Viele Therapeuten scheinen zu glauben, dass der Selbststeuerungs-Pol dieses Kontinuums an sich besser oder reifer ist, und wenden viel Zeit dafür auf, der Patientin Selbststeuerung beizubringen. Obwohl die DBT nicht das Gegenteil vorschlägt - dass eine Steuerung durch die Umwelt vorzuziehen ist –, geht sie jedoch davon aus, dass es langfristig leichter und günstiger ist, auf den Stärken der Patientin aufzubauen. Sind Fertigkeiten also einmal aufgebaut, sollte der Therapeut der Patientin beibringen, wie sie die Tendenz des natürlichen Umfeldes, geschicktes mehr als ungeschicktes Verhalten zu verstärken, maximieren kann. Das kann beinhalten, dass der Patientin beigebracht wird, wie sie Struktur schaffen kann, wie sie Verpflichtungen nicht nur im Privaten, sondern auch anderen gegenüber eingehen kann, wie sie zu Gemeinschaften oder Lebensweisen finden kann, die ihre neuen Verhaltensweisen unterstützen, und wie sie andere zu einer Verstärkung für geschicktes anstelle von ungeschicktem Verhalten bewegen kann. Das heißt nicht, dass der Patientin keine Fertigkeiten zur Selbststeuerung beigebracht werden sollten; die vermittelten Fertigkeiten der Selbststeuerung sollten jedoch auf die Stärken der Patientin abgestimmt sein. Schriftliche Selbstbeobachtung mithilfe eines vorbereiteten Tagebuchblattes beispielsweise sind dem Versuch vorzuziehen, täglich das eigene Verhalten zu beobachten und eine geistige Notiz davon zu machen. Es ist besser, Alkohol gar nicht im Hause zu haben, als eine Selbstgesprächsstrategie einzusetzen, mit der verhindert werden soll, die Flasche aus dem Schrank zu holen.

Ein letzter Punkt muss hier noch angesprochen werden. Manchmal können die Patientinnen ihre neu erlernten Fertigkeiten nicht generalisieren, da sie selbst ihr Verhalten in der realen Welt bestrafen. Der Grund besteht meist darin, dass ihre eigenen Erwartungen bezüglich ihres Verhaltens so hoch gesteckt sind, dass sie einfach nie das Kriterium für eine Verstärkung erreichen. Dieses Verhaltensmuster muss sich ändern, wenn eine Generalisierung und Fortschritte erreicht werden sollen. Probleme mit Selbstverstärkung und Selbstbestrafung wurden ausführlicher in Kapitel 8 und 10 diskutiert. Hier sollten ebenso Strategien zur Validierung des Verhaltens eingesetzt werden, die diesen Problemen entgegenwirken.

Familien- und Paartherapiestunden. Eine Möglichkeit, eine maximale Generalisierung des Verhaltens zu erreichen, besteht darin, Mitglieder des sozialen Umfeldes der Patientin zur Therapiestunde kommen zu lassen. Für gewöhnlich sind dies Familienmitglieder der Patientin oder ihr Ehemann oder Partner. Familien- und Paartherapiestunden fördern Generalisierung auf verschiedene Art. Fertigkeiten, die mit dem Therapeuten erlernt und geübt wurden, können mit wichtigen anderen Personen geübt werden. Diese Sitzungen erlauben es dem Therapeuten auch, mit der Patientin gemeinsam ganz genau zu beobachten, wo die Schwierigkeiten liegen; manchmal erkennen beide Seiten, dass die bisher vermittelten Fertigkeiten nicht ausreichend sind und dass neue Fertigkeiten entwickelt werden müssen. Diese Sitzungen bieten auch die Gelegenheit, Familie, Ehemann oder Partner anzuweisen, dass geschicktes Verhalten im Gegensatz zu ungeschicktem Verhalten zu verstärken. Oft generalisieren neue Fertigkeiten nicht, da sie von der natürlichen Umgebung eher bestraft als belohnt werden. Ein typisches Problem stellen Selbstbehauptungsfertigkeiten dar, insbesondere wenn das momentane soziale Umfeld keine Zeit, Energie oder Lust hat, auf die Bedürfnisse der Betroffenen einzugehen.

Grundlagen des Ausblendens. Zu Beginn des Fertigkeitstrainings gibt der Therapeut ein Modell vor, weist an, verstärkt, gibt Rückmeldung und trainiert die Patientin beim Einsatz der Fertigkeiten, sowohl in der Therapiesitzung wie auch in der natürlichen Umgebung. Wenn geschicktes Verhalten in der alltäglichen Umgebung vom Therapeuten unabhängig werden soll, muss der Therapeut dieses Vorgehen nach und nach ausblenden, insbesondere Anweisungen und Verstärkung. Das Ziel hierbei ist es, die Vorgehensweisen des Fertigkeitstrainings nur noch intermittierend einzusetzen, so dass der Therapeut seltener Anweisungen und Trainings anbietet, als die Patientin sich selbst geben kann, und weniger Modellvorgaben, Rückmeldung und Verstärkerverhalten vermittelt, als die Patientin von ihrer natürlichen Umgebung erhält.

Expositionstechniken

Auf Exposition basierende Vorgehensweisen wurden ursprünglich entwickelt, um unerwünschte, problematische Ängste und angstbezogene Emotionen zu vermindern. In der DBT werden diese Vorgehensweisen erweitert und etwas abgeändert, um andere Gefühle, einschließlich Schuld, Scham und Ärger, zu behandeln. Vier Bedingungen, die bei Borderline-Persönlichkeiten vorherrschen, deuten darauf hin, dass in jeder Therapie für diese Personen diese schmerzlichen Emotionen direkt bearbeitet werden müssen. Erstens sind Ängste, Furcht, Panik, Scham, Schuld, Traurigkeit und Ärger für viele Patientinnen momentan das Hauptproblem. Der funktionelle Wert vieler dysfunktionaler Verhaltensmuster von Borderline-Patientinnen besteht darin, dass sie diese Gefühle effektiv reduzieren. Zweitens, obwohl Borderline-Persönlichkeiten oft viele der Verhaltensfertigkeiten besitzen, die sie in einer bestimmten Situation benötigen, wird ihre Fähigkeit, diese Fertigkeiten einzusetzen, oft durch antizipatorische Angst-, Scham- oder Schuldgefühle gehemmt oder von exzessiver Wut oder Trauer behindert. Drittens haben viele Borderline-Patientinnen so große Angst davor, Gefühle zu erleben und auszudrücken, dass sie oft nicht in der Lage sind, emotionsgeladene Themen in der Therapie anzusprechen, mit anderen Worten, sie haben eine Gefühlsphobie. Aufgrund traumatischer Erlebnisse der Vergangenheit (einschließlich sexuellen Missbrauchs in der Kindheit) leiden viertens viele Borderline-Persönlichkeiten an ungelösten, sich aufdrängenden emotionalen Reaktionen in Bezug auf diese Belastung. Einige Borderline-Verhaltensmuster können in direktem Bezug zu diesen laufenden emotionalen Reaktionen stehen. In der DBT sind Expositions-Techniken im weitesten Sinn eine wichtige Komponente bei der Behandlung dieser Schwierigkeiten.

Es steht außer Frage, dass unverstärkte Exposition mit angstbesetzten Objekten effektiv bei der Behandlung von Angststörungen ist. Exposition mit angstbesetzten Situationen ist wichtig bei der Behandlung von dysfunktionalen Ängsten, Panik, Phobien, posttraumatischen Stressreaktionen, Agoraphobie, zwanghaftem Denken, Zwangshandlungen und unspezifischer Angst (Barlow, 1988). Expositionsstrategien wurden üblicherweise jedoch nicht bei Gefühlen wie Scham, Schuld und Ärger angewandt. In der DBT kommen abgewandelte Formen von Expositionstechniken zum Einsatz, um diese Emotionen ebenso wie angstbezogene Gefühle zu vermindern. Die in der DBT verwendeten Vorgehensweisen beinhalten im Einzelnen unverstärkte Exposition mit Ereignissen, die Angst, Trauer, Schuld, Scham oder Ärger hervorrufen, sowie die gleichzeitige Blockierung oder Umkehrung automatischer, dysfunktionaler emotionaler Handlungs- und Ausdruckstendenzen. Sowohl eine Exposition als auch ein verändertes Verhalten werden gefördert.

Expositionstechniken werden in der DBT in gewisser Weise informell angewandt. Das heißt, es gibt kein formales Modul, in dem ganze Sitzungen oder Serien von Therapiestunden darauf ausgerichtet sind, diese Vorgehensweisen explizit anzuwenden. Eine Ausnahme stellt die Behandlung posttraumatischer Stressreaktionen in der zweiten Phase der Therapie dar. Insbesondere im Falle sexuellen Missbrauchs besteht die Methode der Wahl darin, Expositionstechniken gezielt einzusetzen. Alternativ kann jedes ausgereifte Therapie-Modul, insbesondere eines, das für Opfer sexuellen Missbrauches entwickelt wurde, entweder im Anschluss oder gleichzeitig angewendet werden. Trotz der informellen Anwendung der Exposition in der DBT zieht sich dieser Prozess dennoch durch die gesamte Therapie. Viele der Strategien, die ich bereits früher diskutiert habe, können neu betrachtet werden im Sinne ihrer Tendenz, die Patientin emotional konditionierten Reizen auszusetzen und emotionale Handlungstendenzen zu blockieren. Die Schlüsselschritte der Exposition lauten wie folgt: (1) Es werden Reize dargeboten, die der Problemsituation entsprechen und die eine konditionierte affektive Reaktion hervorrufen; (2) die affektive Reaktion wird nicht verstärkt; (3) dysfunktionale Bewältigungsstrategien, wie Fluchtreaktionen und andere Handlungstendenzen, werden blockiert; (4) das Kontrollempfinden der Person über die Situation oder sich selbst wird erhöht; (5) die Exposition dauert lange genug (oder tritt häufig genug auf), um wirksam zu sein.

Informieren und Einlassen auf die Exposition: Übersicht über die Aufgaben

Der alte Ratschlag „Wenn du vom Pferd fällst, steig wieder auf“ ist ein Beispiel von Exposition zur Behandlung von Angst. Die meisten Patienten werden dies oder etwas Ähnliches bereits gehört haben. Bei dem Informieren einer Patientin über die Exposition muss der Therapeut die Effektivität dieses Ratschlages betonen. Das heißt, der Therapeut muss die Patientin davon überzeugen, dass es auf lange Sicht gesehen hilfreich sein wird, wenn sie genau das Gegenteil von dem tut, was ihr Gefühl ihr zu tun rät. Für gewöhnlich wird die Patientin dem prinzipiell zustimmen, jedoch die Relevanz hinsichtlich der eigenen Probleme nicht erkennen. Die Aufgabe des Therapeuten ist es, diese Relevanz aufzuzeigen. Dialektische Strategien, wie Geschichten erzählen oder anderweitiger Einsatz von Metaphern, kann hier recht hilfreich sein.

Noch einmal, Borderline-Patientinnen haben so große Angst vor Gefühlen, insbesondere vor negativen, dass sie diese zu vermeiden suchen, indem sie das Erleben der Emotionen blockieren. Das heißt, sie vermeiden emotionale Auslösereize und hemmen das Erleben von Emotionen; dadurch haben sie keine Gelegenheit zu lernen, dass nicht behinderte Emotionen kommen und auch wieder gehen. Die Aufgabe des Therapeuten ist es, solche Patientinnen davon zu überzeugen, dass Gefühle wie Wellen sind, die vom Meer an den Strand schlagen. Ohne störende Einflüsse kommt das Wasser heran und geht auch wieder. Die gefühlsphobische Patientin versucht, die Wellen davon abzuhalten hereinzukommen, indem sie eine Mauer aufbaut, aber anstatt das Wasser draußen zu halten, hält die Mauer das Wasser in Wirklichkeit innerhalb der Mauer gefangen. Die Lösung besteht darin, die Mauer einzureißen.

Bei den meisten Schritten der Exposition ist die Mitarbeit der Patientin von entscheidender Bedeutung. Eine Patientin kann die Exposition blockieren durch Dissoziation, Depersonalisierung, Ablenkung mit anderen Gedanken und Vorstellungen, Verlassen der Situation, Abschweifen vom Thema; kurz, sie kann Augen und Ohren einfach verschließen. Strategien zum Informieren und Einlassen sind daher von entscheidender Bedeutung. Insbesondere ist es hilfreich, die Patientin darüber aufzuklären, dass sehr kurze Expositionen mehr schaden als nutzen. Das heißt, wenn die Patientin die Exposition sehr schnell abbricht, wird sie sich möglicherweise nicht besser, sondern eher schlechter fühlen. Es ist sehr wichtig, die enorme Schwierigkeit anzuerkennen, die eine Exposition mit schmerzlichen und bedrohlichen Reizen bedeutet und dies mit der „Fuß in der Tür“-Strategie (Kap. 9) zu kombinieren.

Hat eine Patientin das Rational der Expositionstechnik erst einmal verstanden, ist dies häufig der Schlüssel, um ihre Zustimmung und Mitarbeit zu gewinnen. Eine Übersicht über Forschungsergebnisse und die persönlichen klinischen Erfahrungen des Therapeuten können ebenso hilfreich sein, wie klar und deutlich zu erklären, wie Gefühle funktionieren und wie sich Gefühle verändern. Wie bei den Lerntheorien und dem Kontingenzmanagement muss der Therapeut auch in etwa über den Forschungsstand auf dem Gebiet der Emotionen informiert sein, um Expositionstechniken angemessen anwenden und sie der Patientin erklären zu können. Hierzu gibt es eine Anzahl exzellenter Bücher, beispielsweise von Barlow (1988) sowie Greenberg und Safran (1987). Es sind einige konkurrierende Theorien bezüglich emotionaler Veränderungen vorgeschlagen worden. In Abhängigkeit vom Grad des Widerstandes der Patientin gegen die Exposition und ihrer intellektuellen Fähigkeiten können diese diskutiert werden, während sich die Patientin mit der Exposition vertraut macht. Die Effektivität einer auf Exposition basierenden Behandlung wurde Prozessen der Extinktion, der Habituation und der biologischen Abhärtung zugeschrieben (siehe Barlow, 1988, zum Überblick). Theoretiker auf dem Gebiet der Informationsverarbeitung schlugen vor, dass eine Veränderung das Resultat emotionaler Verarbeitung ist, die zur Integration neuer, korrigierender Information führt, die mit bestehenden bedrohungsbezogenen Denkstrukturen nicht vereinbar ist (Foa und Kozak, 1986). Die zugrunde liegende Idee dabei ist, dass erlernte oder konditionierte Angstreaktionen verlernt oder dekonditioniert werden können. Barlow (1988) und andere (z. B. Izard, 1977) schlugen unter Bezug auf aktuelle Theorien und Forschungserkenntnisse über Emotionen demgegenüber vor, dass die Effektivität dieser Vorgehensweise der Tatsache zugeschrieben werden muss, dass Expositionstechniken die mit Emotionen verbundenen Handlungstendenzen verhindern. Beispielsweise wird bei allen Verfahren, die auf angstbezogene Probleme abzielen, die vom Gefühl angetriebene Fluchtreaktion und Vermeidung konsequent blockiert. Das heißt, die mit der Angst assoziierte Handlungstendenz (Flucht) wird verhindert. Um mit Barlow zu sprechen, bei Expositionstechniken „handelt sich" die Person in neue Gefühle hinein.

Abgesehen davon, dass bei der Angstbehandlung eine vorzeitige Flucht unterbunden wird, zielen Standardverfahren bei der Exposition in der Regel nicht darauf ab, das emotionale Verhalten während der Exposition mit gefühlsauslösenden Situationen zu verändern. In der DBT wird dieser Schwerpunkt hinzugefügt, und es ist sehr wichtig, der Patientin eine klare und überzeugende theoretische Grundlage dafür zu vermitteln. Viele Patientinnen glauben, es sei nicht richtig, ein anderes Gefühl auszudrücken, als das, was sie gerade empfinden. Tatsächlich wurde ja im entwertenden Umfeld der Patientin so großer Wert auf das Verstecken und „Maskieren" von negativen Gefühlen gelegt, dass eine Patientin die Aufforderung des Therapeuten, ihr emotionales Verhalten zu verändern, mit großer Wahrscheinlichkeit als erneute Entwertung empfindet. Der Therapeut sollte daher verschiedene Punkte beachten, wenn er der Patientin dieses Thema erläutert.

Es ist wichtig, das „Maskieren von Emotionen" von der „Veränderung des emotionalen Ausdrucks" zu unterscheiden. Maskieren bezieht in der Regel die Anspannung der Gesichtsmuskulatur mit ein. Der Ausdruck eines gegenteiligen Gefühls, wie z. B. Ruhe im Gegensatz zu Angst oder Zufriedenheit im Gegensatz zu Schuld oder Scham, erfordert die Entspannung der gleichen Muskeln. Maskieren und Anspannen sind der Entspannung entgegengesetzt; so fühlt es sich bespielsweise ganz anders an, wenn man grinst, um Ärger zu verbergen, als wenn man lächelt, um Freude auszudrücken. Es kann sehr effektiv sein, die Patientin verschiedene Gesichtsausdrücke ausprobieren zu lassen.

Die Idee hinter der Veränderung des Ausdrucks von Gesicht und Körperhaltung ist, dass die Muskeln, insbesondere die Gesichtsmuskulatur, Botschaften darüber, was jemand empfindet, zum Gehirn senden. Diese Botschaften wiederum verstärken und erhalten das ursprüngliche Gefühl. Bei der Exposition in der DBT ist die Idee, zu versuchen, Gesicht und Körper dazu zu bringen, dass sie andere Botschaften an das Gehirn senden – beispielsweise dass eine angstbesetzte Situation keine Angst macht. Eine Maske aufsetzen im Gegensatz zum Entspannen sendet die Botschaft: „Das macht mir Angst, und ich kann es nicht zeigen." Analog dazu senden auch Handlungen Botschaften über Gefühle zum Gehirn. Verändert man eine Handlung, verändert das die Botschaft. Die Fachliteratur deutet darauf hin, dass die Veränderung der Botschaft Dauer und Intensität des Gefühls verändern kann. Unterdrückung emotionalen Ausdrucks, Modulierung (Verminderung oder Verstärkung) von Intensität und Dauer des Ausdrucks und Simulierung des emotionalen Ausdrucks können eingesetzt werden, um echte Gefühle zu regulieren oder sogar zu aktivieren (Duncan und Laird, 1977; Laird, 1974; Laird, Wagener, Halal und Szegda, 1982; Rhodewalt und Comer, 1979; Zuckerman, Klorman, Larrance und Spiegel, 1981; Lanzette, Cartwright-Smith und Kleck, 1976; Lanzetta und Orr, 1980). Demnach ist die Modulierung des emotionalen Ausdrucks eine Methode emotionaler Regulation und Kontrolle. Diese Literaturangaben können mit der Patientin zusammen durchgegangen werden.

Die Veränderung von Emotions- und Handlungstendenzen sollte der Patientin als eine Taktik präsentiert werden, mit der sie jene Gefühle verändern kann, die sie selbst verändern möchte. Diese Taktik wird also eingesetzt, um unerwünschte, dysfunktionale aversive Gefühle in den auslösenden Situationen zu vermindern. Sie wird nicht eingesetzt, um alle aversiven Emotionen zu reduzieren; tatsächlich ist es einer der wichtigsten Grundpfeiler der DBT, dass eher die Unfähigkeit, aversive Gefühle tolerieren zu können, als die aversiven Emotionen selbst die Ursache für viele Verhaltensmuster von Borderline Persönlichkeiten ist. Daher ist es oft eher Ziel der DBT, Emotionen tolerieren zu lernen als sie zu verändern. Ebenso sind Expositionstechniken nicht darauf ausgerichtet, emotionalen Ausdruck per se zu verändern. Im Gegenteil, ein Hauptschwerpunkt der DBT liegt darauf, die Angst zu reduzieren, die mit normalem emotionalem Ausdruck verbunden ist. Spezielle Expositionstechniken werden unten diskutiert und in Tabelle 11.4 aufgelistet.

1. Vermitteln von unverstärkter Exposition

Als Erstes ist es notwendig, dass die Patientin den Auslösereizen für aversive Emotionen so ausgesetzt wird, dass das Gefühl, das Therapeut und Patientin zu vermindern suchen, nicht rekonditioniert wird. Das bedeutet, die Person sollte die Bedingungen, die die aversive emotionale Reaktion überhaupt erst hervorriefen, nicht noch einmal erleben. Um es eleganter auszudrücken, die Expositionssituation darf die Angstreaktion nicht verstärken. Und um mit Foa und Kozak zu sprechen (1986), die Situation bei der Exposition muss korrigierende Information enthalten.

Kriterien für Nicht-Verstärkung

Im Fall von angstbezogenen Emotionen sollte die Person Situationen, die momentan Angst- oder Furchtreaktionen hervorrufen, in einer Art und Weise ausgesetzt werden, dass neue Information aufgenommen und verarbeitet werden. Die Situation muss neue Informationen über die bedrohlichen Qualitäten der Situation vermitteln. Als Beispiel kann ein Student dienen, der in fünf Examen durchgefallen ist und Prüfungsangst entwickelt hat. Macht er ein weiteres Examen, das von erneutem Misserfolg begleitet ist, wird die Prüfungsangst sicherlich nicht abnehmen. Obwohl die Situation stimmt und Angst hervorruft, gibt es keine korrigierende Information; genaugenommen wird die Angst, die mit Prüfungen assoziert ist, noch verstärkt. Wenn jemand Angst hat, vollkommen die Kontrolle zu verlieren, sobald ein Gefühl entsteht (z. B. Angst, in Ohnmacht zu fallen), und dies tatsächlich passiert, dann hat die Exposition die Angst verstärkt, anstatt sie zu verringern. Ein wichtiger Punkt, den man im Kopf behalten sollte, ist, dass Expositionstechniken zur Behandlung aversiver Gefühle wie Angst nur dann angebracht sind, wenn die emotionale Reaktion eine Überreaktion auf die momentanen Umstände darstellt – im Fall von Angst muss die Angst in Anbetracht der tatsächlichen Bedrohung übermäßig sein.

Die Voraussetzung, dass eine Exposition unverstärkt sein sollte, bedeutet im Falle von Schuldgefühlen, dass hier Expositionstechniken nur dann eingesetzt werden sollten, wenn die Schuldgefühle unbegründet sind. Schuld kann entweder durch starke Glaubenssätze oder Moralkodizes einer Person oder durch das soziale Umfeld unterstützt werden. Mit „unbegründeter Schuld“ meine ich, dass die Person in einem ruhigeren Moment – sozusagen unter Einsatz des „wissenden Zustandes“ – selbst nicht glaubt, dass die zur Debatte stehenden Handlungen falsch oder unmoralisch sind.

Das heißt, die Schuld wird nicht durch ihre eigenen Überzeugungen oder ihren Moralkodex unterstützt. Die Patientin wird während der erneuten Exposition auch nicht mit ernst zu nehmender sozialer Ablehnung oder persönlichen moralischen Vorwürfen konfrontiert; sie erhält also keine neuen Informationen, die ihre Moralvorstellung von der Akzeptanz hin zur Ablehnung verändern würde. Daher sollten Expositionsbehandlungen mit Situationen, die mit sexuellem Missbrauch in der Kindheit assoziiert werden, in Anwesenheit eines empatischen Therapeuten das konditionierte Schuldgefühl vermindern. Die Exposition mit Situationen, in denen sich die Betroffene nach ihrer festen Überzeugung falsch verhalten hat (z. B. Stehlen, Betrügen oder Lügen, einen Freund verletzen), kann, insbesondere wenn die Tat nicht wieder gutgemacht wurde, die Schuld eher verstärken als sie vermindern. Eine Person, die sich schuldig fühlt, wenn sie sich für ihre Rechte einsetzt, wird sich wahrscheinlich noch mehr schuldig fühlen, wenn ihr jedes Mal gesagt wird, dass sie selbstsüchtig oder überkontrollierend ist, wenn sie ihre Selbstbehauptungs-Fertigkeiten einsetzt.

Scham ist ein besonders quälendes und schwieriges Gefühl, vor allem da es unter Borderline-Persönlichkeiten so weitverbreitet ist und da Scham schon wegen ihrer Beschaffenheit den freien Fluss der therapeutischen Arbeit behindert.

Das interpersonelle Ereignis, das Scham verstärkt, ist öffentlicher Tadel oder Demütigung. Scham kann in der therapeutischen Arbeit mit Borderline-Persönlichkeiten zu verschiedenen Schwierigkeiten führen: zum einen, dass sie oft in einer Art und Weise ausgedrückt wird, die der Therapeut nicht verstehen kann; zum anderen versucht die Patientin häufig, die Schamgefühle zu verbergen. So kommt es, dass der Therapeut oft gar nicht weiß, dass ein Problem mit Scham existiert. Die interpersonellen Ereignisse, durch die Scham verstärkt wird, sind Ächtung, Zurückweisung und der Verlust des Respektes der anderen. Wenn eine Patientin also von etwas berichtet, über das sie sich schämt, ist es ganz besonders wichtig, dass der Therapeut mit Wertschätzung statt Ächtung, mit Annehmen statt Zurückweisen reagiert. Insbesondere sollte dem Therapeuten die Tatsache bewusst sein, dass das Preisgeben beschämender Ereignisse selbstbeschämend ist. Der Therapeut muss also sehr umsichtig auf das Preisgeben solcher Ereignisse reagieren und dieses Verhalten validieren.

Wie im Fall von Schuld- und Schamgefühlen ist die Effektivität der Exposition bei der Verminderung von Wutgefühlen in der Literatur zu Emotionen nicht im Detail untersucht. Die Effektivität ist wahrscheinlich untrennbar damit verbunden, dass mit Wutgefühlen zusammenhängende Handlungs- und Ausdruckstendenzen verhindert und entgegengesetzte Handlungen und Denkmuster gefördert werden; dieses Thema behandle ich weiter unten. In Bezug auf die Technik der nichtverstärkenden Exposition sollte vermutlich darauf geachtet werden, das Ausmaß zu verändern, indem die Situation – tatsächlich oder nach der subjektiven Wahrnehmung – die Zielerreichung der Betroffenen beeinträchtigt. Beispielsweise möchte eine Patientin vielleicht während einer Stunde über Punkt A sprechen und reagiert dann wütend, wenn der Therapeut über ihr parasuizidales Verhalten während der letzten Woche sprechen möchte. Konsequente Exposition mit Therapiestunden, in denen dem Gespräch über das vorherige parasuizidale Verhalten die Diskussion von Punkt A folgt, vermindert in der Regel den Automatismus, auf das Insistieren des Therapeuten, die Verhaltensanalyse der vorausgegangenen parasuizidalen Handlungen durchzuführen, mit Wut zu reagieren. Konsequente Exposition mit dem Verlust der Möglichkeit, über Thema A zu sprechen, führt unter ansonsten gleichen Bedingungen zu einer Verstärkung der Wutgefühle. Das Gleiche ist der Fall, wenn die Patientin damit konfrontiert ist, dass der Therapeut in einer Krisensituation nicht erreichbar ist, die zu unerwünschten Vorkommnissen, wie großer seelischer Not oder Hospitalisierung, führt. Es kommt dann wahrscheinlich zur Vergrößerung der Wutgefühle, wenn die Patientin während einer Krise erneut mit dem Nicht-verfügbar-Sein des Therapeuten konfrontiert ist. Konsequente Exposition mit der Unerreichbarkeit des Therapeuten, gepaart mit der Möglichkeit, anderweitig Hilfe zu erlangen oder unabhängig von Verhaltensfertigkeiten einzusetzen, um die seelische Not oder eine Hospitalisierung abzuwenden, wird die Situation entschärfen. An einige zusätzliche Prinzipien muss noch erinnert werden. Erstens muss der Therapeut sich sicher sein, dass die Situation oder das Ereignis im Rahmen der Exposition der Problemsituation bzw. dem problematischen Ereignis entsprechen. Zweitens sollte der Therapeut nicht annehmen, dass es zur Exposition kommt, nur weil sich die Patientin in der entsprechenden Situation befindet. Drittens sollte die Exposition intensiv genug sein, um Gefühle hervorzurufen, jedoch nicht so stark, dass sie mit der Informationsverarbeitung interferiert oder eine Vermeidung der Therapie hervorruft. Viertens sollte die Exposition lange genug andauern, um Emotionen aufzubauen, aber auch nicht so lange, dass die Patientin die Kontrolle verliert.

Die Expositionssituation der Problemsituation anpassen

Es gibt keinen Ersatz dafür, sowohl Informationen über die Charakteristika der Situation zu erheben, die das problematische Gefühl hervorruft, als auch über die Elemente der Situation, die die emotionale Reaktion noch verstärken. Die Expositionssituation muss die Problemsituation imitieren. Der Zusammenhang ist hier überaus wichtig. Beispielsweise hat eine Person, die Angst davor hat, ihre Bedürfnisse engen Freunden gegenüber geltend zu machen, vielleicht keine Angst bei Fremden oder umgekehrt. Eine Person, die sich über Kritik zu Hause nicht aufregt, regt sich vielleicht sehr über Kritik am Arbeitsplatz auf. Ladendiebstahl führt vielleicht nur zu geringem Schuldgefühl, wohingegen einen Freund zu bestehlen ein beträchtliches Schuldgefühl verursacht. Der Therapeut muss die Ereignisse, die die Emotion verstärken oder rekonditionieren, genauso sorgfältig erfassen wie den Kontext, der die Emotion überhaupt erst verursacht. Zum Beispiel hat der Student mit Prüfungsangst wahrscheinlich sowohl Angst vor dem Examen an sich wie auch davor, bei dem Examen zu versagen. Die Angst vor Examen kann durch das Versagen bei Examen verstärkt werden; die Angst vor dem Versagen kann durch die Konsequenzen des Versagens verstärkt werden, wie z. B. von der Schule abgehen zu müssen; die Angst davor, von der Schule gehen zu müssen, kann durch den Verlust von Freunden oder des sozialen Status verstärkt werden usw. Die entscheidenden Kontextparameter werden für jede

Patientin, jede Emotion und jedes Problem verschieden sein; für eine effektive Therapie ist es unter Umständen notwendig, nacheinander eine Exposition mit jedem Parameter durchzuführen. Eine Exposition, die in der relativen Sicherheit der Interaktion im Rahmen der Therapiestunde durchgeführt wird, muss durch direkte Exposition in der alltäglichen Umgebung der Patientin ergänzt werden. Je mehr Exposition die Patientin in ihrer alltäglichen Welt üben kann, desto besser. Die Vorgehensweisen zur Generalisierung, die oben diskutiert wurden, können gleichzeitig als Expositionstechniken dienen.

Sich vergewissern, dass Exposition stattfindet

Die Darbietung emotionsrelevanter Reize kann direkt oder indirekt erfolgen. Bei der direkten Exposition wird die Patientin tatsächlich Situationen oder Ereignissen ausgesetzt, die in Beziehung mit entsprechenden Emotionen stehen. Sie sucht angstbesetzte Situationen auf, tut Dinge, vor deren Ausführung sie Angst hat, und denkt und spricht über Themen, die mit gefürchteten Gefühlen verbunden sind. Sie führt immer wieder gerade die Dinge aus, für die sie sich schämt oder schuldig fühlt. Die Botschaft hier ist ganz einfach: Der einzige Weg aus Gefühlen heraus führt durch sie hindurch. In Abhängigkeit von der Problemsituation kann Exposition im Rahmen der Therapiestunde verbale Konfrontation beinhalten, strukturierte Diskussion vermiedener emotionsgeladener Themen oder Anweisungen an die Patientin, während einer Interaktion Selbstbewusstheit zu üben. Für viele Borderline-Patientinnen ist es bereits eine Exposition, zu einer Therapiestunde zu gehen. So gut wie jede Situation, die unkonditionierte problematische Gefühle auslöst, kann Fokus einer direkten Exposition sein, solange der Therapeut darauf achtet, neue, korrigierende Informationen neben die emotionsauslösenden Elemente zu stellen. Bei der verdeckten oder indirekten Exposition stellt sich die Patientin emotionsauslösende Situationen vor. Bei der Exposition in der Imagination ist es besonders wichtig, dass der Therapeut die Patientin dabei anleitet, in die Vorstellung „einzusteigen", anstatt diese nur wie auf einem Bildschirm zu beobachten. Zwischen den Sitzungen kann verdeckte Exposition durch das Abhören von Audiokassetten der Therapiestunden geübt werden. Bei besonders schwierigen Themen kann sich der Therapeut überlegen, ob er spezielle Kassetten zur Exposition anfertigt, die die Patientin zur Übung zwischen den Sitzungen benutzen kann.

Der Therapeut muss sichergehen, dass die erwartete Exposition auch tatsächlich stattfindet. Der Therapeut muss daher auf kognitive Ablenkungsstrategien achten, wie Dissoziation, Depersonalisierung und Konzentration auf Gedanken oder Bilder, die nicht in Zusammenhang mit dem Thema stehen, Tagträumen usw. Manchmal laufen diese Vermeidungsstrategien so automatisch ab, dass die Patientin sich deren Auftreten nicht einmal bewusst ist. In der verdeckten Exposition sollte der Therapeut die Patientin bitten, die Szene in allen Einzelheiten von Minute zu Minute und in der Gegenwartsform (Präsens) zu beschreiben.

Die Intensität der Exposition abstufen

Sollte der Therapeut die Patientin vom seichten Ende aus nach und nach in das Wasserbecken waten lassen, oder sollte er sie sozusagen gleich beim ersten Mal ins kalte Wasser werfen? Diese Frage wird seit Jahren kontrovers diskutiert. Der Stärkegrad der Exposition kann von sehr geringer Intensität und gradueller Exposition bei der systematischen Desensibilisierung bis hin zur sehr intensiven Exposition bei der „Implosion" und den „Flooding"-Techniken variieren. Die Literatur schlägt vor, dass die Exposition so gestaltet sein muss, dass sie wenigstens intensiv genug ist, um die konditionierten Emotionen hervorzurufen. Es ist jedoch nicht notwendig, eine Exposition mit Extremsituationen durchzuführen. Eine graduierte Exposition mit zunehmend stärker emotionsauslösenden Reizen ist für eine Patientin leichter und genauso effektiv.

Die Dauer der Exposition steuern

Die Frage der Dauer der Exposition war ebenfalls Gegenstand vieler theoretischer Kontroversen in der Fachliteratur zur Angstforschung. Diese Daten sind zum Teil widersprüchlich, es sind aber drei Punkte dabei wichtig. Erstens sollte die Exposition lange genug dauern, um die aversiven Emotionen relativ intensiv, aber in noch erträglichem Ausmaß auszulösen. Zu flüchten oder die Aufmerksamkeit abzulenken, bevor das Gefühl spürbar wird, ist wahrscheinlich nicht hilfreich. Zweitens sollte die Patientin eine Exposition lieber absichtlich beenden, anstatt einen Abbruch durch automatisch ablaufende Prozesse zuzulassen (wie Dissoziation, Depersonalisierung, plötzliches Weglaufen, den Therapeuten angreifen usw.). Insbesondere bei Ängsten kann der Lernprozess der Patientin, dass sie die Menge und

Intensität der Exposition selbst kontrollieren kann, per se therapeutisch sein und zukünftige Expositionen weniger furchteinflößend erscheinen lassen (dieser Punkt wird weiter unten diskutiert). Drittens sollte vor Beendigung der Exposition eine gewisse Verminderung des Gefühls eintreten, wenn die problematische Emotion Angst (einschließlich der Angst vor Gefühlen), Scham oder Schuld ist. Es ist zwar nicht ganz klar, ob dies ein essentieller Bestandteil ist, jedoch wird durch die Tendenz der Borderline-Patientin zu glauben, dass Emotionen unkontrollierbar und endlos sind, die Vermutung nahegelegt, dass die durch diese Taktik vermittelte korrigierende Information sehr wichtig sein kann. Die Beziehung zwischen Dauer und Effektivität der Exposition kann manchmal längere Sitzungen als üblich erforderlich machen. Beispielsweise können Expositionen bei intensiven und komplexen Angstzuständen (wie sie typisch für Opfer von traumatischen Erlebnissen sind) eine Dauer bis zu einer Stunde oder mehr erfordern.

Tabelle 11.4: Checkliste der Expositionstechniken

_____ **T macht P mit Expositionstechniken vertraut und sorgt für das Einlassen auf die Mitarbeit.**
_____ T ist sicher, dass P die Prinzipien der Verfahren der Exposition versteht, so dass P besser kooperieren kann.
_____ T unterscheidet „Maskieren von Emotionen“ von „Veränderung des emotionalen Ausdrucks.“

_____ **T vermittelt NICHTVERSTÄRKTE EXPOSITION mit Situationen, die problematische Emotionen hervorrufen.**
_____ T versichert sich, dass neue Informationen über angstauslösende Situationen aufgenommen und verarbeitet werden.
_____ Sind Schuld und Scham das Problem, verwendet T nur dann die Expositionstechniken, wenn Schuld und Scham durch die Situation nicht begründet werden.
_____ T stellt wutauslösende Situationen vor, die sich letztlich nach den Vorstellungen von P entwickeln, wenn P die Frustration für eine Weile aushält.
_____ T passt die Expositionssituation der Problemsituation an.
__ T sorgt dafür, dass die Exposition auch tatsächlich stattfindet.
__ T ist wachsam für Ablenkungstaktiken.
_____ Bei verdeckter Exposition lässt T sich von P die Szenen im Detail und in der Gegenwartsform beschreiben.
_____ T stuft die Intensität der Exposition ab.
_____ T vergewissert sich, dass die Exposition lange genug dauert, um die entsprechenden Gefühle hervorzurufen und bis eine gewisse Verminderung erfolgt, aber nicht so lange, dass P die Kontrolle verliert.
_____ T verwendet bestimmte Veränderungsstrategien und Vorgehensweisen als Expositionstechniken, je nachdem ob sie gerade geeignet sind:
__ Verhaltensanalyse
__ Fertigkeitstraining
__ Kontingenztechniken
__ Rückzug oder Ausschleichen unterstützender Aktivitäten

_____ **T BLOCKIERT HANDLUNGSTENDENZEN, die mit P.s problematischen Gefühlen in der Problemsituation assoziiert sind.**
_____ T blockiert P.s Tendenz zu flüchten/vermeiden, wenn sie sich ängstlich fühlt.
_____ T blockiert P.s Tendenz, sich zu verstecken oder zurückzuziehen, wenn sie sich schämt.
_____ T blockiert P.s Tendenz, etwas wieder gutzumachen oder sich selbst zu bestrafen, wenn sie sich unbegründet schuldig fühlt
_____ T blockiert P.s Tendenz zu feindlichem oder aggressivem Verhalten; für den Fall dass P Angst hat, Wutgefühle zu erleben, blockiert T die Vermeidung von Wutgefühlen und unterstützt P dabei, das Erleben von Wut zu enthemmen.

_____ T unterstützt P dabei, die **EMOTIONEN AUSZUDRÜCKEN**, die denen **ENTGEGENGESETZT** sind, die sie gerade empfindet
__ T unterscheidet „Maskieren“ davon, ein anderes Gefühl auszudrücken.

_____ **T STEIGERT P.S KONTROLLEMPFINDEN über aversive, affektauslösende Ereignisse.**
_____ T entwickelt die Expositionsbehandlung in Zusammenarbeit mit P.
_____ T instruiert P zu Beginn, dass sie letztendlich Gewalt über die Stimuli hat und zu jeder Zeit die Exposition abbrechen kann.

_____ T bringt P zu einer Zusammenarbeit, bei der sie sich den emotionalen Stimulusbedingungen so lange wie möglich aussetzt.
_____ T hilft P dabei, Situationen freiwillig anstatt automatisch zu verlassen bzw. zu flüchten.
_____ T ist durch P beeinflussbar.

_____ Bei Bedarf verwendet T formalere Expositionstechniken, insbesondere bei der Behandlung posttraumatischer Stressreaktionen (zweite Stufe der DBT).

Anti-DBT-Interventionen

_____ T ermuntert P dazu, Gefühle hinter einer Maske zu verstecken.
_____ T verstärkt höchst unangebrachte Versuche von P, vor Gefühlen zu flüchten oder sie zu vermeiden.
_____ T bestraft funktionelle Methoden, um aversive Reaktionen zu beenden.
_____ T vergisst die Prinzipien des Shaping/der Verhaltensausformung.
_____ T behandelt P als übermäßig zerbrechlich.

Spezifische Veränderungsstrategien und -verfahren als Techniken der Exposition

Verhaltensanalyse als Exposition. Wie ich wiederholt betont und in Kapitel 9 beschrieben habe, folgt eine strukturierte und äußerst detaillierte Analyse des Verhaltens, wenn eine Patientin zwischen oder während der Therapiesitzungen problematische Verhaltensweisen der oberen Priorität zeigt. Das heißt, der Therapeut verlangt von der Patientin, dass sie offen und explizit über die eigenen unangemessenen Verhaltensweisen und die umgebenden Rahmenbedingungen spricht. Borderline-Patientinnen erleben oft intensive Gefühle von Scham, Erniedrigung, Furcht vor Missbilligung, Angst und manchmal Panik, wenn sie gebeten werden, ihre eigenen unangemessenen Handlungen und Reaktionen zu beschreiben. Einige erleben beim Erzählen solch intensive Traurigkeit oder Trauer, dass sie fürchten, die Erfahrung nicht zu überleben. Beinahe alle von ihnen versuchen, die Analyse zu vermeiden oder abzukürzen. Mehr als eine der Patientinnen in unserem Programm musste „um sich schlagend und schreiend" durch den Prozess „gezerrt" werden.
Wie wir bereits gesehen haben, ist die Verhaltensanalyse der problematischen Borderline-Verhaltensweisen eine zentrale Problemlösestrategie. Sie dient sowohl der Diagnostik als auch der Entwicklung von Einsicht und Verständnis für das Verhalten (Kap. 9). Sie ist auch eine Korrektur-Überkorrektur-Prozedur im Rahmen des Kontingenzmanagements (Kap. 10). Darüber hinaus kann sie auch als eine Form der Exposition betrachtet werden. Die Betroffene ist verbal und in der Imagination nicht nur dem eigenen aversiven Verhalten und den Ereignissen ausgesetzt, sondern auch deren öffentlicher Darstellung gegenüber anderen. Wenn der Therapeut eher wertschätzt als richtet, eher Empathie zeigt als sozialen Tadel und eher versteht und akzeptiert als demütigt, wird das Schamgefühl durch diese Exposition nicht weiter verstärkt. Solange die Patientin immer wieder das eigene Verhalten im Beisein des Therapeuten analysiert, dieses Erlebnis überlebt und nicht die Zuneigung des Therapeuten verliert, werden Angst oder Furcht durch diese Exposition nicht verstärkt.

Kontingenz- und Fertigkeitstrainings-Strategien als Exposition. Eine Folge der Verhaltensübungen in Verbindung mit den Modulen des Fertigkeitstrainings ist die Exposition mit Aktivitäten und Situationen, die mit intensiven und aversiven Gefühlen assoziiert sind. Routinemäßig werden die Patientinnen gebeten, Dinge zu tun, vor denen sie Angst haben oder für die sie sich übermäßig schuldig fühlen, sie werden gebeten, sich in Situationen zu begeben, die Ärger oder Trauer auslösen, und Ereignisse dem Blick der Öffentlichkeit zugänglich zu machen, für die sie sich schämen. Im Kontingenzmanagement und unter Einhaltung bestimmter Grenzen konfrontiert der Therapeut die Patientin mit ihrem problematischen Verhalten: Mit anderen Worten, sowohl im Fertigkeitstraining wie auch bei Vorgehensweisen zur Kontingenz gibt der Therapeut der Patientin eine direkte und bewertende Rückmeldung über das problematische Verhalten und die wahrscheinlichen Konsequenzen. Die Patientin wird damit interpersoneller Missbilligung oder Kritik ausgesetzt sowie der öffentlichen Bloßstellung eigener negativer oder problematischer Verhaltensweisen. Wie in der Verhaltensanalyse konfrontieren diese Vorgehensweisen die Patientin mit Umständen, die konditionierte Scham- oder Angstgefühle auslösen. Im Gegensatz zur Verhaltensanalyse, wo das Gefühl eine Reaktion auf die Selbstenthüllung ist, ist die Emotion hier jedoch eine Reaktion auf die Handlung des Therapeuten. Tatsächlich können diese Interventionen des Therapeuten (Konfrontation, Missbilligung) genau die sein, die die Patientin bei der Selbstenthüllung fürchtet. Es kann sein, dass die Patientin darauf automatisch (und manchmal mit atemberaubender Geschwindigkeit) mit Angst vor Verlassenwerden reagiert, dem Gefühl der Scham über Abhängigkeit, dem Gefühl starken Ärgers oder allen dreien in schneller Folge hintereinander. Die oszillierenden Handlungstendenzen zu Flucht, Verbergen oder Angriff verwirren häufig sowohl Patientin wie auch Therapeuten.

Erkennt der Therapeut erst einmal, dass Kontingenz- und Fertigkeitstrainings-Strategien Elemente der Exposition beinhalten, ergeben sich einige weitere Richtlinien zum Einsatz dieser Vorgehensweisen. Als Erstes sollte der Therapeut nicht aufhören, diese Verfahren anzuwenden, nur weil sie der Patientin unangenehm sind. Insbesondere sollte der Therapeut keine sehr kurze Exposition durchführen und mitten in der Übererregung der Patientin die Exposition beenden. Die Taktik hier sollte sein, geringfügig in der Intensität nach unten zu gehen, die Patientin zu beruhigen, und die Exposition dann zu beenden, wenn die Erregung der Patientin (Furcht, Scham usw.) zurückgeht, auch wenn das nur geringfügig der Fall ist. Zweitens sollte die Exposition abgestuft sein, nicht massiert oder stark. Bereits geringfügige Konfrontation oder Missbilligung kann Borderline-Patientinnen über einen langen Zeitraum beschäftigen. Drittens sollte der Therapeut wie bei jeder anderen Form der Exposition darauf achten, dass durch sein Vorgehen scham- oder furchtbezogene Reaktionen nicht weiter verstärkt werden. Ruft ein Vorgehen Wutgefühle hervor, sollte der Therapeut die Exposition aufrechterhalten, während er gleichzeitig Informationen vermittelt, durch die die Frustration bezüglich wichtiger Ziele und Bedürfnisse abgemildert wird. Und schließlich sollten Verfahren zu Kontingenz und Fertigkeits-Training immer mit einer Wertschätzung der Reaktion der Patientin verbunden werden. Die Tatsache, dass die Patientin sich ändern muss, bedeutet weder, dass ihre Verhaltensweisen nicht verständlich sind, noch dass alles, was in Zusammenhang mit einem Problemverhalten steht, problematisch ist. Die Abkoppelung von Rückmeldung über das Verhalten von vermuteten Motiven kann hier eine besonders hilfreiche Taktik sein.

Einüben von Bewusstheit als Exposition. Beim Einüben von Bewusstheit (das im Detail im begleitenden Manual zum Fertigkeits-Training beschrieben ist) werden die Patientinnen dazu angeleitet, genau zu „erleben", was momentan passiert, ohne etwas davon zu verdrängen oder sich daran festzuklammern. Sie werden ebenso angeleitet, von urteilenden Reaktionen gegenüber dem eigenen Verhalten „einen Schritt zurückzutreten" und diese zu beobachten. Einüben von Bewusstheit kann insbesondere für Personen hilfreich sein, die vor den eigenen Gedanken oder Gefühlen Angst haben oder sich ihrer schämen. Die Idee dabei ist, Gedanken, Gefühle und Empfindungen kommen und gehen, auf- und absteigen zu lassen, ohne zu versuchen, Kontrolle darüber auszuüben (obwohl es wichtig ist, darauf hinzuweisen, dass die Patientin sich in Wirklichkeit unter Kontrolle hat und jederzeit den Vorgang unterbrechen kann). In ihrer Gesamtheit ist Bewusstheit ein Beispiel für Exposition mit natürlich entstehenden Gedanken, Gefühlen und Empfindungen. Sie kann insbesondere hilfreich sein, um zur Exposition mit emotionsbezogenen somatischen Beschwerden zu ermutigen. Die Neukonditionierung besteht in der Tatsache, dass Empfindungen, Gedanken und Gefühle tatsächlich kommen und gehen werden, sobald die Patientin es schafft, sich sozusagen zurückzuziehen und nur zu beobachten. Für viele Borderline-Patientinnen ist das eine völlig neue Erfahrung und wichtig, um ihre Ängste vor Gefühlen zu vermindern.

Zurückziehen der unterstützenden Aktivitäten des Therapeuten als Exposition. Während der letzten Phase der Therapie zieht der Therapeut einige der früheren wertschätzenden oder unterstützenden Aktivitäten zurück bzw. blendet sie aus. Meist wird dieser Rückzug starke Angst und manchmal Wut hervorrufen. Die Patientin wird Situationen ausgesetzt, in denen sie der Hilfe beraubt ist und sich selbst ohne fremde Unterstützung helfen muss. Therapeuten kollaborieren oft mit den Patientinnen, indem sie diese Exposition umgehen, die für beide schmerzlich ist. Bei richtiger Zeiteinteilung und Einstellung auf die neue Situation kann diese Exposition jedoch zu einer Verminderung der Ängste vor Unabhängigkeit und Alleinsein führen. Das Geheimnis dabei ist natürlich, Bewertung und Unterstützung nicht zurückzuziehen, bevor die Patientin angemessen für sich sorgen kann. Dadurch würden die aversiven Gefühle erneut verstärkt und konditioniert.

2. Blockieren von Handlungstendenzen, die in Zusammenhang mit problematischen Gefühlen stehen

Während der Exposition muss der Therapeut Handlungstendenzen der Patientin blockieren, die in Zusammenhang mit dem Problemgefühl stehen. In gewisser Weise ist die gesamte DBT ein Beispiel dieser Strategie; in der DBT wird emotionsbezogenes Verhalten selbst vor den Emotionen verändert, die durch dieses Verhalten kontrolliert werden. Die zugrunde liegende Idee hierbei ist, dem Rat von Barlow (1988) zu folgen und die Patientin dazu zu bringen, sich in das Anders-Fühlen „hineinzuhandeln“.

Die wichtigste Reaktion, die es zu blockieren gilt, ist die Vermeidung. Die grundlegende Handlungstendenz bei Angstgefühlen ist Flucht oder Vermeidung. Borderline-Patientinnen (und viele andere Patientenpopulationen ebenso) versuchen konsequent, Situationen zu vermeiden, die aversive Gefühle verursachen. Während der Therapiestunden widersetzen sie sich der Verhaltensanalyse und den Diskussionen über Situationen, die Gefühle hervorrufen. Hat man sie dazu überredet, diese Themen zu besprechen, weichen sie häufig auf angenehme Themen aus. Während Imaginationsverfahren beginnen sie über etwas anderes nachzudenken. Die meisten Patientinnen vermeiden als Hausaufgabe aufgegebene Übungen und führen Rollenspiele in der Therapiestunde nur widerstrebend durch. Manchmal kommt es in der emotionalen Handlungskette so früh zur Vermeidung, dass die Patientin die aversive Emotion gar nicht erst erlebt. Die grundlegende Handlungstendenz bei Schamgefühlen besteht darin, sich zu verstecken. In der Therapie erreichen die Patienten dieses Verstecken dadurch, dass sie sich verschließen, es nicht schaffen, wichtige Informationen oder Ereignisse offenzulegen, die Tagebuchkarten nicht mitbringen oder es nicht schaffen, sie auszufüllen, sich emotional und verbal zurückziehen, nicht zu den Sitzungen erscheinen oder sie vorzeitig abbrechen. Wichtige Handlungstendenzen, die in Zusammenhang mit Schuld stehen, sind Versuche, etwas wieder gutzumachen oder sich selbst zu bestrafen. Übertriebene Geständnisse oder Entschuldigungen, Geschenke, lange Briefe, in denen um Verzeihung gebeten wird, und das Erweisen von Gefälligkeiten der verletzten Person gegenüber, sind hier typische Reaktionen, genauso wie abwertende und übermäßig kritische Urteile über sich selbst und parasuizidale oder suizidale Handlungen.
Die Aufgabe des Therapeuten hierbei ist es, die Vermeidung der Angst, das Verbergen der Scham und das Wiedergutmachen der Schuld zu blockieren. Ziel ist es, die Person der emotionalen Situation auszusetzen, ohne zuzulassen, dass sie die Situation durch Flüchten, Verstecken oder Wiedergutmachen verändert. Dazu ist es natürlich am günstigsten, die Kooperation der Patientin sicherzustellen. Dies kann häufig dadurch erreicht werden, dass die Patientin genau über die Prinzipien der Exposition aufgeklärt wird, was mitunter mehrmals in einer Sitzung wiederholt werden muss. In anderen Fällen müssen Fluchtreaktionen dadurch blockiert werden, dass einseitig die Aufmerksamkeit der Patientin verbal zurück auf die Situation gelenkt wird, immer und immer wieder. Das Geheimnis des Therapeuten dabei ist es, geduldig und beruhigend einzuwirken und zu vermeiden, selbst demoralisiert zu werden.

Wutgefühle müssen gesondert besprochen werden. Im Gegensatz zu Angst, Scham oder Schuld läuft die Flucht vor emotionsauslösenden Situationen genau genommen der Handlungstendenz bei Wut entgegen: Wut führt normalerweise zu einer „Kampf“-Reaktion, wie auf jemanden zugehen und angreifen, die Situation verändern oder sie überwinden, usw. Das Gegenteil davon ist, sich von der Situation zurückzuziehen (und an etwas anderes zu denken) oder das Thema zu wechseln. Wenn es sich bei der konditionierten Emotion, die Therapeut und Patientin zu vermindern versuchen, um Wutgefühle handelt, fallen die zu verhindernden Reaktionen in eine Kategorie, die übergreifend als feindselige Annäherungs- oder Angriffsreaktion bezeichnet werden kann. Als Erstes will der Therapeut natürlich echte Aggression blockieren, einschließlich des selbstzerstörerischen Verhaltens, von dem gegen sich selbst gerichteter Ärger häufig begleitet wird. Zusätzlich will der Therapeut die Tendenz der Patientin, mit offener oder verdeckter verbaler Aggression (z. B. feindselig gestimmte Dialoge oder Wortwechsel, Schreien, agressives Drohen, sarkastische Bemerkungen) zu reagieren, blockieren oder vermindern. Verbale Aggression, ob offen oder verdeckt, beinhaltet gewöhnlich eine urteilende, einseitige, eskalierende verbale oder stille Beurteilung der momentan frustrierenden Ereignisse und der zerstörerischen Konsequenzen, die sie für das Erreichen der Ziele der Patientin haben. Verdeckte Aggression läuft manchmal als Vorstellung von verbalen Angriffen gegen das Objekt der Wut ab. Die Person kann ermutigt werden, diese feindseligen Reaktionen durch nichtwertende, entkatastrophisierende Reaktionen zu ersetzen.

Es kann aber genauso effektiv sein, sie durch Nachdenken oder Sprechen über andere Themen zu ersetzen (Ablenkung). Eine der Übungen zur Bewusstheit, bei der es um Empathie für seinen Gegner geht, hat auch den Effekt, die natürliche Wutreaktion zu verändern. Es spricht einiges dafür, dass Katharsis Wut eher verstärkt als vermindert.

Das Problem vieler Borderline-Patientinnen ist nicht das übermäßige Erleben und Ausdrücken von Wut, sondern eher das mangelnde Ausdrücken dieses Gefühls; das heißt, sie haben sozusagen eine Wutphobie. In diesen Fällen ist das Ziel, das Erleben und den Ausdruck von Wut zu enthemmen. Paradoxerweise kann es notwendig sein, zu lernen, einmal geweckte Wut zu unterdrücken, bevor gelernt werden kann, das Erleben und Ausdrücken von Wutgefühlen überhaupt erst zu enthemmen. Viele Patientinnen befürchten, wenn sie wütend werden, könnten sie die Kontrolle verlieren und möglicherweise gewalttätig reagieren. Ebenso befürchten sie, dass sie abgelehnt werden könnten, wenn sie (offenes oder verdecktes) feindseliges Verhalten an den Tag legen. Viele haben diese Erfahrung in ihrer Vergangenheit auch tatsächlich gemacht. Bei solchen Patientinnen muss der Therapeut die Exposition mit wutauslösenden Situationen und wütendem Verhalten mit einem Training zur expressiven Selbstkontrolle verbinden. Die Reduktion dieser Wutphobie erfordert ein Gleichgewicht zwischen dem Akzeptieren von Entstehung und Ausdruck von Wut auf der einen Seite (so dass die Scham und die Angst vor Zurückweisung aufgrund der Wutgefühle nicht weiter verstärkt werden) und der Hilfe für die Patientin, übermäßiges Ausdrücken von Wut zu verhindern, auf der anderen Seite (so dass die Angst vor Kontrollverlust nicht weiter verstärkt wird).

3. Blockieren von expressiven Tendenzen, die in Zusammenhang mit problematischen Gefühlen stehen

Wie ich bereits früher angemerkt habe, kann die Veränderung des emotionalen Ausdrucksverhaltens ein effektives Mittel sein, um das Gefühl zu verändern, das jemand empfindet. Daher sollte die Patientin sich bemühen, körperlich eine andere Emotion auszudrücken als die, die durch die Expositionsreize ausgelöst wird - bespielsweise sich auf die Entspannung der Gesichtsmuskulatur zu konzentrieren und dann halbwegs zu lächeln. Viele Patientinnen widersetzen sich dieser Vorgehensweise. Manche haben davor Angst, dass sie weinen könnten, falls sie ihr Gesicht entspannen; die meisten Borderline-Patientinnen haben große Angst und/oder schämen sich davor zu weinen. Der Therapeut muss möglicherweise ein graduiertes Vorgehen wählen.

Die Arbeit am Ausdruck einer Emotion über die Körperhaltung kann ebenso effektiv sein. Die Haltung von Kopf, Schultern, Armen, Rumpf und Beinen ist wichtig beim Ausdruck eines Gefühls. Oft ist es notwendig, dass der Therapeut der Patientin sehr präzise sagt, welche Veränderungen sie machen muss. Die Patientin kann angewiesen werden, vor einem Spiegel zu üben. Probleme mit dem Körperbild, insbesondere Unbehagen mit dem Körperumfang, waren ein spezielles Problem bei Borderline Patientinnen, mit denen ich gearbeitet habe; daher muss der Therapeut hier mit großer Sorgfalt und Sensibilität vorgehen. Wie früher angemerkt, ist es ebenso wichtig, auf den Unterschied hinzuweisen, der zwischen Maskieren einerseits und echter Entspannung und Veränderung des Ausdrucks von Gesicht und Körperhaltung andererseits besteht. Für gewöhnlich ist hier eine Menge Information notwendig.

Es ist wichtig zu wissen, wann eine Patientin angeleitet werden sollte, ihr emotionales Ausdrucksverhalten zu ändern und wann nicht. Die Regel ist ziemlich einfach. Falls ein Gefühl, das sekundär auf ein primäres Gefühl auftrat, reduziert werden soll (z. B. Angst vor Angst oder Scham über Ärger), will der Therapeut die Patientin mit den primären gefühlsauslösenden Reizen exponieren (Angst bzw. Ärger). Das Ziel in diesem Fall ist nicht die Veränderung des Ausdrucks der primären Emotion, sondern stattdessen die Exposition der Patientin mit den primären gefühlsauslösenden Reizen (einschließlich körperlicher Reize), die mit emotionalem Ausdruck assoziiert sind. In diesem Fall wäre es eine Vermeidung der Exposition, wenn der primäre Gefühlsausdruck verändert würde. Blockieren und Veränderung der Ausdrucksweise sollten stattdessen mit der sekundären Emotion assoziiert sein. Im Fall von Angst vor der Angst sollte die Vermeidung von angstauslösenden Reizen blockiert werden; im Fall von durch Wutgefühle ausgelöste Scham, sollte verhindert werden, dass die Patientin ihre Wut verbirgt oder sich dafür entschuldigt. Im Gegensatz dazu sollte, falls ein primäres Gefühl reduziert werden soll (z. B. dysfunktionale primäre Angst oder Wut), der Therapeut die Veränderung der emotionalen Ausdrucksweise vorschlagen.

4. Steigerung der Kontrolle über aversive Ereignisse

Die Tatsache, dass der Therapeut eine Vermeidung blockiert, heißt nicht, dass die Patientin niemals den Expositionsdurchgang beenden kann. Tatsächlich scheint das Erlangen eines Kontrollempfindens über aversive Ereignisse wichtig für das Wiedererlangen emotionaler Kontrolle zu sein. Während also eine Vermeidung blockiert wird, muss der Patientin auch gezeigt werden, wie sie das Ereignis kontrollieren kann. Manchmal kann das Verlassen einer Situation und Abbrechen einer Exposition sogar therapeutisch sein. Wie oben angemerkt, sollte die Patientin die Exposition absichtlich beenden – also den Abbruch kontrollieren –, anstatt sie aufgrund automatischer oder impulsiver Reaktionen, über die sie keine Kontrolle hat, zu beenden. Die Struktur der DBT als Ganzes ist so gewählt, dass die Kontrolle der Patientin sowohl über die Umwelt als auch sich selbst gesteigert wird. Dieses erhöhte Kontrollempfinden wird zusammen mit der Exposition mit emotionsrelevanten Bedingungen wahrscheinlich dazu beitragen, die Fähigkeit zur Steuerung von Emotionen zu erhöhen und hinderliche Gefühle zu reduzieren.

Da so viele der gewöhnlichen therapeutischen Interaktionen in der DBT als Expositionsversuche konstruiert werden können, ist es wichtig, sich klar darüber zu sein, dass dieses Prinzip vorschreibt, der Patientin einige Kontrolle darüber zu geben, wofür die Zeit der Therapiestunde verwendet wird. Das heißt, der Patientin muss erlaubt werden, die Exposition zu unterbrechen oder zu beenden, wenn die hervorgerufenen Gefühle unerträglich sind. Dementsprechend müssen Therapeut und Patientin gemeinsam nach positiven und angemessenen, anstatt nach negativen und dysfunktionalen Möglichkeiten suchen, um eine Exposition zu beenden. Einen Wutanfall zu bekommen oder mit Selbstmord zu drohen, wenn der Therapeut die Patientin beispielsweise konfrontiert oder auf der Verhaltensanalyse von parasuizidalem Verhalten besteht, ist nicht die Art von Verhaltenskontrolle, die gefördert werden sollte. Verhaltensweisen, die verstärkt werden sollten, sind Verhandeln über Intensität oder Ausmaß der Konfrontation während der Therapiestunde (insbesondere wenn die Patientin empfindlicher als gewöhnlich ist), das Festlegen von Tagesordnungspunkten, die die Diskussion anderer Themen zusammen mit der Verhaltensanalyse beinhalten, und andere ähnliche Taktiken. Insbesondere in Bezug auf die Verhaltensanalyse verhandle ich oft sowohl über die Menge Zeit, die darauf verwendet wird, als auch über den Zeitpunkt der Analyse innerhalb der Therapiestunde (Anfang, Mitte oder Ende). Zusammengefasst heißt das, wenn die Verhaltensweisen der Therapeuten die Expositionsbedingungen darstellen, muss der Patientin einige Kontrolle darüber gegeben werden, was die Therapeuten tun und wie sie es tun. Therapeuten müssen offen für Beeinflussung sein.

Strukturierte Expositionstechniken

Obwohl durch viele Strategien der DBT eine therapeutische Exposition bereits gefördert wird, erfordert insbesondere die Behandlung eines Traumas nach sexuellem Missbrauch eine formalere Anwendung von Expositionstechniken. Andere traumatische Ereignisse, wie der Tod eines nahen Familienangehörigen oder eine lebensbedrohliche Situation, können ebenso ein strukturiertes Vorgehen erfordern. Diese Ziele stehen im Mittelpunkt der zweiten Phase der DBT, in der der Therapeut den Stoff der DBT mit einem stärker strukturierten Einsatz von Exposition verbindet. In dieser Phase sollte beinahe jede Sitzung der Durchführung einer Exposition gewidmet sein, meist durch Rekonstruktion der mit dem Trauma zusammenhängenden Auslösereize in der Imagination. Um die Aufmerksamkeit der Patientin sicherzustellen, bittet der Therapeut sie normalerweise, das traumatische Erlebnis Detail für Detail zu beschreiben (einschließlich visueller, kinästhetischer, auditorischer, olfaktorischer und somatischer Reize und ebenso was die Patientin in diesem Moment dachte oder tat). Die Expositionssitzungen können auf Kassette aufgenommen werden. Die Patientinnen sollten dazu aufgefordert werden, auch zwischen den Therapiestunden Exposition zu üben. Selbst wenn diese Technik in wohlkontrollierten Dosen durchgeführt wird, ruft sie solch enormen und manchmal unvorhersehbaren Stress hervor, dass sie erst eingesetzt wird, wenn die Ziele der ersten Phase erreicht worden sind. Unter manchen Bedingungen kann es hilfreich sein, die Patientin für die ersten Expositionssitzungen stationär aufzunehmen. Formale Expositionstechniken wurden von Foa (Foa und Kozak, 1986; Foa, Steketee und Grayson, 1985) und Horowitz (1986) entwickelt und können in modifizierter Form in der zweiten Behandlungsphase eingesetzt werden.

Techniken der kognitiven Umstrukturierung

Die Beziehung zwischen kognitiver Verarbeitung, Emotionen und Handlungen ist komplex und multidirektional. Es gibt viele klinische Befunde, die darauf hindeuten, dass Borderline-Patientinnen Ereignisse kognitiv verzerren, indem sie ihre Aufmerksamkeit bestimmten Dingen selektiv zuwenden, Ereignisse überhöhen und übertreiben, unveränderliche Rückschlüsse ziehen und die Welt wie ein dichotomes, Schwarz-Weiß-Muster betrachten. Suizidale und Borderline-Patientinnen tendieren darüberhinaus zu kognitiver Rigidität, die jedes weitere kognitive Problem, das sie vielleicht haben, verschärft. Kognitive Theorien der Emotionen und emotionalen Störungen (z. B. Arnold, 1960, 1970; Beck et al., 1979; Beck et al., 1990; Lazarus, 1966; Mandler, 1975; Schachter und Singer, 1962; Lang, 1984) lassen darauf schließen, dass die kognitiven Bewertungen der Ereignisse die primären Determinanten für die emotionale Reaktion darstellen. Young (Young, 1987; Young und Swift, 1988) hat darauf hingedeutet, dass früh erworbene ungünstige Schemata Persönlichkeitsstörungen zugrunde liegen; sowohl die initiale Wahrnehmung des Reizes wie auch die kognitive Verarbeitung dieser Wahrnehmung werden als wichtig angesehen. Eine Vielzahl von Arbeiten zu Forschung und Theorie zeigt, dass kognitive Erwartungen und Regeln oder implizite und explizite Anschauungen über Kontingenzen gleichermaßen wichtige Determinanten des Handelns sind (siehe Hayes et al., 1989, als Überblick über die diesbezügliche Literatur). Kognitive Therapien, die auf kognitiven Theorien der Gefühle aufbauen, zielen darauf ab, die typischen Einschätzungen, Regeln und kognitiven Stile des Einzelnen zu verändern als ein erster Schritt zur Behebung emotionaler und verhaltensbezogener Schwierigkeiten.

Die DBT unterscheidet sich von kognitiven und vielen kognitiv-verhaltenstherapeutischen Therapien bezüglich des Stellenwertes, den die kognitive Modifikation einnimmt. Wie ich wiederholt angemerkt habe, ist die erste Aufgabe in der DBT, die validen und funktionalen Überzeugungen, Erwartungen, Regeln und Interpretationen der Patientin zu finden und zu verstärken. Das bedeutet, dass es das Ziel ist, Aspekte der charakteristischen kognitiven Inhalte und kognitiven Stile der Betroffenen zu validieren. Ist dies einmal erreicht, sieht sich der Therapeut jedoch häufig mit einer Patientin konfrontiert, die zwar in einigen Fällen zu gültigen Schlussfolgerungen kommt, zur gleichen Zeit in vielen anderen Fällen Information ebenso dysfunktional auswählt, erinnert und verarbeitet. Das wirft neue Probleme auf, anstatt Lösungen zu aktuellen Problemen anzubieten.

Der Einfachheit halber verwende ich den Ausdruck „kognitiver Inhalt", um auf Annahmen, Überzeugungen, Erwartungen, Regeln, automatische Gedanken, Selbstgespräche und Schemata Bezug zu nehmen. „Inhalt" bezieht sich sowohl auf das, was die Patientin denkt, als auch auf das, an was sie sich erinnert. „Denken", wie es hier verwendet wird, bezieht sich auf verbale oder propositionale kognitive Verarbeitung, und kann auf bewussten wie auch auf unbewussten Ebenen auftreten (siehe Williams, im Druck, für einen Überblick über diesen Punkt). „Kognitiver Stil" bezieht sich, so wie ich den Ausdruck verwende, auf charakteristische Arten der Informationsverarbeitung, wie kognitive Rigidität und Flexibilität, divergente und konvergente Denkmuster, dichotomes Denken, Konzentration, Abstraktionsfähigkeit und Defizite in der Aufmerksamkeit. Die Unterschiede sind nicht so klar, wie ich sie erscheinen lasse, aber hilfreich, um den Fokus kognitiver Verfahren zu diskutieren. Kognitive Modifikationsverfahren in der DBT helfen der Patientin, kognitive Inhalte einzuschätzen und zu verändern und kognitive Stile zu modifizieren. Wie die Exposition ist kognitive Modifikation eher informell als formell. Das heißt, die DBT beinhaltet kein eigenes Modul, das primär aus strukturierten Aktivitäten besteht, die auf eine kognitive Veränderung abzielen. Im Gegensatz zu kognitiven Therapien der Persönlichkeitsstörungen ist es nicht das wichtigste Ziel der Behandlung, überdauernde Schemata, von denen man glaubt, dass sie den Borderline-Verhaltensmustern zugrunde liegen, zu identifizieren und zu verändern. Dennoch werden kognitive Prozesse in der DBT nicht ignoriert. Eine wichtige diagnostische Aufgabe besteht darin, die Rolle kognitiver Inhalte und Stile für die Auslösung und Aufrechterhaltung der problematischen Verhaltensweisen und Emotionen zu bestimmen. Kognitive Modifikationsverfahren ziehen sich durch die gesamte DBT.

Ein sehr wichtiger Punkt, an den es sich bei Borderline-Patientinnen zu erinnern gilt, ist, dass kognitive Vorgehensweisen immer mit mehr Validierung als Modifikation verbunden werden sollten. Die meisten Borderline-Persönlichkeiten haben ihr ganzes Leben lang die Anschuldigungen anderer anhören müssen, dass sie die Dinge verdrehen und falsch wahrnehmen. Allzu oft diente diese Kritik dazu, die legitimen Rechte der Patientin abzuwerten. Aussagen wie „Das bildest du dir alles nur ein" stellen eine sehr beschränkte Annäherung an die kognitive Therapie dar, der die meisten Patientinnen aber bereits begegnet sind. Wenn also die Rückmeldung vermittelt wird, dass eine Patientin tatsächlich davon profitieren könnte, die Gültigkeit der eigenen Wahrnehmung, Schlussfolgerungen aus Ereignissen und Erinnerungen von Erlebnissen nachzuprüfen, wird die Patientin dies wahrscheinlich in einer typischen Alles-oder-nichts-Weise als Hinweis darauf interpretieren, dass die Probleme wieder einmal „nur eingebildet" sind. Ein spezielles Problem, das auftaucht, ist die Schwierigkeit mit der Vorstellung, dass sie zwar bei einer Schlussfolgerung oder Überzeugung falschliegen kann, ohne aber deshalb in allem falschzuliegen, was sie je geglaubt oder gedacht hat. Das Problem ist verständlich. Falls die Patientin die Dinge, ohne es zu wissen, jetzt verzerrt wahrnimmt, wie kann sie dann jemals den eigenen Wahrnehmungen, Überzeugungen und Erinnerungen Glauben schenken? Welche Richtlinien kann die Patientin einsetzen, die ihr sagen, wann sie sich selbst trauen kann und wann nicht? Der Patientin Unterstützung zukommen zu lassen, damit sie diese Richtlinien entwickelt, ist ein wichtiger Teil der kognitiven Modifikation in der DBT.

Es gibt zwei Haupttypen von Strategien der kognitiven Modifikation: kognitive Umstrukturierung und Kontingenzklärung. Kognitive Umstrukturierung zielt ab auf die Veränderung von allgemeinem oder habituellem Inhalt oder Form des Denkens der Patientin wie auch auf ihren kognitiven Stil. Kontingenzklärung ist ein spezieller Fall der allgemeineren kognitiven Umstrukturierung. Der Fokus liegt auf der Modifizierung dysfunktionaler Regeln oder Wenn-dann-Erwartungen, die in spezifischen Situationen wirksam werden. Die Beziehung zwischen Kontingenzklärung und kognitiver Umstrukturierung entspricht der Beziehung zwischen Verhaltensanalyse und Einsicht (siehe Kap. 9). Sowohl bei der Kontingenzklärung als auch der Verhaltensanalyse steht der spezielle Fall oder das Ereignis im Mittelpunkt; im Mittelpunkt sind das Hier und Jetzt, konkrete Situationen und kontingente Beziehungen. Bei der kognitiven Umstrukturierung wie auch bei Einsichtsstrategien stehen Muster von Ereignissen, Gedanken oder persönlichen Regeln im Mittelpunkt, die sich über viele Ereignisse, Situationen und Zeiten erstrecken; der Schwerpunkt liegt auf dem Allgemeinen und Gewohnheitsmäßigen.

Kontingenzklärung wird hier als ein spezielles Verfahren diskutiert, um die Aufmerksamkeit des Therapeuten auf deren Wichtigkeit zu lenken. Nach meiner Erfahrung fällt es Borderline-Persönlichkeiten oft schwer, angemessene Verhaltensregeln zu erlernen. Mit „Regel" meine ich eine verbale Proposition, explizit oder implizit, über kontingente Beziehungen zwischen Ereignissen. Verhaltensregeln betreffen kontingente Beziehungen zwischen Verhalten und Resultat. Borderline-Persönlichkeiten, insbesondere in den Teenagerjahren und in den 20ern, erscheinen oft bemerkenswert naiv für ihr Alter. Beispielsweise berichten sie zwar, dass sie sich hoffnungslos fühlen – beobachtet man aber ihr Verhalten, hat man den Eindruck, dass sie unangemessen vertrauensvoll sind und von den anderen erwarten, dass sie positiv und altruistisch in Situationen auf sie reagieren, in denen diese Erwartung unrealistisch ist. Borderline-Persönlichkeiten reagieren häufig gut auf sehr starke Bedrohung. Im Gegensatz dazu reagieren sie vielleicht nicht auf alltägliche Mitteilungen über Kontingenzen, insbesondere wenn diese Mitteilungen unterschwellig oder indirekt sind. Manchmal funktionieren nur extreme Drohungen, um ihr Verhalten zu modifizieren. Es ist, als ob man ihnen drohen muss, um ihre Aufmerksamkeit zu erhalten oder um eine Regel zu ihnen durchdringen zu lassen. (Um es positiver auszudrücken, manchmal machen sie ihre Sache gut, wenn man ihnen klare Grenzen setzt.) Die Schwierigkeiten beim Erlernen von Kontingenzen kann von vielen Faktoren herrühren, wie dem Einfluss der Stimmung auf Lernen und Aufmerksamkeit, Problemen mit Aufmerksamkeit per se oder allgemeinen Problemen beim Auswählen, Abstrahieren und Erinnern relevanter Information. Kontingenzklärung zielt auf eine Beseitigung dieser Probleme ab.

Orientieren an kognitiven Modifikationsstrategien

Aus der Perspektive der DBT sind dysfunktionaler kognitiver Inhalt und Stil nicht nur die Ursache emotionaler und verhaltensbezogener Dysfunktionen, sondern auch deren Resultat. Die Betonung des letzteren Aspektes unterscheidet die DBT von vielen anderen kognitiven verhaltenstherapeutischen Behandlungsansätzen und stellt einen wichtigen Teil der Orientierungsphase dar. Das heißt, den Patientinnen wird mitgeteilt, dass viele ihrer Fehleinschätzungen und Fehler bei der Informationsverarbeitung normale Ergebnisse ihrer Stimmung und extremer emotionaler Erregungen sind. Die Unfähigkeit, angemessene Regeln zu erlernen und sich an sie zu erinnern, kann als Folge einer Interferenz von Stimmung mit Lernen und Erinnern sein. Die verzerrte Wahrnehmung (oder die Unfähigkeit, normal zu verzerren) wird als die Folge ihrer Probleme angesehen und nicht als grundlegende Ursache. Haben kognitive Verzerrung und fehlerhafte Informationsverarbeitung jedoch einmal eingesetzt, verschlimmern sie die Probleme eher, als dass sie sie verbessern. Die Unfähigkeit, zu lernen und zu erinnern, ist zwar verständlich, muss aber dennoch behoben werden.

Nach meiner Erfahrung aus Supervision und Rücksprache mit Therapeuten scheint die Vorstellung, dass Borderline-Patientinnen wohl nicht immer verdrehen, übertreiben, vergrößern oder einfach „etwas falsch verstehen", für die meisten Therapeuten schwierig in die Praxis umzusetzen sein. Da eine Patientin Information so oft anders verarbeitet als der Therapeut, Teile einer Situation beobachtet, die der Therapeut ignoriert, und zu anderen Schlussfolgerungen kommt als der Therapeut, ist es für diesen sehr schwierig, selbst dichotomes Denken zu vermeiden. Einer muss unrecht haben; allzu oft geht ein Therapeut davon aus, dass es die Patientin sein muss. Selbst wenn der Therapeut dazu bereit ist, die Möglichkeit in Betracht zu ziehen, dass er selbst falschliegt, lässt sich daraus wenig Gewinn ziehen. Was notwendig ist, ist die Vorstellung, dass beide Parteien „recht" haben können. Es kann sehr hilfreich sein, wenn Therapeut und Patientin mit der Literatur über Stimmung, Verhalten und kognitive Verarbeitung vertraut sind. Das Material in

Kapitel 2, das sich auf den Einfluss von Stimmung und Gefühl auf Kognition und Aufmerksamkeitskontrolle bezieht (siehe den Abschnitt „Emotionale Verletzlichkeit"), wird der Patientin im Allgemeinen, je nach Notwendigkeit, im Verlauf der Therapie in kleinen Dosen vermittelt. Es ist entscheidend, dass der Therapeut dieses Material versteht und der Patientin in einer Sprache darstellt, die sie verstehen und akzeptieren kann.

Strategien der Kontingenzklärung

Kontingenzklärung soll der Patientin helfen, Kontingenzen zu bemerken und herauszustellen, die sich auf ihr Leben auswirken. Wie oben angemerkt, scheinen Borderline-Persönlichkeiten manchmal Schwierigkeiten zu haben, auf relevante Kontingenzen zu achten, und sind dadurch nicht in der Lage, sich so zu verhalten, dass ein positives Resultat wahrscheinlich ist. Andere achten darauf, sind aber nicht in der Lage, wichtige Regeln daraus abzuleiten oder sich an sie zu erinnern. Es gibt zwei Interventionen zur Kontingenzklärung. Erstens hebt der Therapeut natürliche Regeln hervor, die sich auf das Leben der Patientin auswirken; das heißt, der Therapeut hilft der Patientin dabei, auf offengelegte Wenn-dann- Beziehungen zu achten und diese herauszustellen. In diesem Sinn ist Kontingenzklärung ein Teil der Strategien zu Verhaltensanalyse, Einsicht und reziproker Kommunikation. Zum Zweiten vermittelt der Therapeut der Patientin Regeln, die in neuen Situationen, in die die Patientin kommen wird, wirksam werden, und hebt angemessene Erwartungen hervor. Kontingenzklärung wird in diesem Sinn hauptsächlich hinsichtlich der Kontingenzen, die sich innerhalb der Therapie auswirken, verwendet. Die Vorgehensweisen werden unten diskutiert und in Tabelle 11.5. zusammengefasst.

Tabelle 11.5: Checkliste zu Strategien der Kontingenzklärung

____ **T HEBT KONTINGENZEN HERVOR; T richtet die Aufmerksamkeit von P auf die Auswirkungen des Verhaltens auf aktuelle Resultate**
____ im täglichen Leben
____ in Bezug auf das problematische Verhalten von P
____ in Bezug auf die Auswirkungen von P.s Verhalten auf andere und gegenüber deren Reaktionen auf P
____ in Bezug auf die Auswirkung von P.s Verhalten auf die therapeutische Beziehung
____ in Bezug auf die Auswirkung von P.s Verhalten auf das Behandlungsergebnis
____ T achtet auf Kontingenzklärung, wenn er Strategien zu Verhaltensanalyse, Einsicht und reziproker Kommunikation einsetzt.

____ **T KLÄRT ZUKÜNFTIGE KONTINGENZEN IN DER THERAPIE, insbesondere wenn er P über die DBT als Ganzes oder einzelne Behandlungsverfahren aufklärt,**
____ was T tun wird, wenn ihm von P bestimmte Verhaltensweisen vorgegeben werden (insbesondere suizidale und therapiegefährdende Verhaltensweisen)
____ was P in etwa von T und den Behandlungsverfahren erwarten kann

1. Hervorheben aktueller Kontingenzen

Erstes Ziel ist es, der Patientin dabei zu helfen, Kontingenzen, die sich auf ihr tägliches Leben auswirken, zu erkennen, herauszustellen und zu erinnern. Regeln zu kennen und Folgen richtig vorhersagen zu können erhöht die Wahrscheinlichkeit für angemessenes Verhalten. Es ist insbesondere wichtig, dass die Patientin versteht, zu welchen Ergebnissen das eigene Verhalten führt, und welche Auswirkungen es auf andere hat. Patientinnen achten oft auf die falschen Einzelheiten einer Situation oder achten umgekehrt vielleicht so auf Details, dass sie die wichtigen Wenn-dann-Beziehungen nicht abstrahieren können. Eine Klärung der Ergebnisse falscher Verhaltensweisen ist insbesondere für die Bereitschaft zur Veränderung wichtig: Wenn Ergebnisse nicht negativ oder schmerzhaft sind, warum sollte ich mich dann verändern? Hier muss auf sofortige wie auch auf Langzeitergebnisse geachtet werden sowie auf die Auswirkungen auf die Patientin und auf die Mitmenschen.

Die Klärung der Auswirkungen bestimmter Situationen, insbesondere des Verhaltens anderer Leute, auf Reaktionen der Patientin – Gefühle, Denken und Handlungsimpulse – ist ebenfalls wichtig. Borderline-Persönlichkeiten haben manchmal eine bemerkenswerte Fähigkeit, immer wieder zu vergessen, dass bestimmte Situationen oder Personen wiederholt schädliche Auswirkungen auf sie haben. Im Gegensatz zu den vorhandenen Hinweisen erwarten sie weiterhin, dass entweder die Situation oder ihre eigenen Reaktionen anders sein werden. Schließlich hilft der Therapeut der Patientin ebenso dabei, allgemeine Regeln zu identifizieren, die in der Umwelt wirken, insbesondere Regeln des Sozialverhaltens. Wie früher bereits angemerkt haben Borderline-Persönlichkeiten häufig naive Vorstellungen davon, wie andere Menschen auf verschiedene Ereignisse reagieren. Obwohl sie das Verhalten von Menschen, die ihnen ähnlich sind, recht gut vorhersagen können, ist es schwierig für sie, Reaktionen vorherzusagen, die sie selbst nie erlebt haben. Das heißt, sie haben große Empathie für Menschen, die die gleichen Umstände wie sie selbst erleben, dagegen geringe Empathie für Menschen, die anders sind.

Kontingenzklärung in der Verhaltensanalyse und Strategien zur Einsicht. Eine Verhaltensanalyse in Form einer Kette von Momentaufnahmen durchzuführen bietet für den Therapeuten die Gelegenheit, kontingente Beziehungen hervorzuheben. Durch das Untersuchen der Kette von Ereignissen, die zu einem bestimmten dysfunktionalen Verhalten geführt haben, hilft der Therapeut der Patientin dabei, Regeln daraus abzuleiten, was zu was führt. Durch die Untersuchung des funktionalen Nutzens des anvisierten Verhaltens hilft der Therapeut der Patientin dabei, Regeln über die Ergebnisse des eigenen Verhaltens abzuleiten. Der Therapeut stellt Fragen und ermutigt die Patientin auch dazu, sich selbst Fragen wie diese zu stellen: „Was passierte dann?“, „Welche Auswirkung hatte das auf Sie?“, „Was war der Effekt Ihrer Handlung?“ und „Wie reagierten andere?“. Die Idee dabei ist es, die Aufmerksamkeit der Patientin auf die Beziehung zwischen dem eigenen Verhalten und der Reaktion der anderen zu lenken. Bei den Strategien zur Einsicht hilft der Therapeut der Patientin dabei, Informationen über einige Beispiele des Verhaltens zusammenzufassen. Der Therapeut sollte Regeln hervorheben (z. B. konsistente Wenn-dann-Muster), die sich im Lauf der Zeit herauskristallisiert haben. Die Idee dabei ist, die Regeln in relativ kurzer, propositionaler Form zu artikulieren und dann die Patientin in Abständen dazu zu ermutigen, sie vor dem Therapeuten zu wiederholen.

Kontingenzklärung bei Strategien zur reziproken Kommunikation. Ich werde reziproke Kommunikation im nächsten Kapitel diskutieren. Ein wichtiger Teil dieser Strategien ist, dass der Therapeut der Patientin häufig Informationen darüber vermittelt, welche Auswirkungen ihr Verhalten auf ihn hat. Eine Aussage wie „Wenn Sie X tun, fühle ich mich Y“ ist streng genommen eine Aussage über eine kontingente Beziehung zwischen dem Verhalten der Patientin und dem Verhalten des Therapeuten. Der Therapeut sollte ziemlich fortlaufend ein verbales Muster der Art „Wenn Sie X tun, dann passiert Y“ beibehalten. Der Wert dieser Aussage als Hilfe für die Patientin, die Auswirkungen des eigenen Verhaltens auf eine andere Person kennenzulernen, ist einer der wichtigsten Gründe, um Strategien zur reziproken Kommunikation in die DBT mit einzuschließen.

2. Zukünftige in der Therapie auftretende Kontingenzen

Für eine Borderline-Patientin gehören zu den wichtigsten Kontingenzen solche, die mit der Therapie zu tun haben. Kontingenzklärung beinhaltet hier zwei Aspekte: (1) Was wird der Therapeut tun, wenn ihm von Seiten der Patientin bestimmte Verhaltensweisen vorgegeben werden; (2) Was kann die Patientin in etwa vom Therapeuten und von der Therapie erwarten. Die DBT legt besonderen Wert auf Klarheit und Direktheit des Therapeuten, zumindest zu Beginn der Therapie. In der Endphase sollte solche Direktheit langsam ausgeblendet werden, um die Fähigkeit der Patientin zu fördern, subtile und indirekte Kommunikation innerhalb von Beziehungen zu verstehen.

In diesem und in den letzten beiden Kapiteln wurde ausführlich die Orientierung auf die DBT als Ganzes sowie die Orientierung auf die eingesetzten Behandlungsverfahren diskutiert. Orientieren ist ein Beispiel, wie der Patientin Regeln über die Therapie vermittelt werden. Der Patientin wird vermittelt, welche Verhaltensweisen ihrerseits zu positiven oder negativen Ergebnissen führen werden, welche Erwartungen wahrscheinlich erfüllt werden und welche nicht und welche Konsequenzen wahrscheinlich einigen ihrer Verhaltensweisen folgen werden. Orientierung sollte nicht nur zu Beginn der Therapie (siehe Kap. 14 über spezielle Regeln, die vermittelt werden sollten) und vor jeder neuen Vorgehensweise erfolgen, sondern sollte laufend einen Hintergrund der Therapie darstellen. Das heißt, der Therapeut sollte fortwährend unterrichten, Verständnis und Erinnerung der Patientin bewerten sowie wie ein Trainer tätig sein. Diese kontinuierliche Kontingenzklärung in vielen verschiedenen Kontexten und Gemütszuständen ist ganz essentiell für die DBT. Insbesondere während der ersten Phase der Therapie sollte der Therapeut von der Patientin nicht erwarten, dass sie alle diese Regeln erkennt und erinnert. Noch sollte es nicht als eine Frage der Motivation interpretiert werden, wenn die Patientin es nicht schafft, Kontingenzen zu erlernen oder zu erinnern.

Verfahren zur kognitiven Umstrukturierung

Kognitive Umstrukturierung ist ein Weg, um der Patientin dabei zu helfen, Stil und Inhalt des Denkens zu verändern. Dabei sind vier Aspekte des Denkens von Interesse: (1) nichtdialektisches Denken (dichotome, rigide, extreme Denkstile); (2) falsche allgemeine Regeln, die das Verhalten beherrschen (Überzeugungen, zugrunde liegende Annahmen, Vorstellungen, Erwartungen); (3) dysfunktionale Beschreibungen (z. B. automatische Gedanken, bewertende Aussagen, übertriebenes Benennen) und (4) dysfunktionale Zuteilung von Aufmerksamkeit. Bei dieser Strategie wird als Erstes eine Beobachtung und Analyse dieser Aspekte des Denkens der Patientin durchgeführt, gefolgt von einem Versuch, neue und funktionalere Stile, Regeln, Beschreibungen und Aufmerksamkeitsstrategien hervorzubringen, um die zu ersetzen, die der Patientin Sorgen bereiten. Eine Veränderung kann dadurch initiiert werden, dass verbal momentanes Denken und Aufmerksamkeitsverzerrungen infrage gestellt werden; dass alternative Theorien, Erklärungen und Beschreibungen angeboten werden und durch Untersuchung der zur Verfügung stehenden Beweise (und Erhalt neuer Beweise, wo diese nötig sind), die die Genauigkeit der Regeln und Bezeichnungen der Patientin betreffen. Veränderungen werden durch unablässiges Üben verstärkt. Verfahren zur kognitiven Umstrukturierung werden unten diskutiert und in Tabelle 11.6. zusammengefasst.

Tabelle 11.6: Checkliste der Vorgehensweisen bei der kognitiven Umstrukturierung

_____ **T hilft P ausdrücklich dabei, den eigenen Denkstil, eigene Regeln und verbale Beschreibungen zu BEOBACHTEN UND ZU BESCHREIBEN.**
_____ **T IDENTIFIZIERT, KONFRONTIERT und stellt spezifische dysfunktionale Regeln, Bezeichnungen und Stile infrage, tut das aber in einer dialektischen Art und Weise.**
_____ **T hilft P dabei, funktionalere und/oder treffendere Denkstile, Regeln und verbale Beschreibungen HERVORZUBRINGEN.**
_____ T nimmt nicht die absolute Wahrheit für sich in Anspruch.
_____ T wertschätzt Wissen, das aus der Intuition herauskommt.
_____ T wertschätzt das Einholen von Informationen, wenn bisher noch keine gesammelt wurden.
_____ T richtet die Aufmerksamkeit mehr auf funktionales, effektives Denken als auf ein Denken, das „wahr" oder „richtig" ist.
_____ T bringt P bei der Entwicklung der eigenen passenden Denkstile, Regeln und verbalen Beschreibungen an die Grenzen ihrer Möglichkeiten.

T assistiert P dabei, RICHTLINIEN zu entwickeln, wann den eigenen Interpretationen getraut und wann ihnen misstraut werden muss.

_____ **T wendet bei kognitiven Modifizierungen Verfahren des Kontingenz- und Fertgkeitstrainings an.**
_____ **T hilft P dabei, kognitive Strategien, die in den Modulen des Fertigkeitstrainings verwendet werden, in das Alltagsleben zu integrieren.**
_____ **T führt mit P ein formales kognitives Therapieprogramm durch oder überweist P gegebenenfalls an ein solches.**

Anti-DBT-Interventionen

_____ **T sagt P, dass ihre Probleme alle nur eingebildet sind.**
_____ **T vereinfacht P.s Probleme zu sehr und impliziert damit, dass alles gut sein wird, falls P einfach ihre „Einstellung", ihre Gedanken oder ihre Art, die Dinge zu sehen, verändern kann.**
_____ **T läßt sich mit P auf einen Machtkampf darüber ein, wie sie denken soll.**

I. Unterrichten in kognitiver Selbstbeobachtung

Wenn eine Patientin dabei Erfolg haben soll, im Lauf der Zeit und in allen Situationen die eigenen kognitiven Muster zu überwachen und zu verändern, ist es von entscheidender Bedeutung, dass sie lernt, die eigenen Denkmuster und -stile zu beobachten. Aufgrund verschiedener Ursachen haben suizidale und Borderline-Patientinnenen diese Fähigkeit nur selten. Stattdessen sind sie so stark in den Prozess der Bewertung oder des Nachdenkens über ein Ereignis oder eine Situation involviert, dass sie nicht in der Lage sind, sozusagen aus sich herauszutreten und unabhängig von den Handlungen selbst über die momentanen Prozesse des Denkens und Bewertens zu reflektieren. Die primär einzusetzende therapeutische Strategie ist die kognitive Selbstbeobachtung (d. h. Verhaltenserprobung, in der das erprobte Verhalten die Selbstbeobachtung kognitiver Prozesse ist), wobei der Therapeut der Patientin Anweisungen, Rückmeldung, Training und Verstärkung zukommen lässt. Übungsmethoden können von der Anweisung an die Patientin, zu versuchen, in der Vorstellung aus sich selbst herauszutreten und zu beobachten, was in einer Therapiestunde vorgeht, reichen bis hin zu der Aufgabe, die eigenen Gedankenmuster in besonderen Situationen und unter besonderen Bedingungen zu überwachen und aufzuschreiben. Falls die Aufgabe gegeben wird, etwas aufzuschreiben, ist es für den Therapeuten hilfreich, mit der Patientin im Detail die verschiedenen Methoden zu besprechen, wie diese Aufgabe ausgeführt werden kann. Übungen zur Bewusstheit (siehe das begleitende Manual) und andere Disziplinen der Meditation können ebenso das Erlernen der Selbstbeobachtung unterstützen.

Das Hauptproblem bei der Lehre der kognitiven Selbstbeobachtung ist, dass sie für gewöhnlich gerade dann am meisten benötigt wird, wenn die Patientin extrem negative Affekte erlebt. Und gerade zu solchen Zeiten ist die Wahrscheinlichkeit besonders gering, dass die Patientin das Gefühl lange genug aushält, um die eigenen Denk- und Bewertungsmuster genau zu beobachten. Ängste darüber, was sie finden wird, falls sie jemals gründlich in sich „hineinschaut", können ebenso zu einer Vermeidung der Aufgabe führen. Daher muss der Therapeut das Procedere sorgfältig überwachen, um die Anforderungen auf einer Stufe zu halten, die die Patientin meistern kann. Hier muss an die Prinzipien des Shapings erinnert werden.

2. Identifikation und Konfrontation mit ungünstigem kognitivem Inhalt und Stil

Wie wiederholt angemerkt, legt die DBT die Vermutung nahe, dass kognitiver Inhalt und kognitiver Stil bei der Entwicklung und der Aufrechterhaltung dysfunktionaler Borderline-Muster nicht weniger wichtig sind als die Umwelt oder andere behaviorale Faktoren. Daher sollte der Therapeut, wenn er eine Verhaltensanalyse durchführt, nach kognitiven Auslösern und Auswirkungen von ungünstigen Verhaltensweisen und Reaktionen genauso sorgfältig suchen, wie nach anderen Auslösern und Ergebnissen.

Viele Strategien der DBT erfordern, dass der Therapeut (implizit oder sogar explizit) problematische Überzeugungen, Annahmen, Theorien, urteilende Einschätzungen sowie Tendenzen, rigide und in absoluten und extremen Kategorien zu denken (d. h. nichtdialektisches Denken), identifiziert, infrage stellt und konfrontiert. Dialektische Strategien, Problemlösestrategien, Strategien der respektlosen Kommunikation und alle Module des Fertigkeitstrainings richten den Fokus ganz oder teilweise darauf, wie die Patientin Information organisiert und einsetzt und wie die Patientin über sich selbst, über die Therapie und über die Beziehung zwischen sich selbst und ihrer Umwelt denkt. Die Fähigkeit des Therapeuten, das kognitive Problem in einem bestimmten Fall aufzuspüren, es der Patientin auf eine überzeugende Art und Weise darzulegen, und eine realisierbare Alternative nahezubringen, ist sehr wichtig. Einige der Strategien, die in den vorhergehenden Kapiteln diskutiert wurden (z. B. die dialektische Advokat-des-Teufels-Strategie, die „Fuß in der Tür"-Verpflichtungs-Strategie) wurden vor diesem Hintergrund entworfen. Ein dialektischer Stil ist dabei jedoch sehr wichtig, da der Therapeut der Patientin eher dabei helfen muss, die eigenen kognitiven Optionen auszuweiten, als ihr zu beweisen, dass sie unrecht hat. Daher ist die Validierung bestehender Sichtweisen wichtig, während gleichzeitig nahegebracht wird, dass auch andere Sichtweisen möglich sind.

3. Entwicklung von alternativem, angemessenem kognitivem Inhalt und Stil

Wurden ungünstige Denkmuster, dysfunktionale Regeln und Erwartungen und problematische kognitive Stile erst einmal identifiziert, besteht der nächste Schritt darin, passendere Denkweisen zu finden, die sich die Patientin zu eigen machen kann. Die wichtigste DBT-Regel hierbei ist, dass der Therapeut dialektische Denkstile vermitteln und verstärken sollte statt rein „rational" oder rein emotional begründetes Denken. Dialektisches Denken (ebenso wie dialektische

Dilemmata bei Borderline Patientinnen) wurden ausführlich in den Kapiteln 2, 3, 5 und 7 diskutiert; daher definiere und diskutiere ich dies hier nicht weiter. In Übereinstimmung mit dem dialektischen Ansatz muss sich der Therapeut jedoch bewusst sein, dass er keinen Anspruch auf die absolute Wahrheit hat. Sogar das dialektische Denken hat seine Grenzen. Bei der kognitiven Modifikation kommt es zu einer dialektischen Spannung zwischen rationalem und empirischem Denken auf der einen und intuitivem, auf Emotion ausgerichtetem Denken auf der anderen Seite. Auf der einen Seite sollte der Therapeut wie bei eindeutig kognitiven Therapien (z. B. Becks kognitive Therapie) den Wert der „Durchführung von Experimenten" in der realen Welt zur Überprüfung der eigenen Annahmen, Überzeugungen und Regeln schätzen. Auf der anderen Seite kennt der Therapeut den Wert intuitiven Wissens, das nicht in konventionellem Sinn bewiesen werden kann. Es wird eher funktionales und effektives Denken als unbedingt „wahres" oder richtiges Denken bewertet.

Wie jede andere Fertigkeit auch erfordert das Erlernen dialektischen und funktionalen Denkens aktives Bemühen auf Seiten der Patientin. Der Therapeut kann diese Bemühung durch wohlüberlegtes Befragen innerhalb der Sitzungen sowie durch kognitive Hausaufgaben unterstützen. Im letzteren Fall lässt der Therapeut die Patientin dysfunktionales Denken im Lauf der Woche beobachten und versuchen, diese Gedanken durch funktionaleres Denken zu ersetzen, ein Tagebuch zu führen oder Notizen zu machen, und die Bemühungen während der nächsten Therapiestunde diskutieren. (Arbeitsblätter zu dieser Übung finden sich im begleitenden Manual zum Fertigkeitstraining.) In vielen Fällen muss der Therapeut am Anfang die Patientin zu angemessenem Denken mehr oder weniger zwingen. Borderline-Patientinnen sagen oft: „Ich weiß nicht", wenn sie gebeten werden, beim Anpacken alter Probleme neue Wege zu finden. Oft scheuen sie sich davor, effektivere Denkweisen zu zeigen, weil sie Angst davor haben, bestraft oder ausgelacht zu werden. Daher kann eine ganze Menge an Anschieben, Anfeuern und Verhaltensausformung notwendig sein, um eine Patientin dazu zu bringen, eigene angemessene Denkstile, Regeln und verbale Beschreibungen von Ereignissen zu entwickeln.

4. Entwicklung von Richtlinien, wann Interpretationen vertraut und wann sie angezweifelt werden sollten

Es ist von entscheidender Bedeutung, dass der Therapeut die Tendenz der Patientin beachtet, zu glauben, dass sie, falls sie in einem Fall unrecht hat, voreingenommen ist oder etwas verdreht, sie in allem unrecht haben muss - und in Zukunft immer unrecht haben wird. Das ist natürlich ein Beispiel für fast reines nichtdialektisches Denken. Aber was ist stattdessen die angemessenere Umgehensweise? Die beste Lösung besteht darin, der Patientin dabei zu helfen, Richtlinien zu entwickeln, die sie bei der Entscheidung unterstützen, wann sie sich selbst wahrscheinlich vertrauen und andere Meinungen nicht gelten lassen sollte und wann sie ihre Wahrnehmungen und Schlußfolgerungen wenigstens überprüfen sollte.

Einige allgemeine Richtlinien dieser Art gelten für beinahe jeden Menschen. Psychologen beispielsweise, die auf dem Gebiet der sozialen Kognitionen und der Persönlichkeit arbeiten, untersuchen seit Jahren die Neigung der Menschen, in ihren Bewertungen und Urteilen voreingenommen zu sein. Eine Reihe von bekannten Verzerrungen, die Menschen im Allgemeinen beeinflussen und daher hier von Bedeutung sind, ist in Tabelle 11.7 aufgeführt. Zusätzlich wird jede einzelne Patientin ihre eigenen Bereiche haben, in denen ein Bias oder Verzerrungen besonders wahrscheinlich sind. Daher sollten Richtlinien nicht nur die ganz allgemein zu beobachtenden Bereiche abdecken, sondern auch die für die Patientin spezifischen Verzerrungstendenzen. Beispielsweise macht eine Patientin vielleicht ganz charakteristische Fehler, wenn sie außerordentlich ärgerlich oder mit bestimmten Personen zusammen ist. Eine andere mag vorwiegend voreingenommen sein, wenn sie traurig ist. Frauen, die am prämenstruellen Syndrom leiden, müssen vielleicht besonders vorsichtig während der Tage vor ihrer Menstruation sein. Borderline-Persönlichkeiten achten oft selektiv auf Situationen, in denen sie abgelehnt werden. Feministinnen beachten vielleicht selektiv Situationen, die als sexuell oder sexistisch interpretiert werden können. Eine meiner Patientinnen, die Single war und heiraten wollte, bemerkte beinahe nie Menschen, die allein spazieren gingen, konnte aber aus dem Gedächtnis beinahe die exakte Anzahl rekonstruieren, wie vielen Pärchen sie beim Spazierengehen begegnet war.

Zwei Gesichtspunkte hier sind wichtig. Erstens sollte der Patientin gesagt werden, dass alle Menschen voreingenommen sind und eine verzerrte Wahrnehmung haben; das heißt nicht, dass niemand sich selbst vertrauen kann. Zweitens ist

Wissen Macht oder vergrößert wenigstens die Sicherheit. Zu wissen, wann und unter welchen Umständen jemand am wahrscheinlichsten voreingenommen ist und Dinge verzerrt wahrnimmt, kann hilfreich sein, um Irrtümer zu erkennen und zu korrigieren. Die Idee ist, das verzerrte Wahrnehmen von Information eher zu normalisieren als zu pathologisieren.

Tabelle 11.7: Heuristiken und Bias im Urteilsvermögen

1. Menschen werden von der relativen Verfügbarkeit von Ereignissen oder Zugriffsmöglichkeit aus dem Gedächtnis beinflusst, die mit einem Urteil, das sie machen, in Beziehung stehen („Heuristik der Verfügbarkeit"). (Beispiel: Subjektive Einschätzungen der Wahrscheinlichkeit, an einer Reihe von Ursachen zu sterben, hängen zusammen mit der unproportionalen Exposition mit tödlichen Ereignissen in dem Beschreibungen der Medien und deren Bildhaftigkeit und Einprägsamkeit.)

2. Menschen gründen Urteile auf ihre Einschätzung des Ausmaßes, in dem ein bestimmtes Ereignis prototypisch für eine größere Gruppe von Ereignissen ist („Heuristik der Repräsentativität"). (Beispiel: Die Neigung, die Grundrate zu übersehen, bei der Vorhersage, was jemand tun wird. Beispielsweise bekommen in den meisten Promotionsstudiengängen über 90 % der zugelassenen Studenten schließlich ihren Doktor. Doch würden viele Studenten vorhersagen, dass ein Student, der sich die Missbilligung seines Betreuers zuzieht, das Programm nicht beenden wird. Dabei wird die Tatsache übersehen, dass viel mehr Studenten als erwartet ihre Doktorwürde erlangen und dass wenigstens einige von diesen auch den Zorn ihrer Betreuer auf sich geladen haben müssen.)

3. Ursprünglich eingenommene Positionen beeinflussen weiterhin nachfolgende Urteile, selbst wenn ihre Irrelevanz offensichtlich sein sollte („Heuristik der Verankerung"). (Beispiel: Menschen halten an initialen Hypothesen fest, selbst wenn der Beweis, worauf diese ursprünglich aufbauten, völlig widerlegt wurde.)

4. Menschen ziehen es vor, Informationen zu sammeln, die ihre Überzeugungen bestätigen, anstatt Informationen, die diese in Frage stellen („Konfirmatorischer Bias"). (Beispiel: Wenn Menschen zu bestimmen versuchen, ob eine andere Person ein bestimmtes Persönlichkeitsmerkmal oder eine bestimmte Tendenz besitzt, werden sie typischerweise eher Fragen stellen, die das fragliche Merkmal bestätigen anstatt zu widerlegen.)

5. Menschen tendieren dazu, ihr erinnertes oder rekonstruiertes Urteil bezüglich einer Wahrscheinlichkeit ihrem momentanen Wissen anzupassen („hindsight bias"). (Beispiel: Wenn klinische Fallbeispiele präsentiert werden und ein hypothetisches Ergebnis erklärt werden soll, so wie ein Suizid, sind die Schätzungen, dass dieses Ergebnis tatsächlich eintritt, systematisch erhöht.)

6. Negative Stimmungen rufen einen konsistenten negativen Bias der Bewertung und Einschätzung hervor („Stimmungsabhängiger Bias"). (Beispiel: Wenn Menschen in guter Stimmung sind – verglichen mit neutraler oder negativer Stimmung –, werden sie sich selbst als zufriedener mit dem, was sie haben, beschreiben und ihre eigene Leistung positiver bewerten, selbst wenn ihre Leistung durch falsches Feedback über Erfolg und Versagen experimentell kontrolliert wird. Wenn Menschen in negativer Stimmung sind, zeigen sie in ihrer Einschätzung einen globalen Anstieg der subjektiven Wahrscheinlichkeit, dass irgendeine Art von Unglück passieren wird.)

7. Wenn sich Menschen vorstellen, dass ein Ereignis eintritt, steigt die subjektive Wahrscheinlichkeit, dass das Ereignis tatsächlich eintreten wird („Erwartungs-Bias"). (Beispiel: Menschen, die sich vorstellen, dass man fälschlicherweise eines Verbrechens angeklagt werden könnte, werden die Vorstellung eher annehmen, dass sie selbst auf diese Weise angeklagt werden könnten.)

Anmerkung. Übernommen aus *The Psychological Treatment of Depression: A Guide to the Theory and Practice of Cognitive Behavior Therapy*, 2nd ed. by J. M. G. Wiliams, 1993, New York: Free Press. Copyright 1993 by Free Press. Übernommen mit Genehmigung.

Die Anwendung von Strategien des Kontingenz- und Fertigkeitstrainings bei der kognitiven Modifikation

Wie bei allen aktiven Interventionen der DBT sollte die Rolle des Therapeuten bei der Konfrontation und Hinterfragung ungünstiger Denkstile und Inhalte und bei der Entwicklung neuer, angemessener dialektischer Muster im Lauf der Zeit ausgeschlichen werden, sobald die Patientin geübter im Beobachten und Ersetzen der eigenen kognitiven Irrtümer und Verzerrungen wird. Zu Beginn der Therapie ist es oft notwendig, dass der Therapeut „Gedanken liest" (siehe Kap. 8 für eine ausführliche Diskussion dieses Themas). Im Mittelteil der Therapie sollte der Therapeut die Patientin antreiben, die eigenen ungünstigen Annahmen, Überzeugungen und Regeln zu beobachten und zu beschreiben und neue Denkweisen zu entwickeln. Am Ende der Therapie sollte die Patientin dazu in der Lage sein, mehr dialektisch zu denken und eigene problematische Stile und Inhalte mit geringer oder ohne Unterstützung des Therapeuten zu erkennen. Die Prinzipien des Kontingenzmanagements und des Fertigkeitsfrainings, die in Kapitel 10 und weiter oben in diesem Kapitel diskutiert wurden, sollten zur kognitiven Modifikation angewandt werden.

Das Integrieren kognitiver Fertigkeiten aus den Fertigkeitsmodulen

Wie oben angemerkt, werden kognitive Fertigkeiten in jedem Fertigkeitsmodul gelehrt. Spezielle Selbstaussagen werden in den Modulen zum Aushalten von Belastungen und interpersoneller Kompetenz vermittelt; Ergebnisklärung und angemessene Ergebniserwartungen sind ebenfalls ein wichtiger Teil des interpersonellen Kompetenztrainings. Das Identifizieren und Verändern bewertender, urteilender Beschreibungen werden im Bewusstheitsmodul gelehrt, ebenso wie die Fertigkeiten, Abstand zu etwas zu bekommen und zu beobachten. Das Modul Emotionale Regulation beinhaltet Fertigkeiten zum Identifizieren kognitiver Bewertungen, die mit Emotionen in Beziehung stehen. Falls diese Fertigkeiten im Fertigkeitstraining gelehrt werden, aber der Bezugstherapeut entweder eine andere Terminologie verwendet oder diese Fertigkeiten einfach ignoriert, ist es unwahrscheinlich, dass diese Fertigkeiten erlernt werden, und sie werden der Patientin wenig nutzen. Daher ist es für die DBT von entscheidender Bedeutung, dass der Bezugstherapeut den kognitiven Fertigkeiten, die in den Fertigkeitsmodulen gelehrt werden, sehr große Beachtung schenkt, auf ihnen aufbaut und sie verstärkt.

Formale kognitive Therapieprogramme

In der DBT spricht nichts dagegen, bei Patientinnen formale kognitive Therapieprogramme anzuwenden oder sie dorthin zu überweisen. Als zusätzliches Therapieprogramm spricht insbesondere bei bereitwilligen Patientinnen vieles dafür. Organisierte, strukturierte kognitive Veränderungsstrategien wurden aus verschiedenen Gründen nicht als formales Modul in die DBT aufgenommen. Erstens erinnert nach meiner Erfahrung eine vorwiegende Konzentration auf das Denken und die Informationsverarbeitung der Patientin als Problemlösung häufig zu sehr an ihr invalidierendes Umfeld. Es ist dabei schwierig, nicht die Botschaft zu vermitteln, dass alles in Ordnung käme, wenn die Patientin nur richtig denken würde. Obwohl das eine nicht intendierte und nichtdialektische Reaktion auf gut ausgefürte kognitive Therapie ist, halte ich dies für einen Einwand, der außerordentlich schwierig zu überwinden ist.

Zweitens erfordert eine formal kognitive Therapie im Allgemeinen zumindest ein gewisses Maß an kognitiver Selbstbeobachtung, das Niederschreiben von Gedanken und Annahmen, Ideen, wie man Gedanken und Überzeugungen in Frage stellen oder experimentell überprüfen könnte, sowie die Fähigkeit, solche Experimente tatsächlich auszuführen. Diese Aktivitäten erfordern eine Reihe vorausgehender Fertigkeiten, die viele Borderline-Patientinnen einfach nicht haben. Ein Programm, das zu Beginn viel selbstständiges Arbeiten erfordert, ist für schwer gestörte Patientinnen nicht angemessen. Wenn kognitive Behandlung so modifiziert wird, dass Veränderungsprozeduren mit dem Therapeuten in den Therapiestunden ausgeführt werden, verringert sich der Unterschied zwischen den Veränderungsverfahren der DBT und vielen anderen Arten von kognitiver Therapie und kognitiver Verhaltenstherapie.

Abschließende Bemerkungen

In diesem Kapitel und in Kapitel 10 habe ich grundlegende kognitiv-verhaltenstherapeutische Veränderungsprozeduren besprochen und diskutiert, wie sie auf die Probleme von Borderline-Patientinnen angewandt werden können. Diese vier Gruppen von Vorgehensweisen – Verwendung von Kontingenzen, Fertigkeitstraining, Expositionstechniken und kognitive Modifikation – machen den Großteil aktueller verhaltenstherapeutischer Ansätze aus. Das heißt, die DBT beinhaltet in dieser Hinsicht nicht viel Neues. Es ist für Sie, den Leser, wichtig, im Kopf zu behalten, dass Sie alle Techniken, von denen Sie glauben, dass es effektive Veränderungsverfahren sind oder die sich in der Forschung als effektiv erwiesen haben, hinzufügen können und sollen. Das heißt, Sie oder ich könnten zusätzliche Kapitel zu den Therapieverfahren schreiben, die ich nicht aufgenommen habe. Sind Sie beispielsweise Gestalttherapeut, gibt es keinen Grund, warum Sie nicht Techniken der Gestalttherapie hinzufügen sollten. Insbesondere im zweiten und dritten Teil der Behandlung können Vorgehensweisen, wie zum Beispiel die Zwei-Stuhl-Technik, sehr hilfreich sein.

Bei der Arbeit an speziellen Verhaltensproblemen (z. B. ehelichen oder sexuellen Dysfunktionen, Substanzmißbrauch, Essstörungen oder anderen Achse-I-Störungen) könnten Sie in Erwägung ziehen, Vorgehensweisen hinzuzufügen, die sich bei diesen Problemen als effektiv erwiesen haben. Falls Sie mit jemandem arbeiten, auf den die Kriterien der Multiplen-Persönlichkeitsstörung passt, könnten Sie einige der Techniken hinzufügen, die Experten auf diesem Gebiet entwickelt haben, um die Integration der Persönlichkeit oder das „Verschmelzen“ zu verbessern. Es ist jedoch wichtig, andere Verfahren in wohlüberlegter, theoretisch konsistenter Art und Weise zu integrieren. Sie sollten nicht immer dann die Strategie wechseln, wenn Sie sich entmutigt fühlen, oder sofort jede neue Technik anwenden, von der Sie hören.

Anmerkung

1. Viele der Richtlinien und ein großer Teil der Struktur dieses Abschnitts wurden von Edna Foa zur Verfügung gestellt (persönliche Mitteilung, 1991), die eine Anzahl effektiver, auf Exposition basierender Behandlungsprogramme entwickelte.

12

Stilistische Strategien: Ausgewogene Kommunikation

Stilistische Strategien haben, wie der Name andeutet, mit dem Stil und der Form der Kommunikation des Therapeuten zu tun. Sie richten den Fokus eher darauf, wie der Therapeut andere Behandlungsstrategien einsetzt, als darauf, welchen Inhalt die Kommunikation hat. Der Kommunikationsstil hat mit dem Tonfall (warm vs. kühl oder konfrontativ) zu tun, mit dem Abschluss (weich und fließend vs. hart und abrupt), mit der Intensität (leicht oder humorvoll vs. sehr ernst), mit der Geschwindigkeit (schnell, sich rasch bewegend oder unterbrechend vs. langsam, nachdenklich und reflektierend) und mit der Reaktionsbereitschaft (verletzlich vs. unzugänglich). Der Stil eines Therapeuten kann Einstellungen, wie Herablassung und Arroganz vs. Respekt und Zuneigung, kommunizieren.

Es gibt zwei primäre Kommunikationsstile in der DBT. Der Stil der reziproken oder gleichberechtigten Kommunikation ist durch Reaktionsbereitschaft, Selbstöffnung, Wärme und Echtheit definiert. Im Gegensatz dazu ist der respektlose Kommunikationsstil profan, unverschämt und inkongruent. Gleichberechtigung ist verletzlich; Respektlosigkeit kann konfrontativ sein. Diese zwei Stile bilden die Pole einer Dialektik. Sie gleichen sich nicht nur gegenseitig aus, sondern müssen miteinander verbunden werden. Der Therapeut muss in der Lage sein, sich mit solch einer Geschwindigkeit zwischen den beiden hin- und herzubewegen, dass dieses Vermengen selbst eine stilistische Strategie darstellt.

Borderline-Persönlichkeiten sind bemerkenswert sensibel für Unterschiede in zwischenmenschlichen Machtverhältnissen und für „Spiele", die Therapeuten spielen. Oftmals beschränkte sich der Großteil ihrer Lebenserfahrung darauf, die Benachteiligte zu sein. Viele ihrer zwischenmenschlichen Probleme sind Ergebnis ungeschickter Versuche, Machtungleichgewichte zu korrigieren. Die Intention der reziproken Kommunikation ist es, solche Ungleichgewichte geschickter auszugleichen und eine Umgebung zu schaffen, die die Patientin in den therapeutischen Unternehmungen stützt. Ebenso wird beabsichtigt, der Patientin ein Modell zu geben, wie sie als Gleichberechtigte in einer wichtigen Beziehung interagieren kann.

Borderline-Persönlichkeiten haben große Schwierigkeiten, ausreichend psychische Distanz zu bekommen, um die laufenden Ereignisse und Prozesse ihres Lebens zu beobachten und zu beschreiben. Solche Beobachtung ist für eine Veränderung jedoch sehr wichtig. Die Absicht der respektlosen Kommunikation ist es, bei der Schaffung dieser Distanz zu helfen, indem die einzelne Patientin gerade genug aus dem Gleichgewicht gebracht wird, um ihren typisch rigiden, eng begrenzten Zugang zum Leben, zu sich selbst und zur Problemlösung zu erschüttern. Es geht darum, beide Pole der Dialektik herauszustellen, ohne einen davon zu verleugnen.

Strategien der gleichberechtigten Kommunikation

Reaktionsbereitschaft, Selbstöffnung, warmherzige Anteilnahme und Echtheit sind die vier grundlegenden Strategien der gleichberechtigten Kommunikation. Gleichberechtigung ist für jede gute zwischenmenschliche Beziehung wichtig.

Insbesondere ist sie in einer vertraulichen Beziehung wie der Psychotherapie wichtig; von entscheidender Bedeutung ist sie in einer therapeutischen Beziehung mit einer Borderline-Persönlichkeit. Gleichberechtigte Kommunikation ist die übliche Kommunikationsweise der DBT.

Macht und Psychotherapie: Wer legt die Regeln fest?

Patientinnen beklagen in der Psychotherapie oft, dass sie von ihrem Therapeuten emotional berührt und tief verletzt werden können, während sie sich nicht in der Lage fühlen, ihren Therapeuten in derselben Weise zu beeinflussen. Sie sind verletzlich; die Therapeuten sind unverletzlich. Die Patientinnen ziehen sich sozusagen nackt aus, wohingegen die Therapeuten ihre Kleidungsstücke anbehalten. Das Risiko ist ungleich verteilt. Die Patientinnen haben auch das Gefühl, dass der Therapeut unnahbar ist - während nämlich die Therapeuten deutliche Grenzen haben, haben sie keine. Die Macht in einer therapeutischen Beziehung ist nicht nur ungleich verteilt; aufgrund der Natur der Psychotherapie ist sie gerade in den Lebensbereichen einer Patientin ungleich verteilt, die die größte Bedeutung haben. Viele Kämpfe, die in der Psychotherapie ausgefochten werden, haben mit dieser Fehlverteilung der Macht zu tun und den Versuchen der Patientinnen, dies zu berichtigen.

Obwohl Therapeuten nicht annähernd so unverwundbar sind, wie die Patientinnen oft glauben, enthält der momentane Sittenkodex der Psychotherapie vieles, was die Unzufriedenheit und Verwirrung der Patientinnen hinsichtlich dieses Themas bestätigt. Das heißt, obwohl es den Therapeuten anders vielleicht lieber wäre, sind die Beschwerden der Patientinnen oft berechtigt. Die Regeln, die für das Verhalten und den interpersonellen Stil des Therapeuten gelten, sind oft willkürlich und dem Therapeuten, nicht aber der Patientin bekannt; daraus resultiert, dass das Verhalten des Therapeuten für die Patientin nicht nur unverständlich ist, sondern auch unvorhersehbar. Der Therapeut fördert einerseits die emotionale Intimität innerhalb der Beziehung, andererseits werden die üblichen Regeln für eine intime Beziehung aber nicht angewandt. Regeln für Intimität, die für eine Person gemacht sind, die gleichzeitig in vielen Patient-Therapeut-Beziehungen steht (der Therapeut), können für eine Person, die nur in einer Beziehung steht (die Patientin), völlig unpassend sein. Ein Therapeut fühlt sich mit einer Selbstöffnung häufig unwohl oder lehnt dieses Vorgehen aus theoretischen Gründen ab, während auf einer Selbstöffnung der Patientin bestanden wird. Obwohl die therapeutische Beziehung als unterstützende und helfende Beziehung dargestellt wird, sind die in fast allen anderen unterstützenden Beziehungen eigene Verfügbarkeit und Flexibilität häufig nicht existent oder deutlich vermindert.

Die Borderline-Patientin wird in mancher Hinsicht in der Therapie wie ein Kind in einer Eltern-Kind-Beziehung behandelt: Sie wird, was Entscheidungen über ihr eigenes Wohlergehen anbetrifft, häufig als weniger qualifiziert behandelt als der Therapeut. Ein Kind jedoch wird irgendwann einem Elternteil gleichgestellt sein; im Gegensatz dazu verändert sich, wenn die Patientin „erwachsen" wird, ihre Macht in der therapeutischen Beziehung nicht unbedingt. Wenn dieses Ereignis (Gleichstellung) in der Therapie wahrscheinlich wird, kann es zu einem Ende der Beziehung kommen.

An der Universität gibt es eine Redensart, dass die Studenten auf den Schultern ihrer Lehrer stehen. Die Abstammung des Studenten vom Lehrer wird deutlich gemacht, um dessen Einfluss zu zeigen. Bei der Psychotherapie tut die Gesellschaft dagegen alles, um diese Beziehung geheim zu halten – etwas, wofür man sich eher schämen muss, als dass man stolz darauf sein könnte. Sogar Therapeuten, die selbst Patienten in der Psychotherapie waren, geben diese Information ihren Patienten oft nicht bekannt.

Insbesondere Borderline-Patientinnen entdecken Machtunterschiede schnell und tolerieren keine Willkür in der therapeutischen Beziehung. Das kommt wohl daher, dass sie in der Vergangenheit so sehr unter der ungleichen Verteilung zwischenmenschlicher Macht gelitten haben. Darüber hinaus haben sie oft keine engen Beziehungen, in denen die Macht annähernd gleich verteilt ist, um damit die therapeutische Beziehung auszugleichen. Viele der Probleme in der Psychotherapie mit Borderline-Patientinnen haben mit diesem grundlegenden Ungleichgewicht zu tun. Aufgrund der Unfähigkeit, Macht in einer Beziehung gleich zu verteilen oder die Beziehung aufzugeben, schwanken sie häufig zwischen einem unterwürfigen, bedürftigen und anklammernden und einem dominierenden, ablehnenden und zurückweisenden Verhalten hin und her. Sie wechseln ab zwischen übermäßiger Abhängigkeit und Unabhängigkeit. Sehr wenige Erwachsene wollen lange in einer Beziehung bleiben, in der ihre eigene Macht und ihr eigener Einfluss dermaßen eingeschränkt sind. Das Bedürfnis nach einer therapeutischen Beziehung über einen langen Zeitraum bringt eine Borderline-Persönlichkeit in eine besonders verletzliche Position; für eine effektive Therapie ist es notwendig, dass der Therapeut für dieses Dilemma ganz besonders feinfühlig ist.

Die Techniken der gleichberechtigten Kommunikation wurden entwickelt, um die spürbaren Machtunterschiede zwischen Therapeut und Patientin zu vermindern, um die Vulnerabilität des Therapeuten gegenüber der Patientin zu erhöhen, um dadurch der Patientin Vertrauen und Respekt entgegenzubringen und um die Bindung und Vertrautheit der Beziehung zu stärken (für einen Literaturüberblick über Reaktionsbereitschaft und Selbstöffnung siehe Derlega und Berg, 1987). Die Strategien werden unten diskutiert und in Tabelle 12.1 aufgelistet.

1. Reaktionsbereitschaft

„Reaktionsbereitschaft" lässt sich in groben Zügen als der Grad definieren, in dem der Therapeut auf die Mitteilungen der Patientin in einer Art und Weise eingeht, die Interesse an dem zeigt, was die Patientin sagt, tut und versteht, sowie Anteilnahme an den Kommunikationsinhalten, den Wünschen und Bedürfnissen der Patientin vermittelt. Dieser Stil macht deutlich, dass der Therapeut der Patientin zuhört und sie ernst nimmt, anstatt sie abzuwerten, zu ignorieren oder das, was sie will oder benötigt, zu übergehen. Im Folgenden werden die Charakteristika eines reaktionsbereiten Stiles erläutert.

Präsent bleiben

Präsent bleiben bedeutet, dass die Aufmerksamkeit des Therapeuten ganz auf die Patientin gerichtet ist, ohne dass er sich von Grübeln oder Tagträumen ablenken lässt, beim Zuhören herumkritzelt (außer für notwendige Notizen), Unterbrechungen durch Telefonanrufe zulässt oder ständig auf die Uhr schaut. Der Therapeut muss ganz besonders aufmerksam für Veränderungen der Stimmung oder der emotionalen Reaktion der Patientin bei der Interaktion sein. Wie ich wiederholt angemerkt habe, ist der nonverbale emotionale Ausdruck einer Borderline-Patientin oft sehr subtil und kaum zu spüren. Daher sollte der Therapeut geringfügige Veränderungen wahrnehmen und regelmäßig mit der Patientin durchgehen, was gerade passiert oder sich verändert. Die Frage: „Was empfinden Sie in diesem Moment?", kann oft hilfreich sein. Manchmal dauert es einige Minuten, um die Auswirkung der augenblicklichen Interaktion auf die Patientin zu erforschen; je nachdem, können entsprechende Veränderungen im therapeutischen Stil oder der therapeutischen Zielrichtung notwendig sein oder nicht. Obwohl dies von dem momentanen Ereignisinhalt ablenken kann, ist es relativ leicht, dahin wieder zurückzukommen. Präsent bleiben ist die Eigenschaft, nichts zu übersehen.
Um präsent zu bleiben, ist ein engagiertes, gleichberechtigtes Interaktionsmuster notwendig. Je nachdem, was die Patientin sagt oder tut, sollten der verbale Ausdruck von Emotion und deren Intensität ebenso wie nonverbale Reaktionen (Haltung, Blickkontakt, Lächeln, Kopfnicken) in einer Weise variieren, die eine aktive Beteiligung an der Interaktion erkennen lässt.

Das Patientenanliegen ernst nehmen

Reaktionsbereitschaft erfordert, dass die Wünsche und Bedürfnisse der Patientin hinsichtlich des Themas der Sitzung berücksichtigt werden – das heißt ernst genommen werden. Das Anliegen der Patientin ernst nehmen heißt nicht unbedingt, dass man sich nach ihrem Anliegen und nicht nach dem des Therapeuten richtet. Es bedeutet, dass man ihre Wünsche offen anerkennen anstatt ignorieren sollte, wenn nötig einen Kompromiss aushandeln sollte, ihr Anliegen vor das des Therapeuten stellen sollte, sofern es wirklich wichtiger ist, und die Legitimität ihrer Wünsche anerkennen sollte, falls der Therapeut sich dafür entscheidet, auf seinem Anliegen zu bestehen.

Reaktion auf den Kommunikationsinhalt der Patientin

Reaktionsbereitschaft bedeutet, dass der Therapeut auf Fragen der Patientin mit relevanten Antworten reagiert, Bemerkungen macht, die sich auf das beziehen, was die Patientin gerade gesagt oder getan hat, und dass er den Inhalt dessen, was die Patientin gerade sagt, verarbeitet oder weiter verfolgt. Wenn man auf die Frage einer Patientin mit der Gegenfrage „Warum fragen Sie das?" reagiert, kann das therapeutisch sein, reaktionsbereit wäre dies aber nicht.

2. Selbstöffnung

Der Begriff „Selbstöffnung" umfasst Kommunikationen des Therapeuten gegenüber der Patientin über seine Einstellungen, Überzeugungen und emotionalen Reaktionen sowie Reaktionen auf die Therapiesituation oder Information über wichtige Lebenserfahrungen. In der psychotherapeutischen Literatur wird das Thema der Selbstöffnung des Therapeuten unter Fachleuten sehr kontrovers diskutiert. Es kann auch zwischen Patientin und Therapeut zum Streitpunkt werden. Für gewöhnlich, aber nicht immer möchte die Patientin vom Therapeuten mehr Selbstöffnung, als ihm lieb ist; manchmal will sie allerdings auch weniger. Die DBT ermuntert in manchen Bereichen zu therapeutischer Selbstöffnung und rät in manchen Bereichen davon ab. Die Entscheidung, ob man sich selbst öffnet, sollte immer davon abhängig gemacht werden, ob es für die Patientin hilfreich ist und welche Relevanz es für das Thema hat, das momentan bearbeitet wird.

In der DBT werden zwei Haupttypen der Selbstöffnung eingesetzt: (1) ich-bezogene Selbstöffnung und (2) personbezogene Selbstöffnung. „Ich-bezogene Selbstöffnung" ist ein Terminus technicus für Aussagen des Therapeuten über seine augenblicklichen ganz persönlichen Reaktionen auf die Patientin. In der Fachliteratur wird darauf manchmal unter dem Begriff „Unmittelbarkeit" („immediacy") Bezug genommen. In psychodynamischer Terminologie könnte man es als Fokus auf die Gegenübertragung bezeichnen – „Personen-bezogene Selbstöffnung" bezieht sich darauf, dass der Therapeut der Patientin Informationen über sich vermittelt, wie zum Beispiel über seine beruflichen Qualifikationen, seine sozialen Beziehungen außerhalb der Therapie (z. B. Ehestand), Erfahrungen, Meinungen oder Pläne aus der Vergangenheit oder Gegenwart, die nicht unbedingt mit der Therapie oder der Patientin zu tun haben müssen.

Bei fast jeder DBT-Technik kann die Selbstöffnung wirksam eingesetzt werden. Sie ist Teil von (1) Validierung, wenn die Selbstöffnung die Erfahrungen oder Reaktionen der Patientin normalisiert, indem eine Übereinstimmung mit den Wahrnehmungen oder Interpretationen einer Situation durch die Patientin oder Verständnis für ihre Gefühle oder Wertschätzung ihrer Entscheidungen vermittelt werden; (2) Problemlösung, wenn sie Wege oder Lösungen offenbart, die der Therapeut bei ähnlichen Problemen versucht hat; (3) Fertigkeitstrainings, wenn der Therapeut für den Umgang mit einer Situation neue Wege anbietet, die er aus seinem persönlichen Erfahrungsschatz bezieht; (4) Kontingenzmanagement und -klärung, wenn sie eingesetzt wird, um die Reaktion des Therapeuten auf das Patientenverhalten zu offenbaren; (5) Exposition, wenn sich die Patientin vor den Reaktionen des Therapeuten fürchtet oder sie als frustrierend empfindet. Zusätzlich wird mit der Selbstöffnung durch einen Zuwachs an Intimität und Warmherzigkeit die therapeutische Beziehung gestärkt. Wie für andere Strategien auch gibt es für den sinnvollen Einsatz der Selbstöffnung einige Richtlinien.

Tabelle 12.1: Checkliste der Strategien zur gleichberechtigten Kommunikation

_____ **T ist P gegenüber REAKTIONSBEREIT**
_____ T hört P aufmerksam zu; T ist während der Interaktionen mit P ganz bei der Sache.
  __ T achtet bei den Interaktionen auf geringe Veränderungen in P.s Verhalten.
  __ T variiert je nach dem Inhalt von P.s Kommunikation, ihrem Interesse, sich auszudrücken, und ihrer aktiven Beteiligung seinen affektiven Ausdruck und seine nonverbale Kommunikation (Haltung, Augenkontakt, Lächeln, Kopfnicken).
  __ T passt sich P.s Maß der Beteiligung an.
  __ Die zeitliche Abfolge von T´s Reaktion lässt Verständnis und Interesse erkennen.
_____ T nimmt P.s Anliegen ernst.
  __ T nimmt bei seiner Reaktion Bezug auf den Inhalt von P.s Kommunikation.
    __ T reagiert auf P.s Fragen mit relevanten Antworten.
    __ Der Inhalt von T.s Reaktion ist direkt relevant für die Kommunikation von P.
  __ T geht sorgfältig auf P.s Inhalte ein.

_____ **T OFFENBART SICH SELBST.**
_____ T informiert P über die Rolle der Selbstöffnung in der DBT.
_____ T betreibt ich-bezogene Selbstöffnung.
_____ T gibt P fortlaufend Rückmeldung bezüglich ihrer Person und ihres Verhaltens, indem er „Ich"-Aussagen in der Form „Wenn Sie X tun, fühle (oder denke oder will) ich Y" verwendet.
_____ T offenbart seine eigene Erfahrung mit der Interaktion und der laufenden Beziehung; T ist aufrichtig und offen.
  __ T hat die Interaktion als Prozess genau im Blick.
  __ T teilt P mit, woran sie bei ihm ist.

_____ T mischt eigene Beteiligung und Reaktionsbereitschaft
__ T unterscheidet klar P.s Verhalten von dem eigenen.
__ T spürt den Auswirkungen von Selbstöffnung und Reaktionsbereitschaft auf P.s Verhalten nach .
_____ T offenbart die Reaktionen anderer auf sich selbst.
_____ T betreibt personenbezogene Selbstöffnung.
__ T verwendet Selbstöffnung als Modellvorgabe.
__ T offenbart eigene Anstrengungen (und Erfolge oder Misserfolge) bei der Bewältigung von Problemen, die denen von P ähnlich sind.
__ T ist Modell für normative Verhaltensweisen und Probleme.
__ T ist Modell für die Bewältigung der eigenen Probleme bei der Lebensführung.
__ T ist Modell für die Bewältigung von Misserfolg.
__ T offenbart berufliche Informationen über sich selbst.
__ die eigene Ausbildung, abgeschlossene Examina.
__ die Therapierichtung
__ die Erfahrung mit Borderline- und suizidalen Patienten
__ T offenbart, soweit er sich dabei wohlfühlt und es für die Patientin von Nutzen ist, persönliche Informationen (Alter, Ehestand etc.).
_____ T bespricht sich im Team über den Umgang mit der Selbstöffnung

_____ **T bringt EINFÜHLSAMKEIT zum Ausdruck (im Gegensatz dazu, widerstrebend mit P zu interagieren bzw. zu arbeiten).**
__ T ist aufrichtig, wenn er momentan widerwillig ist.
_____ Falls T im zwischenmenschlichen Verhalten von Natur aus zurückhaltend ist, drückt T seine Fürsorge auf andere Weise aus.
_____ Löst P bei T Wut aus, bewältigt T dies.
_____ T setzt Berührung therapeutisch ein.
__ In T.s Behandlungsplan ist die Rolle von Berührung klar festgelegt.
__ Eine Umarmung oder Berührung dauert kurz.
__ Eine Umarmung oder Berührung drückt die derzeitige Vertrautheit in der therapeutischen Beziehung aus.
__ T ist sehr sensibel für P.s Wünsche und Wohlbefinden.
__ T ist ehrlich über die eigenen Grenzen im Kontakt.
__ T vermeidet strikt sexuellen Kontakt.
__ T behandelt den Versuch von unangebrachter Berührung oder Umarmung als ein therapiegefährdendes Verhalten.
__ T achtet darauf, dass der körperliche Kontakt potentiell auch in der Öffentlichkeit möglich ist.

_____ **T ist ECHT.**
_____ T.s Verhalten ist möglichst natürlich und nicht willkürlich.
_____ T.s Hilfsbereitschaft ist rollenunabhängig.
_____ T behält die natürlichen Grenzen der Beziehung im Auge.

Anti-DBT-Interventionen

_____ **T.s Selbstöffnungen sind für die Bedürfnisse von T und nicht für die Bedürfnisse von P von Bedeutung.**
_____ **T beachtet keine Grenzen bei der Reaktionsbereitschaft und Selbstöffnung.**
_____ **T wird mit P sehr persönlich, anstatt an relevanten problematischen Verhaltensweisen zu arbeiten.**
_____ **T ist nicht echt.**
_____ **T hat sexuellen Kontakt mit P oder verhält sich sexuell einladend oder flirtend gegenüber P.**

Informieren der Patientin über die Selbstöffnung des Therapeuten

Ob eine Selbstöffnung nützlich ist, hängt oft davon ab, ob die Patientin davon ausgeht, dass die Selbstöffnung des Therapeuten Teil einer unterstützenden Beziehung sein kann. Wurde den Patientinnen etwa erzählt, dass professionelle und effektive Therapeuten sich nicht selbst-offenbaren, so ist es wahrscheinlich, dass sie durch die Selbstöffnung des Therapeuten vor den Kopf gestoßen werden und solch einen Therapeuten als ineffektiv und inkompetent betrachten. Eine meiner Patientinnen wurde zu mir überwiesen, nachdem ihr voriger Therapeut die Therapie einseitig beendet hatte. Einige Zeit später wollte ich verreisen, und die Patientin fragte mich, wohin ich fahren würde. Meine informative Antwort stieß bei ihr auf Wut und Spott: Wenn ich bereit sei, ihr mitzuteilen, wohin ich fahren würde, könne ich ganz offensichtlich keine gute Therapeutin sein. Ihr letzter Therapeut hätte ihr das niemals gesagt! Ich hatte sie nicht auf die Unterschiede zwischen der DBT und der Psychoanalyse vorbereitet. Obwohl eine sorgfältige Vorbereitung in diesem Fall das Problem nicht unbedingt gelöst hätte, sollte der Therapeut zu Beginn der Therapie die Patientin über die Rolle der Selbstöffnung des Therapeuten in der DBT informieren. Es ist sinnvoll, die Erwartungen und Vorstellungen der Patientin darüber herauszufinden und zu diskutieren.

Ich-bezogene Selbstöffnung

Reaktionen auf die Patientin und ihr Verhalten offenbaren. In der DBT gibt der Therapeut als Teil des therapeutischen Dialoges fortwährend seine momentanen Reaktionen auf die Patientin und ihr Verhalten wieder. Die Form der Selbstöffnung lautet hier: „Wenn Sie X tun, fühle (denke oder will) ich Y." Ein Therapeut könnte zum Beispiel sagen, „Wenn Sie mich zu Hause anrufen und alle meine Bemühungen, Ihnen zu helfen, kritisieren, bin ich frustriert", oder „... möchte ich mich mit Ihnen nicht länger unterhalten" oder „... kommt in mir der Gedanke auf, Sie wollen gar nicht wirklich, dass ich Ihnen helfe". Nach einer Woche, in der sich das Verhalten der Patientin am Telefon verbesserte, könnte der Therapeut sagen: „Als Sie mich diese Woche am Telefon weniger kritisierten, war es für mich viel leichter, Ihnen zu helfen." Ein Therapeut in meiner Klinik, dessen Patientin sich über seine Kühle beschwerte, sagte: „Wenn Sie von mir Wärme fordern, stößt mich das ab und macht es schwieriger, Wärme auszustrahlen". Als meine Patientin zwar fortwährend um Hilfe bettelte, aber ihr Selbstbeobachtungs-Tagebuch nicht ausfüllte, sagte ich „Sie bitten mich ständig um Hilfe, tun aber nicht die Dinge, von denen ich glaube, dass sie zu Ihrer Hilfe notwendig sind. Ich bin frustriert, weil ich Ihnen helfen will, aber spüre, dass Sie mich Ihnen nicht helfen lassen." „Das freut mich" ist eine meiner häufigen Aussagen, wenn die Patientinnen Fortschritte machen, etwas besonders Schwieriges angehen oder für mich etwas Nettes tun (z.B. eine Geburtstagskarte schicken). Die Aussage „Ich bin demoralisiert" könnte meine Öffnung einer Patientin gegenüber sein, die sich entgegen meinem Ratschlag zum zehnten Mal stationär aufnehmen lässt.

Die Selbstöffnung der eigenen Reaktionen gegenüber der Patientin dient sowohl der Validierung als auch als Herausforderung. Sie ist grundlegender Bestandteil des Kontingenzmanagements, bei der Beachtung von Grenzen und der Kontingenzklärung mit Blick auf das Verhalten der Patientin in der Beziehung zu ihrem Therapeuten. Kontingenzmanagement ist sie deshalb, weil die Reaktionen des Therapeuten auf das Verhalten einer Patientin für die Patientin niemals neutral sind. Sie sind entweder positiv und verstärken das Verhalten X oder sind negativ und bestrafen es. Wie ich in Kapitel 10 diskutiert habe, ist die Therapeut-Patient-Beziehung eine der wichtigsten Kontingenzen bei der Arbeit mit Borderline-Patientinnen. Die ich-bezogene Selbstöffnung ist das entsprechende Kommunikationsmittel, um den augenblicklichen Stand der Beziehung zu vermitteln.

Für die Technik des Grenzen-Einhaltens ist die Selbstöffnung über persönliche Grenzen, Fähigkeiten und Vorlieben ganz besonders wichtig. Tatsächlich muss der Therapeut sehr sorgfältig dabei sein, Grenzen als eine Eigenheit des Therapeuten, des „Ich", zu offenbaren und nicht als Eigenheit der Therapie oder irgendeines Buches über therapeutische Regeln. Selbstöffnung ist an sich bereits eine Form des Grenzen-Einhaltens.

Offenbart man Reaktionen auf die Patientin oder ihr Verhalten, so ist das auch ein Mittel für die Kontingenzklärung, da es der Patientin Information über die Effektivität ihres Verhaltens vermittelt. Diese Information kann, sofern die Reaktionen des Therapeuten einigermaßen den normalen Maßstäben entsprechen, für die Patientin eine äußerst wichtige Hilfe für die Veränderung ihres interpersonalen Verhaltens sein. Borderline-Persönlichkeiten sind oft in Familien aufgewachsen, in denen die Reaktionen auf ihr Verhalten entweder nicht mitgeteilt wurden oder nicht der Norm entsprachen. So ist sich eine Patientin oft nicht der Auswirkung ihres Verhaltens auf andere bewusst, bis es zu spät ist, um den Schaden zu reparieren. Es ist ganz besonders wichtig, dass man der Patientin frühzeitig in der Kette von nachteiligen zwischenmenschlichen Verhaltensweisen eine Rückmeldung gibt und nicht wartet, bis eine Reaktion so stark ist, dass es schwierig ist, die Beziehung zu kitten.

Offene Aussprachen. Die ich-bezogene Selbstöffnung beinhaltet auch, dass der Therapeut, sei es am Telefon oder in der Therapiestunde, mit der Patientin diskutiert, wie er die momentane Interaktion erlebt. Es besteht dabei zwar kein großer Unterschied zur Öffnung von Reaktionen auf das Verhalten der Patientin, allerdings liegt hier das Hauptaugenmerk auf der wechselseitigen Interaktion zwischen den beiden Parteien. Der Therapeut offenbart, zusammen mit der eigenen Reaktion, die persönliche Wahrnehmung der augenblicklichen Interaktion. Die entsprechende Form dafür ist „Ich habe den Eindruck, dass zwischen uns X abläuft. Was denken Sie darüber?" Ein Beispiel dafür wäre „Ich habe das Gefühl, dass unsere Interaktion immer angespannter wird. Empfinden Sie das auch so?" Der Therapeut lenkt den Fokus des Dialoges auf den interaktionellen Prozess des Hier und Jetzt. Dieses Umlenken kann sehr kurz sein (nur ein beiläufiger Kommentar) oder zu einer ausführlichen Diskussion der Interaktion führen.

Der Therapeut sollte, wenn er danach gefragt wird, bereit sein, mit der Patientin zu diskutieren, wo er in der Beziehung mit ihr steht. Auf dieser Ebene bespricht der Therapeut mit der Patientin, ohne auf spezielle Interaktionen Bezug zu nehmen, wie er die Beziehung in ihrer Gesamtheit sieht. Beispielsweise verpasste eine Patientin (wieder einmal) ihre Therapiestunde ohne vorher anzurufen, da sie (wieder einmal) nicht in der Lage dazu war, ihre Antiepileptika einzunehmen, so dass sie (wieder einmal) in der Epilepsie-Ambulanz aufgenommen wurde. In der nächsten Sitzung fragte sie, ob ich (wieder einmal) ärgerlich über sie werden würde. Sinngemäß antwortete ich: „Nun, ich denke, ja. Ich habe aber bemerkt, dass ich, wenn Sie diese Dinge tun, ärgerlich werde, dann arbeiten wir daran, und dann machen wir wieder weiter. Scheinbar haben wir eine ziemlich gute Beziehung, und wir beide können diese Hochs und Tiefs ziemlich gut tolerieren. Also beginnen wir, diese Angelegenheit zu klären, und dann können wir mit anderen Dingen fortfahren." Eine Borderline-Patientin fragt oft ganz direkt: „Was halten Sie von mir?" oder „Arbeiten Sie gerne mit mir?". Diese Fragen sollte man klar und direkt beantworten. In dem obigen Fall könnte ich zum Beispiel gesagt haben, „Momentan machen Sie mich verrückt, aber ich mag Sie trotzdem."

Wenn die Patientin während einer Interaktion therapiegefährdendes Verhalten zeigt, ist häufig eine Diskussion über den therapeutischen Fortgang notwendig. Die Entscheidung, ob man sich auf das Thema konzentriert und störende Verhaltensweisen ignoriert oder unterbricht und sich auf diesen Prozess konzentriert, kann sehr schwierig sein. Nach meiner Erfahrung kommt man in beinahe keiner Therapie weiter, wenn man immer unterbricht, um störendes Verhalten zu diskutieren. Wenn man dagegen solches Verhalten nie diskutiert, kommt man zu demselben Ergebnis – wenig oder keine Therapie. Solche störenden Verhaltensweisen stellen häufig Vermeidungsverhalten dar, um den therapeutischen Fokus von einer bevorstehenden Aufgabe abzulenken. Der Therapeut muss dabei sehr vorsichtig sein, damit er auf dieses Ablenkungsmanöver nicht eingeht. Demgegenüber verstärken Diskussionen über den therapeutischen Prozess in der Regel sowohl die Patientin als auch den Therapeuten sehr und können eine Grundlage für offene Aussprachen sein.

Für einen effektiven Einsatz von offenen Aussprachen muss sich der Therapeut ganz klar darüber sein, welche Funktion sie in einer bestimmten Situation bei einer bestimmten Patientin einnehmen sollen. Ganz grundsätzlich soll man sie dann einsetzen, wenn man Problemlösungen vorantreiben oder therapeutische Aktivitäten verstärken möchte, und andererseits vermeiden, wenn sie dazu dienen, die Aufmerksamkeit von einer bevorstehenden Aufgabe abzulenken. Mit diesem Hintergrundwissen gibt es verschiedene Gelegenheiten, zu denen offene Aussprachen angemessen sind.

Zum einen können kurze offene Aussprachen eingesetzt werden, um ein Patientenverhalten zu unterbrechen, das sich störend auf die Arbeit an Problemen mit höherer Priorität auswirkt. Wenn offene Aussprachen in dieser Weise eingesetzt werden, sind sie ein Mittel, um etwas herauszustellen (eine Einsichtsstrategie, siehe Kap. 9) und können je nach der Intensität der Konfrontation auch als eine aversive Kontingenz dienen (siehe Kap. 10). Beispielsweise könnte eine Patientin in einer feindseligen, aber passiven Stimmung zur Therapiestunde kommen und alle meine Ideen und Versuche, wie ein Problem in der Therapie gelöst werden könnte, zurückweisen. Ich könnte dann fragen, „Ich fühle mich, als befänden wir uns in einem Machtkampf, in dem Sie versuchen, mich für dieses Problem verantwortlich zu machen, und in dem ich dagegen versuche, Sie dafür verantwortlich zu machen. Wie geht es Ihnen damit?" Oder ich könnte sagen: „Was läuft hier zwischen uns ab? Ich tue mein Bestes, um Ihnen bei diesem Problem zu helfen, und ich habe das Gefühl, als ob Sie sich zurücklehnen und mich die ganze Arbeit machen lassen. Also versuche ich, Sie mehr und mehr mit einzubeziehen. Aber ich habe nicht den Eindruck, dass das sehr gut funktioniert. Was denken Sie? Ist das auch Ihre

Wahrnehmung?" Nach einer kurzen Interaktion bezüglich dieses Themas (wobei man verhindern muss, dass daraus eine grundsätzliche Diskussion über unsere therapeutische Beziehung wird) kehre ich dann zu dem ursprünglich anstehenden Problem zurück. Diese Taktik muss vielleicht mehrmals während einer Sitzung wiederholt werden („Wir geraten wieder in einen Machtkampf hinein"). Es ist jedoch ganz wichtig, immer wieder auf das Thema zurückzukommen. Andernfalls werden offene Aussprachen für die Patientin eine effektive Möglichkeit, um wichtige Themen zu vermeiden.

Zweitens werden längere offene Aussprachen als Verstärker eingesetzt. In diesem Fall sollten sie zeitlich sofort auf ein verbessertes Patientenverhalten oder zumindest der Exposition mit der vermiedenen Aufgabe, folgen. Zum Beispiel könnte ich eine Patientin durch eine Verhaltensanalyse ziehen und dann eine offene Aussprache mit ihr darüber führen, wie schwierig es war.

Drittens werden längere offene Aussprachen eingesetzt, um die Beziehung zu kitten, wenn der Therapeut einen Fehler gemacht hat. Sie können auch eingesetzt werden, wenn die Patientin einen Fehler gemacht hat und an einer Wiedergutmachung arbeiten will. Problemlösestrategien bezüglich der Beziehung, wie sie ausführlich in Kapitel 15 diskutiert werden, sind in gewisser Hinsicht sorgfältig ausgearbeitete Formen von offenen Aussprachen. Hierbei ist es allerdings wichtig, dass man die verstärkende Wirkung, die eine offene Aussprache auf die Patientinnen hat, im Kopf behält. Der Therapeut darf nicht zulassen, dass eine offene Aussprache den Fokus der Therapie von wichtigen Themen ablenkt. Das Gleichgewicht zwischen offener Aussprache und der Konzentration auf ein bestimmtes Thema, das die Patientin zu vermeiden sucht, ist für den Therapeuten sehr ähnlich wie das Gleichgewicht zwischen Validierung und aktiver Problemlösung zu halten.

Mischen von Selbstbeteiligung und Reaktionsbereitschaft. Wie diese Diskussion zeigt, muss der Therapeut für eine Selbstöffnung, an der er sich selbst beteiligt, sich der Patientin wie auch seiner selbst ganz bewusst sein. Das erfordert die Fähigkeit, sich über die eigenen Gefühle und Reaktionen ganz klar zu sein, und außerdem die Fähigkeit, diese Reaktionen in Worten auszudrücken, die für die Patientin verständlich sind. Zwei Dinge sind wichtig. Erstens sollte der Therapeut bei der Darstellung der Situation bei den „objektivierbaren" Dingen bleiben und nicht Schlussfolgerungen über Motive, Phantasien oder Wünsche der Patientin als Teil der Situation darstellen. Solche Interpretationen gehören zu den Reaktionen des Therapeuten selbst auf diese Situation; sie sind nicht Teil der Situation per se. Es besteht ein großer Unterschied darin, ob man sagt: „Ich habe das Gefühl, als ob Sie mit mir Spiele spielen" oder „Sie spielen Spiele mit mir". Zweitens sollte der Therapeut bei der Darstellung seiner Reaktionen darauf achten, die Intensität nicht zu hoch oder zu tief anzusetzen. Wenn man einer Patientin, die große Angst vor Ablehnung hat, sagt „Ich bin sehr frustriert", so kann das zum Beispiel besser sein als ihr zu sagen: „Ich bin ärgerlich." Für den Anfang ist es gut, wenn man die Intensität des emotionalen Ausdrucks (nicht unbedingt die Intensität des Gefühls an sich) an die der Patientin anpasst.

Wie bei jedem Verhalten des Therapeuten ist es sehr wichtig, dass man die Auswirkung, die das sich selbst öffnende Verhalten auf die Patientin hat, im Auge behält. Das Ziel besteht darin, dass der Therapeut in der Lage ist, seine Reaktionen – verbal und im Verhalten, offen und spontan – mit der Patientin zu teilen. Dies wird am Anfang einer Therapie noch nicht möglich sein. Selbstöffnung muss in sehr kleinen Schritten erfolgen.

Selbstöffnung bezüglich der Reaktionen anderer auf den Therapeuten. Um der Patientin dabei zu helfen, ihre eigenen Reaktionen gegenüber dem Therapeuten und des Therapeuten ihr gegenüber zu akzeptieren, kann es oft wichtig sein offenzulegen, wie andere Menschen auf den Therapeuten reagieren. Der oben erwähnte emotional kühle/distanzierte Therapeut antwortete auf Beschwerden über seine mangelnde Wärme in etwa so: „Sie sind nicht die einzige Person, die so empfindet. Andere Menschen in meiner Umgebung, bei der Arbeit und in der Freizeit, haben mir dasselbe gesagt. Ich weiß, dass es leichter für Sie wäre, wenn ich warmherziger wäre, aber ich tue mein Bestes." Eine derartige Selbstöffnung und angreifbare Antwort machte es der Patientin sehr schwer, mit ihrer fordernden Verhaltensweise fortzufahren. Sie hatte nicht mehr das Bedürfnis, ihre Erfahrung mit dem Therapeuten zu validieren oder ihren Standpunkt, dass sie mehr Wärme/Einfühlsamkeit benötige, zu beweisen. Stattdessen konnten sie und der Therapeut sich darauf konzentrieren, wie sie mit einer Beziehung, in der der andere ihr nicht die von ihr gewünschte und vielleicht benötigte Wärme geben kann, umgehen könnte. Meine Patientinnen haben sich über viele meiner zwischenmenschlichen Schwächen beschwert, die anderen ebenfalls auffallen. Wenn man die Tatsache, dass sich andere Personen ebenso beschweren, mit der Patientin teilt, so empfinden diese Patientinnen das als sehr wertschätzend und belebend. Wenn ich die Tatsache mitteile, dass ich an dieser Eigenschaft arbeite (für den Fall, dass sie einerseits wirklich von Nachteil und andererseits veränderbar ist), dies aber ohne übermäßige Schuld- oder Schamgefühle, so lässt das auf ein gewisses Maß an Selbstakzeptanz schließen, das sich die Patientinnen zum Vorbild nehmen können.

Personenbezogene Selbstöffnung

Selbstöffnung als Modellvorgabe. Die DBT fördert eine auf die Person-bezogene Selbstöffnung, um entweder eine Modellvorgabe dafür zu geben, welche Reaktionen in bestimmten Situationen normal sind oder wie man mit schwierigen Situationen umgehen kann. Wenn der Therapeut Meinungen oder Reaktionen auf Situationen offenbart, so tut er das entweder, um die Reaktion der Patientin zu validieren oder um sie infrage zu stellen: „Ich stimme zu" oder „Ich stimme dem nicht zu". Diese Modellvorgaben können insbesondere auf solche Patientinnen großen Einfluss haben, die in chaotischen oder „perfekten" Familien aufwuchsen, in denen sie mit Meinungen und Reaktionen konfrontiert waren, die nicht der gesellschaftlichen Norm entsprachen. Ihnen ist oft nicht bewusst, dass andere Reaktionen auf Ereignisse oder andersartige Meinungen über die Welt nicht nur möglich, sondern sogar akzeptabel sind.

Die Selbstöffnung des Therapeuten kann ähnlich nützlich sein, wenn die Reaktionen der Patientin vom Normverhalten abweichen, aber trotzdem valide oder bewundernswert sind, oder anderweitig gefördert werden sollten. Wenn sowohl der Therapeut als auch die Patientin in ähnlicher Weise nicht in das Umfeld (die kulturelle Norm) „passen", kann eine Selbstöffnung für die Patientin überaus validierend sein. Als Beispiele hierfür können eine feministisch orientierte Frau in einer sexistischen Gesellschaft, das Mitglied einer ethnischen Minderheit (das in der Gesellschaft einer andersartigen Mehrheit lebt) oder die auf Beziehungen ausgerichtete Person in einer Gemeinschaft von Individualisten dienen. In diesen Fällen ist es gleichermaßen wichtig, dass der Therapeut offenlegt, wie er mit diesem Nicht-Hineinpassen zurechtkommt, so dass er sowohl sich selbst weiterhin wertschätzt als auch eine positive Beziehung mit der Mehrheit aufrechterhält.

Wenn man Verhaltensfertigkeiten unterrichtet, ist es außerordentlich hilfreich, ein bewältigendes Modell für die Anwendung von Fertigkeiten vorzugeben (statt eines perfekten Modells). Der Therapeut teilt dabei seine Versuche bei der Anwendung der unterrichteten Fertigkeiten mit der Patientin, und zwar sowohl die Misserfolge als auch die Erfolge. Das Einschließen von Misserfolgen kann insbesondere dann wichtig sein, wenn der Therapeut im Anschluss beschreibt, wie man mit einem Misserfolg umgehen kann. Es ist jedoch wichtig daran zu denken, dass, obwohl die Situation des Therapeuten ähnlich sein kann, sie niemals identisch ist.

Selbstöffnung bezüglich berufsbezogener Information. Der Therapeut sollte sich gegenüber der Patientin klar über seinen beruflichen Hintergrund, seine Ausbildung, seine Therapierichtung und seine Ansichten zu professionellen Fragen äußern. Manchmal werden Patientinnen den Therapeuten nach seinen Erfahrungen in der Behandlung der Borderline-Persönlichkeitsstörung und nach den Erfolgen oder Misserfolgen dabei fragen. Diese Informationen sollten zusammen mit Informationen über vereinbarte Supervision und Konsultationen offengelegt werden.

Selbstöffnung bezüglich persönlicher Information. Die Patientinnen wollen oft persönliche Details, wie z. B. Alter, Familienstand, Kinder, Freundschaftsbeziehungen, Religion oder (religiösen) Glauben, Arbeitsgewohnheiten, ob die Therapeuten selbst in Therapie waren usw., über ihre Therapeuten wissen. Die Therapeuten sollten Informationen, die sie mit gutem Gefühl teilen, offenlegen. Solange ein Offenlegen im Interesse der Patientin ist, gibt es keine Vorschriften (außer dem gesunden Menschenverstand und den oben angeführten Regeln), die die Informationen begrenzen, welche der Patientin vermittelt werden. Einigen Therapeuten ist ihre Privatsphäre wichtiger als anderen; für die Therapeuten kommt es darauf an, dass sie ihre eigenen Grenzen der Privatsphäre beachten und offenlegen. Ein Therapeut sollte einer Patientin nicht vermitteln, dass ihre Wünsche nach mehr Offenheit pathologisch sind, es sei denn, ihr Verhalten wäre in jeder engen Beziehung offensichtlich unangemessen,

Manchmal wird eine Patientin den Therapeuten fragen, ob er jemals ähnliche persönliche Probleme erlebt hat wie sie. Wie man darauf antworten sollte, hängt von den tatsächlichen Erfahrungen des Therapeuten ab, inwieweit er sich über das eigene Leben äußern möchte, und ob die Information von der Patientin effektiv verwendet werden kann. Für manche Therapieprogramme, vor allem solche, die sich mit Substanzmissbrauch beschäftigen, werden absichtlich Therapeuten ausgewählt, die Erfahrungen mit denselben Problemen wie die Patienten haben; das Teilen dieser

Information ist somit ein wichtiger Bestandteil des Behandlungsprogramms. Frauengruppen basieren auf derselben Vorstellung – dass es eine Gemeinsamkeit im Erleben zwischen Therapeutin und Gruppenmitglied gibt. In der DBT ist dieses Teilen nicht per definitionem Teil der Therapie, es ist aber auch nicht verboten.

Bei dieser Form der Selbstöffnung sollte man verschiedene Dinge beachten. Erstens können, egal wie ähnlich sich die Situationen sind, die Unterschiede zwischen Therapeut und Patientin weit größer sein als die Ähnlichkeiten; man sollte sowohl die Unterschiede als auch die Ähnlichkeiten berücksichtigen. Zweitens sollte der Therapeut sehr zurückhaltend beim Teilen momentaner Probleme sein. Man sollte es vermeiden, der Patientin etwas aufzuladen oder sie in die Rolle eines „Therapeuten des Therapeuten" zu bringen. Diese Punkte werden weiter unten noch detaillierter diskutiert.

Einsatz von Supervision/Konsultation

Der Umgang mit Selbstöffnung ist eine schwierige Aufgabe und ein Grund dafür, warum viele Therapieschulen empfehlen, dass sich der Therapeut selbst einer individuellen Psychotherapie unterzieht. In der DBT kann der Einzel-Supervisor oder das fallbezogene Beratungsteam den Therapeuten eine wichtige Hilfe dabei sein, ihr selbstöffnendes Verhalten im Verlauf zu verfolgen.

3. Warme/einfühlsame Beteiligung

In der psychotherapeutischen Literatur werden zwischenmenschliche Wärme und Freundlichkeit des Therapeuten mit einem positiven Therapieergebnis in Beziehung gesetzt (für eine Literaturübersicht im Bereich der Verhaltenstherapie siehe Morris und Magrath, 1983). Dies trifft für Borderline-Patientinnen mindestens genauso zu wie für andere Populationen (Woollcott, 1985). Paradoxerweise rufen diese Patientinnen sowohl sehr stark positive als auch sehr stark negative Gefühle bei den Therapeuten hervor. Diese Tendenz zu rückhaltloser Empathie, Wärme und Freundlichkeit (d.h. übermäßig stark positiver Affekt) kann die Therapeuten einerseits dazu bringen, dass sie den therapeutischen Vertrag zugunsten von untherapeutischer Freundlichkeit, emotionaler und physischer Nähe und manchmal einem Umkehren der Rollen brechen. Andererseits kann es, wie ich in Kapitel 1 diskutiert habe, manchmal ganz besonders schwierig sein, Borderline-Patientinnen zu mögen. Die DBT arbeitet aktiv daran, diese Zuneigung zu fördern und zur Arbeit mit Borderline-Patientinnen zu motivieren, da die Tendenz vieler Therapeuten sehr stark ist, wütend oder feindselig zu werden, dem „Opfer die Schuld zu geben" und es zu invalidieren. Oft schwankt derselbe Therapeut zwischen übermäßigem Engagement und einem wütenden Abweisen der Patientin hin und her. (Dieses Thema wird ausführlicher in Kap. 13 diskutiert.)

Der Mittelweg, der Ausdruck einer warmen Beteiligung, ist die übliche therapeutische Haltung in der DBT. „Wärme" kann man definieren als die aktive Kommunikation einer positiven Reaktion gegenüber der Patientin. Durch eine warme Beteiligung wird die positive Reaktion gegenüber der Patientin mit dem Interesse an einer Zusammenarbeit mit ihr im Rahmen der therapeutischen Beziehung verknüpft. Sowohl der Tonfall als auch der Kommunikationsstil sollten Wärme und Beteiligung in der therapeutischen Interaktion anstatt Widerstreben oder Rückzug widerspiegeln. Insbesondere am Telefon sollte sich der Therapeut mit ganzer Kraft in die Konversation einbringen und darauf achten, dass der Tonfall seiner Stimme der Patientin gegenüber nicht ungewollt Ungeduld oder Ärger darüber, unterbrochen worden zu sein, vermittelt. Die Körperhaltung sollte Interesse und (Für-)Sorge ausdrücken. Eine Borderline-Patientin glaubt häufig aus vielerlei (manchmal sehr zutreffenden) Gründen, dass der Therapeut auf sie wütend ist, sie loswerden möchte, sie als langweilig empfindet, oder Ähnliches mehr. Eine solche Patientin hat möglicherweise Angst davor, in die Therapiestunde zu kommen, weil sie sich vor einer kalten, missbilligenden oder desinteressierten Begrüßung fürchtet. Die Kommunikation von Wärme und Freude auf den wöchentlichen Kontakt ist einer der wichtigeren therapeutischen Aspekte innerhalb dieser speziellen Richtlinien. Das Ziel ist hier ein freundlicher, liebevoller Stil, im Gegensatz zu einem kühlen, geschäftsmäßigen Ansatz.

Grenzen der Wärme

Eine warme Anteilnahme kann manchmal insbesondere dann schwierig sein, wenn die Patientin über das Telefon oder durch einen unvorhergesehenen Besuch in der Praxis zusätzlichen therapeutischen Kontakt sucht. Wenn der Therapeut zu einem bestimmten Zeitpunkt mit der Patientin nicht sprechen möchte (und keine akute Krise vorliegt, die der Aufmerksamkeit bedarf), so kann er anbieten, mit ihr zu einem späteren Zeitpunkt zu sprechen. Der Therapeut kann auch ganz offen über seine Vorbehalte sein und eine kurze Interaktion vereinbaren, um sich dann während dieser kurzen Zeit gegenüber der Patientin so stark beteiligt und warm wie möglich zu verhalten. Ein Therapeut, der sich in den regulären Therapiestunden der Patientin gegenüber als kühl, distanziert, uninteressiert oder gelangweilt erlebt, kann sich sicher sein, dass etwas nicht in Ordnung ist – mit dem Therapeuten, der Patientin oder beiden. Die Techniken, die hier angewendet werden sollten, sind Diskussion des Themas im Supervisionsteam, Analyse der Interaktionen mit der Patientin und Anwendung von Problemlöseverhalten auf die Beziehung. Der Widerwille eines Therapeuten ist oft ein Zeichen dafür, dass die Patientin therapiegefährdendes Verhalten zeigt oder der Therapeut die eigenen Grenzen nicht beachtet.

Manche Therapeuten sind einfach nicht „der warmherzige Typ"; das heißt, dass sie von Natur aus im zwischenmenschlichen Kontakt eher reserviert sind. Dies ist natürlich bei Patientinnen, die mit einer gewissen Distanz in der Beziehung gut umgehen können, kein Problem. Demgegenüber kann dies für Patientinnen, die mehr Wärme vorziehen oder benötigen, oder die Reserviertheit als Mangel an Zuneigung fehlinterpretieren, einen Stolperstein in der Therapie darstellen. Als Erstes sollte man sich an die Techniken zum Einhalten eigener Grenzen (siehe Kap. 10) erinnern. Die Technik, die ein eher reservierter Therapeut in diesem Fall anwenden sollte, ist, dass er der Patientin gegenüber ehrlich ist, was seine Fähigkeit, Zuneigung offensichtlich oder direkt auszudrücken, angeht. Zweitens sollte der Therapeut die Patientin dabei unterstützen, andere Beziehungsmerkmale als Zeichen seiner Freundlichkeit oder Zuneigung zu interpretieren (und im Idealfall auch so zu erleben). Der Therapeut sollte also die Auswirkungen der eigenen Reserviertheit dadurch mildern, dass er andere positive Aspekte der Beziehung hervorhebt. Beispielsweise kann ein Therapeut, der äußerst zuverlässig ist, anmerken, dass dies ein Zeichen von Sorge und Zuneigung ist. Drittens kann sich ein Therapeut für die Kommunikation von Gefühlen auf Worte stützen – zum Beispiel: „Ich arbeite gerne mit Ihnen", „Ich finde Sie interessant", „Ich freue mich darauf, Sie nächste Woche zu sehen" oder „Sie können mich anrufen, und es stört mich nicht, mit Ihnen zu sprechen" (wenn das wahr ist).

Umgang mit Wut gegenüber der Patientin

Wenn man dem Therapeuten sagt, er soll warme Anteilnahme ausdrücken, so ist das schön und gut, solange die Patientin nicht die Kompetenz, Glaubwürdigkeit und Echtheit des Therapeuten bei jeder Interaktion infrage stellt; solange sie den Therapeuten nicht zu jeder Zeit mit unerwünschten Telefonanrufen überschüttet; solange sie nicht jedes Mal, wenn der Therapeut den kleinsten Fehltritt macht oder er mit anderen Belangen überladen ist, damit droht, sich umzubringen; solange sie nicht jede Woche damit droht, die Therapie abzubrechen; solange sie sich nicht bei dem Erstbesten über den Therapeuten (in einer Weise, die übertrieben erscheint) beschwert; solange sie nicht das, was der Therapeut gerade gesagt hat, stur so umformuliert, dass es verdreht und radikal wirkt (oder auch zu sagen: „Wenn das so ist, dann könnte ich genauso ..."); solange sie nicht bei jeder unsensiblen Bemerkung mit längerem Schweigen reagiert; und sie nicht zur gleichen Zeit keinen Fortschritt erzielt oder sich sogar verschlechtert, obwohl sich der Therapeut alle Mühe gibt. Was soll man aber tun, wenn die Patientin einige oder alle dieser Verhaltensweisen zeigt oder sich sogar noch schlimmer verhält? Es ist nicht nur schwierig, diesen Dingen mit innerer Wärme gegenüberzutreten, sondern es kann ebenso schwer sein, der Patientin gegenüber nicht mit Angriffen zu kontern. Ich habe niemals bei Therapeuten so große Wut auf Patientinnen erlebt wie auf Borderline-Patientinnen. Die Wut ist insbesondere dann stark, wenn die Patientin starken Leidensdruck vermittelt und scheinbar keine Fortschritte macht. Main (1957) hat den Kern dieses Problems in einer wunderschönen empathischen Analyse der Schwierigkeiten des therapeutischen Personals mit diesem aufdringlichen Leidensdruck wie folgt zusammengefasst:

> "Bei aufdringlichem Leidensdruck, man könnte schon fast sagen, bei aufdringlichen Patientinnen, tendiert man in der Therapie dazu, hoffnungslos zu werden, und die Therapie zunehmend in den Dienst sowohl von Hass als auch der Liebe zu stellen; sie ebenso zu benutzen, um abzustumpfen, zu beschwichtigen und zum Schweigen zu bringen, wie um wiederzubeleben ... Es gibt keine Garantie dafür, dass Therapeuten, die sich großem und beständigem Leidensdruck ausgesetzt sehen, dagegen immun sind, Interpretationen so einzusetzen wie Krankenschwestern Beruhigungsmittel – um sich zu beruhigen, wenn man selbst verzweifelt ist, und um dem eigenen belastenden Leidensdruck, aufgrund der Ambivalenz und der Abneigung, zu entfliehen. Die Versuchung, den

zunehmenden Hass mit einer verzweifelten Güte vor uns selbst und unseren Patientinnen zu verbergen, ist umso größer, je besorgter wir werden. Wir müssen uns vielleicht regelmäßig in Erinnerung rufen, dass das Wort *beunruhigt* zwei Bedeutungen hat, und dass, falls uns die Patientin allzu schonungslos in Unruhe versetzt, es schwierig oder unmöglich ist, eine freundliche Objektivität aufrechtzuerhalten."

Der erste Schritt bei der Bewältigung von Hass ist die Bereitschaft, „ihn kommen und gehen zu lassen". Der Therapeut muss also eine Haltung der inneren Bewusstheit pflegen, die ihn die eigenen emotionalen Reaktionen, einschließlich Wut gegenüber der Patientin, als genau das sehen lässt, nämlich emotionale Reaktionen, die kommen und gehen. Obwohl jede emotionale Reaktion dem Therapeuten wichtige Hinweise zum besseren Verständnis der Patientin und ihrer Schwierigkeiten geben kann, hat man wenig davon, wenn Hass weiterhin existiert. Anhaltender oder häufig auftretender Hass ist für gewöhnlich ein Hinweis darauf, dass durch das Verhalten der Patientin einige persönliche Probleme des Therapeuten angerührt wurden. Innerhalb von Behörden oder Gemeinschaftspraxen kann anhaltender Hass auch auf institutionelle Probleme hinweisen. In diesem Zusammenhang sind eine ehrliche Selbstanalyse und der Einsatz von Supervision/ Beratung (diskutiert in Kap. 13) für den Therapeuten von entscheidender Bedeutung. Eine Einzel-Supervision und/oder -Therapie oder eine Beratung außerhalb der therapeutischen Einrichtung kann ebenso angezeigt sein.

Wut basiert immer auf einer abschätzigen Beurteilung oder „man sollte"-Aussage über die wutauslösenden Ereignisse. Man betrachtet die Person, die die unerwünschten Verhaltensweisen zeigt, als verantwortlich, frei und dazu in der Lage, sich besser zu verhalten, wenn sie nur wollte; „Sie hätte das nicht tun sollen", „Sie manipuliert mich", „Sie will nur keine Fortschritte machen" usw. Die biosoziale Theorie der DBT wurde teilweise dazu entwickelt, um gerade diesen Einstellungen entgegenzuwirken. Der zweite Schritt bei der Arbeit an der Wut ist daher, dass man versucht, seine Sichtweise zu verändern, indem man das Patientenverhalten als ein Resultat von biosozialen Faktoren ansieht, die bisher noch nicht verbessert wurden. Der Therapeut muss zu einer phänomenologischen Sichtweise übergehen und die Ereignisse aus der Perspektive der Patienten sehen. In der Therapie kann erst dann ein Fortschritt erzielt werden, wenn der Therapeut beide Standpunkte – „Aufgrund meiner Lebensgeschichte ist das die einzige mir mögliche Reaktion" und „Ihre Reaktion ist trotzdem nicht akzeptabel und muss sich verändern" – gleichzeitig in sich vereinen kann. Mit bestimmten Patientinnen gab es Zeiten, in denen ich diesen (Sicht-) Wechsel bei einer Patientin viele Male innerhalb einer einzigen Interaktionszeit vollziehen musste. Der Therapeut muss daher eine mehr als unerschöpfliche Geduld haben, um diesen Prozess immer und immer wieder zu wiederholen.

Drittens sollte der Therapeut seine eigenen Grenzen, was das Patientenverhalten anbetrifft, sehr genau überprüfen und hinterfragen, ob er sie angemessen beachtet und der Patientin vermittelt. Die Techniken zum Beachten der eigenen Grenzen, wie sie in Kapitel 10 dargestellt sind, wurden primär dazu entwickelt, um Frustration und Wut auf Seiten des Therapeuten zu mildern. Diese Grenzen mitten in einer wuterfüllten Reaktion zu vermitteln ist wenig hilfreich; eine derartige Diskussion kann aber fruchtbar sein, wenn sich der Therapeut erst einmal beruhigt hat. Bedauerlicherweise muss der Therapeut bei vielen Borderline-Patientinnen seine Grenzen für einige Zeit ausdehnen, bis das Verhalten der Patientin Fortschritte zeigt. Es ist ganz wichtig, hier die Prinzipien der Verhaltensausformung (Shaping) in Erinnerung zu behalten (siehe Kap. 10). Tatsächlich kann es hilfreich sein, sich diese Prinzipien in Erinnerung zu rufen, um Wut zu vermindern.

Schließlich ist es auch wichtig, daran zu denken, dass absolute Kontrolle und die perfekte Therapie schlichtweg nicht möglich sind. Es ist keine Katastrophe, wenn der Therapeut manchmal explodiert oder sich feindselig oder wütend verhält. Das heißt, es ist dann nicht katastrophal, wenn der Therapeut die Beziehung wieder repariert. Dieses Thema wird ausführlicher in Kapitel 15 diskutiert, so dass ich darauf hier nicht weiter eingehe. Es kann hilfreich sein, daran zu denken, dass es in keiner Beziehung, egal wie positiv sie ist, konstant unverminderte Wärme gibt.

Warme Anteilnahme und Berührung in der Psychotherapie

Eines der Probleme mit Borderline-Patientinnen ist, dass man leicht zu weit geht – dass man sich zu warm und zu anteilnehmend verhält. Einige Therapeuten gehen bei dem Versuch, das zu vermeiden, in die entgegengesetzte Richtung und ziehen sich sowohl physisch als auch emotional von ihren Patientinnen zu weit zurück. Dies trifft nirgends mehr zu als im Bereich der körperlichen Berührung innerhalb der Therapie. Viele Therapeuten folgen (insbesondere angesichts der Vielzahl von gerichtlichen Verfolgungen in diesem Bereich) der willkürlichen Regel, dass sie eine Patientin niemals berühren, egal unter welchen Umständen. In jeder zwischenmenschlichen Beziehung, einschließlich der therapeutischen, kann Berührung jedoch heilend wirken, wenn sie als Reaktion auf die Bedürfnisse oder Wünsche der Patientin erfolgt. Eine Borderline-Patientin bittet oft um oder initiiert einen körperlichen Kontakt oder eine Umarmung. Wenn dies angebracht ist, so erscheint es unvernünftig, diese Bitte abzuschlagen oder die Patientin aus willkürlichen Gründen abzuweisen. Auf manche Borderline-Patientinnen kann eine Umarmung bei der Verabschiedung ganz besonders beruhigend wirken. Man sollte bei dieser Gelegenheit den Wert einer Berührung zumindest für einige Patientinnen nicht unterschätzen. Für viele Patientinnen ist Abschied nehmen sehr schwer, selbst wenn eine Sitzung angemessen (lege artis) zu Ende gebracht wurde.

Ich vermute, dass das Problem darin liegt, dass die Regeln sehr unklar, die Strafen für eine Verletzung der Regeln (absichtlich oder versehentlich) aber sehr hart sind. Es wäre leichter, wenn die Regeln eindeutiger wären. Was sind nun die Regeln in der DBT?

1. *Eine körperliche Berührung sollte vorsichtig erfolgen.* Der Therapeut sollte sich bei jeder einzelnen Patientin der Rolle von Berührung im Kontext der therapeutischen Beziehung ganz bewusst sein. Die Beziehung von Berührung zum Behandlungsplan sollte klar und deutlich sein. Zusammengefasst sollte Berührung wohlüberlegt und nicht gedankenlos erfolgen.
2. *Eine körperliche Berührung sollte kurz sein.* Unter bestimmten Bedingungen kann es angemessen und therapeutisch sinnvoll sein, wenn man der Patientin auf die Schulter klopft, wenn sie im Therapieraum zu ihrem Stuhl geht, sie umarmt, wenn man sich verabschiedet oder sie nach einiger Zeit wieder trifft, wenn man seine Hand während einer besonders schwierigen Öffnung kurz auf die Hand der Patientin legt und mit einem festen Griff die Hand oder den Arm der Patientin hält, wenn sie außer Kontrolle gerät.
3. *Eine körperliche Berührung sollte der Ausdruck einer bestehenden therapeutischen Beziehung sein.* Sie ist eine Kommunikationstechnik; sie sollte nicht zum Einleiten einer Veränderung eingesetzt werden. Der körperliche Kontakt sollte daher dem Grad der therapeutischen Nähe in der Beziehung angemessen sein. Eine Berührung (z. B. eine Umarmung bei der Verabschiedung) sollte in einer engen Beziehung den augenblicklichen Zustand der Beziehung anzeigen. Ist die Beziehung z. B. angespannt, sollte eine Berührung nicht als Versuch eingesetzt werden, sie damit wieder in Ordnung zu bringen. Eine Umarmung ist (für beide Seiten) ein Zeichen für eine bereits erfolgte Wiedergutmachung; sie ist kein Hilfsmittel dazu. In der DBT ist es nicht angebracht, den Hals einer Patientin zu massieren, um sie zu entspannen. Körperlicher Kontakt ist auch keine Technik zur Validierung im Umfeld eines Veränderungsprozesses. Es ist daher keine DBT-Technik, die Patientin in einer Therapiestunde im Arm zu halten, selbst dann nicht, wenn es zu einer besonders schwierigen Öffnung kommt. Als einzige Ausnahmen gelten jene seltenen Situationen, in denen ein starker körperlicher Kontakt zur Beherschung oder Kontrolle einer sehr agitierten Patientin hilfreich oder notwendig ist. Manchmal bittet eine Patientin bei der Verabschiedung oder als Trost um eine Umarmung, der Therapeut fühlt sich ihr in der therapeutischen Beziehung jedoch nicht vertraut genug, als dass ihm eine Berührung angenehm wäre. Dies ist insbesondere bei neuen Patientinnen wahrscheinlich und bei therapeutischen Beziehungen, die von einer feindseligen Einstellung der Patientin oder einer mangelnden Bindung geprägt sind (z. B. die „flatterhaften" Patientinnen, die in Kap. 5 diskutiert wurden). Die Diskussion sollte sich in einem derartigen Fall darauf konzentrieren, dass man die Patientin bei dem Lernvorgang unterstützt, genau darauf zu achten, wann die Bitte um eine Berührung oder die Initiative dazu angebracht sind, und um sich dann dementsprechend zu verhalten. Patientinnen mit einer Anamnese von sexuellem Mißbrauch haben in diesem Bereich häufig Probleme. Bittet eine Patientin hartnäckig um eine Abschiedsumarmung, mit der sich der Therapeut nicht wohlfühlt, sollte er einmal überprüfen, wie die Sitzungen beendet werden. Es kann sein, dass der Therapeut der Patientin nicht genug Zeit lässt, um sich vor dem Abschied zu beruhigen (siehe Kap. 14 für eine ausführliche Diskussion dieses Themas). Eine Abschiedsumarmung kann besonders wichtig werden, wenn die Patientin eine Interaktion dann verlassen muss, wenn sie emotional noch zu verletzlich ist. Viele Streitigkeiten, die mit Berührung zu tun haben, drehen sich gerade um dieses Problem. Das Problem der Patientin sollte nicht ignoriert werden, aber eine Umarmung sollte auch nicht als Ersatz für ein angemessenes Beenden einer Sitzung dienen.

4. *Eine körperliche Berührung sollte auf die Wünsche und Bedürfnisse der Patientin abgestimmt sein.* Der Therapeut sollte die Patientin um Erlaubnis fragen, bevor er sie umarmt oder ihre Hand berührt, und er sollte eine Patientin, die das nicht möchte, auch wirklich nicht berühren. Der Therapeut muss sensibel für Veränderungen der Bedürfnisse der Patientin sein und sich dementsprechend verhalten. Man sollte nicht annehmen, dass es einer Patientin nichts ausmacht, nur weil sie nicht protestiert. Hier ist nonverbale Kommunikation sehr wichtig.
5. *Eine körperliche Berührung sollte im Rahmen der eigenen Grenzen des Therapeuten stattfinden.* Beispielsweise sollte ein Therapeut, der nicht der Typ ist, der jeden umarmt, das der Patientin klar zum Ausdruck bringen, ohne zu implizieren, dass ihr Wunsch nach physischem Kontakt grundsätzlich pathologisch oder problematisch wäre (siehe oben). Wie ich in Kapitel 10 diskutiert habe, gehört es zu den wichtigsten sozialen Fertigkeiten, dass man lernt, die Grenzen anderer zu beachten. Es kann auch sein, dass sich ein Therapeut bei der Berührung einer Patientin nicht sicher fühlt (auch wenn es sicher zu sein scheint), insbesondere dann, wenn Freunde oder Kollegen wegen eines sexuellen Kontaktes mit Patientinnen verklagt oder gerügt wurden. Diese Sorge ist bei Mann-Frau-Dyaden am wahrscheinlichsten, muss aber bei gleichgeschlechtlichen Beziehungen ebenso berücksichtigt werden, wenn eine oder beide Seiten der Beziehung homosexuell sind. Möglicherweise möchte der Therapeut, dass sich eine Umarmung zur Verabschiedung auf öffentliche Plätze beschränkt (wie z. B. der Flur oder bei geöffneter Türe der Praxis). Es kann sehr wichtig sein, mit einer Borderline-Patientin die eine Berührung betreffenden ethischen Fragen zu diskutieren.
6. *Es versteht sich von selbst, dass ein sexueller Kontakt unter keinen Umständen akzeptabel ist.* Der Ausdruck eines sexuellen Begehrens ist niemals angebracht, weder durch eine Berührung, ein Wort, den Tonfall noch durch eine Einladung. Insbesondere Borderline-Patientinnen und deren Therapeuten tendieren dazu, in unangebrachte sexuelle Beziehungen zu geraten; das Risiko für Fehler bei der körperlichen Berührung, ist hier größer als bei anderen Patientenpopulationen. Daher muss hier besonders große Sorgfalt walten. Der Therapeut muss insbesondere darauf achten, wie die Patientin eine Berührung interpretiert. Es führt kein Weg daran vorbei, mit der Patientin darüber zu sprechen, wie sie eine Umarmung oder ein Schulterklopfen auslegt. Der Therapeut sollte nicht einfach aufgrund des Geschlechts oder der sexuellen Ausrichtung der Patientin davon ausgehen, dass eine Berührung als asexuell erlebt wird. Wenn es für einen Therapeuten keine Möglichkeit gibt, die Patientin zu berühren, ohne dass es für eine der beiden Parteien eine sexuelle Bedeutung bekommt, so sollte keine Berührung stattfinden. Wenn sich ein Therapeut zu einer Patientin (mehr als flüchtig) sexuell hingezogen fühlt, würde ich empfehlen, dass er nicht nur eine körperliche Berührung vermeidet, sondern dass er sich umgehend in Supervision begibt. Das Geheimnis hierbei ist, dass man sich selbst nicht zu sehr vertrauen sollte.
7. *Wenn es von Seiten der Patientin zu einer unangebrachten Berührung oder zu einem sexuellen Annäherungsversuch kommt, sollte das der Therapeut „zu Tode reden“.* Ein solches Verhalten ist therapiegefährdend und sollte als solches behandelt werden. Der Therapeut sollte ebenso dazu bereit sein, das eigene Verhalten auf eine unbeabsichtigte Förderung oder Verstärkung eines solchen Verhaltens hin zu überprüfen.
8. *Jede körperliche Berührung sollte auch in der Öffentlichkeit möglich sein.* Das bedeutet weder, dass jede Berührung in der Öffentlichkeit stattfinden muss, noch, dass der Therapeut dies öffentlich mit einigen oder allen seiner Kollegen besprechen sollte. Es bedeutet lediglich, dass der Therapeut beispielsweise die Tatsache, dass er eine Patientin zum Abschied umarmt, nicht geheimhalten sollte. Dieses Thema sollte regelmäßig in der Supervision oder in Beratungsgesprächen diskutiert werden. Ein Therapeut, der Sitzungen auf Video aufzeichnet, sollte sich bei der Umarmung einer Patientin nicht aus dem Blickfeld der Kamera entfernen. Der Zweck dieser Regel sind Ehrlichkeit und Selbstschutz. Ein Therapeut, der dieses Thema immer wieder anspricht, macht mit einer weit geringeren Wahrscheinlichkeit Fehler.

4. Echtheit

Fast alle erfahrenen Therapeuten und Therapieschulen bewerten Echtheit als ein wichtiges Charakteristikum von Therapeuten; die DBT ist dabei keine Ausnahme. Insbesondere Borderline-Patientinnen verlangen von ihren Therapeuten einen Grad an Echtheit, der schwer aufrechtzuerhalten sein kann. Diese Patientinnen können sehr unterschwellige Mitteilungen auffangen, und es ist für den Therapeuten außerordentlich schwierig, sich hinter einer Maske zu verbergen.

Wenn man eine Borderline-Patientin in der Therapie hat, so ist das, als ob man einen Supervisor für eine Patientin hat: jede künstliche Reaktion, ungeschickte Intervention, jeder unpassende Kommentar oder Versuch, unangemessen Macht einzusetzen, wird bemerkt und kommentiert.

Borderline-Patientinnen drücken oft das Bedürfnis aus, dass ihre Therapeuten „echt" sein sollen. Sie fühlen sich häufig mit der Mehrdeutigkeit der Therapeutenrolle unwohl. Ist ein Therapeut „wirklich besorgt", oder ist ein sorgendes Verhalten ein Ausdruck der Therapeutenrolle? Die meisten anderen Patienten tolerieren die künstlichen Grenzen und Barrieren, die die Therapeutenrolle mit sich bringt; Borderline-Patientinnen kommen damit nicht gut zurecht; das ist zum Teil deswegen der Fall, weil ihr Leben angefüllt ist mit willkürlichen Regeln, Grenzen und Unterscheidungen. Das heißt nicht, dass ein Therapeut keine Grenzen haben sollte. Es wäre ebenso willkürlich, keine Grenzen zu haben. Eine echte Beziehung im therapeutischen Kontext erlaubt es der Patientin, dass sie lernt, dass es selbst in guten Beziehungen natürliche wie auch willkürliche Grenzen und Barrieren gibt.

Die DBT legt großen Wert auf eine Therapie im Sinne einer „echten" im Gegensatz zu einer Übertragungsbeziehung. Der Therapeut ist einfach er selbst, anstatt sich wie ein Spiegel zu verhalten, damit die Patientin Übertragungsprobleme bearbeiten kann. Der Therapeut baut mit der Patientin eine echte Beziehung auf und hilft der Patientin, sich in dieser Beziehung zu verändern; die Idee dabei ist, dass in dieser echten Beziehung eine Heilung stattfindet. Die Echtheit des Therapeuten dient als Vehikel für die therapeutischen Vorgehensweisen, die eine Veränderung bewirken. Sie dient der Patientin auch als Kontrollinstanz, gegen die sie sich wehren oder mit der sie sich auseinandersetzen kann, um ihr zwischenmenschliches Verhalten zu verbessern. Letztlich dient die Echtheit des Therapeuten einer Intimität und Verbundenheit, die das Leben sowohl des Therapeuten als auch der Patientin verbessert. Diese Qualität des „Selbst-Seins" wurde wie folgt beschrieben:

> „Er ist ohne Fassade und Schein, während er offen die Gefühle und Einstellungen darstellt, die momentan in ihm fließen. Das bezieht das Element des Selbstbewußtseins mit ein und bedeutet, dass dem Therapeuten die Gefühle, die er empfindet, zugänglich sind, dass sie seinem Bewusstsein zugänglich sind und dass er ebenso in der Lage dazu ist, diese Gefühle zu leben, sie in der Beziehung darzustellen, und er, wenn es angebracht ist, fähig ist, diese mitzuteilen. Das heißt, dass es mit seiner Klientin zu einer direkten persönlichen Begegnung kommt, bei der sie auf einer Ebene von Person-zu-Person mit ihm in Kontakt kommt. Das heißt, dass er er selbst ist und sich nicht selbst verleugnet". (Rogers und Truax, 1967, S. 101)

In einem ähnlichem Ansatz diskutieren Safran und Segal (1990) die Beziehung in der kognitiven Therapie wie folgt:

> Letztlich muss daran erinnert werden, dass alle theoretischen Konzepte und Techniken lediglich Werkzeuge sind; diese Werkzeuge wurden entworfen, um dem Therapeuten dabei zu helfen, die Hindernisse, die einer Ich-du-Beziehung mit der Patientin im Wege stehen, zu überwinden. Diese Werkzeuge können dann selbst zu Hindernissen werden, wenn sie eher dazu eingesetzt werden, authentische menschliche Begegnungen zu verhindern, als sie zu erleichtern. Ein alter Zen-Spruch drückt es so aus: *„Das richtige Werkzeug in der Hand des falschen Mannes wird zum falschen Werkzeug."* Der weise Therapeut wird daher dieses spezielle Vehikel für die Veränderung ... nicht mit dem zugrunde liegenden Wesen der Veränderung verwechseln.
>
> Therapeuten, die sich von Konzepten vor der Realität dessen, was momentan tatsächlich bei ihren Patienten passiert, blenden lassen, beziehen sich auf ihre Patienten eher als ein Objekt oder nach Bubers Ausdrucksweise eher als ein *„Es"* denn ein *„Du"*. Therapeuten, die sich eher hinter der Sicherheit des hier zur Verfügung gestellten konzeptionellen Rahmens verbergen, als eine authentisch menschliche Begegnung zu riskieren, die dazu führen könnte, dass die Therapeuten alle Rollen und vorgefassten Meinungen, wie sie selbst sein sollten, transzendieren, schließen genau die Erlebnisse in einer menschlichen Beziehung aus, die für ihre Patienten heilend wären (S. 249-250).

Ein äußerst wichtiges Charakteristikum der Echtheit hat mit dem Gegensatz willkürlichen und an eine Rolle gebundenen Verhaltens einerseits und natürlichen, stimmigen und von einer Rolle unabhängigen Verhaltens andererseits zu tun. In der DBT überschätzt der Therapeut seine Rolle nicht; das heißt, dass die Reaktionen eher von Effektivität und natürlichen

Grenzen als von willkürlichen Rollendefinitionen bestimmt werden. Diese Natürlichkeit kann für Therapeuten, die in Schulen ausgebildet wurden, die großen Wert auf strikte Grenzen und „professionelles" Verhalten legen, ziemlich schwierig sein. Es gibt wie beim Beachten der Grenzen in der DBT kein Regelheft, das beschreibt, welche Verhaltensweisen in der Therapie dafür sprechen, dass jemand er selbst ist. Die Therapeuten müssen stattdessen darauf achten, dass sie auf ihre eigene natürliche Art und Weise helfen.

Die Notwendigkeit der Unverwundbarkeit des Therapeuten

Für einige Therapieansätze ist es eine Tatsache, dass der Grad der Verletzlichkeit und Selbstöffnung von Patientin zu Therapeut nicht nur ungleich ist, sondern ungleich sein sollte. Bei diesen Ansätzen entspricht die Therapeut-Patient-Beziehung jeder anderen Vorgesetzer-Untergebener-Beziehung. Das wichtigste Merkmal einer derartigen Beziehung ist, dass eine Person (die untergebene Person) verletzlicher als die andere ist. Borderline-Patientinnen sind, wie ich früher angemerkt habe, für Machtdifferenzen in einer Beziehung sehr sensibel. Sie haben oft eine starke Abneigung gegen die elternähnliche Natur vieler therapeutischer Beziehungen und bestehen zu Recht darauf, dass sie selbst keine Kinder mehr sind. Sie fragen danach, warum die Verletzlichkeit nicht gleichmäßiger verteilt ist. Die DBT basiert nicht auf einem medizinischen Modell und wendet sich aktiv gegen eine elternähnliche oder die Patientinnen als Kinder behandelnde Beziehung. Sie ist in ihrem Beziehungsmodell der feministischen Therapie am ähnlichsten, bei der es das Ziel ist, die Patientin zu „bevollmächtigen". Die Verletzlichkeit und Gleichberechtigung werden aber selbst in der DBT nicht gleichmäßig zwischen Therapeut und Patientin verteilt. Die folgende Frage ist daher eine sehr gute Frage: Wie sollte ein Therapeut darauf reagieren, wenn die Patientin behauptet, dass eine gleich verteilte Verletzlichkeit und Öffnung die Behandlung verbessern anstatt ihr zuwiderlaufen würden? So wie eine Patientin zu einem Kollegen sagte: „Je weniger Sie sich wie ein Therapeut verhalten, desto hilfreicher sind Sie."

Darauf gibt es viele Antworten. In der DBT dreht sich paradoxerweise jede Antwort um die Bereitschaft des Therapeuten, in der Beziehung eher natürlich als willkürlich zu sein. Dafür gibt es drei wichtige Gründe, die mit den persönlichen Grenzen des Therapeuten zu tun haben, mit den speziellen Merkmalen der Patientin und der Interaktion von Verletzlichkeit mit der Fähigkeit des Therapeuten, eine effektive Therapie durchzuführen.

Grenzen der Verletzlichkeit des Therapeuten

Ein Hauptgrund dafür, warum das Maß an Verletzlichkeit und Selbstöffnung zwischen Patientin und Therapeut nicht gleich verteilt ist, besteht darin, dass der Therapeut es nicht durchhalten würde, wenn das der Fall wäre. Jeder Mensch kann nur ein gewisses Maß an Gleichberechtigung ertragen, und niemand ist in jeder Beziehung, in der sie oder er steckt, völlig verletzlich oder offen. Keiner von uns könnte das aushalten. Die meisten von uns sind offen und verletzlich gegenüber zwei oder höchstens drei oder vier Menschen in unserem Leben (in der Regel Familienmitglieder). Menschen ohne Familie haben in der Regel ein oder zwei enge Freunde, denen gegenüber sie sich verletzlich zeigen und sich öffnen. Generell sind Menschen nicht jedem gegenüber reziprok verletzlich. Therapeuten, die gegenüber allen ihren Patientinnen so verletzlich wären, könnten sich am Ende eines Tages nicht nach Hause schleppen.

Wenn ein Therapeut um der Therapie willen Verletzlichkeit und Selbstöffnung erzwingt, dann ist die Interaktion nicht echt oder authentisch. Die Beschwerden einer Patientin, dass das fürsorgliche Verhalten nur Teil der Therapeutenrolle ist, sind dann korrekt. Obwohl die Patientin vielleicht gleichberechtigte Verletzlichkeit möchte, kann die Erwartung oder Forderung danach unrealistisch sein. Es kann nur im Kontext dessen, was der Therapeut bereit oder in der Lage ist, zu tun oder zu sein, zu einer authentisch gleichberechtigten, selbst offenbarenden und echten Beziehung kommen. Es ist nicht notwendig, Regeln aufzustellen oder Geschichten heranzuziehen, in welcher Weise sich eine gleichberechtigte Öffnung oder Verletzlichkeit schädlich auf die Patientin auswirken würde, obwohl sie tatsächlich schädlich sein kann. Es ist nicht notwendig, die Patientin davon zu überzeugen, dass die Unfähigkeit oder der Unwillen des Therapeuten, mit ihr so zu interagieren, wie sie es möchte, in ihrem (besten) Interesse ist. Ebenso wenig muss man annehmen, dass die Bedürfnisse und Wünsche der Patientin nach mehr Gleichberechtigung in irgendeiner Weise pathologisch wären. Stattdessen sollte auf Seiten des Therapeuten Aufrichtigkeit herrschen. Wenn ich über „gleichberechtigte Kommunikation" spreche, meine ich nicht, dass der Therapeut alles, was in seinem Leben vorgeht, offenbart oder jede Reaktion mit der Patientin teilt. Ich beziehe mich stattdessen auf eine Offenheit in dem Augenblick, in dem sie von Bedeutung ist.

Merkmale der Patientin, die Verletzlichkeit einschränken

In der DBT baut der Therapeut keine zwischenmenschlichen Grenzen oder Barrieren auf. Das heißt aber nicht, dass zwischen Therapeut und Patientin keine Barrieren oder Grenzen bestehen; es bedeutet, dass der Therapeut sie nicht absichtlich als Teil der Therapie errichtet. Das Beachten der Grenzen schließt die Beachtung solcher Begrenzungen, einschließlich der Grenzen von Verletzlichkeit und Selbstöffnung, mit ein.

Einige Merkmale und Verhaltensmuster der Patientin können Intimität und Gleichberechtigung behindern. Borderline-Patientinnen drängen nicht selten andere Personen einschließlich ihrer Therapeuten zu Intimität und Verletzlichkeit, bestehen darauf oder fordern dies. Wenn das passiert, ziehen sich die Personen, die dazu gedrängt werden, von denen, die darauf bestanden oder von denen dies verlangt wird, zurück und errichten Schutzmauern. Dies ist eine natürliche Reaktion. Es ist schwierig, sich einer Person gegenüber entspannt und spontan zu verhalten, die bei jedem zwischenmenschlichen Fehler mit Selbstmord droht. Es ist schwierig mit einer Person eine vertrauliche Beziehung zu haben, die an einem Tag warm reagiert und einen am nächsten Tag scharf attackiert. Die gleichberechtigte Kommunikation verlangt, dass diese Grenzen eingehalten werden und dass es dafür Gründe gibt. Der Therapeut diskutiert diese Grenzen mit der Patientin, auch indem er beschreibt, welchen Beitrag die Patientin dazu leistet.

Manchmal passen Patientin und Therapeut einfach nicht gut zusammen. Unterschiede der Persönlichkeit und im Kommunikationsstil, der sozialen Stellung, des Geschlechts, der Religion, der Ausbildung oder z. B. des Alters können das Wohlbehagen des Therapeuten und ebenso den Nutzen einer Selbstöffnung vermindern. Die gleichberechtigte Kommunikation steht nicht für das Einreißen dieser Grenzen, sondern für ihre offene Anerkennung. Es ist ein natürliches Ereignis im Leben, dass aus verschiedenen Gründen zwischen den Menschen kulturelle und die Umgangsformen betreffende Grenzen existieren. Eine Aufgabe der Therapie besteht darin, dass die Patientin in einer nicht moralisierenden und nicht urteilenden Umgebung etwas über natürliche Grenzen lernen kann. Es ist nicht im Interesse der Patientin zu lernen, dass es keine Grenzen gibt. Es ist im Interesse der Patientin, die Welt so kennenzulernen, wie sie ist. Grenzen existieren nun einmal.

Die DBT-Therapeuten sollten der Tatsache gegenüber aufgeschlossen sein, dass viele Psychotherapie-Ausbildungen es befürworten, Grenzen zwischen Patientin und Therapeut zu ziehen. Die meisten Therapeuten haben eine solche Ausbildung durchlaufen. Die Therapeuten sollten daher in der DBT ständig bei sich selbst nachforschen, in wieweit die existierenden Barrieren und Grenzen künstlich und wie viele davon natürlich sind, und sie sollten daran arbeiten, die künstlichen Barrieren zu vermindern und die natürlichen anzuerkennen.

Grenzen einer effektiven Therapie

Der Grad der Verletzlichkeit und Selbstöffnung des Therapeuten muss ebenso von der Grenze zwischen einer effektiven und einer ineffektiven Therapie eingeschränkt werden. Es gibt zwei Quellen der Grenzen: die Vorerfahrung des Therapeuten mit Verletzlichkeit und Selbstöffnung und den Fokus in der DBT auf die Patientin. Was das Erstere anbetrifft, so verlangt die DBT manchmal einen schwierigen Balanceakt zwischen der persönlichen Erfahrung mit verschiedenen Patientinnen auf der einen und der Würdigung der Individualität der jeweiligen Patientin auf der anderen Seite. Was bei einer Patientin effektiv ist, muss es bei einer anderen nicht sein. Was bei einer bestimmten Patientin einmal erfolgreich war, ist es jetzt vielleicht nicht mehr. Manchen Patientinnen geht es ineiner engen und vertraulichen Beziehung gut; andere werden davon geängstigt, und es geht ihnen vielleicht besser, wenn eine gewisse Distanz aufgebaut wird. Wie bei allen Techniken kann eine fortlaufende Diagnostik durch nichts ersetzt werden.

Zum Zweiten sollte in der DBT der therapeutische Fokus auf die Patientin gerichtet bleiben. Die Therapeuten müssen sorgfältig darauf achten, dass sie über ihre eigenen Gefühle oder Lebensgeschichte nicht in einer Weise sprechen, die die Aufmerksamkeit auf sie selbst verlagert. Man kann insbesondere bei Borderline-Patientinnen zu einer solchen Verlagerung der Aufmerksamkeit verführt werden, die oft überzeugende Argumente gegen die Ungleichheit und die rollenabhängigen Normen innerhalb der Psychotherapie vorbringen. Ihr Wunsch nach größerer Vertrautheit, ihre Fähigkeit, sich einzuschmeicheln und die Selbstöffnung des Therapeuten zu verstärken, und ihr Hang dazu, zwischenmenschliche Distanz zu bestrafen, führen den Therapeuten häufig auf einem gefährlichen Pfad weg von einer therapeutischen Beziehung. Das Unbehagen einer Borderline-Patientin mit der Patientenrolle führt manchmal zu einer völligen Rollenumkehr: In Wirklichkeit wird der Therapeut der Patient. Manchmal kommt es teilweise zu einer Umkehr, und die Beziehung wird zu einer gegenseitigen Beratung. Obwohl sich eine Rollenumkehr oder eine beratende

Beziehung sich auf die Patientin vielleicht nicht immer katastrophal auswirkt, ist beides aus mehreren Gründen problematisch. Zu keiner Art dieser Beziehungen gab die Patientin zu Beginn ihr Einverständnis; das heißt, jede verletzt den therapeutischen Vetrag. Wenn es zu einer solchen Veränderung kommt, findet es eine Patientin oft äußerst schwierig, sich zu beschweren, selbst wenn sie möchte, dass mehr Aufmerksamkeit auf ihre Probleme gerichtet wird. Die Patientin kann die Probleme des Therapeuten oder seine Lebensgeschichte auch als eine Bürde erleben. In der DBT muss eine Selbstöffnung strategisch eingesetzt werden, das heißt im Rahmen des Therapieplans.

Respektlose Kommunikations-Techniken

Die respektlosen Kommunikationstechniken werden eingesetzt, um die Patientin dazu zu bringen, dass sie sozusagen „aus der Bahn geworfen wird". Es geht dabei hauptsächlich darum, die Patientin aus dem Gleichgewicht zu bringen, damit sich dann wieder ein Gleichgewicht einspielen kann. Die respektlose Kommunikation wird eingesetzt, um (1) die Aufmerksamkeit der Patientin zu erhalten, (2) um die affektive Reaktion der Patientin zu verlagern und (3) um die Patientin dazu zu bringen, einen völlig anderen Standpunkt zu verstehen. Sie wird immer dann eingesetzt, wenn die Patientin oder Patientin und Therapeut in einem dysfunktionalen emotionalen Denk- oder Verhaltensmuster „feststecken". Dieser Kommunikationsstil ist unkonventionell.

Die respektlose Kommunikation zeigt der Patientin an, dass jede Idee oder jede Überzeugung des Therapeuten oder der Patientin letztlich hinterfragt, überprüft und verändert werden kann. Logik wird eingesetzt, um ein Netz zu weben, aus dem die Patientin nicht herauskann. Die Respektlosigkeit muss, um effektiv zu sein, zwei Komponenten beinhalten: (1) Sie muss aus der „Mitte" des Therapeuten kommen (d. h., sie muss echt sein), und (2) sie muss in einen Mantel von Mitgefühl, Sorge und Wärme eingebettet sein. Andernfalls besteht die Möglichkeit für einen Missbrauch, wenn sie nicht im Kontext eingesetzt wird. Die respektlose Kommunikation ist das Gegengewicht zur gleichberechtigten Kommunikation.

Es ist schwierig, die respektlose Kommunikation zu definieren oder in Verhaltensbegriffen zu erklären, sie lässt sich leichter anhand von Beispielen oder Beobachtung erlernen. In vielen Fällen ist dazu ein sachlicher, beinahe ausdrucksloser (emotionsloser) Stil notwendig: Der Therapeut greift die zugrunde liegende Annahme der Patientin auf und maximiert oder minimiert (über- oder untertreibt) sie auf eine emotionslose Art und Weise (ähnlich dem ernsthaften Charakter in einer Schauspielergruppe), um auf Aspekte hinzuweisen, an die die Patientin vorher nicht gedacht hat. Wenn die Patientin dagegen selbst sachlich oder ausdruckslos ist, können ein starker Ausdruck und Emotionalität oder extreme Aussagen ebenso wirksam respektlos sein. Ob ausdruckslos oder intensiv, der Umgang steht in deutlichem Kontrast zu der warmen Reaktionsbereitschaft des gleichberechtigten Umgehens. Die speziellen paradoxen Kommunikationstechniken werden unten diskutiert und in Tabelle 12.2 aufgeführt.

Dialektische Strategien und Respektlosigkeit

Viele (wenn nicht die meisten) der in Kapitel 7 beschriebenen dialektischen Techniken haben einen Hauch des Respektlosen. Tatsächlich hängt ihr Erfolg oft davon ab, wie glaubhaft und vernünftig der Therapeut paradoxe oder unorthodoxe Positionen darstellt. Das Paradoxe einzubringen, den Advocatus Diaboli zu spielen, Dinge zu erweitern, Veränderung zu erlauben und Limonade aus Zitronen zu machen, ist nur wirksam, wenn der Therapeut diese Dinge mit Selbstvertrauen und als vollkommen selbstverständlich darlegt. Der Therapeut verwendet einen Stil des „aber natürlich", und reagiert vielleicht ein wenig ungläubig, dass der Punkt von der Patientin nicht sofort gesehen wurde. Beispielsweise verzerrt der Therapeut bei einer Erweiterung die Position der Patientin: „Wie können Sie von mir erwarten, dass ich auf Ihre Trauer über Ihre Entlassung reagiere, wenn Sie an Selbstmord denken? Natürlich müssen wir uns erst mit dem Selbstmord beschäftigen! Wozu brauchen Sie eine Arbeitsstelle, wenn Sie tot sind?" Beim Zulassen von Veränderung reagiert er auf die Fragen der Patientin: „Sie sagten letzte Woche, ich habe alles, was ich brauche; diese Woche sagen Sie, dass ich die Fertigkeiten, die ich benötige, nicht habe?" mit einem einfachen „Richtig". Anschließend macht der Therapeut weiter und überlässt es der Patientin, eine Synthese zu finden. Oder der Therapeut wechselt ganz abrupt ohne Warnung, Entschuldigung oder Erklärung die Technik oder Strategie. Wenn die Patientin sagt: „Haben Sie wieder die Behandlung geändert?", sagt der Therapeut „Ja" und fährt ganz sachlich fort.

Tabelle 12.2: Checkliste der Strategien zur respektlosen Kommunikation

____ **Der Tonfall von T.s Stimme ist in Bezug auf dysfunktionale Verhaltensweisen sachlich.**

____ **T setzt respektlos Logik ein, um ein (gedankliches) Netz zu spinnen.**

____ **T wendet je nach Bedarf eine ausdruckslose oder stark beteiligte Umgangsform an, um zu P.s Umgangsform einen Kontrast darzustellen.**

____ **T setzt dialektische Techniken in einer paradoxen Art und Weise ein:**
____ Einlassen auf das Paradoxon
____ den Advocatus Diaboli spielen
____ Erweitern
____ Veränderung zulassen
____ Limonade aus Zitronen machen

____ **T strukturiert P.s Kommunikation sachlich auf eine unorthodoxe Art und Weise um, oder greift einen unbeabsichtigten Gesichtspunkt in P.s Kommunikation auf.**

____ **T bohrt in sensible Bereiche hinein.**
____ T.s Umgangsform ist geradeheraus, direkt und klar; T „nennt das Kind beim Namen“.
____ T setzt Humor ein.
____ T diskutiert dysfunktionale Verhaltensweisen in sachlicher Art und Weise.
____ T umgibt paradoxe Interventionen mit Validierung.

____ **T setzt direkte Konfrontation mit dysfunktionalem Verhalten ein.**
____ T vermittelt, dass andere Reaktionen als das angepeilte angemessene Verhalten „kompletter Schwachsinn“ sind.
____ T lässt eine Flucht in vom Thema ablenkende, dysfunktionale Traumata nicht zu.

____ **T läst P.s Bluff auffliegen.**
____ **T wechselt in der Intensität von Emotion, Stimme und Haltung hin und her; T setzt auch Schweigen ein, um mit P in Kontakt zu treten.**
____ **T setzt, je nach dem, was angebracht ist, Allmacht voraus, oder läßt Ohnmacht zu.**

Anti-DBT-Interventionen

____ **T setzt die paradoxe Kommunikation in bösartiger Absicht ein.**

____ **T setzt die paradoxe Kommunikation ein, ohne sich der Wirkungen auf P bewusst zu sein.**

____ **T setzt die respektlose Kommunikation in gespreizter oder rigider Art und Weise ein.**

1. „Reframing" (den Bezugsrahmen verändern) auf unorthodoxe Art und Weise

Eine respektlose Reaktion ist fast nie die Reaktion, die eine Patientin erwartet. Obwohl man auf die Kommunikation der Patientin reagiert, reagiert man nicht der Erwartung der Patientin (und vielleicht ihren unmittelbaren Wünschen) entsprechend. Der Therapeut verändert den Bezugsrahmen der Patientin auf unorthodoxe Art und Weise oder greift einen unbeabsichtigten Gesichtspunkt in der Kommunikation der Patientin auf. Wenn die Patientin z. B. sagt: „Ich werde mich umbringen", könnte der Therapeut antworten: „Ich dachte, Sie wollten nicht aus der Therapie aussteigen."
Eine meiner Patientinnen hatte wieder einmal bei dem Versuch, eine Arbeitsstelle zu behalten, versagt. Unter der (eher realistischen) Annahme, dass sie in der nächsten Woche gefeuert werden könnte, versuchte sie mich davon zu überzeugen, dass derartiges ständiges Versagen Grund genug wäre, um sich umzubringen. Sie deutete dann an, dass ich nicht wissen oder einschätzen könnte, wie belastend dies ist, da ich in meinem Beruf offensichtlich sehr erfolgreich sei. Mitten in einer sehr heftigen und emotionalen Diskussion antwortete ich ruhig, sachlich und paradox: „Oh! Ich verstehe das sehr wohl. Ich muss die meiste Zeit mit ebenso viel Stress leben. Überlegen Sie sich nur mal, wie anstrengend es für mich ist, eine Patientin zu haben, die ständig damit droht, sich umzubringen. Wir müssen alle beide Angst davor haben, gefeuert zu werden!" Wenn man respektloses „reframing" wohlüberlegt einsetzt, erleichtert es die Problemlösung und verstärkt gleichzeitig nicht das suizidale Verhalten.

2. Bohren, wo man sonst nur mit Samthandschuhen hinfasst

Borderline-Patientinnen sind in ihrem zwischenmenschlichen Verhalten oft direkt und heftig. Wie ich früher anmerkte, können sie nicht sehr gut im sozialen Bereich manipulieren. Sie haben bessere Beziehungen mit Personen, die ähnliche Umgangsformen haben - die geradeheraus, direkt und klar kommunizieren. Eine derartige Umgangsform ist Teil der respektlosen Kommunikation. Die DBT geht davon aus, dass Borderline-Patientinnen sowohl zerbrechlich als auch stabil sind; das respektlose Verhalten richtet sich an die stabilen Anteile der Patientin. Das respektlose Verhalten geht davon aus, dass die Wahl des Zeitpunktes für „Interpretationen" oder Hypothesen normalerweise nicht von entscheidender Bedeutung ist. Die Umgangsform des Therapeuten ist direkt, klar, konkret, unvoreingenommen und offen. Der Therapeut „nennt das Kind beim Namen"; sie oder er bohrt dort nach, wo man sonst nur mit Samthandschuhen hinfasst. Ebenso sind Humor, eine gewisse scheinbare Naivität und Arglosigkeit für diese Umgangsform charakteristisch. Der Hintergedanke dieser respektlosen Verhaltensweise ist derselbe, wie der des Feuerwehrmanns, der auf soziale Freundlichkeiten verzichtet und das Brandopfer aus dem Fenster in das Fangnetz wirft, oder wie der des Rettungsschwimmers, der eine Ertrinkende beim Schopf packt, um sie in Sicherheit zu bringen. Wenn der Schmerz sehr stark ist, ist Zeit das Wichtigste. Man spart Zeit, indem man den direkten Weg wählt.

Dysfunktionale Versuche bei der Problemlösung und andere sensible Themen, einschließlich suizidales, therapiegefährdendes und anderes Fluchtverhalten, werden als normale Konsequenzen aus der Lerngeschichte der Patientin und momentan sich auf ihr Leben auswirkender Einflussfaktoren akzeptiert. Diese Verhaltensweisen werden als normale Konsequenzen von nicht stimmigen Gesamtzusammenhängen behandelt. Der Therapeut hält sich nicht zurück, sie zu diskutieren, oder geht sie nur vorsichtig an, sondern stürzt sich vielmehr ruhig und entschlossen hinein. Im Einzelnen werden Suizidgedanken, Suiziddrohungen und parasuizidales Verhalten ähnlich wie andere Verhaltensweisen auch besprochen. Die Möglichkeit, dass sich die Patientin tatsächlich umbringen könnte, wird offen anerkannt (jedoch nicht gefördert). Diese Sachlichkeit führt in der Regel bei der Patientin zu Erstaunen, da ihr diese Verhaltensweisen in der Vergangenheit für gewöhnlich eine deutliche Reaktion der Gemeinschaft eingebracht haben. Diese sachliche Umgangsform distanziert sie ein wenig von der Aufgeladenheit des Themas und ihren üblichen starken Emotionen. Es geht darum, dass sich der Therapeut schnell und natürlich genug bewegt, um die Patientin mitzuziehen. Im Wesentlichen heißt das, dass suizidales Verhalten leichtfüßig und sachlich behandelt und gleichzeitig absolut ernst genommen werden sollte. Das respektlose Verhalten wird letztlich in Validierung verpackt. Wenn ein Therapeut einer Patientin also sagt, dass sie sich nicht umbringen sollte, weil dies die Therapie behindern würde, schließt man an diese Aussage sofort ein Gespräch darüber an, dass sie sich schrecklich frustriert, hoffnungslos o. ä., fühlen muss. Respektloses Vorgehen sollte nicht verwechselt werden mit fehlender emotionaler Beteiligung. Dramatischer und emotionaler Ausdruck werden ausdrücklich unterstützt.

3. Der Einsatz eines konfrontativen Tones

Der respektlose Therapeut konfrontiert dysfunktionales Verhalten direkt und manchmal in aufdringlicher Art und Weise (z. B. „Werden Sie mir gegenüber jetzt unvernünftig?" oder „Sind Sie verrückt?" oder „Sie haben hoffentlich nicht eine Sekunde lang geglaubt, ich könnte denken, dass das eine gute Idee ist, oder?"). Der Therapeut vermittelt, dass andere Reaktionen als die angepeilte, angemessene Reaktion „kompletter Schwachsinn" sind. Der Therapeut kann ein respektloses Verhalten ebenso einsetzen, um eine Flucht in vom Thema ablenkende, dysfunktionale Traumata nicht zuzulassen. Wenn die Patientin z.B. auf angstauslösende Themen reagiert, indem sie davon mit der Diskussion über andere unwichtige Traumata oder „Seifenopern" andauernd ablenkt, kann der Therapeut sagen: „Wollen Sie Hilfe bei Ihren wirklichen Problemen oder nicht?" oder: „Oh nein, noch eine Seifenoper." Wie diese Beispiele zeigen, hängt die Konfrontation von einer sehr festen und positiven Beziehung ab. Sie kann allein, ohne umgebende Validierung keinen Bestand haben.

4. Den Bluff der Patientin auffliegen lassen

Der respektlose Therapeut lässt den Bluff einer Patientin auffliegen. Wenn die Patientin beispielsweise sagt, „Ich beende die Therapie", antwortet der Therapeut, „Hätten Sie gerne eine Überweisung?" Die dialektische Technik des Erweiterns - die Patientin ernster nehmen, als sie möchte – ist in der Regel ein Beispiel, um den Bluff der Patientin auffliegen zu lassen. Der Therapeut muss jedoch dafür sorgen, dass er der Patientin einen Ausweg offenlässt oder schafft, wenn ihr Bluff auffliegt. Das Geheimnis liegt in der Wahl des Zeitpunktes, wann der Bluff benannt wird und wann das Fangnetz aufgespannt wird. Der sanftmütige Therapeut hält beides gleichzeitig bereit (Bluff und Netz); der grausame, unsensible oder wütende Therapeut vergisst das Netz.

5. Oszillieren in der Intensität und der Einsatz von Schweigen

Ein wohlüberlegtes Oszillieren in der emotionalen Intensität von Stimme und Haltung kann respektlos sein, wenn sie sich zur Intensität der Patientin gegensätzlich verhält. Dabei bewegt sich der Therapeut schnell von einer starken Intensität zu einer entspannten Ruhe und wieder zurück oder von einem todernsten zu einem spielerischen Verhalten und zurück. Die Respektlosigkeit besteht im Oszillieren selbst sowie in der Inkongruenz zwischen der augenscheinlichen Stimmung der Patientin und der des Therapeuten.

Ebenso kann Schweigen eingesetzt werden, um die Intensität entweder in die Höhe zu treiben oder zu vermindern, um sich von der Patientin zurückzuziehen oder sich ihr anzunähern. Der Therapeut kann z. B. versuchen, die Patientin dazu zu bringen, dass sie sich zu einer Veränderung im Affekt verpflichtet oder sie von einer unvernünftigen Position abrückt. Der Therapeut kann, nachdem hin und her argumentiert wurde, Schweigen im Kontakt mit der Patientin einsetzen und dadurch ein Vakuum der Initiative herstellen, das die Patientin füllen kann. Der Therapeut spricht, lächelt oder bewegt sich gar nicht, sondern starrt auf die Patientin, in den leeren Raum oder auf einen festen Punkt. Der Therapeut wartet auf die bei der Patientin angestrebte Reaktion (z. B. eine affektive Reaktion, eine Verpflichtung, einen „vernünftigen Kommentar"). Erst dann reagiert er.

6. Ausdruck von Allmacht und Ohnmacht

Wenn der Therapeut Allmacht für sich in Anspruch nimmt, indem er andeutet, dass die Patientin allein dadurch Fortschritte erzielen kann, dass sie mit dem Therapeuten arbeitet oder seine Ratschläge befolgt, kann das manchmal sehr effektiv und respektlos sein. Der Therapeut kann beispielsweise sagen: „Das Problem mit dem Selbstmord besteht natürlich darin, dass, wenn Sie tot sind, Sie mich nicht mehr hätten, um Ihnen zu helfen." Oder wenn die Patientin sagt, „Woher wissen Sie, dass ich klug bin?", dann sagt der Therapeut: „Woher ich das weiß? Sie können es mir glauben. Ich kenne mich damit aus." Das Gegenteil – das Zulassen von Ohnmacht – ist ebenso wirkungsvoll. Der Therapeut kann beispielsweise als Reaktion auf ein therapiegefährdendes Verhalten sagen, „Sie haben gewonnen. Vielleicht funktioniert diese Therapie bei Ihnen nicht". Oder bei der Diskussion der therapeutischen Beziehung kann der Therapeut zugeben: „Wenn Sie wollen, können Sie mich besiegen. Es ist nicht schwer. Sie müssen nur lügen." Wenn sich die Patientin wieder einmal über das Verhalten des Therapeuten oder die eigene Hoffnungslosigkeit beklagt, kann die Reaktion darauf sein,

„Vielleicht brauchen Sie einen besseren Therapeuten als mich." In diesen Beispielen wird auch ein gewisser Anteil der Strategie, den Bluff der Patientin auffliegen zu lassen, deutlich. Wie der Becher Sand, der ein Gold-Nugget enthält, muss der Kommentar einen Wahrheitsgehalt haben. Respektlosigkeit ist kein Ersatz für Echtheit.

Abschließende Bemerkungen

Gleichberechtigung und Respektlosigkeit müssen miteinander zu einer stilistischen Struktur verwoben werden. Keine von beiden allein oder unausgewogen angewandt, repräsentiert die DBT. Gleichberechtigung alleine birgt die Gefahr, zu „nett" zu sein; wird die Respektlosigkeit alleine eingesetzt, besteht die Gefahr, zu „gemein" zu sein. Gleichberechtigung wird möglicherweise von einem sanftmütigen oder sich schuldig fühlenden Therapeuten übermäßig eingesetzt; Respektlosigkeit dagegen wird möglicherweise von einem arroganten oder wütenden Therapeuten überstrapaziert. In der DBT muss sich jede Umgangsform die Waage halten. Selbst wenn man das weiß, hat man leider noch keine genauen Richtlinien, wie sich diese Mischung erreichen lässt. Obwohl die dialektische Theorie dazu einen Anhalt geben kann, kann nur Übung und ein gewisses Maß an Sicherheit oder Selbstvertrauen die rasche Bewegung und die Mischung hervorbringen, die die Kommunikation der DBT erfordert. Die richtige Wahl des Zeitpunktes für ihre Bewegung von Umgangsform zu Umgangsform muss sich danach richten, was gerade im Hier und Jetzt der therapeutischen Interaktion geschieht. Sie müssen sowohl darauf achten, was momentan geschieht, als auch, was erforderlich ist – wo Sie jetzt stehen und wohin Sie sich bewegen.

Respektlosigkeit ist in der Regel kurzfristig risikoreicher. Sie kann manchmal, wenn Sie es am wenigsten erwarten, Ausbrüche hervorrufen. Andererseits kann Respektlosigkeit nach einer langen Periode mit nur geringfügigem Fortschritt einen Durchbruch erzielen. Während Gleichberechtigung kurzfristig für gewöhnlich sicherer ist, kann sie langfristig riskant sein. Es kann sein, dass sie wie eine Validierung ohne Veränderung es nicht schafft, die für die Patientin schreckliche Situation ernst zu nehmen. In der gleichen Weise, wie Validierung mit Veränderungstechniken vermengt wird, muss Gleichberechtigung mit Respektlosigkeit vermischt werden. In einigen Sitzungen wird Respektlosigkeit überwiegen, in anderen Gleichberechtigung. Das Können zeigt sich, wie bei jeder Fertigkeit (einschließlich derer, die Sie einer Patientin beibringen), häufig in der Wahl des richtigen Zeitpunktes. Dies kann nur durch Erfahrung erlernt werden.

Anmerkungen

Der englische Begriff „heart to heart" spiegelt noch besser die vertrauliche Komponente dieser Gesprächsform wider.

1. Der respektlose Kommunikations-Stil in der DBT ist dem Stil von Carl Whitaker sehr ähnlich (siehe Whitaker, Felder, Malone und Warkentin, 1962/1982; für eine Einführung in Whitakers Werk im Allgemeinen siehe Neill und Kniskern, 1982). Whitakers Kommunikationsstil ist, zumindest wie er geschrieben dargestellt wird, etwas heftiger als hier empfohlen. Dieser Kommunikationsstil entspricht bei vielen Therapeuten dem Einsatz der paradoxen Intervention.

13

Strategien zum Umgang mit dem sozialen Umfeld: Interaktion mit der Gemeinschaft

Strategien zum Umgang mit dem sozialen Umfeld („case management„-Strategien) beziehen sich darauf, wie der Therapeut auf das außerhalb der Patient-Therapeut Beziehung liegende Umfeld reagiert und wie er damit umgeht. Die Strategien konzentrieren sich darauf, wie der Therapeut auf andere Fachleute (zum Beispiel andere Berater der Patientin und Berater des Therapeuten); Familienmitglieder und andere wichtige Bezugspersonen und andere Menschen, mit denen die Patientin im Alltag konfrontiert ist, reagiert. Case-Management-Strategien beinhalten keine brandneuen Behandlungsstrategien. Vielmehr bieten sie Richtlinien dafür, wie man dialektische, Validierungs- und Problemlösestrategien bei Problemen mit dem sozialen Umfeld anwendet. Es gibt drei Gruppen von Case-Management-Strategien, die sich gegenseitig ergänzen: Strategien der Beratung der Patientin, Strategien der Intervention im Umfeld und Strategien der Supervision/Beratung des Therapeuten.

„Case management" bezieht sich darauf, der Patientin zu helfen, mit ihrem physischen und sozialen Umfeld so umzugehen, dass sich ihre generelle Lebensbewältigung und ihr Wohlbefinden verbessern, der Fortschritt beim Erreichen ihrer Ziele verbessert und der Therapieerfolg beschleunigt wird. Deshalb greift der Therapeut, sobald Probleme oder Hindernisse im Umfeld das Zurechtkommen oder den Fortschritt der Patientin gefährden, auf die Case-Management-Strategien zurück. Bei einer Borderline-Patientin treten oft dann Probleme auf, wenn andere Fachleute oder Institutionen der Patientin zusätzliche medizinische oder psychologische Behandlung zukommen lassen. Als „case manager" hilft der Therapeut der Patientin, sowohl ihre Kontakte mit anderen Fachleuten oder Institutionen zu regeln als auch Schwierigkeiten im alltäglichen Überlebenskampf zu bewältigen.

In der Rolle des „case managers" sind die zentralen Themen Autonomie versus Abhängigkeit, Freiheit versus Sicherheit und Kontrolle versus Hilflosigkeit. Im Allgemeinen liegt der Schwerpunkt der klassischen Case-Management-Arbeit (und der DBT-Strategien der Intervention im Umfeld) auf dem Eingreifen des Therapeuten in das Umfeld der Patientin. Aus dieser Perspektive ist der „case manager" der Koordinator der verschiedenen Systeme und Vermittler von Dienstleistungen. Die DBT legt den Schwerpunkt darauf, der Patientin beizubringen, ihr eigener „case manager" zu sein (Strategien der Beratung der Patientin). Deswegen ist die vorherrschende Form des Case-Managements, die Patientin zu beraten; bei Bedarf ergänzt durch traditionelle, eher auf Intervention ausgerichtete, Case-Management-Strategien. Die Strategien der Intervention im Umfeld werden eingesetzt, wenn die Beratungsstrategien aufgrund bestimmter Eigenschaften des Umfelds oder der Fähigkeiten der Patientin eindeutig nicht anwendbar und unangemessen sind.

Aus der Perspektive der Anleitung des Therapeuten bezieht sich Case-Management darauf, den Therapeuten bei der geschickten und effektiven Anwendung des DBT-Vorgehens zu unterstützen. Supervision und Beratung in der DBT sind eingeführt worden, um den Therapeuten sozusagen im Rahmen der DBT zu halten, unabhängig davon, wie stark die Versuchung sein mag, diesen Rahmen zu verlassen. In Settings mit mehreren Betreuern trifft sich das Supervisions-/Beratungsteam, um Informationen zu koordinieren und auszutauschen. Das Team bildet die therapeutische Gemeinschaft, in der die Behandlung durchgeführt wird, und stützt den Therapeuten in seinen Interaktionen mit der Patientin.

Vereinfacht gesagt, beinhalten die Strategien der Intervention im Umfeld, für die Patientin zu sorgen, stellvertretend für die Patientin Informationen über sie an andere zu vermitteln, anderen Ratschläge zu geben, wie sie die Patientin zu behandeln haben, und in ihr Umfeld einzugreifen, um Veränderungen vorzunehmen. Zu den Strategien der Beratung der Patientin gehört, die Patientin dabei zu unterstützen, genau diese Aufgaben selbst auszuführen - für sich selbst zu sorgen, anderen Personen Informationen über sich zu vermitteln, anderen mitzuteilen, was sie braucht und will und Veränderungen in ihrer eigenen Umgebung vorzunehmen. Die Strategien der Supervision/Beratung des Therapeuten beinhalten Informationsaustausch über gemeinsame Patientinnen, füreinander sorgen, sich gegenseitig Ratschläge für die Therapieplanung geben und sich miteinander beraten, wie man günstige Veränderungen im therapeutischen Umfeld erreichen kann.

In jeder Gruppe von Strategien hat die Koordination der Therapie in verschiedenen Settings bei verschiedenen Therapeuten einen hohen Stellenwert. In jeder Gruppe von Strategien wird die Einbeziehung der Familie und des sozialen Netzwerkes in die therapeutische Arbeit begrüßt und ermutigt. In jeder Gruppe von Strategien stehen die Sicherheit, das Wohlbefinden und der langfristige Fortschritt der Patientin an erster Stelle. Der Unterschied liegt in der Art und Weise, wie der Therapeut jeweils vorgeht, um diese Ziele zu erreichen.

Es ist ausgesprochen wichtig, den Grundgedanken der Case-Management-Strategien im Kopf zu behalten – der Patientin beizubringen, ihr eigenes Leben selbst zu lenken (einschließlich ihres sozialen Netzwerkes und des Netzwerkes der Gesundheitsversorgung), in einer Umwelt, die gefährlich und unsicher sein kann. Entscheidungen darüber, wie der Therapeut mit anderen umgehen soll, entspringen eher dem Geist denn dem Wortlaut des Gesetzes. Es ist ausgesprochen schwierig, im Voraus alle potentiellen Schwierigkeiten in Situationen zu erkennen. Eine wichtige Funktion der Strategien der Supervision/Beratung des Therapeuten besteht in der Tat darin, dem Therapeuten zu helfen, im konkreten Fall zwischen den anderen beiden Gruppen von Strategien das Gleichgewicht zu halten.

STRATEGIEN DER INTERVENTION IM UMFELD

Obwohl das Hauptziel der DBT darin besteht, die Patientin dahin zu bringen, aktiv ihre eigenen Lebensprobleme zu lösen (die Grundlage der Strategien der Beratung der Patientin), kann ein Thema manchmal so wichtig und/oder die Fähigkeiten der Patientin, für sich selbst eintreten zu können, so beschränkt sein, dass das Eingreifen des Therapeuten notwendig ist. Strategien der Intervention im Umfeld werden anstelle von Strategien der Beratung der Patientin benutzt, wenn (1) das Ergebnis von grundlegender Bedeutung ist und (2) die Patientin eindeutig nicht die Kraft oder die Fähigkeit hat, dieses Ergebnis zu erzielen. „Grundlegende Bedeutung" heißt in diesem Zusammenhang im Allgemeinen, dass ernstlicher Schaden für die Patientin verhindert wird. Strategien der Intervention im Umfeld werden außerdem manchmal benötigt, wenn das Umfeld sehr viel mehr Macht hat als die Patientin; in diesem Fall kann der Therapeut eingreifen, um die Machtverhältnisse auszugleichen.

Die Regel in der DBT besagt, dass direktes oder einseitiges Eingreifen von Seiten des Therapeuten auf ein Minimum beschränkt sein sollte, das noch mit dem Wohlbefinden der Patientin in Einklang steht. Der Therapeut greift nur dann ein, wenn der Schaden (kurz- und langfristig) für die Patientin ohne sein Eingreifen größer wäre als bei seinem Eingreifen. Außerdem sollte das Ausmaß des Eingriffs, wenn der Therapeut aktiv eingreift, so gering wie möglich sein. Deshalb sollte die Patientin, wenn der Therapeut sich mit anderen Fachleuten oder Familienangehörigen berät, nicht nur anwesend sein sondern auch ermuntert werden, sich so aktiv wie möglich an der Besprechung zu beteiligen. Wenn die Patientin nicht anwesend sein kann, aber es trotzdem unbedingt notwendig ist einzugreifen, sollte ihr so schnell wie möglich eine vollständige Zusammenfassung der Intervention gegeben werden. Selbstverständlich sollte die Patientin nach Möglichkeit über die Interventionen informiert werden, bevor sie stattfindet. Die Patientin muss sogar, außer in Notfällen wie einem hohen Risiko für Suizid, ernsthafte Selbstverletzung oder Gewalt gegenüber anderen, ihr Einverständnis geben, bevor die Intervention stattfindet.

Case Management und Beachten von Grenzen

In vielen Settings ist es für die Patientin normal, sowohl einen „case manager“ als auch einen Psychotherapeuten zu haben. In diesen Settings können und sollten die meisten Interventionen des Case Managements von dem „case manager“, nicht von anderen Therapeuten im Behandlungsteam durchgeführt werden. Wenn in einem anderen Setting sehr viel derartige Unterstützung notwendig ist, wird der Therapeut mit der Patientin vielleicht die Möglichkeit in Erwägung ziehen, einen „case manager“ hinzuzuziehen. Wenn die Patientin einen zuständigen „case manager“ hat, ist es Aufgabe der anderen Therapeuten einschließlich des Bezugstherapeuten, die Patientin zu unterstützen, dieses Angebot angemessen zu nutzen. Obwohl in der DBT auch der Einzeltherapeut Aufgaben übernehmen kann, die man traditionell mit Case Management verbindet, werden hier die persönlichen Einschränkungen bezüglich Zeit und Energie wahrscheinlich die Möglichkeiten des Therapeuten begrenzen.

Bedingungen, die eine Intervention im Umfeld erfordern

Intervenieren,wenn die Patientin nicht in der Lage ist, für sich selbst einzutreten und wenn das Ergebnis sehr wichtig ist

Manchmal ist die Patientin nicht in der Lage, in ihrem eigenen Interesse zu handeln, unabhängig davon, wie gut sie dabei unterstützt wird. Dies trifft beispielsweise für eine Patientin zu, die sich in einem vorübergehenden psychotischen Zustand befindet oder nach einer Überdosis Drogen bewusstlos ist. Oder eine Problemsituation verlangt so viele neue Verhaltensweisen, dass die Prinzipien der Umformung vorschreiben, dass die Patientin für sich selbst eintreten muss, der Therapeut dies aber gleichfalls tun muss. Eine jugendliche Patientin in unserem Programm machte zwar sehr langsame, aber stetige Fortschritte. Plötzlich wurde sie eines besonders beschämenden Verbrechens angeklagt – was sie, soweit wir das beurteilen konnten, nicht begangen hatte. Als ihre Stiefeltern, von denen sie abhing, glaubten, dass sie das Verbrechen begangen hätte, und sie aufforderten, auszuziehen, dissoziierte sie, depersonalisierte und wurde schwer suizidal. Zuvor war sie mit derartigen Situationen umgegangen, indem sie sich selbst schnitt, manchmal so stark, dass sie mit bis zu 100 Stichen genäht werden musste. Sie war damit einverstanden, in ein psychiatrisches Krankenhaus zu gehen, anstatt sich selbst zu verletzen, befand sich aber ansonsten in einem offensichtlichen psychischen Schockzustand. Um eine schnelle Einweisung zu sichern, setzte der Therapeut sich direkt mit dem für die Aufnahme zuständigen Personal in Verbindung und stellte ausreichend Informationen für die Entscheidung über Einweisung und Unterbringung bereit. Der Plan war, dass die Patientin den Krankenhausaufenthalt dazu nutzen würde, die Krise zu verarbeiten und einen Platz in einer therapeutischen Wohngemeinschaft zu finden, in die sie einziehen könnte. Sobald sie aber im Krankenhaus war, zog sich die Patientin zurück und sprach mit keinem der Betreuer, die nichts über die Umstände wußten, die zu der Krise geführt hatten, ein Wort. Sie waren vollkommen ratlos, wie sie ihr helfen könnten. Der Therapeut griff ein und besprach sich telefonisch (mit Erlaubnis der Patientin, aber nicht in ihrer Anwesenheit) mit den Betreuern über die Patientin. Der Therapeut trat in regelmäßigen Abständen immer wieder mit den Betreuern im Krankenhaus in Kontakt, bis die Patientin anfangen konnte, für sich selbst einzutreten.

Manchmal wird die Patientin vielleicht im Koma oder in großer körperlicher Gefahr in die Notaufnahme kommen. Es kann lebenswichtig sein, die Medikation der Patientin zu kennen. Der Therapeut stellt die notwendigen Informationen bereit, wenn die Patientin selber nicht dazu in der Lage ist, und bestätigt (oder korrigiert) Informationen, die die Patientin über sich selbst, ihre Medikamente und den Therapieverlauf gegeben hat.

Intervenieren, wenn das Umfeld unnachgiebig und übermächtig ist

Manchmal ist eine unnachgiebige übermächtige Umgebung das Problem. Zum Beispiel sind Psychotherapeuten ohne das Eingreifen einer Autoritätsperson häufig nicht gewillt, ihre Therapie mit der Patientin zu ändern, unabhängig davon, wie geschickt die Patientin mit ihnen umgehen kann. Am Anfang unseres Behandlungsprogramms musste ich die meisten Krankenhäuser in unserer Umgebung anrufen, um sie wissen zu lassen, dass die Patientin die Wahrheit sagte - ich erwartete tatsächlich, dass die Patientinnen die Erlaubnis bekamen, zur Therapie zu kommen, selbst wenn sie sich in stationärer Behandlung befanden. Und es treffe auch zu, dass sie aus dem Therapieprogramm ausgeschlossen würden, wenn sie vier vereinbarte wöchentliche Therapietermine in Folge verpassten. Ganz ähnlich sind Versicherungsgesellschaften unter Umständen nicht bereit, für die Behandlung zu zahlen, wenn sie keine Diagnose oder keinen Behandlungsplan des Therapeuten haben, unabhängig davon, wie geschickt die Patientin in ihren Unterredungen mit der Gesellschaft ist. Öffentliche Hilfsprogramme verlangen möglicherweise einen Bericht des Therapeuten, damit man Zuwendungen bekommt. Vom Therapeuten ausgehende Anrufe und Besprechungen mit der für die Aufnahme zuständigen Stellen können sehr nützlich sein (und manchmal notwendig), damit die Patientin eine Einweisung in eine psychiatrische Klinik erhält. Ein verängstigtes Betreuungsteam einer stationären Einrichtung ist vielleicht bereit, eine suizidale Patientin gegen ihren Willen in ein staatliches Krankenhaus zu bringen, wenn der Therapeut nicht eingreift, selbst wenn das nicht zum Wohle der Patientin ist.

Intervenieren, um das Leben der Patientin zu retten oder eine ernsthafte Gefährdung anderer zu vermeiden

Eng verbunden mit der Unfähigkeit der Patientin, zu ihren eigenen Gunsten zu intervenieren, ist der Unwille der Patientin, das zu tun. Obwohl ein Therapeut normalerweise in diesem Fall nicht eingreift, greift er aktiv ein, sobald ein ernsthaftes Risiko für eine Verletzung der Patientin besteht (wie ein hohes Suizidrisiko), um die Patientin zu schützen. Wie in allen Therapien muss der Therapeut eingreifen, wenn die Patientin eine tatsächliche Bedrohung für das Wohl eines Kindes oder einer anderen Person darstellt. Gesetze, Berufsrichtlinien und ethische Maßstäbe müssen hier beachtet werden. Interventionen zur Verhinderung von Suizid werden ausführlicher in Kapitel 15 besprochen und an dieser Stelle nicht näher erläutert.

Intervenieren, wenn es eine menschliche Pflicht ist und keinen Schaden verursacht

Manchmal ist das Problem eine Kombination aus unnachgiebiger Umwelt und vorübergehender Unfähigkeit der Patientin. Nehmen wir als Beispiel eine Patientin, die auf dem Weg in die Therapie ist und deren Auto eine unerwartete Panne hat. Die Panne kann nicht sofort behoben werden, und die Patientin hat kein Geld für Bus oder Taxi bei sich. Sie ist nicht in der Lage, eine andere Beförderungsmöglichkeit zu finden, um rechtzeitig zum Termin zu erscheinen. Sie ruft den Therapeuten an, der Zeit hat und sie abholt. Hier gilt die Regel, dass der Therapeut für die Patientin das tut, was er für jeden seiner Freunde in einer ähnlichen Situation tun würde, solange es nicht die Folge hat, dass es der Patientin hilft, passives anstelle von aktivem Problemlöseverhalten einzusetzen. Im Gegensatz zu vielen typischen Psychotherapien, aber ähnlich den meisten Arten des Case Managements, schreibt die DBT nicht vor, dass sich die Interventionen auf die Praxisräume des Therapeuten beschränken müssen. Stattdessen kann der Therapeut eingreifen, indem er in einer Krise zu der Patientin nach Hause geht, sie bei einer Autopanne an der Straße abholt oder zur Hausverwaltung geht, wenn sie einen Betreuer braucht, der sie durch die Verwaltungsangelegenheiten der Agentur schleust.

Wenn das Problem aber der Mangel an Fähigkeiten ist, die die Patientin lernen muss, greift der Therapeut nur bei außerordentlichen Umständen ein (nicht bei Alltagsproblemen). Das heißt, der Therapeut greift nicht regelmäßig ein. Man muss daher die Fähigkeit besitzen, Unbehagen und Missgeschicke der Patientin ertragen zu können, bis sie sich die notwendigen Fertigkeiten angeeignet hat. Wenn das Problem ein Mangel an Fähigkeiten ist, die nicht erlernbar sind (wie zu lernen, Versicherungsgesellschaften dazu zu bekommen, auch ohne therapeutisches Gutachten zu zahlen) oder übertrieben oder überflüssig (wie zu lernen, stehen gebliebene Autos wieder in Gang zu setzen), greift der Therapeut ein.

Intervenieren, wenn die Patientin minderjährig ist

Die DBT ist von meinem Behandlungsteam nicht zur Behandlung von Patientinnen, die jünger als 15 Jahre sind, angewendet worden. Bei Minderjährigen können sowohl gesetzliche als auch praktische Belange erfordern, dass der Therapeut seine Rolle als Berater der Patientin unter bestimmten Umständen unterbricht. Es kann insbesondere wichtig sein, mit den Eltern, Betreuern oder Lehrern der minderjährigen Patientin zusammenzuarbeiten. Obwohl es die gängige Verfahrensweise in der DBT ist, in Anwesenheit der Patientin zu intervenieren, ist dies vielleicht bei sehr jungen Patientinnen nicht durchführbar oder nicht immer sinnvoll. Auch wenn die Minderjährige anwesend ist, kann es für den Therapeuten notwendig sein, sehr viel aktiver als die Patientin zu sein. Und schließlich verlangen gesetzliche Bestimmungen bei Bekanntwerden von Missbrauch bei Kindern, dass der Therapeut eingreift und in allen Missbrauchsfällen die zuständigen Stellen einschaltet.

Spezielle Strategien der Intervention im Umfeld werden im Folgenden beschrieben und sind in Tabelle 13.1 aufgelistet.

Tabelle 13.1: Checkliste der Strategien der Intervention im Umfeld

____ **T greift ein, wenn P nicht in der Lage ist, für sich selbst zu handeln, und das Ergebnis sehr wichtig ist.**
____ T veranlasst bei Bedarf eine psychiatrische Unterbringung.
____ T gibt dem stationären Betreuungsteam genügend Informationen, um die unmittelbare Einweisung zu unterstützen und einen Therapieplan einzuführen, der mit der ambulanten DBT Behandlung vereinbar ist.

____ **T greift ein, wenn die Umwelt nicht beeinflussbar und übermächtig ist.**
____ T schreibt Briefe, tätigt erforderliche Telefonanrufe, um Versicherungsleistungen, Erwerbsunfähigkeitsrente aufrechtzuerhalten, Zulassung zu begleitenden Therapiemaßnahmen zu erhalten usw.
____ T greift ein, um P vor unfreiwilligen Überweisungen zu alternativen Behandlungen oder stationärer Behandlung zu bewahren.

____ **T greift ein, um das Leben von P zu retten oder eine Gefährdung anderer zu vermeiden.**
____ Wenn angemessen, informiert T P.s Familie, wenn Suizidgefahr besteht, T behandelt Suizidrisiko nicht vertraulich.
____ T informiert zuständige Stellen, wenn P Kinder oder Erwachsene missbraucht oder vernachlässigt oder mit körperlicher Verletzung bei einer bestimmten Person droht; T hält sich an die Gesetze, was den Schutz anderer Personen anbelangt.
____ T greift ein, wenn dies eine menschliche Pflicht ist (z. B. holt P für die Stunde ab, wenn P eine Autopanne hat) und keinen Schaden anrichtet.

____ **T greift wie oben ein, wenn P minderjährig ist, aber unter Berücksichtigung der Rechte der Eltern oder Betreuer**.

____ T versorgt andere Fachleute bei Bedarf mit INFORMATIONEN ÜBER P.
____ T behält Informationen für sich, die P unnötigerweise demütigen oder beschämen.

____ **T VERTEIDIGT** P.

____ **T tritt in das Umfeld von P ein, um ihr beizustehen.**
____ T beachtet seine eigenen Grenzen beim Case Management.

Anti-DBT-Interventionen

____ **T greift nur ein, weil es einfacher ist oder Zeit spart.**
____ **T versäumt, die tatsächlichen Fähigkeiten von P zu diagnostizieren.**
____ **T versäumt, die Umweltanforderungen zu diagnostizieren.**
____ **T verwendet abwertende Beschreibungen, unterstellt Motive ohne bestätigende Fakten und andere negative Besonderheiten der Patientin, wenn er mit anderen über P spricht**.

1. Informationen unabhängig von der Patientin bereitstellen

Andere mit Informationen zu versorgen ist eine der gängigsten Formen in der Gesundheitsversorgung, um in das Umfeld einzugreifen. Ärztliche Aufzeichnungen, Aufnahme- und Entlassungsberichte sowie Testergebnisse werden routinemäßig anderen Fachleuten, die eine Patientin behandeln, übermittelt. Telefonische Besprechungen zur Therapieplanung, um Zuwendungen zu koordinieren oder Ratschläge in einer Krise zu erhalten, sind mehr oder weniger in den meisten

Therapiesettings die Regel. Das Wichtigste, was man in jeder Therapie beachten sollte, auch in der DBT, ist die Weitergabe von Informationen nur bei tatsächlichem Bedarf. Vertrauliche und persönliche Details der Therapie, private Geheimnisse und Informationen, welche die Patientin demütigen oder beschämen würden, wenn sie öffentlich würden, sollten vertraulich behandelt werden. Abwertende Beschreibungen, Inferenzen über die Motivation ohne bestätigende Fakten und andere Charakterisierungen der Patientin, die einen negativen Einfluss auf die Haltung anderer gegenüber der Patientin haben könnten, sollten strengstens vermieden werden.

2. Für die Patientin eintreten

Wenn der Therapeut für die Patientin eintritt, handelt er im Sinne der Patientin, um ein günstiges Ergebnis für die Patientin zu erzielen oder um die Behandlung der Patientin durch andere zu beeinflussen. Beispiele dafür sind u.a.: angeforderte Therapierichtlinien und Berichte über die Fortschritte der Patientin zu schicken, um die Zahlungen der Krankenkasse weiter zu sichern; Versicherungsgesellschaften anzurufen, um Probleme mit der Rechnung zu beseitigen; daran zu arbeiten, die Patientin vor unfreiwilligen Einweisungen zu bewahren (oder solche zu erreichen); ihre Entlassung aus einem stationären Programm zu erwirken und Ähnliches. Man sollte nur für die Patientin eintreten, wenn es unbedingt notwendig ist.

3. Das Umfeld der Patientin betreten, um ihr beizustehen

Viele Borderline-Patientinnen leben sehr isoliert; sie haben häufig Schwierigkeiten, ein unterstützendes zwischenmenschliches Netzwerk aufzubauen und aufrechtzuerhalten. Unter Umständen haben sie keine Angehörigen in der Nähe oder die Beziehungen zu in der Nähe wohnenden Familienmitgliedern sind sehr angespannt. Möglicherweise gibt es nur wenige Freunde, oder diese sind nicht in der Lage, bei Bedarf unterstützend beizustehen. Es ist nicht ungewöhnlich, dass eine Patientin nicht in der Lage ist, außer dem Therapeuten jemand anderen zu finden, den sie in einer Krise anrufen kann. In diesen Fällen kann der Therapeut der Patientin, wenn die oben besprochenen Bedingungen zutreffen, direkt helfen. Zum Beispiel kann der Therapeut die Patientin in die Notaufnahme oder ins Krankenhaus bringen, wenn sie hochsuizidal ist; oder er begleitet sie, um sie bei speziellen Aufgaben zu unterstützen, wenn die Angst der Patientin vor der Aufgabe so groß ist, dass sie sie nicht allein bewältigen kann; oder er bringt sie nach der Therapie nach Hause, wenn sie den letzten Bus versäumt hat.

Manchmal braucht die Patientin mehr als Ratschläge und Betreuung aus der Ferne, aber ist nicht unfähig, zu ihren eigenen Gunsten zu handeln. In Kanters Worten (1988) hat der „case manager“ (in diesem Fall der DBT-Therapeut) manchmal nicht nur die Funktion eines „Reiseführers“, sondern auch die eines „Reisegefährten“, um die Einsamkeit der Patientin zu lindern. Die Einsamkeit, welche die DBT zu lindern versucht, ist die Einsamkeit des aktiven Problemlösens ohne bei Bedarf einen Zugang zu unmittelbarer Hilfe zu haben. Deshalb begleitet der Therapeut manchmal die Patientin, um moralische Unterstützung zu geben. Das Modell für diesen Ansatz ist in der Verhaltenstherapie das In-vivo-Expositionstraining, wo der Therapeut in der Regel die Patientin bei ihren Versuchen begleitet, sich in angstauslösende Alltagssituationen zu begeben. Wie ich schon früher in diesem Buch angemerkt habe, hängt der Therapeut an der Patientin manchmal wie Klebstoff, ihr Mut und Ratschläge ins Ohr flüsternd. Es ist aber wichtig, einen deutlichen Unterschied zwischen Begleiten und moralischer Unterstützung einerseits und Aufgaben für die Patientin übernehmen andererseits zu machen. Das Letztere wird nur in Ausnahmefällen gemacht.

STRATEGIEN DER BERATUNG DER PATIENTIN

Strategien der Beratung der Patientin sind von der Idee her einfach, aber sehr schwierig anzuwenden. Die Idee ist die folgende: Die primäre Rolle des DBT-Therapeuten besteht darin, mit der Patientin zu besprechen, wie sie effektiv mit ihrer Umwelt interagieren kann, anstatt mit der Umwelt zu besprechen, wie sie effektiv mit der Patientin interagieren kann. Die Patientin ist die Person mit der Borderline-Störung, nicht das System oder das Netzwerk. Der Therapeut fungiert deswegen als Berater der Patientin, nicht ihres Netzwerkes. Für Probleme, die die Patientin mit ihrem Netzwerk hat, arbeitet der Therapeut mit der Patientin Problemlösungen aus; es bleibt der Patientin überlassen, mit dem Netzwerk umzugehen.

Mit einigen Ausnahmen werden andere Fachleute aus dem Gesundheitswesen, die der DBT-Patientin Zusatzbehandlungen zukommen lassen, ähnlich behandelt wie andere Menschen im Leben der Patientin. Nach meiner Erfahrung ist dieser Gesichtspunkt - die Art und Weise, wie mit beigeordneten Fachkräften umgegangen wird - einer der innovativsten Gesichtspunkte der Behandlung. Es kann schwierig sein, dies durchzusetzen, weil es der Ausbildung von Fachleuten im Gesundheitswesen über den Umgang mit gesundheitlichen Problemen widerspricht. Viele Gemeinden verwenden einen Großteil ihrer Ressourcen im Gesundheitssystem auf den Versuch, die individuelle Behandlung im Gesundheitssystem zu koordinieren und zu integrieren. Die DBT steht nicht im Widerspruch zu dieser Sichtweise; generell ist eine koordinierte Versorgung sicherlich die bessere Versorgung. Der Unterschied besteht darin, wie die DBT ihre eigene Rolle in der Koordinierung der Versorgung sieht.
In diesem Abschnitt bespreche ich zuerst das Grundprinzip oder das Wesen der Strategien der Beratung der Patientin im Allgemeinen. Als Nächstes hebe ich spezielle Beratungsstrategien hervor. Zuletzt werde ich die Argumente gegen den Beratungsansatz und die Gründe, warum diese Vorgehensweise trotzdem der normalen Vorgehensweise, sich mit den entsprechenden Fachleuten aus dem Gesundheitswesen zu beraten, vorgezogen wird, genauer besprechen.

Grundprinzip und Wesen der Beratung der Patientin

Der Ansatz der Beratung der Patientin wurde aus drei Überlegungen heraus gewählt: (1) der Patientin soll beigebracht werden, ihr Leben selber zu regeln; (2) das Auftreten von „Spaltung“ zwischen DBT-Therapeuten und anderen Kontaktpersonen der Patientin soll reduziert werden; und (3) Respekt vor der Patientin soll gefördert werden.

Der Patientin vermitteln, wie sie effektiv für sich selbst sorgen kann

Die erste Überlegung war, eine Taktik zu haben, die als Gegengewicht zu der Vorliebe von Borderline-Patientinnen, Problemlösungen zu vermeiden, dienen sollte. Häufig benutzen diese Patientinnen indirekte statt direkte Mittel, um im zwischenmenschlichen Bereich Einfluss nehmen zu können. Sie versuchen gern, den Therapeuten dazu zu bewegen, bei Problemen im zwischenmenschlichen Bereich für sie einzugreifen. Die Beratungsstrategien haben den Sinn, von den Patientinnen ständig aktive Lösungen zu verlangen. Dies scheint wichtig zu sein, weil Therapeuten nicht alle Probleme in der Umgebung lösen können, auf die ihre Patientinnen jetzt oder in der Zukunft stoßen werden.

Es gibt dabei zwei miteinander konkurrierende Bedürfnisse. Auf der einen Seite besteht bei allen Personen, die eine Patientin behandeln oder mit ihr Kontakt haben, ein Informationsbedarf. Ärzte und Therapeuten, Familienmitglieder, Arbeitskollegen und Freunde werden alle besser mit einer Patientin umgehen, die sie kennen und verstehen. Das Bereitstellen von Informationen durch den Therapeuten sorgt für ein besseres Verständnis für die Patientin. Auf der anderen Seite besteht das Bedürfnis der Patientin, zu lernen, effektiv mit anderen umzugehen (einschließlich Ärzten und Therapeuten), um für sich selbst sorgen zu können und um ihre eigenen Fähigkeiten und ihr Selbstvertrauen zu stärken. Das ist das Ziel der Beratungsstrategien. Deswegen ist der Therapeut in der DBT bereit, die Patientin unter den kurzfristigen negativen Konsequenzen ihrer ineffektiven „Selbstversorgung“ leiden zu lassen, um damit eine langfristige Verbesserung ihrer Selbstversorgung zu erreichen. Wenn die unmittelbaren Folgen der Beratungsstrategien zu schwerwiegend wären, wechselt der Therapeut zu den Strategien der Intervention im Umfeld.

Diesem Ansatz liegt der Glaube an die Möglichkeiten der Patientin, wirkungsvoll interagieren zu lernen, zugrunde. In der DBT liegt die Verantwortung für die Interaktion mit anderen bei der Patientin. Der Ansatz basiert auf der Überzeugung, dass die Aufgabe des Therapeuten darin besteht, der Patientin zu helfen, mit der Welt, *so wie sie ist,* zurechtzukommen, mit all ihren Problemen und Ungerechtigkeiten - nicht die Welt für die Patientin zu ändern. Statt für die Patientin zu intervenieren, um Probleme zu lösen oder ihr das zu verschaffen, was sie möchte, zeigt er ihr, wie sie selbst ihre Probleme lösen und das erreichen kann, was sie möchte. Feindseligkeit und „schlechte“ Behandlung der Patientin durch die Umwelt werden als Gelegenheiten zum Üben und Lernen gesehen: mit anderen Worten, „Zitronen werden dazu benutzt, Limonade zu machen“. Der Patientin wird beigebracht, ihre Umwelt zu „beeinflussen“, nicht sich ihr passiv zu unterwerfen.

„Spaltung" reduzieren

Das Phänomen der „Spaltung" tritt im Leben einer Borderline-Patientin regelmäßig auf. Spaltung tritt auf, wenn verschiedene Personen im Netzwerk der Patientin sich darüber uneinig sind, wie man mit ihr umgehen oder auf sie reagieren soll. Eltern können gespalten sein; zum Beispiel will ein Elternteil der Patientin weiter freie Kost und Logis geben, während der andere darauf besteht, dass die Patientin anfangen sollte, für ihren Teil der Haushaltskosten aufzukommen. Freunde können gespalten sein – einige von ihnen glauben, dass die anderen schlechte Absichten haben oder sich destruktiv verhalten. Die Freundinnen der Patientin können dem Ehemann oder Partner die Schuld für die Schwierigkeiten der Patientin geben und umgekehrt. Bei der „Teamspaltung" vertreten Ärzte und Therapeuten, die dieselbe Patientin behandeln, vehement unterschiedliche Meinungen über die Methoden und Prioritäten der Behandlung. (Dies wird ausführlicher weiter unten im Kapitel diskutiert.)

Der Ansatz der Beratung der Patientin wurde entwickelt, um Spaltungen zu reduzieren. Indem der Therapeut in der Rolle des Beraters der Patientin bleibt, vermeidet er es, in die häufig gegensätzlichen Positionen von anderen mit der Patientin interagierenden Personen hineingezogen zu werden. Meinungsverschiedenheiten darüber, wie man auf die Patientin reagieren sollte, werden als Gelegenheiten für die Patientin gesehen, zu lernen, wie man für sich selbst einsteht und eigenständig denkt, wie man divergierende Ratschläge miteinander vereinbart und wie man generell Verantwortung für sein eigenes Leben und Wohlergehen übernimmt. Indem er sich aus Streitigkeiten darüber, wie andere auf die Patientin reagieren sollten, heraushält, vermeidet der DBT-Therapeut, selbst das Opfer von Spaltung zu werden und Spaltung zu verstärken.

Respekt für die Patientin fördern

Schließlich fördert der Beratungsansatz, in Übereinstimmung mit der grundsätzlichen Haltung der DBT, den Respekt gegenüber der Patientin und ihren Fähigkeiten. Die Botschaft, die der Patientin übermittelt wird, ist, dass sie eine glaubwürdige Informationsquelle ist und sie effektiv zu ihren eigenen Gunsten in ihr eigenes soziales und gesundheitsbezogenes Netzwerk eingreifen kann. Obwohl es für „Experten" nicht unüblich ist, sich über Fälle, mit denen man arbeitet, miteinander zu beraten (im Bereich der Erziehung, der Rechtssprechung, der Medizin oder der Psychotherapie), vermitteln solche Besprechungen in Abwesenheit der betroffenen Person eine ganz bestimmte Botschaft. Es kann bedeuten, dass die Möglichkeiten, wie die Ziele der Patientin erreicht werden können, zu komplex sind, als dass sie sie verstehen könnte; dass ihre persönlichen Meinungen und Wünsche nicht unbedingt wichtig sind oder dass man ihren persönlichen Beiträgen nicht traut. Die Beratungsstrategien gehen konsistent davon aus, dass man den Wünschen und Meinungen der Patientin bezüglich ihres eigenen Wohlergehens trauen sollte. Zu diesem Ansatz gehört das Vermitteln von Information mit dem Ziel, den Prozess von Verhaltens- und psychologischen Änderungen zu entmystifizieren, damit die Patientin sich für ihre eigenen Belange besser einsetzen kann.

Das „Behandlungsteam" versus „alle anderen"

Es gibt verschiedene Varianten des Ansatzes der Beratung der Patientin. Die Art hängt vor allem davon ab, ob die Person, die Informationen oder Beratung braucht, Teil des therapeutischen Teams ist oder nicht. In der Regel können alle Zusatztherapeuten Teil des DBT-Behandlungsteams werden. Die einzigen Forderungen, die an die Aufnahme eines Therapeuten in das DBT-Team gestellt werden, sind: (1) die Patientin ist einverstanden; (2) der Therapeut ist damit einverstanden, die DBT-Behandlungsrichtlinien anzuwenden; und (3) der Therapeut besucht regelmäßig die DBT-Supervisionstreffen. Die DBT wurde als ambulantes Behandlungsverfahren in einer Forschungseinrichtung entwickelt, wo alle Therapeuten verpflichtet sind, die DBT anzuwenden. Dieses Setting wurde übertragen auf stationäre und ambulante Einrichtungen, in denen ein besonderes DBT-Behandlungsprogramm (oder Programm innerhalb eines Programms) eingerichtet wurde. Es ist übertragbar, wenn eine kleine Gruppe von praktisch tätigen Therapeuten eine gemeinsame Behandlung für eine Gruppe von Borderline-Patientinnen anbietet (z. B. ein oder mehrere Therapeuten bieten Einzeltherapie an und sprechen sich dann mit einem oder mehreren Therapeuten ab, die ein Fertigkeitstraining anbieten). Und es ist übertragbar auf Settings, in denen ein einzelner praktizierender Therapeut Borderline-Patientinnen behandelt, sich aber auch regelmäßig mit Kollegen zur DBT-Supervision trifft. In Settings, in denen eine Patientin von einem Team behandelt wird, aber nur eines oder wenige der Teammitglieder die DBT anwenden, können die Beratungsstrategien wahrscheinlich nicht so strikt angewendet werden, wie ich sie hier beschrieben habe, es sei denn, es können alle Mitglieder des Teams davon überzeugt werden, sich zumindest der DBT-Philosophie zum Umgang mit dem sozialen Umfeld anzuschließen.

Definitionsgemäß besprechen sich die Mitglieder des Behandlungsteams regelmäßig untereinander, tauschen Informationen über die Patientin, wie auch ihre Reaktionen auf die Patientin und Interaktionen gegenüber der Patientin aus. Definitionsgemäß tauschen Personen außerhalb des Teams (also alle anderen) Informationen nicht regelmäßig aus. Teammitglieder werden wie Familienmitglieder behandelt. Alle haben sich der Schweigepflicht verpflichtet und alle sind daran interessiert, die gleichen Behandlungsverfahren sowohl für Patientinnen als auch Therapeuten anzuwenden. Die gegebenen Informationen werden in relativ vorhersagbarer Weise interpretiert. Nichtmitglieder des Teams werden wie Freunde behandelt. Bei ihnen nimmt man weder an, dass sie die gleichen Regeln wie das DBT-Team gegenüber der Patientin anwenden, noch ist klar, wie die ausgetauschten Informationen interpretiert und genutzt werden. Obwohl die allgemeinen Verfahren und die Philosophie des Ansatzes der Beratung der Patientin für das DBT-Team und jeden anderen die Gleichen sind, unterscheiden sich die spezifischen Strategien. Diese Unterschiede sind wichtig.

Spezielle Beratungsstrategien sind in Tabelle 13.2 zusammengefasst und werden im Folgenden beschrieben.

Tabelle 13.2: Checkliste der Strategien der Beratung der Patientin

____ T **INFORMIERT P und andere Fachleute über den Beratungsansatz.**

____ T **BESPRICHT SICH mit P, wie sie mit anderen Fachleuten umgehen soll; T greift nicht ein, um die Behandlungsumgebung von P zu regulieren (vgl. Tab. 13.1 für Ausnahmen).**

____ T gibt anderen allgemeine Informationen über das Behandlungsprogramm, die Philosophie der Behandlung, die Grenzen des Programms usw.

____ T spricht für sich, aber nicht für P.

____ Außerhalb des Behandlungsteams spricht T nur über P, wenn P anwesend ist.

____ T fordert P auf, telefonische oder wenn nötig persönliche Besprechungen festzusetzen.

____ T betreut P auf Fallkonferenzen; T ermutigt und hilft P, solche Konferenzen festzusetzen.

____ T hilft P beim Schreiben von Berichten und Briefen über P.

____ T erhält und gibt innerhalb des Behandlungsteams Informationen über P, um die Therapieplanung zu steuern.

____ Auch wenn P auf den Teamsitzungen nicht anwesend ist, bewahrt T die Idee der Strategie und tut nichts für P, was sie nicht selber für sich tun kann.

____ T unterlässt es bewusst, anderen Fachleuten zu sagen, wie sie P zu behandeln haben.

____ T rät anderen Fachleuten oder Einrichtungen, „ihrer gängigen Vorgehensweise zu folgen" und sich dann mit P zu besprechen.

____ T hilft P, wenn sie wegen Belangen der Therapieplanung mit anderen Fachleuten außerhalb des DBT Teams (wie auch mit Einrichtungen und Autoritätspersonen) zu tun hat, für sich selbst einzutreten:

____ Verabredungen mit Zusatzbetreuern zu treffen

____ angemessene Medikation zu bekommen, über die Medikamente informiert zu werden, Änderungen unangemessener Medikation zu erreichen, neue Rezepte zu bekommen usw.

____ effektiv mit stationären Einrichtungen zu verhandeln, um aufgenommen oder entlassen zu werden, Ausgangsgenehmigungen zum Besuch von Fertigkeitstraining und Einzel-DBT ausgestellt zu bekommen, den Behandlungsplan zu ändern usw.

____ unfreiwillige Verpflichtungen zu vermeiden

____ eine Notversorgung zu bekommen, wenn T nicht verfügbar ist

____ T greift nicht ein oder löst für P zwischenmenschliche Probleme mit anderen Fachleuten.

____ T berät sich mit P darüber, wie sie Probleme mit anderen Mitgliedern des DBT-Behandlungsteams und mit beigeordneten Therapeuten lösen kann.

____ T verteidigt (oder beschuldigt) andere Fachleute nicht.

____ T nimmt nur die Verantwortung für sein Verhalten auf sich, aber nicht die Verantwortung für das Verhalten von anderen Mitgliedern des Teams; T verteidigt andere Therapeuten nicht vor P.
____ T akzeptiert, dass jeder Therapeut Fehler macht.
____ T hilft P, in ihrer eigenen Behandlungsgemeinde einzugreifen, wenn andere Behandlungen sich als unwirksam und schädlich erweisen.
____ T geht mit Anrufen von anderen, die Krisen mit P betreffen, als Berater, nicht als „case manager" um; T spricht nicht für P in deren Abwesenheit.
____ T gibt allgemeine Informationen, erhält von Anrufern Informationen über Gefahren und bespricht sich mit P, um effektive Reaktionen zu entwickeln.
____ T bespricht sich mit P darüber, wie sie am besten mit Angehörigen und Freunden umgehen soll, insbesondere in Bezug auf therapeutische Belange.

____ T gibt Angehörigen und Freunden allgemeine Informationen und erhält von ihnen Informationen über Gefahren, aber gibt keine Informationen über P heraus.
____ T hält wenn notwendig familientherapeutische Sitzungen ab.
____ T unterstützt P, aber spricht nicht für sie.
____ T versorgt Angehörige mit Informationen über Behandlung, Therapie von BPS usw.
____ T hilft Angehörigen, P zu validieren.

Anti-DBT-Interventionen

____ T verteidigt andere Fachleute, die mit P zu tun haben, oder greift zu deren Gunsten ein.
____ T behandelt P als zu zerbrechlich.
____ T behandelt P als zu manipulativ.

1. Die Patientin und ihr Netzwerk über die Vorgehensweise informieren

Bei der Einführung des Ansatzes der Beratung der Patientin in Seattle war er in der örtlichen Gemeinde sehr umstritten. Es war ziemlich viel Informationsarbeit in der Gemeinde notwendig, und es dauerte eine Weile, bis man sich an die Idee gewöhnt hatte. Sowohl die Patientin als auch ihr Netzwerk müssen über den Beratungsansatz informiert werden. Wenn der Therapeut sich zum ersten Mal weigert, für die Patientin zu intervenieren, sollten der Therapeut und die Patientin miteinander besprechen, warum er dies macht und warum es für sie langfristig gesehen von Vorteil ist, wenn er sie als einen kompetenten Menschen behandelt. Ein respektloser Stil – Respektlosigkeit gegenüber der Schwäche oder Inkompetenz der Patientin – können dabei sehr hilfreich sein. Eine Patientin hat oft Angst davor, dass man sie den Wölfen zum Fraß vorwirft und sich selbst überlässt. Das ist mit Beratung nicht gemeint; der Therapeut wird bei jedem Schritt der Patientin an ihrer Seite sein. Diese Informationen müssen vielleicht häufig wiederholt werden.

Bei anderen Fachleuten ist die beste Taktik des Therapeuten, seine Haltung einfach mit den Therapieregeln zu erklären und ihnen den Beratungsansatz zu erläutern. Ich sage normalerweise etwas in der Art wie: „Ich wende eine spezielle Therapie an, die verlangt, dass ich der Patientin beibringe, so oft wie möglich selbst einzugreifen, anstatt dass ich selbst eingreife." Ich betone vielleicht, dass Borderline-Patientinnen häufig extreme Schwierigkeiten haben, sich im Gesundheitsbereich effektiv durchzusetzen. Deswegen konzentriere ich meine Energie darauf, der Patientin beizubringen, wie sie effektiver handeln kann. Ich weise darauf hin, dass ich bereit bin (und sehr gespannt darauf), mich mit anderen Fachleuten in Gegenwart der Patientin zu besprechen.

Der Trick besteht darin, die anderen Fachleute zu der Einsicht zu bewegen, dass es für sie langfristig besser ist, wenn der Therapeut mit der Patientin zusammenarbeitet und nicht mit ihnen. Wenn die Fachleute der Gemeinde sich erstmal an diese Taktik gewöhnt haben, stört es sie meiner Erfahrung nach nicht mehr. Es dauert jedoch einige Zeit, bis sie sich daran gewöhnt haben, und sie benötigen bis dahin einige Validierung. Bei uneinsichtigen Fachleuten muss der Therapeut vielleicht gelegentlich die Beratungsstrategien aufgeben und zu Strategien der Intervention im Umfeld umschwenken.

2. Beratung der Patientin über den Umgang mit anderen Fachleuten

Das Wesentliche am Ansatz der Beratung der Patientin ist Folgendes: Die Rolle des Therapeuten besteht darin, die Patientin darüber zu beraten, wie sie mit anderen Personen umgehen sollte, anstatt andere zu beraten, wie sie mit der Patientin umgehen oder sie behandeln sollten. Die Aufgabe jedes DBT-Therapeuten besteht darin, der Patientin zu helfen, effektiver mit allen Mitgliedern ihres zwischenmenschlichen Netzwerkes umzugehen - ob es Mitglieder des DBT-Behandlungsteams oder behandelnde Zusatztherapeuten sind. Als generelle Regel (und mit den oben beschriebenen Ausnahmen) interveniert der DBT-Therapeut nicht für die Patientin, um die Umwelt zu korrigieren, auch nicht in Bezug auf die Behandlung, die die Patientin von anderen Fachleuten erhält. Zusammengefasst ist diese Strategie eine Kombination einer Vorschrift („Sagen Sie der Patientin, was sie mit Fachleuten tun muss") mit einem Verbot („Sagen Sie anderen Fachleuten nicht, was sie mit der Patientin tun müssen") verknüpft. Es gibt mehrere Zusatzstrategien oder allgemeine Regeln, die sich aus dieser Strategie ergeben:

Zusatzregel 1: Geben Sie anderen Fachleuten allgemeine Informationen über das Behandlungsprogramm. Beratung der Patientin entbindet den Therapeuten nicht davon, anderen Personen allgemeine Informationen über die DBT, über die therapeutische Philosophie der Behandlung, über die individuellen Grenzen des Therapeuten oder des Programms und die der DBT zugrunde liegenden Vehaltensprinzipien zu geben. Obwohl der Therapeut nicht für die Patientin spricht, kann und sollte er für sich selbst und das Programm als Ganzes sprechen. Der Therapeut erklärt seinen Standpunkt am Telefon, schriftlich oder in gemeinsamen Treffen mit anderen Fachleuten und der Patientin.

Zusatzregel 2: Sprechen Sie außerhalb des Behandlungsteams in Abwesenheit der Patientin nicht über die Patientin oder ihre Behandlung. Der Therapeut tritt, außer in Situationen, die oben unter den Strategien der Intervention im Umfeld beschrieben wurden, nicht unabhängig von der Patientin mit Personen in Kontakt, die nicht im DBT-Behandlungsteam sind. Das heißt, der Therapeut nimmt ohne Beteiligung der Patientin nicht an Telefonkonferenzen teil, sendet keine Berichte und besucht keine Treffen oder Fallbesprechungen. Auch wenn die Patientin ihre Erlaubnis gibt und der Austauch mit Fachleuten notwendig ist, werden die Informationen nicht einseitig weitergegeben; der Therapeut und die Patientin setzen Briefe und Berichte gemeinsam auf und besuchen gemeinsam Treffen. Jeder notwendige Anruf eines beigeordneten Therapeuten oder anderer Personen, die mit der Patientin zu tun haben, wird zuerst mit der Patientin im Besprechungszimmer besprochen. Ein Lautsprechermikrophon ist dabei sehr hilfreich. Wenn der Therapeut für Zeiten, in denen er nicht in der Stadt ist, die Vertretungsbehandlung regelt, wird der Vertretungsplan mit der Patientin entwickelt und die Patientin bekommt die Aufgabe, bevor der Therapeut die Stadt verlässt, die Vertretungstherapeuten anzurufen, um den Plan zu überprüfen. Natürlich wird der Therapeut (mit Absprache der Patientin) normalerweise bereits vorher Abmachungen mit Kollegen für Vertretungen getroffen haben. Je nach Patientin wird der Therapeut vielleicht das Bedürfnis haben, vor seiner Abreise eine nochmalige Kontrolle des Vertretungsplans mit seinen Kollegen durchzuführen.

Therapeuten und Teammitglieder schreiben in der Regel keine Empfehlungsbriefe, um die Patientin vorzustellen; es wird davon ausgegangen, dass die Patientin sich selber vorstellen und für sich sprechen kann. Wenn ein derartiger Brief notwendig oder nützlich ist, schreiben Patientin und Therapeut ihn gemeinsam. Informationen, die der neue Arzt/ Therapeut braucht, werden durch die Patientin übermittelt. Es wird davon ausgegangen, dass die Patientin ihre Probleme, die bisherige Behandlung und aktuelle Bedürfnisse zumindest mit Unterstützung des DBT-Teams zusammenfassen kann. Wenn die Patientin nicht für sich selbst sprechen kann, wird ein gemeinsames Treffen unter Anwesenheit der Patientin festgesetzt.

Zusatzregel 3: Tausche innerhalb des Behandlungsteams Informationen aus, aber bleibe der Idee der Strategie treu. Alle DBT-Therapeuten, die mit einer bestimmten Patientin arbeiten, treffen sich wöchentlich im Supervisions-/Beratungsteam, um den Fortschritt der Patientin zu überprüfen und zu erörtern. Die Patientin ist nicht anwesend. Das primäre Ziel dieser Treffen ist, Informationen auszutauschen, die dann in der Arbeit mit der Patientin eingesetzt werden können, und eine Beratung für die Therapie auf der Grundlage der ausgetauschten Informationen zu erhalten. In diesem Fall wird das gesamte Team als therapeutische Einheit gesehen (auch wenn nur ein Therapeut sich tatsächlich mit der Patientin trifft). Von allen Seiten wird Information gesammelt, so dass die Einheit als Ganzes die Patientin unterrichten kann. Der Ansatz der Beratung der Patientin wird in diesem Rahmen verletzt, wenn der Therapeut für die Patientin etwas tut, was sie für sich selbst tun kann (oder lernen kann). Informationen werden ausgetauscht, um die Planung der Therapie zu steuern, nicht um für die Patientin zu sprechen.

Zusatzregel 4: Sage anderen Fachleuten nicht, wie sie die Patientin behandeln sollen. Außer wenn es die Strategien der Intervention im Umfeld (siehe oben) erfordern, fungiert die Patientin als ihre eigene Vermittlerin zwischen dem Behandlungsteam und beigeordneten Fachleuten und anderen Personen in ihrem Netzwerk, genauso wie zwischen Therapeut und allen anderen Personen. Wird der Therapeut von Zusatztherapeuten um Hilfe bei der Behandlung der Patientin gebeten, sollte seine Antwort eine Variation der Aussage sein: „Machen Sie es so wie immer." Innerhalb des Behandlungsteams kann der Therapeut anderen Teammitgliedern zwar dabei helfen, verschiedene Behandlungsmöglichkeiten zu durchdenken und er kann Informationen über die Patientin beisteuern, die für die Planung nützlich sein können, aber letzendlich ist sein Ratschlag derselbe: „Machen Sie es so wie immer in der DBT."

Diese Regel wird auch dann eingehalten, wenn die Zusatzbehandlung einen großen Einfluss auf die Behandlung durch den Therapeuten hat. Hier ein Beispiel: Eine Patientin in der DBT lernt Selbstbehauptungstechniken im Modul der interpersonellen Kompetenz. Die Patientin hat große Schwierigkeiten, für sich selbst einzustehen; sie ist entweder sehr aggressiv oder sehr passiv. Ihr Einzeltherapeut akzeptiert zu Hause keine Anrufe später als 21.00 Uhr. Die Patientin arbeitet bis 20.30 Uhr und kommt erst nach 21.00 Uhr nach Hause. Sie möchte, dass der Therapeut sein Zeitlimit auf 21.30 Uhr ausdehnt. Sie hat es schon mit Bitten und verbalen Aggressionen versucht, ohne Erfolg. Sie kommt zum Fertigkeitstraining und beklagt sich über ihren Therapeuten. Der Trainingsleiter arbeitet mit ihr daran, einen angemesseneren Ansatz zu entwickeln. Die Patientin ist damit einverstanden, es in der nächsten Therapiestunde zu versuchen. Der Trainer wünscht sich dringend, dass ihr neues, angemesseneres Verhalten verstärkt wird. Wie wendet er in dem vor der Einzeltherapie mit der Patientin stattfindenden Supervisions-/Beratungstreffen den Beratungsansatz an?

Der wichtigste Faktor dabei ist die Haltung des Leiters des Fertigkeitstrainings gegenüber dem Einzeltherapeuten. Bei dem Treffen wäre es angemessen, dem Team mitzuteilen, was im Fertigkeitstraining bearbeitet wurde. Der Leiter des Fertigkeitstrainings könnte sogar mitteilen, woran er mit der bestimmten Patientin gerade arbeitet und welche Hausaufgabe er ihr gegeben hat (obwohl dies vielleicht etwas übertrieben sein könnte). Der Trainer könnte auch seine Hoffnung mitteilen, dass die Patientin verstärkt wird, wenn sie ihre neuen Fertigkeiten anwendet. Aber der Schlüssel liegt in der Einstellung, dass der Fertigkeitstrainer der Patientin helfen wird, mit der Situation zurechtzukommen, egal was passiert. Die Aufgabe des Einzeltherapeuten ist es in diesem Beispiel, die Gesellschaft zu repräsentieren. Die Aufgabe des Fertigkeitstrainers ist es in diesem Beispiel, der Patientin beizubringen, wie sie mit der Gesellschaft umgehen kann. Wenn sie angemessen fragt und dafür verstärkt wird, lernt sie, dass angemessenes Verhalten nützlicher ist als forderndes und aggressives Verhalten. Wenn sie nicht verstärkt wird, hat sie eine Gelegenheit zu lernen, dass selbst richtiges Verhalten im Alltag nicht immer verstärkt wird. Welches von beiden die wichtigere Botschaft ist, lässt sich kaum sagen.

Nehmen wir an, die Patientin kommt zur nächsten Stunde des Fertigkeitstrainings und berichtet, dass der Einzeltherapeut, bevor sie ihre Anfrage überhaupt zu Ende bringen konnte, sie unterbrochen habe, abrupt Nein gesagt und sich geweigert habe, darüber zu verhandeln. Die Aufgabe des Fertigkeitstrainers besteht jetzt darin, der Patientin zu helfen, ihr eigenes Verhalten und das des anderen so objektiv wie möglich zu analysieren und herauszufinden, wie sie mit dieser Wendung der Dinge umgehen soll. Wie wendet der Trainer den Beratungsansatz bei der nächsten Teamsitzung an? In diesem Fall soll durch den Informationsaustausch die Sichtweise des Einzeltherapeuten deutlich werden - nicht um zu entscheiden, wer recht hat, sondern, um der Patientin zu helfen, ihre Strategie noch feiner abzustimmen. Die Absicht des Fertigkeitstrainers besteht darin, die Informationen zu bekommen, die er gehabt hätte, wenn er bei der Einzeltherapie mit dabei gewesen wäre. Es ist ungefähr so, als hätte man eine für die Interaktion geschulte Kamera, nur (und das ist sehr wichtig) dass der Fertigkeitstrainer anstelle der Kamera das Prisma des Einzeltherapeuten hat. Die DBT geht nicht davon aus, dass lediglich Patientinnen verzerren und Therapeuten nicht.

Beim nächsten Kontakt mit der Patientin könnte der Fertigkeitstrainingsleiter der Patientin mitteilen, wie ihr Vorgehen auf den Einzeltherapeuten gewirkt hat. Vielleicht haben beide die Interaktion ähnlich gesehen. Oder der Therapeut hatte einfach einen schlechten Tag, oder die Patientin hat übersehen, dass sie ihre Anfrage mitten in einer Diskussion über ein anderes wichtiges Thema stellte, von dem der Therapeut sich in diesem Moment nicht entfernen wollte. Oder der Therapeut hatte den Eindruck, dass die Patientin ihre Anfrage wieder einmal auf sehr ungeschickte, fordernde Art gestellt hat. So oder so verfügt der Fertigkeitstrainer jetzt über beide Sichtweisen der Situation und kann die Informationen einsetzen (oder auch nicht), um der Patientin zu helfen, ihren Interaktionsstil zu verbessern.

Diese Regel kann natürlich besonders schwierig einzuhalten sein, wenn ein Therapeut glaubt, dass die Behandlung durch eine andere Person für die Patientin schädlich ist. Aber in der DBT ist der Glaube an die Patientin so stark, dass er gebietet, seine Bemerkungen über andere Fachleute zurückzuhalten und anzunehmen, dass die Patientin die schädliche Behandlung erfolgreich verändern oder stoppen kann. Wenn beispielsweise ein anderer Arzt/Therapeut unabsichtlich ungünstige Verhaltensweisen verstärkt (was nicht selten vorkommt), bringt der DBT-Therapeut der Patientin bei, mit dem anderen Therapeuten auf angemessene Änderungen hinzuarbeiten. Es ist ein wichtiges Ziel der DBT, zu lernen, ein aufgeklärter und geschickter Verbraucher im Gesundheitswesen zu sein. Wegen seiner Bedeutung wird dieser Punkt weiter unten erneut angesprochen werden.

Zusatzregel 5: Der Patientin beibringen, für sich selbst einzutreten, um angemessene Hilfe zu erhalten. Eine wichtige Rolle des DBT-Therapeuten besteht darin, der Patientin zu vermitteln, wie sie jede benötigte professionelle Untersützung bekommt. Deswegen muss ein Therapeut der Patientin beibringen, ihre eigenen Bedürfnisse herauszufinden, sich einen Überblick über die verfügbaren Hilfsmittel zu verschaffen, sich mit diesen Stellen in Verbindung zu setzen und deren Dienstleistungen zu verlangen und die Dienstleistungen, die sie erhält, zu prüfen. Zum Beispiel hat die Patientin bei stationärer Aufnahme die Verantwortung dafür, einen Erlaubnisschein sowohl für die Einzeltherapie als auch für das Fertigkeitstraining zu bekommen, und soweit Kontrolle über ihre Medikation zu erhalten, dass man ihr keine Medikation verabreicht, von der sie weiß, dass sie nicht hilfreich ist (oder in ihrem Therapieprogramm nicht erlaubt ist). Der Therapeut sollte das stationäre Team nicht anrufen (außer wenn unbedingt notwendig, vgl. oben), sondern der Patientin beibringen, wie sie in dieser Umgebung effektiv eingreifen kann. Die Patientin selber (vielleicht mit fester Führung des DBT-Therapeuten) muss mit ihrem ambulanten Arzt zusammenarbeiten, um den unangemessenen Zugang zu potentiell lebensgefährdenden Medikamenten zu beschränken (vgl. Kap. 15 für die weitere Diskussion).

Dieses Prinzip erscheint trügerisch einfach. In der Praxis muss ein Großteil der von uns bevorzugten Umgangsweise mit diesen Patientinnen neu überdacht werden. Als Beispiel soll eine Patientin in einer stationären Einrichtung dienen, die sich tiefe Schnittwunden zufügt. In der DBT vereinbart der Therapeut oder das Teammitglied telefonisch keine medizinische Untersuchung (es sei denn, die Patientin ist eindeutig nicht selbst dazu in der Lage). Statt dessen wird die Patientin instruiert, anzurufen und einen Termin zu vereinbaren. Das Team unterstützt, die Patientin ruft an. Therapeuten und Teammitglieder machen keine Termine mit anderen Fachleuten für die Patientin aus. Man geht davon aus, dass Erwachsene in der Lage sind, ihre eigenen Termine zu machen. Ein Therapeut greift nur ein, wenn eine Patientin dazu eindeutig nicht in der Lage ist und das Versäumnis, rechtzeitig einen Termin auszumachen, schwerwiegendere negative Konsequenzen hätte als das positive Lernen, das die Patientin durchmacht.

Zusatzregel 6: Keine Interventionen, Problemlösungen oder Eingreifen bei Schwierigkeiten der Patientin mit anderen Fachleuten. Diese Regel ist das Gegenstück von 5. Wenn die Patientin beim Lösen von Schwierigkeiten mit andern Personen, einschließlich medizinischer und psychotherapeutischer Fachkräfte, für sich selbst eintreten soll, ist es nur vernünftig, dass der Therapeut nicht für sie interveniert. Wenn die Patientin mit einer Zusatzbehandlung, die sie erhält, oder mit anderen Therapeuten unzufrieden ist, arbeitet der sie momentan behandelnde Therapeut mit ihr daran, herauszufinden, wie sie dies dem anderen Arzt/Therapeut effektiv mitteilen kann. Der Therapeut behandelt die Patientin, als wäre sie im Grunde (mit mehr oder weniger Unterstützung durch das Fertigkeitstraining) fähig, für sich selbst einzutreten. Wenn eine Patientin zum Beispiel mit einem oder mehreren Mitgliedern des Teams Schwierigkeiten hat, geht der Therapeut, der davon weiß, nicht zu den anderen und erklärt das Problem oder versucht, es zu lösen. Therapeuten sind nicht dazu da, für die Patientin einzustehen. Zum Beispiel ist es nicht akzeptabel, einem anderen Therapeuten mitzuteilen, „Sie ist wirklich böse auf dich, aber traut sich nicht, dir das zu sagen. Wie konntest du ihr das antun?". Ich denke, es wird deutlich, warum dies in der Theorie einfach scheint, aber schwer in die Praxis umzusetzen ist. Bescheidenheit ist eine notwendige Voraussetzung, wenn dieser Ansatz nicht fehlschlagen soll.

Zusatzregel 7: Verteidige andere Fachleute nicht. Innerhalb des therapeutischen Teams erfordert der Ansatz der Beratung der Patientin, dass jeder Therapeut nur die Verantwortung für sein eigenes Verhalten übernimmt, nicht für das Verhalten anderer. Deswegen ist es nicht die Aufgabe eines Therapeuten, einen anderen Therapeuten gegenüber der Patientin zu verteidigen. Wie in der wirklichen Welt haben manche vielleicht einen besseren Kontakt mit der Patientin als andere. Jeder Therapeut macht Fehler. Regeln können sich ändern, abhängig davon, wer sie durchsetzt. Eine Annahme der DBT ist, dass Therapeuten, von denen die Patientinnen denken, dass sie etwas „Schlechtes" tun, dies wahrscheinlich auch tatsächlich tun. Wie oben bemerkt, interveniert der Therapeut bei anderen therapeutischen Fachkräften nicht für die Patientin. Es geht hier darum, dass der Therapeut genauso wenig bei der Patientin für andere Fachleute interveniert. Das heißt, der Therapeut steht nicht für seine Fachkollegen ein.

Die Regel bedeutet nicht, dass ein Therapeut der Patientin nicht helfen kann, einen anderen Therapeuten besser zu verstehen. Tatsächlich gehört es häufig dazu, der Patientin zu helfen, mit anderen effektiver umzugehen, dass sie eine einfühlsame und verstehende Haltung entwickelt. Es bedeutet auch nicht, dass ein Therapeut nicht mit einem anderen übereinstimmen kann, auch wenn die Patientin wütend auf den anderen ist. Zum Beispiel hatten wir in unserer Klinik eine Patientin, die sehr große Schwierigkeiten mit ihrer Fertigkeitstrainerin hatte, die tatsächlich deutliche therapeutische Fehler machte. Nachdem die Fehler aber einmal gemacht waren, schien es keine Möglichkeit zu geben, die Beziehung wieder herzustellen. Die Patientin wurde nicht nur extrem ausfallend, sondern griff die Therapeutin auch lange nach Beendigung des Fertigkeitstrainings noch an. Die Fertigkeitstrainerin brach schließlich jeglichen Kontakt ab. Die Patientin begann dann, mich anzurufen (als Klinikdirektorin) und beschwor mich, ihre ehemalige Fertigkeitstrainerin dazu zu bringen, mit ihr zu sprechen. Meine Reaktion war, das Unbehagen der Patientin zu validieren, die Rechte der Trainerin, ihre Grenzen zu wahren, zu validieren und der Patientin bei der Problemlösung, wie sie mit diesem schmerzhaften Stand der Dinge umgehen könne, beizustehen.

Fälle, in denen andere Behandlungen die Therapie untergraben

Mit Ausnahme der oben genannten Beispiele für Interventionen im Umfeld greift der DBT-Therapeut nicht bei anderen Fachleuten ein, um sie zur Veränderung ineffektiver oder iatrogener Behandlungen zu bewegen oder solcher Behandlungen, die nicht mit der DBT vereinbar ist. Stattdessen besteht die Reaktion darin, die Situation der Zusatztherapie gemeinsam mit der Patientin zu analysieren und ihr dann zu zeigen, wie sie in ihr eigenes Behandlungsumfeld eingreifen kann. Die erste Wahl sollte in dem Versuch bestehen, der Patientin zu helfen, andere Fachleute dahingehend zu beeinflussen, dass sie ihren Behandlungsansatz für sie verändern. Erst wenn dies nicht funktioniert, sollte die Möglichkeit erwogen werden, die Therapie abzubrechen oder den Therapeuten oder das Behandlungsprogramm zu wechseln. Anhand verschiedener Beispiele soll dies verdeutlicht werden.

Eine Patientin meiner Klinik begibt sich bei jeder Krise (was häufig vorkommt) in die Notaufnahme. Weil sie normalerweise mit Suizid droht, wird sie fast immer stationär aufgenommen. Nach ihrer Aussage sind diese Aufnahmen gegen ihren Willen, obwohl sie zugibt, dass es für sie eine Methode der Problemvermeidung sei, in ein Krankenhaus zu gehen. (Außerdem ist das Essen dort sehr gut.) Die Patientin wird nicht nur für passives und suizidales Verhalten belohnt, darüber hinaus sind die häufigen stationären Aufnahmen so störend, dass sie deswegen drei Arbeitsplätze verloren hat und jetzt von der Sozialhilfe lebt. Ihre Therapiemotivation wird (ebenso wie unsere) zunehmend schlechter, und mit der Therapie geht es bergab. Darf ich nicht mit dem Krankenhaus Rücksprache halten und neue, effektivere Möglichkeiten des Umgangs mit ihr entwickeln? Nein. Warum nicht? Selbst wenn ich ein Krankenhaus dazu bewege, eine geeignetere Taktik anzuwenden - in Seattle gibt es mindestens 10 einigermaßen gute stationäre psychiatrische Einrichtungen. Wenn ich eine davon instruiert habe, geht die Patientin zur nächsten. Wenn ich mit allen Krankenhäusern Kontakt hatte, geht die Patientin vielleicht zurück zum ersten, das inzwischen sein Personal möglicherweise völlig ausgewechselt hat. Ich muss dann wieder hingehen und das Team beraten. Und was ist, wenn die Patientin umzieht? Soll ich ihr von Stadt zu Stadt folgen? Nein. Es scheint, dass es viel einfacher ist, wenn ich nur der Patientin vermittle, mit ineffektiven Reaktionen von Seiten der Krankenhäuser umzugehen. Die Patientin muss lernen, wie sie sich mit dem Krankenhaus-Personal berät und unnötige Einweisungen verweigert. Sie muss gemeinsam mit dem Krankenhaus einen Behandlungsplan erarbeiten - vielleicht einen, bei dem sie in die Notaufnahme gehen und dort mit jemandem sprechen kann, aber nicht für ihr passives und suizidales Verhalten belohnt wird.

Der Beratungsansatz ist auch sehr wirkungsvoll, um den eigenen Ärger des Therapeuten über andere Fachleute zu reduzieren und seine Aufmerksamkeit und Energie weiter darauf zu konzentrieren, der Patientin zu helfen. Ich hatte eine Patientin, die Epileptikerin war und lange Zeit von einem Epilepsie-Spezialisten in der Stadt behandelt wurde. Manchmal war der Blutspiegel ihrer Antikonvulsiva zu hoch oder zu niedrig, und sie musste in die Notaufnahme gehen. Sie wurde dann häufig auf einer medizinischen Abteilung stationär aufgenommen. Und jedes Mal änderte man dort ihre Medikation, wobei man ihre Einwände, dass das nicht gut für sie sei und man mit ihrem behandelnden Arzt Rücksprache halten sollte, überging. Nach Entlassung konnte es bis zu drei Wochen dauern, bis sie wieder auf ihre alte Medikation eingestellt war und sich stabilisiert hatte. Irgendwann geschah es erneut: Sie wurde auf eine medizinische Station aufgenommen, und als sie mich anrief, erzählte sie mir, dass man wieder dabei sei, ihre Medikation zu ändern. Meine unmittelbare emotionale Reaktion war Wut auf den betreuenden Arzt, vor allen Dingen weil ich das Gefühl hatte, dass ich diejenige bin, die das Ganze jedes Mal ausbaden muss. Meine erste Versuchung war, den zuständigen Arzt anzurufen und einzugreifen. Ich war erschöpft und ungeduldig und wollte den Kreislauf unterbrechen. Anrufen hätte jedoch eine Verletzung des Beratungsansatzes dargestellt. Ich erkannte bald, dass meine Aufgabe nicht darin bestand, die Personen zu verändern, die meine Patientin behandelten (eine Aufgabe, die erdrückend schien), sondern die Patientin zu verändern (eine Aufgabe, die sehr viel übersichtlicher zu sein schien). Mein Ärger löste sich vollständig auf. Ich rief die Patientin zurück und sagte ihr (in recht bestimmtem Tonfall), dass sie es diesmal einfach ablehnen müsse, die Medikamente ohne angemessene Rücksprache mit ihrem Arzt ändern zu lassen. Sie sei in diesem Fall die Expertin in Bezug auf ihren eigenen Körper, nicht die anderen. Obwohl der Ansatz der Beratung der Patientin einige Zeit brauchte, funktionierte er letztendlich. Die Patientin kann jetzt recht gut darauf achten, dass ihre Medikamenteneinnahme korrekt überwacht wird. Der aufmerksame Leser hat hier wahrscheinlich bemerkt, dass effektives Sorgen für sich selbst für diese Patientin bedeutete, dass sie einen Arzt/Therapeut dazu bringen musste, einen anderen Arzt/Therapeut zu konsultieren. Sie versuchte also, ihren Facharzt dazu zu bewegen, sich bei dem betreuenden Arzt für sie einzusetzen - eine gute Strategie. Was tut der Therapeut, wenn ein Mitglied des DBT-Behandlungsteams therapeutisch ungünstiges oder schädliches Verhalten an den Tag legt? Der Therapeut macht hier eine Gratwanderung zwischen dem Ansatz der Beratung der Patientin (nicht für die Patientin einzustehen oder anderen zu erzählen, wie sie mit der Patientin umgehen müssen) und dem Ansatz der Supervision/Beratung des Therapeuten (Behandlungsplan und Behandlungsmodifikationen als Gruppe erarbeiten). Der Ansatz der Beratung der Patientin regt an, mit anderen Therapeuten Informationen über den eigenen Behandlungsplan und Therapieziele sowie die Auswirkung der Behandlung durch andere Teammitglieder auf die Patientin und Ihre Behandlungsziele auszutauschen. Der Ansatz der Supervision/Beratung des Therapeuten legt die Suche nach einer Synthese zwischen zwei oder mehr Behandlungsansätzen nahe.

Mit Krisenanrufen umgehen

Anrufe von Fachleuten außerhalb des Behandlungsteams. Die meisten Fachleute aus dem Gesundheitsbereich sind es gewohnt, Behandlung für bestimmte Patientinnen ohne deren aktive Beteiligung zu koordinieren (allerdings selbstverständlich mit deren Einverständnis). Kriseninterventionsteams, Polizei und Rettungsmannschaften, „case manager“ und Personal in der Notaufnahme geben sich manchmal sehr viel Mühe, den Psychotherapeuten einer Patientin anzurufen, um eine Anleitung zu bekommen, wie sie am besten auf die Patientin während einer Krise reagieren sollen. Die DBT-Taktik ist, egal in welcher Situation, immer die Gleiche: Wenn Fachleute anrufen, die nicht Mitglieder des Behandlungsteams sind, sollte der Therapeut (1) so viel Informationen wie möglich über die Situation erfragen; (2) den Anrufer mit notwendigen Informationen, die die Patientin selbst nicht geben kann, versorgen und die Informationen, welche die Patientin gegeben hat, bestätigen (oder korrigieren); (3) ihnen raten, so vorzugehen wie sonst auch und (4) fragen, ob man mit der Patientin sprechen kann. Der Therapeut berät die Patientin dann, wie sie am besten mit der Situation und mit den Fachleuten umgehen kann. (Noch einmal, der Beratungsansatz wird nicht angewandt, wenn die Patientin nicht in der Lage ist, zu kooperieren, das Ergebnis jedoch wichtig ist. Zum Beispiel gibt der Therapeut die notwendigen Informationen über die Vorgeschichte, die Behandlung und Medikamente, wenn die Patientin ohnmächtig oder betrunken ist oder zu feindselig, um zu sprechen.)

Meine Therapieeinheit benutzt zum Beispiel manchmal Räume in einer größeren psychiatrischen Klinik. Eine unserer Patientinnen lenkte das Klinikpersonal ständig ab, indem sie es in Unterredungen verwickelte, die die Mitarbeiter nicht unterbrechen konnten, und indem sie sich im Wartezimmer gelegentlich offen feindselig verhielt und anderen Patienten Schwierigkeiten bereitete. Der Klinikdirektor reagierte, indem er mir zahlreiche Notizen schickte, in denen er sich über „meine“ Patientin beklagte und mir indirekt vermittelte, dass ich besser auf sie aufpassen solle. Die Klinik sei auf Patientinnen dieser Art nicht eingestellt, und andere Patienten würden geschädigt. Ich war mehr daran interessiert, die Patientin am Leben zu halten, weil in dieser Zeit ein großes Suizidrisiko bestand. Auch wusste ich, dass das Verhalten der Patientin in der Klinik sich gegenüber ihrem früheren Verhalten in anderen Kliniken bereits deutlich gebessert hatte. Die Klinik reagierte auf die Patientin, indem sie eine Serie von (meiner Ansicht nach) repressiven Regeln über erlaubtes Patientenverhalten entwickelte. Ich reagierte, indem ich selbst eine Reihe von Beschwerdebriefen an den Klinikdirektor sandte. Wir gerieten beide in Wut, und das Personal begann sich zu spalten. Wo lag der Fehler? Der Fehler lag darin, dass ich dem Klinikdirektor nicht mitteilte, „er soll seine normalen Verfahrensweisen anwenden, und ich werde der Patientin beibringen, damit umzugehen". Ich habe die Schwäche der Patientin geschützt, anstatt ihre potentiellen Fähigkeiten zu stärken. Obwohl eine Krisensitzung mit dem Direktor vielleicht hilfreich gewesen wäre, hätte dieses Treffen in jedem Fall in Beisein der Patientin stattfinden müssen.

Anrufe von Mitgliedern des Behandlungsteams. Innerhalb des therapeutischen Teams werden Krisensituationen normalerweise vom Einzel- oder Bezugstherapeuten geregelt. Deswegen sollten alle zugeordneten DBT-Therapeuten den Bezugstherapeuten anrufen, um Anweisungen zu erhalten, wie sie mit der Patientin in einer Krisensituation umgehen sollen (wenn noch keine klaren Regeln dafür ausgearbeitet wurden). In diesem Fall sagt der Bezugstherapeut nicht „Wenden Sie Ihre normalen Vorgehensweisen an", sondern gibt Anweisungen. Kapitel 15 erläutert dies noch genauer.

An Fallkonferenzen teilnehmen

Der Ansatz der Beratung der Patientin verbietet es keineswegs, die Behandlung zu koordinieren und an Fallkonferenzen über die Patientin teilzunehmen. Therapieabsprache mit zusätzlichen Nicht-DBT-Therapeuten kann manchmal sehr nützlich sein, besonders mit Therapeuten, die über einen längeren Zeitraum Kontakt mit der Patientin haben werden, wie case manager, behandelnde Ärzte in stationären Einrichtungen oder der Arzt, der die Medikamente verschreibt. Es kann auch ausgesprochen hilfreich sein, wenn die Therapie „festgefahren" ist oder wenn die Patientin in einer Krise ist und entweder stationär untergebracht ist oder von Therapeut zu Therapeut geht. Die Idealsituation ist, wenn die Patientin die Fallkonferenz selbst organisiert.

Während der Fallbesprechung ist es die vorrangige Aufgabe des Therapeuten, der Patientin zu helfen, für sich selbst zu sprechen und Informationen weiterzugeben und zu erhalten. (Dies ist jedoch normalerweise nicht möglich, bevor der Therapeut das Netzwerk nicht aufgeklärt hat.) Der Therapeut konzentriert sich darauf, der Patientin zu helfen, angemessen zu interagieren. Wenn es nicht unbedingt notwendig ist, spricht er nicht für die Patientin. Der Therapeut ist Trainer, nicht Ersatzspieler. Der Therapeut spricht für sich selbst, wenn er den Plan und die Prinzipien der Behandlung erklärt, seine eigenen Grenzen deutlich macht usw. Der Therapeut muss manchmal aktiv daran arbeiten, dass sich die Patientin an der Behandlungsdiskussion und -planung beteiligt. Die aktive Passivität einer Patientin und die herkömmlichen Praktiken vieler Psychotherapeuten können gemeinsam dazu beitragen, dass eine Atmosphäre geschaffen wird, in der die Patientin zwar körperlich anwesend, aber geistig abwesend ist.

3. Die Patientin beraten, wie sie mit Familie und Freunden umgehen soll

Familie und Freunde können wichtige Verbündete bei der Behandlung von Borderline-Patientinnen sein. Ihre Unterstützung ist wichtig dafür, dass die Patientin in der Therapie bleibt. Nach meiner Erfahrung glauben invalidierende Familien und Freunde oft, dass jeder in der Lage sein sollte, mit seinen Problemen, egal wie schwer sie sind, zurechtzukommen, ohne zum Therapeuten zu gehen. Besonders Eltern sind manchmal strikt dagegen, dass ihre Kinder an einem Psychotherapieprogramm teilnehmen. Die Akzeptanz von Psychotherapie kann bei verschiedenen kulturellen und sozialen Schichten sehr unterschiedlich sein. Andere Familien und Freunde wollen vielleicht aktiv am Therapieverlauf beteiligt werden. Die vorrangige Rolle des Therapeuten in jedem dieser Fälle besteht darin, der Patientin zu helfen, effektiv mit ihrem sozialen Netzwerk über ihre Probleme, ihre Behandlung und ihre Bedürfnisse zu sprechen, widersprüchliche Ratschläge und Problemlösungen zu erkennen und angemessene Entscheidungen für sich selbst zu treffen.

Anrufe von Familie und Freunden

Hilferufe von Angehörigen oder Freunden (z. B. Mitbewohnerinnen) der Patientin können für den Therapeuten schwierig sein. Oft wollen sie vom Therapeuten Ratschläge, was sie tun sollen oder wie sie im allgemeinen oder bei bestimmten

Problemen mit der Patientin umgehen sollen. Manchmal wollen sie einen Bericht über die Therapiefortschritte oder wollen sich der Kompetenz des Therapeuten rückversichern. (Besonders wahrscheinlich ist das, wenn der Betreffende ein Elternteil der Patientin ist und/oder die Therapie bezahlt.) Oder sie rufen an, weil sie vielleicht befürchten, dass die Patientin Selbstmord begehen könnte. Die allgemeine Regel dafür ist, dass der Therapeut Informationen erfragen kann (besonders wenn der Anruf mit Suizidgefahr zu tun hat), Informationen über sich geben kann (z. B. über Zeugnisse oder Erfahrung) und allgemeine Informationen über die DBT und BPS anbieten kann. Der Therapeut gibt jedoch keine Informationen über die Patientin oder über die Therapie mit der Patientin weiter. Der Therapeut kann Anrufern helfen, mit ihren eigenen Problemen und Gefühlen umzugehen, aber er hilft ihnen nicht, mit der Patientin umzugehen, wenn die Patientin nicht an der Interaktion beteiligt ist.

Anrufe von Angehörigen oder Freunden müssen mit äußerster Sensibilität behandelt werden. Eine rücksichtslose oder unsensible Zurückweisung eines Angehörigen oder Freundes von Seiten des Therapeuten schadet der Patientin eher, als dass es ihr hilft, in der Therapie zu bleiben. In der Regel ist es am besten, gleich zu Beginn jeder Unterredung deutlich zu machen, dass man keine Informationen über die Patientin weitergeben kann. Der Therapeut muss klarstellen, dass diese Weigerung der Weitergabe von Informationen in der Natur der Psychotherapie liegt, aber nichts mit dem Anrufer selbst zu tun hat.

Obwohl der Therapeut sich die Schwierigkeiten des Anrufers anhören kann, schließt eine Beratung des Netzwerkes der Patientin die Patientin immer mit ein. Deshalb kann ohne die Anwesenheit der Patientin der Therapeut den Anrufer zwar darauf hinweisen, wie er die notwendige Beratung bekommen kann, aber nicht darauf, wie er der Patientin helfen kann. Der Therapeut kann Empathie für die emotionale Belastung der Angehörigen oder des Freundes zeigen. Der Schwerpunkt des Gespräches sollte auf den Anrufer und den Therapeuten gelegt werden, nicht auf die Patientin oder die Therapie.

Die Patientin sollte über den Anruf unterrichtet werden, und das Besprochene sollte aufgedeckt und diskutiert werden. Die Absicht des Therapeuten, dies zu tun, sollte er vorher dem Anrufer mitgeteilt haben.

Familientherapeutische Sitzungen durchführen

Wie weiter oben in diesem Kapitel bemerkt, wurde die DBT noch nicht bei der Behandlung von Patientinnen unter 15 Jahren angewendet. Bei Jugendlichen (besonders bei sehr selbstständigen Teenagern) wird die Familie der Patientin konsequent nach dem Beratungsansatz behandelt. Wenn der Therapeut meint, dass eine Besprechung mit der Familie manchmal hilfreich sein könnte, wird dies wie jede andere Problemlösung behandelt - als etwas, für das die Patientin sich entscheiden und das sie umsetzen muss. Familientherapeutische Sitzungen stehen jedoch nicht im Widerspruch zur DBT und können manchmal angezeigt sein (vgl. Kap. 15). Sitzungen mit Angehörigen ohne die Anwesenheit der Patientin aber sind mit der DBT unvereinbar. Das heißt, obwohl der Therapeut der Patientin hilft, die Reaktionen von wichtigen Bezugspersonen zu verstehen, besteht die therapeutische Abmachung immer mit der Patientin, nicht mit den anderen. Während eines Treffens mit Angehörigen oder wichtigen Bezugspersonen hilft der Therapeut den Teilnehmern, ein besseres Verständnis für die Patientin zu entwickeln und eine validierendere Haltung ihr gegenüber einzunehmen. Die DBT-Theorie wird vorgestellt, und die Notwendigkeit von Validierung und Aufbauen von Fertigkeiten wird besprochen.

Argumente gegen den Beratungsansatz

Der Ansatz der Beratung der Patientin in der DBT unterscheidet sich deutlich von dem, was an Verhalten von einem Psychotherapeuten erwartet wird und stellt manchmal sogar genau das Gegenteil dar. Außerdem ist er zweifellos zeitaufwendig. Er scheint auch, zumindest auf den ersten Blick, inkonsistent mit einem Systemansatz zu sein (einschließlich eines dialektischen Systems). Diese Argumente werden im folgenden gemeinsam mit meinen Gegenargumenten für den Beratungsansatz besprochen.

Sitten/Gepflogenheiten der Psychotherapie

Von Psychotherapeuten wird erwartet, dass sie routinemäßig mit ihren Kollegen Informationen austauschen über die Vorgeschichte, die Diagnose, Medikamente, Ansprechen auf die Therapie, den aktuellen Zustand und über alles andere, was den behandelnden Fachleuten helfen könnte. Auch wenn die Patientin in der Lage ist, für sich selbst zu sprechen, und zu ihren eigenen Gunsten eingreifen kann, erwartet man trotzdem von den Therapeuten, dass sie Informationen zur Verfügung stellen und sich mit anderen Fachleuten beraten, wie sie die Patientinnen behandeln sollen. Die DBT weicht von diesen therapeutischen Gepflogenheiten etwas ab. Die Abweichung der DBT vom üblichen Vorgehen basiert auf zwei Argumentationslinien, einer klinischen und einer empirischen.

Klinisches Argument: Die Gepflogenheiten unter psychotherapeutischen Kollegen beruhen auf dem Modell der medizinischen Behandlung. Fallbesprechung und Bereitstellen entsprechender Informationen sind in der Medizin notwendig, weil der durchschnittliche Patient, der einen Arzt besucht, nicht in der Lage ist, komplizierte medizinische Sachverhalte einem neuen Arzt akkurat zu vermitteln. Wenn ein Patient mit einer Vorgeschichte von Herzbeschwerden in die Notaufnahme gebracht wird, kann es lebenswichtig sein, dass der Arzt die individuelle medizinische Anamnese und die derzeitige Medikation kennt.

Die Übertragung der Regeln für die Behandlung somatischer Störungen auf die psychosoziale Behandlung von Verhaltensstörungen ist problematisch. Die meisten Patientinnen können zwar nicht ausführliche Auskunft über den Zustand ihres Herzens oder ihrer Leber geben, aber wie die meisten Menschen können auch Borderline-Patientinnen in psychotherapeutischer Behandlung ziemlich umfassend Auskunft über ihr Funktionieren auf Verhaltensebene geben. Solange die Psychotherapie auf gemeinsamer Zusammenarbeit beruht, würde man auch erwarten, dass Patientinnen in der Lage sind, Auskunft über ihren aktuellen Behandlungsplan zu geben, obwohl Patientinnen hier selten Expertinnen sind. Wenn das Ziel darin besteht, die Fähigkeiten der Patientin zu verbessern, ihr eigenes Verhalten zu kontrollieren und ihr Schicksal zu beeinflussen, ist die Situation jedoch anders: Entweder die Patientin ist die beste Expertin bezüglich ihres Verhaltens, oder sie sollte es sein. Der Ansatz der Beratung der Patientin wurde entwickelt, um sicherzustellen, dass die Patientin, wenn sie jetzt noch keine Expertin für die eigene Person ist, es werden wird.

Natürlich kann eine Patientin manchmal eine derartige Auskunft nicht geben oder verzerrt sogar absichtlich Informationen, um die Behandlung zu bekommen, die sie haben will. Und wie oben erwähnt, sollte der Therapeut von den Beratungsstrategien zu den Strategien der Intervention im Umfeld wechseln, wenn das unmittelbare Ergebnis sehr wichtig ist und die Patientin nicht in der Lage oder bereit ist, selbst effektiv zu intervenieren. Nach meiner klinischen Erfahrung unterschätzen aber viele Therapeuten und Behandlungseinrichtungen die Fähigkeiten der Patientin und überschätzen die Tendenz von Borderline-Patientinnen, Gespräche zu verzerren und zu manipulieren, um ihre Wünsche erfüllt zu bekommen. Zu häufig wird zu viel für eine Patientin getan. Die Borderline-Person wird häufig als zerbrechlicher oder manipulierender behandelt als sie wirklich ist, oder ein Therapeut greift ein, wenn die Patientin effektiv selbst intervenieren könnte und sollte. Ein häufiger Kommentar von Borderline-Patientinnen in unserem Programm ist, dass ein sehr wirkungsvoller Teil der Behandlung darin bestünde, dass wir an die Fähigkeiten der Patientin glauben, wenn andere das nicht tun (einschließlich der Patientin). Wir vertrauen ihnen, während viele andere sie anklagen.

Empirisches Argument: Das stärkste Argument für den Ansatz der Beratung der Patientin sind die empirischen Belege, dass das Behandlungsmodell der DBT, einschließlich dieser Gruppe von Strategien, wirksam ist. Obwohl die Beratungsstrategien für den Therapieerfolg unwichtig sein könnten, darf nicht vergessen werden, dass die Behandlung als Ganzes für wirksam befunden wurde. Mir sind zurzeit keine empirischen Daten bekannt, die darauf hinweisen, dass die Strategien schädlich oder unwirksam sind.

Zeitliche Beanspruchung der Ärzte und Therapeuten

Der Beratungsansatz kann sehr zeitaufwendig sein. Oft ist es einfacher, etwas für eine andere Person zu tun, anstatt sie Schritt für Schritt anzuleiten, es selbst zu tun. Ein nützlicher Vergleich ist, wenn man den Therapeuten als Elternteil sieht, der es eilig hat, mit einem Kind, das gerade laufen lernt, in den Lebensmittelladen zu kommen: Oft ist es einfacher, das Kind auf den Arm zu nehmen und es zu tragen, als auf jeden seiner zögernder Schritte zu warten. Manchmal ist unendliche Geduld erforderlich, um anderen etwas beizubringen. Es ist häufig einfacher, sich selbst um die Dinge zu kümmern. Obwohl die DBT dazu tendiert, sich die notwendige Zeit zu nehmen, muss der Therapeut manchmal auch praktisch denken und die Patientin „tragen“.

Nehmen wir beispielsweise eine Patientin, die in die Notaufnahme kommt, mit Selbstmord droht und sagt, dass sie unbedingt aufgenommen werden müsse. Für die Entscheidung, ob man sie jetzt aufnehmen soll oder nicht, kann es wichtig sein zu wissen, dass die Patientin in der Vergangenheit unter ähnlichen Umständen wiederholt im Krankenhaus aufgenommen wurde, ohne dass es ihr etwas genutzt hätte. Es kann schwierig sein, im Rahmen der Notaufnahme eine ausgedehnte Anamnese zu erheben; natürlich geht es schneller und leichter, wenn die Patientin oder der Therapeut diese Informationen geben kann. Wenn die Patientin die Aufnahme verzweifelt wünscht, wird sie vielleicht keine genauen Angaben über ihre Vergangenheit preisgeben. Deswegen ist es am zweckmäßigsten, den momentanen Therapeuten der Patientin anzurufen und sowohl die erforderlichen Informationen als auch Behandlungsempfehlungen zu erfragen. Es wird erwartet, dass der Therapeut diese Informationen bereitstellt. In der DBT wird der Therapeut diese Informationen nicht in jedem Fall bereitstellen, aber er wird sie auch nicht in jedem Fall verweigern, weil genau dadurch der Arzt/Therapeut vor den Kopf gestoßen würde, dessen Unterstützung die Patientin braucht. Die gängige Taktik besteht in diesem Fall darin, die Situation mit der Patientin durchzugehen, ihr zu verstehen zu geben, dass die anderen Fachleute keine Zeit haben werden, ihren speziellen Fall zu untersuchen, und dann mit Erlaubnis der Patientin die erforderlichen Informationen an den neuen Arzt/Therapeut weiterzugeben, damit er in der Behandlung fortfahren kann. Der Therapeut gibt dem Arzt in der Notaufnahme jedoch im Allgemeinen keinen Rat darüber, ob er die Patientin aufnehmen soll oder nicht; allerdings kann er ihn über sein Vorgehen bezüglich Klinikeinweisungen generell oder in Bezug auf diese spezielle Patientin informieren.

Was ist mit dem System?

Worauf sollte der Therapeut die Behandlung ausrichten, wenn die Patientin in einem gefährlichen Umfeld lebt? Soll er sich darauf konzentrieren, das Umfeld sicherer zu machen? Soll er die Patientin aus dem gefährlichen Umfeld herausnehmen, wenn er es nicht verändern kann? Oder soll sich die Behandlung darauf konzentrieren, der Patientin beizubringen, wie sie in einem gefährlichen Umfeld für ihre eigene Sicherheit sorgen kann? Jeder Ansatz hat seine Vorteile; jeder kann zu bestimmten Zeiten notwendig sein. Die DBT propagiert jedoch den letzteren Ansatz - der Patientin beizubringen, wie sie sich selbst Sicherheit verschaffen kann. Wie in der feministischen Therapie liegt der Schwerpunkt auf dem „Stärken des Individuums“.

Innerhalb der DBT besteht die Rolle des Therapeuten darin, der Patientin zu zeigen, wie sie das System ändern kann (auch das DBT-System). Der Interventionsansatz ist eher „von unten nach oben“ („bottom-up“) als „von oben nach unten“ („top-down“). Wenn dies nicht möglich ist - wenn das System zum Beispiel außergewöhnlich missbrauchend ist oder nicht fähig oder bereit, sich zu ändern, wird der Patientin geholfen, aus dem System zu entkommen. Obwohl der Therapeut versuchen kann, Fachleute oder andere Systeme zu ändern, werden diese Anstrengungen zum Wohle aller Patientinnen gemacht, nicht für eine einzelne. Die Bestrebungen der Patientin, sich selbst und ihr Leben einigermaßen unter Kontrolle zu bekommen und dann daran zu arbeiten, das System zu verbessern, werden unterstützt.

STRATEGIEN DER SUPERVISION/BERATUNG DES THERAPEUTEN

Supervision/Beratung mit anderen Therapeuten ist in der DBT nicht optional, sondern integraler Bestandteil. Beratung des Therapeuten, als Gruppe von Behandlungsstrategien betrachtet, ist das Gegengewicht zu den oben besprochenen Strategien der Beratung der Patientin. Aus dieser Perspektive ist die DBT als Behandlungssytem definiert, in dem (1) Therapeuten die DBT auf Patientinnen anwenden und (2) der Supervisor und/oder das Beratungsteam die DBT auf die Therapeuten anwenden. Der Supervisor und/oder das Beratungsteam sorgen für einen dialektischen Ausgleich für den Therapeuten in seinen Interaktionen mit der Patientin.

Es gibt drei vorrangige Funktionen der Beratung des Therapeuten in der DBT. Erstens hilft der Supervisor oder das Beratungsteam jedem Einzeltherapeuten, in der therapeutischen Beziehung zu bleiben. Die Aufgabe besteht darin, anzuspornen und den Therapeuten zu unterstützen. Zweitens bilden der Supervisor oder das Beratungsteam ein Gegengewicht zu dem Therapeuten in seinen Interaktionen mit der Patientin (vgl. Abb. 13.1). Um das Gleichgewicht zu wahren, können die Berater näher an den Therapeuten heranrücken und ihm so helfen, seine starke Position beizubehalten. Die Berater können sich auch vom Therapeuten wegbewegen, so dass er näher an die Patientin heranrücken muss, um das Gleichgewicht zu halten. Drittens stellt das Supervisions-/Beratungsteam innerhalb der programmatischen Anwendung der DBT den Rahmen für die Behandlung dar. In seiner reinsten Form ist die DBT eine transaktionale Beziehung innerhalb und zwischen einer Gemeinschaft von Borderline-Patientinnen und einer Gemeinschaft von Psychotherapeuten.

Abb. 13.1 Beziehung des Supervisions/Beratungsteams zum Therapeuten und zur Patientin in der DBT

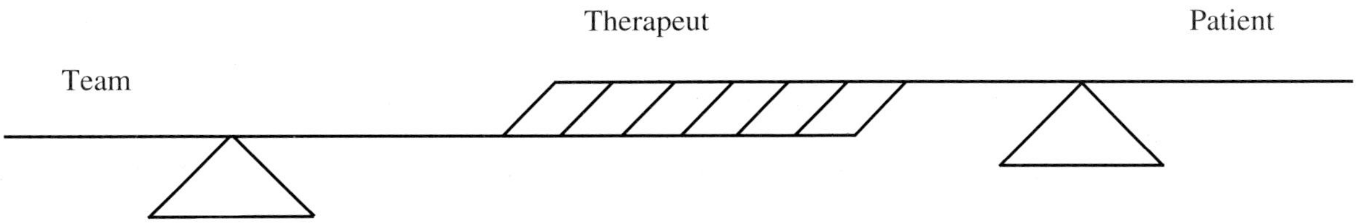

Der Bedarf an Supervision/Beratung

Wie ich bereits erwähnt habe, wurde die DBT in einem Foschungskontext entwickelt und erstmals angewendet. Ausgiebiges therapeutisches Training, enge Supervision der einzelnen Fälle und Beratung unter allen Therapeuten über die Anwendung der Behandlung auf klinische Probleme sind unerlässlicher Bestandteil jedes klinischen Forschungsprogramms. Supervision und Beratung wurden allerdings ursprünglich als Zusatzangebot neben dem eigentlichen Behandlungsprozess angesehen. Ich dachte, dass eine solch ausgiebige Subervision/Beratung außerhalb des Forschungskontextes und/oder wenn das Training neuer Therapeuten abgeschlossen ist nicht nötig sein würde. Aber die Rückmeldungen im Verlauf des Forschungsprogramms von Therapeuten und Patientinnen, bei denen die Therapie fehlgeschlagen war, überzeugten mich nach und nach davon, dass die Rolle von Supervision und Beratung in einer außerhalb eines Forschungsprogramms durchgeführten Therapie vielleicht wichtiger ist, als ich zuerst angenommen hatte.

Ich bin zu der Überzeugung gelangt, dass es bei den meisten Borderline-Patientinnen ausgesprochen schwierig ist, ohne Beratung oder Supervision eine wirkungsvolle Behandlung durchzuführen. Ich war überrascht, wie viele sehr gute Therapeuten bei dieser Patientenpopulation letzendlich ineffektive Therapien durchführten oder schwerwiegende Fehler machten. In therapeutischen Settings wie stationären oder teilstationären Einrichtungen scheint es so, als benähmen sich die Therapeuten fast so Borderline-artig wie ihre Patientinnen. Sie nehmen häufig eine extreme Haltung ein; invalidieren sich gegenseitig ebenso wie die Patientinnen; beschuldigen die Patientinnen genauso, wie sich die Patientinnen selbst beschuldigen; sind sehr verletzlich gegenüber Kritik oder Rückmeldungen von anderen über ihre Art der Behandlung; haben chaotische Beziehungen untereinander, was sich häufig in „Teamspaltungen" äußert; und schwanken zwischen dem Gefühl, alleine dazustehen, Entmutigung, Hoffnungslosigkeit und Verzweiflung, Wut und Feindseligkeit gegenüber der Patientin oder anderen Teammitgliedern einerseits und dem Gefühl von Energiegeladenheit, Vertrauen, Ermutigung und Hoffnung andererseits hin und her. Obwohl es nicht schwer einzusehen ist, wie diese Muster entstehen, stellen die Therapeuten ohne einen Kontext oder eine Gemeinschaft, die Veränderungen unterstützt, häufig unrealistische Forderungen an sich selbst, besser zu arbeiten. Warum entwickeln sich derartige Muster? Dafür gibt es zahlreiche Gründe.

Erstens zeigen die Patientinnen als Gruppe betrachtet gleichzeitig die drei belastendsten Verhaltensweisen von Patientinnen (Suizidversuche, Suiziddrohungen und Feindseligkeit) (Hellman, Morrison, und Abramowitz, 1986). Dazu kommt, dass sie ihr intensives Leiden unablässig kommunizieren. Darüber hinaus ist der Fortschritt in der Therapie sehr viel langsamer als bei den meisten anderen Patienten, selbst wenn die effektivste Therapie angewendet wird. Zusammenfassend flehen die Patientinnen den Therapeuten also an, ihnen sofort zu helfen, und drohen mit Suizid, wenn er das nicht tut. Dies wäre nicht so belastend, wenn man der Patientin sofort helfen könnte, aber normalerweise ist das nicht möglich. Die Therapeuten fühlen sich am Ende inkompetent, ineffektiv und hilflos in einer Situation, in der sie sehr besorgt sind und Erfolg haben möchten. Die daraus resultierenden Tendenzen sind, „die Opfer zu beschuldigen", impulsiv die Behandlung zu verändern und/oder sich auf lindernde Aktivitäten einzulassen, die der Patientin kurzzeitig zwar helfen, sich besser zu fühlen, aber ihrem langfristigen Fortschritt schaden. Wenn alles fehlschlägt, drängen die Therapeuten die Patientinnen häufig subtil aus der Therapie (vielleicht indem sie sagen, dass die Patientin noch nicht bereit für die Therapie sei) oder beenden sie überstürzt.

Zweitens verstärken Patientinnen Therapeuten oft unabsichtlich für unwirksame Therapien und bestrafen sie für die Anwendung wirkungsvoller Therapie. Zumindest ist das oft der Fall, wenn Therapeuten versuchen, die DBT anzuwenden. In der Einzeltherapie will eine Patientin normalerweise die angestrebten Verhaltensweisen nicht besprechen, wie parasuizidale Verhaltensweisen, ihr eigenes therapiegefährdendes Verhalten oder Verhaltensmuster, die ernsthaft ihr Leben gefährden. Wenn überhaupt, so wünscht sie sich eine Aussprache mit dem Therapeuten über ihre Gefühle oder das Verhalten des Therapeuten, anstatt ihr Verhalten zu analysieren oder angemesseneres Problemlöseverhalten zu zeigen. Der daraus resultierende Machtkampf ist für den Therapeuten häufig sehr unangenehm. Es ist sehr viel einfacher (und häufig auch interessanter), die Patientin die Tagesordnung kontrollieren zu lassen. Im Fertigkeitstraining möchten Patientinnen ihre momentanen Krisen besprechen, anstatt sich auf das Lernen von Fertigkeiten zu konzentrieren. Wenn sie bereit sind, sich auf das Fertigkeitstraining zu konzentrieren, kritisieren sie, dass die Techniken nicht hilfreich genug sind. Der Leiter des Fertigkeitstrainings beginnt sich vielleicht zu fragen, warum er sich überhaupt noch die Mühe macht. Wenn der Trainer ärgerlich genug wird, ist die Gefahr groß, die Struktur des Fertigkeitstrainings über Bord zu werfen und wichtige Zwischenschritte zu ignorieren. Wenn der Trainer frustriert genug ist, ist die Gefahr groß, das Fertigkeitstraining einfach einzustellen und sich treiben zu lassen.

Drittens zeigen Patientinnen, dass sie nicht nur hilfsbedürftig, sondern auch sehr fähig sind, die Therapeuten zu umsorgen. Patientinnen glauben oft, dass es für ihren eigenen therapeutischen Fortschritt sinnvoll ist, mit dem Therapeuten befreundet zu sein; dadurch driftet der Therapeut leicht in Diskussionen über sich selbst und seine Probleme ab. Dies kann zu einer Umkehrung der Rollen führen, wobei die Patientin zum Therapeuten des Therapeuten wird. In meiner Klinik habe ich beispielsweise in Fällen beraten, wo die Patientinnen Therapeuten Geld für Hypotheken geliehen haben, zu ihnen nach Hause gegangen sind, um für sie zu sorgen, wenn sie krank waren, Anrufe von Therapeuten entgegengenommen haben, die in einer Scheidungskrise waren, und Arbeiten im Haushalt und Schreibarbeiten für den Therapeuten erledigt haben. Gerade bei Borderline-Patientinnen kann es sehr leicht für den Therapeuten sein, sich vorzumachen, dass sexueller Kontakt für die Patientin therapeutisch sinnvoll sein könnte.

Die Strategien der Beratung/Supervision des Therapeuten werden im Folgenden beschrieben und sind in Tabelle 13.3 zusammengefasst.

1. SICH TREFFEN, UM ÜBER DIE BEHANDLUNG ZU BERATEN

Arten der Supervision/Beratung

Welche Art von Beratung/Supervision der Therapeut aufsucht und in welcher Gemeinschaft, hängt fast ausschließlich von seinem Arbeitsumfeld und der Anzahl von ihm behandelter Borderline-Patientinnen ab. Therapeuten mit einer eigenen Praxis können einen Vertrag für eine formale Supervision mit einem erfahreneren Therapeuten abschließen, können mit einem Kollegen gegenseitige Supervision vereinbaren oder eine Supervisionsgruppe besuchen. Derartige Abmachungen sind in Städten in der Regel kein Problem, können aber in ländlichen Bezirken einige Kreativität verlangen (z. B. Telefonkonferenzen). In Beratungseinrichtungen, Tageskliniken und Krankenhäusern ist die DBT-Supervisons-/Beratungsgruppe vielleicht die reguläre wöchentliche Team- oder Fallbesprechung, oder es gibt einen gesonderten DBT-Besprechungstermin.

Die Häufigkeit und Länge der Besprechung hängen von der Zahl der Therapeuten und der zu besprechenden Fälle ab. In meiner Klinik finden die Besprechungen wöchentlich statt und dauern zwei Stunden. Wenn ich Einzelberatung für ambulant praktizierende Therapeuten angeboten habe, fanden die Termine in der Regel 14-tägliche statt und dauerten 60 Minuten. Ich selbst bespreche in der Regel meine eigenen Patientinnen mindestens zweimal im Monat mit einem Supervisor oder in einem Team. Das Minimum für eine Besprechung sind zwei Personen; der dialektische Ansatz ist jedoch leichter anzuwenden, wenn es drei oder mehr Personen sind. Hat sich eine Polarisierung entwickelt, kann eine dritte Person sehr hilfreich sein, um die Dialektik zu entdecken und eine Synthese zu fördern.

Tabelle 13.3: Checkliste Strategien der Supervision/ Beratung des Therapeuten

____ **T besucht regelmäßig Supervisons-/Beratungs-TREFFEN.**

____ **T macht und hält sich an in der Supervision/Beratung gemachte VEREINBARUNGEN.**
____ T nimmt eine dialektische Sichtweise ein, sucht nach einer Synthese aller Gesichtspunkte, die in der Supervisionsgruppe geäußert wurden.
____ T bespricht mit P, wie sie mit anderen Therapeuten umgehen soll, sagt anderen Therapeuten aber nicht, wie sie mit P umgehen sollen.
____ T akzeptiert das Verhalten anderer DBT-Therapeuten, auch wenn es andere Regeln oder Erwartungen an P darstellt, betrachtet es als „Zitrone“ und hilft P, daraus Zitronenlimonade zu machen.
____ T akzeptiert die Grenzen anderer Therapeuten, auch wenn sie sich von seinen unterscheiden, und hilft anderen Therapeuten, ihre Grenzen zu wahren.
____ T sucht nach nicht abwertenden, phänomenologischen empathischen Interpretationen für P.s Verhalten.
____ T akzeptiert, dass alle Therapeuten fehlbar sind.

____ **T SPORNT andere Therapeuten AN.**
____ T sucht nach nicht entdeckten Fortschritten von Patientinnen.
____ T hilft anderen Therapeuten, Talente bei ihren Patientinnen zu finden.
____ T hilft anderen Therapeuten, Pläne zu machen, Schwierigkeiten in der Behandlung und der Beziehung auszugleichen.

____ T unterstützt andere Therapeuten dabei, das Gleichgewicht zwischen ihren Haltungen und Verhaltensweisen mit der Patientin aufrechtzuhalten; T hält auch gegenüber Therapeuten ein Gleichgewicht zwischen Akzeptanz und Veränderung.
____ Wenn T in eine „Teamspaltung“ verwickelt ist, akzeptiert er einen Teil der Verantwortung; T hilft, derartige Probleme zu lösen, wenn sie auftreten.
____ T geht mit unethischem oder schädigendem Verhalten von anderen Therapeuten in angemessener Weise um.
____ T behandelt Informationen über Therapeuten und/oder Patientinnen vertraulich.

Anti-DBT-Interventionen

____ **T beschuldigt P der „Teamspaltung“.**
____ **T versucht zu bestimmen, wer „recht“ hat und wer „unrecht“ hat, wenn sich Teammitglieder uneinig sind.**
____ **T besteht darauf, dass seine Interpretation von P richtig ist oder dass er die absolute Wahrheit kennt.**
____ **T sagt anderen Therapeuten, wie sie auf P reagieren sollen, er interveniert für P.**
____ **T besteht darauf, dass alle in der Interpretation von Regeln, ihren Grenzen und ihren Interaktionen mit P konsistent sein müssen; T kritisiert diejenigen, die davon abweichen.**
____ **T bewertet die Grenzen von anderen Therapeuten.**
____ **T nimmt eine Verteidigungsstellung ein, reagiert übersensibel auf kritische Rückmeldungen.**
____ **T ist überkritisch beim Geben von Rückmeldungen, er vergisst, andere Therapeuten zu validieren.**

Tagesordnung der Besprechungen

Bei der Einzelsupervision wird die Tagesordnung natürlich von dem Therapeuten bestimmt, der die Beratung sucht. In Besprechungen mit gleichgestellten Therapeuten, die eine Supervisionsgruppe bilden, oder in institutionalisierten oder vorgegebenen Fallkonferenzen sind mehrere Formen der Besprechung denkbar. Wichtige Tagesordnungspunkte sind folgende:

1. Jeder Therapeut sollte Gelegenheit haben, jedes Problem, das er mit einer bestimmten Patientin hat, einzubringen. Probleme können unter anderem sein, welches Verhalten der Patientin im Moment der Schwerpunkt der Behandlung sein soll; das Auswählen oder Einführen von Behandlungsstrategien; auf problematisches Verhalten der Patientin reagieren; oder wie er mit seinen eigenen Gefühlen oder Einstellungen gegenüber der Patientin oder der Therapie umgehen soll. Jeder Therapeut sollte bei jedem Treffen mindestens einen Fall darstellen (zumindest kurz) und sollte einen kurzen Verlaufsbericht für alle Patientinnen geben. Die Rolle des Teams oder des Supervisors ist, dem Therapeuten zu helfen, sich nach der DBT-Theorie ein klares Bild von der Patientin, der Beziehung und der Veränderung zu machen und die Behandlung angemessen durchzuführen.
2. Fertigkeitstrainer sollten die Gelegenheit haben, dem Einzeltherapeuten sowohl zu berichten, welche Fertigkeiten gerade gelehrt werden als auch, welche Probleme die einzelnen Patientinnen beim Fertigkeitstraining haben. Einzeltherapeuten können Informationen geben über die Schwierigkeiten der Patientinnen mit bestimmten Fertigkeiten und über bestimmte Bereiche, in denen sie Fähigkeiten oder Schwierigkeiten haben. Es ist eine Gelegenheit für den Einzeltherapeuten und den Fertigkeitstrainer, Informationen über Patientinnen auszutauschen und ihre verschiedenen Behandlungspläne zu besprechen. Ähnliche Prinzipien werden auf den Austausch mit anderen Therapieformen (z. B. berufliche Rehabilitation, Case Management), die ein Teil des DBT-Programms sein können, angewendet. Weil die DBT keine Übereinstimmung verlangt, ist hier eine Einigung zwischen den Teammitgliedern nicht unbedingt notwendig. Allerdings spricht die dialektische Vereinbarung dafür, zu versuchen, eine Synthese zu erreichen, wenn gegensätzliche Standpunkte geäußert werden. Das gesamte Team hilft in einem Fall einem Fertigkeitstrainer und einem Einzeltherapeuten oder in einem anderen Fall einem „case manager" und einem Einzeltherapeuten, dies zu erreichen.
3. In einem Beratungs- oder klinischen Umfeld oder wenn die Therapie Teil eines DBT-Programms ist, werden die institutionellen Entscheidungen, die getroffen werden müssen, im Team besprochen. Das Ziel besteht darin, eine Synthese darüber zu erreichen, wie auf institutionelle Probleme reagiert werden soll (obwohl, um es noch einmal zu sagen, eine Einigung nicht unbedingt notwendig ist). Ein Beispiel dafür ist eine Patientin, die zum Fertigkeitstraining geht und Löcher in die Wand schlägt oder sich auf eine Art benimmt, dass andere Therapiestunden unterbrochen werden. Was sind die Grenzen der Institution? Was ist der Direktor der Klinik oder der Einrichtung bereit zu ertragen? Wer soll die Grenzen durchsetzen? Wer soll die Grenzen und Konsequenzen der Patientin mitteilen? Normalerweise ist der Einzeltherapeut für den alltäglichen Umgang mit dem Fall verantwortlich, wozu auch gehört, der Patientin mitzuteilen, wo die Grenzen der Institution liegen. Auf den DBT-Besprechungen wird jedoch eine Koordination angestrebt (soweit eine Koordination machbar und möglich ist). Es ist nicht ungewöhnlich, dass Patientinnen direkt zu anderen Teammitgliedern einschließlich des Direktors gehen. Diese Interaktionen sollten ausgetauscht werden.
4. Alle Therapeuten sollten Gelegenheit haben, alle Missverständnisse oder Probleme, die sie bei der Durchführung der DBT haben, zu äußern. In dieser Situation entsprechen die Elemente der DBT der amerikanischen Verfassung, und die Gruppe als Ganzes handelt wie der oberste Gerichtshof. Sie versuchen herauszufinden, wie man die Elemente in einem bestimmten Fall anwendet.
5. Für Therapeuten und andere Teammitglieder, die die DBT gerade erst lernen, ist es ziemlich hilfreich, wenn ein Teil der Besprechung dafür reserviert wird, die allgemeinen Prinzipien der Behandlung zu besprechen. In meinen Teambesprechungen gehe ich in der ersten halben Stunde jeweils einen Aspekt der DBT durch. Dies kann sehr wichtig dafür sein, im Team oder auf der Station eine einheitliches DBT-Verständnis zu entwickeln. Die Wichtigkeit der Aufgabe, eine gemeinsame Behandlungsphilosophie und eine gemeinsame Begriffsbildung zu entwickeln und aufrechtzuerhalten, sollte nicht übergangen oder heruntergespielt werden.

2. IN DER SUPERVISION/BERATUNG GETROFFENE VEREINBARUNGEN EINHALTEN

Die therapeutischen Vereinbarungen in der Supervision/Beratung wurden in Kapitel 4 besprochen und in Tabelle 13.3 zusammengefasst. Die Bedeutung dieser Vereinbarungen kann nicht stark genug betont werden. Sie stellen den zugrunde liegenden Vertrag dar, auf dem die Besprechungen basieren. Die Verwundbarkeit und die nicht abwehrende Haltung, die notwendigen Merkmale der Personen, die an den Treffen teilnehmen, wären einfach nicht möglich, wenn es keine gemeinsame Verständigungsgrundlage gäbe.

Unter bestimmten institutionellen Bedingungen führen diese Vorschriften vielleicht zu einem Dilemma. Unterschiedliche therapeutische Richtungen, Behandlungsphilosophien, zeitliche Beschränkungen und institutionelle Lethargie können die Bereitschaft der Gruppe gefährden, übereinstimmend die DBT-Supervisions-/Beratungsstrategien zu beachten. Zum Beispiel wenden in einigen stationären Einrichtungen Einzeltherapeuten Therapieverfahren an, die auf anderen theoretischen Ansätzen basieren, besuchen keine Teambesprechungen und sind nicht Teil des stationären Milieus. (Natürlich wird in diesem Fall die DBT nur unvollständig durchgeführt, weil das Herzstück der Behandlung die Einzeltherapie ist.) Oder ein Borderline-Behandlungsprogramm ist eine Untereinheit in einer größeren Klinik, die verschiedene Behandlungsprogramme vieler verschiedener Richtungen vereint. Wenn eine kleine Zahl von DBT-Therapeuten innerhalb eines größeren institutionellen Rahmens arbeitet, sollte sich die DBT-orientierte Gruppe gemeinsam treffen, ihre Behandlungen untereinander absprechen und den Vereinbarungen der Supervision/Beratung folgen. Personen, die andere Behandlungsprogramme durchführen – zum Beispiel der Einzeltherapeut in der oben erwähnten stationären Einrichtung –, werden als Zusatz-Therapeut (zur DBT) gesehen. In einigen Einrichtungen ist einfach nicht das gesamte Personal damit einverstanden, die DBT auszuprobieren. Dann muss eine Synthese zwischen den beiden Polen gefunden werden – zwischen der Gruppe, die die DBT einsetzen will, und der Gruppe, die dies nicht will. Zumindest die DBT-Therapeuten müssen sich an die DBT-Vereinbarungen halten. Eine Polarisierung zwischen DBT und Nicht-DBT entspricht nicht dem DBT-Konzept.

3. ANSPORNEN

Bei der Behandlung von Borderline-Patientinnen ist die Gefahr sehr groß, sich entmutigen zu lassen. Dafür gibt es zahlreiche Gründe. Manchmal kann es außergewöhnlich schwierig sein, zu erkennen, dass die Patientin irgendwelche Fortschritte macht. Manchmal sieht der Therapeut den Wald vor lauter Bäumen nicht. Es ist die Aufgabe der Supervision und der Teammitglieder, jede kleine Veränderung und jeden Fortschritt zu sehen und herauszustellen, den die Patientin tatsächlich gemacht hat. Der Supervisor muss den Therapeuten auch an andere Borderline-Patientinnen erinnern, die ähnlich widerspenstig waren und dennoch letzendlich Fortschritte gemacht haben. Diese ständigen Erinnerungen können manchmal für eine lange Zeit erforderlich sein. Ich hatte einmal eine Patientin, bei der ich mich jede Woche wie eine Versagerin fühlte. Jede Woche ging ich in die Besprechung und sagte, dass wir sie entlassen oder sie ins Krankenhaus zurückschicken sollten; offensichtlich könne ich ihr nicht helfen. Und jede Woche zeigte der Fertigkeitstrainingsleiter sehr kleine, aber trotzdem positive Veränderungen auf, die die Patientin durchgemacht hatte. Ich ging mit neuer Energie zurück in den Kampf. Nach einem Jahr stetiger Fortschritte konnte auch ich diese deutlich erkennen, und ich ließ mich von da an nicht mehr so leicht entmutigen.

Wegen des extrem schwierigen Umfeldes, in denen Borderline-Patientinnen normalerweise leben, fühlen sie sich häufig hoffnungslos und hilflos, ihre Situation zu ändern und ihre Therapeuten lassen sich davon leicht anstecken. Ein besonderes Problem in unseren Kliniken sind die finanziellen Schwierigkeiten vieler Patientinnen. Zum Beispiel verlieren die Patientinnen ihre öffentliche Unterstützung für die Krankenversicherung, wenn sie wieder arbeiten. Wiederkehrende medizinische Probleme zwingen sie dann, ihre Arbeit aufzugeben, um sich behandeln zu lassen. Wieder auf öffentliche Unterstützung angewiesen, fühlen sie sich nicht nur als Versager, sondern müssen mit so niedriger Unterstützung auskommen, dass sie nicht in der Lage sind, regelmäßige Therapiestunden zu bezahlen. Wenn Patientinnen sich weiterbilden wollen, haben sie möglicherweise kein Geld, sich das Studium zu finanzieren. Nur wenige Borderline-Patientinnen können Arbeit und Ausbildung miteinander vereinbaren. Oder es wäre für sie besser, allein zu leben, aber sie können es sich nicht leisten. Viele unserer Patientinnen haben Schwierigkeiten, die Fahrtkosten für die Therapie zu bezahlen, besonders weil die Mieten außerhalb der Stadtzentren in der Regel niedriger sind. Von der Familie wegziehen, von der sie missbraucht werden, oder die Möglichkeit, Vorteile, die sie woanders hätten, in Anspruch zu nehmen, kann manchmal unmöglich sein. Der Therapeut dieser Patientinnen muss nicht nur seine Hoffnung bewahren, sondern auch in Anbetracht von Schwierigkeiten, die auch den Stärksten entmutigen können, erfinderisch bleiben. Die Aufgabe der Berater besteht darin, dem Therapeuten zu helfen, den notwendigen Einfallsreichtum zu haben.

Zu anderen Zeiten verzweifeln die Therapeuten nicht an der Patientin, sondern an sich selbst. Wie ich schon häufig bemerkt habe, neigen Therapeuten dazu, bei der Behandlung von Borderline-Patientinnen viele Fehler zu machen. Die emotionale Wirkung dieser Fehler kann sehr tief greifend sein, und die Therapeuten können sich schrecklich fühlen. Obwohl es gut ist, eigene Fehler zu bemerken, ist es wenig hilfreich, sich deswegen übertrieben schlecht zu fühlen. Solche Therapeuten beurteilen sich selbst (wenden also nicht die Bewusstheitsfertigkeiten an) und vergleichen sich mit einem imaginären besseren Therapeuten. Die Rolle der Berater besteht hier darin, Validierungs- und Problemlösestrategien anzuwenden, die dem Therapeuten helfen, vernünftiger mit therapeutischen Fehlern umzugehen. Die beste Beratungsstrategie besteht meist in einer gemeinsamen Anstrengung, dem Therapeuten zu einem Plan zu verhelfen, wie er „aus Zitronen Limonade machen kann". Es kann äußerst befriedigend sein, auf diese Weise therapeutische Fehler wiedergutzumachen.

4. FÜR EIN DIALEKTISCHES GLEICHGEWICHT SORGEN

Ein grundsätzliches Ziel der Beratung des Therapeuten besteht darin, für jeden Therapeuten ein Gleichgewicht zu schaffen, so dass er innerhalb des dialektischen Rahmens der Therapie bleiben kann. Wenn eine Patientin rigide, polarisiert, angespannt ist und unter großem Leidensdruck steht, kann es für einen Therapeuten außerordentlich schwierig sein, flexibel zu bleiben. Wenn eine Patientin ihren Therapeuten angreift, die Zusammenarbeit ablehnt oder Rückschritte anstatt Fortschritte macht, ist es nicht ungewöhnlich, dass der Therapeut sich zum anderen Extrem bewegt - Rückzug von der Patientin, das Gefühl, sich wehren oder abbrechen zu wollen. Es ist für einen Therapeuten in meinem Team nichts Ungewöhnliches, in die Besprechung zu kommen und zu sagen: „Ich könnte die Patientin umbringen" zeigt mir eine Möglichkeit, DBT-mäßig zu denken! Das Team stellt sich der Herausforderung, validiert den Standpunkt des Therapeuten und geht daran, das Problem zu lösen. Die Teammitglieder wenden untereinander DBT-Strategien an.

Wenn eine Patientin in einer sie sichtlich überfordernden Krise ist und glaubt, dass sie zu verletzlich sei, damit umzugehen, ist es auch nicht selten, dass der Therapeut sich auf die Seite der Patientin begibt und allzu fürsorglich wird. Der Therapeut kommt in das Team mit der Bemerkung: „Ich könnte jeden von euch umbringen, der meine Patientin gemein behandelt - zeigt mir eine Möglichkeit, DBT-mäßig zu denken!" In diesem Fall besteht die Aufgabe des DBT-Teams darin, die Verständlichkeit der therapeutischen Reaktion zu validieren und ihr eine DBT-Interpretation entgegenzusetzen, die dem Therapeuten helfen wird, zu einer ausgeglichenen Position zurückzukehren. Das Team wendet DBT-Strategien an, um den Therapeuten zu behandeln.

Es ist sehr wichtig, dass Berater und Supervisoren sich an das Paradox der DBT erinnern: Veränderungen können nur im Rahmen von Annehmen stattfinden. Deswegen ist es eine wichtige Aufgabe der Berater, die validen Reaktionen des Therapeuten zu finden und sie innerhalb des Beratungsteams zu reflektieren. Es ist auch eine Aufgabe der Berater, dem Therapeuten zu helfen, geeignete Änderungen der Behandlung vorzunehmen, damit der Patientin am effektivsten geholfen wird. Manchmal nehmen die Berater die Seite der Patientin ein und verteidigen sie gegenüber einem widerspenstigen und strengen Therapeuten. In anderen Fällen wieder denken sie langfristig und argumentieren, dass strenge Maßnahmen notwendig sind.

Ein Beratungsteam in der Klinik oder einem programmatischem Setting hat in der Regel zwei Informationsquellen über die Patientin und ihre Behandlung. Eine Quelle ist der Fallbericht des Therapeuten, die andere Quelle sind die Kontakte mit anderen Mitgliedern des Programms. Auf der Basis aller verfügbaren Informationen wendet das Team DBT-Behandlungsstrategien an, um jedem Therapeuten zu helfen, sich selbst in dem Moment zu akzeptieren und gleichzeitig die erforderlichen Veränderungen der Therapie vorzunehmen, damit sie effektiver wird. Um es mit den Worten meiner Kollegin Kelly Koerner auszudrücken, DBT-Teammitglieder sind mit ebenso „freundlicher Rücksichtslosigkeit" dabei, die Therapiekollegen innerhalb der DBT-Richtlinien zu halten, wie auch dabei, der Patientin zu helfen.

Probleme der Teamspaltung lösen

„Teamspaltung“ ist, wie oben schon erwähnt, ein viel diskutiertes Phänomen, bei dem die Personen, die an der Behandlung der Borderline-Patientin beteiligt sind, über die Patientin selbst, den Behandlungsplan oder das Verhalten anderer Therapeuten gegenüber der Patientin zu streiten beginnen. Die Verantwortung für die Meinungsverschiedenheiten innerhalb des Teams wird auf die Patientin geschoben, von der gesagt wird, dass sie das Team gespalten habe; daher der Begriff „Teamspaltung“.

Zum Beispiel wurde als Bestandteil des Entlassungsplans eine stationäre Patientin meinem Behandlungsteam überwiesen. Ein Mitglied meines Teams hatte ein diagnostisches Interview zur Hälfte beendet, als eine Krankenschwester unterbrach und sagte, das Interview solle nicht fortgesetzt werden. Wir fanden später heraus, dass der zuständige Arzt glaubte, dass ein verhaltenstherapeutisches Programm sei für die Patientin nicht geeignet. Sowohl die Patientin als auch die Mitglieder meiner Behandlungsgruppe wurden ärgerlich. Die Patientin wurde dann an ein ambulantes Programm im gleichen Krankenhaus weiterverwiesen mit der Anweisung an das neue Team, dass der Patientin nicht erlaubt werden solle, an meinem Programm teilzunehmen. Die Leitung der ambulanten Einrichtung war jetzt wegen der Unterstellung ärgerlich, dass sie nicht fähig sei, angemessene Behandlungspläne aufzustellen. Bei einem Besprechungstermin wurde geäußert, dass die Patientin tatsächlich eine Borderline-Patientin war, weil sie es geschafft hatte, das Team zu spalten, bevor sie überhaupt in der Einrichtung war.

In der DBT werden Streitigkeiten unter Teammitgliedern und unterschiedliche Standpunkte, die in der Regel mit Teamspaltung verbunden werden, nicht als Problem der Patientin, sondern als Fehler in der Synthese und im interpersonellen Prozeß des Teams betrachtet. Das Team spaltet das Team. Der Glaube, dass die Patientin spaltet, ähnelt gefährlich einer Denkweise, die Therapeuten bei ihren Patientinnen zu ändern versuchen - die Schuld für ihre Probleme anderen oder externalen Ereignissen zu geben. In der DBT werden Teammitglieder ermutigt, ihre zwischenmenschlichen Fähigkeiten zur Lösung solcher Probleme einzusetzen. Therapeutische Meinungsverschiedenheiten über eine Patientin werden als potentiell gleichwertige Pole einer Dialektik verstanden. Der Ausgangspunkt für einen Dialog besteht demnach in der Anerkennung der Tatsache, dass eine Polarisierung entstanden ist, und der impliziten (oder sogar expliziten) Annahme, dass für eine Lösung die Erarbeitung einer Synthese erforderlich ist.

Es gibt viele Ereignisse, die zu einer Teamspaltung führen können, und zahlreiche Szenarien sind denkbar. Viele Spaltungen haben mit der Tatsache zu tun, dass die Haltung von Therapeuten gegenüber Patientinnen einem Wellenmuster folgt, das den Schwankungen der Patientin zwischen Überidealisierung und Abwertung ähnlich ist. Die Welle schwankt innerhalb eines fixen Bereiches mit zwei Extremen hin und her - der Haltung, dass die Patientin härter arbeiten müsse und das Team strenger sein solle einerseits, und der Haltung, dass die Patientin zerbrechlich sei, die Welt zu hart zu ihr sei und das Team freundlicher und fürsorglicher sein müsse anderseits. Ein häufiges Szenario besteht aus zwei Faktoren. Erstens ruft die Intensität des Schmerzes der Patientin ein reziprokes intensives Bedürfnis hervor, der Patientin zu helfen und ihr Leiden zu lindern. Die Unfähigkeit, dies zu tun, führt zu intensiven Versagens- oder Angstgefühlen, besonders wenn Suiziddrohungen Teil der Leidensgeschichten sind. Zweitens sind die Einstellungen verschiedener mit der Patientin arbeitender Therapeuten momentan asynchron; ihre Einstellungen befinden sich auf unterschiedlichen Extremen des Wellenmusters. Einen solchen Zustand zwischen zwei Teammitgliedern A und B zeigt Abbildung 13.2. Die Stärke der „Spaltung“ hängt sowohl mit der Intensität der Schmerzen der Patientin als auch mit der Intensität des therapeutischen Unbehagens aufgrund des Leidens zusammen. Die DBT geht mit diesem Problem um, indem sie nach einer Synthese zwischen der strengen und der sanften Position sucht. In Abbildung 13.2 ist möglicherweise Teammitglied C in der Lage, den Mitgliedern A und B zu helfen, zu einer Synthese zu gelangen.

Ein zweites Szenario hängt mit der Beschwerde einer Patientin gegenüber einem Therapeuten (der „Gute“) über einen anderen Therapeuten zusammen (der „Schlechte“). Wenn der „Gute“ auf der Welle „der zerbrechlichen Patientin“ steht, ist es besonders einfach für ihn, ärgerlich auf den „Schlechten“ zu werden. Diese Tendenz verschlimmert sich noch, wenn viel auf dem Spiel steht (z. B. wenn die Patientin suizidal ist) und der „Schlechte“ auf der Welle „Lasst-uns-hart-bleiben“ steht. Auch hier geht die DBT damit um, indem sie annimmt, dass es eine Synthese zu finden gilt. Der Supervisor und/oder das Beratungsteam suchen sowohl nach der Validität der Klagen der Patientin als auch nach der Validiät des Verhaltens des angeklagten Therapeuten. Eine Verteidigungshaltung von Seiten des „Schlechten“ ist natürlich nicht hilfreich.

Die Vereinbarung über Fehlbarkeit (Therapeuten machen normalerweise Fehler) und die Vereinbarung über phänomenologisches Verständnis (Therapeuten versuchen das Leben aus der Sicht der Patientin zu sehen) können dabei hilfreich sein.

Abbildung 13.2: Darstellung eines möglichen Szenarios der „Teamspaltung“: Wellenmuster der Haltungen verschiedener Teammitglieder gegenüber der Patientin

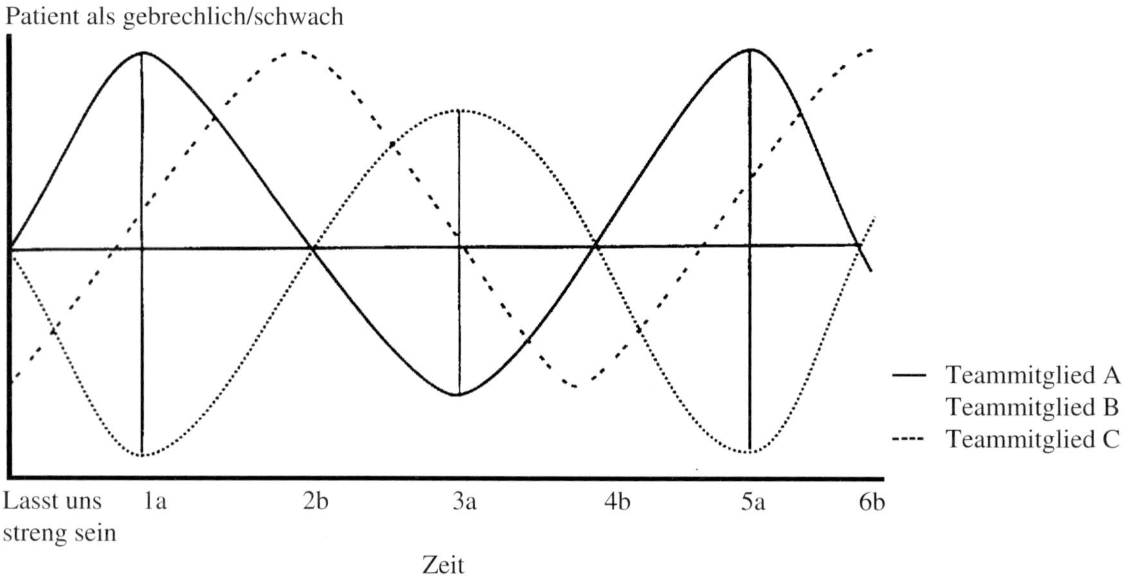

a.) zeigt die höchste Wahrscheinlichkeit für Spaltung, wenn ein Konflikt zwischen A und B entsteht.
b.) zeigt die niedrigste Wahrscheinlichkeit für Spaltung,wenn ein Konflikt zwischen A und B entsteht.

Mit unethischem oder schädigendem Therapeutenverhalten umgehen

Der Ansatz der Supervision/Beratung des Therapeuten basiert auf der Annahme, dass alle Therapeuten in einem Team mit einem Minimum an Kompetenz, Ethik und nicht abwehrender Haltung arbeiten. Die Vereinbarungen basieren auf gegenseitigem Respekt. Für einen Therapeuten ist es schwierig, das Verhalten eines anderen Therapeuten, vor dem er keinen Respekt hat, zu validieren oder offen mit anderen Therapeuten Meinungen auszutauschen, die allzu sensibel auf kritische Rückmeldungen reagieren. Gelegentlich hat ein Therapeut aus dem Team oder in der Supervisions-/Beratungsgruppe ernsthafte Probleme, durch die die Behandlung gestört wird, verwickelt sich in ernsthafte Verstöße gegen ethische Prinzipien oder setzt eine schädigende therapeutische Beziehung fort. Patientinnen bringen möglicherweise gegenüber einem Therapeuten ernsthafte Anklagen gegen einen anderen Therapeuten vor. Normalerweise werden diese Probleme zuerst in privaten Einzelsupervisionen außerhalb der Teambesprechungen behandelt. Der Einzeltherapeut kann direkt konfrontiert werden, oder der Leiter der Einrichtung wird zur Beratung hinzugezogen. Ernsthafte Anklagen und therapeutische Verstöße werden nicht igoriert.

Informationen vertraulich behandeln

Mit einer Ausnahme sind alle Gespräche in der Supervision vertraulich. Informationen über Patientinnen sind selbstverständlich vertraulich, aber genauso wichtig ist, dass Informationen, die Therapeuten über sich selbst mitteilen, ebenso vertraulich sind. Die einzige Ausnahme ist, dass Patientinnen davon in Kenntnis gesetzt werden, dass bei Supervisions-/Besprechungsterminen über sie gesprochen wird. Wenn eine Patientin es verlangt, kann der Einzeltherapeut wohlüberlegt einige der Gesprächsinhalte aufdecken, wenn diese Informationen eine positive Wirkung auf die Beziehung der Patientin zu anderen Therapeuten haben werden oder wenn die Rückmeldungen von anderen der Patientin helfen können, ihre Fertigkeiten zu verbessern. Man sollte daran denken, dass man Informationen möglicherweise verzerrt wiedergibt und dies auch freimütig zugeben.

Abschließende Bemerkungen

Für einige Therapeuten sind die Case-Management-Strategien der DBT am schwierigsten durchzuführen. Der DBT-Ansatz geht einem irgendwie gegen den Strich: Den meisten von uns wurden Prinzipien beigebracht, die genau das Gegenteil von dem sind, was ich propagiere. Meine Kollegen und ich haben diese Prinzipien und Strategien über mehrere Jahre hinweg erarbeitet, in denen wir mit Patientinnen in einem klinischen Forschungssetting arbeiteten. Einige der Prinzipien wurden zuerst aufgrund wissenschafltlicher Anforderungen eingeführt. Beispielsweise konnten wir nicht gut die Anzahl von Tagen in stationärer psychiatrischer Behandlung als Therapie-Erfolgsmaß heranziehen, wenn unser therapeutisches Team die Kontrolle darüber hatte, wie lange eine Patientin im Krankenhaus blieb. Einschränkungen und Ausnahmen wurden eingeführt, wenn wir an die Grenzen einer Strategie stießen und einsahen, dass wir Modifikationen vornehmen mussten. Ich war selbst erstaunt, dass viele der Strategien, die ursprünglich zu Forschungszwecken entwickelt worden waren, sich als therapeutisch sehr effektiv erwiesen. Diejenigen, die gut funktionierten, wurden beibehalten und sind jetzt Teil der DBT.

Der Ansatz der Supervision/Beratung des Therapeuten war ursprünglich ebenfalls aus wissenschaftlichen Gründen notwendig, weil ich sicherstellen musste, dass jeder Therapeut auch wirklich die Behandlung durchführte. Erst als wir Patientinnen in ambulanter Therapie bei niedergelassenen Therapeuten unser Gruppen-Fertigkeitstraining anboten, wurde mir bewusst, wie viele Therapeuten arbeiten, ohne dass sie die Unterstützung einer Supervisionsgruppe haben. Ich sprach auch mit vielen Therapeuten, die mich um Rat bezüglich therapeutischer Probleme baten; ich war erstaunt, wie viele therapeutische Fehler von Therapeuten gemacht wurden, die ansonsten sehr gut zu sein schienen. Im Rahmen weiterer Beratungen von stationären Einrichtungen und öffentlichen Beratungsstellen fiel mir immer wieder auf, wie häufig in vielen Institutionen Unterstützung durch Supervision oder ein Team fehlte. Ich glaube, dass das Fehlen angemessener Beratung und Unterstützung darauf zurückzuführen ist, dass die Bedeutung von Kontext und Umweltereignissen für die Ausformung von Verhalten, auch therapeutischem Verhalten, unterschätzt wird. Therapeutisches Verhalten benötigt einen verstärkenden Kontext. Die Gesetze über menschliches Verhalten, die auf unsere Patientinnen zutreffen, gelten ebenso für ihre Therapeuten.

Anmerkungen

a Anm. d. Übers.: „case management" bzw. „case manager" beinhaltet in etwa die Aufgaben eines Sozialarbeiters, geht aber deutlich darüber hinaus. Einen entsprechenden Begriff gibt es in der deutschen Sprache nicht. Der englischsprachige Begriff wurde daher beibehalten.

IV

STRATEGIEN für SPEZIFISCHE PROBLEME

14

Strukturelle Strategien

Strukturelle Strategien beziehen sich auf die Art und Weise, in der sowohl die DBT als Ganzes als auch einzelne Sitzungen begonnen und beendet werden und wie der Therapeut die Zeit in bestimmten Therapiephasen und während einzelner Sitzungen einteilt.

Die wichtigste Aufgabe zu Beginn der DBT besteht darin, einen Therapievertrag zu erarbeiten, der auf gemeinsamer Zusammenarbeit beruht. Die wichtigste Aufgabe am Ende der DBT besteht darin, die Patientin auf ein Leben ohne DBT vorzubereiten und sie über die Unterstützung zu informieren, die sie nach formaler Beendigung der Therapie von ihrem Therapeuten und dem Behandlungsteam erwarten kann.

Bei Beginn und Abschluss der einzelnen Therapiesitzungen achtet der Therapeut jeweils besonders darauf, eine emotionale Atmosphäre zu schaffen, die es der Patientin einerseits ermöglicht, in der Sitzung offen zu sein und sie andererseits so weit wie möglich davor schützt, nach Beendigung der Sitzung das Opfer unkontrollierter Gefühle zu werden. Die Einzeltherapie-Sitzungen werden anhand der DBT-Zielhierarchie zeitlich strukturiert (Reduzierung suizidaler Verhaltensweisen, Reduzierung von therapiegefährdendem Verhalten, Reduzierung von die Lebensqualität einschränkenden Verhaltensweisen, Förderung von Verhaltensfertigkeiten, Reduzierung von posttraumatischen Belastungsreaktionen, Erhöhung der Selbstachtung und das Erreichen individueller Ziele). Die Struktur anderer Therapiebausteine (z. B. Fertigkeitstraining, Telefonanrufe etc.) wird von den jeweils geltenden Zielprioritäten bestimmt. (Die Strukturierung des Fertigkeitstrainings wird im begleitenden Manual zum Fertigkeitstraining erläutert.) Es werden hier keine neuen Strategien der Akzeptanz oder der Veränderung eingeführt. Ebenso wie in den Strategien zum Umgang mit dem sozialen Umfeld geht es in den strukturellen Strategien vor allem um das Erreichen bestimmter Ziele; die Betonung liegt daher mehr auf der Anwendung alter als auf der Einführung neuer Strategien. Dialektische Strategien sowie die grundlegenden Validierungs- und Problemlösestrategien bilden das Gerüst der strukturellen Strategien.

Vertragsstrategien

Die erste Aufgabe des Therapeuten besteht darin, die potentielle Patientin über die DBT zu informieren und einen vorläufigen Therapievertrag aufzustellen, der im weiteren Verlauf die Grundlage der Therapie bilden wird. Vertragsstrategien werden in den ersten Sitzungen eingesetzt, um die Patientin darüber zu informieren, was die DBT ist, was von ihr erwartet wird, was sie vom Therapeuten erwarten kann und wie und warum die Therapie funktionieren soll. Das Ziel besteht darin, dass sich sowohl Therapeut als auch Patientin dazu verpflichten, als therapeutisches Team zusammenzuarbeiten. Die Informations- und Verpflichtungsstrategien (aus dem Problemlösen, s. Kap. 9) sollen hier auf den Beginn der Therapie angewendet werden. Im weiteren Verlauf werden diese Strategien angewendet, wenn die Patientin (1) den Therapievertrag bricht oder solches androht (z. B. indem sie sagt, dass sie das Fertigkeitstraining abbrechen will); (2) mit Suizid oder Parasuizid droht; (3) unrealistische Anforderungen oder Erwartungen an den Therapeuten zu haben scheint;

(4) Schwierigkeiten hat, die Therapie angemessen zu nutzen (z. B. den Therapeuten nicht anruft, obwohl es angemessen wäre, weil sie Angst hat, aufdringlich zu sein). Der Therapievertrag unterliegt also einer ständigen Veränderung. Spezifische Vertragsstrategien sind in Tabelle 14.1 zusammengefasst und werden im Folgenden besprochen.

1. Durchführung der Diagnostik

Wurde zuvor noch kein diagnostisches Interview durchgeführt, sollte dies in der Vertragsphase geschehen. Das Ziel besteht darin, eine detaillierte verhaltensbezogene und psychiatrische Anamnese zu erhalten mit besonderem Augenmerk auf die vorausgegangenen psychotherapeutischen Behandlungen. In unserer Klinik setzen wir das Strukturierte Klinische Interview für DSM-III, Achse II (SKID-II, Spitzer und Williams, 1990) sowie die überarbeitete Fassung des „Diagnostic Interview for Borderlines" (DIB-R; Zanarini et al., 1989) ein.

Die DBT setzt verschiedene Patientenmerkmale voraus, von denen das Wichtigste die freiwillige Teilnahme ist. Für die Durchführung der DBT muss zumindest die Möglichkeit eines gemeinschaftlichen Arbeitsbündnisses bestehen, da die Fortführung der therapeutischen Beziehung nur dann als Kontingenz eingesetzt werden kann, wenn die Patientin auch in der Therapie bleiben will. Bei einer unfreiwilligen Therapie sind die Möglichkeiten des Kontingenzmanagements daher deutlich eingeschränkt. Eine gerichtlich angeordnete Therapie ist dann akzeptabel, wenn die Patientin auch dann zur Fortsetzung der Behandlung bereit ist, wenn der Therapeut die gerichtliche Verfügung aufheben lässt.
Meiner Erfahrung nach ist es auch wünschenswert, wenn die Patientin in der Nähe des Therapeuten wohnt. Patientinnen, die nicht in der näheren Umgegend (also Anreisezeit unter einer Stunde) wohnen oder die wegen der Therapie umziehen müssen, werden Schwierigkeiten dabei haben, die Ressourcen der Gemeinde zu nutzen, um die Belastung durch die Therapie zu reduzieren; bei ihnen ist daher die Wahrscheinlichkeit erhöht, dass sie die Therapie vorzeitig abbrechen. Ein weiteres Patientenmerkmal, das für die Gruppentherapie wichtig ist, ist die Fähigkeit, aggressive Gefühle gegenüber anderen unter Kontrolle zu halten. Borderline-Gruppen mit einem übermäßig aggressiven Mitglied haben einen deutlichen Nachteil aufgrund der typischen emotionalen Überempfindlichkeit und Passivität der anderen Gruppenmitglieder.

In den Studien zur Effektivität von DBT durchliefen die Patientinnen ein Screening für akute Psychosen und organisch bedingte psychische Störungen. In einem rein therapeutischen, nicht forschungsorientierten Setting wäre ein solches Screening nur insofern sinnvoll, als die Patientinnen mit schwerwiegenden kognitiven Einschränkungen nicht vom Fertigkeitstraining profitieren würden, wenn sie beispielsweise bestimmte Konzepte nicht verstehen könnten. Das Vorhandensein von Substanzabhängigkeit ist kein Grund für einen Ausschluss, es sei denn, die Patientin kann nicht von den anderen Angeboten profitieren, solange die Abhängigkeit nicht behandelt wurde. Im Prinzip spricht nichts dagegen, die DBT in modifizierter Form zur Behandlung von Substanzmissbrauch oder -abhängigkeit einzusetzen. Einige unserer Patientinnen nahmen jedoch an einem kurzen stationären Entzugsprogramm teil, bevor sie zur DBT zugelassen wurden.

2. Darstellung der biosozialen Theorie der Borderline-Störung

In der oder den ersten Sitzung(en) sollte der Therapeut der Patientin die dialektische/biosoziale Theorie über parasuizidales Verhalten und die BPS darstellen (siehe Kap. 2). Suizidales Verhalten sollte als ein Versuch eines leidenden Individuums interpretiert werden, Schwierigkeiten im alltäglichen Leben zu lösen. Es unterscheidet sich daher im Prinzip nicht von anderen unangemessenen Verhaltensweisen, außer dass es lebensgefährlich sein kann. Die Funktion parasuizidalen Verhaltens kann zwar über die Zeit verschiedene Situationen und Individuen variieren, dennoch scheinen einige Merkmale für die meisten suizidalen Menschen zu gelten: Über diese Merkmale sollte mit der Patientin gesprochen werden, am besten in einer Art sokratischen Dialoges, in dem die Patientin selbst viele der Funktionen dieses Verhaltens benennt. Der Therapeut sollte vorsichtig andeuten, dass diese Funktionen für viele Menschen gelten, ohne der Patientin aufzudrängen, sie sei unbedingt wie andere Menschen.

In diesem Zusammenhang sollte der Patientin auch erklärt werden, was eine funktionale Beziehung ist. Wie ich bereits in den Kapiteln 9 und 10 dargestellt habe, missversteht die Patientin die Ausführungen des Therapeuten über funktionale Beziehungen häufig als Andeutung, sie wolle durch Parasuizid bewusst bestimmte Ziele erreichen. Der Therapeut sollte der Patientin daher klarmachen, dass eine bestimmte Beziehung zwischen Verhalten und Folgen nicht notwendigerweise bedeutet, die Person habe durch das Verhalten bewusst (oder unbewusst) diese Folgen hervorrufen wollen. Andererseits sollte die Patientin jedoch erkennen, dass diese Konsequenzen das parasuizidale Verhalten

verstärken können, selbst wenn sie dies nicht möchte. Der Therapeut kann das Vertrauen der Patientin dadurch stärken, indem er diesen Punkt bereits früh in der Therapie anspricht. Der Patientin ist mit Sicherheit von wichtigen Bezugspersonen vorgeworfen worden, sie setze suizidales Verhalten bewusst und manipulativ ein. Dieser Punkt wurde bereits ausführlich in den Kapiteln 1 und 9 behandelt.
Der Patientin sollte auch das Modell erläutert werden, wie sich typische Borderline-Verhaltensweisen durch eine Kombination emotionaler Fehlregulation und einer abwertenden Umwelt entwickeln können (siehe Kap. 2). Auch dieses Modell sollte am günstigsten in einem sokratischen Dialog entwickelt werden, indem die Patientin im Laufe der Diskussion bestimmte Elemente für sich bestätigt oder nicht bestätigt. Die DBT beruht zwar auf einem festen theoretischen Modell, besonders in der Vertragsphase (und auch im weiteren Verlauf der Therapie) ist es jedoch wichtig, die Theorie der individuellen Patientin anzupassen.

Tabelle 14.1: Checkliste der Vertragsstrategien

____ **T erhebt DIAGNOSTISCHE INFORMATIONEN.**
____ T verwendet ein strukturiertes diagnostisches Interview (z. B. SKID-II, DIB-R).
____ T stellt sicher, dass die Teilnahme an der Therapie freiwillig ist.

____ **T stellt den BIOSOZIALEN ANSATZ über allgemeine Lebensprobleme und speziell Borderline-typische Verhaltensweisen dar.**
____ T stellt den funktionalen Problemlöseansatz über unangemessenes (vor allem Borderline-typisches) Verhalten dar.
____ T stellt unangemessenes Verhalten im Rahmen eines Fertigkeits-Defizit-Modells vor.

____ **T INFORMIERT P über die DBT und betont dabei besonders die DBT-Philosophie:**
____ DBT ist unterstützend
____ DBT ist verhaltensorientiert
____ DBT ist kognitiv orientiert
____ DBT ist fertigkeitsorientiert
____ DBT achtet auf das Gleichgewicht zwischen Akzeptanz und Veränderung
____ DBT erfordert ein kooperatives Arbeitsbündnis

____ **T hilft P dabei, ihr SOZIALES UMFELD über die DBT zu informieren.**

____ **T gibt eine Übersicht über THERAPEUTISCHE VERPFLICHTUNGEN UND GRENZEN.**
____ T diskutiert notwendige Verpflichtungen auf Patientenseite:
  __ eine gemeinsam festgelegte Zeit in der Therapie zu bleiben
    __ T verhandelt über die Dauer des vorläufigen Therapievertrages
    __ T erläutert P die Bedingungen für eine Verlängerung des Therapievertrages
  __ an den Sitzungen teilzunehmen
    __ T verhandelt über Häufigkeit und Dauer der Sitzungen, bezieht dabei Wünsche von P ein
    __ T teilt P mit, dass sie an den wöchentlichen Einzelsitzungen und Fertigkeitstraining teilnehmen soll. Er erklärt ihr, dass sie höchstens vier Sitzungen hintereinander verpassen darf
  __ an der Reduzierung suizidalen Verhaltens zu arbeiten
  __ kooperativ mit T zusammenzuarbeiten
    __ T informiert P über angemessenes Verhalten während einer Sitzung (z. B. „Es ist nicht angemessen, eine Sitzung zu verpassen, weil Sie nicht in der richtigen Stimmung sind“)
    __ am Fertigkeitstraining teilzunehmen

__ sich an die Verpflichtungen bezüglich Forschung und Bezahlung zu halten
  __ T erläutert forschungsbedingte Voraussetzungen
  __ T verhandelt über Gebühren und Zahlungsmodus

____ T bespricht notwendige Verpflichtungen auf Therapeutenseite:
__ jede mögliche Anstrengung zu unternehmen, P die gewünschten Veränderungen erreichen zu lassen
__ sich an ethische Richtlinien zu halten
__ in vertretbarem Maße für P verfügbar zu sein
__ P zu respektieren
__ Informationen vertraulich zu behandeln
  __ T erläutert, dass lebensgefährliches suizidales Verhalten nicht unter die Schweigepflicht fällt
__ sich bei Bedarf beraten zu lassen

____ T bespricht Verfügbarkeit von Telefonkontakten und Tonbandaufnahmen der Sitzungen.

____ **T setzt VERPFLICHTUNGSSTRATEGIEN ein, um Einlassen von P auf die DBT und speziell die Reduktion parasuizidalen Verhaltens zu erreichen.**
__ nach sorgfältiger Erwägung verpflichtet sich T, mit P zusammenzuarbeiten.

____ **T führt VERHALTENSANALYSE der wichtigsten problematischen Verhaltensweisen durch.**
____ parasuizidales Verhalten
____ vorhergehende Behandlungen, eingeschlossen jeder vorzeitige Therapieabbruch
____ ernstlich die Lebensqualität herabsetzendes Verhalten
____ posttraumatische Belastungsreaktionen (in der zweiten Therapiephase)

____ **T beginnt, die THERAPEUTISCHE BEZIEHUNG aufzubauen.**
____ T achtet während der Vertragssitzungen auf zwischenmenschliches Verhalten.
____ T vermittelt Erfahrung, Glaubwürdigkeit und Wirksamkeit:
__ T hat entspannten, interessierten, professionellen Stil
__ T gibt Informationen über seine berufliche Erfahrung
__ T vermittelt ein Gefühl des Vertrauens und der Verlässlichkeit

Anti-DBT-Interventionen

____ T stellt die Diagnose einer BPS nicht aufgrund gezielter Diagnostik, sondern „nach Gefühl".
____ T beginnt die Therapie, bevor P sich angemessen auf Therapie eingelassen hat.
____ T steht den Verpflichtungen unentschlossen gegenüber; ist mit P einer Meinung, dass emotionale Schierigkeiten erst „durchgearbeitet" werden müssen, bevor man sich verpflichten kann.
____ T überspringt Vertragsstrategien oder kürzt sie ab, um auf unmittelbare Krisen zu reagieren; kommt dann nicht darauf zurück, um die Strategien abzuschließen.
____ T macht therapeutische Versprechen, die er nicht einhalten will oder kann.

Zu diesem Zeitpunkt kann es hilfreich sein, auf einer Tafel eine Liste der Fertigkeiten zu notieren, die der Patientin wahrscheinlich fehlen (siehe auch das begleitende Manual). Diese Informationen werden zwar auch im Fertigkeitstraining vermittelt, die Patientin kann aber von einer Wiederholung in anderen Therapiebausteinen nur profitieren. Nach der Beschreibung der Fertigkeiten kann es nützlich sein, auf humorvolle oder leicht überdramatisierende Weise über die Zusammenhänge zwischen den einzelnen Fertigkeiten zu sprechen. Der Patientin wird so Verständnis für die Ursache ihrer Frustration vermittelt, wenn sie versucht, eine Gruppe von Fertigkeiten zu erlernen, solange ihr eine zweite Gruppe von Fertigkeiten noch fehlt, die eigentlich die Voraussetzung für die erste Gruppe darstellen. Beispielsweise wird es der Patientin schwerfallen, Selbstkontrolle zu erlernen, solange sie nicht in der Lage ist, ein aversives Umfeld zu ertragen.

Da jedes effektive Selbstkontrollprogramm in kleinen Schritten vorgeht, ist es immer wieder für kurze Zeitabschnitte notwendig, den aktuellen unangenehmen Zustand zu ertragen. Natürlich wäre es für die Patientin sehr viel einfacher, ein aversives Umfeld auszuhalten, wenn sie bereits über Selbstkontrollfertigkeiten verfügte – die mangelnde Fähigkeit, aversive Situationen aushalten zu können, resultiert ja häufig gerade aus der Überzeugung der Patientin, dass sich diese Situation niemals ändern werde, weil sie nicht über die dazu notwendigen Fertigkeiten verfügt. In ähnlicher Weise hängt das Erlernen von Emotionskontrolle davon ab, ob jemand über die Selbstkontrollfertigkeiten verfügt, regelmäßig an einem Therapieprogramm zum Erlernen der für die Emotionsregulation notwendigen Fertigkeiten teilzunehmen. Gerade diese regelmäßige Teilnahme wird aber dadurch erschwert, dass die Patientin noch nicht über Fähigkeiten zur Emotionskontrolle verfügt. Sehr intensive Emotionen erschweren sogar das Erinnern daran, welche Schritte auszuführen sind, und können die Patientin dazu verführen, den wohldurchdachten Verhaltensmanagement-Plan zu verwerfen und stattdessen die schmerzliche Emotion mit schneller wirksamen, aber ungünstigeren Maßnahmen loszuwerden. Diese Beispiele machen deutlich, dass den Patientinnen die Interdependenz der verschiedenen Fertigkeiten leicht zu vermitteln ist. Zu diesem Zeitpunkt kann es hilfreich sein, der Patientin zu vermitteln, dass sie eben ein Pechvogel ist, wenn sie in all diesen Gebieten nur über mangelhafte Fertigkeiten verfügt. Der Patientin muss zwar auch Hoffnung gemacht werden, dass sie diese Fertigkeiten erlernen kann, aber eine solche Aussage erleichtert ihr das Verständnis für ihr Gefühl der Frustration und macht es für sie einfacher, den Prozess des Fertigkeitsaufbaus in der DBT durchzuhalten.

3. Aufklärung der Patientin über die Behandlung

In den ersten Sitzungen wird die Patientin über die DBT aufgeklärt sowie über die Rolle, die sie als Patientin und der Therapeut als Therapeut einnehmen werden. Die im Folgenden aufgeführten Inhalte sollten alle abgedeckt werden, wobei die Reihenfolge individuell festgelegt werden kann. Auch hier ist es wieder am günstigsten, möglichst viel an Information von der Patientin kommen zu lassen, um so den didaktischen Anteil so gering wie möglich zu halten. Die Therapie an sich sowie die Anzahl, der Aufbau und der Inhalt der Sitzungen sollten der Patientin klar und detailliert vorgestellt werden. Zusätzlich sollten die folgenden Besonderheiten der DBT-Behandlungsphilosophie beschrieben werden:

1. **Die DBT ist unterstützend.** Es ist die Aufgabe des Therapeuten, die Patientin dabei zu unterstützen, ihr suizidales Verhalten zu reduzieren und die Lebenszufriedenheit zu erhöhen. Diesbezüglich wird der Therapeut ihr dabei helfen, eigene positive Seiten und Stärken zu erkennen und diese Eigenschaften auszubauen und zur Erhöhung der Lebenszufriedenheit einzusetzen. Zu diesem Zeitpunkt wird der Patientin auch mitgeteilt, dass es sich bei der DBT nicht um ein Programm zur Prävention von Suizid handelt, sondern um ein Programm zur Verbesserung der Lebensqualität.

2. **Die DBT ist verhaltensorientiert.** Ein zentraler Fokus der Therapie besteht darin, der Patientin zu helfen, (a) die für sie typischen problematischen Verhaltensmuster und auslösenden Ereignisse sowie ihren funktionalen Charakter zu analysieren und (b) ungünstige Verhaltensweisen durch angemessenere zu ersetzen.

3. **Die DBT ist kognitiv orientiert.** In der Therapie wird es auch darum gehen, der Patientin bei der Veränderung von Überzeugungen, Erwartungen und Annahmen zu helfen, die sie aufgrund ihrer Erfahrungen in früheren Settings gelernt hat, die heute aber nicht mehr effektiv oder hilfreich sind. Die Therapie wird sie auch dabei unterstützen, ihren Denkstil zu überprüfen und, wenn notwendig, zu verändern – insbesondere das „Alles oder nichts"-Denken und die Tendenz, übermäßig streng zu urteilen, besonders über sich selbst.

4. **Die DBT ist fertigkeitsorientiert.** Sowohl durch das strukturierte Fertigkeitstraining als auch durch die Einzeltherapie sollen der Patientin neue Fertigkeiten vermittelt und die Fertigkeiten, die sie bereits besitzt, verbessert werden. Im strukturierten Fertigkeitstraining liegt der Schwerpunkt auf Bewusstheit, interpersoneller Kompetenz, Aushalten von Belastungen, Selbstkontrolle und Emotionsregulation. In der Einzeltherapie wird es vor allem darum gehen, die Patientin bei der Integration der erlernten Fertigkeiten in ihr Alltagsleben zu unterstützen.

5. **In der DBT wird auf ein Gleichgewicht von Akzeptanz und Veränderung geachtet.** Ein Schwerpunkt der Therapie wird darauf liegen, der Patientin bei der Entwicklung einer größeren Toleranz gegenüber schmerzlichen Gefühlen, einem aversiven Umfeld, Mehrdeutigkeit und dem langsamen Tempo von Veränderungen im Allgemeinen zu helfen. Ein immer wiederkehrendes Thema wird die Auflösung des scheinbaren Widerspruches sein, der sich aus der Tatsache ergibt, dass gleichzeitig Verhaltensfertigkeiten aufgebaut und die bestehende Realität akzeptiert werden sollen. Hier kann es hilfreich sein, die Patientin darauf hinzuweisen, dass sie wahrscheinlich häufig zwischen zwei scheinbar widersprüchlichen Positionen schwankt: an dieser Stelle kann die Patientin nach Beispielen gefragt werden. Beispielsweise könnte die Patientin berichten, dass sie zwischen Hoffnung und Hoffnungslosigkeit schwankt, zwischen dem Gefühl, vollkommene Kontrolle zu haben, und dem Gefühl, die Kontrolle total zu verlieren und abhängig zu sein usw.

6. **Die DBT erfordert ein kooperatives Arbeitsbündnis.** Eine Voraussetzung der DBT besteht darin, dass Patientin und Therapeut als Team zusammenarbeiten, um die Ziele der Patientin zu erreichen. Zu diesem Zweck muss die Patientin nicht nur regelmäßig an den therapeutischen Angeboten teilnehmen, sondern Patientin und Therapeut müssen gemeinsam daran arbeiten, dass ihre therapeutische Beziehung den Fortschritt fördert, statt ihn zu behindern. Ein wichtiger Schwerpunkt wird in der Therapie daher darauf liegen, beiden zu helfen, ihre individuellen Eigenheiten auf die Bedürfnisse der Beziehung abzustimmen.

4. Aufklärung des Umfeldes über die Behandlung

Während der Aufnahmediagnostik sollte der Therapeut Informationen über das soziale Netzwerk der Patientin und andere aktuelle medizinische und psychologische Behandlungen gesammelt haben. Er trägt die Verantwortung dafür, dass die Patientin sowohl ihr soziales Netzwerk als auch medizinische oder psychologische Therapeuten über die DBT und ihre Teilnahme informiert. Wenn es die Qualität der therapeutischen Beziehung erlaubt, kann auch ein gemeinsames Treffen von Therapeut und Patientin mit Mitgliedern ihres Umfeldes sehr sinnvoll sein. Dies ist besonders bei einer stark suizidalen Patientin der Fall, bei der meist das gesamte Umfeld über das hohe Suizidrisiko informiert werden sollte. (Die Einbeziehung des Netzwerkes im Umgang mit suizidalen Verhaltensweisen wird in Kapitel 15 ausführlicher besprochen.) Diese anfänglichen gemeinsamen Treffen bieten dem Therapeuten auch die Möglichkeit, das Netzwerk über die in Kapitel 13 beschriebenen Strategien der Beratung der Patientin und über die DBT-Theorie der BPS zu informieren, sowie weitere Informationen über die Patientin und ihr Umfeld zu sammeln.

5. Übersicht über die therapeutischen Verpflichtungen und Grenzen

Verpflichtungen des Therapeuten und der Patientin

Die Verpflichtungen, die Therapeut und Patientin eingehen, sollten ausführlich besprochen werden (siehe Kap. 4). Für die DBT sind sechs Verpflichtungen der Patientin notwendig (die Therapie beginnen und zu Ende führen, an der Therapie teilnehmen, an der Reduzierung suizidaler Verhaltensweisen arbeiten, an therapiegefährdenden Verhaltensweisen arbeiten, am Fertigkeitstraining teilnehmen, sich an die Absprachen bezüglich der Forschung und Bezahlung zu halten) und sechs Verpflichtungen des Therapeuten (jede Anstrengung unternehmen, effektiv zu arbeiten; sich ethisch verhalten; für die Patientin verfügbar sein; die Patientin respektvoll behandeln; Vertraulichkeit bewahren; und sich beraten lassen, wenn nötig). Diese Verpflichtungen stellen Operationalisierungen der DBT-Behandlungsphilosophie dar, die oben erläutert wird. Da das Rational bereits in Kapitel 4 vorgestellt wird, gehe ich hier darauf nicht mehr ein.

Verfügbarkeit von Telefonkontakt

In der ersten Sitzung sollte der Therapeut der Patientin Telefonnummern mitgeben, unter der sie ihn und verfügbare Notdienste in der Gemeinde erreichen kann. Wenn die Patientin darauf besteht, sie könne auf keinen Fall mit einem Therapeuten telefonieren, sollte er ihr die Haltung der DBT zu Telefonanrufen erläutern: Es sei in den meisten Fällen nicht möglich, die gesamte Therapie in den Einzelsitzungen und dem Fertigkeitstraining abzuhandeln. Daher sei es manchmal notwendig, dass die Patientin den Therapeuten anrufe, um individuelle Unterstützung zu bekommen, insbesondere in Krisensituationen, in denen sie in Versuchung gerät, suizidales oder anderes unangemessenes Verhalten zu zeigen. Weitere Strategien in Bezug auf den Telefonkontakt werden in Kapitel 15 erläutert.

Tonbandaufnahmen der Sitzungen

Wenn die Sitzungen aufgenommen werden, sollte die Patientin darüber aufgeklärt werden. Die DBT empfiehlt, sowohl die Einzelsitzungen als auch die Sitzungen des Fertigkeitstrainings aufzunehmen; die Rolle, die diese Bänder in ihrer Behandlung spielen, sollte besprochen werden. Wenn es zum Therapieplan gehört, dass die Patientin sich die Bänder zwischen den Sitzungen anhören soll, sollte der Therapeut dafür sorgen, dass ihr ein Kassettenrekorder zur Verfügung steht. In Kapitel 11 wurde die Aufgabe von Tonbändern in der DBT und Schwierigkeiten, die bei diesem Vorgehen möglicherweise auftreten könnten, diskutiert.

6. Einlassen auf die Therapie

Die formale Therapie kann erst dann beginnen, wenn Patientin und Therapeut sich darauf geeinigt haben, zusammenzuarbeiten, und wenn die Patientin bereit ist, sich an ihre und der Therapeut sich an seine Verpflichtungen zu halten. Dieser Punkt kann nicht genug betont werden. Die in Kapitel 9 beschriebenen Verpflichtungsstrategien sind die wichtigsten Mechanismen, mit denen das Einlassen der Patientin auf das Vorgehen und die Ziele der DBT gewonnen und erhalten werden können. Bevor die Patientin sich nicht mündlich auf die Therapie eingelassen hat, sollte der Therapeut keine Diskussionen über weitere Themen zulassen. Er sollte nicht über die Vergangenheit der Patientin sprechen, um mehr über ihren „Widerstand“ herauszufinden; nicht über ihre emotionalen Schwierigkeiten oder das Chaos in ihrem Leben, um verstehen zu können, warum sie sich jetzt nicht einlassen kann; und sich auf keine offene Aussprache über die Beziehung der Patientin zu ihm einlassen (außer während der Aufnahmediagnostik als Bestandteil des gegenseitigen Kennenlernens), um herauszufinden, ob sie mit ihm zusammenarbeiten kann. Dieser Punkt ist besonders wichtig, weil viele Patientinnen vor einer oder mehreren der DBT-Verpflichtungen zurückschrecken, weil sie angeblich (noch) nicht dazu in der Lage oder bereit sind, sich auf diesem Niveau auf die Therapie einzulassen. Gleichzeitig machen sie einen so verzweifelten Eindruck, dass der Therapeut ihnen so schnell wie möglich helfen möchte.

Trotz der Verzweiflung der Patientin (und manchmal des Therapeuten) sollte der Therapeut es zwar akzeptieren, wenn die Patientin sich weigert, sich auf die sechs oben beschriebenen Verpflichtungen einzulassen, er sollte aber darauf beharren, dass die Therapie in diesem Falle nicht beginnen kann. Wer eine Therapie ohne die notwendigen Verpflichtungen der Patientin beginnt, ähnelt einem Zugführer, der es so eilig hat, die Passagiere des Zuges irgendwohin zu befördern, dass er nicht darauf achtet, ob die Passagierwaggons an der Lok befestigt sind. Egal, wie schnell die Lokomotive fährt – die Passagiere, die auf dem Bahnhof zurückgeblieben sind, kommen so nicht schneller an ihr Ziel. Borderline-Patientinnen fällt es häufig besonders schwer, sich auf die Verpflichtungen bezüglich der Reduktion des Parasuizid- und Suizidrisikos einzulassen. Da dieses Thema bereits in den Kapiteln 9 und 15 ausführlich behandelt wird, werde ich hier nicht näher darauf eingehen.

Manchmal konzentriert sich der Therapeut so sehr auf die Frage der Verpflichtung der Patientin, dass er darüber vergisst zu überlegen, ob seine Therapie für die Patientin genauso gut oder besser geeignet ist als andere Therapien, und ob er selbst überhaupt mit ihr zusammenarbeiten will. Gerade bei Patientinnen, die voller Verzweiflung zu uns kommen und bereit sind, alles zu tun, ist die Gefahr sehr groß, sich in die Therapie mit ihnen zu stürzen, ohne zuvor ausreichend über die Bedeutung dieser Verpflichtung nachgedacht zu haben. Ein schnell dahingesagtes Versprechen, die Patientin zu behandeln, kann ihr zwar wieder Hoffnung machen, aber ein solches Versprechen kann unter Umständen auch nur mit großem Schaden für die Patientin wieder gebrochen werden. In den meisten Fällen sollte der Therapeut in der ersten Therapiestunde noch keine Zusage über die Fortführung der Behandlung machen. Ich sage den Patientinnen meistens, dass wir die ersten zwei bis drei Wochen dazu nutzen werden, herauszufinden, ob wir zusammenarbeiten wollen und ob ich in der Lage bin, die Probleme der Patientin zu behandeln. Zwischen den Sitzungen mache ich mir Gedanken darüber, ob ich bereit und in der Lage bin, dieser Patientin eine effektive Therapie anzubieten; wenn ja, mache ich ihr in der zweiten oder dritten Sitzung eine definitive Zusage. Wenn nicht, bin ich ihr dabei behilflich, eine andere Therapie zu finden. In manchen Fällen empfehle ich der Patientin, zunächst eine andere Therapie zu machen (z. B. ein Entzugsprogramm oder eine strukturierte stationäre Langzeit-DBT) und dann noch einmal zu kommen.

7. Durchführen einer Analyse der wichtigsten Therapieziele

Im Verlauf der ersten Sitzungen sollte der Therapeut eine ausführliche Verhaltensanalyse aller Episoden parasuizidalen Verhaltens durchführen, an die sich die Patientin erinnern kann. Auch schwerwiegende Probleme mit vorangegangenen Therapien sollten erhoben werden. Ich führe im Allgemeinen zumindest eine detaillierte Analyse jedes vorzeitigen Therapieabbruchs durch. In der zweiten Phase der Therapie (oder wenn die Therapie bereits mit diesem Thema beginnt) sollte eine gründliche Analyse posttraumatischer Belastungsreaktionen durchgeführt werden. Der Therapeut muss eventuell zunächst verschiedene Muster identifizieren, um dann auf ein oder zwei Beispiele für jedes Verhaltensmuster genauer einzugehen. Der Schwerpunkt sollte immer auf aktuellen, nicht früheren Stressreaktionen liegen. In Kapitel 9 finden sich Richtlinien für die Durchführung von Verhaltensanalysen. In einem Forschungsumfeld können die entsprechenden Daten als Grundlage einer Verhaltensanalyse dienen. Sie sollte aber keinesfalls übergangen werden, um möglichst schnell mit den Interventionen beginnen zu können. Verhaltensanalysen liefern nicht nur wertvolle Informationen über bestimmte Verhaltensmuster, sondern sie helfen den Patientinnen auch dabei, sich ihr Verhalten nicht in Kategorien von „verückt“ oder „böse“ zu erklären (siehe auch Kap. 9).

8. Aufbau der therapeutischen Beziehung

Beobachten der Beziehungsmuster in den Vertragssitzungen

Eine wichtige Aufgabe der Vertragssitzungen besteht im Aufbau einer tragfähigen zwischenmenschlichen Beziehung. Sie bieten sowohl Patientin als auch Therapeut die Möglichkeit, Probleme zu erörtern, die beim Aufbau und der Erhaltung eines therapeutischen Arbeitsbündnisses entstehen könnten. Die ersten Sitzungen sind selbst eine Stichprobe der Interaktion zwischen Patientin und Therapeut und können daher nützlich für die Vorhersage zukünftiger Muster sein. Verhaltensmuster in den Sitzungen, Vielfältigkeit der Antworten und Ähnliches sollten daher sorgfältig beobachtet und für weitere Auswertungen dokumentiert werden.

Vermittlung von Erfahrung, Glaubwürdigkeit und Wirksamkeit

Erfahrung, Glaubwürdigkeit und Wirksamkeit können auf verschiedene Arten vermittelt werden. Viele der DBT-Strategien sind darauf ausgerichtet, die Wirksamkeit des Therapeuten zu erhöhen. Erfahrung lässt sich durch bestimmte stilistische Merkmale vermitteln, wie professionelle Kleidung, Ausstrahlen von Ruhe und Interesse, Einnehmen einer bequemen, aber zugewandten Sitzhaltung, Sprechen mit Selbstsicherheit und Selbstvertrauen und Vorbereitung auf die Sitzungen.

Der Therapeut kann der Patientin auch seinen Titel, seine Zugehörigkeit zu einer Institution, seine akademische und praktische Erfahrung mit Fällen wie dem der Patientin und dem Therapieansatz mitteilen. Die Glaubwürdigkeit wird von Merkmalen wie Verlässlichkeit, Zuverlässigkeit, Vorhersagbarkeit und Konsistenz bestimmt. Insbesondere für suizidale Patientinnen ist es sehr wichtig, aus welchen Gründen und mit welcher Intention der Therapeut die Behandlung durchführen will. Es ist daher wichtig, auf Faktoren zu achten wie Einhalten von Vereinbarungen, pünktlicher Beginn der Sitzungen und Vermitteln von Interesse an der Patientin als Person und nicht nur als Klientin oder Forschungsobjekt. Die Glaubwürdigkeit der Behandlung und des Therapeuten lässt sich auch manchmal erhöhen, indem der Therapeut es der Patientin ermöglicht, in den ersten Sitzungen eine positive und eindrucksvolle Lernerfahrung zu machen. Diesen Effekt kann es zum Beispiel haben, der Patientin zu vermitteln, wie man sich entspannt oder wie man emotionale Erregung in der Sitzung abbauen kann. Auch die Krisenstrategien (siehe das begleitende Manual) können diesen Effekt haben.

Schwierigkeiten im „echten Leben“

Ich habe die Vertragsstrategien sehr geordnet dargestellt, als ob man in der Therapie auf ebenso geordnete Art und Weise die verschiedenen Strategien durchlaufen würde. Dies ist häufig jedoch nicht der Fall: Insbesondere dann, wenn eine Patientin zu Beginn der Therapie in einer schweren Lebenskrise steckt, ernsthaft suizidgefährdet ist oder so deutliche therapiegefährdende Verhaltensweisen an den Tag legt, dass nichts erreicht werden kann, solange diese Verhaltensweisen nicht reduziert werden können. Unter Umständen muss sich der Therapeut zu Beginn der Therapie zunächst über einen längeren Zeitraum an einem Kriseninterventionsmodell orientieren (siehe Kap. 15). In diesem Fall sollte der Therapeut am Anfang der Therapie zusätzliche Zeit einräumen (in den meisten Fällen reicht eine Sitzung aus), um der Patientin die Grundzüge der Therapie zu erläutern und eine grundlegende Zusage von ihr zu bekommen, dass sie sich auf die Therapie einlassen möchte. Diese zwei Dinge (Aufklärung über die Therapie und Einlassen) haben Vorrang vor allem anderen. Die formale Diagnostik muss eventuell von einem Kollegen oder anderen Therapeuten durchgeführt werden. Die Darstellung der biosozialen Theorie der DBT, die Erfassung der wichtigsten Therapieziele, Aufzeichnung der Vorgeschichte und Aufklärung des sozialen Netzwerkes müssen unter Umständen später in die Therapie eingebaut werden.

Eine Patientin wurde beispielsweise zur ambulanten Therapie an mich überwiesen, die in den vergangenen 9 Monaten drei fast tödliche Suizidversuche durchgeführt hatte bei dem Versuch, sich die Halsschlagadern aufzuschneiden. Im vergangenen Jahr hatte sie darüber hinaus 12-mal Gift getrunken und sich so häufig selbst verbrannt, dass eine Hautverpflanzung notwendig war. Nachdem sie sich in der ersten Sitzung dazu verpflichtet hatte, an diesen Verhaltensweisen zu arbeiten, war sie sofort ambivalent, ob sie leben oder sich umbringen sollte. Sie konnte sich lediglich dazu verpflichten, sich beim nächsten starken Todesdrang nicht umzubringen. (Ihre dissoziativen Zustände kamen erschwerend hinzu, bei denen sie nach eigenen Angaben unfähig war, ihr eigenes Verhalten zu kontrollieren.) Da der überwältigende Suiziddrang und der Wunsch zu sterben fast ständig da waren, konzentrierte sich die Therapie zunächst darauf, die Patientin relativ unverletzt am Leben zu halten. Ich sagte der Patientin immer wieder, dass wir uns ihren Schwierigkeiten zuwenden und uns besser kennenlernen würden, sobald wir ihre suizidalen Verhaltensweisen unter Kontrolle hätten. Dazu waren 3 Monate unaufhörlicher Anstrengungen notwendig, zu denen unter anderem mehrere Klinikaufenthalte und die Erörterung alternativer Behandlungsmethoden zählten. Erst als die unmittelbare Suizidgefahr zurückging, begann ich mit der Anamnese und der Diagnostik, die ich normalerweise viel früher durchgeführt hätte.

Ein zweites Beispiel betrifft eine Patientin, die in unserer Klinik von einem männlichen Therapeuten betreut wurde. (Die Patientin wollte lieber eine weibliche Therapeutin; es stand jedoch keine zur Verfügung; leider konnten wir für die Patientin keine alternative Therapie in der Umgebung finden.) Die Patientin begann mit der Therapie, machte die notwendigen Verpflichtungen und wurde daraufhin sofort von starken Ängsten befallen, weil sie einen männlichen Therapeuten hatte. In der dritten Woche hatte sich ein festes Muster etabliert: Die Patientin hinterließ in der Woche fünf bis sechs Nachrichten, in denen sie feststellte, dass sie die Therapie nicht fortführen könne, dass sie nicht mit einem so unerfahrenen Therapeuten zusammenarbeiten könne, dass sie nicht an einem derart schlechten Therapieprogramm teilnehmen wolle, dass sie nicht mit derart unsensiblen Menschen weiterarbeiten könne, dass sie nicht weitermachen könne, wenn wir weiterhin auf der gleichzeitigen Teilnahme an einem Fertigkeitstraining bestünden, und so weiter. Bitten um einen Rückruf wurden innerhalb von ein oder zwei Stunden rückgängig gemacht mit der Nachricht, dass sie die Therapie abbrechen werde und der Therapeut sich keine Vorwürfe machen solle. Die Patientin verpasste zwei oder drei Sitzungen, ließ sich dann am Telefon oder in einer Sitzung etwas beruhigen und begann nach wenigen Stunden des zaghaften Wiedereinlassens erneut den Kreislauf. Die Therapie konzentrierte sich während der ersten vier Monate einzig und allein auf dieses therapiegefährdendende Verhalten (welches sich bereits gegenüber früheren Therapien verbessert hatte, in denen sie mit der gleichen Frequenz mit Suizid gedroht hatte). Die Diagnostik wurde von einem Kollegen durchgeführt. Die Erhebung der Vorgeschichte und anderer Problembereiche wurde vorerst vertagt.

Strategien zur Eröffnung der Sitzungen

In jeder Psychotherapie ist es wichtig, wie eine Sitzung beginnt. Dieser Beginn bestimmt maßgeblich den weiteren Verlauf der Sitzung. Viele Patientinnen erwarten, dass der Therapeut ihnen mit einer negativen oder ablehnenden Haltung gegenübertritt. Sie erscheinen häufig nur ungern zu den Sitzungen und sind bereit, sich sofort wieder zurückzuziehen oder zu flüchten. Das ist besonders dann wahrscheinlich, wenn die letzte Begegnung intensiv und negativ verlaufen ist. Die meisten Borderline-Patientinnen haben nie gelernt, dass negative Emotionen kommen und gehen und dass Probleme gelöst werden können. Das Fehlen dieser Erfahrungen kann eine negative Begegnung zu einer Katastrophe machen. Wenn man die Patientin immer wieder warmherzig empfängt, kann sie lernen, dass ihre Wut, Frustration, ihre Beziehungsprobleme und Fehler nicht dazu führen müssen, dass sie allein gelassen wird. Es wird ihr dadurch bedeutend leichter fallen, sich selbst zu beruhigen – eine Fertigkeit, die notwendig ist, um die Eskalation von Emotionen unter Kontrolle zu halten.

An dieser Stelle möche ich etwas zu möglichen therapeutischen Settings sagen. In meiner Klinik findet die Einzeltherapie üblicherweise im Büro des Einzeltherapeuten statt; dies hat sich im Allgemeinen als sinnvoll erwiesen. Ein weiteres wichtiges Setting in der DBT sind die Telefongespräche, die bereits kurz beschrieben wurden und die im nächsten Kapitel ausführlicher erläutert werden. Interventionsstrategien im Umfeld der Patientin können in-vivo durchgeführt werden. Für jugendliche Patientinnen, die der Therapie sehr ambivalent gegenüberstehen, kann eine gewisse Flexibilität im Setting extrem wichtig sein, um sie in der Therapie zu halten. In schwierigen Phasen kann es sinnvoll sein, die Sitzungen außerhalb des Büros, z.B. in einer Kegelbahn oder im Auto abzuhalten, um den Kontakt aufrechtzuerhalten. Dasselbe Ziel kann möglicherweise dadurch erreicht werden, dass der Therapeut mit der Patientin so lange in Kontakt bleibt, bis sie zu einem Termin erscheint; bei einer Begrenzung von vier aufeinanderfolgenden verpassten Sitzungen ist dies aber nicht praktikabel. Möglicherweise stellen diese alternativen Treffpunkte für manche Jugendliche eine natürlichere Umgebung dar und können deshalb inmitten der traumatischen Ereignisse ihres Lebens von ihnen besser akzeptiert werden.

In Tabelle 14.2 sind Strategien dargestellt, die zu Beginn der Therapie eingesetzt werden sollten. Sie werden im Folgenden ausführlicher beschrieben.

Tabelle 14.2: Checkliste der Strategien zur Eröffnung der Sitzungen

____ T begrüßt P freundlich und vermittelt ihr das Gefühl, dass er sich freut, sie zu sehen; T beginnt die Sitzung so, dass der P ein Gefühl von Interesse und Wärme vermittelt wird.

____ T achtet auf P.s aktuellen emotionalen Zustand; klärt ab, ob P irgendetwas besonders auf dem Herzen liegt, das in der Sitzung besprochen werden sollte.

____ T arbeitet bei Bedarf an der Beziehung, indem gleichberechtigte Kommunikation und Problemlösestrategien angewendet werden.

1. Begrüßung der Patientin

Der Therapeut sollte die Patientin normalerweise herzlich begrüßen und dabei seine Freude ausdrücken, sie wiederzusehen. Dazu gehört es, die Patientin anzulächeln und, wenn sie ein oder zwei Sitzungen verpasst hat, ihr zu sagen, dass man sich freut, sie wiederzusehen. Es geht darum, zu Beginn der Begegnung der Patientin seine Wertschätzung und Zuneigung auszudrücken.

2. Den aktuellen emotionalen Zustand der Patientin erkennen

Es ist wichtig, gleich zu Beginn der Sitzung den emotionalen Zustand der Patientin zu erkennen. Versteckte Themen, über die sie (oder der Therapeut) eigentlich gerne reden möchte, sollten offen angesprochen werden. Wenn der Patientin ein Thema besonders dringend am Herz liegt, sollte dies vermerkt werden. Am Anfang der Sitzung kann ein vorläufiger Zeitplan für die Sitzung erstellt werden, damit beide wissen, welche Themen in welcher Reihenfolge besprochen werden müssen. Die unten beschriebenen Zielstrategien sind für die Festlegung dieses Zeitplans unabdingbar.

3. Arbeit an der therapeutischen Beziehung

Mit wenigen Ausnahmen sollte bei Schwierigkeiten die Arbeit an der Beziehung vor der ernsthaften Bearbeitung anderer Themen Vorrang haben. Jedoch sollte ein solches „Zwiegespräch" nicht die Arbeit an den zentralen Therapiezielen ersetzen: Die Risiken dieser Versuchung wurden bereits in Kapitel 12 beschrieben.

Steht der Therapeut der Sitzung mit der Patientin ambivalent gegenüber, hat er Angst davor, schwierige Themen mit ihr zu besprechen, oder ist er noch verärgert über sie, sollte er sich zunächst fragen, ob er diesen Konflikt mit ihr tatsächlich lösen will. Ist die Antwort Nein, so sollte er das Problem in der nächsten Supervision oder im Beratungsteam ansprechen. Vielleicht ist zunächst eine gewisse Wiedergutmachung außerhalb der Therapie notwendig, bevor er das Thema mit der Patientin bespricht. Ist die Antwort Ja, dann stehen ihm die Strategien der gleichberechtigten Kommunikation (siehe Kap. 12) und der therapeutischen Beziehung (siehe Kap. 15) zur Verfügung, um die Beziehung mit der Patientin zu diskutieren und die Schwierigkeiten zu lösen.

Zielstrategien

Die Zielstrategien betreffen die Art und Weise, wie der Therapeut den Verlauf der einzelnen Sitzungen strukturiert und welche Themen bearbeitet werden. Sie wurden entwickelt, um die Bedeutung der hierarchischen Organisation der Therapieziele in der DBT widerzuspiegeln und um sicherzustellen, dass der Therapeut diese für die DBT notwendige hierarchische Ordnung beachtet. Für die Durchführung der Zielstrategien ist die Integration fast aller bisher beschriebenen Strategien erforderlich. In der ersten Phase der Therapie kann dies ganz besonders schwer sein, weil häufig weder Patientin noch Therapeut an den Therapiezielen arbeiten wollen.

Das Rational für die Zielstrategien sowie verschiedene Einwände und Schwierigkeiten (und deren mögliche Lösungen) bezüglich dieser Strategien wurden bereits in den Kapiteln 5 und 6 ausführlich diskutiert. An dieser Stelle soll jedoch noch einmal betont werden, dass ein Therapeut, der die Zielstrategien ignoriert, keine DBT durchführt. In der DBT ist die Art und Weise, wie etwas besprochen wird, ebenso wichtig wie der Inhalt. Schwierigkeiten der Patientin, sich an die Zielstrategien zu halten, sollten wie jedes andere therapiegefährdende Verhalten bearbeitet werden; die genaue Durchführung wird im nächsten Kapitel besprochen. Hat der Therapeut Schwierigkeiten, sich selbst an die Zielstrategien zu halten, sollte er dieses Thema in der nächsten Supervisionssitzung ansprechen. Mit Sicherheit werden auch die anderen Therapeuten dieses Problem kennen.

Weil ich das Rational für die Zielhierarchien in anderen Kapiteln bereits so ausführlich diskutiert habe, werde ich an dieser Stelle nicht noch einmal darauf eingehen. Zielstrategien können als eine Art Arbeitsplan (agenda) betrachtet werden. Dieser Arbeitplan muss zwar flexibel bleiben, um das aktuelle Verhalten der Patientin in der vergangenen Woche berücksichtigen zu können, dennoch kann es sinnvoll sein, sich den Arbeitsplan vor und nach jeder Sitzung anzuschauen. Die Zielstrategien werden im Folgenden beschrieben und sind in der Tabelle 14.3 zusammengefasst. Diese Strategien können in beliebiger Reihenfolge eingesetzt werden, es sollten jedoch in jeder Sitzung alle zum Einsatz kommen.

Tabelle 14.3: Checkliste der Zielstrategien

____ **T BESPRICHT FORTSCHRITTE der P seit letzter Sitzung.**

____ In der ersten und letzten Therapiephase wird die Tagebuchkarte von T explizit eingesammelt und durchgesprochen, so dass ihre Wichtigkeit deutlich wird.

  __ Wenn P die Tagebuchkarte nicht mitgebracht hat, wird nach den Gründen gefragt; unter Umständen werden die Vorgehensweisen zu therapiegefährdendem Verhalten angewendet (siehe Kap. 15).

  __ Wenn P die Tagebuchkarte nicht mitgebracht hat, fragt T P nach suizidalem Verhalten in der vergangenen Woche (sowie nach anderen Verhaltensweisen, die auf der Karte verzeichnet werden; T lässt P Karte u.U. während der Sitzung ausfüllen.

  __ Alle ungewöhnlichen oder problematischen Reaktionen werden besprochen; Fortschritte werden verstärkt.

____ T fragt nach Fortschritten bei den Hausaufgaben.

____ **T nutzt ZIELPRIORITÄTEN, um die Sitzung zu strukturieren.**

____ Wird suizidales Verhalten berichtet (außer ständigen leichten Suizidvorstellungen), wird dieses von T besprochen und mit Problemlösestrategien bearbeitet; T wendet Vorgehen zu suizidalem Verhalten an (Kap. 15).

__ Bei starkem Unwohlsein und wenigen suizidalen Vorstellungen und/oder wenn der Drang, sich selbst zu verletzen, sehr stark ist und kein parasuizidales Verhalten vorliegt, spricht T das starke Unwohlsein und den Drang an; er betont, dass die Probleme der P wichtig sind, selbst wenn sie nicht von suizidalem Verhalten begleitet werden.

____ Therapiegefährdendes oder die Lebensqualität herabsetztendes Verhalten wird besprochen und mit Problemlösestrategien (allgemein oder in Bezug auf die Beziehung) bearbeitet.

__ Wenn die Anrufe der P aktuelles Therapiethema sind oder wenn während der Woche ungewöhnliche Anrufe erfolgt sind, werden diese in der Sitzung besprochen.

____ Wenn die relevanten Zielbereiche besprochen worden sind (suizidales Verhalten, therapiegefährdendes Verhalten; die Lebensqualität einschränkendes Verhalten; posttraumatischer Stress) lässt P T den Inhalt und die Richtung der Sitzung kontrollieren.

____ **T BEACHTET DIE THERAPIEPHASEN; er überspringt keine Phase.**

____ T kehrt zu früherer Therapiephase zurück, wenn erneut Probleme aus dieser Phase auftreten.

____ T überprüft den FORTSCHRITT IN ANDEREN BAUSTEINEN.

____ T überprüft die Fortschritte und die Anwesenheit von P im Fertigkeitstraining.

__ Wenn P nicht an den Sitzungen des Fertigkeitstrainings teilgenommen hat, die Hausaufgaben nicht erledigt hat oder Unzufriedenheit mit dem Fertigkeitstraining ausdrückt, werden diese Themen besprochen.

__ Unter Umständen werden Vorgehensweisen zu therapiegefährdenem Verhalten eingesetzt (Kap. 15), um Compliance mit den Normen des Fertigkeitstrainings zu erhöhen.

__ T vermittelt P die Wichtigkeit des Fertigkeitstrainings.

__ T hilft P dabei, die im Fertigkeitstraining erlernten Fertigkeiten bei ihren alltäglichen Problemen anzuwenden; wenn nötig, übt er mit ihr weitere Fertigkeiten.

____ T hilft P dabei, die Probleme, die sie mit dem Fertigkeitstraining, der unterstützenden Gruppentherapie oder anderen Therapiebausteinen hat, auf andere Probleme in ihrem Leben zu beziehen.

____ T hilft P dabei, Themen des Fertigkeitstrainings oder der unterstützenden Gruppentherapie auf Themen in der Einzeltherapie zu beziehen.

Anti-DBT-Interventionen

____ **T fragt nicht nach den Tagebuchkarten.**

____ **T übergeht ebenso wie P das Vergessen der Tagebuchkarten.**

____ **T fragt nicht nach den Informationen, die auf der Karte stünden, wenn sie ausgefüllt worden wäre.**

____ **T gibt P nach oder beschwichtigt sie.**

____ **T ignoriert suizidales Verhalten oder bespricht es nur kurz.**

____ **T ignoriert therapiegefährdendes Verhalten oder bespricht es nur kurz.**

____ **T ignoriert die Lebensqualität beeinträchtigendes Verhalten oder bespricht es nur kurz.**

____ **T hält sich zwar an die Zielprioritäten, aber nicht an deren Sinn.**

____ **T zwingt P dazu, über Missbrauch in der Kindheit zu sprechen, wenn sie noch in Phase 1 ist.**

____ **T vermittelt, dass für das Fertigkeitstraining jemand anders verantwortlich ist.**

1. Fortschritte in den Therapiezielen seit der letzten Sitzung besprechen

Die erste Aufgabe des Therapeuten besteht in jeder Sitzung darin, die Forschritte mit der Patientin zu besprechen, die sie in der vergangenen Woche gemacht hat. In den ersten zwei Phasen der DBT wird diese Besprechung normalerweise vom Therapeuten strukturiert, um spezifische Informationen über die Zielverhaltensweisen zu erhalten.

Tagebuchkarten

Ich beginne jede Sitzung mit der einfachen Frage „Haben Sie Ihre Tagebuchkarte dabei?“ (siehe die Beschreibung der Tagebuchkarten in Kap. 6). Wenn die Patientin die Karte dabei hat, schaue ich sie mir als Erstes an und lege einen vorläufigen Plan für die Sitzung fest. Hat die Patientin die Karte nicht mitgebracht, frage ich sie, ob sie sie ausgefüllt hat, wo die Karte ist etc. Wenn die Karte ausgefüllt, aber aus irgendeinem Grund nicht mitgebracht wurde, frage ich die Patientin kurz nach den wichtigsten Informationen. Spezifische Fragen hängen vom aktuellen Stand der Therapie und dem aktuellen Therapiezielen ab, meist versuche ich aber, die meisten der Informationen auf der Karte mündlich zu erhalten (parasuizidales Verhalten und Impulse; Suizidvorstellungen und -impulse; Substanzmissbrauch, Medikamenteneinnahme, Unwohlsein, Einsatz der Verhaltensfertigkeiten sowie alle anderen Dinge, die protokolliert werden sollten). Hat die Patientin die Karte nicht ausgefüllt, lasse ich sie meist in der Sitzung eine Karte ausfüllen, während ich warte. Wie ich in Kapitel 6 erwähnt habe, wird die Compliance durch diese ständige Beachtung der Tagebuchkarten früher oder später verbessert (wenn nicht, wäre dies ein Fall von therapiegefährdendem Verhalten und würde noch intensivere Aufmerksamkeit erfordern). Das Rational für die Tagebuchkarten sowie Möglichkeiten, auf Widerstand von Therapeut und Patientin gegen die Karten zu reagieren, werden in den Kapiteln 6 und 15 erörtert.

Hausaufgaben

Wenn Hausaufgaben gegeben wurden, muss der Therapeut während der Sitzung danach fragen.

2. Die Zielprioritäten nutzen, um die Sitzung zu strukturieren

Wie ich bereits verschiedentlich ausgeführt habe, ist ein hervorstechendes Merkmal der DBT der Einsatz von Zielprioritäten zur Strukturierung von Interaktionen. Die Grundregeln sind wie folgt: Die Einzeltherapie konzentriert sich auf das aktuelle Verhalten (seit der letzten Sitzung), die Priorität bestimmter Themen wird durch die Zielhierarchie festgelegt. Um den Lesern diese Hierarchie noch einmal zu vergegenwärtigen (siehe auch Kap. 6): Suizidale Verhaltensweisen haben in der DBT die höchste Priorität, gefolgt von therapiegefährdenden Verhaltensweisen, ernstlich die Lebensqualität einschränkenden Verhaltensweisen, Fertigkeitsdefiziten, posttraumatischen Belatsungsreaktionen, Selbstachtung und individuellen Zielen (in dieser Reihenfolge). Auch die Telefongespräche werden nach einer Hierarchie strukturiert: Reduzierung suizidalen Krisenverhaltens, Anwendung der Verhaltensfertigkeiten bei aktuellen Schwierigkeiten und Bearbeitung von zwischenmenschlichen Krisen oder einer Entfremdung von Therapeut und Patientin (in dieser Reihenfolge). Fertigkeitstraining, unterstützende Gruppentherapie und alle anderen Therapiebausteine haben ihre eigenen Hierarchien. Jeder Therapeut muss die für den jeweiligen Therapiebaustein geltende Hierarchie einsetzen, um die Zeit zu strukturieren. Diese Strategie ist eine der schwersten für unerfahrene Therapeuten und gleichzeitig eine der wichtigsten für den Therapieerfolg. (Siehe auch Kapitel 5 und 6 für eine ausführliche Erläuterung der Zielhierarchien. Die zeitliche Strukturierung und der Umgang mit Widerstand werden in den Kapiteln 6 und 15 ausführlich besprochen.)

3. Beachtung der Therapiephasen

Die DBT ist in vier Phasen aufgeteilt (siehe ebenfalls Kap. 6): Die Vorbereitungsphase, in der es um Information und Einlassen auf die Therapie geht, Phase 1, in der die grundlegenden Fertigkeiten vermittelt werden; Phase 2, in der posttraumatische Belastungsreaktionen reduziert werden, und Phase 3, in der die Selbstachtung erhöht und individuelle Therapieziele bearbeitet werden. Der Therapeut sollte sich an diesen Phasen orientieren und nicht zu einer nächsten Phase übergehen, bevor die Ziele der vorherigen Phase erreicht sind, bzw. zu einer vorigen Phase zurückkehren, wenn aus dieser Phase wieder Schwierigkeiten auftreten. Die Notwendigkeit, die Vorbereitungsphase vor Beginn der Therapie abzuschließen, wurde oben bereits diskutiert. Wie ich in Kapitel 6 ausführlicher besprochen habe, ist es ebenso wichtig, erhebliche Fortschritte in Phase 1 zu erreichen, bevor zu Phase 2 übergegangen wird. Die Phasenstrategie macht dem Therapeuten auch deutlich, dass frühere traumatische Erlebnisse in der DBT nicht ignoriert werden können. Es würde demnach eine Verletzung dieser Strategie darstellen, wenn der Therapeut ohne überzeugenden Grund von der Vermittlung grundlegender Fertigkeiten – für einen längeren Zeitraum – direkt zu der Bearbeitung individueller Ziele übergehen würde.

4. Fortschritte in den anderen Therapiebausteinen besprechen

Wenn die Patientin an anderen Therapiebausteinen teilnimmt (z. B. Fertigkeitstraining), ist es die Aufgabe des Einzeltherapeuten, über die Fortschritte in diesen Bausteinen zu sprechen. Der Einzeltherapeut ist als Bezugstherapeut für die Koordination aller Therapiebausteine zuständig. Verständlicherweise fällt es einer Patientin schwer, einen Therapiebaustein wichtig zu nehmen, wenn er dem Einzeltherapeuten offenbar nicht einmal wichtig genug erscheint, um danach zu fragen. Auch Nichterscheinen oder mangelnde Kooperation in anderen Therapiebausteinen fällt in den Verantwortungsbereich des Einzeltherapeuten und wird als therapiegefährdendes Verhalten bearbeitet.

Strategien zum Beenden der Sitzung

Die Art und Weise, wie eine Therapiesitzung mit einer Borderline- und suizidalen Patientin beendet wird, kann sehr entscheidend sein. Häufig verlassen die Patientinnen eine Sitzung mit derart intensiven negativen Gefühlen, wie Wut, Frustration, Panik, Trauer, Hoffnungslosigkeit, Verzweiflung, Leere und Einsamkeit, dass es ihnen sehr schwerfällt, die emotionalen Schmerzen auszuhalten, ohne auf dysfunktionale Verhaltensweisen zurückzugreifen. Diese Emotionen müssen antizipiert und als „zu lösende Probleme“ bearbeitet werden. Es ist ebenso wichtig, die Hausaufgaben noch einmal zu besprechen und den in der Sitzung gemachten Fortschritt zusammenzufassen. Strategien zur Beendigung der Sitzungen sind in Tabelle 14.4 zusammengefasst.

Tabelle 14.4: Checkliste der Strategien zum Beenden der Sitzung

____ T LÄSST GENUG ZEIT für die Beendigung, damit P sich nicht gehetzt fühlt und die Sitzung nicht abrupt abgebrochen wird.
____ P wird darüber informiert, wenn die Sitzung sich dem Ende nähert.
____ T hilft P dabei, das Ende der Sitzung zu bewältigen.
____ T hilft P dabei, emotional abzuschließen.

____ T geht die HAUSAUFGABEN für die nächste Woche noch einmal durch.
____ Wenn es angebracht ist, fasst T die SITZUNG noch einmal zusammen.
____ T gibt P eine KASSETTE DER SITZUNG mit.
____ T ERMUTIGT P UND SPORNT SIE AN, vermittelt Vertrauen in die Fähigkeit von P, Fortschritte zu machen und Schwierigkeiten meistern zu können; validiert gleichzeitig die Schwierigkeiten, denen P sich ausgesetzt sieht.
____ T BERUHIGT P und gibt ihr ein Gefühl der ständigen Anwesenheit (vereinbart z. B. Telefongespräch, erinnert P daran, dass sie ihn anrufen kann etc.).
____ T NIMMT PROBLEME VORWEG; wendet Problemlösestrategien an, wie mit nach der Sitzung oder in der kommenden Woche zu erwartenden Schwierigkeiten umgegangen werden kann.
____ T verabschiedet sich von P auf eine Art und Weise, die Wärme ausdrückt und die Hoffnung, dass sie sich bald wiedersehen; andere ABSCHLUSSRITUALE werden entwickelt und angewendet, die P und T angenehm sind.

Anti-DBT-Interventionen

____ **T beendet die Sitzung früher, ohne P zu warnen.**
____ **T spricht kurz vor Ende der Sitzung ein sensibles Thema an.**
____ **T spielt P.s Schwierigkeiten herunter, die Sitzung zu beenden und zu verlassen.**

1. Genügend Zeit für das Abschließen

Wann die Beendigung einer Sitzung beginnen sollte, hängt von der jeweiligen Patientin ab. Bei manchen Patientinnen beginnt das Ende bereits zu Beginn der Sitzung; sie fürchten sich so sehr vor dem Ende der Sitzung, dass ihr Verhalten von Anfang an durch die Tatsache beeinflusst wird, dass die Interaktion mit in ihren eigenen Worten „fast vorbei ist, bevor sie überhaupt angefangen hat". Wie ich bereits ausgeführt habe, können und wollen sich viele Borderline-Patientinnen während einer Sitzung emotional nicht öffnen, weil sie das Gefühl haben, nicht genügend Zeit zu haben, um wieder zu einem Abschluss zu finden. Sie werden dann mit intensiven Emotionen allein gelassen, mit denen sie nicht umgehen können. Dieses Problem wird sich zwar nie ganz vermeiden lassen, egal wie lang eine Sitzung ist. Trotzdem sollten aber Therapeut und Patientin gemeinsam überlegen, wie viel Zeit am Ende der Sitzung gelassen werden sollte, um die wichtige Abschlussarbeit zu machen. Diese benötigte Zeit hängt von der jeweiligen Patientin und von den in der jeweiligen Sitzung besprochenen Themen ab.

2. Einigung auf die Hausaufgaben für die nächste Woche

Im Laufe der Sitzung besprechen Therapeut und Patientin verschiedene Aktivitäten, die die Patientin im Laufe der kommenden Woche unternehmen soll. Am Ende der Sitzung sollten die Vorschläge für die Hausaufgaben noch einmal wiederholt und Fragen geklärt werden sowie die Bereitschaft der Patientin zur Durchführung dieser Aufgaben bestätigt werden. An dieser Stelle sollte der Therapeut die Patientin fragen, ob sie irgendwelche Schwierigkeiten für die Durchführung der Aufgaben in der kommenden Woche sieht. Im Allgemeinen sollte davon ausgegangen werden, dass derartige Schwierigkeiten auftreten werden, und der Therapeut sollte die Gelegenheit nutzen, um die Patientin dabei zu unterstützen, diese Schwierigkeiten vorwegzunehmen.

3. Zusammenfassen der Sitzung

Am Ende der Sitzung sollte der Therapeut im Allgemeinen die wichtigsten besprochenen Punkte noch einmal kurz zusammenfassen. Diese Zusammenfassung sollte einen optimistischen Tenor haben. Wichtige Lernfortschritte der Patientin in der vergangenen Woche oder in der Sitzung sollten kurz erwähnt werden. Manchmal sind hierfür auch nur ein oder zwei Sätze ausreichend.

4. Der Patientin eine Tonbandaufnahme der Sitzung mitgeben

Am Ende jeder Sitzung kann der Therapeut der Patientin eine Tonbandaufnahme von der Sitzung mitgeben, die sie in der kommenden Woche mindestens einmal anhören soll. Die Kassette kann die Patientin wieder aufbauen, wenn sie sich überfordert fühlt, und vermittelt ihr das Gefühl, dass der Therapeut auch in ihrer alltäglichen Umgebung in ihrer Nähe ist.

5. Anspornen

Am Ende jeder Sitzung sollte der Therapeut die Patientin explizit und direkt für ihre Fortschritte loben und einige positive Eigenschaften oder lobenswertes Verhalten besonders herausstellen. Der Therapeut hat dadurch die Möglichkeit, das Verhalten der Patientin zu validieren, ohne dass sie darum bitten muss. Gleichzeitig kann er ihr dadurch Mut und Hoffnung machen. Diese Ermutigung durch den Therapeuten ist besonders dann wichtig, wenn ein Großteil der Sitzung darauf verwendet wurde, selbst-abwertendes Verhalten der Patientin zu bearbeiten. Häufig fühlt sich die Patientin zwar entmutigt und hoffnungslos, vermittelt dem Therapeuten jedoch den Anschein von Kompetenz. Der Therapeut darf sich von dieser scheinbaren Kompetenz aber nicht täuschen lassen. Er muss darauf achten, die Patientin zu loben und gleichzeitig zu betonen, wie schwer und schmerzlich ihr Leben nach wie vor ist. Er sollte ihre Fähigkeit nicht überschätzen, Probleme alleine zu bewältigen. Je weiter die Therapie fortschreitet, desto mehr kann der Therapeut die Patientin selbst dazu auffordern, selbstermutigende und validierende Aussagen zu formulieren. In der zweiten Hälfte der Therapie kann der Therapeut die Patientin direkt fragen, welche Fortschritte sie ihrer Meinung nach in der letzten Woche oder während der Sitzung gemacht hat.

6. Die Patientin beruhigen und bestätigen

Die Patientinnen fühlen sich häufig recht verloren, wenn sie eine Therapiesitzung verlassen. Je näher sich die Sitzung dem Ende zuneigt, desto stärker werden ihre Gefühle der Verzweiflung und Einsamkeit. Der Therapeut sollte diese Gefühle erahnen und die Patientin daran erinnern, dass sie ihn auch vor der nächsten Sitzung anrufen kann, wenn sie das Bedürfnis danach verspürt, dass der Kontakt nun nicht endgültig unterbrochen ist. Er sollte ihr auch in Erinnerung rufen, dass sie im Notfall jederzeit den Notdienst anrufen oder Menschen in ihrer Umgebung um Hilfe bitten kann. Wie bereits an anderer Stelle ausgeführt, erweist es sich für eine parasuizidale oder Borderline-Patientin häufig als schwierig, angemessen um Hilfe zu bitten. Sie ruft den Therapeuten zwar möglicherweise dann an, wenn sie sich mitten in einer Krise befindet und völlig verzweifelt ist und stellt dann unangemessene Forderungen an den Therapeuten; sie wird ihn aber selten anrufen und um Hilfe bitten, bevor die Krise erreicht ist.

Am Anfang der Therapie besteht ein zentrales Ziel darin, der Patientin beizubringen, wie man angemessen um Hilfe bittet. Es ist besonders wichtig, dass die Patientin lernt, jemanden auch dann anzurufen, wenn sie einfach nur über Schwierigkeiten reden, um Rat fragen oder sogar nur mitteilen will, wie es ihr gerade geht. Da dies der Patientin meist sehr schwerfällt, kann es zu Beginn der Therapie eine Hausaufgabe sein, den Therapeuten anzurufen. Sobald sie sich daran gewöhnt hat, den Therapeuten während einer Krise anzurufen, bekommt sie die Aufgabe, ihn vor Beginn der Krise anzurufen. Wenn die Patientin dazu in der Lage ist, den Therapeuten angemessen anzurufen, geht es um die Generalisierung dieser Fertigkeit auf andere Menschen in ihrer Umgebung. An dieser Stelle entdeckt der Therapeut möglicherweise, dass es im Umfeld der Patientin nur wenige unterstützende Menschen gibt, die sie auf angemessene Weise anrufen kann; dieser Punkt kann dann ein Schwerpunkt der Therapie werden. In jedem Fall besteht ein zentrales Ziel der Therapie darin, dass die Patientin nach Abschluss der Therapie dazu in der Lage ist, andere Menschen in ihrer Umgebung angemessen um Hilfe zu bitten.

7. Vorgwegnahme von Schwierigkeiten

Wenn die Patientin am Ende der Sitzung noch unter starkem emotionalem Stress steht, sollte der Therapeut ihr dabei helfen, Strategien zur Emotionsregulierung und zum Aushalten von Belastungen zu entwickeln, die sie nach Verlassen der Sitzung anwenden kann. Auch hier darf er sich wiederum nicht von ihrer scheinbaren Kompetenz täuschen lassen. Am Anfang der Therapie wird es sicherlich so gut wie jeder Patientin schwerfallen, mit dem Ende von Therapiesitzungen umzugehen. Auch wenn die emotionale Belastung im Laufe der Zeit von allein nachlassen wird, sollten Therapeut und Patientin dennoch aktiv daran arbeiten, Problemlösungen zur Erleichterung der emotionalen Schmerzen und zur Verhinderung ungünstiger Bewältigungstrategien zu entwickeln.

8. Entwicklung von Abschlussritualen

Die Entwicklung von Abschlussritualen kann es der Patientin leichtermachen, sich zu verabschieden. Der Therapeut sollte sie zumindest zur Tür begleiten und seine Hoffnung zum Ausdruck bringen, sie bald wiederzusehen. Für einige Patientinnen kann es sehr wichtig sein, zum Abschied umarmt zu werden (siehe dazu auch die Richtlinien in Kap. 12).

Strategien beim Abschluss der Therapie

Es ist unbedingt notwendig, die Patientin von Anfang an auf den Abschluss der Therapie vorzubereiten. Hier kann wie in jeder anderen starken und positiven engen Beziehung der Abschied äußerst schwierig sein. Die DBT propagiert kein abruptes Ende der Beziehung; vielmehr wird aus der Patientin eine ehemalige Patientin, und der Therapeut wechselt in die Rolle des ehemaligen Therapeuten. Zwischen einer „Ehemaligen"-Rolle und einer „Nicht"-Rolle bestehen große Unterschiede. Im ersten Fall wird die Tatsache berücksichtigt, dass zuvor eine intensive und positive Beziehung bestanden hat. Diese Veränderung kann man vielleicht vergleichen mit dem Übergang vom Studenten zum ehemaligen Studenten, oder vom abhängigen Kind zum emanzipierten, erwachsenen Kind. Zu einem erfolgreichen Abschluß der Therapie gehört es auch, dass die Patientin interpersonelle Fertigkeiten, die sie beim Therapeuten anzuwenden gelernt hat auf Situationen außerhalb der Therapie generalisieren kann. In Tabelle 14.5 sind spezifische Strategien zum Abschließen der Therapie aufgelistet.

Tabelle 14.5: Checkliste der Strategien beim Abschluß der Therapie

____ **T beginnt, den Abschluss der Therapie bereits in der ersten Sitzung zu besprechen; T beginnt gegen Ende, die Sitzungen langsam auszuschleichen.**

____ **T verstärkt Verlassen auf sich selbst und auf andere Menschen anstatt auf ihn; betont gegen Ende der Therapie die Wichtigkeit sowohl von Abhängigkeit und Unabhängigkeit.**

____ **T beginnt, das Ende der Therapie mindestens drei Monate vorher aktiv zu planen (bei einem 1-jährigen Therapievertrag).**

____ T setzt Problemlösestrategien ein, um Schwierigkeiten vorwegzunehmen, die bei Ende der Therapie auftreten könnten; T plant Wiederauffrischungssitzungen mit P, evtl. mit ausschleichender Frequenz.

____ T bewertet den Fortschritt.

____ T und P besprechen grundlegende Regeln für den weiteren Kontakt.

  __ T erklärt P welche Art der Beziehung von ihm nach Beendigung der Therapie erwartet werden kann.

  __ T erklärt den Unterschied zwischen der Beziehung zu einem Therapeuten, zu einem ehemaligen Therapeuten und Freundschaft.

  __ T hilft P dabei, Kriterien für eine Wiederaufnahme der Therapie, Auffrischung der Fertigkeiten oder aktiveres Problemlösen nach Abschluss der Therapie zu bestimmen.

____ **wenn P nach Abschluss der Therapie bei einer anderen Person die Therapie fortsetzen möchte, macht T die entsprechende Überweisung und sieht P, wenn notwendig, so lange weiter, bis die neue Therapie** beginnt.

1. Die Diskussion über den Abschluss der Therapie beginnen: Sitzungen ausschleichen lassen

Generalisierung der Fertigkeiten und der Abschluss der Therapie sollten zwar während der gesamten Therapie Thema sein, jedoch sollte einige Zeit vor Therapieende aktiv damit begonnen werden, über das Ende zu sprechen. Der beste Zeitpunkt hängt davon ab, wie lange die Therapie insgesamt dauert. Um den Übergang sanfter zu machen, sollten die Therapiesitzungen langsam ausgeschlichen werden, anstatt plötzlich abzubrechen. Während dieses Prozesses der aktiven Beendigung der Therapie betont und lobt der Therapeut immer wieder den Fortschritt der Patientin; er macht ihr auch deutlich, dass seine Sorge um die Patientin und sein Hilfe nicht abrupt aufhören werden, nur weil die Therapie beendet ist, und dass sie im Notfall nach wie vor auf Hilfestellungen in der Gemeinde und/oder ihrem privaten Umfeld zurückgreifen kann.

2. Generalisierung der Fähigkeit, sich auf andere Menschen zu verlassen, auf das soziale Umfeld

Der typische Verlauf der Therapie mit einer parasuizidalen oder Borderline-Patientin sieht wie folgt aus: Zu Beginn der Therapie wird sie, wie bereits ausgeführt, große Schwierigkeiten damit haben, dem Therapeuten zu vertrauen, ihn um Hilfe zu bitten und ein optimales Gleichgewicht zwischen Unabhängigkeit und Abhängigkeit zu finden. Exploriert man diese Verhaltensmuster detaillierter, so findet man meist, dass die Patientin diese auch bei anderen Menschen in ihrem Umfeld zeigt. Die Fähigkeit, andere um Hilfe zu bitten, ist in einem häufig als aversiv erlebten Umfeld überlebensnotwendig. Wichtige Therapieziele sind daher häufig die Fähigkeit, anderen zu vertrauen, angemessen um Hilfe zu bitten und sich sowohl auf andere als auch auf sich selbst verlassen zu können.

Je mehr Vertrauen die Patientin zum Therapeuten fasst, desto ehrlicher wird sie ihm gegenüber ihr Bedürfnis nach Hilfestellung äußern. In den Anfangsphasen der Therapie wird die Patientin gezielt verstärkt, sobald sie den Therapeuten in einer Situation um Hilfe bittet, die sie allein nicht bewältigen kann. Wird diese Fähigkeit, um Hilfe zu bitten, jedoch nicht auf andere Menschen im Umfeld der Patientin übertragen und wird ihr nicht ebenfalls beigebracht, sich selbst zu helfen, so kann die Beendigung der Therapie extrem traumatisch sein. Selbst bei kurzfristiger Abwesenheit des Therapeuten (z.B. bei einem Wochenendausflug) wird eine parasuizidale Patientin mit hoher Wahrscheinlichkeit mit parasuizidalem Verhalten reagieren. Daher muss von Anfang an daran gearbeitet werden, dass die Patientin sich nicht nur auf den Therapeuten verlässt, sondern auch auf andere Menschen in ihrem Umfeld und auf sich selbst. Auch hier werden dialektische Strategien eingesetzt; in diesem Fall fordert der Therapeut die Patientin auf, sich auf andere zu verlassen, aber auch unabhängig zu sein.

3. Das Ende aktiv planen

Wie oben erwähnt, sollte die Tatsache, dass die Therapie irgendwann beendet sein wird, von Anfang an besprochen werden. Zwischen dem Abschied von der Therapie und dem Abschied vom Therapeuten sollte jedoch klar unterschieden werden. Auch sollte der Unterschied zwischen einer Rolle als ehemaliger Therapeut und einer Rolle als Freund deutlich gemacht werden. Mit wenigen Ausnahmen entwickelt sich zwischen Therapeuten und ehemaligen Patientinnen keine persönliche Freundschaft; eine solche Hoffnung sollte daher auch nicht geweckt werden. Entwickelt sich tatsächlich eine Freundschaft, sollte dies eher als erfreuliche Überraschung gewertet werden denn als Anrecht.

Vorwegnahme von Schwierigkeiten

Der Therapeut sollte mit der Patientin über mögliche Schwierigkeiten sprechen, die sich während oder unmittelbar nach Beendigung der Therapie ergeben könnten. Um mögliche Lösungen zu finden, sollten Problemlösestrategien eingesetzt werden. Eine mögliche Lösung besteht in sogenannten Wiederauffrischungssitzungen. In manchen Fällen kann es sich als sinnvoll erweisen, solche Sitzungen einzuplanen, zum Beispiel im Abstand von 6 Monaten, selbst wenn keine Schwierigkeiten erwartet werden.

Den Fortschritt bewerten

Es sollte ausreichend Zeit eingeplant werden, um ausführlich über die Fortschritte in der Therapie zu sprechen: Was konnte die Patientin erreichen, und welche weiteren Fortschritte möchte sie in ihrem Leben machen? Sowohl die therapeutische Beziehung (aus der Perspektive von Therapeut und Patientin) als auch Veränderungen in Bezug auf die Therapieziele sollten besprochen werden. Der Therapeut sollte darauf hinweisen, dass niemand von allen Schwierigkeiten jemals vollkommen „geheilt" sein kann und dass Wachstum und Veränderung Teil des Lebens sind.

Grundlegende Regeln für den weiteren Kontakt festlegen

Die Rollen als ehemaliger Therapeut oder Patient sind in der psychotherapeutischen Literatur ungenügend untersucht. Der Therapeut muss unbedingt ein klare Vorstellung davon haben, wie er sich den weiteren Kontakt mit der Patientin vorstellt; diese Vorstellung sollte er der Patientin klar und deutlich mitteilen. Er tut ihr keinen Gefallen mit vagen Versprechungen, die dann nicht eingehalten werden. Meistens wird der Kontakt zwischen ehemaliger Patientin und ehemaligem Therapeuten unmittelbar nach Abschluss der Therapie und im ersten Jahr recht häufig sein, um dann immer mehr abzunehmen. Da ich fast immer sehr daran interessiert bin, zu sehen, wie es meinen Patientinnen langfristig geht (ebenso wie ehemaligen Studenten), ermutige ich sie dazu, sich ab und zu bei mir zu melden, damit ich weiß wie es ihnen geht. An dieser Stelle sollten Techniken der gleichberechtigten Kommunikation und der Beachtung von Grenzen eingeflochten werden.

Auch die Patientin sollte nach ihren Vorstellungen vom weiteren Kontakt mit dem Therapeuten gefragt werden. Einige wollen mehr Kontakt als andere; manche bevorzugen sogar einen vollständigen Abbruch des Kontakts. Beide Seiten sollten ihre Kriterien für einen Wiederbeginn der Therapie deutlich machen. Wenn ein Wiederbeginn nicht möglich ist, sollte der Therapeut dies auch deutlich sagen und der Patientin dabei helfen, Problemlösestrategien zu entwickeln, um einen anderen Therapeuten zu finden.

4. Überweisung der Patientin

In einer perfekten Welt würde die Therapie mit einer Borderline-Patientin die Phasen 1, 2 und 3 durchlaufen und die Patientin als Menschen entlassen, der mit seinem Leben ausreichend zufrieden ist und mit sich selbst in Frieden lebt. Bei einer Patientin, die die Therapie mit Phase 1 beginnt, kann dies Jahre dauern. Bei einer ernstlich suizidalen Patientin kann allein der Übergang von Phase 1 zu Phase 2 ein Jahr oder länger dauern. In Abhängigkeit vom Ausmaß früherer traumatischer Erlebnisse und Dissoziationstendenzen kann auch die zweite Therapiephase ein Jahr oder länger dauern. Zumindest solange wir keine effektiveren und effizienteren Therapien haben, kann es mehr Schwierigkeiten aufwerfen als lösen, wenn wir die Patientin durch diese Phasen zu hetzen versuchen.

Leider ist es aus verschiedenen Gründen häufig nicht möglich, dass Therapeut und Patientin so lange als Team zusammenarbeiten, bis sie die Therapieziele erreicht haben – sei es wegen finanzieller oder versicherungstechnischer Begrenzungen, bestimmten Vorschriften, persönlicher Grenzen des Therapeuten oder wegen Anforderungen eines Forschungsprojektes. In diesen Fällen ist es wichtig, dass der Therapeut die Patientin nicht alleine lässt, sondern sie dabei unterstützt, Alternativen zu der Weiterbehandlung bei ihm zu finden. Aus den oben genannten Gründen kann dies bei einer Patientin sehr schwierig sein, die es sich finanziell nicht leisten kann, selbst für die Therapie aufzukommen. Ein weiteres Problem ist häufig die Abneigung privat abrechnender Therapeuten, Borderline- und/oder suizidale Patientinnen aufzunehmen. Der Therapeut muss sich unter Umständen sowohl nach öffentlichen und preiswerten privaten Angeboten umschauen als auch Selbsthilfegruppen in Betracht ziehen. Wenn der Therapeut von Anfang an weiß, dass die Therapie zeitlich befristet ist, sollt er sich bereits lange vor Ende der Therapie um die Überweisung kümmern.

Abschließende Bemerkungen

Meine Patientinnen fragen mich oft, ob es ihnen jemals besser gehen wird; ob sie jemals glücklich sein werden. Diese Frage lässt sich schwer beantworten. Sicherlich können sie sich irgendwann besser und glücklicher fühlen als zu Beginn der Therapie. Und ich bin auch davon überzeugt, dass selbst für jemanden, der einmal die Kriterien für BPS erfüllt hat, das Leben lebenswert sein kann. Ich bin mir jedoch nicht so sicher, ob man jemals die Auswirkungen des extrem missbrauchenden Umfeldes vollkommen beseitigen kann, dem viele meiner Patientinnen ausgesetzt waren. Vielleicht müssen sie darüber für den Rest ihres Lebens in gewissem Maße trauern. Es kommt hier aber darauf an, diese Tatsache nicht zu katastrophisieren. Im Laufe der Zeit haben viele Menschen außerordentlich schmerzliche Dinge erleben und akzeptieren müssen; trotzdem haben sie nicht aufgegeben, sondern ein einigermaßen lebenswertes oder erfülltes Leben geführt. Das ist natürlich nicht einfach; und es gibt wenig klare Richtlinien, wie man dies schaffen kann. Psychotherapie stellt nur einen kleinen Teil des Versuchs der Gesellschaft dar, dieses Dilemma zu lösen. Die Begrenzungen der Psychotherapie lassen sich vielleicht ausgleichen durch religiöses Engagement, spirituelle Praktiken, Studium der Literatur, Geschichte oder Philosophie, Aktivitäten in der Gemeinde etc. Viele Antworten wird man also sicherlich außerhalb der Psychotherapie finden.

Darüber hinaus wird nicht jeder die liebevollen, helfenden und unterstützenden zwischenmenschlichen Beziehungen finden, nach denen er sich sehnt. Zumindest lassen sich diese Qualitäten nicht immer in einer einzigen Beziehung finden, oder die Beziehung ist nicht von Dauer. Möglicherweise wird die Beziehung zum Therapeuten die beste bleiben, die die Patientin jemals hat – nicht unbedingt wegen Defiziten ihrerseits, sondern weil unsere Gesellschaft nur begrenzt fähig ist, Gemeinschaft und Kameradschaft zu bieten – selbst für ihre fähigsten Mitglieder. Für viele ehemalige Borderline-Patientinnen ist aus diesem Grunde die Teilnahme an unterstützender Gruppentherapie sinnvoll. Einige werden in solchen Gruppen für immer bleiben wollen; ich denke, dies sollte ermutigt und unterstützt werden. Für andere wiederum kann ein langfristiger, aber unregelmäßiger Kontakt mit ihrem ehemaligen Therapeuten sehr wichtig sein.

15

Spezielle Behandlungsstrategien

Dieses Kapitel beschäftigt sich mit Strategien, die bei spezifischen Problemen und Fragen angewendet werden können, die in der Behandlung von Borderline-Patientinnen auftauchen können. Wie bei den strukturellen Strategien müssen für diese Strategien Standardstrategien auf neue Art und Weise kombiniert werden. Es werden Strategien zum Umgang mit folgenden Situationen vorgestellt: (1) Krisensituationen, (2) suizidales Verhalten, (3) therapiegefährdendes Verhalten der Patientin, (4) Telefonanrufe, (5) Zusatzbehandlungen und (6) Fragen der Patient-Therapeut-Beziehung.

Krisenstrategien

Wie bereits mehrfach erwähnt, befinden sich Borderline-Patientinnen häufig in einem Krisenzustand. Ein solcher Zustand reduziert notwendigerweise die Fähigkeit der Patientin, bereits gelernte Verhaltensfertigkeiten anzuwenden. Durch emotionale Erregung wird die kognitive Verarbeitung beeinträchtigt und die Fähigkeit der Patientin reduziert, sich auf etwas anderes als die momentane Krise zu konzentrieren. In einem solchen Fall sollte der Therapeut die in diesem Abschnitt beschriebenen Krisenstrategien einsetzen.

In der Standard-DBT im ambulanten Setting liegt die Verantwortung dafür, die Patientin in einer Krisensituation zu unterstützen, beim Einzel- oder Bezugstherapeuten. Andere niedergelassene Therapeuten und Teammitglieder sollten (1) die Patientin an ihren Bezugstherapeuten zurückverweisen und ihr eventuell bei der Kontaktaufnahme helfen; und (2) sie bei der Anwendung der Fertigkeiten zum Aushalten von Belastungen unterstützen, bis sie ihren Bezugstherapeuten erreicht. Diese Arbeitsteilung kann für eine effektive Behandlung von Patientinnen besonders wichtig sein, die andere Mitglieder des Behandlungsteams immer dann anrufen, wenn sie ihren Bezugstherapeuten nicht erreichen oder die mit der Reaktion ihres Bezugstherapeuten nicht zufrieden sind und sich nach einer mitfühlenden Reaktion woanders umsehen. Viele der in Tabelle 15.1 aufgeführten und im Folgenden beschriebenen Krisenstrategien können sich bei dieser Aufgabe als sinnvoll erweisen. Die DBT propagiert nicht das übliche Vorgehen, bei dem die Patientin in einer Krisensituation nur mit dem Teammitglied sprechen kann, das gerade Dienst hat (siehe dazu auch die Diskussion der Telefonstrategien). In anderen Settings, wie stationärer Behandlung oder einer Tagesklinik, kann die Verantwortung für die Krisenintervention auch anderen Mitgliedern des Behandlungsteams übergeben werden.

1. Aufmerksamkeit auf den emotionalen Zustand richten, nicht auf den Inhalt

Aufmerksamkeit gegenüber dem emotionalen Zustand der Patientin anstatt dem Inhalt der Krise ist besonders dann wichtig, wenn die Patientin emotional erregt ist. Techniken zur Validierung emotionaler Erfahrungen sind in Kapitel 8 beschrieben. Zusammenfassend sollte der Therapeut die Gefühle der Patientin identifizieren, ihr die Validität dieser

Gefühle spiegeln, ihr die Möglichkeit geben, ihren Gefühlen freien Lauf zu lassen, und ihr verbal die eigene emotionale Reaktion auf und Gedanken über ihre Gefühle mitteilen.

Tabelle 15.1: Checkliste der Krisenstategien

____ **T achtet mehr auf den emotionalen Zustand als auf den Inhalt.**

____ **T exploriert das aktuelle Problem.**
____ T konzentriert sich auf Zeit seit letztem Kontakt.
____ T identifiziert zentrale Auslöser der aktuellen Emotionen.
____ T beschreibt das Problem und fasst es zusammen.

____ **T konzentriert sich auf das Problemlösen.**
____ T gibt Rat und macht Vorschläge.
____ T bietet eine auf den erlernten Fertigkeiten der P basierende Lösung an.
____ T sagt zukünftige Konsequenzen verschiedener Handlungspläne voraus.
____ T stellt die ungünstigen Ideen und das Verhalten der P direkt infrage.
____ T erkennt und verstärkt adaptive Reaktionen der P.
____ T identifiziert Faktoren, die einen produktiven Handlungsplan durchkreuzen könnten.

____ **T konzentriert sich auf die Affekttoleranz.**

____ **T hilft der P, sich auf ein bestimmtes Vorgehen einzulassen.**

____ **T schätzt das Suizidrisiko ein.**

____ **T antizipiert ein Wiederauftreten des Krisenverhaltens.**

2. Das aktuelle Problem explorieren

Konzentration auf die Zeit seit dem letzten Kontakt
In einem Zustand starker emotionaler Erregung verlieren die Patientinnen häufig das Ereignis aus dem Auge, das die emotionale Reaktion ursprünglich ausgelöst hat. Stattdessen erinnern sie sich nicht nur an das tatsächliche auslösende Ereignis, sondern an alle anderen ähnlichen Ereignisse, die in der letzten Zeit oder im Verlauf ihres Lebens aufgetreten sind. Obwohl also ein bestimmtes Ereignis die Krise ausgelöst hat, kann die Patientin schnell von einem Thema zum anderen wechseln, während sie zu erklären versucht, was geschehen ist. Der Therapeut sollte ihr dabei helfen, sich darauf zu konzentrieren, was genau seit dem letzten Kontakt geschehen ist, anstatt sich in eine Diskussion aller negativen Ereignisse in ihrem Leben hineinziehen zu lassen.

Die zentralen Auslöser der aktuellen Krise identifizieren
Häufig kann ein winziges Ereignis eine überwältigende Krisenreaktion auslösen. In diesem Fall ist es notwendig, dass der Therapeut der Patientin dabei hilft, das auslösende Ereignis zu identifizieren. Häufig wird die Patientin eine ganze Reihe schwieriger Ereignisse und Bedingungen in ihrem Leben aufzählen. Der Therapeut sollte aufmerksam zuhören und selektiv antworten - also nur auf Material reagieren, mit dem gearbeitet werden kann, und irrelevante und/oder nicht bearbeitbare Aspekte der Geschichte ignorieren. Die Patientin sollte in diesem Zusammenhang dazu aufgefordert werden, konkret und spezifisch zu beschreiben, was mit ihr geschieht.

Der Therapeut sollte einen Aspekt der Krisenreaktion der Patientin auswählen, wie das Gefühl des Überwältigtseins, der Hoffnungslosigkeit, der Verzweiflung, suizidale Regungen usw., und die Patientin bitten, genau anzugeben, wann diese Reaktion das erste Mal auftrat, wenn sie sich verstärkt oder nachgelassen hat usw. Wenn es sich um ein Gefühl der panischen Angst handelt, könnte er fragen: „Haben Sie an diesem Punkt panische Angst empfunden?" Ist die Antwort Ja, kann er nachfragen „Und haben Sie bereits panische Angst empfunden, bevor er *x,y, oder z* gesagt hatte?" Lautet die Antwort wiederum Ja, geht der Therapeut schrittweise zurück in der Zeit, um genau den Kommentar oder das Ereignis zu finden, das die Angst ausgelöst hat. Später kann der Therapeut fragen: „Wurde dadurch die Angst verstärkt oder vermindert?" usw. Es geht darum, immer wieder eine spezifische Krisenreaktion der Patientin (oder eine Gruppe von Reaktionen) mit einem spezifischen Ereignis oder einer Reihe von Ereignissen zu verbinden.

Die problematische Situation beschreiben und zusammenfassen

Im Laufe einer Krisensitzung kann es notwendig sein, wiederholt das Problem zu beschreiben und zusammenzufassen. Der Therapeut sollte sich darauf konzentrieren, eine Einigung auf eine Definition der wichtigsten Elemente des Problems zu erzielen. Häufig konzentrieren sich die Patientinnen eher auf die Lösungen des Problems, noch bevor das Problem adäquat definiert ist. Die Lösung, die von Patientinnen häufig vorgeschlagen wird, ist natürlich suizidales Verhalten. Der Therapeut sollte sehr genau darauf achten, ob eine Patientin suizidales Verhalten eher als Problem denn als Lösung darstellt.

Die Patientin könnte beispielsweise sagen: „Das Problem ist, dass ich mich umbringen will." Der Therapeut sollte ihr empathisch und direkt vermitteln, dass suizidales Verhalten nicht das Problem, sondern die Lösung für ein Problem ist. Er könnte zum Beispiel sagen: „O.K. Das ist eine Lösung für ein Problem. Lassen Sie uns herausfinden, wann genau Sie das erste Mal daran gedacht haben, sich umzubringen. Wann haben Sie den ersten Gedanken daran gehabt? Was hat ihn ausgelöst?" Sobald dieser Moment identifiziert ist, kann der Therapeut explorieren, was an dieser Situation so problematisch ist, dass sie die Selbstmordgedanken auslösen konnte. Für manche Patientinnen stellen Selbstmordgedanken lediglich überlernte Reaktionen auf jedes problematische Ereignis dar, oder es kamen schmerzliche Emotionen oder Interpretationen des Ereignisses hinzu. Wie man sieht, ist das Finden des auslösenden Ereignisses meist der direkteste Weg zum Verständnis der problematischen Situation. Nach dieser Analyse sollte das Problem sofort neu formuliert werden, die Patientin sollte zu einer Übereinstimmung mit dieser Formulierung bewegt und dafür verstärkt werden.

3. Konzentration auf Problemlösung

Der Therapeut sieht sich hier wieder einmal mit der Aufgabe konfrontiert, widersprüchliche Sichtweisen zu vereinen. Der Therapeut muss der Patientin dabei helfen, die aversiven negativen Gefühle zu reduzieren, ihr aber gleichzeitig zu verstehen geben, dass die Fähigkeit, ein gewisses Maß an negativen Gefühlen auszuhalten, für eine Reduktion der Erregung notwendig ist. Wenn Problemlösestrategien eingesetzt werden, ist es fast immer notwendig, sich zunächst einen kleinen Aspekt der aktuellen Krise herauszugreifen. Die Patientin vermittelt häufig den intensiven Wunsch danach, „alles sofort wieder in Ordnung zu bringen"; der Therapeut sollte ein Modell dafür darstellen, wie man ein Problem in kleinere Aspekte unterteilt und sich mit jedem Aspekt nacheinander auseinandersetzt. Beim Problemlösen während einer Krise sollte zusätzlich zu den in Kapitel 9 beschriebenen Standard-Problemösetechniken das folgende Vorgehen angewandt werden.

Rat geben und direkte Vorschläge machen

Der Therapeut nimmt in der DBT mehrere Rollen ein (Berater, Lehrer, Cheerleader etc.). Im Allgemeinen ist es vorzuziehen, eine beratende Rolle einzunehmen, um die Patientin bei der Wahl zwischen verschiedenen von ihr vorgeschlagenen Reaktionsalternativen zu unterstützen. Es kann aber Situationen geben, in denen die Patientin einfach nicht weiß, was sie tun, wie sie mit der Situation umgehen soll. In einer solchen Situation kann der Therapeut durchaus konkrete Ratschläge geben und direkte Vorschläge zum weiteren Vorgehen machen. Dieses Vorgehen ist insbesondere bei einer scheinbar kompetenten Patientin sinnvoll. In solchen Fällen denkt der Therapeut häufig, dass die Patientin zwar selbst herausfinden könnte, was sie tun soll, dass es ihr aber an Selbstvertrauen fehlt. Er macht dann leicht den Fehler, ihr seinen Rat zu verweigern, weil er fälschlicherweise denkt, sie habe ihn nicht nötig. Es ist daher sehr wichtig, die Fähigkeiten der Patientin sorgfältig zu beurteilen und die Einschätzung der Patientin über ihre eigenen Fähigkeiten zu respektieren. Passivität auf ihrer Seite darf nicht einseitig als Fehlen von Motivation, Widerstand, mangelndes Selbstvertrauen oder Ähnliches interpretiert werden. Vielfach ist Passivität die Folge mangelnden Wissens und/oder mangelnder Fertigkeiten.

Eine Lösung anbieten, die auf den Fertigkeiten basiert, die die Patientin gerade lernt

Für jedes Problem gibt es verschiedene Lösungsmöglichkeiten; es kommt ganz auf die Perspektive an. In der DBT ist es sehr wichtig, dass beim Generieren von Lösungen die Perspektive der jeweiligen Verhaltensfertigkeiten eingenommen werden kann. Ist also beispielsweise das aktuelle Therapiemodul die Fähigkeit, Belastungen auszuhalten (oder eine Gruppe von Fertigkeiten, die die Patientin üben soll), so kann die Krise als Gelegenheit interpretiert werden, die Fertigkeiten zum Aushalten von Belastungen einzusetzen. Wenn zwischenmenschliche Kompetenz gerade der Fokus ist, kann das Problem so dargestellt werden, dass die zwischenmenschlichen Handlungen im Mittelpunkt stehen. Im Allgemeinen werden Ereignisse zu „Problemen", weil sie mit aversiven emotionalen Reaktionen assoziiert sind; eine Lösung könnte darin bestehen, die emotionale Reaktion auf die Situation zu verändern. Eine effektive Reaktion kann ebenso das Einsetzen der Bewusstheitsfertigkeiten sein. Die Fähigkeit, jede der Verhaltensfertigkeiten in jeder problematischen Situation anwenden zu können, ist sehr wichtig, aber auch sehr schwer zu erlernen. Der Therapeut muss die Fertigkeiten selbst ganz genau kennen und in einer Krise schnellstens an die richtige denken.

Vielleicht ist an dieser Stelle ein Beispiel hilfreich. Stellen wir uns vor, eine Patientin kommt zur Sitzung und beginnt während ihres Berichtes über die vergangene Woche zu weinen; sie sagt, sie könne einfach nicht über die Woche sprechen, weil es sie zu sehr aufregen würde. Der Therapeut kann nun verschiedene Wege einschlagen. Zum einen könnte er der Patientin sagen, dass sie sehr zu leiden scheint, und sie ermutigen, sich auf Fertigkeiten zu konzentrieren, die sie in diesem Moment einsetzen könnte, um die Schmerzen so weit zu lindern, dass sie über die vergangene Woche sprechen kann. Zweitens könnte der Therapeut sich darauf konzentrieren, der Patientin bei der Einschätzung ihrer Ziele in der Interaktion mit dem Therapeuten zu helfen. Welche zwischenmenschlichen Fertigkeiten könnte sie jetzt einsetzen, um ihre Ziele zu erreichen? Was könnte sie sagen oder tun, damit sie sich nach Beendigung dieser Interaktion gut fühlt? Was soll der Therapeut nach der Interaktion über sie denken, und was könnte sie jetzt sagen oder tun, um das zu erreichen? Drittens könnte der Therapeut sich darauf konzentrieren, die aktuellen Emotionen zu identifizieren, und Möglichkeiten vorschlagen, wie die Patientin sich in diesem Moment besser fühlen könnte. Schließlich kann der Therapeut auch vorschlagen, dass die Patientin (je nachdem, welche Bewußtheitsfertigkeiten sie gerade lernt oder üben muss) versuchen soll, sich auf das Beobachten oder Beschreiben ihres aktuellen Zustandes zu konzentrieren oder sich selbst in einer nichtwertenden Haltung gegenüberzustehen; dass sie ihre Aufmerksamkeit ganz auf diesen Moment und die anstehende Aufgabe konzentriert oder dass sie jetzt darüber nachdenken soll, was sie tun muss, um sich auf das zu konzentrieren, „was funktioniert".

Zukünftige Konsequenzen verschiedener Handlungspläne vorhersagen

Suizidale und Borderline-Patientinnen konzentrieren sich häufig eher auf die kurzfristigen Vorteile ihrer Handlungspläne und vernachlässigen die langfristigen Konsequenzen. Der Therapeut sollte die Patientin daher dazu auffordern, sich die langfristigen Konsequenzen ihres Verhaltens klarzumachen. Die Patientin sollte dabei unterstützt werden, die Vor- und Nachteile verschiedener Handlungsalternativen abzuwägen: Inwieweit können sie dazu beitragen, bestimmte Ziele zu erreichen, zwischenmenschliche Beziehungen aufrechtzuerhalten und die Selbstachtung der Patientin zu stärken?

Die Ideen oder das Verhalten der Patientin direkt in Frage stellen

Inmitten einer von hoher emotionaler Erregung begleiteten Krisensituation wird die Patientin meist nicht in der Lage sein, die Vor- und Nachteile verschiedener Handlungspläne ruhig abzuwägen. Wenn der Therapeut den Eindruck hat, dass eine bestimmte Vorgehensweise negative Auswirkungen haben wird, sollte er die Patientin direkt mit den Folgen ihres Handelns konfrontieren. Die Entscheidung für ein bestimmtes Verhalten hängt häufig mit unrealistischen Überzeugungen zusammen; diese Überzeugungen müssen dann ebenfalls infrage gestellt werden. Wenn der Therapeut die Patientin mit seiner Meinung konfrontiert, während sie emotional sehr stark erregt ist, wird sie häufig entgegnen, dass er ihre Situation nicht richtig versteht. In diesem Fall kann es hilfreich sein, zunächst Verständnis für den Schmerz der Patientin auszudrücken und im Anschluss die Überzeugung zu vermitteln, dass eine andere Vorgehensweise, auch wenn sie jetzt schwerfallen mag, langfristig günstiger sein wird.

Adaptive Reaktionen erkennen und verstärken

Sobald die Patientin beginnt, adaptive kognitive und verhaltensbezogene Reaktionen zu lernen, müssen diese Reaktionen verstärkt werden. Während einer Krise ist es hilfreich, auf jedes adaptive Verhalten oder adaptive Ideen zu achten, der Patientin zu helfen, sie zu erkennen, und diese Reaktionen zu verstärken. Der Therapeut kann auch an andere Gelegenheiten erinnern, in denen die Patientin in einer ähnlichen Situation adaptiv reagiert hat, und dieses Verhalten loben.

Identifizieren von Faktoren, die einen produktiven Handlungsplan durchkreuzen könnten

Sobald Patientin und Therapeut einen Handlungsplan entworfen haben, der produktiv erscheint, sollte der Therapeut der Patientin helfen, Faktoren zu identifizieren, die diesen Plan durchkreuzen könnten. Wird dieser Schritt vernachlässigt, steigt die Wahrscheinlichkeit, dass der Plan fehlschlägt, und zukünftiges Problemlösen wird dadurch erschwert. Im Anschluss an das Identifizieren möglicher Störfaktoren sollte selbstverständlich diskutiert werden, wie diese Probleme gelöst werden können.

4. Konzentration auf Affekttoleranz

Die Patientin wird dem Therapeuten häufig mitteilen, dass sie unfähig ist, die Krisensituation zu ertragen: Die Situation überwältigt sie, sie kann es nicht weiter aushalten. Der Therapeut muss hier den Schmerz der Patientin validieren, sie gleichzeitig aber mit der Notwendigkeit konfrontieren, die negativen Gefühle auszuhalten. Häufig kann eine Aussage wie die folgende hilfreich sein: „Wenn ich Ihren Schmerz lindern könnte, würde ich es tun - aber ich kann es nicht. Und es scheint, als könnten auch Sie selbst es nicht. Es tut mir leid, dass es Ihnen schlecht geht, aber Sie werden den Schmerz erst einmal ertragen müssen. Der einzige Weg aus dem Schmerz heraus führt durch ihn hindurch." Allerdings sollte man von der Patientin in den Anfangsphasen der Therapie nicht zu viel Verständnis für diesen Standpunkt erwarten. Dennoch sollte der Therapeut sich nicht davon abhalten lassen, diese Aussagen in diesen Phasen wiederholt zu machen.

5. Das Einverständnis für ein bestimmtes Vorgehen erlangen

Der Therapeut muss sich bemühen, die Patientin von einem Handlungsplan zu überzeugen, der genau ausführt, was die Patientin und der Therapeut bis zum nächsten Kontakt machen werden. Es sollte ein expliziter, befristeter Vertrag ausgehandelt werden, in dem die Anforderungen an die Patientin bis zum nächsten Kontakt aufgeführt sind. Der Therapeut muss der Patientin mit anderen Worten vermitteln, dass er von ihr erwartet, die vereinbarten Schritte zu machen, um die aktuelle Krise zu lösen.

6. Das Suizidrisiko einschätzen

Am Ende jeder Krisenintervention sollte der Therapeut erneut das Suizidrisiko der Patientin einschätzen. Die Patientin hat möglicherweise zu Beginn der Interaktion gesagt, dass sie sich umbringen, sich selbst verletzen oder ein anderes selbstschädigendes Verhalten an den Tag legen werde. Trotz aller Bemühungen seitens des Therapeuten hat sich möglicherweise am Ende der Interaktion an dieser Einschätzung der Patientin nichts geändert. Der Therapeut sollte abklären, ob die Krise so weit gemildert ist, dass die Patientin sich zumindest zwischen dieser und der nächsten Sitzung nichts antun wird. Kann die Patientin sich darauf nicht einlassen, sollte der Therapeut die Strategien zum Umgang mit suizidalem Verhalten anwenden, die als Nächstes beschrieben werden.

7. Ein Wiederauftreten des Krisenverhaltens antizipieren

Patientin und Therapeut können sich häufig gemeinsam auf einen Handlungsplan einigen, der das Gefühl der Überforderung auf Seiten der Patientin reduzieren soll. Obwohl dieser Plan hilfreich sein kann, werden viele

Patientinnen trotzdem nach einer kurzen Zeit erneut von intensiven Gefühlszuständen überwältigt. Der Therapeut sollte der Patientin in einer Krisensituation daher dabei helfen, ihre Zeit bis zum nächsten Kontakt zu strukturieren. Er sollte die Patientin davor warnen, dass die aversiven Gefühle sehr wahrscheinlich wieder auftreten werden und dass daher verschiedene Strategien zum Umgang mit diesen Gefühlen entwickelt werden sollten.

Strategien zum Umgang mit suizidalem Verhalten

Die Behandlung von suizidalen Personen erfordert ein strukturiertes Vorgehen, mit dem auf suizidales Verhalten wie suizidales Krisenverhalten, Parasuizid, Suizid- oder Parasuiziddrohungen, Suizidgedanken und Impulse, sich parasuizidal zu verhalten, reagiert werden kann. Dieses Vorgehen kann in oder nach einer Therapiesitzung, am Telefon, in einem stationären Setting oder (seltener) in der alltäglichen Umgebung des Therapeuten oder der Patientin angewandt werden. Informationen über suizidales Verhalten können dem Therapeuten spontan mitgeteilt werden, von der Patientin erfragt werden oder dem Therapeuten über Telefonanrufe von Kollegen oder besorgten Menschen aus dem Umfeld der Patientin übermittelt werden.

Die therapeutische Aufgabe

Der Therapeut muss bei suizdalem Verhalten zwei Ziele verfolgen: (1) aktiv genug zu reagieren, um die Patientin davon abzuhalten, sich zu töten oder ernstlich zu verletzen; und (2) so zu reagieren, dass die Wahrscheinlichkeit reduziert wird, dass sich die Patientin später suizidal verhält. Diese zwei Anforderungen stehen häufig miteinander im Konflikt. Zwischen der Forderung, die Sicherheit der Patientin zu gewährleisten, und der Forderung, ihr neue Verhaltensmuster zu vermitteln, die ihr Leben wieder lebenswert machen, entsteht eine dialektische Spannung. Komplizierend kommt hinzu, dass sich fast jeder Therapeut davor fürchtet, für den Tod der Patientin verantwortlich gemacht zu werden, wenn er einen falschen Schritt unternimmt oder einen Fehler macht. Die unten beschriebenen Strategien berücksichtigen sowohl die therapeutischen Bedürfnisse der Patientin als auch die Grenzen des Therapeuten.

Wie ein Therapeut auf ein bestimmtes suizidales Verhalten oder eine Suiziddrohung reagiert, wird immer von Merkmalen der jeweiligen Patientin, ihrer Situation und der therapeutischen Beziehung beeinflusst. Es gibt nur drei Grundregeln zu suizidalem Verhalten (die der Patientin in der Informationsphase natürlich mitgeteilt werden müssen). Erstens wird parasuizidales Verhalten und suizidales Krisenverhalten immer genau analysiert; es wird niemals ignoriert. Zweitens darf eine Patientin, die parasuizidales Verhalten gezeigt hat, innerhalb der nächsten 24 Stunden ihren Therapeuten nicht anrufen, es sei denn, es handelt sich um einen medizinischen Notfall, in dem der Therapeut ihr Leben retten muss. Auch dann sollte die Patientin jedoch den Notarzt rufen und nicht den Therapeuten. Drittens werden selbstmordgefährdeten Patientinnen keine potentiell tödlichen Medikamente gegeben. (Dieser letzte Punkt wird weiter unten, bei den Zusatzbehandlungen, weiter ausgeführt.)

Strategien zum Umgang mit suizidalem Verhalten sollten in mindestens vier Situationen eingesetzt werden: (1) Die Patientin berichtet ihrem Einzel- oder Bezugstherapeuten in einer Einzelsitzung von zurückliegendem suizidalem Verhalten (und ist momentan medizinisch nicht gefährdet); (2) die Patientin droht dem Einzeltherapeuten mit bevorstehendem Suizid oder Parasuizid; (3) die Patientin zeigt während des Kontaktes mit dem Therapeuten oder kurz vorher parasuizidales Verhalten; (4) die Patientin berichtet einem Zusatztherapeuten von oder droht ihm mit suizidalem Verhalten. Befindet sich die Patientin in einer Krise und ist zusätzlich suizidal, sollten die hier beschriebenen Krisenstrategien zusammen mit den im Folgenden erläuterten und in Tabelle 15.2 zusammengefassten Schritten eingesetzt werden.

Zurückliegendes suizidales Verhalten: Vorgehensweise für den Bezugstherapeuten

Die Patientin kann in jeder therapeutischen Interaktion spontan von zurückliegendem suizidalem Verhalten berichten: während eines Telefonanrufes, im Fertigkeitstraining, in der Gruppentherapie oder in einer Einzeltherapiesitzung. In den zu Beginn jeder Einzeltherapiesitzung eingesammelten Tagebuchkarten wird täglich nach Suizidgedanken und parasuizidalen Impulsen gefragt und ob die Patientin seit der letzten Einzelsitzung parasuizidales Verhalten gezeigt hat.

Diese Informationen sollten unbedingt jedes Mal vom Therapeuten zu Beginn der Einzelsitzung durchgegangen werden. Die Art und Weise, wie der Therapeut auf Berichte über suizidales Verhalten reagiert, beeinflußt die Wahrscheinlichkeit späteren suizidalen Verhaltens. Hier ist große Vorsicht geboten.

Wenn seit der letzten Einzelsitzung entweder suizidales Krisenverhalten (z. B. Suiziddrohungen) oder parasuizidale Handlungen aufgetreten sind, werden Problemlösestrategien eingesetzt. Eine detaillierte Analyse von zurückliegendem suizidalem Verhalten wird jedoch nur in der Einzeltherapie durchgeführt. Hört der Einzeltherapeut zwischen den Einzelsitzungen (von der Patientin oder aus einer anderen Quelle) von zurückliegendem parasuizidalem oder suizidalem Verhalten, wie Drohungen gegenüber anderen Personen, so sollte er diesbezügliche Interventionen bis zur nächsten Sitzung aufschieben – es sei denn, es besteht die Gefahr weiteren derartigen Verhalten, oder die Patientin ist physisch gefährdet.

Der erste Schritt in der Reaktion auf zurückliegendes parasuizidales Verhalten besteht darin, eine detaillierte und gründliche Verhaltensanalyse durchzuführen. Diese Analyse wird immer in der folgenden Einzelsitzung durchgeführt; der Zeitpunkt innerhalb der Sitzung ist jedoch frei wählbar. Manchmal wird die Verhaltensanalyse die gesamte Sitzung einnehmen; im Allgemeinen wird sie mindestens 15 bis 20 Minuten dauern. (Ist sie kürzer, vermeidet entweder der Therapeut oder die Patientin vermutlich das Thema.) Es folgt eine Lösungsanalyse, die auch Teil der Verhaltensanalyse sein kann. Therapeut und Patientin überlegen gemeinsam, welche anderen Verhaltensweisen sie hätte einsetzen können oder das nächste Mal anwenden könnte. Häufig kann man eine Reihe von Punkten identifizieren, an denen eine andere Reaktion zu anderen Ergebnissen geführt hätte. Die Verhaltens- und Lösungsanalyse führt idealerweise zu einer Planung der Rückfallprophylaxe – ein Ansatz, der von Alan Marlatt (Marlatt und Gordon, 1985) zur Behandlung von Alkoholikern entwickelt wurde.

Beim Einsatz dieser Strategien gibt es ganz einfach keine Ausnahmen. Ihr Einsatz hängt weder vom Schweregrad der suizidalen Handlung ab noch von der Stimmung oder der Kooperation der Patientin (oder der Stimmung des Therapeuten), noch davon, ob seit dem suizidalen Verhalten andere, kürzer zurückliegende Krisen aufgetreten sind. Die Strategien werden auch nicht abgekürzt, wenn die Patientin sagt, sie könne sich nicht mehr genau erinnern oder wisse die Antwort auf eine Frage nicht. In solchen Fällen analysiert der Therapeut einfach, was bis zu dem Punkt geschah, an dem das Gedächtnis die Patientin im Stich lässt, und setzt am nächsten Zeitpunkt wieder ein. Zeigt die Patientin sich nicht kooperativ, geht der Therapeut zu den Verpflichtungsstrategien (siehe Kap. 9) oder zu den Strategien bei therapiegefährdendem Verhalten (siehe unten) zurück. Wenn die Zeit knapp ist, sollte der Therapeut die Lösungsanalyse zugunsten der Verhaltensanalyse abkürzen. Sobald aktuelles suizidales Krisenverhalten auftritt, das sofortige Aufmerksamkeit erfordert, rücken zurückliegende suizidale Verhaltensweisen an die nächste Stelle auf der Prioritätenliste, selbst wenn deren Besprechung dann bis zur nächsten Sitzung warten muss.

Im Laufe der Zeit werden die Verhaltensanalysen schneller durchzuführen sein, weil die typischen Auslöser suizidaler Verhaltensweisen klarer werden. Bei einer Langzeittherapie sollten die Therapeuten dennoch vorsichtig sein in ihrer Vermutung, sie könnten das aktuelle suizidale Verhalten aufgrund ihrer Information über früheres Verhalten verstehen. Die Determinanten suizidalen Verhaltens können sich im Laufe der Zeit verändern und tun dies häufig auch. Wie ich bereits in den Kapiteln 9 und 10 ausgeführt habe, kann die Verhaltensanalyse (und in geringerem Ausmaß auch die Lösungsanalyse) als Mittel zur Korrektur und Überkorrektur von Verhalten betrachtet werden – eine Kontingenzmanagement-Technik. Die Diskussion von zurückliegendem suizidalem Krisenverhalten und Parasuizid kann aus verschiedenen Gründen als aversiv erlebt werden. Es ist anstrengend; die Patientin muss sich darauf konzentrieren, anstatt einfach über das zu sprechen, was ihr in den Sinn kommt. Das Denken und Sprechen über suizidale Handlungen ist oft mit Scham verbunden. Wenn über suizidales Verhalten gesprochen wird, kann dies auch bedeuten, dass wegen der zeitlichen Beschränkungen über andere, der Patientin wichtige Themen nicht gesprochen werden kann.

Sind seit der letzten Sitzung weder parasuizidales noch suizidales Krisenverhalten aufgetreten, sollte der Therapeut sich auf das Besprechen von aufgetretenen Suizidgedanken oder parasuizidalen Impulsen konzentrieren sowie auf die kognitiven und affektiven Komponenten suizidalen Verhaltens. Suizidgedanken und -impulse werden in der Regel weniger lange und intensiv besprochen als suizidales Krisenverhalten und Parasuizid; manchmal reichen schon eine oder zwei Fragen oder ein kurzer Kommentar aus. Weniger intensive Beispiele dieser Verhaltensweisen werden nicht immer durchgesprochen, weil so nur noch wenig Zeit für andere Themen bliebe.

Verstärkung anderer als suizidaler Reaktionen auf Ereignisse, die früher zu einer suizidalen Reaktion geführt haben, ist ganz besonders wichtig, bis sich die Veränderung stabilisiert hat. Manchmal manifestieren sich diese nichtsuizidalen Reaktionen allerdings lediglich als Abwesenheit oder Reduzierung suizidalen Verhaltens. Ich habe die Erfahrung gemacht, dass es den meisten Therapeuten schwerfällt, sich mit nicht aufgetretenem suizidalem Verhalten zu beschäftigen. Da der gesamte Themenkomplex derart aversiv für Therapeut und Patientin ist, scheint es häufig leichter, ihn einfach zu ignorieren. Eine genaue Analyse der Art und Weise, wie die Patientin suizidales Verhalten vermieden hat, insbesondere wenn intensive Suizidvorstellungen, parasuizidale Impulse und/oder allgemeines Unwohlsein vorlagen, kann dem Therapeuten jedoch eine äußerst günstige Gelegenheit bieten, um alternatives Problemlöseverhalten zu verstärken. Die Aufmerksamkeit sollte mit der Zeit ausgeblendet werden, um sicherzustellen, dass die Widerstandsfähigkeit gegen suizidales Verhalten allmählich von natürlichen Verstärkern kontrolliert wird.
In der Einzeltherapiesitzung sollten folgende Schritte befolgt werden.

Tabelle 15.2: Checkliste der Strategien zum Umgang mit suizdalem Verhalten

FÜR DEN BEZUGSTHERAPEUTEN: SUIZIDALES KRISENVERHALTEN/PARASUIZIDALES VERHALTEN IST AUFGETRETEN:

____ **T hat in den 24 Stunden nach dem Vorfall keinen telefonischen Kontakt mit P (außer bei einem medizinischen Notfall); das Verhalten wird in der nächsten Einzelsitzung besprochen.**
____ **T ERHEBT HÄUFIGKEIT, INTENSITÄT UND SCHWEREGRAD des suizidalen Verhaltens.**
____ **T führt eine KETTENANALYSE des Verhaltens durch.**
____ **T bespricht ALTERNATIVE LÖSUNGEN VERSUS AUSHALTEN.**
____ **T konzentriert sich auf die NEGATIVEN FOLGEN suizidalen Verhaltens.**
____ **T VERSTÄRKT nicht-suizidale Reaktionen.**
____ **T hilft der P, sich auf einen nicht-suizidalen VERHALTENSPLAN EINZULASSEN.**
____ **T VALIDIERT den Schmerz der P.**
____ **T setzt das aktuelle Verhalten zu übergeordneten Mustern IN BEZIEHUNG.**

FÜR DEN BEZUGSTHERAPEUTEN: UNMITTELBARE SUIZID- ODER PARASUIZIDDROHUNGEN:

____ **T SCHÄTZT DAS RISIKO für Suizid oder Parasuizid ein.**
____ T setzt bekannte Risikofaktoren in Bezug auf suizidales Verhalten ein, um das langfristige Risiko einzuschätzen.
____ T setzt bekannte Risikofaktoren in Bezug auf unmittelbares suizidales Verhalten ein, um das unmittelbare Risiko einzuschätzen.
____ T erstellt einen Krisenplanungsbogen, hat ihn verfügbar und benutzt ihn.
____ T kennt die geschätzte Lebensgefährdung durch verschiedene Suizid-/Parasuizidmethoden.
____ T berät sich mit Notfalldiensten oder einem Arzt über medizinische Risiken geplanter und/oder verfügbarer Methoden.

____ **T ENTFERNT lebensbedrohende Gegenstände oder überzeugt P, sie zu entfernen.**
____ **T FORDERT P EMPATHISCH dazu auf, sich nicht umzubringen oder parasuizidale Handlungen auszuführen.**
____ **T besteht darauf, dass SUIZID KEINE GUTE LÖSUNG ist.**
____ **T findet ERMUTIGENDE Aussagen und Lösungen.**
____ **T bleibt in KONTAKT UND HÄLT SICH AN DEN BEHANDLUNGSPLAN, wenn das unmittelbare Suizidrisiko hoch ist.**

____ T ist aktiver, wenn das Suizidrisiko hoch ist.
____ T greift im Allgemeinen nicht aktiv ein, um parasuizidales Verhalten zu verhindern, es sei denn, das medizinische Risiko ist groß.
____ T verhält sich bei neuer P vorsichtiger.
____ T schätzt ab, ob das suizidale Verhalten respondentes Verhalten ist.
  __ T versucht, die auslösenden Ereignisse zu stoppen.
  __ T zeigt der P, wie sie sie in Zukunft vermeiden kann.
____ T schätzt ab, ob das suizidale Verhalten operantes Verhalten ist.
  __ T sucht nach einer Reaktion, die sowohl den Anforderungen des Behandlungsplanes entspricht als auch eine natürliche Kontingenz darstellt.
  __ T liefert eine eher aversive Kontingenz – eine therapeutische Reaktion, die nicht verstärkend wirkt.
____ T sucht nach einer optimalen Reaktion, die natürlich ist, die auslösenden Ereignisse reduziert (respondentes Verhalten) und nur minimal verstärkend wirkt (operantes Verhalten).
____ T versucht, der P günstigeres Verhalten zu entlocken, bevor er aktiv interveniert.
____ T zeigt Flexibilität bei der Auswahl von Reaktionsmöglichkeiten.
____ Wenn T eine unfreiwillige stationäre Einweisung erwägt, sollte er ehrlich seine Gründe nennen.

____ T antizipiert ein Wiederauftreten.
____ T teilt anderen Personen im Umfeld der P ihr Suizidrisiko mit.

FÜR DEN BEZUGSTHERAPEUTEN: AKUTES PARASUIZIDALES VERHALTEN KURZ VOR ODER WÄHREND DES KONTAKTES:

____ T schätzt die körperliche Bedrohung des Verhaltens ab, berät sich bei Bedarf mit örtlichen Notfalldiensten oder anderen ärztlichen Einrichtungen, um das Risiko einschätzen zu können.
____ T schätzt die Fähigkeit der P ab, allein eine ärztliche Behandlung aufzusuchen.
____ T überprüft Vorhandensein anderer Personen.

____ Bei einem medizinischen Notfall alarmiert T Personen in der Nähe, und ruft einen NOTARZT.
____ T ruft P zurück und bleibt mit ihr in Kontakt, bis Hilfe da ist.

____ Ist keine notärztliche Betreuung nötig und ist P dazu bereit, unterstützt T P dabei, selbst ärztliche Hilfe zu suchen.
____ T instruiert P, ihn von der ärztlichen Behandlung aus anzurufen, wobei der Anruf sich auf das Zusammenfassen der Behandlung und des medizinischen Zustandes beschränken soll.

____ Ist keine notärztliche Betreuung notwendig und ist P nicht bereit, so setzt T Problemlösestrategien ein.
____ T akzeptiert „Nein“ nicht als Antwort.
____ T nimmt die Ängste von P vor einer unfreiwilligen Einweisung vorweg.
____ T instruiert P, wie sie mit medizinischem Personal umgehen sollte.
____ T fordert Zusatztherapeuten auf, sich an ihr übliches Vorgehen zu halten.
____ T interveniert, wenn nötig, um eine unfreiwillige Einweisung zu verhindern.

____ Wenn feststeht, dass keine ärztliche Betreuung nötig ist, hält T sich an die 24-Stunden-Regel.

FÜR DIE ZUSATZTHERAPEUTEN:

____ **T GEWÄHRLEISTET SICHERHEIT von P.**

____ Fertigkeitstrainer hilft P dabei, Verhaltensfertigkeiten einzusetzen, bis T kontaktiert werden kann.

____ Für pharmakologische Betreuung zuständiger T berät P über Anpassung der Medikation, um die Zeit, bis Einzel-T kontaktiert werden kann, zu überbrücken.

____ Stationäres Personal setzt bis zum nächsten Termin mit Einzel-T Strategien zu Krisenintervention, Problemlösen und/oder Fertigkeitstraining ein.

____ **T ÜBERWEIST P an Einzel- oder Bezugs-T.**

1. Häufigkeit, Intensität und Schweregrad des suizidalen Verhaltens erheben

Der erste Schritt bei zurückliegendem suizidalem Verhalten der Patientin besteht darin, eine detaillierte Beschreibung zu erhalten. Ist suizidales Krisenverhalten in der Interaktion mit dem Therapeuten aufgetreten, so werden diese Verhaltensweisen noch einmal gemeinsam durchgesprochen, um sich darüber einig zu sein, welche Verhaltensweisen aufgetreten sind, was gesagt wurde, wie es gesagt wurde und welche anderen Aktivitäten aufgetreten sind (einen Abschiedsbrief schreiben, tödliche Waffen besorgen etc.). Ist gegenüber einem anderen Therapeuten eine Suiziddrohung ausgesprochen worden, wird eine genaue Beschreibung dessen erhoben, was die Patientin gesagt und getan hat, und wie und unter welchen Umständen sie es gesagt bzw. getan hat. Nach der Sitzung sollte der Therapeut sich beschreibende Notizen machen.

Bezüglich des parasuizidalen Verhaltens erhebt der Therapeut Informationen über die Art der Selbstverletzung (z. B., wo und wie tief war der Schnitt, welche chemischen Substanzen oder Medikamente wurden in welcher Menge eingenommen), den Kontext (allein vs. mit anderen), die körperlichen Auswirkungen, die erforderliche medizinische Versorgung, das Vorhandensein begleitender Suizidgedanken und bewusste Absichten, an die die Patientin sich erinnern kann. Der Therapeut sollte besonders sorgfältig die tatsächliche Gefährdung der Patientin bzw. das medizinische Risiko der parasuizidalen Episode erfassen. Hierzu kann die Skalierung verwendet werden, die im Anhang (15.1) aufgeführt wird. Diese Skala wurde von Smith, Conroy und Ehler (1984) entwickelt und von Bongar (1991) auf den neuesten Stand gebracht; sie kann verlässlich von nichtärztlichen Klinikern eingesetzt werden und ist unabhängig von der Bereitschaft der Patientin, ihre „Absicht" zur Zeit der parasuizidalen Episode im Detail durchzusprechen. Die Anleitung zum Einsatz der Skala wurde von Smith et al. erstellt und ebenfalls von Bongar aktualisiert.

Die Häufigkeit und emotionale Intensität von Suizidgedanken seit der letzten Sitzung sollte ebenfalls erhoben werden. Wie oben ausgeführt, müssen ständig wiederkehrende Suizidgedanken und parasuizidale Impulse nicht immer behandelt werden; allerdings sollten deutliche Veränderungen (sowohl Zu- als auch Abnahmen) zumindest kurz besprochen werden. Ab und zu sollte der Therapeut die Patientin fragen, ob sie Pläne für einen Suizidversuch gemacht hat und ob sie über die hierfür notwendigen Mittel verfügt; entsprechende Information sollte auch für parasuizidale Impulse erfasst werden. Es ist ganz besonders wichtig, darüber auf dem Laufenden zu sein, ob die Patientin über die Mittel verfügt, die für parasuizidale Handlungen notwendig sind (hortet sie Medikamente; trägt sie Rasierklingen mit sich herum ...): Gesundes Misstrauen ist hier manchmal ratsam.

2. Durchführen einer Kettenanalyse („chain analysis")

Es wird eine Kettenanalyse durchgeführt, in der äußerst sorgfältig jeder einzelne Moment analysiert wird. Der Therapeut braucht ausreichend Informationen, um zu verstehen, welche Ereignisse im Umfeld, welche emotionalen und kognitiven Reaktionen und welche offenen Verhaltensweisen zu dem kritischen Verhalten geführt haben und welche Konsequenzen dieses Verhalten hatte (und somit welche Funktion es erfüllte). Der Ausgangspunkt für diese Analyse ist der Augenblick, den die Patientin als Beginn der suizidalen Krise identifiziert oder der Augenblick, in dem sie das erste Mal an Suizid gedacht oder einen suizidalen Impuls verspürt hat, mit Suizid gedroht oder sich parasuizidal verhalten hat. Eine indirekte (aber beabsichtigte) Konsequenz einer derart detaillierten und spezifischen Analyse besteht darin, dass durch die Art der Fragen deutlich wird, dass (entgegen der Überzeugung der Patientin) suizidale Reaktionen nicht notwendigerweise eine

Reaktion auf den besprochenen Augenblick sind (z. B.: „Und kam Ihnen der Gedanke an Suizid erst dann oder schon vorher?“, „Haben Sie in diesem Moment daran gedacht, sich umzubringen, oder kam dieses Gefühl erst später?“ oder „Sie sagten, Sie hätten sich umbringen wollen, weil er Sie wegen einer anderen Frau verlassen will. Begann dieses Gefühl – sich umbringen zu wollen oder tot sein zu wollen – in dem Moment, als er sagte, er verlässt Sie, oder haben Sie zunächst darüber nachgedacht, was das für Sie bedeuten würde, und dann begonnen, sich suizidal zu fühlen?“).

3. Alternative Lösungen vs. Aushalten besprechen

Ist die problematische Situation identifiziert worden, sollten Therapeut und Patientin über alternative Lösungsmöglichkeiten für die problematische Situation sprechen, die die Patientin hätte anwenden können. Der Therapeut sollte auf jeden Fall den Vorschlag machen, dass eine Lösungsmöglichkeit darin bestanden hätte, die durch die Situation ausgelösten schmerzlichen Konsequenzen und negativen Gefühle einfach auszuhalten. Er sollte darüber hinaus betonen, dass es auch für das schwierigste Problem immer mehr als nur eine Lösung gibt. Er sollte sich an dem in Kapitel 9 beschriebenen Modell der Lösungsanalyse orientieren.

4. Sich mit den negativen Folgen suizidalen Verhaltens beschäftigen

Der Therapeut sollte die tatsächlichen oder potentiellen negativen Folgen des suizidalen Verhaltens entweder selbst aufzeigen oder von der Patientin darstellen lassen. Hier sollten die Strategien der Lösungsanalyse, der Klärung von Kontingenzen und manchmal auch der wechselseitigen Kommunikation eingesetzt werden. Es ist wichtig, dass die Patientin beginnt, die negativen zwischenmenschlichen Konsequenzen von sowohl suizidalem Krisenverhalten als auch parasuizidalen Handlungen zu sehen. Möglicherweise braucht die Patientin beträchtliche Hilfe, um verstehen zu können, welche emotionale Wirkung ihr Verhalten auf andere hat und wie ernst ihr suizidales Verhalten von anderen genommen wird. Die Strategien der wechselseitigen Kommunikation können eingesetzt werden, um der Patientin eine Rückmeldung über die negativen Auswirkungen der suizidalen Verhaltensweisen auf die therapeutische Beziehung und auf die Gefühle und Einstellungen des Therapeuten ihr gegenüber haben.

Auch wenn das Verhalten sich im Privaten abgespielt hat und keine direkten negativen Auswirkungen auf das Umfeld hatte, sollte der Therapeut der Patientin dennoch deutlich machen, dass suizidales Verhalten langfristig als Mittel der Problemlösung nicht sinnvoll ist - selbst wenn dadurch schmerzliche Gefühlszustände kurzfristig beseitigt werden oder benötigte Hilfe aus dem Umfeld aktiviert werden kann. Es sollte auch über die negativen Auswirkungen suizidalen Verhaltens auf das Selbstwertgefühl der Patientin gesprochen werden. Liegen Suizidgedanken vor, sollte der Therapeut darauf eingehen, dass das Nachdenken über Suizid als Reaktion auf Schwierigkeiten lediglich die Aufmerksamkeit weg von der Lösung dieser Schwierigkeiten hin zur Flucht vor ihnen lenkt. Auch das Androhen von Suizid oder Suizidvorbereitungen können die Patientin davon ablenken, effektivere Lösungen zu finden, und haben darüber hinaus eigene negative Konsequenzen.

5. Nichtsuizidale Reaktionen verstärken

Es ist wichtig, dass die Patientin dafür verstärkt wird, wenn sie problematische Situationen anders als durch suizidales Krisenverhalten oder Parasuizid bewältigt. Es sollten die in Kapitel 10 beschriebenen Techniken angewendet werden. Als Verstärker können beispielsweise eingesetzt werden: stärkere warmherzige Zuwendung durch den Therapeuten, eine atmosphärisch angenehmere therapeutische Sitzung durchführen oder der Patientin die Kontrolle über die Einteilung der Therapiesitzung überlassen. Auch Aufmerksamkeit und positive Rückmeldung können hilfreich sein, der Therapeut sollte jedoch darauf achten, dass das Lob nicht als Missachtung ihrer andauernden emotionalen Schwierigkeiten interpretiert wird. Berichtet die Patientin, dass es ihr schlecht geht, sie aber wenige Suizidgedanken oder parasuizidale Impulse hat, sollte dem mit ebenso viel Mitgefühl und Sorgfalt begegnet werden wie intensiven Suizidgedanken. Muss die Patientin weiterhin suizidales Verhalten zeigen, um Mitgefühl und aktive therapeutische Unterstützung zu erlangen, wird das suizidale Verhalten zweifellos weiterhin auftreten. In vielen Fällen muss die Patientin auch beruhigt werden, dass die Therapie nicht beendet wird, nur weil sich ihr suizidales Verhalten verbessert.

6. Verpflichtung zu einem nichtsuizidalen Verhaltensplan erzielen

Der Therapeut sollte die Patientin dabei unterstützen, einen Verhaltensplan zu entwickeln, um zukünftig suizidales

Verhalten in ähnlichen problematischen Situationen zu vermeiden. Es sollten dazu wiederum die in Kapitel 9 erläuterten Strategien der Lösungsanalyse eingesetzt werden. Die Patientin besteht häufig darauf, dass es außer suizidalem Verhalten keine Lösungsmöglichkeit für das Problem gebe. Hier sind zwei Reaktionen möglich: Erstens kann der Therapeut mit der Patientin noch einmal ihre Verpflichtung besprechen, sich zu bemühen, suizidales Verhalten zu vermeiden. Zweitens kann der Therapeut alternative Verhaltensweisen vorschlagen und die Patientin zu einer Verpflichtung bewegen, diese Verhaltensweisen zumindest einmal auszuprobieren. Eine alternative Verhaltensweise könnte zum Beispiel darin bestehen, dass die Patientin um Hilfe bittet, bevor sie sich suizidal verhält.

7. Den Schmerz der Patientin validieren

Egal wie unvernünftig das suizidale Verhalten auch erscheinen mag – der Therapeut muss stets darauf achten, dass er der Patientin sein Verständnis für den unerträglichen psychischen Schmerz ausdrückt, der sie dazu gebracht hat, parasuizidale Handlungen durchzuführen oder an Suizid zu denken. Nur zu leicht läßt man sich dazu hinreißen, suizidales Verhalten als Lösung für Probleme abzuwerten und die Gefühle zu ignorieren, die zu diesem Verhalten geführt haben. Shneidman (1992) führt dies sehr eindrücklich aus:

> „Suizid lässt sich am besten verstehen als kombinierte Bewegung hin zu einem Ende und gleichzeitig weg von unerträglichen, nicht auszuhaltenden, inakzeptablen Qualen. Ich spreche dabei von psychischem Schmerz; *Metaschmerz*, der Schmerz darüber, Schmerz zu fühlen. Traditionelle psychodynamische Ansätze haben, einzeln oder in Kombination, Feindseligkeit, Schamgefühle, Angst, Protest, das Verlangen, einem verstorbenen geliebten Menschen nachzufolgen, und Ähnliches mehr als Auslöser für Suizid identifiziert. Tatsächlich ist es keiner dieser Faktoren, sondern es ist der Schmerz, der bei jedem von ihnen involviert ist" (S.54).

Parasuizid unterscheidet sich von Suizid nur insofern, als dass die Bewegung hin zum Ende (also zum Tod) nicht unbedingt vorhanden sein muss.

8. Das aktuelle Verhalten zu übergeordneten Mustern in Beziehung setzen

Der Therapeut sollte der Patientin helfen, bestehende Muster ihres suizidalen Verhaltens zu erkennen. Hierfür können die in Kapitel 9 beschriebenen Einsichtsstrategien („insight strategies") als Modell dienen. Sobald solche Muster identifiziert wurden, können sich Therapeut und Patientin darauf konzentrieren, zu lernen, wie ein gewünschtes Ergebnis ohne suizidale Verhaltensweisen erreicht und wie mit problematischen Situationen effektiver umgegangen werden kann.

Unmittelbare Suizid- oder Parasuiziddrohungen: Vorgehen für den Bezugstherapeuten

Sobald eine Patientin direkt oder indirekt die Absicht mitteilt, sich umzubringen oder sich parasuizidal zu verhalten, ist eine aktive Reaktion des Therapeuten notwendig. Eine solche Mitteilung kann in einer Krisensituation erfolgen, so dass der Therapeut das unmittelbare Risiko einschätzen muss, womöglich zu einer ungünstigen Uhrzeit oder am Telefon. In anderen Fällen teilt die Patientin ihre suizidalen oder parasuizidalen Absichten vielleicht während einer geplanten Therapiesitzung unter der Androhung, sich entweder sehr bald (z. B. am selben Tag) oder dann, wenn irgendein Ereignis eintritt (z. B. eine befürchtete Zurückweisung oder Fehlschlagen der Therapie), etwas anzutun. Bei jeder Art von Drohung sollte folgendes Vorgehen eingehalten werden.

1. Das Risiko für Suizid oder Parasuizid einschätzen

Es müssen zwei Arten des Risikos erfasst werden: das kurzfristige oder unmittelbare Risiko und das langfristige Risiko. Bei der Abschätzung des langfristigen Risikos muss der Therapeut sich die Frage stellen, ob die Patientin zu der Gruppe mit einem hohen Suizid- oder Parasuizidrisiko gehört. Wer beispielsweise die Kriterien für eine BPS erfüllt, hat ein erhöhtes langfristiges Risiko. Weibliches Geschlecht erhöht das Risiko für Parasuizid und senkt das Risiko für Suizid. Alter ist positiv mit Suizid und negativ mit Parasuizid korreliert. Faktoren, die mit einem langfristigen Risiko für sowohl Suizid als auch Parasuizid in Verbindung gebracht werden, sind in Tabelle 15.3 aufgelistet; diese Risikofaktoren werden in Linehan (1981) und Linehan und Shearin (1988) ausführlicher besprochen. In Tabelle 15.4 werden Faktoren aufgelistet, die hilfreich sind, um das unmittelbare Risiko für Suizid und Parasuizid abzuschätzen; auch diese werden

Tabelle 15.3: Faktoren, die mit einem langfristigen Suizid- oder Parasuizid-Risiko zusamenhängen

Faktor	Parasuizid	Suizid
I. Umweltmerkmale		
A. Lebensveränderungen	Verluste zerbrochene Beziehungen andere Veränderungen	Verluste; Trauerfälle - - Entlassung aus psychiatrischer Klinik (innerhalb von 6-12 Monaten) negative Erlebnisse nach Entlassung
B. Soziales Netzwerk		
1. Arbeit	Fehlen	Fehlen
2. Familienstand	unverheiratet > verheiratet	unverheiratet > verheiratet
3. Familie	feindselig	weniger verfügbar
4. zwischenmenschlicher Kontakt	wenig/keine Vertrauensperson	wenig/lebt allein
C. Modelle	sozialer Bezug zu anderen Parasuiziden erhöht nach starker Verbreitung von Suizid in der Öffentlichkeit	Suizidrate in der Familie erhöht erhöht nach starker Verbreitung von Suizid in der Öffentlichkeit
D. Verfügbarkeit der Methode	verfügbar	verfügbar
II. Demographische Merkmale		
A. Geschlecht	weiblich > männlich	männlich > weiblich (bei psychiatrischen Patienten fast gleich verteilt)
B. Alter	sinkt mit Alter	steigt mit Alter (sinkt mit Alter bei Schwarzen, Amerikanern hispanischer und indianischer Abstammung
C. Ethnische Zugehörigkeit	Nichtweiße überrepräsentiert	Weiße > Nichtweiße
III. Verhaltensmerkmale		
A. Kognitiv		
1. Stil	rigide möglicherweise impulsiv schlechte Problemlösefertigkeiten passiv in Problemlösung	- - -
2. Inhalt	möglicherweise hoffnungslos machtlos negatives Selbstkonzept	hoffnungslos - -

Faktor	Parasuizid	Suizid
B. Physiologisch/affektiv		
1. Affektiv	wütend, feindselig	apathisch, anhedonisch
	depressiv	depressiv
	unzufrieden mit Behandlung	gleichgültig gegenüber der Behandlung
	hohe Präferenz für Annäherung und Zuneigung	möglicherweise dependent, unzufrieden
	unwohl im Zusammensein mit anderen	psychische Angst, Panikattacken
2. Somatisch	möglicherweise schlechter Gesundheitszustand	schlechter Gesundheitszustand (steigt mit Alter)
	-	Schlaflosigkeit
	niedrige Frustrationstoleranz	niedrige Schmerztoleranz
	-	Suizid bei Blutsverwandten
C. Offenes motorisches Verhalten		
1. Zwischenmenschlich	geringe soziale Beteiligung	geringe soziale Beteiligung
	bittet weniger wahrscheinlich um Hilfe	bittet weniger wahrscheinlich um Hilfe und Aufmerksamkeit
	starke Reibung und Konflikte	gemischte Befunde über Reibung und Konflikte
2. Allgemeines Verhalten	bei 20-55% frühere Parasuizide	bei 20-55% frühere Parasuizide
	Alkohol- und Drogenabusus	Alkohol- und Drogenabusus
		kriminelles Verhalten (junge Männer)
	arbeitslos	arbeitslos/berentet

Anmerkung: Übernommen aus „A social-behavioral analysis of suicide and parasuicide: Implications for clinical assessment and treatment" von M.M. Linehan, 1981, in H. Glaezer und J.F. Clarkin (Hrsg.), *Depression: Behavioral and directive intervention strategies*. New York: Garland. Copyright 1981 Garland Publishing. Übernommen mit Genehmigung.

ausführlich bei Linehan (1981) diskutiert.[1] Bongar (1991) und Maris, Berman, Maltsberger und Yufit (1992) geben ebenfalls einen exzellenten Überblick über Strategien zur Risikoeinschätzung. Therapeuten müssen diese Risikofaktoren so gut im Gedächtnis haben, dass sie sie jederzeit wiedergeben könnten. Inmitten einer Krise kann man sie nicht mehr nachschlagen.

Sowohl Personen, die Suizid begehen, als auch solche, die nichttödlich ausgehende parasuizidale Verhaltensweisen an den Tag legen, teilen ihre Absicht häufig vorher mit. Borderline-Patientinnen, die sich gewohnheitsmäßig parasuizidal verhalten, berichten beispielsweise von Impulsen oder Absichten, sich zu verstümmeln, sich für eine Woche „einzuschläfern" oder Ähnliches. Diese Personen machen möglicherweise sehr deutlich, dass sie nicht die Absicht haben, sich umzubringen; wer beispielsweise plant, sich an den Handgelenken oder am Arm zu schneiden, sagt vielleicht, dass sie dies plant, um die unerträgliche Anspannung loszuwerden. Eine Person, die Suizid plant, kann in ähnlicher Weise sehr direkt mitteilen, dass sie vorhat zu sterben.

Patientinnen denken aber auch häufig über suizidales Verhalten nach oder planen suizidale Handlungen, ohne dass sie ihren Therapeuten direkt darüber informieren. Die Frage ist dann, ob der Therapeut nach Suizidgedanken fragen soll, obwohl die Patientin das Thema nicht selbst aufgebracht hat. Auf jedes Vorkommnis, das früher bereits zu Parasuizid oder Suizidgedanken geführt hat, sollte eine derartige Nachfrage folgen. Darüber hinaus sollten den Therapeuten Aussagen alarmieren wie: „Ich halte das nicht mehr länger aus", „Ich wünschte, ich wäre tot", „Den anderen würde es besser gehen, wenn ich nicht mehr da wäre" etc., und er sollte genauer nachfragen.

Sobald deutlich wird, dass die Patientin über Suizid oder Parasuizid nachdenkt, sollte der Therapeut anhand der in Tabelle 15.4 aufgeführten Risikofaktoren das unmittelbare Suizidrisiko einschätzen. Es ist außerordentlich wichtig, dass der Therapeut die Patientin danach fragt, welche Methode sie einsetzen will (und ob die für diese Methode notwendigen Hilfsmittel vorhanden oder einfach zu beschaffen sind). Spricht die Patientin davon, eine Überdosis von Drogen/Medikamenten zu nehmen, sollte er nach dem Namen jedes einzelnen Medikamentes fragen, das sich in ihrem Besitz befindet oder an das sie leicht herankommen kann, sowie nach der Anzahl und Dosierung der noch vorhandenen Tabletten. Außerdem sollte er herausfinden, ob sie einen Abschiedsbrief geschrieben hat, ob sie vorhat, sich von anderen zu isolieren, oder ob sie irgendwelche Vorkehrungen gegen ein Entdecktwerden oder ein Einschreiten getroffen hat. Es ist auch notwendig zu erfassen, ob sie jetzt und in den nächsten Tagen andere Menschen erreichen kann. Will die Patientin auf diese Fragen keine Auskunft geben, spricht dies natürlich für ein höheres Risiko. Der Therapeut sollte auf ein Zunehmen depressiver Stimmung und das Auftreten von Panikattacken achten. Erfolgt die Einschätzung des Risikos über das Telefon, sollte der Therapeut herausfinden, ob die Patientin vor Kurzem getrunken oder Medikamente/Drogen genommen hat, wo sie sich im Augenblick befindet und ob andere Menschen in ihrer Nähe sind.

Tödliche Medikamente/Drogen

Einsetzen der Krisen-Planungsbögen. Patientinnen, die mit einer Überdosis drohen, haben häufig von Freunden oder einem Familienmitglied Medikamente/Drogen gestohlen. Möglicherweise haben sie eine vage Vorstellung davon, welche Medikamente/Drogen sie haben und können sie beschreiben; häufig wissen sie aber nicht die genaue Bezeichnung oder Dosierung. Hier kann die „Rote Liste" (in etwa das deutsche Äquivalent zu dem „Physician Desk Reference" PDR) in USA/Kanada) hilfreich sein, um die spezifischen Medikamente und Dosierungen zu bestimmen, die die Patientin bei sich hat oder zu sich genommen hat. Personen ohne medizinische Ausbildung sollten unter normalen Umständen nicht versuchen, die Gefährdung der Patientin oder das medizinische Risiko aufgrund der angedrohten oder eingenommenen Dosis einzuschätzen. Derartige Entscheidungen werden erschwert durch den Einfluss der Kombination mit anderen Medikamenten oder mit Alkohol, des Gewichtes der Patientin etc.

Andererseits hängt die Reaktion auf die Suiziddrohung einer Patientin davon ab, wie hoch das Risiko eines tödlichen Ausganges oder schwerwiegender Schäden vom Therapeuten eingeschätzt wird. Daher sollte er zumindest versuchen, die Gefährlichkeit der Medikamente einzuschätzen, über die die Patientin verfügt oder die sie bereits eingenommen hat. Es gibt dazu verschiedene Hilfestellungen und Vorgehensweisen. Zunächst sollte der Therapeut einen Krisenplanungsbogen zur Hand haben, der auf dem neuesten Stand ist (siehe Abb. 15.1) und Informationen enthält über alle verschriebenen und nicht verschriebenen Drogen/Medikamente, die die Patientin einnimmt oder besitzt, sowie die Dosierung, den verschreibenden Arzt und das Gewicht der Patientin in Kilogramm. Der Krisenplanungsbogen sollte auch die durchschnittliche tägliche Dosis für Medikamente anzeigen, die die Patientin regelmäßig einnimmt. Man muss sich vor Augen halten, dass auch eine nichttödliche Dosis schwerwiegende medizinische Folgen haben kann. Es reicht also nicht aus, zu wissen, ob ein Medikament tödlich wirken kann, um angemessen zu reagieren.

Zweitens sollte ein Therapeut ohne medizinische Ausbildung seine Einschätzung der Wirkungsweise des Medikamentes immer durch eine medizinisch qualifizierte Person bestätigen lassen. Es kann sich manchmal als schwierig erweisen, diese Information von jemandem zu erhalten, weil viele sich davor fürchten, später zur Verantwortung gezogen zu werden. Ich habe die Erfahrung gemacht, dass es am günstigsten ist, die örtliche Notfallaufnahme anzurufen - am besten diejenige, die am meisten ausgelastet ist. Dort wird man am wenigsten eine unnötige Aufnahme wollen und daher am hilfsbereitesten sein. Ein Therapeut, der die genaue eingenommene oder angedrohte Dosis, das Gewicht der Patientin in Kilogramm und eventuelle medizinische Komplikationen kennt und weiß, ob zusätzlich andere Drogen oder Alkohol im Spiel sind, wird normalerweise eine sehr gute Beratung bekommen. Wenn der Therapeut keine medizinische Beratung bekommen kann, bleibt ihm nichts weiter übrig, als lieber übervorsichtig zu sein.

Verfügt der Therapeut nicht über eine medizinische Ausbildung, sollte er sich auf den Rat der Fachleute verlassen, ob die Patientin medizinisch versorgt werden muss oder nicht. (Hat er Zweifel an dem Rat, so kann er eine zweite Meinung einholen.) Dieser Punkt kann nicht genug betont werden. Ein Therapeut, der müde und überlastet ist und einen dringenden Termin hat, kann leicht das medizinische Risiko einer Überdosis unterschätzen. Medizinische Reaktionen können auch zeitverzögert einsetzen, weswegen es kein ausreichender Grund für Inaktivität ist, wenn die Patientin nicht erschöpft ist oder gesund aussieht. Häufig entschuldigen Therapeuten ihre Inaktivität mit der Überlegung, dass medizinische Zuwendung eine Verstärkung des Verhaltens darstelle; diese Argumentation kann aber leicht lebensbedrohliche Konsequenzen haben.

Tabelle 15.4: Faktoren, die mit einem unmittelbaren Suizid- oder Parasuizidrisiko zusammenhängen

I. Direkte Anzeichen von unmittelbarem Suizid- oder Parasuizidrisiko

1. Suizidgedanken
2. Suiziddrohungen
3. Suizidpläne und/oder Vorbereitungen
4. Parasuizid im vergangenen Jahr

II. Indirekte Anzeichen von unmittelbarem Suizid- oder Parasuizidrisiko

5. Patientin gehört zu einer Risikopopulation für Suizid oder Parasuizid
6. Kurz vorher Auseinanderbrechen oder Verlust einer zwischenmenschlichen Beziehung; negative Umweltveränderungen in den letzten Monaten; vor kurzem Entlassung aus einer psychiatrischen Klinik
7. Gleichgültigkeit gegenüber oder Unzufriedenheit mit der Therapie; Entlaufen aus psychiatrischer Klinik
8. Aktuelle Hoffnungslosigkeit, Wut oder beides
9. Kurz zurückliegende ärztliche Betreuung
10. Indirekte Andeutungen des eigenen Todes, Vorbereitungen für den Tod
11. Abrupte klinische Veränderungen, entweder negativ oder positiv

III. Umstände, die mit Suizid und/oder Parasuizid in den nächsten Stunden/Tagen verbunden sind

12. Depressive Unruhe, schwere Angst, Panikattacken, starke Stimmungsschwankungen
13. Alkoholkonsum
14. Suizidnachricht geschrieben oder in Arbeit
15. Methoden sind verfügbar oder können leicht beschafft werden
16. Isolation
17. Vorkehrungen gegen Entdeckung oder Intervention; Täuschung über Zeit, Ort etc.

Anmerkung: Übernommen aus „A social-behavioral analysis of suicide and parasuicide: Implications for clinical assessment and treatment" von M.M. Linehan, 1981, in H. Glaezer und J.F. Clarkin (Hrsg.), *Depression: Behavioral and directive intervention strategies.* New York: Garland. Copyright 1981 Garland Publishing. Übernommen mit Genehmigung.

Andere tödliche Mittel

Patientinnen können auch Suizid mit anderen Methoden als einer Überdosis Medikamente androhen. Der Therapeut muss daher auch die potentiell tödliche Wirkung anderer Suizidmethoden kennen. Das Risiko ist natürlich bedeutend geringer, wenn jemand aus 1 Meter Höhe springt als aus 20 Metern. Häufig eingesetzte Methoden, nach dem Grad ihrer Gefährlichkeit geordnet, sind (1) Feuerwaffen und Sprengstoff, (2) aus großer Höhe springen, (3) lebenswichtige Organe schneiden oder durchstechen, (4) sich aufhängen, (5) sich ertränken (Nichtschwimmer), (6) Vergiftungen (feste und flüssige Stoffe), (7) nicht lebenswichtige Organe schneiden oder durchstechen, (8) sich ertränken (Schwimmer), (9) Vergiftung (Gase) und (10) Analgetika und Schlafmittel (Schutz, 1982).

2. Lebensbedrohende Gegenstände entfernen oder die Patientin überzeugen, sie zu entfernen

Hat der Therapeut herausgefunden, dass die Patientin suizidal ist und über lebensbedrohende Gegenstände verfügt, so sollte er sich darauf konzentrieren, sie davon zu überzeugen, diese Gegenstände loszuwerden oder zu beseitigen. Während eines Telefongespräches kann dies beispielsweise dadurch erfolgen, dass er sie auffordert, potentiell tödliche Medikamente die Toilette hinunterzuspülen oder sie einer anderer Person im Haus zu geben. Trinkt die Patientin Alkohol und droht damit, Medikamente zu nehmen, soll sie auch den Alkohol beseitigen. Rasierklingen und andere Schneidewerkzeuge, Streichhölzer, Giftstoffe usw. sollen in einen Abfalleimer außerhalb des Hauses geworfen werden. Eine Pistole oder die Munition kann in einem Kofferraum eingeschlossen werden und der Schlüssel jemand anders gegeben werden. Vor allem sollen Distanz und Aufwand zwischen der Patientin und dem Mittel geschaffen werden; vielleicht muss der Therapeut hier kreative Ideen entwickeln. In einer Therapiesitzung soll die Patientin dem Therapeuten zu ihrer eigenen Sicherheit alles geben, was sie bei sich hat, geben.

Der Therapeut sollte der Patientin diese Instruktionen auf eine sachliche Art und Weise mitteilen und ihr vermitteln, dass er davon ausgeht, dass sie sich auch wirklich an seine Anweisungen hält. Am Telefon sollte der Therapeut der Patientin nur sagen, was sie tun soll, und warten, während sie die gefährdenden Gegenstände beseitigt. Tritt die Suiziddrohung in einer regulären Sitzung auf, fordert der Therapeut die Patientin dazu auf, die gefährdenden Gegenstände zur nächsten Sitzung mitzubringen, oder sogar nach Hause zu gehen und sie sofort herzubringen. Das Behalten von gefährlichen Gegenständen kann als therapiegefährdendes Verhalten betrachtet werden und sollte auch als solches behandelt werden. In diesem Fall sollte reziproke Kommunikation, gepaart mit dem Beachten von Grenzen, eingesetzt werden.

Es ist wichtig, dass der Therapeut sich von seiner Aufgabe, die gefährdenden Gegenstände zu beseitigen, nicht abbringen lässt. Der Besitz potentiell tödlicher Gegenstände wird von der Patientin häufig als Schutzfaktor empfunden; sie kann mit großer Angst reagieren bei der Vorstellung, dass ihr jede Möglichkeit genommen wird, sich umzubringen. Ein nützliches Rational für das Beseitigen solcher Gegenstände ist, dass ihr Vorhandensein zu einem irrtümlichen Suizid führen kann, selbst wenn sie bei retrospektiver Betrachtung der Situation wahrscheinlich nicht entschieden hätte, sich umzubringen. Der Therapeut kann auch betonen, dass die Patientin jederzeit zu einem späteren Zeitpunkt wieder neue Mittel besorgen kann. Das Beseitigen gefährlicher Gegenstände soll als Technik dargestellt werden, die der Patientin mehr Zeit zum Nachdenken läßt, nicht als absolutes Ausschließen aller suizidalen Handlungen in der Zukunft.

Es ist auch wichtig, sich auf diesen Punkt nicht zu versteifen, wenn deutlich wird, dass die Patientin einfach nicht mitarbeiten wird. Der dabei entstehende Machtkampf kann sehr schwer zu gewinnen sein. Wenn die Patientin sich weigert, sollte der Therapeut einfach das Thema abbrechen und an einem späteren Tag wieder aufbringen; spricht er es immer wieder zu einem geeigneten Zeitpunkt an, sollte er früher oder später erfolgreich sein. Er darf andererseits nicht die Wichtigkeit unterschätzen, die das Wegwerfen oder Mitbringen gefährlicher Gegenstände hat. Eine meiner Patientinnnen hortete eine Sammlung verschiedener Medikamente, die sie zehnmal umgebracht hätten. Zwei Jahre lang weigerte sie sich, diese Medikamente aufzugeben, weil sie für sie eine Art Sicherheitsventil darstellten. Schließlich brachte sie sie mit – in einer mit schwarzem Band, einem Kreuz und einer Blume verzierten Schachtel. Sie hatte mir ihren Sarg mitgebracht, und dieser Punkt war ein wichtiger Wendepunkt in der Therapie.

3. Die Patientin empathisch auffordern, sich nicht umzubringen und keine parasuizidalen Handlungen auszuführen

Manchmal hilft es bereits, der Patientin auf eine empathische Weise mitzuteilen, dass sie sich nicht umbringen oder verletzen soll. Auch hier kann der Therapeut der Patientin wieder sagen, dass ein Einstellen suizidaler Handlungen jetzt nicht bedeuten muss, dass sie sich auch in Zukunft nie wieder suizidal verhalten kann.

Abbildung 15.1: DBT-Krisenplanungsbogen

Datum ______________

Name der Patientin ________________ Klinik-Nr. ___________ Geburtsdatum ____________ Gewicht (kg) ________

Heimatadresse ____ Tel. (zu Hause) ___________________
Arbeitsadresse ____ Tel. (Arbeit) ___________________

Bezugspersonen: Name ______________ Telefon ___________ Stadt ______________ Beziehung _______________

Verwandte: Name ______________ Telefon _____________ Stadt ______________ Beziehung _______________

Überweisender Therapeut: Name ________________ Stadt ______________ Telefon ______________

Momentaner Einzeltherapeut: Name ________________ Telefon (Tag) _____________ Telefon (Nacht) ______________

Primärer Fertigkeitstrainer: Name ________________ Telefon (Tag) _____________ Telefon (Nacht) ______________

Co-Therapeut Fertigkeitstraining: Name ______________ Telefon (Tag) ______________ Telefon (Nacht) ______________

Pharmakologisch behandelnder Arzt: Name _____________ Telefon (Tag) __________ Telefon (Nacht) ____________

KRISENPLAN Notizen (kurze psychiatrische Vorgeschichte, Behandlungsplan)

____
____
____
____
____

MEDIKATION

#1 Rezeptnummer ______________ Handelsname ______________________________ Datum _____________________

Arzt __________________ Telefon ________________ Apotheker ______________________ Telefon _______________
Tägliche Dosis _______ mg/g Anzahl Tabletten/Kapseln pro Tag ______ Dosierung pro Tablette/Kapsel ____________mg/g
Üblicherweise verschrieben: Anzahl _______ Warnhinweise________________ Anmerkungen _________________________
Datum der letzten Einnahme ___________________ Anzahl verbliebener Tabletten/Kapseln ___________________________

#2 Rezeptnummer ______________ Handelsname ______________________________ Datum _____________________

Arzt __________________ Telefon ________________ Apotheker ______________________ Telefon _______________
Tägliche Dosis _______ mg/g Anzahl Tabletten/Kapseln pro Tag ______ Dosierung pro Tablette/Kapsel ____________mg/g
Üblicherweise verschrieben: Anzahl _______ Warnhinweise________________ Anmerkungen _________________________
Datum der letzten Einnahme ___________________ Anzahl verbliebener Tabletten/Kapseln ___________________________

#3 Rezeptnummer ______________ Handelsname ______________________________ Datum _____________________

Arzt __________________ Telefon ________________ Apotheker ______________________ Telefon _______________
Tägliche Dosis _______ mg/g Anzahl Tabletten/Kapseln pro Tag ______ Dosierung pro Tablette/Kapsel ____________mg/g
Üblicherweise verschrieben: Anzahl _______ Warnhinweise________________ Anmerkungen _________________________
Datum der letzten Einnahme ___________________ Anzahl verbliebener Tabletten/Kapseln ___________________________

4. Darauf bestehen, dass Suizid keine gute Lösung ist

Suizidale Patientinnen versuchen oft ihren Therapeuten davon zu überzeugen, dass Suizid eine gute Lösung ist, um die „Erlaubnis" zu bekommen, sich umzubringen. Es ist sehr wichtig, dass der Therapeut eine solche Erlaubnis nicht gibt. Ein DBT-Therapeut sollte daher niemals eine Patientin in dem Fehlglauben dazu auffordern, etwas zu tun, sodass sie durch eine solche Aussage wütend werden und dadurch ihr suizidales Verhalten gehemmt werden könnte (d. h., der Therapeut sollte keine paradoxe Intervention anwenden). Die Patientin sollte auch nicht mit Aussagen gereizt werden, die andeuten, dass sie ihre Androhungen ja ohnehin nicht durchführen würde. Derartige Aussagen könnten die Patientin im Gegenteil dazu zwingen zu beweisen, dass sie es ernst meint. Stattdessen sollte der Therapeut den emotionalen Schmerz validieren, der zu dem suizidalen Verhalten geführt hat, und sich gleichzeitig weigern, dieses Verhalten als angemessene Lösung zu akzeptieren (siehe Kap. 5 für weitere Argumente gegen suizidales Verhalten).

5. Ermutigende Aussagen und Lösungen finden

In einigen Krisensituationen besteht das beste Vorgehen darin, dass der Therapeut so viele ermutigende Aussagen und Lösungen wie möglich vorschlägt und hofft, dass zumindest eine davon der Patientin helfen wird zu erkennen, dass es für ihr Problem auch andere Lösungen gibt. Wenn die eine nicht „wirkt", wird eine andere vorgeschlagen. Ich habe einmal einen Notfall-Hausbesuch gemacht bei einer Frau, die mit Suizid drohte, weil ihr Ehemann und ihre Kinder sie sehr schlecht behandelten. Sie fühlte sich vollkommen hoffnungslos. Ich verbrachte über eine Stunde damit, mit ihr zu sprechen, während eine Kollegin von mir mit der Familie sprach. Es war schon spät, und ich wollte die Krisensituation auflösen, um endlich nach Hause gehen zu können. Es schien jedoch nichts zu helfen, die Patientin wies jede meiner Ideen und Lösungen zurück, die mir einfielen. Schließlich sagte ich: „Naja, nur weil Ihre Ehe und Ihr Familienleben katastrophal sind, bedeutet das noch nicht, dass Ihr ganzes Leben und Ihre Zukunft katastrophal sein müssen." Sie sah mich vollkommen überrascht an und sagte: „So habe ich das noch nie gesehen – aber Sie haben recht!" Wir redeten noch einige Minuten lang, und für den Augenblick war die Krise überwunden. Ich hatte die Grenzen ihres Bezugsrahmens erweitert, was zu einer neuen Interpretation ihres Lebens führte und eine Veränderung ihrer Gefühle erlaubte.

Es ist sinnvoll, sich eher auf die problematische Situation zu konzentrieren als auf das geplante suizidale Verhalten, weil eine Überbetonung des letzteren die Aufmerksamkeit ablenkt vom Finden alternativer Lösungen. Einige Probleme können so komplex sein, dass selbst der Therapeut unfähig ist, Alternativen zu finden, die das Problem reduzieren. In einem solchen Fall sollte der Therapeut einfach sagen, dass zwar keiner von beiden im Moment eine nichtsuizidale Lösung weiß, was aber nicht beweist, dass es keine andere Lösung als Suizid gibt. Es kann dann über die Endgültigkeit von Suizid als Lösung diskutiert und die Möglichkeit angeboten werden, sich zunächst von suizidalen Handlungen fernzuhalten.

6. Wenn das unmittelbare Suizidrisiko hoch ist: In Kontakt bleiben und sich an den Behandlungsplan halten

Die wahrscheinlich schwierigste Therapiesituation für den Therapeuten ist die, wenn die Patientin überzeugend mit Suizid droht, alleine ist und sich nicht von ihrem Vorhaben abbringen lässt. Die Grundregel lautet, dass man den Kontakt mit der Patientin aufrechterhält, entweder persönlich oder über das Telefon, bis der Therapeut überzeugt ist, dass die Patientin auch dann in Sicherheit (vor Suizid oder Selbstverletzungen) ist, wenn der Kontakt abgebrochen wird. Wenn möglich, sollte die Therapiesitzung oder das Telefongespräch verlängert werden, bis der Therapeut in der Lage ist, einen befriedigenden Plan mit der Patientin auszuarbeiten. Möglicherweise ist ein Hausbesuch angebracht, wenn dadurch nicht unfreiwillig die suizidale Mitteilung verstärkt wird. Hausbesuche in der DBT müssen stets mit einem anderen Teammitglied gemeinsam durchgeführt werden (niemals allein), und ein männlicher Therapeut sollte immer von einer weiblichen Therapeutin begleitet werden. Hausbesuche sind in der DBT extrem selten.

Ist der Therapeut nicht in der Lage, den Kontakt mit der Patientin aufrechtzuerhalten, sollte er die Hilfe von wichtigen Bezugspersonen, Familienmitgliedern oder therapeutischem Personal in Anspruch nehmen (z. B. Sozialarbeiter, Betreuer, wenn die Patientin in einer betreuten Wohngemeinschaft lebt) oder eine zeitweilige Klinikeinweisung erwägen. Die Androhung von Suizid ist nicht die richtige Zeit für Vertraulichkeit. Wenn die Patientin damit einverstanden ist, kann sie an einen Notfalldienst in der Umgegend, etwa die nächste Notaufnahme, überwiesen werden. Als Faustregel sollte man immer die am wenigsten aufwendige Intervention wählen.

Risikofaktoren und operantes vs. respondentes Verhalten

Bei der Planung der Behandlung und der Überlegung, wie aktiv man auf eine suizidale Krise reagieren sollte, müssen zwei Faktoren berücksichtigt werden. Der erste Faktor ist das kurzfristige Suizidrisiko für den Fall, dass der Therapeut nicht aktiv eingreift. Der zweite Faktor ist das langfristige Suizidrisiko oder ein nicht lebenswertes Leben für den Fall, dass der Therapeut aktiv eingreift. Die Reaktion bei einer bestimmten Patientin hängt von dem Wissen über die aktuellen Risikofaktoren und die Funktionen des suizidalen Verhaltens für diese Patientin ab. Da sich der Therapeut bei neuen Patientinnen über die Risikofaktoren und die Funktionen suizidalen Verhaltens weniger sicher sein kann, muss in den Anfangsphasen der Therapie das Vorgehen viel konservativer und aktiver sein.

Die verschiedenen Risikofaktoren wurden oben bereits beschreiben. Als Grundregel gilt: Je höher das Risiko, desto aktiver muss das Eingreifen sein; es spielen jedoch darüber hinaus die Funktionen des Verhaltens und die wahrscheinlichen langfristigen Konsequenzen verschiedener Handlungsalternativen eine Rolle. Eine bestimmte Reaktion mag zwar das kurzfristige Suizidrisiko verringern, die Wahrscheinlichkeit für zukünftigen Suizid langfristig jedoch erhöhen. Die wichtigste Analyse besteht darin zu entscheiden, ob die Suizidgedanken, die Vorbereitungen und die Mitteilungen operantes oder respondentes Verhalten darstellen. Ein Verhalten ist dann respondent, wenn es durch eine Situation oder einen bestimmten Reiz automatisch ausgelöst wird; das Verhalten steht unter der Kontrolle vorhergehender Ereignisse, nicht der Konsequenzen. Beispiele sind Suizidgedanken und Drohungen, die durch ein extremes Gefühl der Hoffnungslosigkeit, einen Wunsch zu sterben, durch Stimmen, die sie dazu auffordern, sich umzubringen, oder eine schwere Depression ausgelöst werden. Wenn suizidales Verhalten respondent ist, muss sich der Therapeut nicht viele Gedanken darüber machen, dass er durch seine Intervention das Verhalten unabsichtlich verstärkt.

Operantes Verhalten wird durch seine Konsequenzen kontrolliert. Es hat die Funktion, die Umwelt zu beeinflussen. Wenn suizidale Gedanken und Drohungen dazu dienen, die aktive Beteiligung anderer zu erreichen (z. B. Hilfe zu bekommen, Aufmerksamkeit oder Kontrolle zu erlangen, andere die Probleme lösen zu lassen, in eine Klinik eingewiesen zu werden etc.), sind sie operant. In diesem Fall muss der Therapeut sehr darauf achten, das Verhalten nicht unabsichtlich zu verstärken, das er reduzieren will, nämlich das suizidale Verhalten. Die Schwierigkeit besteht darin, dass die Patientin ihr Verhalten bei Inaktivität des Therapeuten immer so verstärken kann, bis er doch interveniert. Dadurch kann ein gefährlicheres Verhalten als vorher entstehen. Wenn eine solche Eskalation weitergeht, kann das suizidale Verhalten irgendwann tödlich sein.

Häufig sind suizidale Verhaltensweisen bei Borderline-Patientinnen sowohl respondent als auch operant. Das Verhalten wird durch Hoffnungslosigkeit, Verzweiflung und die Unerträglichkeit des Lebens hervorgerufen. Die Reaktion des Umfelds - Hilfestellung, Ernstnehmen der Patientin, sie aus schwierigen Situationen befreien etc. – verstärkt das Verhalten. Die beste Reaktion besteht darin, die auslösenden Faktoren zu reduzieren und dabei gleichzeitig das Verhalten so wenig wie möglich zu verstärken. Außer in medizinischen Notfällen sollte eine potentiell verstärkende aktive Reaktion ein zuvor leicht gebessertes Verhalten der Patientin erfordern und gleichzeitig die Sicherheit der Patientin gewährleisten.

Flexibilität bei der Auswahl einer Reaktionsmöglichkeit ist besonders wichtig. Der Therapeut muss die Funktion des Verhaltens herausfinden und dann aktiv werden, aber auf eine Art und Weise, die das Verhalten der Patientin nicht funktional aufrechterhält. Es gibt viele Möglichkeiten, um die Sicherheit der Patientin zu gewährleisten. Besteht die Funktion des Verhaltens beispielsweise darin, die Aufmerksamkeit und die Zeit des Therapeuten zu beanspruchen, und ist eine Krankenhauseinweisung für die Patientin aversiv, so kann ihre Sicherheit gewährleistet werden (ohne dass das Verhalten verstärkt wird), indem der Therapeut darauf besteht, dass ihr Problem offensichtlich so schwerwiegend ist, dass die Patientin sofort in ein Krankenhaus überwiesen werden muss. Der Therapeut sollte dann natürlich nicht zusätzliche Zeit mit ihr verbringen, sobald sie im Krankenhaus ist. Besteht die Funktion des Verhaltens darin, in ein Krankenhaus überwiesen zu werden, muss die Reaktion selbstverständlich anders ausfallen. Hier muss der Therapeut der Patientin möglicherweise weit mehr Aufmerksamkeit und aktive Unterstützung außerhalb des Krankenhauses zukommen lassen oder ausreichend Ressourcen in der Gemeinde aktivieren, um ihre Sicherheit auch außerhalb des Krankenhauses zu gewährleisten. Auch eine unfreiwillige Krankenhauseinweisung kann erwogen werden (unter der Voraussetzung, dass dies nicht als verstärkend wahrgenommen wird). Eine gute Idee ist es immer, sich von der Patientin eine Rangreihe der Krankenhäuser in ihrer Umgebung nach ihrer Präferenz aufstellen zu lassen. Eine Patientin, die suizidal wird, um eine Einweisung zu erreichen, sollte nach Möglichkeit immer in das Krankenhaus eingewiesen werden, das ganz unten auf ihrer Rangliste steht.

Die Lage wird jedoch weiter kompliziert durch die Tatsache, dass der Therapeut daran denken muss, dass das Ziel in der Entfernung der Konsequenzen besteht, die das suizidale Verhalten der jeweiligen Patientin tatsächlich verstärken. Wie die Leser sich erinnern werden, wurde bereits in Kapitel 10 ausgeführt, dass nur durch genaue empirische Beobachtung herausgefunden werden kann, was für eine bestimmte Patientin verstärkend oder bestrafend wirkt und was nicht. Die Tatsache, dass eine Patientin eine Konsequenz nicht mag, selbst wenn sie sich bitterlich darüber beklagt, bedeutet noch nicht, dass diese Konsequenz nicht trotzdem eine Verstärkung darstellen kann. Diese Notwendigkeit, zu verstehen, durch welche Konsequenzen das suizidale Verhalten der Patientin aufrechterhalten wird, ist der wichtigste Grund für die Bedeutung der detaillierten Verhaltensanalyse jeder Episode parasuizidalen und suizidalen Krisenverhaltens in der DBT.

Zusammenfassend besteht das Vorgehen bei operantem suizidalem Verhalten darin, eine Reaktion zu finden, die natürlich statt willkürlich und eher aversiv ist (aber nicht so aversiv, dass das Verhalten nur zeitweilig unterdrückt oder nur noch im Geheimen ausgeführt wird) und das für die jeweilige Patientin keine Verstärkung darstellt. Dies bedeutet im Allgemeinen (aber nicht immer), dass eine andere als die von der Patientin bevorzugte therapeutische Reaktion gezeigt wird. Bei respondentem suizidalem Verhalten besteht das Vorgehen darin, eine therapeutische Reaktion zu finden, die die auslösenden Ereignisse beendet (oder zumindest reduziert), der Patientin vermittelt, wie sie diese Ereignisse zukünftig vermeiden kann, und alternatives Problemlöseverhalten verstärkt. Bei gleichzeitig operantem und respondentem suizidalem Verhalten sollten diese Strategien kombiniert werden.

Hier sind zwei Punkte zu beachten. Erstens sollte die Entscheidung, ob ein suizidales Verhalten respondent oder operant ist, auf einer sorgfältigen Diagnostik beruhen. Diese Frage kann nicht theoretisch geklärt werden; es ist eine genaue Beobachtung notwendig. Zweitens wird es in der Arbeit mit chronisch suizidalen Personen manchmal notwendig sein, kurzfristig ein relativ hohes Risiko einzugehen, um langfristig eine Besserung zu erzielen. Es ist sehr schwierig, sich sicher zu fühlen, wenn eine Patientin direkte oder indirekte Suiziddrohungen macht. Es ist sicherlich dann am schwierigsten, die richtige Reaktion zu finden, wenn das suizidale Verhalten sowohl respondent als auch operant ist und zuvor intermittierend verstärkt worden ist. Durch das Risiko, das in solchen Fällen eingegangen werden muss, ähnelt die DBT dem „Chicken"-Spiel, bei dem zwei Autos auf ein Hindernis zurasen; das Ziel besteht darin, als Letzter vor dem Hindernis auszuweichen.

Im Allgemeinen wird nur aktiv interveniert, um Suizid zu verhindern, nicht aber Parasuizid – es sei denn, es gibt Grund zu der Annahme, dass die parasuizidale Handlung zu ernsthaften körperlichen Schäden führen könnte. Normalerweise sind Verbrennungen, Schneiden, Einnehmen einer leicht erhöhten Dosis eines Medikamentes o. Ä. kein Grund für eine Intervention des Therapeuten im Umfeld der Patientin. Der Therapeut muss sich für einen Ansatz entscheiden: Beratung der Patientin oder Intervention im Umfeld; für gewöhnlich wird er den ersten Ansatz wählen. Bei einer chronisch parasuizidalen Patientin kann der Therapeut davon ausgehen, dass parasuizidale Handlungen wiederholt auftreten werden, bevor das Verhalten unter Kontrolle ist. Es ist aber wichtig, dass das Verhalten letztendlich unter der Kontrolle der Patientin steht, nicht unter der Kontrolle des Therapeuten oder des Umfeldes.

Zwangsintervention. Richtlinien darüber, wann und wie Patientinnen, auch suizidale Patientinnen, hospitalisiert werden sollten, werden im Zusammenhang mit den Strategien zu Zusatztherapien (siehe unten) beschrieben. Die DBT hat kein spezifisches Vorgehen bei der zwangsweisen Behandlung einer Person mit hohem Suizidrisiko. Einige Therapeuten werden sich dieser Option bereitwilliger bedienen als andere; über die ethischen Aspekte und die Effektivität gehen die Meinungen auseinander. Der wichtigste Punkt in der DBT ist, dass sich der Therapeut über seine Haltung unbedingt im Klaren sein muss, bevor eine Patientin suizidal wird. Der Höhepunkt einer suizidalen Krise ist nicht der richtige Zeitpunkt, um darüber nachzudenken. Der Therapeut muss sich auch über die gesetzlichen Richtlinien, Vorgehensweisen und Präzedenzfälle für Zwangseinweisungen informieren.

Es ist wichtig, sich direkt und klar über die Gründe zu äußern, die zu einer Intervention gegen den Willen der Patientin führen. Häufig handelt der Therapeut eher in seinem eigenen Interesse (aus Furcht oder Erschöpfung) als im Interesse der Patientin. In jedem Falle werden Patientin und Therapeut im Falle einer Zwangseinweisung entgegengesetzte Absichten darüber haben, was für die Patientin das Beste ist. Glücklicherweise, oder unglücklicherweise, verliert eine Person das Recht auf Freiheit der Person und übergibt die Verantwortung für ihren Zustand an professionelle Helfer, wenn sie auf glaubwürdige Weise mit Suizid droht. Und dies, obwohl es keinerlei empirischen Befund darüber gibt, dass eine unfreiwillig erfolgte Behandlung oder eine Zwangseinweisung in eine psychiatrische Klinik das Suizidrisiko tatsächlich reduziert.

Für den Fall, dass es um die Interessen des Therapeuten geht, können die Strategien zur Beachtung von Grenzen und der reziproken Kommunikation eingesetzt werden, um diese der Patientin zu vermitteln. Ein Therapeut kann seine Patientin zum Beispiel zwangseinweisen lassen, um zu verhindern, dass er im Falle eines Suizids angeklagt oder verantwortlich gemacht wird. Der Therapeut mag sich zwar darüber im Klaren sein, dass die Unterbringung in einer psychiatrischen Klinik das Verhalten der Patientin verstärkt, aber sich vor dem Risiko fürchten, dass die Patientin Suizid begeht, wenn sie nicht eingewiesen wird. Einige Therapeuten sind zu sehr viel weniger persönlichen Risiken bereit als andere. Nicht alle aktiven Interventionen müssen als Maßnahme zum Schutz der Patientin unabhängig vom Wohle des Therapeuten verteidigt werden. Hat die Patientin dem Therapeuten Angst gemacht, muss er ihr dies mitteilen, und der Therapeut sollte ihr sein Recht auf ein angenehmes Leben klarmachen.

Wenn die Eigeninteressen des Therapeuten keine Rolle spielen – meist dann, wenn das Suizidrisiko sehr hoch zu sein scheint und die Betroffene nicht den Eindruck macht, als könne sie in ihrem eigenen Interesse handeln – sollte auch dies klargemacht werden. Obwohl ich grundsätzlich gegen Zwangseinweisung als Methode der Suizidprävention bin, würde ich beispielsweise nicht zögern, eine aktiv suizidale Person auf dem Höhepunkt einer psychotischen Episode einweisen zu lassen. Ein wichtiger Schwerpunkt in der Arbeit mit einer suizidalen Patientin liegt darin, dass die Patientin lernt, die Motive der Personen in ihrem Umfeld einschätzen zu lernen, die auf ihr suizidales Verhalten reagieren müssen. Bereits am Anfang der Therapie sollte der Therapeut der Patientin seine Haltung zur Zwangseinweisung und seine wahrscheinliche Reaktion auf Suiziddrohungen sehr deutlich machen. Ich sage meinen Patientinnen, dass ich, sollten sie mich je davon überzeugen, dass sie Suizid begehen werden, wahrscheinlich aktiv intervenieren werde, um sie davon abzuhalten. Obwohl ich an das Recht jedes Einzelnen auf Selbstbestimmung glaube (auch für Borderline-Patientinnen), habe ich nicht die Absicht, mein Berufsleben und mein Therapieprogramm durch einen Gerichtsprozess wegen eines Suizids, den ich hätte verhindern können, aufs Spiel zu setzen. Ich erkläre meine persönliche Einstellung gegen Zwangseinweisung, mache aber deutlich, dass ich, wenn nötig, auch von ihr abweichen werde. Ich mache deutlich, dass ich im Zweifelsfalle, wenn es einen unlösbaren Konflikt zwischen dem Recht der Patientin – ein bestimmtes Verhalten (Suizid) auszuführen und nicht zwangsweise eingewiesen zu werden - und meinen Rechten – weiterhin professionell klinisch zu arbeiten und anderen Menschen ein Therapieprogramm anbieten zu können – gibt, zuerst meine eigenen Rechte durchsetzen werde.

Obwohl der Kommunikationsstil respektlos ist, ist das Therapeutische an diesem Standpunkt wichtig. Suizid lässt sich nicht aus seinem interpersonellen Kontext lösen; mit dem Beginn der Therapie hat die Patientin eine zwischenmenschliche Beziehung aufgenommen, auf die ihr Verhalten einen Einfluss hat. Dasselbe gilt natürlich auch für das Verhalten des Therapeuten, und die Einstellung der Patientin zu freiwilliger Einweisung und dem Recht, sich für Suizid zu entscheiden, sollte ebenfalls exploriert werden.

7. Ein Wiederauftreten suizidaler Impulse antizipieren

Sobald die Patientin nicht mehr mit unmittelbarem Suizid droht, sollte der Therapeut ein Wiederauftreten der suizidalen Impulse oder der Impulse zur Selbstverletzung antizipieren und einen Verhaltensplan erstellen.

8. Vertraulichkeit begrenzen

Eine Patientin, die mit Suizid droht oder potentiell lebensgefährliches Verhalten zeigt, bittet den Therapeuten häufig, dieses Verhalten vertraulich zu behandeln. Der Therapeut sollte dieser Bitte nicht nachkommen. Dieser Punkt sollte der Patientin und ihrer Familie in der Orientierungsphase der Therapie sehr deutlich gemacht werden.

Akutes parasuizidales Verhalten: Vorgehen für den Bezugstherapeuten

1. Die Bedrohung durch den Notfall und die beste Reaktion abschätzen

Wenn eine Patientin ihren Therapeuten anruft, nachdem sie sich selbst verletzt hat oder wenn sie solches Verhalten während des Telefongespräches zeigt, sollte der Therapeut sich sofort darauf konzentrieren, die Gefährdung der Patientin durch dieses Verhalten einzuschätzen und die aktuelle Adresse und Telefonnummer der Patientin herauszufinden. Im Falle einer medikamentösen Überdosis sollte der Krisenplanungsbogen eingesetzt werden, um die Gefährdung der jeweiligen Patientin durch das Verhalten einzuschätzen. Hat die Patientin sich geschnitten, sollte der Therapeut fragen, wie viel Blut sie verliert und ob der Schnitt medizinisch versorgt werden muss. Hat die Patientin das Gas aufgedreht, sollte die Menge an Frischluft erfasst werden und wie lange das Gas schon aufgedreht ist. Nimmt die Patientin chemische Substanzen ein (z. B. Abflussreiniger, Bleichmittel), sollte die Art und Menge bestimmt werden.

Ist das selbstverletzende Verhalten potentiell lebensgefährlich, sollte nach der medizinischen Dringlichkeit gefragt werden sowie nach der Fähigkeit der Patientin, selbst Hilfe zu holen, und nach der Anwesenheit anderer Menschen. Handelt es sich um einen medizinischen Notfall, sollte der Therapeut versuchen, alle in der Nähe der Patientin befindlichen Personen zu alarmieren und sofort den zuständigen Notdienst anrufen und ihm Informationen über den genauen Aufenthaltsort und das parasuizidale Verhalten geben. (Für diesen Notfall muss jeder Therapeut immer die Telefonnummern und Adressen seiner Patientinnen bei sich haben.) Der Therapeut sollte dann die Patientin zurückrufen und mit ihr in Verbindung bleiben, bis Hilfe kommt. Wenn medizinische Versorgung notwendig, aber nicht dringend ist, sollte der Therapeut zuerst danach fragen, ob die Patientin diese Hilfe freiwillig in Anspruch nehmen möchte; wenn ja, sollte er ihr dabei helfen herauszufinden, wie sie zu einem Arzt, einer Klinik oder einer Notaufnahme kommen kann. Je nach Zustand der Patientin können entweder andere Menschen in ihrer Nähe gebeten werden, sie hinzubringen, oder die Patientin kann selbst hingehen oder ein Taxi nehmen. Je nachdem, wieweit der Therapeut der Patientin vertraut, kann er sie auch dazu auffordern, ihn aus der Notaufnahme anzurufen. Dieses Gespräch sollte sich dann aber darauf beschränken, nach der Behandlung und ihrem körperlichen Zustand zu fragen.

Patientinnen sträuben sich häufig gegen medizinische Versorgung bei parasuizidalen Handlungen, weil sie (oft zu Recht) befürchten, dass sie daraufhin in eine Klinik zwangseingewiesen werden. Der Therapeut sollte hier Problemlösestrategien einsetzen. Besteht die Notwendigkeit einer medizinischen Intervention (oder befürchtet der Therapeut dies zumindest), so hat die Patientin ganz einfach keine andere Wahl, als sich zumindest einer medizinischen Untersuchung zu unterziehen. Die therapeutische Beziehung ist zu diesem Zeitpunkt der wichtigste Verbündete des Therapeuten. Im Allgemeinen sollte der DBT-Therapeut nach einer parasuizidalen Episode keine Klinikeinweisung empfehlen, es sei denn, das Risiko für einen Suizid der Patientin ist sehr hoch, oder sie benötigt kontinuierliche medizinische Betreuung. In unserer Klinik weisen wir die Patientinnen an, dem Personal auf der Notfallstation zu sagen, dass sie an einem Therapieprogramm teilnehmen und eine Klinikeinweisung nicht Teil des Therapieplanes ist. Die Patientin soll dabei all ihre zwischenmenschlichen Fertigkeiten einsetzen. Wenn der Arzt oder anderes Personal sich nicht überzeugen lässt, können sie gebeten werden, den Therapeuten anzurufen, der dann die Beschreibung der Patientin des Therapieprogramms bestätigen kann. Oft befürchtet das Personal einer Notaufnahme, selbst für eventuelle Konsequenzen verantwortlich gemacht zu werden, wenn sie die Patientin nicht stationär aufnehmen. Ich bin mehr als einmal gebeten worden, die klinische Verantwortung für den Fall zu übernehmen, dass die Patientin entlassen wird. Diese Situation ist für jeden Therapeuten schwierig, insbesondere weil die Frage meist nicht in Anwesenheit der Patientin, sondern telefonisch beantwortet werden muss. Die Reaktion des Therapeuten sollte von seinem Wissen über die Patientin und ihrem aktuellen Risikostatus abhängen. Die Reaktion des Therapeuten kann allerdings auch für die therapeutische Beziehung sehr wichtig sein.

Eine meiner Patientinnen beispielsweise war noch recht neu in der Therapie und nahm eine mittelschwere Überdosis verschiedener Medikamente. Ihre Mutter rief mich an, und ich schickte beide zur Notaufnahme. Die Patientin rief mich von dort aus an und flehte mich an, mit dem Arzt zu sprechen, der damit drohte, sie in die psychiatrische Abteilung zwangseinweisen zu lassen. Obwohl sie eindeutig außer Gefahr war, hielt der Arzt an seiner Haltung fest, dass jede Person, die eine Überdosis Medikamente nimmt, die Nacht über stationär aufgenommen werden müsse. Er bestand darauf, dass ich jede klinische Verantwortung übernehme, wenn er sie entlassen sollte. Während ich mit der Patientin sprach, machte ich ihr klar, dass ich einiges für sie riskierte, und fragte sie nach ihrer Bereitschaft und Fähigkeit, zukünftig suizidales Verhalten zu vermeiden. Nachdem ich sie nochmals über richtiges Verhalten in einer Notaufnahme instruiert und unseren nächsten Termin bestätigt hatte, sagte ich dem Arzt, dass ich die Verantwortung für ihr Wohlergehen übernehmen würde, wenn er sie entließe. Dieses Vertrauen fiel mir nicht leicht, aber ich glaubte, dass die Patientin es brauchte. In den meisten Fällen werden aber die zwischenmenschlichen Fertigkeiten der Patientin (vielleicht mit Unterstützung des Therapeuten) ausreichend sein; die beste Strategie für den Therapeuten besteht dann darin, das anwesende ärztliche oder Pflegepersonal bzw. den Polizisten aufzufordern, sich an ihr übliches Vorgehen zu halten.

Obwohl die wichtigste Sorge bei einer derartigen medizinischen Krise darin besteht, die Patientin am Leben zu erhalten, spielen auch zwei weitere Überlegungen bezüglich des langfristigen Umganges mit suizidalen Menschen eine Rolle. Erstens sollten die Therapeuten mit Personen in öffentlichen Einrichtungen zusammenarbeiten, um *generelle* Kriseninterventionsstrategien zu entwickeln, die suizidales Verhalten nur minimal verstärken. Zweitens sollten die sozialen Konsequenzen von ernsthaftem suizidalem Verhalten nicht beeinflusst werden. Der Therapeut sollte der Patientin immer wieder sagen, dass er keine Kontrolle über Personen in öffentlichen Einrichtungen hat. Die Patientin kann so lernen, realistische Erwartungen der wahrscheinlichen Reaktionen auf ihr suizidales Verhalten in der Öffentlichkeit zu entwickeln.

Die suizidale Patientin wird schnell begreifen, wie sich die Reaktion des Therapeuten von der ihres Umfeldes unterscheidet. Meist werden andere Personen in ihrem Umfeld viel aktiver eingreifen als der Therapeut. In einem solchen Fall sollte der Therapeut mit der Patientin nüchtern über die ängstigende Wirkung sprechen, die ihr Verhalten auf andere Personen hat.

2. Die 24-Stunden-Regel einhalten

Wenn das selbstverletzende Verhalten *eindeutig* weder jetzt noch später lebensbedrohlich oder gefährlich ist, sollte der Therapeut die 24-Stunden-Regel einhalten, die später bei den Telefonstrategien genauer beschrieben wird. Der Therapeut sollte die Patientin daran erinnern, dass sie ihn nach selbstverletzendem Verhalten nicht anrufen darf und sich an andere Personen wenden soll (Familie, Freunde, Notruf). Das Gespräch sollte danach beendet werden, wenn keine außergewöhnlichen Umstände vorliegen. Dieser unangemessene Anruf und das parasuizidale Verhalten werden in der nächsten Therapiesitzung besprochen.

Suizidales Verhalten: Vorgehen für die zugeordneten Therapeuten

1. Die Sicherheit der Patientin gewährleisten

Wenn die Patientin sich so verhält, dass ein hohes unmittelbares Suizidrisiko zu vermuten ist, kümmern sich alle Therapeuten um dieses Verhalten. Alle Therapeuten außer dem Bezugstherapeuten sollten alles Notwendige tun, um die Sicherheit der Patientin zu gewährleisten (siehe oben), bis Kontakt mit dem Bezugstherapeuten hergestellt werden kann.

2. An den Bezugstherapeuten verweisen

Sobald die Sicherheit der Patientin gewährleistet ist, besteht die erste Reaktion darin, Kontakt zum Bezugstherapeuten herzustellen. Alle Therapeuten machen der Patientin klar, dass Hilfe im Umgang mit der suizidalen Krise nur vom Bezugstherapeuten kommen wird, selbst wenn einer der Nebentherapeuten der Auslöser für die Krise ist. Der Fertigkeitstrainer kann ihr dabei helfen, Fertigkeiten zum Aushalten von Belastungen anzuwenden, bis der Kontakt hergestellt ist; der zuständige Arzt kann ihre Medikation so einstellen, dass sie besser zurechtkommt (z. B. einer Patientin mit Schlaflosigkeit ein Hypnotikum verabreichen) usw. Aber alle Therapeuten außer dem Bezugstherapeuten stellen lediglich die Sicherheit der Patientin sicher und achten dabei auf ihre eigenen Grenzen in Bezug auf das Suizidrisiko, das sie bereit sind einzugehen, und reagieren ansonsten mit Verweisen an den Bezugstherapeuten. Der Bezugstherapeut wendet die oben beschriebenen Problemlösestrategien an.

Ausnahmen: Fertigkeitstraining und unterstützende Gruppentherapie.

Eine Regel im Fertigkeitstraining und in der unterstützenden Gruppentherapie besagt, dass parasuizidales Verhalten mit anderen Patientinnen nicht außerhalb der Gruppensitzung besprochen werden darf. Wird das Thema in einer Gruppensitzung aufgebracht, wird die Aufmerksamkeit sofort darauf gerichtet, wie das Verhalten hätte vermieden werden können oder wie es in der Zukunft vermieden werden kann (d.h. auf andere Lösungen). In einer Gruppe spricht der Therapeut sehr sachlich darüber, wie die DBT- oder andere Verhaltensfertigkeiten in einer solchen Situation eingesetzt werden könnten. Ein ähnlicher Ansatz wird bei der Diskussion von Suizidgedanken und -impulsen angewendet. Vorzeigen der Folgen von parasuizidalen Handlungen (z. B. ein verbundener Arm, unbedeckte Schnitte) oder Sprechen über die Folgen (z. B. Krankenhauseinweisung) werden meist ignoriert. Das einzige Verhalten, dem sich direkt zugewandt wird, ist akutes parasuizidales Verhalten während einer Therapiesitzung. Die Betroffene wird dazu aufgefordert, aufzuhören, und wenn notwendig wird das Verhalten verhindert. Dauert das Verhalten an, wird der Bezugstherapeut gerufen und um Instruktionen gebeten, oder die Patientin wird aufgefordert zu gehen. (Natürlich ist das Wichtigste bei hohem medizinischem oder Suizidrisiko, die Sicherheit zu gewährleisten.)

Ausnahmen: Stationäre Behandlung und Tagesklinik. Tageskliniken und stationäre Settings bieten einmalige Möglichkeiten, die Anwendung von Problemlösestrategien bei suizidalem Verhalten zu verbessern, weil mehr Personen vorhanden sind, die auf derartige Verhaltensweisen mit fokussiertem Problemlösen reagieren können.
In einem stationären Setting beispielsweise führen die Co-Therapeuten (Pflegepersonal mit psychologischer/psychosomatischer Zusatzausbildung) sofort eine detaillierte Verhaltens- und Lösungsanalyse aller parasuizidalen oder suizidalen Krisenhandlungen durch. Diese Analysen werden dann in den wöchentlichen Gemeinschaftssitzungen wiederholt, in denen die Interaktionen zwischen Patientin und Team besprochen werden. Der Schlüssel zum Erfolg besteht bei diesem öffentlichen Vorgang darin, die Analysen nichtwertend, sachlich und validierend durchzuführen. Die Mitglieder des Teams müssen für die Exposition eine Atmosphäre schaffen, die die Gefühle der Scham, Schuld und Angst nicht weiter verstärkt, die die Patientin beim Zugeben und Besprechen dieser Verhaltensweisen empfindet. Dadurch wird also den Patientinnen nicht nur ein Modell für das Durchführen von Verhaltens- und Lösungsanalysen geboten, sie haben auch die Möglichkeit, an der Durchführung dieser Analysen teilzunehmen (und dadurch ihre eigene Fertigkeit zu verbessern) und können von der angewendeten stellvertretenden Exposition und den Kontingenzen profitieren. Als Letztes werden die Verhaltens- und Lösungsanalysen zusammen mit anderen Problemlösestrategien, auch von den Einzeltherapeuten angewendet.

In einem anderen Setting wurden die Patientinnen früher nach parasuizidalem oder suizidalem Krisenverhalten öffentlicher, konstanter Beobachtung ausgesetzt. Mit wenigen Ausnahmen durfte die Patientin in den 24 Stunden nach dem Verhalten mit niemandem sprechen. Dieses Vorgehen wurde in Anlehnung an die DBT-Prinzipien modifiziert, um dieses erzwungene Schweigen fallen zu lassen. Die neue Regel besagte, dass in den 24 Stunden nach parasuizidalem oder suizidalem Krisenverhalten das einzige Thema, über das mit dem Team oder anderen Patientinnen gesprochen werden durfte, formale Verhaltens- und Lösungsanalysen des Verhaltens waren. Bei jeder dieser Vorgehensweisen werden die suizidalen Verhaltensweisen und der damit verbundene Schmerz sehr ernst genommen.

Prinzipien des Risikomanagements bei suizidalen Patientinnen

Die DBT als Ganzes wurde für chronisch suizidale Borderline-Patientinnen entwickelt. Daher wurden die meisten Modifikationen „üblicher" Psychotherapie im Umgang mit suizidalem Verhalten in die Therapie eingebaut. Nicht alle Borderline-Patientinnen haben aber ein erhöhtes Suizidrisiko. Bei den Patientinnen, die ein erhöhtes Risiko haben oder im Laufe der Therapie entwickeln, sollte der Therapeut selbstverständlich besonders sorgfältig Strategien anwenden, die das Suizidrisiko minimieren. Andererseits sollte er aber auch Schritte unternehmen, um das Risiko zu minimieren, dass er selbst gerichtlich zur Verantwortung gezogen wird, wenn eine Patientin Suizid begeht. Wie Bongar (1991) und andere Autoren deutlich machen, ist es naiv, wenn ein Kliniker bei der Behandlung von Risikopopulationen nicht über klinische und legale Dinge nachdenkt. Bongar schlägt eine Reihe von klinischen und rechtlichen Strategien zum Risikomanagement vor, die einfach in die DBT zu integrieren sind. Dazu gehören die folgenden Strategien:

1. *Eine sorgfältige Einschätzung der eigenen technischen und persönlichen Kompetenz* zur Behandlung von suizidalem Verhalten ist unumgänglich. Diese Kompetenz umfasst Wissen über die spezifische klinische und wissenschaftliche Literatur über empfohlene Interventionen bei suizidalem Verhalten und anderen Störungen. Nicht alle Therapeuten sind dafür geeignet, mit suizidalen Patientinnen zu arbeiten, und sicherlich sind viele aufgrund ihrer Persönlichkeit oder ihrer Ausbildung nicht in der Lage, mit suizidalen Borderline-Patientinnen zu arbeiten. Wenn die eigene Kompetenz nicht ausreicht, sollte der Therapeut die Patientin überweisen oder Supervision und zusätzliche Fortbildungen besuchen.

2. *Sorgfältige und rechtzeitige Dokumentation* ist erforderlich. Der Therapeut sollte über folgende Punkte sorgfältig Buch führen: Einschätzung des Suizidrisikos; Analysen des Risikos und der Vorteile verschiedener Behandlungspläne; therapeutische Entscheidungen und ihr Hintergrund (wie die Entscheidung, eine Patientin nicht in eine Klinik einzuweisen oder andere Vorkehrungen zu treffen); eingeholte Beratungen und erhaltene Ratschläge; Diskussionen mit der Patientin und anderen Personen über Therapiepläne und damit verbundene Risiken; und erhaltene Einverständniserklärungen („informed consent"). Die Grundregel lautet: „Was nicht aufgeschrieben wurde, ist nicht passiert."

3. *Unterlagen über frühere medizinische und psychotherapeutische Behandlungen* sollten für jede Patientin angefordert werden, besonders wenn sich diese auf die Behandlung suizidalen Verhaltens beziehen. In der DBT wäre das ideale Vorgehen, dass die Patientin selbst dafür verantwortlich ist, diese Unterlagen zu besorgen und in die Therapie mitzubringen.

4. *Die Einbeziehung der Familie* und falls notwendig des sozialen Netzes der Patientin (mit ihrem Einverständnis) in Management und Behandlung des Suizidrisikos kann ebenso hilfreich sein wie Informierung der Familienmitglieder über Risiken und Vorteile der vorgeschlagenen Behandlung gegenüber anderen Behandlungen und aktives Bitten um Unterstützung der Familie, um das Engagement der Patientin in der Therapie aufrechtzuerhalten.

5. *Beratungen mit anderen Therapeuten* über das allgemeine Umgehen mit und Abschätzen von Risiken sind ein integraler Bestandteil der DBT und auch Teil der üblichen Behandlung suizidalen Verhaltens. Insbesondere sollte sich ein nichtärztlicher Therapeut mit ärztlichen Kollegen über die Notwendigkeit von Medikamenten oder den Bedarf zusätzlicher medizinischer Begutachtung beraten. Zusätzliche Pharmakotherapie ist mit der DBT kompatibel und kann im Einzelfall hilfreich sein.

6. *Postvention* nach dem Suizid einer Patientin – also die Klärung persönlicher und rechtlicher Fragen, Beratung mit anderen Teammitgliedern, die in die Behandlung einbezogen waren, und Treffen und Arbeit mit Familie und Freunden - kann extrem schwierig sein, ist aber dennoch notwendig. Viele empfehlen dringend das Einholen von Beratung über Schritte der Postvention durch einen erfahrenen Kollegen.

Strategien zum Umgang mit therapiegefährdendem Verhalten

Wie ich in diesem Buch immer wieder betont habe, erfordert die DBT eine aktive Mitarbeit der Patientin. Es gibt drei Haupttypen von therapiegefährdendem Verhalten der Patientin: (1) Verhaltensweisen, die das Erhalten von Therapie behindern (fehlende Aufmerksamkeit, fehlende Mitarbeit, fehlende Compliance); (2) Verhaltensweisen, die die Therapie anderer Patientinnen stören; und (3) Verhaltensweisen, die zu Burn-out beim Therapeuten führen (also Verhaltensweisen, die die persönlichen Grenzen des Therapeuten überschreiten oder seine Motivation verringern). Spezifische Beispiele für diese Verhaltensweisen werden in Kapitel 5 besprochen. Die übergeordnete Strategie im Umgang mit therapiegefährdendem Verhalten der Patientin besteht darin, dieses Verhalten als zu lösendes Problem zu betrachten und davon auszugehen, dass die Patientin an der Lösung ihrer Probleme interessiert ist. (Spezielle Methoden zum Umgang mit therapiegefährdendem Verhalten des Therapeuten werden unten im Zusammenhang mit Beziehungsstrategien besprochen.)

Wie in Kapitel 3 ausgeführt, oszilliert eine Borderline-Patientin zwischen zwei verschiedenen Arten von Selbstinvalidierung. Auf der einen Seite glaubt sie, dass ihr Versagen, auch in der Therapie, auf grundlegende Motivationsprobleme zurückzuführen ist, und zeigt, dass sie sich nicht genug anstrengt, faul ist oder sich einfach nicht zum Positiven verändern möchte. Auf der anderen Seite glaubt sie, dass ihr Versagen auf irreparable Charakterfehler zurückzuführen ist. Der Therapeut geht im Gegensatz davon aus, dass die Patientin sich bemüht, dass sie ihr Bestes gibt und dass sie keine unveränderlichen Charakterfehler hat. Bei der Diskussion problematischen Verhaltens spiegelt er ihr diese Einschätzung klar wider. Diese Haltung erleichtert es sowohl dem Therapeuten als auch der Patientin, therapiegefährdendes Verhalten als Anzeichen für ein Problem in der Therapie anzusehen anstatt als Beweis für bestimmte negative Eigenschaften der Patientin. Die Strategien zum Umgang mit therapiegefährdendem Verhalten werden im Folgenden erläutert und sind in Tabelle 15.5 zusammengefasst.

Tabelle 15.5: Checkliste der Strategien zum Umgang mit therapiegefährdendem Verhalten

____ **T DEFINIERT das störende Verhalten in verhaltensbezogenen Begriffen.**
____ **T führt eine KETTENANALYSE der störenden Verhaltensweisen durch; T bietet Hypothesen an über die Funktion des Verhaltens und nimmt nicht von vornherein bestimmte Funktion an.**
____ **T entwickelt einen PLAN zur Problemlösung.**
____ **Wenn P sich weigert, ihr Verhalten zu ändern:**
____ T bespricht die Therapieziele mit P
____ T vermeidet unnötige Machtkämpfe
____ T erwägt Therapiepause oder Überweisung zu anderem T

Anti-DBT-Interventionen

____ **T beschuldigt P.**
____ **T geht ohne genaue Befragung davon aus, dass P sich nicht verändern und ihren Zustand nicht verbessern will.**
____ **T interpretiert das Verhalten von P in rigider Weise.**
____ **T legt die gesamte Verantwortung für Veränderung auf P.**
____ **T nimmt eine bestimmte Position ein und weigert sich, sie zu ändern.**
____ **T ist defensiv.**
____ **T übersieht den eigenen Beitrag zum Verhalten von P.**

1. Das störende Verhalten definieren

Der erste Schritt besteht darin, das störende Verhalten so genau und präzise wie möglich zu beschreiben. Die Art des störenden Verhaltens sollte mit der Patientin besprochen werden, und Diskrepanzen in der Wahrnehmung von Therapeut und Patientin sollten aufgelöst werden.

2. Eine Kettenanalyse („chain analysis") des Verhaltens durchführen

Der Therapeut sollte eine Analyse nicht mit der Frage an die Patientin beginnen, warum sie ein spezifisches Verhalten gezeigt oder nicht gezeigt hat. Stattdessen sollten wie bei suizidalem Verhalten durch eine Kettenanalyse die Antezedenzen für die Reaktion, die Reaktion selbst und die Konsequenzen dieser Reaktion äußerst detailliert spezifiziert werden. Wenn die Patientin Schwierigkeiten dabei hat, die Variablen zu identifizieren oder mitzuteilen, die ihr störendes Verhalten beeinflussen, sollte der Therapeut Hypothesen vorschlagen, die dann gemeinsam diskutiert werden können; diese Hypothesen sollten auf dem Wissen sowohl über diese bestimmte Patientin als auch über suizidale Patientinnen im Allgemeinen basieren. Störendes Verhalten kann durch eine Vielzahl von Situationen ausgelöst werden, und jedes Vorkommen derartigen Verhaltens muss ideographisch angegangen werden. Eine Patientin beispielsweise verpasst Therapiesitzungen, weil sie nicht daran glaubt, dass sie ihr helfen könnten, oder weil sie keine Hoffnung mehr auf Besserung hat. Eine andere Patientin verpasst Sitzungen vielleicht, weil sie unter antizipatorischer Angst, Depression oder anderen negativen Gefühlen leidet. Eine dritte Patientin wiederum verpasst die Sitzungen möglicherweise, weil sie nicht in der Lage ist, die für ein Erscheinen zu der Sitzung notwendigen Verhaltensweisen durchzuführen – zum Beispiel die Arbeit rechtzeitig verlassen, einen Babysitter finden, Freunden sagen, dass sie zu einer Verabredung gehen muss. Eine vierte Patientin schließlich verpasst die Sitzungen wegen Druck aus ihrem Umfeld. Beispielsweise drängen

Familienangehörige oder Mitbewohner sie dazu, die Therapie zu beenden, oder machen sich über sie lustig, oder bestrafen auf sonstige Weise ihre Teilnahme an der Therapie.

3. Erstellen eines Problemlöseplans

Sobald das Problem definiert und die Determinanten identifiziert sind, müssen sich Patientin und Therapeut auf ein Programm einigen, wie das störende Verhalten reduziert werden kann. Ein solches Programm sollte auf den Ergebnissen der Analyse des störenden Verhaltens beruhen. Ein Programm könnte sich zum Beispiel auf Aspekte der Motivation und Veränderung der Kontingenzen konzentrieren oder auf Vermittlung der für das erforderliche Verhalten notwendigen Fertigkeiten, auf die Reduktion hemmender Emotionen, auf das Verändern von Überzeugungen und Erwartungen oder auf die Manipulation der äußeren Determinanten. Wie bei allen in der Therapie auftauchenden Problemen sollte der Therapeut einen Problemlöseansatz mündlich betonen und sich entsprechend modellhaft verhalten.

4. Reaktion auf eine Patientin, die sich weigert, störendes Verhalten zu verändern

Manche Borderline-Patientinnen weigern sich ganz einfach, die Anforderungen der Therapie zu erfüllen. Sie sagen, dass sie nicht an allen Sitzungen teilzunehmen brauchen; sie weigern sich, Rollenspiele zu machen oder die Hausaufgaben auszuführen; weigern sich, sich an andere therapeutische Abmachungen zu halten; oder sie sagen, es sei die Verantwortung des Therapeuten, ihr zu helfen, und das tue er nicht. In diesem Fall sollte der Therapeut mit der Patientin die übergeordneten Ziele der Therapie besprechen sowie die anfänglichen Vereinbarungen, auf die sich die Patientin zu Beginn der Therapie einlassen musste, um überhaupt in das Therapieprogramm aufgenommen zu werden. Wie bei vielen anderen Themen in der DBT besteht die Strategie darin, das problematische Verhalten totzureden.

Der Therapeut sollte sehr sorgfältig darauf achten, unnötige Machtkämpfe zu vermeiden. Wenn ein Thema nicht sehr wichtig erscheint, sollte es nicht weiterverfolgt werden. In der DBT ist es sehr wichtig zu lernen, sich zurückzuziehen und nur die richtigen Kämpfe zu führen. Der Therapeut sollte allerdings schon bereit sein, einige Kämpfe mit der Patientin zu führen und sie zu gewinnen, um ihr weiterzuhelfen. Die Patientin sollte nicht der absichtlichen Sabotage der Therapie beschuldigt oder als gleichgültig oder faul oder in irgendeiner anderen beleidigenden Art beschrieben werden.

Weigert sich die Patientin nach wie vor, in der Therapie mitzuarbeiten, sollte die Möglichkeit zur Diskussion gestellt werden, eine Therapiepause zu machen oder die Patientin an einen anderen Therapeuten zu überweisen. In einer solchen Diskussion sollte immer betont werden, dass es der Wille der Patientin wäre, eine Pause zu machen oder die Therapie abzubrechen, nicht der des Therapeuten. Der Therapeut sollte deutlich machen, dass er sich um die Patientin sorgt und hofft, dass sie gemeinsam den augenblicklichen Stillstand überwinden können. Eine solche Diskussion sollte nur dann geführt werden, wenn die Patientin sich weigert, an einer Lösung des Problems zu arbeiten, und andere, weniger drastische Optionen sowohl mit der Patientin als auch mit dem Supervisions-/Beratungsteam exploriert worden sind.

Telefonstrategien

Bei der Entwicklung der Telefonstrategien wurden verschiedene Punkte berücksichtigt. Zum einen steht dahinter das übergeordnete Prinzip, dass eine Patientin nicht erst suizidal werden muss, um zusätzliche Zeit und Unterstützung von ihrem Therapeuten zu bekommen. Die Strategien sind also darauf ausgerichtet, dass der Telefonkontakt so wenig wie möglich als Verstärker für Parasuizid und Suizidgedanken dient. Zweitens sollten die Strategien der Patientin dabei helfen, die in der Therapie gelernten Fertigkeiten im Alltag auf problematische Situationen anzuwenden – es soll mit anderen Worten die Generalisierung von Fertigkeiten gefördert werden.

Drittens steht der Patientin durch die Telefonkontakte zusätzliche Zeit zwischen den Therapiesitzungen zur Verfügung, wenn eine Krise auftaucht oder die Patientin nicht in der Lage ist, mit ihren alltäglichen Schwierigkeiten umzugehen. Viele suizidale Borderline-Patientinnen benötigen mehr therapeutischen Kontakt, als in den wöchentlichen Einzelsitzungen vermittelt werden kann, vor allem weil die individuellen Probleme selten im Rahmen des Fertigkeitstrainings besprochen werden können. Es ist zwar auch möglich, ab und zu eine zusätzliche Therapiesitzung zu vereinbaren; im Allgemeinen wird der Bedarf nach mehr Therapiezeit jedoch durch die Möglichkeit abgedeckt, dass die Patientin den Therapeuten telefonisch erreichen kann.

Viertens dienen die Telefongespräche als Übungsfeld, von anderen adäquat Hilfe zu erbitten. In der DBT kann die Patientin ihren Bezugstherapeuten anrufen, wenn es notwendig ist. Telefongespräche mit anderen Therapeuten, auch den Gruppentherapeuten, werden streng begrenzt; Anrufe dürfen nur dazu dienen, um Informationen über Terminzeiten zu erhalten, um Termine zu vereinbaren oder ein Problem zu lösen, das sonst zu einer Beendigung der Therapie führen würde. Diese Bedingungen werden im begleitenden Manual besprochen.

Obwohl die Häufigkeit von Patientenanrufen auf einem Kontinuum zwischen „nie bis selten" und „exzessiv" liegen kann, fallen die Anrufe häufig in ein Extrem des Kontinuums oder schwanken zu verschiedenen Zeitpunkten zwischen den Extremen hin und her. Manche Patientinnen rufen ihren Therapeuten bereits beim kleinsten Anzeichen von Schwierigkeiten an, oft zu unpassenden Zeiten und in einer fordernden und feindseligen Art und Weise. Andere Patientinnen wiederum weigern sich, ihren Therapeuten überhaupt jemals anzurufen, außer bei geplantem oder durchgeführtem parasuizidalem Verhalten. Für diese Patientinnen kann es hilfreich sein, ihnen als Hausaufgabe aufzugeben, den Therapeuten zwischen den Sitzungen anzurufen. Andere Patientinnen rufen den Therapeuten in unterschiedlichen Therapiephasen entweder zu selten oder zu oft an.

Die Anwendung der Telefonstrategien hängt ein wenig davon ab, ob es sich um eine Patientin handelt, die nie anruft, oder eine Patientin, die exzessiv anruft. Die nichtanrufende Patientin muss häufig lernen, in einer Krisensituation früher um Hilfe zu bitten, so dass suizidales Verhalten nicht dazu dient, Aufmerksamkeit zu bekommen. Die exzessive Anruferin muss häufig daran arbeiten, ihre Fertigkeit zum Aushalten von Belastungen zu verbessern. Es gibt drei Haupttypen von Telefonkontakten mit der Patientin: (1) Anrufe der Patientin beim Therapeuten bei einer Krise oder Unfähigkeit, ein akutes Problem zu lösen oder wegen Schwierigkeiten in der therapeutischen Beziehung; (2) geplante regelmäßige Anrufe der Patientin beim Therapeuten; und (3) Telefonanrufe des Therapeuten bei der Patientin. Für jeden Typ werden im Folgenden Strategien vorgestellt, die in Tabelle 15.6 zusammengefasst sind.

Tabelle 15.6: Checkliste der Telefonstrategien

____ **T AKZEPTIERT Telefonanrufe von P je nach Angemessenheit in verschiedenen Situationen.**
____ T informiert P über die 24-Stunden-Regel über Telefonanrufe nach parasuizidalem Verhalten und hält sie ein.
____ T unterstützt P während problemlösender Telefonanrufe dabei, Fertigkeiten zum Umgang mit Krisensituationen und andere Fertigkeiten einzusetzen, um bis zur nächsten Sitzung durchzuhalten.
____ T ist bereit, während der Telefongespräche die Entfremdung der P therapeutisch zu bearbeiten.
____ **T erwägt, REGELMÄSSIGE TERMINE für P-initiierte Telefonanrufe festzulegen.**
____ **T INITIIERT Telefonanrufe:**
____ um die funktionale Verbindung zwischen T.s Aufmerksamkeit und suizidalem Verhalten zu löschen
____ um die Vermeidung von P aufzubrechen
____ **T gibt P in Therapiesitzung RÜCKMELDUNG über ihr Telefonverhalten.**

Anti-DBT-Interventionen

____ **T führt am Telefon Psychotherapie durch.**
____ **T hat eine negative Haltung gegenüber dem Entgegennehmen von Telefonanrufen.**
____ **T interpretiert die Telefonanrufe von P in beleidigender Weise.**
____ **T ist in Krisenzeiten nicht erreichbar.**

1. Die von der Patientin initiierten Anrufe unter bestimmten Bedingungen akzeptieren

Telefonanrufe und suizidales Verhalten: Die 24-Stunden-Regel

In der Orientierungsphase wird den Patientinnen erklärt, dass von ihnen erwartet wird, ihren Einzeltherapeuten *vor*, nicht nach parasuizidalen Handlungen anzurufen; sie müssen nicht einmal suizidal sein, um anrufen zu dürfen. Wie bereits vorher in diesem Kapitel erklärt, dürfen Patientinnen 24 Stunden nach dem Auftreten parasuizidalen Verhaltens ihren Therapeuten nicht anrufen (es sei denn, es handelt sich um lebensgefährliche Verletzungen). Der Grundgedanke ist der, dass der Therapeut besser vor als nach einer parasuizidalen Handlung bei der Problemlösung helfen kann. Der Patientin wird als Rational vermittelt, dass ein Telefonanruf nicht mehr hilfreich ist, nachdem sie sich selbst verletzt hat, weil sie das Problem (wenn auch inadäquat) bereits gelöst hat und jetzt die Zuwendung des Therapeuten nicht mehr braucht. Der Patientin sollte genau beschrieben werden, welche Rolle die Verstärkung des Therapeuten für die Förderung suizidaler Gedanken haben kann. Außerdem sollte der Therapeut der Patientin auch deutlich machen, wie schwierig es ist, jemandem zu helfen, der immer erst dann um Hilfe bittet, wenn die Krise bereits auf dem Höhepunkt ist.

Das natürliche Verhalten von Borderline-Patientinnen besteht meist darin, nach einer parasuizidalen Handlung anzurufen. Mit diesen Anrufen sollte so umgegangen werden, wie bereits weiter oben in diesem Kapitel beschrieben. Das Ziel ist, das Verhalten der Patientin so auszuformen, dass sie den Therapeuten in einer früheren Phase der Krise anruft. Ein Zwischenschritt in dieser Verhaltensausformung könnte darin bestehen, dass sie vor der parasuizidalen Handlung, aber nach dem Auftreten suizidaler Gedanken anruft; das Endziel ist natürlich, dass sie anruft, bevor die Suizidgedanken auftreten.

Durch diese Strategie können unterschiedliche Ziele erreicht werden, je nach Bereitschaft der Patientin, den Therapeuten anzurufen. Einer Patientin, für die es aversiv ist, den Therapeuten anzurufen, bietet die Strategie die Möglichkeit zu lernen, destruktives Verhalten durch angemessenes Bitten um Hilfe zu ersetzen. Parasuizidales Verhalten, dem kein Anruf beim Therapeuten voranging, wird als therapiegefährdendes Verhalten eingestuft und somit Schwerpunkt der nächsten Therapiesitzung. Bei einer Patientin, die das Sprechen mit dem Therapeuten beruhigend findet, werden dagegen alle mit Telefonanrufen zusammenhängende Verhaltensweisen verstärkt. Der Therapeut hat also die Wahl zwischen dem Verstärken von adäquatem Verhalten oder suizidalem Verhalten. Erst 24 Stunden nach parasuizidalem Verhalten ist das Anrufen des Therapeuten gestattet; tritt in dieser Zeit erneut parasuizidales Verhalten auf, so wird von diesem Zeitpunkt an neu gerechnet. In sehr seltenen Fällen kann dieser Zeitrahmen auf 12 Stunden begrenzt werden. Der Therapeut muss darauf achten, weniger krisenhaften Situationen genauso viel Aufmerksamkeit und Zeit zu widmen wie hochsuizidalen Perioden. Der Patientin muss unbedingt vermittelt werden, dass sie sich nicht erst suizidal fühlen muss, um den Therapeuten anrufen zu können.

Arten von Anrufen

Zu Anrufen beim Therapeuten wird unter zwei Bedingungen ermutigt, die auch die Durchführung des Anrufes bestimmen. Die erste Bedingung ist, wenn sich die Patientin in einer Krise befindet oder einem Problem gegenübersieht, das sie allein nicht lösen kann. Die zweite Bedingung ist, dass die therapeutische Beziehung gestört ist und repariert werden muss. Telefongespräche sollten im Allgemeinen nicht länger als 10 bis 20 Minuten dauern, auch wenn in einer Krisensituation Ausnahmen gemacht werden können. Wenn längere Zeit für das Gespräch benötigt wird, kann es auch sinnvoll sein, wenn der Therapeut der Patientin eine zusätzliche Sitzung anbietet oder vorschlägt, ihn am nächsten Tag noch einmal anzurufen.

Konzentration auf Fertigkeiten. Das Rational für diese Anrufe (zumindest aus Sicht des Therapeuten) besteht darin, dass die Patientin häufig Unterstützung benötigt, um die Verhaltensfertigkeiten, die sie gerade lernt oder bereits gelernt hat, auf Probleme oder Krisen im alltäglichen Leben anzuwenden. Der Schwerpunkt dieser Anrufe sollte auf der Anwendung von Fertigkeiten liegen – *nicht* auf der Analyse des gesamten Problems, der Reaktion der Patientin auf das Problem oder auf Katharsis. Die vorher beschriebenen Krisenstrategien sollten hier eingesetzt werden. Bei einem relativ einfachen Problem kann der Schwerpunkt auf Fertigkeiten liegen, mit denen das Problem tatsächlich gelöst werden kann. Bei länger dauernden oder komplexeren Problemen kann der Schwerpunkt darauf liegen, wie die Patientin so reagieren kann, dass sie zumindest bis zur nächsten Sitzung kein inadäquates Verhalten zeigt. Dysfunktionales Verhalten wird also vermieden, ohne dass das Problem notwendigerweise gelöst wird. Es ist wichtig, sich selbst und der Patientin diese Tatsache ins Gedächtnis zu rufen. Probleme müssen manchmal für eine Weile ausgehalten werden. Fertigkeiten zum Aushalten von Belastungen können an dieser Stelle empfohlen werden.

Jede Patientin und jeder Therapeut sollten in der Nähe des Telefons die Krisenstrategien greifbar haben (siehe das begleitende Manual). Nachdem der Therapeut eine kurze Beschreibung des Problems der Patientin erhalten hat, sollte er sie danach fragen, welche Fertigkeiten sie bereits probiert hat (egal ob in der DBT vermittelte oder unabhängig entwickelte Fertigkeiten). Der Therapeut sollte dann andere DBT-Strategien oder Ideen der Patientin durchgehen, die hilfreich sein könnten. Ich bitte meine Patientinnen manchmal, eine oder zwei der Fertigkeiten auszuprobieren und mich dann zurückzurufen, damit wir, wenn notwendig, eine neue Reaktion ausfindig machen können.
Man darf nicht in die Falle gehen, DBT-Einzelpsychotherapie am Telefon durchzuführen. Dies wird manchmal dadurch erschwert, dass die Patientin eine Krise als unlösbar darstellt oder emotional so erregt ist, dass ihre Problemlösefertigkeiten eingeschränkt sind. Rigides Denken und die Unfähigkeit, neue Lösungen zu erkennen, sind dann sehr häufig. Der Therapeut sollte bei seiner Reaktion drei Dinge beachten. Erstens sollten die bereits beschriebenen Krisenstrategien angemessen angewendet werden. Zweitens sollte der Fokus immer darauf liegen, welche Fertigkeiten die Patientin einsetzen kann; der Therapeut ist dafür verantwortlich, dass das Telefongespräch nicht vom Thema abweicht. Drittens sollten alle Problemlöseversuche durch Validierung des Unglücks und der Schwierigkeiten der Patientin ausgeglichen werden. Andauerndes „Ja, aber ...“-Verhalten ist therapiegefährdendes Verhalten und sollte (in der nächsten Sitzung) analysiert werden, wenn es häufiger vorkommt. Während eines Telefongespräches sollte der Therapeut darauf mit reziproker Kommunikation antworten und der Patientin die Wirkung des Verhaltens auf seine Bereitschaft zur Weiterarbeit deutlich machen.

Im Laufe der Zeit sollten sich die Fertigkeiten der Patientin sowohl im alltäglichen Leben als auch bezüglich der Bitte um Hilfe am Telefon verbessern, wenn der Therapeut diese Strategie konsistent anwendet. Die Häufigkeit und Dauer der Gespräche werden abnehmen. Viele unserer Patientinnen haben nach längerer Zeit und einer deutlichen Reduktion der Telefonanrufe berichtet, dass sie nach einer Weile genau gewusst hätten, was wir sagen und tun würden, und dass sie das genauso gut selbst hätten sagen und tun können. Oder, wie es eine Patientin ausdrückte: „Immer nur über Fertigkeiten zu reden macht nicht sehr viel Spaß.“

Reparieren der Beziehung. Wenn eine Störung in der therapeutischen Beziehung auftaucht, halte ich es nicht für sinnvoll, die Patientin eine ganze Woche lang warten zu lassen, um die Beziehung wieder in Ordnung zu bringen. Eine solche Regel ist willkürlich und scheint mir wenig mitfühlend zu sein. Ist die Beziehung also gestört und die Patientin fühlt sich entfremdet, so ist es angemessen, wenn sie für ein kurzes persönliches Gespräch anruft, um ihre Gefühle gegenüber dem Therapeuten und seinem Verhalten ihr gegenüber zu verarbeiten. Diese Anrufe werden meist durch intensive Wut, Ängste vor Verlassenwerden oder Gefühl des Abgelehntwerdens ausgelöst. Die Patientin darf auch anrufen, nur um sich zu melden. Die Rolle des Therapeuten besteht in diesen Fällen darin, die Patientin zu beruhigen und zu besänftigen (außer in der letzten Therapiephase, in der der Schwerpunkt darauf liegt, dass die Patientin lernt, sich selbst zu beruhigen). Eine tiefergehende Analyse kann bis zur nächsten Sitzung warten; ohne das Telefongespräch gibt es jedoch möglicherweise keine nächste Sitzung.

Manche Therapeuten befürchten, dass ihre Erlaubnis, dass die Patientin sie bei einer Störung in der Beziehung anrufen darf, zu einer Verstärkung dieser Störungen führen könnte und dass die therapeutische Beziehung allmählich schlechter wird. Unter zwei Bedingungen ist dieser Effekt tatsächlich wahrscheinlich: (1) Das Telefongespräch mit dem Therapeuten bietet eine größere Verstärkung als das Vermeiden von Störungen und Entfremdung und (2) Telefonanrufe werden mit Reaktionen gekoppelt, die die Beziehung beeinträchtigen. Die Lösung besteht aus zwei Schritten. Erstens sollte der Therapeut die Verbindung zwischen Störung und Verstärkung aufbrechen, indem er sicherstellt, dass die Patientin auch dann kurz anrufen kann, wenn keine Störung in der Beziehung besteht. Hier kann beispielsweise das Vereinbaren von Terminen für die Telefongespräche, wie es im nächsten Abschnitt beschrieben wird, eingesetzt werden. Besonders für Patientinnen, die es schwierig finden, eine ganze Woche lang keinen Kontakt zu haben, kann dies sinnvoll sein. Zweitens sollte der Therapeut dafür sorgen, dass eine therapeutische Beziehung ohne Störungen und ohne Anrufe verstärkender wirkt als eine Beziehung mit Störungen und zusätzlichen Anrufen. Wichtige Schritte in diese Richtung bestehen darin, in den folgenden Therapiesitzungen eine systematische Verhaltensanalyse und Problemlösung bezüglich der Ereignisse durchzuführen, die zu exzessiven Telefonanrufen führen. Außerdem sollte der Therapeut der Patientin nicht nur dann mehr Kontrolle über die Therapie oder mehr Validierung, Lob oder andere soziale Verstärker anbieten, wenn die Beziehung nicht gut läuft. Der Therapeut muss auch auf die Kontingenzen achten, die gelten, wenn die Beziehung gut läuft. Soziale Verstärkung sollte nicht zu schnell ausgeblendet werden.

2. Termine für patienteninitiierte Telefonanrufe vereinbaren

Manchmal benötigt eine Patientin mehr Zeit und Aufmerksamkeit, als der Therapeut ihr in den wöchentlichen Einzelsitzungen anbieten kann. Sie ruft dann beispielsweise regelmäßig drei- bis viermal in der Woche an. In einem solchen Fall sollte der Therapeut überlegen, ob es nicht sinnvoller ist, von vornherein Termine für Telefongespräche in regelmäßigen Abständen mit der Patientin zu vereinbaren. Dieses Vorgehen berücksichtigt das Bedürfnis der Patientin nach größerer Unterstützung, minimiert die positiven Konsequenzen eines Krisenzustandes und fördert durch das Einschieben einer Wartezeit zwischen den Anrufen die Fertigkeit der Patientin, Belastungen auszuhalten. Die Patientin nimmt zwar insgesamt mehr Zeit des Therapeuten in Anspruch, diese zusätzliche Zeit ist aber nicht kontingent mit Panikgefühlen oder Krisenzuständen. Diese Strategie entspricht dem Vorgehen bei Patienten in ärztlicher Behandlung, denen regelmäßige Schmerzmittel nicht-kontingent verabreicht werden anstatt kontingent mit dem Vorhandensein von Schmerzen. Wenn regelmäßige Telefongespräche vereinbart werden, sollte der Therapeut der Versuchung widerstehen, mit der Patientin außerhalb der vereinbarten Zeiten zu sprechen, selbst wenn es sich um eine Krisensituation handelt.

3. Telefonanrufe von Therapeutenseite aus initiieren

Therapeuteninitiierte Telefonanrufe haben den Zweck, jede funktionale Beziehung zwischen Aufmerksamkeit des Therapeuten und suizidalen Verhaltensweisen und intensiven negativen Gefühlen der Patientin weiter zu reduzieren. Solche Anrufe sollten unabhängig von patienteninitiierten Anrufen stattfinden; im Allgemeinen werden sie aber nur dann geplant, wenn bekannt ist, dass es der Patientin gerade sehr schlecht geht oder dass ihr ein sehr belastendes Ereignis bevorsteht. Diese Telefongespräche können sehr kurz sein und sollten sich auf die Fortschritte der Patientin bei der Anwendung der therapeutischen Prinzipien auf ihre alltäglichen Probleme konzentrieren.

Eine zweite Einsatzmöglichkeit therapeuteninitiierter Telefongespräche besteht dann, wenn die Patientin die Therapie oder die Arbeit an einem Problem zu vermeiden versucht; in diesem Fall durchbricht der Telefonanruf die Vermeidung. Hat eine Patientin beispielsweise Angst vor der Therapie und erscheint nicht zu einer Sitzung, so rufe ich sie möglicherweise sofort an und suche auf eher direktive Art nach einer Möglichkeit, wie sie noch rechtzeitig zur Sitzung erscheinen kann oder mache einen späteren Termin am selben Tag mit ihr aus. Der Therapeut muss auch hier die Funktion des inadäquaten Verhaltens der Patientin analysieren und entsprechend reagieren.

4. Während der Sitzung Rückmeldung über das Verhalten bez. des Telefonanrufes geben

Wie bereits gesagt, besteht ein Ziel der Telefonstrategien darin, dass die Patientin lernt, andere angemessen um Hilfe zu bitten. Hilfesuchendes Verhalten erfordert von der Betroffenen eine gewisse soziale Sensibilität, damit sie nicht übermäßig häufig oder zu unpassenden Zeiten um Hilfe bittet. Darüber hinaus sollte die Bitte nach Hilfe weder zu fordernd formuliert sein noch in einer Art und Weise, die es dem Adressaten unmöglich macht, ihr zu helfen. Daher ist es wichtig, der Patientin eine Rückmeldung zu geben, sowohl über ihre Art, um Hilfe zu bitten als auch über die Reaktionen, die diese Bitte unter Umständen beim Therapeuten ausgelöst hat.

Ein zentrales Therapieziel der DBT ist, dass die Patientin andere Menschen in ihrem Umfeld findet, die sie um Hilfe bitten kann. Es muss aber berücksichtigt werden, dass es bei nichtausreichenden Fertigkeiten der Patientin eher zu sozialer Isolation führen kann als zu einer Verbesserung des sozialen Netzes, wenn sie andere um Hilfe bittet. Andererseits muss der Therapeut auch aufpassen, dass er nicht zu viel Abhängigkeit seitens der Patientin fördert. Dieses Problem ergibt sich insbesondere dann, wenn die Therapie zeitlich befristet ist. Egal wie unfähig die Patientin ist, andere um Hilfe zu bitten – nach Ablauf der Frist wird sie einfach andere Menschen als den Therapeuten um Hilfe bitten müssen. Spätestens nach der Hälfte der Therapie muss der Therapeut die Patientin aktiv dabei unterstützen, andere Menschen in ihrem Umfeld zu finden, die sie bei Problemen anrufen kann. Wenn diese Anrufe nicht zu positiven Resultaten führen, sollten sie in den Therapiesitzungen besprochen und analysiert werden. Strategien zur Verbesserung der Ergebnisse sollten gemeinsam geplant und von der Patientin geübt werden.

Verfügbarkeit des Therapeuten und Umgang mit Suizidrisiko

Wenn ich Workshops mit Therapeuten durchführe, wird als häufigste Befürchtung geäußert, dass die Borderline-Patientinnen könnten zu häufig außerhalb der Arbeitszeiten anrufen. Viele Therapeuten fühlen sich von diesem – ihrem Empfinden nach - Eindringen in ihre Privatsphäre überfordert und sehen sich außerstande, Grenzen zu setzen. Einige Therapeuten entwickeln die Strategie, willkürliche Regeln zu entwickeln, durch die Telefonanrufe bei ihnen zu Hause begrenzt werden. Andere setzen einen Anrufbeantworter ein, der den Patientinnen mitteilt, dass sie nicht erreichbar sind, wenn sie nicht gestört werden wollen. Wieder andere weigern sich ganz einfach, suizidale und/oder Borderline-Patientinnen zu behandeln. Die DBT-Strategien zur Beachtung von Grenzen und zu den therapiegefährdenden Verhaltensweisen sollen dem Therapeuten eine gewisse Kontrolle über die potentiell unkontrollierbaren Anrufe seiner Patientinnen geben.

Die Spannung zwischen den Wünschen und Bedürfnissen des Therapeuten und den Wünschen und Bedürfnissen der Patientin kann jedoch sehr real und ernst zu nehmend sein. Es wird auch Zeiten geben, in denen der Therapeut seine Grenzen, manchmal über längere Zeit, überschreiten muss und für eine Patientin am Telefon, auch abends, erreichbar sein muss. Ich bin, ebenso wie eine Reihe von Experten (siehe Bongar, 1991), davon überzeugt, dass man suizidalen Patientinnen und auch solchen mit der Diagnose einer Borderline-Störung sagen muss, dass sie ihren Therapeuten jederzeit anrufen können - Tag oder Nacht, in der Woche oder am Wochenende, wenn nötig. Eine stark suizidgefährdete Patientin muss die Telefonnummer des Therapeuten haben, unter der sie ihn zu Hause erreichen kann. Ein Anrufdienst muss so instruiert werden, dass der Therapeut über den Anruf sofort informiert wird, wenn ihn nicht außergewöhnliche Umstände daran hindern, verfügbar zu sein. In diesem Fall muss der Therapeut Zugang zu anderen Hilfeeinrichtungen ermöglichen.

Meinen eigenen Patientinnen sage ich beispielsweise, dass ich sie, falls ich nicht erreichbar bin, in jedem Fall spätestens dann zurückrufen werde, bevor ich an dem Abend zu Bett gehe. Wenn sie nicht so lange warten können, haben sie Ersatznummern, die sie anrufen können. (Ich habe auch zahllose Stunden damit verbracht, mit aktiv parasuizidalen Patientinnen darüber zu diskutieren, welche alternativen Lösungen sie hätten einsetzen können, um mit ihrer Krise und/ oder ihrer Wut darüber, mich telefonisch nicht sofort erreichen zu können, umzugehen.) Wenn eine Patientin sich in einer suizidalen Krise befindet, teile ich ihr meinen Stundenplan für den Tag mit und sage ihr, wann sie mich am besten telefonisch erreichen kann. Wenn ich die Stadt verlasse, gebe ich entweder den Patientinnen meine Telefonnummer oder bin über meinen Anrufdienst in Notfällen erreichbar; die Leiter des Fertigkeitstrainings stehen als Ersatz ebenfalls zur Verfügung. Die Kontinuität der Versorgung ist also gesichert. Mein Angebot der Verfügbarkeit ist noch niemals missbraucht worden, wenn ich verreist war; es ist für viele Patientinnen einfach sehr beruhigend zu wissen, dass ich erreichbar bin.

Wenn die DBT-Strategien konsistent eingesetzt werden, missbrauchen nur sehr wenige DBT-Patientinnen meiner Erfahrung nach die Möglichkeit, ihren Therapeuten anzurufen. Bei den Patientinnen, die dies trotzdem tun, stellt das unangemessene Anrufen ganz einfach ein therapiegefährdendes Verhalten dar, das in der nächsten Sitzung bearbeitet wird. Wird diese Verhalten jedes Mal besprochen, wenn es auftritt, wird das Verhalten nicht lange andauern. Natürlich darf der Therapeut nicht jeden Anruf bei einer Krise als missbrauchend und manipulativ werten.

Strategien in Bezug auf Zusatzbehandlung

1. Zusatzbehandlung empfehlen, wenn nötig

Aus Sicht der DBT spricht nichts gegen zusätzliche Behandlungen, solange sie eindeutig der DBT untergeordnet sind und nicht die Hauptbehandlung darstellen. Ambulante Patientinnen können für kurze Zeit stationär in einer psychiatrischen Klinik behandelt werden oder an einem Programm zum Substanzentzug teilnehmen (solange sie nicht mehr als 4 Wochen hintereinander die DBT verpassen); Psychopharmaka einnehmen und von einem Arzt oder einer Krankenschwester dabei überwacht werden; an Verhaltenstrainings teilnehmen, die in ihrer Gemeinde angeboten werden; an Gruppentreffen und Gesprächen mit dem Gruppenleiter in betreuten Wohngruppen teilnehmen; Sozialarbeiter treffen, die bei einer Zusatzbehandlung mitarbeiten; an Ehe- oder Berufsberatung teilnehmen oder eine Bewegungstherapie machen; und zu einer Tagesklinik gehen. Die meisten Patientinnen werden vermutlich irgendwann Kontakt zu anderen Einrichtungen des Gesundheitssystems haben (Notaufnahmen etc.). Meiner Erfahrung nach würde ein Verbot zusätzlicher Behandlung bei Borderline-Patientinnen entweder zu Unehrlichkeit oder offener Rebellion führen. Daher ist das Gesundheitsnetzwerk bei der Behandlung einer Borderline-Patientin normalerweise sehr groß und komplex. Ein mögliches Szenario ist in Abbildung 15.2 wiedergegeben. Die Kreise zeigen DBT-Einheiten an; in Klammern sind mögliche zusätzliche Berater angeführt. Die Strategien in Bezug auf Zusatzbehandlungen werden in Tabelle 15.7 dargestellt.

Die Wahrscheinlichkeit, dass eine Patientin stationär in eine Psychiatrie eingewiesen wird und Psychopharmaka einnimmt, ist so hoch, dass spezielle Pläne zum Umgang mit Krankenhäusern und Medikation entwickelt worden sind (s. u.). Bei allen zusätzlichen Behandlungen sollten die in Kapitel 13 erläuterten Strategien der Fallbetreuung („case management") eingesetzt werden, insbesondere die Strategien zur Beratung der Patientin. In der Interaktion mit Zusatztherapeuten und mit der Patientin in Bezug auf diese Zusatzbehandlungen sollte der Therapeut daran denken, dass seine Aufgabe die Beratung der Patientin, nicht der Zusatztherapeuten ist. Es ist sinnvoll, sich hier noch einmal an die dialektischen DBT-Strategien zu erinnern, insbesondere die Betonung der Tatsache, dass Wahrheit konstruiert, nicht absolut ist, und des Prinzips, dass Konsistenz nicht unbedingt notwendig ist. Erhält die Patientin widersprüchliche Ratschläge, Meinungen oder Interpretationen, kann der Bezugstherapeut ihr dabei helfen, darüber nachzudenken, wie sie sich selbst, ihr Leben und ihre Probleme sehen will.

Abbildung 15.2: Ein mögliches Szenario von Zusatztherapien in der DBT

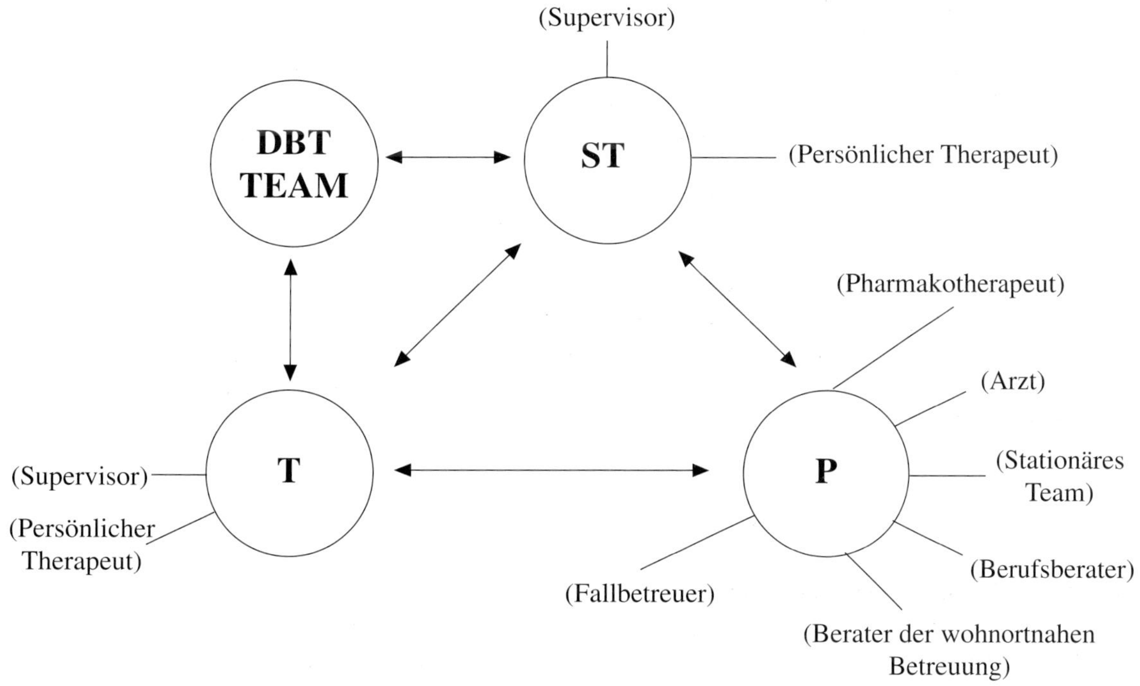

Anmerkung: T = Einzel- (Bezugs) therapeut
P = Patient
ST = Fertigkeitentrainer

Mögliche Zusatztherapien stehen in ( )

Tabelle 15.7: Checkliste der zusätzlichen Therapien

____ **T EMPFIEHLT, wenn notwendig, zusätzliche Behandlung.**
____ T empfiehlt angemessene medikamentöse Behandlung.
____ T empfiehlt stationäre Behandlung, wenn notwendig.

____ **T hilft P, einen BERATER zu finden, wenn sie mit T.s Therapie unzufrieden ist.**

VORGEHEN BEZÜGLICH MEDIKATION, WENN DIESE BEHANDLUNG VON ZUSATZTHERAPEUTEN DURCHGEFÜHRT WIRD:

____ T TRENNT die Psychotherapie von der pharmakologischen Therapie.
____ T verhält sich P gegenüber als BERATER bei der pharmakologischen Behandlung.
____ T BEHANDELT DEN MISSBRAUCH VON VERSCHRIEBENEN MEDIKAMENTEN in angemessener Weise (als suizidales Verhalten, als therapiegefährdendes oder die Lebensqualität einschränkendes Verhalten).

WENN DIE PHARMAKOLOGISCHE BEHANDLUNG VOM BEZUGSTHERAPEUTEN DURCHGEFÜHRT WIRD:

____ T kennt die AKTUELLE FORSCHUNGSLITERATUR über die pharmakologische Behandlung von BPS.
____ T setzt sich mit der VORGESCHICHTE UND DEM RISIKO VON SUBSTANZMISSBRAUCH auseinander.
____ T gibt keine LEBENSGEFÄHRDENDEN MEDIKAMENTE an lebensgefährdete P ab.
____ T LÖST MACHTKÄMPFE durch Überweisung auf.

VORGEHEN BEI STATIONÄREN AUFENTHALTEN

____ **T VERMEIDET nach Möglichkeit stationäre Einweisung in eine Psychiatrie.**
____ **T EMPFIEHLT unter bestimmten Bedingungen einen kurzen stationären Aufenthalt.**
____ **T ÜBERNIMMT NICHT DIE ROLLE des stationär behandelnden Arztes.**
____ **T verhält sich P gegenüber als BERATER der stationären Behandlung.**
____ **T vermittelt P, wie sie sich selbst stationär aufnehmen lassen kann, wenn T dies nicht für notwendig hält.**
____ T behält seine eigene Haltung und Meinung bei.
____ T validiert das Recht der P auf ihre eigene Meinung.
____ T besteht darauf, dass die P für sich selbst sorgt.
  __ T vermittelt der P, wie sie für sich selbst sorgen kann.
  __ T vermittelt der P, ihrem „wissenden Zustand" zu vertrauen, selbst wenn andere Personen, die sie respektiert, anderer Meinung sind.
____ T vermittelt der P, wie sie sich selbst einweisen kann.
____ T verstärkt Selbstvalidierung, indem er die P nicht dafür bestraft, dass sie sich selbst einweist.

Anti-DBT-Interventionen

____ **T interpretiert den Wunsch der P nach Beratung von außen in beleidigender Weise.**
____ **T hat gegenüber P zu viel Macht.**
____ **T bestraft P dafür, dass sie auf ihren „wissenden Zustand" vertraut und sich nicht an die Empfehlungen des T hält.**

2. Der Patientin Beratung von außen empfehlen

Der Bezugstherapeut kann der Patientin ohne Weiteres empfehlen, sich Rat von außerhalb zu holen, wenn sie mit der Einzeltherapie oder ihrem Verhältnis zum Einzeltherapeuten oder dem Behandlungsteam unzufrieden ist. In der DBT besteht ein Ungleichgewicht, da dem Therapeuten ein unterstützendes Team zur Verfügung steht, die Patientin aber kein ähnlich kompetentes Team hat, um über Schwierigkeiten in der Beziehung zum Therapeuten zu sprechen. Dieses Ungleichgewicht wird ein wenig ausgeglichen durch die Gruppentherapie, wo die anderen Gruppenmitglieder und die Leiter den Patientinnen dabei helfen, erlebte Traumata mit Einzeltherapeuten aufzuarbeiten. Beratung von außen ist nicht nur erwünscht, der Therapeut sollte der Patientin auch dabei helfen, eine solche Beratung zu finden. Wie unten ausgeführt, kann das Behandlungsteam einer psychiatrischen Klinik hier besonders hilfreich sein.

Die Patientin sollte nicht mehr als eine Einzeltherapie gleichzeitig haben. Es kann immer nur einen Bezugstherapeuten geben. Innerhalb der DBT sind alle anderen Therapeuten dem Bezugstherapeuten ganz klar zugeordnet; dasselbe Verhältnis muss auch für außenstehende Therapeuten gelten. Die DBT erlaubt bis zu drei dicht aufeinanderfolgende Einzelberatungen außerhalb. Alles, was darüber hinausgeht, sollte als Einzeltherapie angesehen werden. Dies wird als therapiegefährdendes Verhalten angesehen und in der nächsten Sitzung schwerpunktmäßig bearbeitet.

Vorgehen bei der Medikation

Vorgehen, wenn die pharmakologische Behandlung durch einen Zusatztherapeuten erfolgt

1. Pharmakologische Behandlung von der Psychotherapie abgrenzen. Im üblichen DBT-Vorgehen ist der Bezugstherapeut nicht für die Überwachung, Durchführung oder das Verschreiben von psychopharmakologischer Behandlung zuständig. Mit wenigen Ausnahmen (s.u.) gilt dies auch dann, wenn der Bezugstherapeut Arzt ist. Dieser Ansatz wurde aufgrund unserer Erfahrungen mit der Kombination von pharmakologischer und Psychotherapie entwickelt und aufgrund der behavioralen Prinzipien, die die Grundlage dafür bilden, dass Patientinnen lernen, verantwortungsvoll und kompetent mit der Medikation umzugehen. Ich habe die Erfahrung gemacht, dass Patientinnen häufig nicht ehrlich in Bezug auf ihren Medikamentenkonsum sind. Eine Patientin erzählte mir, dass sie sich Medikamente, die ich ihr nicht verschreiben wollte, einfach irgendwo anders besorgen und mir nichts davon sagen würde. Es wurde deutlich, dass die Patientin, wenn der Bezugstherapeut gleichzeitig für die Medikation zuständig ist, einen Anreiz hat, den Therapeuten über Medikamentenmissbrauch zu belügen, um mehr Medikamente zu bekommen. Aus verhaltenstherapeutischer Sicht kann der Therapeut in diesem Falle der Patientin nicht mehr effektiv den richtigen Gebrauch von Medikamenten vermitteln oder medizinische Beratung anbieten. Der Therapeut befindet sich als Verschreiber von Medikamenten in einer Machtposition, die es ihm erschwert, mit der Patientin konstruktiv am richtigen Gebrauch der Medikation zusammenzuarbeiten.

In den Jahren seit der Trennung von Psychotherapie und pharmakologischer Behandlung haben wir einige beunruhigende Beobachtungen gemacht. Die Patientinnen nehmen verschriebene Medikamente in zu hohen oder zu niedrigen Dosen oder generell einfach falsch ein; sie kombinieren verschiedene Medikamente auf unvernünftige Weise; horten Medikamente für spätere Suizidversuche oder für den Fall, dass ihnen einmal der Zugang zu Medikamenten gestrichen wird und interagieren mit dem Arzt manchmal auf ineffektive, manchmal auf unehrliche Art und Weise. Ich weiß nicht, ob diese Tendenz bei suizidalen und Borderline-Patientinnen größer ist als in anderen Patientenpopulationen. Auf jeden Fall haben wir über dieses Verhalten in unserer Klinik sehr viel mehr erfahren, seit wir die zwei Arten der Therapie getrennt haben.

2. Die Patientin über Aspekte der Medikamenteneinnahme beraten. Sobald die Rollen getrennt sind, wird der Psychotherapeut zum Berater über Fragen wie die folgenden: Wie kann die Patientin effektiv mit medizinischem Personal interagieren? Wie kann sie ihre Bedürfnisse so mitteilen, dass sie gehört und beachtet werden? Wie kann sie benötigte Informationen über die Risiken und Vorteile verschiedener pharmakotherapeutischer Maßnahmen erhalten? Wie kann sie die Ratschläge und medizinischen Behandlungspläne beurteilen, die sie bekommt? Wie kann sie sich an die Verordnungen halten? Wie kann sie Verschreibungen ändern? etc. Da einige Borderline-Patientinnen häufig hospitalisiert werden, muss der Therapeut der Patientin auch vermitteln, wie sie darauf bestehen kann, dass das neue Behandlungsteam sich mit dem bisherigen Team berät, bevor es alle Medikationen verändert. In der DBT trägt letztendlich die Patientin die Verantwortung dafür, dass sie in einer iatrogenenen Behandlung nicht bleibt. Daher vermittelt der Psychotherapeut ihr auch, wie sie eine zweite Meinung einholen kann und wie sie einen Arzt zur Verordnung von Medikation finden, mit dem sie gut zusammenarbeiten kann. Langfristig ist es natürlich das Ziel der DBT, die pharmakologische Beeinflussung von Verhalten, Stimmungen und kognitiven Prozessen durch eine verhaltensbezogene Beeinflussung oder Selbstmanagement zu ersetzen. Bei einigen Patientinnen ist dies jedoch kurzfristig nicht möglich.

3. Umgang mit Medikamentenmissbrauch. Wenn eine Patientin verschriebene Medikamente missbraucht, so wird dieses Verhalten als suizidales Verhalten behandelt, wenn der Missbrauch potentiell lebensgefährlich ist oder zu parasuizidalem Verhalten führt; als therapiegefährdendes Verhalten, wenn die Medikation formal zum Behandlungsplan gehört; und als die Lebensqualität einschränkendes Verhalten, wenn die Medikation nicht zum Behandlungsplan gehört. Die DBT-Tagebuchkarten liefern informationen über Medikation/Drogen (legale und illegale) und die täglich eingenommene Dosis. Der Bezugstherapeut sollte diese Information regelmäßig mit der Patientin besprechen. Viele Patientinnen entscheiden von sich aus, dass sie das Protokollieren von eingenommener Medikation einstellen möchten, weil die Information jeden Tag dieselbe sei und daher nicht mehr notiert werden müsse. Der Therapeut sollte sich darauf jedoch nicht einlassen. Stattdessen sollten beide gemeinsam eine Art Schnellschrift entwickeln, so dass das Protokollieren erleichtert wird. So kann die Patientin dem Therapeuten Information über Medikation nur vorenthalten, indem sie ihn anlügt.

Ob eine Patientin ihren Therapeuten über Medikamentenmissbrauch belügt, hängt vor allem von der Reaktion des Therapeuten auf den Missbrauch und das Lügen ab. Im Allgemeinen sollte der Therapeut auf Anlügen und/oder Zurückhalten von Information negativer reagieren als auf den Missbrauch. Die wichtigsten Ansätze zur Veränderung des unangemessenen Gebrauches von Medikation und medizinischer Beratung sind Problemlösestrategien, Kontingenzstrategien und Strategien aus dem Fertigkeitstraining. Die übliche Reaktion auf Medikamentenmissbrauch besteht in der DBT darin, die Patientin zu beraten, anstatt im Umfeld zu intervenieren (z. B. den verschreibenden Arzt anzurufen). Der Therapeut muss dabei allerdings sicherstellen, dass jeder Arzt, der der Patientin Medikamente verschreibt, über die DBT-Strategien der Beratung und der Fallarbeit informiert ist. Dies ist deshalb besonders wichtig, weil der DBT-Ansatz in vielen Gemeinden nicht erwartet wird. Der verschreibende Arzt sollte in gewisser Weise also alarmiert werden, die Patientin genauso vorsichtig zu behandeln, als ob sie nicht noch zusätzliche Psychotherapie erhalten würde.

Eine Patientin mit Suizidrisiko muss dabei unterstützt werden, den Zugang zu lebensgefährlichen Medikamenten zu begrenzen. Die Grundregel in der DBT dazu lautet, dass lebensgefährdende Medikamente nicht an lebensgefährdete Personen abgegeben werden. Wenn Patientinnen diese Regel kennen, sind sie meist recht gut in der Lage, sie an ihren Arzt weiterzugeben. Therapeut und Patientin sollten gemeinsam über Wege nachdenken, wie die Menge verfügbarer Medikamente kontrolliert und wie die Beachtung der Verschreibung erreicht werden kann. Dazu kann versucht werden, die Familie mit einzubinden, nur kleine Mengen verschreiben zu lassen und Blut- oder Urintests (z. B. Lithium-Spiegel) durchzuführen, um zu überprüfen, ob die Medikamente eingenommen oder gehortet werden. Hier sollte eine gewisse Vorsicht an den Tag gelegt werden. Die Verantwortung für das Planen und Überwachen eines solchen formalen Programms sollte bei dem verschreibenden Arzt liegen; häufig müssen Psychotherapeut und Patientin aber eine Einigung erzielen im Rahmen der Behandlung suizidaler Verhaltensweisen.

Vorgehen, wenn der Bezugstherapeut auch für die pharmakologische Behandlung zuständig ist

Die DBT befürwortet zwar die Trennung von Psychotherapie und pharmakologischer Behandlung, manchmal gibt es jedoch Fälle, in denen diese Trennung nicht durchführbar ist. Unter Umständen kann die Patientin keinen Arzt aufsuchen; insbesondere in ländlichen Gegenden ist möglicherweise niemand anders verfügbar. Oder wenn ein Therapeut auch Arzt ist, verletzt die Trennung seine Behandlungsprinzipien. Im Folgenden werden die Richtlinien beschrieben, die für Therapeuten gelten, die sowohl Psychotherapie als auch die pharmakologische Behandlung durchführen:

1. Über den neuesten Forschungsstand informiert sein. Das Wissen über die pharmakologische Behandlung von BPS wächst ständig, weshalb es unbedingt notwendig ist, diesbezüglich auf dem Laufenden zu bleiben. Es ist wichtig, sich daran zu erinnern, dass Borderline-Patientinnen auf bestimmte Medikamente anders reagieren können als andere Personen, die dieselben Achse-I-Störungen aufweisen. Eine depressive Borderline-Patientin und eine depressive

Patientin ohne BPS benötigen möglicherweise unterschiedliche Behandlungspläne; einige Medikamente verstärken einen Kontrollverlust über das Verhalten – bei Borderline-Patientinnen ein besonderes Problem (Gardner und Cowdry, 1986; Soloff, George, Nathan, Shulz und Perel, 1985).

2. Die Vorgeschichte und das Risiko von Substanzmissbrauch ansprechen. Substanzmissbrauch ist bei Borderline-Patientinnen ein besonderes Problem. Eine Patientin kann daher durchaus die Medikation mißbrauchen, die sie verschrieben bekommen hat. Da dieses Problem insbesondere für Benzodiazepine gilt, sollten diese selten, wenn überhaupt, verschrieben werden. Ein Missbrauch ist sehr schwer aufzudecken (oder, einmal aufgedeckt, zu kontrollieren). Die Möglichkeit von Missbrauch ist einer der wichtigsten Gründe für die Trennung von pharmakologischer Behandlung und Psychotherapie in der Standard-DBT. Der verschreibende Therapeut sollte diese Thema immer wieder sachlich ansprechen und mit der Patientin die Faktoren besprechen, die Unehrlichkeit bzw. Ehrlichkeit fördern. Mit anderen Worten, er sollte der Patientin helfen, die Vor- und die Nachteile von Lügen oder Zurückhalten von Informationen über Substanzmissbrauch zu analysieren. Ab und zu sollte er auch die Auswirkungen betonen, die Unehrlichkeit ihm gegenüber auf die therapeutische Beziehung hat.

3. Keine lebensgefährdenden Medikamente an gefährdete Personen abgeben. Der Therapeut muss sehr sorgfältig darauf achten, einer Patientin keine Medikamente zu verschreiben, die sie überdosieren oder mit denen sie Suizid begehen kann. Die Grundregel lautet, Patientinnen mit einer Vorgeschichte von Missbrauch oder Überdosierung von Medikamenten keine Dosis von Medikamenten zu verschreiben, die, wenn auf einmal eingenommen, tödlich wirken könnte. Für einige Patientinnen kann das eine drastische Reduzierung der pharmakologischen Therapie bedeuten; für andere, dass ihre Medikamente von anderen Personen in ihrem Umfeld verwaltet werden; für alle sollte es bedeuten, jeweils nur kleine Dosen zu verschreiben. Wenn eine Patientin aus finanziellen Gründen größere Mengen auf einmal kaufen muss, sollte eine Methode gefunden werden, wie die Medikamente in kleinen Mengen an sie weitergegeben werden können.

4. Machtkämpfe durch Überweisung vermeiden. Manche Patientinnen wollen eine andere pharmakologische Behandlung, als der Therapeut ihnen verschreiben möchte. Wenn die beiden keine Einigung erzielen können, sollte der Therapeut eine Überweisung an einen anderen Kollegen zur Beratung oder Durchführung der pharmakologischen Behandlung erwägen. Hierbei sollten zwei Dinge beachtet werden. Zum einen muss der Therapeut akzeptieren, dass er unrecht haben könnte oder dass es mehr als eine „richtige“ Methode der pharmakologischen Behandlung gibt. Zweitens müssen Therapeut und Patientin sich über diesen Punkt nicht sofort einigen. Langfristig ist es wichtiger, der Patientin zu vermitteln, medizinische Ressourcen effektiv einzusetzen, als dass die Medikation von Anfang an stimmt.

Vorgehen bei Krankenhauseinweisungen

1. Das Eisen schmieden, solange es heiß ist: Vermeiden einer Einweisung in eine psychiatrische Klinik. Stationäre Einweisungen werden in der DBT so weit wie möglich vermieden. Bislang existieren keine empirischen Belege dafür, dass stationäre Einweisungen das Suizidrisiko reduzieren, selbst wenn das Risiko bei einer bestimmten Patientin als hoch eingeschätzt wird. Noch spricht etwas dafür, dass die Unterbringung in einer psychiatrischen Klinik bei Borderline-Patientinnen die Methode der Wahl ist. Das Behandlungsmodell der DBT entspricht diesbezüglich am ehesten einem medizinischen Rehabilitationsmodell: Der Therapeut lässt das Individuum in seinem belastenden Umfeld, wo er es aufsucht, um ihm zu helfen, sein Leben so zu bewältigen, wie es ist. Die Patientinnen werden innerhalb der Situation gestärkt, nicht außerhalb. In einer Krisensituation sagt die DBT: „Jetzt ist die richtige Zeit, um neues Verhalten zu lernen.“ Das Motto lautet: „Schmiede das Eisen, solange es heiß ist!“ Das Herausnehmen der Patientin aus der belastenden Umgebung bedeutet ein zeitweiliges Unterbrechen der Therapie, manchmal sogar einen therapeutischen Rückschritt und ist daher selten die Methode der Wahl.

2. Kurze Klinikaufenthalte empfehlen – unter bestimmten Bedingungen. Vor dem Hintergrund dieser Grundeinstellung gibt es einige Situationen, in denen ein DBT-Therapeut einen kurzen stationären Aufenthalt empfehlen oder erwägen sollte. Diese Situationen sind in Tabelle 15.8 aufgelistet. Wenn eine Einweisung empfohlen wird, übernimmt der Therapeut den größten Teil der organisatorischen Arbeit; das heißt, er setzt im Allgemeinen die Strategien zur

Intervention im Umfeld ein und arrangiert die Einweisung. Der Therapeut sollte über lokale psychiatrische Notfalleinrichtungen informiert sein und genau über die Abläufe bei einer Einweisung Bescheid wissen. Außerdem sollte er eine Prioritätenliste der Patientin über die Krankenhäuser vorliegen haben.

Während der Informationsphase sollte der Therapeut seine Vorgehensweise bezüglich Klinikeinweisungen mit der Patientin besprechen. Manche Patientin muss nach Ansicht des Therapeuten möglicherweise sofort eingewiesen werden, weigert sich aber. Solche Fälle werden durch Gesetze der einzelnen Bundesländer zur Unterbringung in psychiatrischen Kliniken geregelt. Der Therapeut muss diese Gesetze kennen; eine Krisensituation ist nicht der richtige Moment, um sie zu lernen. Wie bereits gesagt, sollte der Therapeut auch einen klaren Standpunkt zur Zwangseinweisung gefunden haben und diesen der Patientin deutlich machen. Schließlich sollte der Therapeut wichtige Notfallnummern sowohl am Arbeitsplatz als auch zu Hause immer verfügbar haben.

Tabelle 15.8: Situationen, in denen eine kurze stationäre Einweisung empfohlen oder in Betracht gezogen werden sollte

Empfehlen:

1. Die Patientin befindet sich in einem psychotischen Zustand und droht mit Suizid, es besteht kein zwingender Grund, das Risiko nicht als hoch einzuschätzen.
2. Das Risiko eines Suizids ist höher als die Risiken bei unangemessener Unterbringung in einer psychiatrischen Klinik (siehe hierzu auch die Strategien zu suizidalem Verhalten).
3. Die operanten Suiziddrohungen eskalieren, und die Patientin will nicht eingewiesen werden. Die Patientin sollte bei eskalierendem Parasuizid nur dann eingewiesen werden, wenn das Verhalten eine deutliche Gefahr für ihre Gesundheit oder ihr Leben darstellt (siehe hierzu auch die Strategien zu suizidalem Verhalten).
4. Die Beziehung zwischen Patientin und Therapeut ist ernstlich gestört; diese Störung schafft ein Suizidrisiko oder eine nicht zu bewältigende Krisensituation für die Patientin, und Beratung von außen scheint notwendig. Stationäres Personal kann sehr hilfreich dabei sein, beide Seiten zu beraten und die Beziehung wieder zu reparieren. Ein gemeinsames Treffen mit Therapeut, Patientin und einem stationären Therapeuten sollte erwogen werden.
5. Die Patientin steht unter psychotroper Medikation, hat eine Vorgeschichte mit schwerwiegendem Medikamentenmissbrauch und hat Probleme, die ein engmaschiges Überwachen der eingenommenen Medikamente und der Dosis erforderlich machen.
6. Die Patientin braucht Schutz während der frühen Phasen der Expositionsbehandlung von posttraumatischen Belastungen oder in späteren besonders belastenden Phasen. Bei der Planung sollte das gesamte stationäre Team dabei sein. (Bei stationärem Personal findet sich häufig eine Angst vor „Regression" der Patientin und fehlende Bereitschaft oder Fähigkeit, Patientinnnen während einer Expositionstherapie zu behandeln.)
7. Der Therapeut braucht Urlaub. Die DBT ist zwar eher gegen Unterbringung in einer psychiatrischen Klinik eingestellt, sie propagiert jedoch nicht, dass der Therapeut selbst zur Klinik wird. Manchmal braucht eine Patientin in einer Krise so viel Unterstützung, dass der Therapeut sich dem „Burn-out-Syndrom" nähert und einfach ein paar Tage Ruhe braucht. Die DBT empfiehlt dies, solange der Therapeut allen beteiligten Personen gegenüber ehrlich bezüglich seiner Gründe ist. (Ich habe die Erfahrung gemacht, dass stationäre Einrichtungen gegenüber ambulanten Therapeuten diesbezüglich sehr hilfsbereit sind).

In Betracht ziehen:

1. Die Patientin reagiert auf ambulante DBT nicht und leidet unter schwerer Depression oder sehr behindernden Ängsten.
2. Die Patientin befindet sich in einer überwältigenden Krise, die sie allein nicht ohne hohes Risiko der Selbstverletzung lösen kann, und es gibt keine andere sichere Umgebung.
3. Es tritt erstmals eine Psychose ein: Die Patientin kann mit diesem Zustand nicht umgehen, und sie hat wenig oder keine soziale Unterstützung.

3. Die Rolle des Bezugstherapeuten von der Rolle des stationär behandelnden Arztes trennen (Die folgenden Hinweise gelten für Kanada, Anm. des Übersetzers.)

In der Standard-DBT ist der Bezugstherapeut nicht der stationär behandelnde Arzt; er weist die Patientin auch nicht in die Klinik ein. Ein Therapeut, der die Patientin in eine Klinik eingewiesen haben möchte, für die er selbst die Einweisungsrechte hat, sollte jemand anders bitten, die Patientin einzuweisen. Der Grund ist der Gleiche, weshalb auch die pharmakologische Behandlung nicht vom Bezugstherapeuten durchgeführt werden sollte: In diesem Fall besteht die Aufgabe des Therapeuten darin, die Patientin zu beraten, wie sie mit dem stationären Personal angemessen interagieren kann. Eine immer wieder auftauchende Aufgabe besteht beispielsweise darin, der Patientin zu vermitteln, wie sie über suizidales Verhalten sprechen kann, ohne dass das Team unnötig in Angst versetzt wird und sie sich negativen Konsequenzen ausgesetzt sieht. Herumzugehen und mit Suizid zu drohen ist beispielsweise keine sehr gute Strategie. Häufig wiederkehrende Beratungsthemen sind auch das Vermitteln von Möglichkeiten, Selbstbehauptung und angemessene Kooperativität miteinander zu vereinen und in einem manchmal willkürlichen, machtvollen System zurechtzukommen. Ein Bezugstherapeut, der die Macht hat, die Patientin in der Klinik zu lassen oder sie herauszuholen, oder Privilegien verteilen und entziehen kann, kann kein guter Berater sein.

4. Die Patientin über die stationäre Behandlung beraten

Wenn eine Patientin stationär eingewiesen wird, sollte der Therapeut weiterhin in seiner Rolle als Berater fungieren, wenn nicht die in Kapitel 13 aufgeführten Ausnahmen gelten. Der Therapeut sollte von der Patientin erwarten, dass sie Ausgangsgenehmigungen für den Besuch der Einzeltherapie und des Fertigkeitstrainings bekommt und dass sie sich wenn nötig um eine Fahrgelegenheit und einen Reisebegleiter kümmert. Unserer Erfahrung nach achtet das stationäre Personal sehr bereitwillig darauf, dass die Patientin an den therapeutischen Sitzungen teilnehmen kann, wenn sie wissen, dass das Verpassen von 4 Wochen Therapie aus welchem Grunde auch immer zu einem Abbruch der ambulanten Therapie führt. Wenn es absolut notwendig ist, kann der Therapeut die Einzelsitzungen auch in der Klinik selbst durchführen.

Wenn er darum gebeten wird, sollte der Therapeut an den Fallbesprechungen mit der Patientin und dem stationären Team teilnehmen. Das stationäre Setting kann auch ein guter Ort sein, um andere größere Zusammenkünfte mit der Patientin zu organisieren, wie z. B. Treffen mit Familienmitgliedern, allen Zusatztherapeuten oder allen zugeordneten DBT-Therapeuten. Wenn keine Fallbesprechung geplant ist, der Therapeut eine solche aber für sinnvoll hält, sollte der erste Schritt darin bestehen, die Patientin dabei zu unterstützen, ein Treffen zu planen und zu koordinieren. (Wie ich in Kapitel 13 bereits bemerkt habe, kann sich diese Strategie auch negativ auswirken und gegen die Patientin gerichteten Ärger hervorrufen, wenn die stationäre Einrichtung nicht über die DBT-Strategien der Beratung der Patientin aufgeklärt worden ist.) Es ist meistens sinnvoll, mit der Patientin über das Telefon in engem Kontakt zu bleiben, um den Fortschritt zu überwachen. Ich rufe stationäre Patientinnen im Allgemeinen regelmäßig an.

Richtlinien, wenn die Patientin einen stationären Aufenthalt will und der Therapeut nicht einverstanden ist

Eine Borderline-Patientin will häufig stationär behandelt werden, obwohl der Therapeut glaubt, dass ihr dies nicht gut tut. Beispielsweise befindet sie sich inmitten einer Krise, fühlt sich suizidal und möchte eingewiesen werden. In manchen Situationen kann es extrem schwierig sein, das tatsächliche Risiko dieser Person und die Notwendigkeit eines stationären Aufenthaltes einzuschätzen. In diesen Situationen gelten folgende DBT-Richtlinien:

1. ***Auf der eigenen Haltung bestehen.*** Die Tatsache, dass die Patientin das Gefühl hat, außerhalb einer Klinik die Situation nicht bewältigen zu können, ohne sich umzubringen, bedeutet nicht, dass der Therapeut mit ihr übereinstimmen muss. Der Therapeut kann auch (nach einer gründlichen Risikoabschätzung) daran glauben, dass sie zumindest mit Unterstützung in der Lage ist, die Situation zu bewältigen und zu überleben.

2. ***Das Recht der Patientin anerkennen, auf ihrer Haltung zu bestehen.*** Umgekehrt bedeutet die Tatsache, dass der Therapeut an die Fähigkeit der Patientin glaubt, die Situation zu bewältigen, nicht unbedingt, dass sie dies auch tatsächlich kann; der Therapeut kann unrecht haben. Der Therapeut sollte die Patientin auffordern, ihren „wissenden

Zustand“ einzusetzen, um die beiden Positionen gegeneinander abzuwägen, und ihr Recht unterstützen, ihre Position unabhängig vom Therapeuten beizubehalten. Wer vorgibt, mit ihr übereinzustimmen, raubt ihr die Gelegenheit, dies zu lernen.

3. ***Darauf bestehen, dass die Patientin für sich selbst sorgt.*** Der Therapeut sollte der Patientin mitteilen, dass sie in dieser Situation das für sich tun muss, was sie für das Beste hält, selbst wenn der Therapeut nicht einverstanden ist. Wenn sie selbst glaubt, dass ein stationärer Aufenthalt das Beste ist, sollte sie darauf bestehen. Sie muss ihrem „wissenden Zustand“ folgen. Letztlich ist sie selbst für ihr eigenes Leben verantwortlich, und sie muss es selbst in die Hand nehmen.

4. ***Der Patientin helfen, stationär aufgenommen zu werden.*** Der Therapeut sollte der Patientin zeigen, wie sie auf einer Notfallstation aufgenommen werden kann. Dies ist natürlich fast immer möglich, wenn die Patientin zu einer Notaufnahme geht und sagt, sie wolle sich umbringen. Es gibt aber auch eine Reihe weniger drastischer Möglichkeiten, und der Therapeut sollte die Patientin darüber beraten. Der Therapeut sollte ihr diese Möglichkeiten genauso sorgfältig vermitteln, wie er es tun würde, wenn er selbst diese Lösung befürworten würde.

5. ***Die Patientin nicht dafür bestrafen, dass sie sich nicht an den Rat des Therapeuten hält.*** Es ist absolut notwendig, dass die Patientin nicht dafür bestraft wird, wenn sie sich gegen den Rat des Therapeuten in stationäre Behandlung begibt. Das Einzige, worauf geachtet werden sollte, ist, ob die Patientin auf ihren „wissenden Zustand“ achtet statt auf den „emotionalen Zustand“ oder (viel seltener) auf den „vernünftigen Zustand“.

Beziehungsstrategien

Eine starke, positive therapeutische Beziehung ist bei einer suizidalen Patientin unbedingt notwendig. Einige Therapien mögen zwar bei bestimmten Personen oder bestimmten Störungen auch dann effektiv sein, wenn diese Beziehung fehlt oder stark geschwächt ist – bei einer suizidalen Borderline-Patientin trifft dies jedoch nicht zu. Tatsächlich ist es gerade die Stärke der Beziehung, die die Patientin (und manchmal auch den Therapeuten) in der Therapie hält. In bestimmten Zeiten kann die Stärke der Beziehung das einzige sein, was die Patientin am Leben erhält. Viele der DBT-Strategien sind nur dann effektiv, wenn sie sich auf eine positive Beziehung zwischen Patientin und Therapeut stützen können, wie das „Anfeuern“ („cheerleading“), emotionale Validierung, Kontingenzmanagement sowie reziproke und respektlose Kommunikation. Es gibt auch Zeiten, in denen eine positive Beziehung dem Therapeuten dabei hilft, ein konstruktives Arbeitsbündnis aufrechtzuerhalten, oder ihn davon abhalten, mit Feindseligkeit, Frustration oder anderen nicht-therapeutischen Verhaltensweisen zu reagieren. Die DBT wurde zwar so aufgebaut, dass die therapeutische Beziehung gestärkt wird; umgekehrt erhöht eine starke therapeutische Beziehung aber auch die Effektivität der DBT.

Die Beziehung spielt in der DBT ein doppelte Rolle. Die Beziehung ist das Medium, durch das der Therapeut die Therapie verwirklicht; sie ist aber auch die Therapie. Zwischen diesen zwei Sichtweisen besteht eine dialektische Spannung. Der zweite Standpunkt drückt aus, dass die Therapie dann effektiv sein wird, wenn der Therapeut sich in ganz bestimmter Weise verhält: mitfühlend, sensibel, flexibel, nicht-wertend, akzeptierend und geduldig. Auf der Grundlage einer Beziehung mit diesen Qualitäten können die Wunden der früheren Erfahrungen der Patientin heilen; ihre Entwicklungsdefizite können aufgeholt, und das ihr innewohnende Potential und die Fähigkeit zum Wachstum können gefördert werden. Die Kontrolle über das Verhalten und den Verlauf der Therapie insgesamt liegt vor allem bei der Patientin. Im Gegensatz dazu liegt die Kontrolle mit Einverständnis der Patientin vor allem beim Therapeuten, wenn die Beziehung als Medium zur Therapie genutzt wird. Die Beziehung ist dann ein Mittel zum Zweck - eine Möglichkeit, genügend Kontakt mit und Einfluss auf die Patientin zu haben, um Veränderung und Wachstum zu fördern. Von diesem Standpunkt aus heilen die Wunden der Patientin nur aufgrund einer aktiven Konfrontation mit ähnlichen, aber harmlosen Situationen; Defizite werden aufgeholt durch den Erwerb von Bewältigungsstrategien, und Wachstum findet deswegen statt, weil es verstärkender wirkt als andere Alternativen. In der DBT wohnt so der therapeutischen Beziehung eine Dialektik inne; der Therapeut muss immer wieder eine angemessene Balance zwischen diesen beiden Ansätzen finden.

„Beziehung als Therapie“ fördert sowohl das Annehmen der Patientin, so wie sie ist, als auch Entwicklung. „Therapie mittels Beziehung“ fördert die Kontrolle des Therapeuten über Verhaltensweisen, die die Patientin nicht kontrollieren kann, und die Aneignung von Fertigkeiten, die der Patientin zuvor unbekannt oder unzureichend ausgeprägt waren.

Bevor eine der beiden Möglichkeiten gewählt werden kann, muss jedoch überhaupt erst eine therapeutische Beziehung bestehen. Daher ist eines der Ziele in der Anfangsphase der Therapie, schnell eine Bindung zwischen Therapeut und Patientin zu entwickeln. Dies kann zum Beispiel durch folgende Möglichkeiten erreicht werden: Betonung auf Validierung der emotionalen, kognitiven und verhaltensbezogenen Erfahrungen der Patientin; Klarheit des Vertrages (Beenden suizidalen Verhaltens und Aufbau eines lebenswerten Lebens); Fokus auf therapiegefährdende Verhaltensweisen; Verfügbarkeit über Telefonkontakt; reziproker Kommunikationsstil des Therapeuten; Problemlösen in Bezug auf Gefühle gegenüber der Beziehung. Durch dieses Verhalten nährt der Therapeut Gefühle der Bindung und des Vertrauens auf Seiten der Patientin. Ebenso wichtig ist jedoch die Bindung des Therapeuten zur Patientin. Wenn der Therapeut der Patientin ambivalent oder ablehnend gegenübersteht, wird sich dies durch Auslassungen oder sogar direkte Handlungen mitteilen und die Beziehung beeinträchtigen. Eine Lösung wird hier vereinfacht durch Konzentration auf suizidales Verhalten (wodurch der Druck auf den Therapeuten nachlässt), therapiegefährdende Verhaltensweisen und Gefühle bezüglich der Beziehung sowie Supervision und Beratung.

In anderen Therapiebausteinen der DBT wie dem Fertigkeitstraining oder der unterstützenden Gruppentherapie ist die therapeutische Beziehung meist nicht so intensiv. Auch hier ist die Bindung zwischen Therapeut und Patientin jedoch recht wichtig und muss mit der gleichen oben beschriebenen Aufmerksamkeit bedacht werden. Wie in der Einzeltherapie kann auch hier die Beziehung der einzige Bestandteil der Therapie sein, der die Patientin am Leben erhält.

Obwohl bei den meisten DBT-Strategien auf die Förderung der therapeutischen Beziehung geachtet wird, kann manchmal ein spezifischer Fokus auf die Beziehung notwendig sein. Es gibt hier drei besonders wichtige Punkte, die jeweils durch eine Beziehungsstrategie gekennzeichnet sind. Diese Strategien erfordern wie gesagt kein neues Lernen, jedoch eine andere Integration der bereits besprochenen Strategien. Diese Strategien sind (1) Akzeptanz der Beziehung (2) Problemlösen in der Beziehung; und (3) Generalisierung der Beziehung. Wenn nicht ganz klar ein dialektischer Standpunkt eingenommen wird, kann der Einsatz so gegensätzlicher Techniken wie Akzeptanz und Problemlösen in der Beziehung in der gleichen Gruppe von Strategien tatsächlich paradox wirken. Die Beziehungsstrategien werden in Tabelle 15.9 zusammengefasst.

1. Beziehungsakzeptanz

Bei der Beziehungsakzeptanz anerkennt, akzeptiert und validiert der Therapeut sowohl die Patientin als auch sich selbst als Therapeut dieser Patientin sowie die Qualität der Patient-Therapeut-Beziehung. Alles wird so akzeptiert, wie es in diesem Moment ist; dazu gehört auch die explizite Akzeptanz des Standes des therapeutischen Fortschrittes oder dessen Fehlen. Beziehungsakzeptanz kann ebenso wenig wie alle anderen Akzeptanzstrategien als Veränderungstechnik genutzt werden – Akzeptanz also als Mittel, um an einem bestimmten Punkt weiterzukommen. Beziehungsakzeptanz erfordert vieles, aber vor allem die Bereitschaft, sich auf eine schmerzliche Situation und ein schmerzliches Leben einzulassen, gemeinsam mit der Patientin zu leiden und sich zurückzuhalten, den aktuellen Zustand verändern zu wollen, um den Schmerz zu stoppen. Viele Therapeuten sind weder auf den Schmerz vorbereitet, der sie in der Therapie mit Borderline-Patientinnen erwartet, noch auf die beruflichen Risiken, persönlichen Zweifel und traumatischen Momente, die ihnen begegnen werden. Das alte Sprichwort: „If you cannot stand the heat, don't go into kitchen“, trifft nirgends mehr zu als in der Arbeit mit suizidalen Borderline-Patientinnen. Darüber hinaus sind für Beziehungsakzeptanz ein hohes Maß an Toleranz gegenüber Kritik und Feindseligkeit erforderlich sowie die Fähigkeit, einen nichtbewertenden behavioralen Ansatz beizubehalten.

Um es anders auszudrücken: Beziehungakzeptanz bedeutet, dass der Therapeut sich radikal auf die therapeutische Beziehung einlassen muss und die Patientin dort abholen muss, wo sie gerade steht. „Die Patientin dort abholen, wo sie gerade steht“ mag trivial klingen, aber ich habe in meiner beratenden Tätigkeit die Erfahrung gemacht, dass Therapeuten diese Haltung bei Borderline-Patientinnen häufig fast für unmöglich halten. Beziehungsakzeptanz ist „radikal“, weil sie nicht abwägend eingesetzt werden kann. Radikale Akzeptanz sucht sich nicht aus, was sie akzeptiert und was nicht. Sie erfordert daher die Akzeptanz der Patientin, der eigenen Person, des therapeutischen Unterfangens und des „aktuellen Wissenstandes“ ohne Verzerrung, ohne Beurteilung als gut oder als schlecht und ohne den Versuch, die Erfahrung (im aktuellen Moment) festzuhalten oder loszuwerden. Akzeptanz einschließlich Beziehungsakzeptanz kann auch als radikale Wahrheit angesehen werden. Die therapeutische Beziehung wird klar gesehen, so wie sie ist, ohne Verzerrung durch Wünsche, wie sie sein sollte oder nicht sein sollte. Aus analytischer Sicht ist dies die Fähigkeit, sowohl sich als auch anderen gegenüber ohne Abwehr zu reagieren.

Eines der wichtigsten Dinge, die der Therapeut bei Borderline-Patientinnen akzeptieren muss, ist, dass er therapeutische Fehler machen wird. Diese Fehler können schwerwiegend und sowohl für die Patientin als auch den Therapeuten schmerzlich sein. In der DBT ist es weniger wichtig, keine Fehler zu machen, als vielmehr, diese Fehler geschickt und gründlich wiedergutzumachen. Einen Fehler kann man sich vielleicht als Riss in einem Stück Stoff vorstellen. Ein guter DBT-Therapeut ist nicht derjenige, der niemals den Stoff einreißt, sondern derjenige, der gut nähen kann und den Riss wieder gut repariert. Für eine Borderline-Patientin ist es wahrscheinlich viel wichtiger zu lernen, dass eine Beziehung repariert werden kann, als dass in dieser speziellen Beziehung keine Reparaturen notwendig sind (siehe Kohut, 1984, für einen ähnlichen Standpunkt).

Tabelle 15.9: Checkliste der Beziehungs-Strategien

____ T stellt eine Bindung zu P her.
____ T setzt die Beziehung ein, um P am Leben zu erhalten.
____ T stellt ein Gleichgewicht her zwischen „Beziehung als Therapie" und „Therapie mittels Beziehung".
____ T **akzeptiert** die therapeutische Beziehung so, wie sie im Augenblick ist.
  __ T akzeptiert und validiert P so, wie sie im Augenblick ist.
  __ T akzeptiert sich selbst so, wie er im Augenblick ist.
  __ T akzeptiert den Therapiefortschritt so, wie er im Augenblick ist.
  __ T ist dazu bereit, gemeinsam mit P zu leiden.
  __ T akzeptiert, dass therapeutische Fehler auftreten werden; T legt besonderen Wert auf die Wiedergutmachung der Fehler.
____ T wendet Techniken des **Problemlösens** auf die Beziehung an, wenn Probleme auftreten.
  __ T geht davon aus, da· sowohl T als auch P motiviert sind, Schwierigkeiten in der Beziehung zu lösen.
  __ T nimmt eine dialektische Sichtweise ein und geht davon aus, dass Probleme das Resultat von Transaktionen in der Therapie sind.
  __ T berät sich mit dem Supervisions-/Beratungsteam darüber, wie er therapeutische Fehler wiedergutmachen kann.
____ T achtet explizit auf die **Generalisierung** der in der therapeutischen Beziehung erlernten Verhaltensweisen auf andere Beziehungen.

Anti-DBT-Interventionen

____ T manipuliert den Augenblick, um den Schmerz zu unterbrechen.
____ T geht in eine Verteidigungshaltung.
____ T setzt voraus, dass in der Therapie Erlerntes auf Situationen außerhalb der Therapie generalisieren wird.

2. Problemlösen in der Beziehung

Problemlösen in der Beziehung ist immer dann notwendig, wenn die Beziehung für einen der beiden Beteiligten ein Problem darstellt. Sobald entweder die Patientin oder der Therapeut unglücklich, unzufrieden oder wütend über den anderen ist, wird dies als Signal wahrgenommen, dass in der Beziehung Problemlösen notwendig ist. Alle der in Kapitel 9 beschriebenen Problemlösestrategien sind hier angemessen. Problemlösen in der Beziehung geschieht in der DBT auf der Grundlage, dass die therapeutische Beziehung eine „echte" Beziehung ist, in der jeder von beiden Partnern die Ursache des Problems sein kann.

In Fallbesprechungen von Borderline-Patientinnen fallen häufig Bemerkungen darüber, wie eine bestimmte Patientin „Spielchen spielt", den Therapeuten zu manipulieren versucht, das Team „spaltet" oder auf sonstige Weise dem Therapeuten schaden oder die Therapie zerstören will. Dahinter steht die Annahme, dass eine Patientin, die den Therapeuten verletzt, demütigt, wütend macht oder andere Schwierigkeiten hervorruft, dies mit Absicht tut (bewusst oder unbewusst). Wie ich bereits mehrfach betont habe, basiert diese Annahme auf einer fehlerhaften Logik. Therapeuten haben oft das Gefühl, dass Borderline-Patientinnen ein untrügliches Gespür für ihre Schwachpunkte haben und genau dort angreifen; ich bezweifle das. Ich glaube vielmehr, dass Borderline-Patientinnen so viele problematische Verhaltensweisen im Umgang mit anderen Menschen zeigen, dass sie rein statistisch gesehen bei fast jedem Therapeuten auch einen schwachen Punkt treffen müssen.

Natürlich haben auch Patientinnen eine Reihe von Beschwerden über ihre Therapeuten. Da ich diese bereits in Kapitel 5 ausführlich diskutiert habe, werde ich hier nicht noch einmal darauf eingehen. Die meisten Schwierigkeiten drehen sich darum, dass die Patientinnen sich mehr Respekt wünschen, mehr emotionale Gegenseitigkeit, weniger Willkürlichkeit und mehr Hilfestellung. Am meisten wollen Borderline-Patientinnen, dass man ihnen zuhört. (Mehr als eine Patientin in unserer Klinik hat uns gesagt, dass unsere Bereitschaft, Fehler zuzugeben, eines ihrer Lieblings-Elemente der DBT ist.)

Das generelle Vorgehen im Umgang mit therapiegefährdenden Verhaltensweisen von Therapeut und Patientin besteht darin, diese als zu lösende Probleme zu betrachten, davon auszugehen, dass die Beteiligten dazu motiviert sind, Probleme in der therapeutischen Beziehung zu lösen, und daran zu glauben, dass solche Probleme gelöst werden können. Es wird *nicht* davon ausgegangen, dass vor allem einer der beiden Partner für auftauchende Schwierigkeiten verantwortlich ist. Durch diesen Ansatz wird häufig eine tief greifende Veränderung in der Einstellung zu der Patientin ausgelöst. Die Vorstellung, dass die Patientin versucht, Probleme zu schaffen, anstatt sich möglichst selbst zu helfen, ist nur eine Wiederholung dessen, was sie schon ihr ganzes Leben gehört hat. Ein Extrem besteht darin, dass sie sich selbst invalidiert und alle Probleme in der Beziehung sich selbst zuschreibt; das andere Extrem besteht darin, dass sie sieht, dass sie ihr Bestes gibt, und daher alle Probleme in der Beziehung auf Fehler des Therapeuten schiebt. Auch Therapeuten zeigen häufig eine nicht unähnliche Tendenz, alle Probleme in der Beziehung der Pathologie der Patientin zuzuschreiben. Seltener attribuieren sie alle Probleme auf eigene Defizite und „Gegenübertragung". Die „Wahrheit" liegt natürlich irgendwo in der Mitte dieses dialektischen Gegensatzes.

Wo und wie Beziehungsprobleme diskutiert und gelöst werden, hängt zum Teil davon ab, wo das Problem auftaucht (Gruppen- oder Einzeltherapie), worin das Problem besteht und wer unzufrieden ist (Patientin oder Therapeut). Beziehungsprobleme in der Gruppentherapie können sowohl im Gruppensetting als auch im Einzelgespräch aufgegriffen werden. (Verschiedene Faktoren sollten in die Entscheidung einbezogen werden, wie zeitliche Beschränkungen der Gruppentherapie und die Fähigkeit der Patientin, in der Gruppe an ihrem eigenen Verhalten zu arbeiten.) Einige Probleme werden häufig in Telefongesprächen behandelt, wie z.B. Wut- oder Angstgefühle, die so extrem sind, dass die Patientin nicht zurückkehren kann oder schwerwiegende therapeutische Fehler, die in der Einzel- oder Gruppensitzung nicht zugegeben werden. Häufig zeigt sich die volle Wirkung einer Interaktion erst nach Beendigung der Sitzung; in der DBT werden Telefonanrufe zur Reduzierung von Gefühlen der Entfremdung oder der übermäßigen Wut akzeptiert. Dieser Punkt wurde ausführlicher in Verbindung mit den Telefonstrategien besprochen.

Verhaltensweisen des Therapeuten, die zu Problemen in der Beziehung führen, werden entweder im Beratungstreffen des Teams, in der individuellen Supervision oder mit der Patientin in der Therapiesitzung besprochen. Beschwert sich die Patientin beim Therapeuten über sein Verhalten, wird dies immer in der Therapie besprochen. Der Schlüssel zur Lösung besteht in der Offenheit des Therapeuten für die Tatsache, dass er einen Fehler gemacht hat (wenn dies tatsächlich der Fall war). Der Einfluss des Verhaltens der Patientin auf das Verhalten des Therapeuten (und umgekehrt) ist zwar ein wichtiger Punkt in der Diskussion, der Therapeut sollte allerdings darauf achten, die Diskussion nicht in eine Anschuldigung der Patientin für sein eigenes falsches Verhalten ausarten zu lassen. Probleme, die die Beziehung stören und nicht von der Patientin aufgebracht werden, werden im Allgemeinen in den Beratungstreffen oder der individuellen Supervision gelöst. In diesen Situationen wenden die Kollegen des Therapeuten die DBT-Strategien auf ihn an.

3. Generalisierung der Beziehung

Es wird in der DBT nicht davon ausgegangen, dass von der therapeutischen Beziehung auf andere Beziehungen zu schließen ist. Obwohl es zwischen einer therapeutischen und einer „echten" Beziehung viele Unterschiede gibt, sollte der Therapeut dennoch Schwierigkeiten in der Beziehung und deren Lösung als Gelegenheit wahrnehmen, Ähnlichkeiten zu anderen Beziehungen im Leben der Patientin zu explorieren und vorzuschlagen, wie ähnliche Ansätze auch dort produktiv sein könnten. Wenn die Beziehung gut läuft, sollte auch dies anerkannt werden, und die Beziehung zum Therapeuten sollte mit anderen Beziehungen der Patientin verglichen werden. Ein solcher Vergleich kann verdeutlichen, was eine Patientin von einer Beziehung will und was in ihren alltäglichen Beziehungen fehlt. Alle in Kapitel 11 erläuterten Strategien zur Generalisierung von Fertigkeiten sollten hier angewendet werden.

Abschließende Bemerkungen

Das einzige Vorgehen, das in diesem Buch nicht beschrieben wird, ist das Vorgehen beim eigentlichen Verhaltensfertigkeitstraining. Der Inhalt und der Ablauf des Fertigkeitstrainings werden detailliert im begleitenden Manual beschrieben. Die entsprechenden Fertigkeiten werden in Kapitel 5 beschrieben, und das Vorgehen beim Fertigkeitstraining in der Einzeltherapie in Kapitel 11. Indem Sie beides kombinieren, können Sie Ihr eigenes Fertigkeitstraining entwickeln. Egal ob Sie sich an das Manual halten oder nicht, einen Punkt sollten Sie immer im Kopf behalten: Eine Borderline-Patientin muss lernen, sich anders zu verhalten und anders zu reagieren, als sie es im Moment tut. Es ist Ihre Aufgabe als Therapeut, ihr durch Informationsvermittlung, Übung, Überredung und sanftes Führen zu neuen Verhaltensweisen und einem neuen Dasein in dieser Welt zu verhelfen. Die in diesem Kapitel beschriebenen Strategien bilden den therapeutischen Rahmen, damit Sie die notwendige Anleitung vermitteln können und die Patientin lernen kann, sich zu verändern.

Anmerkungen

1. Diese Risikofaktoren gelten für erwachsene Patientinnen. Risikofaktoren für Kinder und Jugendliche sind zwar ähnlich, es gibt jedoch auch einige wichtige Unterschiede. Bermann und Jobes (1992) sowie Pfeffer (1986) geben einen Überblick über Risikofaktoren bei Kindern und Jugendlichen.

Anhang 15.1 Skalierung zur Einschätzung der Lebensgefährdung*

0.0 Tod ist als Resultat des „suizidalen" Verhaltens ausgeschlossen

Schneiden: Leichte Kratzer, die die Haut nicht ernstlich verletzen; üblicherweise mit Verschlüssen von Dosen, Plastikteilen, Nadeln, Papierklammern zugefügt; zu dieser Stufe gehört auch das Öffnen alter Wunden. Wunden, die genäht werden müssen, werden auf einer höheren Stufe eingestuft.

Einnehmen: Dazu gehört eine geringe Überdosis und das Schlucken von Gegenständen wie Münzen, Papierklammern, und Einwegthermometern. Zehn oder weniger nichtrezeptpflichtige Tabletten; niedrige Dosis von Tranquilizern oder verschriebener Medikation (meist weniger als 10 Tabletten). Glasscherben in den Mund nehmen, aber nicht hinunterschlucken würde in diese Kategorie eingestuft.

Sonstiges: Eindeutig unwirksame Handlungen, die die Patientin dem Team oder anderen Personen meist offen zeigt (z. B. in einem Nachthemd in die Kälte hinausgehen, nachdem den Eltern mitgeteilt wurde, dass die Patientin sich umbringen wird, indem sie „sich zu Tode friert").

1.0 Tod ist äußerst unwahrscheinlich. Tritt der Tod ein, so nur als Folge einer sekundären Komplikation, eines Unfalles oder anderer ungewöhnlicher Umstände.

Schneiden: Oberflächliche Schnitte ohne Verletzung von Sehnen, Nerven oder Gefäßen. Die Wunden müssen möglicherweise mit sehr wenigen Stichen genäht werden. Das Schneiden erfolgt häufig mit scharfen Objekten wie einem Rasierer. Sehr wenig Blutverlust. Kratzer (nicht Schnitte) am Hals werden erst hier eingestuft.

Einnehmen: Relativ niedrige Überdosis oder Schlucken von Glas oder Keramik ohne scharfe Kanten; das Ereignis wird normalerweise dem therapeutischen Personal mitgeteilt. 20 oder weniger rezeptfreie Tabletten. Kleine Mengen potentiell lebensgefährlicher Medikamente sind auch häufig.

Sonstiges: Einen Faden, eine Schnur oder Garn um den Hals binden und es dem Personal zeigen.

2.0 Tod ist eine unwahrscheinliche Folge der Handlung. Tritt der Tod ein, ist dies wahrscheinlich die Folge unvorhergesehener sekundärer Effekte. Die Handlung erfolgt häufig in der Öffentlichkeit oder wird von der betroffenen Person selbst oder von anderen mitgeteilt. Medizinische Versorgung kann erforderlich sein, ist aber nicht lebensnotwendig.

Schneiden: Medizinische Versorgung kann erfolgen, ist aber normalerweise nicht überlebensnotwendig.
Beispiele: Relativ oberflächliche Schnitte mit einem scharfen Gegenstand, möglicherweise leichte Sehnenverletzungen. Schnitte an Armen, Beinen und Handgelenken müssen genäht werden. Schnitte am Hals werden erst hier eingestuft und sollten kein Nähen erfordern.

Einnehmen: Medizinische Versorgung kann erfolgen, ist aber normalerweise nicht überlebensnotwendig.
Beispiele: Dreißig oder weniger rezeptfreie Tabletten; weniger als 100 Abführtabletten; Trinken von giftigen Flüssigkeiten (bis zu 350 ml), Shampoo oder Adstringenzien, Feuerzeugfüllung oder andere Produkte auf Petroleumbasis (weniger als 60 ml). Geringe Dosen potentiell lebensgefährlicher Medikamente, größere Mengen von Aspirin können eingenommen werden, wenn das Team innerhalb weniger Minuten von der Patientin alarmiert wird. Vierzehn oder weniger Lithiumkarbonat-Tabletten. Die Patientin nimmt kleine Mengen von Reinigungmitteln ein (weniger als 4 Teelöffel).

Sonstiges: Nicht lebensgefährliche, meist impulsive und ineffektive Methoden.
Beispiele: Inhalation von Deodorant ohne auftretende Atemschwierigkeiten; Schlucken mehrerer scharfer Glasstücke; Hinweise auf fehlgeschlagenen Versuch, sich selbst mit einem Stück Kissenbezug zu ersticken (z. B. Hautabschürfungen).

3.5 Tod ist unwahrscheinlich, sofern Erste Hilfe durch das Opfer oder andere Personen erfolgt. Das Opfer macht meist irgendeine Mitteilung über sein Verhalten oder führt es in der Öffentlichkeit aus oder versucht nicht, sich selbst oder die Verletzung zu verstecken.

Schneiden: Tiefe Schnitte mit Sehnenverletzung (oder Durchtrennung) und möglichen Verletzungen von Nerven, Gefäßen und Arterien; Schnitte am Hals müssen genäht werden, aber es wurden keine wichtigen Gefäße durchtrennt. Der Blutverlust beträgt meist unter 100 ccm. Schnitte am Hals sind schlimmer als Kratzer, aber keine Hauptvenen oder Arterien wurden durchtrennt.

Einnehmen: Eine signifikante Überdosis, die im unteren Bereich der LD50 liegt.

Beispiele: Weniger als 60 rezeptfreie Tabletten; höhere Dosen nur dann, wenn Intervention sichergestellt wurde. Mehr als 100 Abführmittel. Potentiell lebensgefährliche Überdosis, die aber so eingenommen wird, dass Intervention gesichert ist (z. B. vor dem Pflegepersonal; jemandem innerhalb von 1 Stunde Bescheid sagen). Es können Zeichen körperlichen Unwohlseins Auftreten wie Übelkeit, erhöhter Blutdruck, Atemveränderungen, Krämpfe und ein verändertes Bewusstsein bis kurz vor Koma. Feuerzeugflüssigkeit (90 ml oder mehr); 15-20 Lithiumkarbonat-Tabletten.

Sonstiges: Potentiell ernsthafte Handlungen, die aber schnell dem therapeutischen Team mitgeteilt werden (z. B. einen Schnürsenkel eng um den Hals schnüren, damit aber sofort zum Team gehen).

5.0. Die Wahrscheinlichkeit, dass der Tod direkt oder indirekt eintritt, liegt bei 50:50, oder die meisten Menschen würden die Folgen der Methode als unklar einschätzen. Diese Einstufung sollte nur benutzt werden, wenn (a) wenige Details vorliegen und (b) weder das Rating 3.5 noch 7.0 mit eindeutiger Sicherheit gemacht werden kann.

Schneiden: Schwere Schnitte mit erheblichem Blutverlust (mehr als 100 ccm), Tod ist möglich. Das Schneiden kann von Alkohol- oder Drogeneinnahme begleitet sein, was die Einschätzung erschwert.

Einnehmen: Vage Angaben über potentiell bedeutsame Mengen an tödlicher Medikation. Unbekannte Mengen von Medikamenten, die bereits in niedriger Dosis lebensgefährlich sind, werden ebenfalls hier eingestuft.

Sonstiges: Potentiell tödliche Handlungen.

Beispiele: Versuch, zwei nackte Drähte in eine Steckdose zu stecken, wobei eine Krankenschwester im Raum ist; aus einem Auto mit dem Kopf voran herausspringen, das mit ca. 25 Stundenkilometern von einem Teammitglied gefahren wird; eine Glühbirne herausdrehen und die Finger in die Fassung stecken, wobei andere Patienten im Raum sind.

7.0 Tod ist wahrscheinliche Folge, wenn nicht „sofortige" und „energische" Erste Hilfe geleistet wird oder medizinische Versorgung erfolgt (durch das Opfer oder andere Personen). Eine oder beide der zwei folgenden Bedingungen trifft ebenfalls zu: Patientin (a) macht eine Mitteilung (indirekt oder direkt); (b) führt die Handlung öffentlich aus, so dass andere sie wahrscheinlich entdecken oder ihr helfen können.

Schneiden: Schwere Schnitte.

Beispiele: Weglaufen und „den Hals mit einem Rasiermesser aufschlitzen" (mit Durchtrennung der Jugularvene), aber freiwillige Rückkehr zur Klinik und Bitte um Hilfe. Sich alleine am Kopf mit einer Glasscherbe schneiden und „fast zu Tode bluten" - den Arzt nach dem Schneiden angerufen. Weglaufen und sich selbst in einer öffentlichen Toilette oder einem Motel sehr schwere Schnittwunden zufügen - die Schnittwunden führen zu einem Blutungsschock mit vaskulärem Zusammenbruch - die Patientin bittet direkt nach dem Schneiden um Hilfe.

Einnehmen: Potentiell tödliche Medikation und Dosis. Dazu gehört eine Dosis, die ohne medizinisches Eingreifen die meisten Menschen töten würde (meist im oberen Bereich der LD50).

Sonstiges: Lebensgefährliche Handlungen, die eine Intervention wahrscheinlich machen.

Beispiele: Handtuch eng um den Hals geschlungen – Luftversorgung abgeschnitten – Versuch, sich zu befreien aber ohnmächtig auf den Boden gefallen – in zyanotischem Zustand und mit Atemstillstand gefunden – hatte Mitglieder des Teams vor dem Versuch die Runde machen sehen; Schnur mehrmals um den Hals gewickelt und an das Bett gebunden – Gesicht gerötet bei Auffinden.

8.0 Tod würde normalerweise als Folge des suizidalen Aktes erwartet, außer bei Rettung durch eine andere Person bei „kalkuliertem" Risiko; (z. B. Rundgang des Pflegepersonals, Ankunft der Zimmerkollegin oder des Partners wird zu einer bestimmten Zeit erwartet). Eine oder beide der folgenden Bedingungen treffen zu: (a) es erfolgt keine direkte Mitteilung, (b) die Handlung erfolgt alleine.

Schneiden: Schwere Schnittwunden mit großem und schnellem Blutverlust. Kann teilweise vor dem Team, dem Partner oder Freunden verborgen werden.

Beispiele: Patient ging in sein Badezimmer, ließ die Tür offen und schnitt sich die Pulsadern an einer Seite so schwer, dass ein erheblicher Blutverlust eintrat; Tod wäre eingetreten, wenn er nicht 30 Minuten später von Pflegepersonal bei der Routinerunde gefunden worden wäre.

Einnehmen: Eindeutig lebensgefährliche Dosis ohne Mitteilung an andere.

Beispiele: Eine tödliche Überdosis von Barbituraten einnehmen, aber Übergeben, bevor Koma eintritt; Überdosis, alleine in der Wohnung; Überdosis von Phenobarbital plus Alkohol, komatös im Bett gefunden. 20 Schlaftabletten eingenommen und bei Besuch von Freunden sehr schläfrig geworden – Freunde wurden misstrauisch und brachten sie zum Notarzt - 36 Stunden im Koma gelegen. 15 Schlaftabletten eingenommen – bewusstlos zu Hause in Badewanne mit warmem Wasser gefunden.

Sonstiges: Hier sind Erhängungen und Erstickungen am häufigsten, die erfolgreich sein können oder auch nicht, die aber so durchgeführt werden, dass bei einer Intervention eine vorher einkalkulierte Möglichkeit der Störung besteht.

Beispiele: Gürtel sehr eng um den Hals ziehen und sich in der Dusche aufhängen; Schnürsenkel leicht um den Hals geschnürt und so ins Bett gegangen – bei der Runde zyanotisch aufgefunden; Atemwege mit Plastik blockiert und Strumpfhose eng um den Hals geschnürt – gurgelnd und blass auf ihrem Bett gefunden, aber noch nicht zyanotisch; läuft weg und versucht, sich bei hellem Tageslicht in einem nahegelegenen Teich zu ertränken; springt vor ein Auto mit hoher Geschwindigkeit (mehr als 50 km/h); Plastiktüte über dem Kopf – tief zyanotisch aufgefunden; russisches Roulette gespielt und eine „Niete" gezogen.

9.0 Tod ist eine hochwahrscheinliche Folge: „Zufällige" Interventionen und/oder unvorhergesehene Umstände könnten das Opfer retten. Zwei der folgenden Bedingungen sind ebenfalls erfüllt: (a) Es erfolgt keine Mitteilung; (b) Es wird der Versuch unternommen, die Handlung vor anderen geheim zu halten; c) Es werden Vorkehrungen getroffen, um nicht gefunden zu werden (z. B. weglaufen).

Schneiden: Schwere, mehrfache Schnitte mit schwerwiegendem Blutverlust.

Beispiele: Schwere Schnittwunden am Arm mit dem Rasiermesser; Bluten in den Papierkorb und dann zu Bett gegangen (es war spät, so dass das Zubettgehen nicht auffiel) - im Schockzustand und bewusstlos aufgefunden; brutal ein 2 cm großes Stück Haut aus dem Handgelenk herausbeißen mit einem Blutverlust von 2 Litern - im Schockzustand unter der Bettdecke gefunden; in Badezimmer eines Handwerksladens nach Geschäftsschluss mit einer 7 cm langen Klinge am Hals geschnitten, bewusstlos aufgefunden; im Gemeinschaftsbad mit einer zerbrochenen Flasche schwere Schnitte am Hals zugefügt – zu einem Zeitpunkt, als die meisten Patientinnen außerhalb des Hauses waren – bei Auffinden Atemschwierigkeiten; zu Hause in der Badewanne Hals und Handgelenke aufgeschnitten – ertrunken – hatte „gehofft", dass Ehemann sie zufällig finden würde.

Einnehmen: Eindeutig tödliche Dosis.

Beispiele: Mehrere Deziliter Nagellackentferner getrunken – unter Decken versteckt würgend im Bett gefunden, Schaum vor dem Mund – leicht komatös; 30 500mg-Schlaftabletten direkt vor den Schlafengehen genommen – im Bett, schien zu schlafen war aber tatsächlich bewusstlos, in einem tiefen Koma.

Sonstiges: Einsatz äußerst lebensgefährlicher Methoden.

Beispiele: Plastiktüte mit Schal um den Kopf gebunden – mit Kopf in der Toilette bewusstlos aufgefunden; frontal in einen Benzinlaster gefahren, aber mit leichteren Kratzern und Verletzungen überlebt; Plastik in Mund- und Nasenöffnungen gesteckt, so dass die Atemwege vollkommen versperrt waren – schien unter ihrer Bettdecke zu schlafen; mit Auto in andere Stadt gefahren, Abgase in Auto geleitet und auf Parkplatz erstickt; im Kleiderschrank bei geschlossener Tür erhängt – bei Herunterholen nicht mehr geatmet; von einer 30 Meter hohen Brücke ins Wasser gesprungen – bei Auffinden bewusstlos. Schuss in die Brustgegend (bei Gewehr unter 10.0 einstufen); kopfüber von dreistöckigem Gebäude springen.

10.0 Der Tod ist fast sicher, unabhängig von den Umständen oder Interventionen von außen. Die meisten Menschen auf dieser Ebene sterben schnell nach dem Versuch. Sehr wenige überleben, ohne eigenes Verschulden.

Schneiden: Schnitte ebenso schwer wie in 9.0, nur dass die Wahrscheinlichkeit einer Intervention noch geringer ist. Schwerer und schneller Blutverlust.

Beispiele: Zu einem leeren Haus laufen und den Handgelenken und dem Hals mit einem Rasiermesser schwere Schnitte zufügen – als ein Polizist zufällig vorbeikam, saß die Patientin in einer großen Blutlache und wehrte den Polizisten mit der Rasierklinge ab.

Einnehmen: Aufgrund der Zeit, die ein Gift benötigt, um zu wirken, gibt es nur wenige Beispiele für eine Überdosis, die so schwerwiegend sein können.

Beispiele: Einige schwerwiegende Beispiele sind: Schlucken von Möbelpolitur, Farbverdünner und einer großen Menge von verschriebenen Medikamenten, alleine im Haus, ohne dass Besuch erwartet wird; Überdosis großer Mengen von Barbituraten, während der Ehemann verreist war und keine Kinder oder andere Mitbewohner da waren; Einnahme von großer Menge Schlaftabletten, in abgeschiedene Waldgegend mitten im Winter gegangen, sich mit Blättern bedeckt und dadurch erst nach mehreren Tagen gefunden.

Sonstiges: Dies sind die häufigsten Versuche auf dieser Ebene.

Beispiele: Sprung von einem hohen Gebäude (vier oder mehr Stockwerke); auf der Autobahn vor ein Auto werfen und überfahren werden; weglaufen und sich in einer Gymnastikhalle nachts aufhängen; heimlich weglaufen und sich in einem See ertränken, zu einer Zeit, in der keine Aktivität in der Umgegend war und zu der er nicht auf der Station erwartet wurde; Kopfschuss und jeder andere Versuch, der ein Gewehr beinhaltet.

* Aus *The suicidal patient: clinical and legal standards of care* (S. 277-283) von B.Bongar, 1991, Washington, DC: American Psychological Association. Copyright 1991 bei American Psychological Association. Nachdruck mit Genehmigung. Aktualisiert und revidiert von Bongar nach „Lethality of Suicide Attempt Rating Scale" von K. Smith, R.W. Conroy und B.D. Ehler, 1984. *Suicide and Life-Threatening Behavior* 14(4), 215-242. Copyright 1984 Guilford Publications, Inc. Übernommen mit Genehmigung. Die Skalierung wurde ursprünglich von T.L. MacEvoy (1974) vorgeschlagen.

Literatur

Abel, E. L. (1981). Behavioral teratology of alcohol. Psychological Bulletin, 90,564-581.

Abel, E. L. (1982). Consumption of alcohol during pregnancy: A review of on growth and development of offspring. Human Biology, 54, 421-453.

Adam, K. S., Bouckoms, A. & Scarr, G. (1980). Attempted suicide in Chnstchurch: A controlled study. Australian and New Zealand Journal of Psychiatry, 14, 305-314.

Adler, G. (1985). Borderline psychopathology and its treatment. New York: Aronson.

Adler, G. (1989). Psychodynamic therapies in borderline personality disorder. In A. Tasman, R. E. Hales & A. J. Frances (Eds.), Review of psychiatry (vol. 8, pp. 49-64) Washington, DC: American Psychiatric Press.

Aitken, R. (1987). The middle way. Parabola, 12 (9), 40-43.

Akhtar, S., Byrne, J. P. & Doghramji, K. (1986). The demographic profile of borderline personality disorder. Journal of Clinical Psychiatry, 47, 196-198.

Akiskal, H. S. (1981). Subaffective disorders: Dysthymic, cyclothymic and bipolar II disorders in the „borderline“ realm. Psychiatric Clinics of North America, 4, 25- 46.

Akiskal, H. S. (1983). Dysthymic disorder: Psychopathology and proposed chronic depressive subtypes. American Journal of Psychiatry, 140, 11-20.

Akiskal, H. S., Chen, S. E., Davis, G. C., Pusantian, V. R., Kashgariam, M. & Bolinger, J. M. (1985a). Borderline: An adjective in search of a noun. Journal of Clinical Psychiatry, 46, 41-48.

Akiskal, H. S., Yerevanian, B. I., Davis, G. C., King, D. & Lemmi, H. (1985b). The nosologic status of borderline personality: Clinical and polysomnograph study. American Journal of Psychiatry, 142, 192-198.

American Psychiatric Association. (1987). Diagnostic and statistical manual of mental disorders (3rd ed., rev.). Washington, DC: Author.

American Psychiatric Association. (1991). DSM-IV options book: Work in progress. Washington, DC: Author.

Andrulonis, P. A., Glueck, B. C., Stroebel, C. F., Vogel, N. G., Shapiro, A. L. & Aldridge, D. M. (1987). Organic brain dysfunction and the borderline syndrome. Psychiatric Clinics of North America, 4, 47-66.

Arnkoff, D. B. (1983). Common and specific factors in cognitive therapy. In MJ. Lambert (Ed.), Psychotherapy and: parent relationships (pp. 85-125). Homewood, IL: Dorsey Press.

Arnold, M. B. (1960). Emotion and personality (2 vols.). New York: Columbia University Press.

Arnold, M. B. (1970). Brain function in emotion: A phenomenological analysis. In P. Black (Ed.), Physiological coorelates of emotion (pp. 261-285). New York: Academic Press.

Averil1, J. R. (1968). Grief: Its nature and significance. Psychological Bulletin, 70, 721-48.

Bahrick, H. P., Fitts, P. M. & Rankin, R. E. (1952). Effect of incentives upon reactions to peripheral stimuli. Journal of Experimental Psychology, 44, 400- 406.

Bancroft, J. & Marsack, P. (1977). The repetitiveness of self-poisoning and self-injury: British Journal of Psychiatry, 131, 394-399.

Bandura, A. (19,3). Aggression: A social learning analysis. Englewood Cliffs, NJ: Prentice-Hall.

Barker, P. (1985). Using metaphors in psychotherapy. New York: Brunner/Mazel.

Barley, W. D., Buie, S. E., Peterson, E. W., Hollingsworth, A. S., Griva, M., Hickerson. S. C., Lawson, J. E. & Bailey, B. J. (1993). The development of an inpatient cognitive-behavioral treatment program for borderline personality disorder. Journal of Personality Disorders 3, 232-214.

Barlow, D. H. (1988). Anxiety and its disorders: The nature and treatment of anxiety and panic. New York: Guilford Press.

Baron, M., Gruen, R. Asnis & Lord, S. (1985). Familial transmission of schizotypal and borderline personality disorders. American Journal of Psychiatry; 142, 927- 933.

Basseches, M. (1984). Dialectical thinking and adult development. Norwood, NJ: Ablex.

Baumeister, R. F. (1987). How the self became a problem: A psychological review of historical research. Journal of Personality and Social Psychology, 52, 163-176.

Beck, A. T. (1976). Cognitive therapy and the emotional disorders. New York: International Universities Press.

Beck, A. T., Brown, G. & Steer, R. A. (1989). Prediction of eventual suicide in psychiatric inpatients by clinical ratings of hopelessness. Journal of Consulting and Clinical Psychology; 57, 309-310.

Beck, A. T., Brown, G., Steer, R. A., Eidelson, J. I. & Riskind, J. H. (1987). Differentiating anxiety and depression: A test of the cognitive content-specificity hypothesis. Journal of Abnormal Psychology, 96, 179-183.

Beck, A. T., Davis, J. H., Frederick, C. J., Perlin, S., Pokorny, A. D., Schulman, R. E., Seiden, R. H. & Wittlin, B. J. (1973). Classification and nomenclature. In H. L. P Resnick & B. C. Hawthorne (Eds.), Suicide preuention in the 70's (pp. 7-12,. Rockville, MD: Center for Studies of Suicide Prevention, National Institute of Mental Health.

Beck, A. T., Freeman, A. & Associates. (1990). Cognitiue therapy of personality disorders. New York: Guilford Press.

Beck, A. T., Rush, A. J., Shaw, B. E & Emery, G. (1979). Cognitive therapy of depression. New York: Guilford Press.

Beck, A. T., Steer, R. A., Kovacs, M. & Garrison, B. (1985). Hopelessness and eventual suicide: A ten year prospective study of patients hospitalized with suicidal ideation. Journal of Personality and Social Psychology, 142, 559- 563.

Benjamin, L. S. (1993). Interpersonal diagnosis and treatment of the DSM personality disorders. New York: Guilford Press.

Berent, I. (1981). The algebra of suicide. New York: Human Sciences Press.

Berg, A. B. & Sternberg, R. J. (1985). A triarchic theory of intellectual development during adulthood. Developmental Review, 5, 334-370.

Berkowitz, L. (1983). Aversively stimulated aggression: Some parallels and differences in research with animals and humans. American Psychologist, 38, 1135-1144.

Berkowitz, L. (1989). Frustration-aggression hypothesis: Examination and reformation. Psychological Bulletin, 106, 59-73.

Berkowitz, L. (1990). On the formation and regulation of anger and aggression: A cognitive-neoassociationistic analysis. American Psychologist, 45, 494-503.

Berman, A. L. & Jobes, D. A. (1992). Adolescent suicide: Assessment and intervention. Washington, DC: American Psychological Association.

Beutler, L. E., Engle, D., Oro-Beutler, M. E., Daldrup, R. & Meredith, K. (1986). Inability to express intense affect: A common link between depression and pain? Journal of Consulting and Clinical Psychology, 54, 752-759.

Bogard, H. M. (1970). Follow-up study of suicidal patients seen on emergency room consultation. American Journal of Psychiatry, 126, 1017-1020.

Bongar, B. (1991). The suicidal patient: Clinical and legal standards of care. Washington, DC: American Psychological Association.

Bower, G. H. (1981). Mood and memory. American Psychologist, 36, 129-148.

Brasted, W. S. & Callahan, E. J. (1984). A behavioral analysis of the grief process. Behavior Therapy, 15, 529-543.

Briere, J. (1988). The long-term clinical correlates of childhood sexual victimization. In R.A. Prentky & V.L. Quinsey (Eds.), Human sexual aggression: Current perspectives (pp. 327-334). New York: New York Academy of Sciences.

Briere, J. (1989). Therapy for adults molested as children. New York. Springer.

Briere, J. & Runtz, M. (1986). Suicidal thoughts and behaviours in former sexual abuse victims. Canadian Journal of Behavioural Science, 18, 413-423.

Bryer, J. B., Nelson, B. A., Miller, J. B., & Krol, P. A. (1987). Childhood sexual and physical abuse as factors in adult psychiatric illness. American Journal of Psychiatry, 144, 1426-1430.

Buck, R. (1984). The evolution of emotion communication. In R. A. Baron & J. Rodin (Eds.), The communication of emotion (pp. 29-67). New York: Guilford Press.

Bursill, A. E. (1958). The restriction of peripheral vision during exposure to hot and humid conditions. Quarterly Journal of Experimental Psychology, 10,123- 129.

Callahan, E. J., Brasted, W. S., & Granados, J. L. (1983). Fetal loss and sudden infant death: Grieving and adjustment for families. In E. J. Callahan & K. A. McCluskey (Eds.), Life-span developmental psychology: Nonnormative life events (pp. 145-166). New York: Academic Press.

Callahan, E. J., & Burnette, M. M. (1989). Intervention for pathological grieving. The Behavior Therapist, 12, 153-157.

Callaway, E., III, & Stone, G. (1960). Re-evaluating focus of attention. In L. Uhr & J. G. Miller (Eds.), Drugs and behavior (pp. 393-398). New York: Wiley.

Cannon, S. B. (1983). A clarification of the components and the procedural characteristics of overcorrection. Educational and Psychological Research, 3, 11-18.

Carpenter, W. T. Gunderson, J. G. & Strauss, J. S. (1977). Considerations of the borderline syndrome: A longitudinal comparative study of borderline and schizophrenic patients. In P. Hartcollis (Ed.), Borderline personality disorder: The concept, the syndrome, the patient (pp. 231-253). New York: International Universities Press.

Carrol, J. F. X. & White, W. L. (1981). Theory building: Integrating individual and environmental factors within an ecological framework. In W.S. Paine (Ed.), Job stress and burnout. Beverly Hills, CA: Sage.

Chamberlain, R., Patterson, C., Reid, J., Kavanagh, K. & Forgatch, M. (1984). Observation of client resistance. Behavior Therapy, 15, 144-155.

Chatham, P. M. (1985). Treatment of the borderline personality. New York: Jason Aronson.

Cherniss, C. (1980). Staff burnout: Job stress in the human services. Beverly Hills, CA: Sage.

Chess, S., & Thomas, A. (1986). Temperament in clinical practice. New York: Guilford Press.

Cialdini, R. B., Vincent, J. E. Lewis, S. K., Catalan, J., Wheeler, D. & Darby, B. L. (1975) Reciprocal concessions procedure for inducing compliance: The door- in-the-face technique. Journal of Personality and Social Psychology, 31, 206- 215.

Clarkin, J. F., Hurt, S. W. & Hull, J. W. (1991). Subclassification of borderline personality disorder: A cluster solution. Unpublished manuscript. New York Hospital-Cornell Medical Center. Westchester, NY.

Clarkin, J. F., Marziali, E. & Munroe-Blum, H. (1991). Group and family treatments for borderline personality disorder. Hospital and Community Psychiatry, 42, 1038-1043.

Clarkin, J. F., Widiger. T. A., Frances, A., Hurt, S. W. & Gilmore, M. (1983). Prototypic typology and the borderline personality disorder. Journal of Abnormal Psychology, 92, 263-2,5.

Clarkin, J. F.,Yeomans, F. E. & Kernberg, O. F. (2005). Psychotherapie der Borderline-Persönlichkeit. Manual zur Transference-Focused Psychotherapy (TFP). Schattauer Verlag

Cornelius. J. R., Soloff, R H., George, A. W. A., Schulz, S. C., Tarter, R., Brenner, R. P. & Schulz, P. M. (1989). An evaluation of the significance of selected neuropsychiatric abnormalities in the etiology of borderline personality; disorder. Journal of Personality Disorders, 3, 19-25.

Cornsweet D. J. 1969). Use of cues in the visual periphery under conditions of arousal. Journal of; Experimental Psychology, 80, 14-18.

Costa, P. T., Jr. & McCrea, R. R. (1986). Personality stability and its implications for clinical psychology, Clinical Psychology Review, 6, 407-423.

Cowdry, R. & Gardner, D. L. (1988). Pharmacotherapy of borderline personality disorder: Alprazolam, carbamazepine, trifluoperazine, and tranylcypromine. Archives of General Psychiatry, 45, 111-119.

Cowdry, R. W., Pickar, D. & Davies, R. (1985). Symptoms and EEG findings in the borderline syndrome. International Journal of Psychiatry in Medicine, 15, 201- 211.

Crook, T., Raskin, A. & Davis, D. (1975). Factors associated with attempted suicide among hospitalized depressed patients. Psychological Medicine, 5, 381-388.

Dahl, A. A. (1990, November). The personality disorders: A critical review of family, twin, and adoption studies. Paper presented at the NIMH Personality Disorders Conference, Williamsburg, VA.

Davids, A. & Devault, S. (1962). Maternal anxiety during pregnancy and childbirth abnormalities. Psychosomatic Medicine, 24, 464-470.

Deikamn, A. J. (1982). The observing self: Mysticism and psychotherapy. Boston: Beacon Press.

Dennenburg, V. H. (1981). Hemispheric laterality in animals and the effects of early experience. Behavioral and Brain Sciences, 4, 1-49.

Derlega, V. J. & Berg, J. H. (1987). Self-disclosure: Theory, research and therapy. New York: Plenum Press.

Derryberry, D. (1987). Incentive and feedback effects on target detection: A chronometric analysis of Gray's model of temperament. Personality and Individual Differences, 6, 855-866.

Derryberry, D. & Rothbart, M. K. (1984). Emotion, attention, and temperament. In C. E. Izard, J. Kagan & R. B. Zajonc (Eds.), Emotions, cognition, and behavior (pp. 132-166). Cambridge, England: Cambridge University Press.

Derryberry, D. & Rothbart, M. K. (1988). Arousal, affect, and attention as components of temperament. Journal of personality and Social Psychology, 55, 958-966.

Deutsch, H. (1942). Some forms of emotional disturbance and their relationship to schizophrenia. Psychoanalytic Quarterly, 11, 301-321.

Diener, C. l. & Dweck, C. S. (1978). Analysis of learned helplessness: Continuous changes in performance, strategy, and achievement cognitions following failure. Journal of Personality and Social Psychology, 36, 451-462.

Duclos, S. E., Laird, J. D., Schneider, E., Sexter, M., Stern, L. & Van Lighten, O. (1989). Emotion-specific effects of facial expressions and postures on emotional experience. Journal of Personality and Social Psychology, 57, 100-108.

Duncan, J. & Laird, J. D. (1977). Cross-modality consistencies in individual differences in self-attribution. Journal of Personality, 45, 191-196.

Dweck, C. S. & Bush, E. S. (1976). Sex differences in learned helplessness: I. Differential deliberation with peer and adult evaluations. Developmental Psychology, 12, 147-156.

Dweck, C. S., Davidson W., Nelson, S. & Emde, B. (1978). Sex differences in learned helplessness: II. The contingencies of evaluative feedback in the classroom and III. An experimental analysis. Developmental Psychology, 14, 268-276.

Easser, R. & Less, S. (1965). Hysterical personality: A reevaluation. Psychoanalytic Quarterly, 34, 390-402.

Easterbrook, J. A. (1959). The effect of emotion on cue utilization and the organization of behavior. Psychological Review, 66, 183-201.

Edwall, G. E., Hoffman, N. G. & Harrison, P. A. (1989). Psychological correlates of sexual abuse in adolescent girls in chemical dependency treatment. Adolescence, 24, 279-288.

Efran, J., Chorney, R. L., Ascher, L. M. & Lukens, M. D. (1981), April. The performance of monitors and blurters during painful stimulation. Paper presented at the meeting of the Eastern Psychological Association, New York.

Ekman, P., Friesen, W. V. & Ellsworth, P. (1972). Emotion in the human race: Guidelines for research and an integration of findings. New York: Pergamon Press.

Ekman, P., Friesen, W. V., O'Sullivan, M., Chan, A., Diacoyanni-Tarlatzis. I., Heider, K., Krause, R., LeCompte, W. A., Pitcairn, T., Ricci-Bitti, P. E., Scherer, K., Tomita, M. & Tzavaras, A. (1987). Personality processes and individual differences: Universals and cultural differences in the judgments of facial expressions of emotion. Journal of Personality and Social Psychology, 53, 712-717.

Ekman, P., Levenson, R. & Friesen, W. V. (1983). Autonomic nervous system activity distinguishes among emotions. Science, 221, 1208-1210.

Ekstein, R. (1955). Vicissitudes of the „internal image" in the recovery of a borderline schizophrenic adolescent. Bulletin of the Menninger Clinic, 19, 86-92.

Ellis, A. (1962). Reason and emotion in psychotherapy. New York: Lyle Stuart.

Evenson, R. C., Wook, J. B., Nuttall, E. A. & Cho, D. W. (1982). Suicide rates among public mental health patients. Acta Psychiatrica Scandinavica, 66, 254- 264.

Eysenck, H. J. (1967). The biological basis of personality. Springfield, IL: Charles C. Thomas.

Eysenck, H. J. (1968). A theory of the incubation of anxiety/fear responses. Behaviour Research and Therapy, 6, 309-321.

Fiedler, K. (1988'. Emotional mood, cognitive style, and behavior regulation. In D. Fiedler & J. Forgas (Eds.), Affect, cognition, and social behavior (pp. 100- 119). Toronto: Hogrefe.

Finkelhor, D. (1979). Sexually victimized children. New York. Free Press.

Firestone, S. (1970). The dialectic of sex: The case for feminist revolution. New York: Bantam Books.
Firth, S. T., Blouin, J., Natarajan, C. & Blouin, A. (1986). A comparison of the manifest content in dreams of suicidal, depressed and violent patients. Canadian Journal of Psychiatry, 31, 48-53.
Flaherty, J. & Richman, J. (1989). Gender differences in the perception and utilization of social support Theoretical perspectives and an empirical test. Social Science and Medicine, 28, 1221-1228.
Foa, E. B. & Kozak, M. J. (1986). Emotional processing of fear: Exposure to corrective information. Psychological Bulletin, 99, 20-35.
Foa, E. B., Steketee, G. & Grayson, J. B. (1985). Imaginal and in vivo exposure: A comparison with obsessive-compulsive checkers. Behavior Therapy, 16, 292- 30 2.
Frances, A. (1988). In Chair. Alternative models and treatments of patients with borderline personality disorder. Symposium conducted at the meeting of the Society for the Exploration for Psychotherapy Integration, Boston.
Frank, J. D. (1961). Persuasion and healing: A comparative study of psychotherapy. Baltimore: Johns Hopkins University Press.
Freedman, J. L. & Fraser, S. C. (1966). Compliance without pressure: The foot-in-the-door technique. Journal of Personality and Social Psychology, 4, 195-202.
Frijda, N. H.. Kuipers, P. & Schure, E. (1989). Relations among emotion, appraisal, and emotional action readiness. Journal of Personality, and Social Psychology, 57, 212-228.
Garber, J., Dodge, K. A. (1991). The development of emotion regulation and dysregulation. Cambridge. England: Cambridge University Press.
Gardner, D. L. & Cowdry, R. W. (1986). Alprazolam-induced dyscontrol in borderline personality disorder. American Journal of Psychiatry, 143, 519-522.
Gardner, D. L. & Cowdry, R. W. (1988). Anticonvulsants in personality disorders. Clifton. NJ: Oxford Health Care.
Gauthier, J. & Marshall, W. (1977). Grief: A cognitive-behavioral analysis. Cognitive Therapy and Research, 1, 39-44.
Gilligan, C. (1982). In a different voice: Psychological theory and women's development. Cambridge, MA: Harvard University Press.
Gilligan, S. G. & Bower, G. H. (1984). Cognitive consequences of emotional arousal. In C. E. Izard, J. Kagan, & R. B. Zajonc (Eds.), Emotions, cognition, and behavior (pp. 547-588). Cambridge, England: Cambridge University Press.
Goldberg, C. (1980). The utilization and limitations of paradoxical intervention in group psychotherapy. International Journal of Group Psychotherapy, 30, 287- 297.
Goldfried, M. R. & Davidson, G. C. (1976). Clinical behavior therapy. New York: Holt, Rineholt & Winston.
Goldfried, M. R., Linehan, M. M. & Smith, J. L. (1978). The reduction of test anxiety through cognitive restructuring. Journal of Consulting and Clinical Psychology, 46, 32-39.
Goldman, M. (1986). Compliance employing a combined foot-in-the-door and door-in- the-face procedure. Journal of Social Psychology, 126, 111-116.
Goodstein, J. (1982). Cognitive characteristics of suicide attempters. Unpublished doctoral dissertation, The Catholic University of America.
Goodyer, I. MKolvin, I. & Gatzanis, S. (1986). Do age and sex influence the association between recent life events and psychiatric disorders in children and adolescents? A controlled enquiry. Journal of Child Psychology and Psychiatry, 27, 681-687.
Gottman, J. M. & Katz, L. F. (1990). Effects of marital discord on young children's peer interaction and health. Developmental Psychology, 25, 373-381.
Gottman, J. M. & Levenson, R. W. (1986). Assessing the role of emotion in marriage. Behavioral Assessment, 8, 31-48.
Green, S. A., Goldberg, R. L., Goldstein, D. M. & Liebenluft, E. (1988). Limit settiny in clinical practice. Washington, DC: American Psychiatric Press.
Greenberg, L. S. (1983). Psychotherapy process research. In C. E. Walker (Ed.), Handbook of clinical psychology. Homewood, IL: Dow Jones-Irwin.

Greenberg, L. S. & Safran, J. D. (1987). Emotion in psychotherapy. New York: Guilford Press.
Greenberg, L. S. & Safran, J. D. (1989). Emotion in psychotherapy. American Psychologist, 44, 19-29.
Greenough, W. T. (1977). Experimental modification of the developing brain. In I. L. Janis (Ed.), Current trends in psychology (pp. 82-90). Los Altos, CA: WilliamKaufmann.
Greenwald, A. G. (1992). New Look 3: Unconscious cognition reclaimed. American Psychologist, 92, 766-779.
Greer, S. & Gunn, J. C. & Koller, K. M. (1966) A etiological factors in attempted suicide. British Medical Journal, ii, 1352-1355.
Greer, S. & Lee, H.A. (1967). Subsequent progress of potentially lethal attempted suicides. Acta Psychiatrica Scandinavica, 40, 361-371.
Grinker, R. R., Werble, B. & Drye, R. (1968). The borderline syndrome: A behavioral study of ego functions. New York: Basic Books.
Grotstein, J. S. (1987). The borderline as a disorder of self-regulation. In J. S. Grotstein, M. F. Solomon & J. A. Lang (Eds.), The borderline patient: Emerging concepts in diagnosis, psychodynamics, and treatment (pp. 34,-384). Hillsdale, NJ: The Analytic Press.
Gunderson, J. G. (1984). Borderline personality disorder. Washington DC: American Psychiatric Press.
Gunderson, J. G. & Elliott, G. R. (1985). The interface between borderline personality disorder and affective disorder. American Journal of Psychiatry, 142,277-288.
Gunderson, J. G. & Kolb, J. E. (1978). Discriminating features of borderline patients.American Journal of Psychiatry, 135, 792-796.
Gunderson, J. G., Kolb, J. E. & Austin, Y. (1981). The Diagnostic Interview for Borderline Patients. Journal of Personality and Social Psychology, 138, 896-903.
Gunderson, J. G. & Zanarini, M. C. (1989). Pathogenesis of borderline personality.In A. Tasman, R. E. Hales & A. J. Frances (Eds.). Review of psychiatry (Vol.8, pp. 25-48) Washington, DC: American Psychiatric Press.
Guralnik, D. B. (Ed.). (1980). Webster's new world dictionary of the American language (2nd college ed.). Cleveland, OH: William Collins.
Hall, S. M., Havassy, B. E. & Wasserman, D. A. (1990). Commitment to abstinence and acute stress in relapse to alcohol, opiates, and nicotine. Journal of Consulting and Clinical Psychology, 58, 175-181.
Hankoff, L. D. (1979). Situational categories. In L. D. Hankoff & B. Einsidler (Eds.), Suicide: Theory and clinical aspects (pp. 235-249). Littleton, MA: PSG.
Hayes, S. C. (1987). A contextual approach to therapeutic change. In N.S. Jacobson (Ed.), Psychotherapists in clinical practice: Cognitive and behavioral perspectives. New York: Guilford Press.
Hayes, S. C., Kohlenberg, B. S., & Melancon, S. M. (1989). Avoiding and altering rule-control as a strategy of clinical intervention. In S. C. Hayes (Ed.), Rulegoverned behavior: Cognition, contingencies, and instructional control (pp.359-385). New York: Plenum Press.
Heard, H. L. & Linehan, M. M. (1993). Problems of self and borderline personality disorder. In Z. V. Segal & S. J. Blatt (Eds.), Cognitive and psychodynamic perspectives New York: Guilford Press.
Hellman, I. D., Morrison, T. L. & Abramowitz, S. I. (1986). The stresses of psychotherapeutic work: A replication and extension. Psychological Medicine, 42, 197-205.
Herman, J. L. (1986). Histories of violence in an outpatient population. American Journal of Orthopsychiatry 56, 137-141.
Herman, J. L. (1992). Trauma and recovery: The aftermath of violence-from domestic abuse to political terror. New York: Basic Books.
Herman, J. L. & Hirschman, L. (1981). Families at risk for father-daughter incest. American Journal of Psychiatry, 138, 967-970.
Herman, J. L., Perry J. C. & van der Kolk, B. A. (1989). Childhood trauma in borderline personality disorder. American Journal of Psychiatry, 146, 490- 495.
Hoffman, L. W. (1972). Early childhood experiences and women's achievement motives. Journal of Social Issues, 28, 129-156.

Hooley, J. M. (1986). Expressed emotion and depression: Interactions between patients and high-versus low-expressed-emotion spouses. Journal of Abnormal Psychology, 95, 237-246.

Horowitz, M. J. (1986). Stress-response syndromes: A review of posttraumatic and adjustment disorders. Hospital and Community Psychiatry, 37, 241-249.

Howard, J. (1989). Cocaine and its effects on the newborn. Developmental Medicine and Child Neurology, 31, 255-257.

Howard, J. A. (1984). Societal] influences of attribution: Blaming some victims more than others. Journal of Personality and Social Psychology, 47, 494-505.

Howe, E. S. & Loftus, T. C. (1992). Integration of intention and outcome information by students and circuit court judges: Design economy and individual differences. Journal of Applied Social Psychology, 22, 102-116.

Hurt, S. W., Clarkin, J. E, Monroe-glum, H. & Marziali, E. A. (1992). Borderline behavior clusters and different treatment approaches. In J. F. Clarkin, E. A. Marziali, & H. Monroe-glum (Eds.), Borderline personality disorder: clinical and empirical perspectives (pp. 199-219). New York: Guilford Press.

Hurt, S. W., Clarkin, J. F., Widiger, T. A., Fyer, M. R., Sullivan, T., Stone, M. H. & Frances, A. (1990). Evaluation of DSM-III decision rules for case detection using join: conditional probability structures. Journal of Personality Disorders, 4, 121-130.

Hyler, S. E., Reider, R. O., Williams, J. B., Spitzer, R. L., Hendler, J. & Lyons, M. (1987). Personality Diagnostic Questionnaire-Revised (PDO-R). New York: New York State Psychiatric Institute.

Ingram, R. E. (1989). Affective confounds in social-cognitive research. Journal of Personality and Social Psychology, 57, 715-722.

Isen, A. M., Daubman, K. A. & Nowicki, G. P. (1987). Positive affect facilitates creative problem solving. Journal of Personality and Social Psychology, 52, 1122-1131.

Isen, A. M., Johnson, M., Mertz, E. & Robins, G. (1985). Positive affect and the uniqueness of word association. Journal of Personality and Social Psychology,

Izard, C. E. (1977). Human emotions. New York: Plenum Press.

Izard, C. E., Kagan, J. & Zajonc, R. B. (Eds.) (1984). Emotions, cognition, and behavior. Cambridge, England: Cambridge University Press.

Izard, C. E. & Kobak, R. R. (1991). Emotions systems functioning and emotion regulation. In J. Garber c& K. A. Dodge (Eds.), The development of emotion regulation and dysregulation (pp. 303-322). Cambridge, England: Cam bridge University Press.

Jacobson, A. & Herald, C. (1990). The relevance of childhood sexual abuse to adult psychiatric inpatient care. Hospital and Community Psychiatry, 41, 1545-158.

Jacobson, N. S. (1992). Behavioral couple therapy: A new beginning. Behavior Therapy, 23, 493-506.

Janoff-Bulman, R. (1985). The aftermath of victimization: Rebuilding shattered assumptions. In C. R. Figley (Ed.), Trauma and its wake: The study and treatment of post-traumatic stress disorder (pp. 15-35). New York: Brunner/Mazel.

The Jerusalem Bible. (1966). (A. Jones, Ed.). Garden City, NY: Doubleday

Johnson, P. (1976). Women and power: Toward a theory of effectiveness. Journal of Social Issues, 32, 99-109.

Kanter, J. S. (1988). Clinical issues in the case management relationship. In M. Harris & L. L. Bachrach (Series Eds.) and H. R. Lamb (Vol. Ed.), Clinical case management: No. 40. New directions for mental health services (pp. 15-27). San Francisco: Jossey-Bass.

Kastenbaum, R. J. (1969). Death and bereavement in later life. In A. H. Kutscher (Ed.), Death and bereavement (pp. 28-54). Springfield, IL: Charles C Thomas.

Keele, S. W. & Hawkins, H. H. (1982). Explorations of individual differences relevant to high level skill. Journal of Motor Behavior, 14, 3-23.

Kegan, R. (1982). The evolving self: Problem and process in human development. Cambridge, MA: Harvard University Press.

Kernberg, O. F. (1975). Borderline conditions and pathological narcissism. New York: Aronson.

Kernberg, O. F. (1976). Object-relations theory and clinical psychoanalysis. New York: Aronson.

Kernberg, O. F. (1984). Severe personality disorders: Psychotherapeutic strategies. New Haven, CT: Yale University Press

Klein, D. E (1977). Psychopharmacological treatment & delineation of borderline disorders. In P. Hartocollis (Ed.), Borderline personality disorder: the concept, the syndrome, the patient (pp. 365-383). New York: International Universities Press.

Knight, R. P. (1954). Management and psychotherapy of the borderline schizophrenic patient. In R. P. Knight & C.R. Friedman (Eds.), Psychoanalytic psychiatry and psychology (pp. 110-122). New York: International Universities Press.

Knussen, C., & Cunningham, C. C. (1988). Stress, disability and handicap. In S. Fisher & J. Reason (Eds.), Handbook of life, stress, condition and health (pp. 335-350). New York: Wiley.

Kohlenberg, R. J., & Tsai M. (1991). Functional analytic psychotherapy: Creating intense and curative therapeutic relationships. New York: Plenum Press.

Kohut, H. (19,7). The restoration of the self. New York: International Universities Press.

Kohut, H. (1984). How does analysis cure? Chicago: University of Chicago Press.

Kopp, S. B. (1971). Metaphors from a psychotherapist guru. Palo Alto, CA: Science & Behavior books.

Kreitman, N. (1977). Parasuicide. Chichester, England: Wiley.

Kroll, J. L.. Carey K. S. & Sines, L. K. (1985). Twenty-year follow-up of borderline personality disorder: A pilot study. In C. Stragass (Ed.), IV World Congress of Biological Psychiatry. New York: Elsevier.

Kuhn, T. S. (1970). The structure of scientific revolutions (2nd ed.). Chicago: University of Chicago Press.

Kyokai, B. D. (1966). The teachings of Buddha. Tokyo: Author.

Laird, J. D. (1974). Self-attribution of emotion: The effects of expressive behavior on the quality- of emotional experience. Journal of Personality and Social Psychology 29, 475-486.

Laird, J. D., Wagener, J. J., Halal, M. & Szegda, M. (1982). Remembering what you feel: The effects of emotion on memory. Journal of Personality and Social Psychology, 42, 646-657.

Lamping, D. L., Molinaro, V. & Stevenson, G. W. (1985, March) The effects of perceived control and coping style on cognitive appraisals during stressful medical procedures: A randomized, controlled trial. Paper presented at the meeting of the Eastern Psychological Association, Boston.

Lang, P. J. (1984). Cognition in emotion: Concept and action. In C.E. Izard, J. Kagan, & R.B. Zajonc (Eds.), Emotions, cognition, and behavior (pp. 192-226). Cambridge, England: University Press.

Lanzetta, J. T., Cartwright-Smith, J. & Kleck, R. E. (1976). Effects on nonverbal dissimulation on emotional experience and automatic arousal. Journal of Personality and Social Psychology, 39, 1081-1087.

Lazarus, R. S. (1966). Psychological stress and the coping process. New York: McGraw-Hill.

Lazarus, R. S. (1991). Cognition and motivation in emotion. American Psychologist, 46, 352-367.

Lazarus, R. 5., & Folkman, S. (1984). Stress, coping and adaptation. New York: Springer.

Leff, J. P., & Vaughn, C. (1985). Expressed emotion in families: Its significance for mental illness. New York: Guilford Press.

Leinbenluft, E., Gardner, D. L. & Cowdry, R. W. (1987). The inner experience of the borderline self-mutilator. Journal of Personality Disorders, 1, 317-324.

Levenson, M. (1972). Cognitive and perceptual factors in suicidal individuals. Unpublished doctoral dissertation, University of Kansas.

Levenson, M. & Neuringer, C. (1971). Problem-solving behavior in suicidal adolescents. Journal of Consulting and Clinical Psychology, 37, 433-436.

Leventhal, H. & Tomarken, A. J. (1986). Emotion: Today's problems. Annual Review of Psychology 37, 565-610.

Levins, R. & Lewontin, R. (198;). The dialectical biologist. Cambridge, MA: Harvard University Press.

Levis, D. J. (1980). Implementing the technique of implosive therapy. In A. Goldstein & E. B. Foa (Eds.), Handbook of behavioral interventions: A clinical guide (pp.92-151). New York: Wiley.

Lewis, M., Wolan-Sullivan, M. & Michalson, L. (1984). The cognitive-emotional fugue. In C. E. Izard, J. Kagen & R. B. Zajonc (Eds.), Emotions, cognitions, and behavior (pp. 264-288). Cambridge, England: Cambridge University Press.

Linehan, M. M. (1979). A structured cognitive-behavioral treatment of assertion problems. In P. C. Kendall & S. D. Hollon (Eds.), Cognitive-behavioral interventions: Theory, research and procedures (pp. 205-240). New York: Academic Press.

Linehan, M. M. (1981). A social-behavioral analysis of suicide and parasuicide: Implications for clinical assessment and treatment. In H. Glaezer & J. F. Clarkin (Eds.), Depression: Behavioral and directive intervention strategies (pp. 29-294). New York: Garland.

Linehan, M. M. (1986). Suicidal people: One population or two? In J. J. Mann & M. Stanley (Eds.), Psychobiology of suicidal behavior (pp. 16-33). New York: New York Academy of Sciences.

Linehan, M. M. (1988). Perspectives on the interpersonal relationship in behavior therapy. Journal of Integrative and Eclectic Psychotherapy, 7, 278-290.

Linehan, M. M. (1989). Cognitive and behavior therapy for borderline personality disorder. In A. Tasman, R. E. Hales & A. J. Frances (Eds.), Review of psychiatry (Vol. 8, pp. 84-102). Washington, DC: American Psychiatric Press.

Linehan, M. M., Armstrong, H. E., Suarez, A., Allmon, D. & Heard, H. L. (1991). Cognitive-behavioral treatment of chronically parasuicidal borderline patients. Archives of General Psychiatry, 48, 1060-1064.

Linehan, M. M., Camper, P., Chiles, J. A., Strosahl, K. & Shearin, E. (1987). Interpersonal problem solving and parasuicide. Cognitive Therapy and Research, 11, 1-12.

Linehan, M. M. & Egan, K. (1979). Assertion training for women. In A. S. Belleck & M. Hersen (Eds.), Research and practice in social skills training (pp. 237-271). New York: Plenum Press.

Linehan, M. M., Goldfried, M. R. & Goldfried, A. P. (1979). Assertation therapy: Skil1 training or cognitive restructuring. Behavior Therapy, 10, 372-388.

Linehan, M. M. & Heard, H. L. (1993). Impact of treatment accessibility on clinical course of parasuicidal patients: In reply to R. E. Hoffman (Letter to the editor]. Archives of General Psychiatry, 50, 157 158.

Linehan, M. M., Heard, H. L. & Armstrong, H. E. (1993). Standard dialectical behavior therapy compared to psychotherapy in the community for chronically parasuicidal borderline patients. Unpublished manuscript. University of Washington, Seattle, WA.

Linehan, M. M., Heard, H. E., & Armstrong, H. E. (1994). Naturalistic follow-up of a behavioral treatment for chronically suicidal borderline patients. Archives of General Psychiatry. 50 (12)971-4

Linehan, M. M. & Shearin, E. N. (1988). Lethal stress: A social-behavioral model of suicidal behavior. In S. Fisher & J. Reason (Eds.), Handbook of life stress, cognition and health (pp.265-285). New York: Wiley.

Linehan, M. M., Tutek, D. & Heard, H. L. (1992, November). Interpersonal and social treatment outcomes for borderline personality disorder. Poster presented at the annual meeting of the Association for the Advancement of Behavior Therapy, Boston, Mass.

Links, P. S.. Steiner, M. & Huxley, G. (1988). The occurence of borderline personaliry disorder in the families of borderline patients. Journal of Personality Disorders, 2 14-20.

Loranger, A. W., Oldham, J. M. & Tulis, E. H. (1982). Familial transmission of DSMIII borderline personalit~ disorder. Archiues of General Psychiatry, 39, 795-799.

Lumsden, E. (1991). Possible role of impaired memory in the development and/or maintenance of borderline personality disorder. Unpublished manuscript, University of North Carolina at Greensboro.

Lykes, M. G. (1985). Gender and individualistic vs. collectivist based for notions about the self. Journal of Personality, 53, 356-383.

Maccoby R. & Jacklin, E. (1978). The psychology of sex differences. Stanford, CA: Stanford University Press.

Mackenzie-Keating. S. E. & McDonald, L. (1990). Overcorrection: reviewed, revisited and revised. The Behavior Analyst, 13, 39-48.

MacLeod, C., Mathews, A. & Tata, P. (1986). Attentional bias in emotional disorders. Journal of Abnormal Psychology, 95, 15-20.

Maddison, D. C. & Viola, A. (1968). The health of widows in one year following bereavement. Journal of Psychosomatic Research, 12, 297-306.

Mahoney, M. J. (1991). Human change processes: The scientific foundations of psychotherapy. New York: Basic Books.

Main, T. F. (1957). The ailment. British Journal of Medical Psychology, 30,129-145.

Malatesta, C. Z. (1990). The role of emotions in the development and organization of personality In R. A. Thompson (Ed.), Socioemotional development: Nebraska symposium on motivation, 1988 (pp. 1-56). Lincoln and London: University of Nebraska Press.

Malatesta, C. Z. & Haviland, J. M. (1982). Learning display rules: The socialization of emotion expression in infancy. Child Development, 53, 991-1003.

Malatesta, C. Z. & Izard, C. E. (1984). The ontogenesis of human social signals: From biological imperative to symbol utilization. In N. Fox & R. Davidson (Eds.) The psychobiology of affective development (pp. 161-206). Hillsdale, NJ: Erlbaum.

Mandler, G. (1975). Mind and emotion. New York: Wiley

Manicas, P. T. & Secord, P. F. (1983). Implications for psychology of the new philosophy of science. American Psychologist, 38, 399-413.

Maris, R. W. (1981). Pathways to suicide: A survey of self-destructive behaviors. Baltimore: Johns Hopkins University Press.

Maris, R. W., Berman, A. L., Maltsberger, J. T. & Yufit, R. l. (Eds.), 1992. Assessment and prediction of suicide. New York: Guilford Press.

Marlatt, G. A. & Gordon, J. R. (Eds.). (1985). it-elapse prevention: Maintenance strategies in the treatment of addictive behaviors. New York: Guilford Press.

Martin, G. & Pear, J. (1192). Behavior modification: What it is and how to do it (4th ed,). Part ill. Basic behavioral principles and procedures. Englewood Cliffs, NJ: Prentice-Hal1.

Marx, K. & Engels, F. (1970). Selected works (Vol.3). New York: International.

Marziali, E. A. (1984). Prediction of outcome of brief psychotherapy from therapist interpretive interventions. Archives of General Psychiatry, 41, 301-304.

Marziali, E. A. & Munroe-Blum, H. (1987). A group approach: The management of projective identification in group treatment of self-destructive borderline patients. Journal of Personality Disorders, 1, 340-343.

Masters, J. C., Burish, T. G. Hollon, S. D. & Rimm, D. C. (1987). Behavior therapy: Techniques and empirical findings (3rd ed.). New York: Harcourt Brace Jovanovich.

Masterson, J. F. (1972). Treatment of the borderline adolescent. New York, Wiley.

Masterson, J. F. (1976). Psychotherapy of the borderline adult: A developmental approach. New York: Brunner/Mazel.

May, G. (1982). Will and spirit. San Francisco: Harper & Row.

McGlashen, T. H. (1983). The borderline syndrome: II. Is it a varient of schizophrenia or affective disorder. Archives of General Psychiatry, 40, 1319-1323.

McGlashen, T. H. (1986a). The Chestnut Lodge follow-up study: III. Long-term outcome of borderline personalities. Archives of General Psychiatry, 43, 20- 30.

McGlashen, T. H. (1986b). Schizotypal personality disorder: Chestnut Lodge followup study, Vl: Long-term follow-up perspectives. Archives of General Psychiatry, 43, 329-334.

McGlashen, T. H. (1987). Borderline personality disorder and unipolar affective disorder. Journal of Nervous and Mental Disease, 175, 467-473.

McGuire, W. J. & McGuire, C. V. (1982). Significant others in self-space: Sex differences and developmental trends in the social self. In J. Suls (Ed.), Psychological perspectives on the self (pp.71-96). Hillsdale, NJ: Erlbaum.

McNamara, H. & Fisch, R. (1964). Effect of high and low motivation on two aspects of attention. Perceptual and Motor Skills, 19, 571-578.

Meichenbaum, D. & Turk, D. (1987). Facilitating treatment adherence: A practitioner's guidebook. New York: Plenum Press.

Meissner, W. W. (1984). The borderline spectrum: Differential diagnosis and developmental issues. New York: Aronson.

The Merriam-Webster dictionary. 1977. Boston: G.K. Hall.

Metalsky, G. I., Halberstadt, L. J. & Abramson, L. Y. (1987). Vulnerability to depressive mood reactions: Toward a more powerful rest of the diathesis-stress and causal mediation components of the reformulated theory of depression. Journal of Personality and Social Psychology, 52, 386-393.

Miklowitz, D. J., Strachan, A. M., Goldstein, M. J., Doane, J. A., Snyder, K. S., Hogarty, G. E. & Falloon, I. R. H. (1986). Expressed emotion and communication deviance in the families of schizophrenics. Journal of Abnormal Psychology, 95, 60-66.

Milgram, S. (1963). Behavioral study of obedience. Journal of Abnormal and Social Psychology, 67, 371-378.

Milgram, S. (1964), Issues in the study of obedience. American Psychologist, 19, 848- 852.

Millenson, J. R., & Leslie, J. C. (1979). Principles of behavioral analysis. New York: Macmillan.

Miller, J. G. (1984). Culture and the development of everyday social explanation Journal of Personality and Social Psychology, 46. 961-978.

Miller, M. (1990). Developing a scale to measure individual's stress-proneness to behaviors of human service professionals. Unpublished manuscript. University of Washington.

Miller, M. L., Chiles, J. A., & Barnes, V. E. (1982). Suicide attempters within a delinquent population. Journal of Consulting and Clinical Psychology, 50, 491-498.

Miller, S. M. (1979). Controllability and human stress: Method, evidence and theory. Behaviour Research and Therapy, 17, 287-304.

Miller, S. M. & Mangan, C. E. (1983). Interacting effects of information and coping style in adapting to gynecologic stress: Should the doctor tell all? Journal of Personality and Social Psychology, 45, 223-236.

Millon, T. (1981). Disorders of personality DSM-III: Axis 11. New York: Wiley.

Millon, T. (1987a). On the genesis and prevalence of the borderline personality disorder: A social learning thesis. Journal of Personality Disorders, 1, 354-372.

Millon, T. (1987b). Manual for the Millon Clinical Multiaxial Inventory (MCMI11). Minnetonka, MN: National Computer Systems.

Mintz, R. S. (1968). Psychotherapy of the suicidal patient. In H.L.P. Resnik (Ed.), Suicidal behaviors: Diagnosis and management (pp. 271-296). Boston: Little, Brown.

Mischel, W. (1968). Personality and assessment. New York: Wiley.

Mischel, W. (1984). Convergences and challenges in the search for consistency. Amencan Psychologist, 39, 351-364.

Morris, R. J., & Magrath, K. H. (1983). The therapeutic relationship in behaviortherapy. In M. J. Lambert (Ed.), Psychotherapy and patient relationships (pp.145-189). Homew ood, IL: Dorsey Press.

Morris, W. (Ed.) (1979). The American heritage dictionary of the English language. Boston: Houghton Mifflin.

Munroe-Blum, H., & Marziali, E. (1987). Randomized clinical trial of relationship management time-limited group treatment of borderline personality disorder. Unpublished manuscript. Hamilton, Ontario Mental Health Foundation.

Munroe-Blum, H. & Marziali, E. (1989). Continuation of a randomized control trial of group treatment for borderline personality disorder. Unpublished manuscript. Hamilton, Canadian Department of Health and Human Services.

Murray, N., Sujan, H., Hirt, E. R. & Sujan, M. (1990). The influence of mood on categorization: A cognitive flexibility interpretation. Journal of Personality and Social Psychology, 59, 411-425.

Napalkov, A. (1963). Information process and the brain. In N. Wiener & J. P. Schade (Eds.), Progress in brain research (pp. 59-69). V 2 Amsterdam: Elsevier.

Neill, J. R. &- Kniskern, D. P. (Eds.). (1982). From Psyche to System: The evolving therapy of Carl Whitaker. New York: Guilford Press.

Nelson, V. L., Nielsen, E. C. & Checketts, K. T. (1977). Interpersonal attitudes of suicidal individuals. Psychological Reports, 40, 983-989.

Neuringer, C. (1964). Dichotomous evaluations in suicidal individuals. Journal of Consuiting Psychology, 25, 445-449.

Neuringer, C. (1961). Rigid thinking in suicidal individuals. Journal of Consulting and Clinical Psychology, 28, 54-58.

Newton, R. W. (1988). Psychosocial aspects of pregnancy: The scope for intervention. Journal of Reproductive and Infant Psychology, 6, 23-29.

Nisbett, R. E. & Wilson, T. D. (1977). Telling more than we can know: Verbal reports on mental processes. Psychological Review, 84, 231-259.

Noble, D. (1951). A study of dreams in schizophrenia and allied states. American Journal of Psychiatry, 107, 612-616.

Nolen-Hoeksema, S. (1987). Sex differences in unipolar depression: Evidence and theory. Psychological Bulletin, 101, 259-282.

Ogata, S. N., Silk, K. R., Goodrich, S, Lohr, N.E. & Westen, D. (1989). Childhood sexual and clinical symptoms in borderline patients. Unpublished manuscript.

O'Leary, K. D. & Wilson, G. T. (1987). Behavior therapy Application and outcome. Englewood Cliffs, NJ: Prentice-Hall.The original Oxford English Dictionary on computer disc (version 4.10) [Computer File). (1987). Fort Washington, PA: Tri Star.

Paerregaard, G. (1975). Suicide among attempted suicides: A 10-year-follow-up. Suicide, and Life-Threatening Behavior, 5, 140-144.

Pans, J., Brown, R. & Nowlis, D. (1987). Long-term follow-up of borderline patients in a general hospital. Comparative Psychiatry, 28, 530-535.

Parkes, C. M. (1964). The effects of bereavement on physical and mental health: A study of the case records of widows. British Medical Journal, ii, 274-279.

Parloff, M. B. Waskow, l. E. & Wolfe, B. E. (1978). Research on therapist variables in relation to process and outcome. In S. L. Garfield & A. E. Bergin (Eds.), Handbook of psychotherapy and behavior change: An empirical analysis (2nd ea., pp. 233-282). New York: Wiley

Patsiokas, A., Clum, G., & Luscomb, R. (1979). Cognitive characteristics of suicide attempters. Journal of Consulting and Clinical Psychology, 47, 478-484.

Patterson, G. R. (1976). The aggressive child: Victim and architect of a coercive system. In E. J. Walsh, L. A. Hamerlynck & L. C. Handy (Eds.), Behavior modification and families (pp. 267-316). New York: Brunner/ Mazel.

Patterson, G. R. & Stouthamer-Loeber, M. (1984). The correlation of family management practices and delinquency. Child Development, SS, 1299-1307.

Pennebaker, J. W. (1988). Confiding traumatic experiences and health. In S. Fisher & J. Reason (Eds.), Handbook of Life stress, cognition and health (pp. 669-682). New York: Wiley.

Perloff, R. (1987). Self-interest and personal responsibility redux. American Psychologist, 42, 3-11.

Perry, J. C. & Cooper, S. H. (1985). Psychodynamics, symptoms, and outcome in borderline and antisocial personality disorders and bipolar type II affective disorder. In T. H. McGlashan (Ed.), The borderline: Current empirical research (pp. 19-41). Washington, DC: American Psychiatric Press.

Pfeffer, C. R. (1986). The suicidal child. New York: Guilford Press.

Phipps, S. & Zinn, A. B. (1986). Psychological response to amniocentesis: II. Effectsof coping style. American Journal of Medical Genetics, 25, 143-148.

Physicians' Desk Reference. (annual editions). Oradell, NJ: Medical Economics.

Polanyi, M. (1958). Personal knowledge. Chicago: University of Chicago Press.

Pope, H. G., Jonas, J. M., Hudson, J. I., Cohen, B. M. & Gunderson, J. G. (1983). The validity of DSM-III borderline personality disorder: A phenomenologic, family history, treatment response, and long term follow-up study. Archives of General Psychiatry, 40, 23-30.

Posner, M. l., Walker, J. A., Friedrich, F. J. & Rafal, R. D. (1984). Effects of parietal lobe injury on covert orienting of visual attention. Journal of Neuroscience, 4, 1863-1874.

Pratt, M. W., Pancer, M. Hunsberger, B. & Manchester, J. (1990). Reasoning about the self and relationships in maturity: An integrative complexity analysis of individual differences. Journal of Personality and Social Psychology, 59, 575- 581.

Pretzer, J. (1990). Borderline personality disorder. Clinical applications of cognitive therapy. New York: Plenum Press.

Rado, S. (1956). Psychoanalysis of behavior: Collected papers. New York: Grune & Stratton.

Rando, T. A. (1984). Grief, dying, and death: Clinical interventions for caregivers. Champaign, IL: Research Press.

Rees, W. D. (1975). The bereaved and their hallucinations. In E. Schoenberg, I. Gerber, A. Wiener, A. H. Kutsr, D. Pertz & A. C. Carr (Eds.), Bereavement: Its psychological aspects (pp. 66-71). New York: Columbia University Press.

Reich, J. (1992). Measurement of DSM-III and DSM-III-R Borderline Personality Disorder. In J. E Clarkin, E. Marziali & H. Munroe-Blum (eds.), Borderline personality disorder: Clinical and empirical perspectives (pp. 116-148). New York: Guilford Press.

Rhodewalt, F. & Comer, R. (1979). Induced compliance attitude change: Once more with feeling. Journal of Experimental Social Psychology, 15, 35-47.

Richman, J., Charles, E. (1976). Patient dissatisfaction and attempted suicide. Community Mental Health Journal, 12, 301-305.

Rinsley, D. (1980a). The developmental etiology of borderline and narcissistic disorders. Bulletin of the Menninger Clinic, 44, 127-134.

Rinsley, D. (1980b). A thought experiment in psychiatric genetics. Bulletin of the Menninger Clinic, 44, 628-638.

Rogers, C. R. & Truax, C. B. (1967). The therapeutic conditions antecedent to change: A theoretical view. In C. R. Rogers (Ed.), The therapeutic relationship and its impact. Madison: University of Wisconsin Press.

Rose, Y. & Tryon, W. (1979). Judgments of assertive behavior as a function of speech loudness, latency, content, gestures, infection and sex. Behavior Modification, 3, 112-123.

Rosen, G. M. (1974). Therapy set: Its effects on subjects' involvement in systematic desensitization and treatment outcome. Journal of Abnormal Psychology, 83, 291-300.

Rosen, S. (Ed.). (1982). My voice will go with you: The teaching tales of Milton H. Erickson, M.D. New York: Norton.

Rosenbaum, M. (1980). A schedule for assessing self-control behaviors: Preliminary findings. Behavior Therapy, 11, 109-121.

Ross, C. A. (1989). Multiple personality disorder: Diagnosis, clinical features and treatment. Nev. York: Wiley.

Rothbart, M. K. & Derryberry, D. (1981). Development of individual differences in temperament. In M. E. Lamb & A. L. Brown (Eds.), Advances in developmental psychology (pp. 37-86). Hillsdale, NJ: Erlbaum.

Russell, J. A., Lewicka, M. & Niit, T. (1989). A cross-cultural study of a circumplex model of affect. Journal of Personality and Social Psychology, 57, 848-856.

Sacks, C. H. & Bugental, D. B. (1987). Attributions as moderators of affective and behavioral responses to social failure. Journal of Personality and Social Psychology, 53, 939-947.

Safran, J. D. & Segal, Z. V. (1990). Interpersonal process in cognitive therapy. New York: Basic Books.

Sameroff, A. J. (1975). Early influences on development: „Fact or fancy?" Merrill Palmer Quarterly, 20, 275-301.

Sampson, E. E. (1977). Psychology and the American ideal. Journal of Personality and Social Psychology, 35, 767-782.

Sampson, E. E. (1988). The debate on individualism: Indigenous psychologies of the individual and their role in personal and societal functioning. American Psychologist, 43 15-22.

Saposnek, D. T. (1980). Aikido: A model for brief strategic therapy. Family Process, 19, 227-238.

Sarason, l. G., Sarason, B. R. & Shearin, E. N. (1986). Social support as an individual difference variable: Its stability, origins and relational aspects. Journal of Personality and Social Psychology, 50, 845-855.

Scarr, S. & McCartney, K. (1983). How people make their own environments: A theory of genotype-environmental effects. Child Development, 54, 424-435.

Schachter, S. & Singer, J. (1962). Cognitive, social, and physiological determinants of emotional state. Psychological Review, 65, 379-399.

Schaffer, N. D. (1986). The borderline patient and affirmative interpretation. Bulletin of the Menninger Clinic, 50, 148-162.

Schmideberg, M. (1947). The treatment of psychopaths and borderline patients. American Journal of Psychotherapy, 1, 45-55.

Schotte, D. E. & Clum, G. A. (1982). Suicide ideation in a college population: A test of a model. Journal of Consulting and Clinical Psychology, 50, 690-696.

Schroyer, T. (1972). The Critique of domination. New York: George Braziller.

Schulz, P., Schulz, S., Goldberg, S., Ettigi, P. Resnick, R. & Hamer, R. (1986). Diagnoses of the relatives of schizotypal outpatients. Journal of Nervous and Mental Disease, 174, 457-463.

Schutz, B. M. (1982). Legal liability in psychotherapy. San Francisco: Jossey-Bass.

Schwartz, G. E. (1982). Psychophysiological patterning of emotion revisited: A systems perspective. In C. E. Izard (Ed.), Measuring emotions in infants and children (pp. 67-93). Cambridge, England: Cambridge University Press.

Sederer, L. 1. & Thorbeck, J. (1986). First do no harm: Short-term inpatient psychotherapy of the borderline patient. Hospital and Community Psychiatry, 37, 692-697.

Seltzer, L. F. (1986). Paradoxical strategies in psychotherapy: A comprehensive overview and guidebook. New York: Wiley.

Selye, H. (1956). The stress of life. New York: McGraw-Hill.

Shaver, P., Schwartz, J., Kirson, D. & O'Connor, C. (1987). Emotion knowledge: Further exploration of a prototype approach. Journal of Personality and Social Psychology, 52, 1061-1086.

Shearer, S. L., Peters, C. P., Quaytman, M. S. & Ogden, R. L. (1990). Frequency and correlates of childhood sexual and physical abuse histories in adult female borderline inpatients. American Journal of Psychiatry, 147, 214-216.

Shearin, E. N. & Linehan, M. M. (1989). Dialectics and behavior therapy: A metaparadoxical approach to the treatment of borderline personality disorder. In L. M. Ascher (Ed.), Therapeutic paradox: A behavioral model for implementation and change (pp. 255-288). New York: Guilford Press.

Shelton, J. L. & Levy, R. L. (1981). Behavioral assignments and treatment compliance: A handbook of clinical strategies. Campaign, II: Research Press.

Sherman, M. H. (1961). Siding with the resistance in paradigmatic psychotherapy. Psychoanalysis and the Psychoanalytic Review, 48, 43-59.

Shneidman, E. S. (1984). Aphorisms of suicide and some implications for psychotherapy. American Journal of Psychotherapy, 38 (3), 319-328.

Shneidman, E. S. (1992). A conspectus of the suicidal scenario. In R. W. .Maris, A. L. Berman, J. T. Maltsberger, & R. Yufit (Ed.), Assessment and prediction of suicide (pp. 50-64). New York: Guilford Press.

Shneidman, E. S., Farberow, N. L. & Litman, R. E. (1970). The psychology of suicide. New York: Science House.

Showers, C. & Cantor, N. (1985). Social cognition: A look at motivated strategies. Annual Review of Psychology, 36, 275-305.36, 275-305.

Silverman, J. Siever, L. Coccaro, E., Klar, H., Greenwald, S. & Rubinstein, K. (1987), December). Risk for affective disorders in relatives of personality disordered patients. Poster presented at the annual meeting of the American College of Neuropsychopharmacology, San Juan, Puerto Rico.

Simon, H. E. (1990). Invariants of human behavior. Annual Review of Psychology,41, 1-20.

Sipe, R. B. (1986). Dialectics and method: Restructuring radical therapy. Journal of Humanistic Psychology, 26, 52-79.

Slater, J. & Depue, R. A. (1981). The contribution of environmental events and social support to serious suicide attempts in primary depressive disorder. Journa/ of Abnormal Psychology, 90, 275-285.

Smith, K., Conroy, R. W & Ehler, B. D. (1984). Lethality of Suicide Attempt Rating Scale. Suicide and Life-Threatening Behavior, 14 (4), 215-242.

Snyder, S. & Pitts. W. M. (1984). Electroencephalography of DSM-III borderline personality disorder. Acta Psychiatrica Scandinavica, 69, 129.

Soloff, P. H. & Millward, J. (1983). Psychiatric disorders in the families of borderline patients. Archives of General Psychiatry, 40, 37-44.

Spitzer, R. L. & Williams, J. B. W. (1990). Structured Clinical Interview for DSM III-R Personality Disorders. New York: Biometrics Research Department, New York State Psychiatric Institute.

Stern, A. (1938). Psychoanalytic investigation and therapy in the borderline group of neuroses. Psychoanalytic Quarterly, 7, 467-489.

Stone, M. H. (1980). The borderline syndromes: Constitution, personality, and adaptation. New York: McGraw-Hill.

Stone, M. H. (1981). Psychiatrically ill relatives of borderline patients: A family study. Psychiatric Quarterly, 58, 71-83.

Stone, M. H. (1987). Constitution and temperament in borderline conditions: Biological and genetic explanatory formulations. In J. S. Grotstein, M. F. Solomon, & J. A. Lang (Eds.), The borderline patient: Emerging concepts in diagnosis, psychodynamics, and treatment (pp. 253-287). Hillsdale, NJ: The Analytic Press.

Stone, M. H. (1989). The course of borderline personality disorder. In A. Tasman, R. E. Hales, & A. J. Frances (Eds.), Review of psychiatry (Vol. 8, pp. 103-122). Washington, DC: American Psychiatric Press.

Stone, M. H., Hurt, S. & Stone, D. (1987a). The PI 500: Long-term follow-up of borderline inpatients meeting DSM-III criteria. I: Global outcome. Journal of Personality Disorders, 1, 291-298.

Stone, M. H., Stone, D. K. & Hurt, S. W. (1987b). Natural history of borderline patients treated by intensive hospitalization. Psychiatric Clinics of North America, 10, 185-206.

Strongman, K. T. (1987). Theories of emotion. In K. T. Strongman (Ed.), The psychology of emotion (pp. 14-55). New York: Wiley.

Strelau, J., Farley, F. H. & Gale, A. (Ed.). (1986). The biological bases of personality and behavior: Vol. 2. Psychophysiology: Performance and applications. Washington, DC: Hemisphere.

Suler, J. R. (1989). Paradox in psychological transformations: The Zen koan and psychotherapy. Psychologia, 32, 221-229.

Taylor, E. A, & Stansfeld, S. A. (1984). Children who poison themselves: I. A clinical comparison with psychiatric controls. British Journal of Psychiatry, 145, 127- 135.

Tellegen, A., Lykken, D. T., Bouchard, T. J. Jr., Wilcox, K. J., Segal, N. L. & Rich S. (1988). Personality similarity in twins reared apart and together. Journal of Personality and Social Psychology, 54, 1031-1039.

Thomas, A. & Chess, S. (1977). Temperament and development. New York: Brunner/Mazel.

Thomas, A. & Chess, S. (1985). The behavioral study if temperament. In J. Strelau, F. H. Farley & A. Gale (Eds.), The biological bases of personality and behavior: Vol. 1. Theories, measurement techniques and development (pp. 213- 235). Washington, DC: Hemisphere.

Tomkins, S. S. (1982). Affect theory. In P. Ekman (Ed.), Emotion in the human face (pp. 353-395). Cambridge, England: Cambridge University Press.

Torgersen, S. (1984). Genetic and nosologic aspects of schizotypal and borderline personality disorders: A twin study. Archives of General Psychiatry, 41, 546- 554.

Tsai, M. & Wagner, N. N. (1978). Therapy groups for woman sexually molested as children. Archives of Sexual Behavior, 7, 417-427.

Tuckman, J. & Youngman, W. (1968). Assessment of suicide risk in attempted suicides. In H. L. P. Resnick (Ed.), Suicide behaviors. Boston: Little Brown.

Turkat, I. D. (1990). The personality disorders: A psychological approach to clinical management. Elsmford, NY: Pergamon Press.

Turkat, I. D. & Brantley, P. J. (1981). On the therapeutic relationship in behavior therapy. The Behavior Therapist, 47, 16-17.

Turner, R. M. (1992, November). An empirical investigation of the utility of psychodynamic technique in the practice of cognitive behavior therapy. Paper presented at the 26th annual meeting of the Association for the Advancement of Behavior Therapy, Boston, MA.

Van Egmond, M. & Diekstra, R. F. W. (1989). The predictability of suicidal behavior. In R. E W. Diekstra, R. Maris, S., Platt, The role of attitude and imitations. Leiden, The Netherlands: E. J. Brill.

Vinoda, K. S. (1966). Personality characteristics of attempted suicides. British Journal of Psychiatry, 112, 1143-1150.

Volkan, V. D. (1983). Complicated mourning and the syndrome of established pathological mourning. In S. Akhtar (Ed.), New psychiatric syndromes. New York: Aronson.

Wagner, A. W., Linehan, M. M. & Wasson, E. J. (1989). Parasuicide: Characteristics and relationship to childhood sexual abuse. Poster presented at the annual meeting of the Association for Advancement of Behavior Therapy, Washington, DC.

Wang, T. H. & Katsev, R. D. (1990). Group commitment and resource conservation: Two field experiments on promoting recycling. Journal of Applied Psychology, 20, 265-275.

Watts, A. W. (1961). Psychotherapy East and West. New York: Pantheon.

Watts, F. N. (1990). The emotions: Theory and therapy. Paper presented at British Psychology Society Conference,London.

Watzlawick, P. (1978). The language of change: Elements of therapeutic interaction. New York: Basic Books.

Weissman, M. M. (1974). The epidemiology of suicide attempts 1960 to 1974. Archives of General Psychiatry, 30, 737-746.

Weissman, M. M., Fox, K. & Klerman, G. L. (1973). Hostility and depression associated with suicide attempts. American Journal of Psychiatry, 130, 450-455.

Wender, P. & Klein, D. E (1981). Mind, mood, and medicine: A guide to the new biopsychiatry. New York: Farrar, Strauss, Giroux.

Westen, D., Ludolph, P., Misle, B., Ruffins, S., & Block, J. (1990). Physical and sexual abuse in adolescent girls with borderline personality disorder. American Journal of Orthopsychiatry, 55-66.

Whitaker, C. A. (1975). Psychotherapy of the absurd: With a special] emphasis on the psychotherapy of aggression. Family Process, 14, 1-16.

Whitaker, C. A., Felder, R. E., and Malone, T. P. & Warkentin, J. (1982). First-stage techniques in the experiential psychotherapy of chronic schizophrenic patients. In J. R. Neill &: D. P. Kniskern (Eds.), From psyche to system: The evolving therapy of Carl Whitaker (pp. 90-104). New York: Guilford Press. (Original work published 1962).

Widiger, T. A., & Frances, A. J. (1989). Epidemiology, diagnosis, and comorbidity of borderline personality disorder. In A. Tasman, R. E. Hales & A. J. Frances (Eds.), Review of psychiatry (Vol. 8, pp.8-24). Washington, DC: American Psychiatric Press.

Widiger, T. A. & Settle, S. A. (1987). Broverman et al. revisited: An artifactual sex bias. Journal of Personality and Social Psychology, 53, 463-469.

Williams, J. M. G. (1991). Autobiographical memory and emotional disorders. In S. A. Christianson (Ed.), Handbook of emotion and memory. Hillsdale, NJ: Erlbaum.

Williams J. M. G. (1993). The psychological treatment of depression: A guide to the theory and practice of cognitive behavior therapy. 2nd Ed. New York: Free Press.

Wilson. G. T. (198,4). Clinical issues and strategies in the practice of behavior therapy. G. T. Wilson, C. M. Franks, P. C. Kendall & J. P. Foreyt (Eds.), Review of behavior therapy: Theory and practice (Vol. 11, pp. 288-317). New York: Guilford Press.

Woolfolk, R. L. & Messer, S. B. (1988). Introduction to hermeneutics. In S. B. Messer, L. A. Sass & R. L. Woolfolk (Eds.), Hermeneutics and psychological theory (pp. 2-26). New Brunswick, NJ: Rutgers University Press.

Woollcott, P., Jr. (1985). Prognostic indicators in the psychotherapy of borderline patients. American Journal of Psychotherapy, 39, 17-29.

Worden, J. W. (1982). Grief counselling and grief therapy. London: Tavistock.

Wortman, C. B. & Silver, R. C. (1989). The myths of coping with loss. Journal of Consulting and Clinical Psychology, 57, 349-357.

Young, J. (1987). Schema-focused cognitive therapy for personality disorders. Unpublished manuscript, Cognitive Therapy Center of New York.

Young, J. (1988). Schema-focused cognitive therapy for personality disorders. Paper presented at the Society for the Exploration of Psychotherapy Integration, Cambridge, MA, April.

Young, J. & Swift, W. (1988). Schema-focused cognitive therapy for personality disorders: Part I. International Cognitive Therapy Newsletter, 4, 13-14.

Zajonc, R. B. (1965). Social facilitation. Science, 149, 269-274.

Zanarini, M. C., Gunderson, J. G., Frankenburg, F. R. & Chauncey, D. L. (1989). The Revised Diagnostic Interview for Borderlines: Discriminating BPD from other Axis II disorders. Journal of Personality Disorders, 3, 10-18.

Zanarini, M. C., Gunderson, J. G., Marino, M. F., Schwartz, E. O. & Frankenburg, F. R. (1988). DSM-III disorders in the families of borderline outpatients. Journal of Personality Disorders, 2, 291-302.

Zuckerman, M. Klorman, R., Larrance, D. & Spiegel, N. (1981). facial, autonomic, and subjective components of emotion: The facial feedback hypothesis versus the externalizer-internalizer distinction. Journal of Personality and Social Psychology, 41,929-944.

Stichwortverzeichnis

A

B

C

D

E

F

G

H

I

J

K

L

M

N

O

P

R

S

T

U

V

W

Z

Autorenverzeichnis

G

H

I

J

K

L

M

N

O

P

Q

R

S

T

V

W

Y

Z

Marsha Linehan **TRAININGSMANUAL**
zur DBT der Borderline-Persönlichkeitsstörung

Neben der Interaktions- und Beziehungsarbeit im Einzelgespräch ist das Training psychosozialer Fertigkeiten Hauptbestandteil der DBT.

Statt eines trockenen Kochbuches finden wir hier eine lebendige Darstellung der schwierigsten Situationen mit PatientInnen.

Bibl. Nr. 10999 • 44,00 €

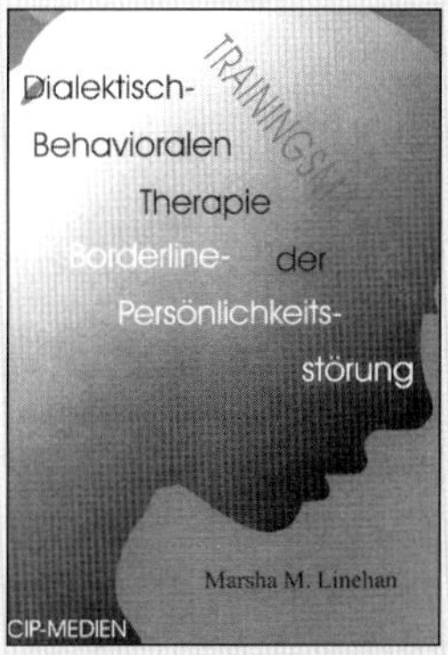

Markus Reicherzer, Sibylle Kraemer (Hrsg.)

Psychotherapie für die Praxis: Borderline-Störung

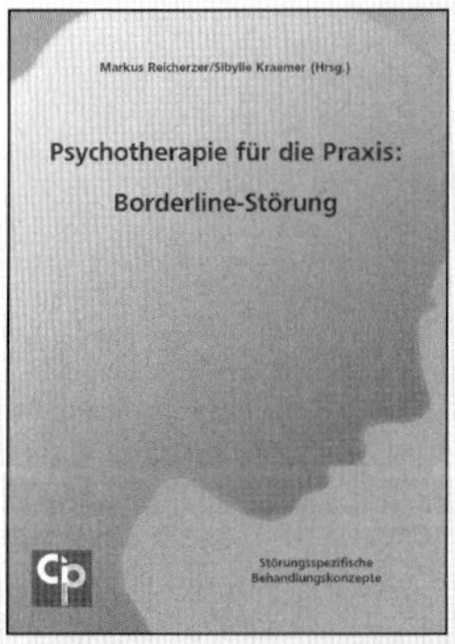

Störungsspezifische Behandlungskonzepte

In den letzten Jahren konnte unser Verständnis der Borderline-Störung durch intensive wissenschaftliche Bemühungen erfreulicherweise deutlich verbessert werden. Dies findet sich in den in diesem Band geschilderten therapeutischen Ansätzen wieder, in denen viele Entwicklungen, Erkenntnisse und Möglichkeiten auch für andere Störungsbilder stecken.

Bibl. Nr. 16420 • 20,00 €

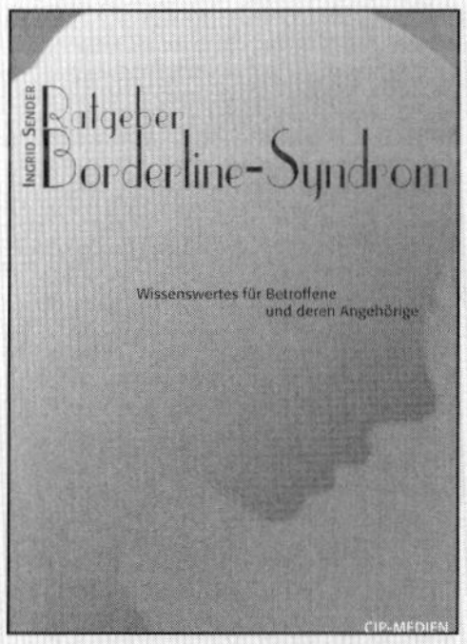

Ingrid Sender **RATGEBER Borderline-Syndrom**

Betroffene und Angehörige finden hier eine Beschreibung aller Symptome und Beschwerden, die zum Krankheitsbild gehören. Dem therapeutischen Ansatz liegt die Dialektisch-Behaviorale Therapie von Linehan zugrunde, der es gelang, Einfühlungsvermögen und Zielstrebigkeit in der Therapie zu vereinen.

Bibl. Nr. 13177 • 18,00 €

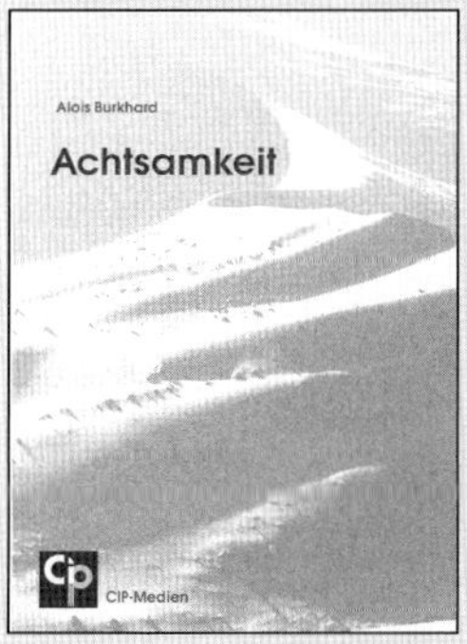

Alois Burkhard **Achtsamkeit**

Das Konzept der Achtsamkeit erfährt nicht nur im Rahmen der Dialektisch-Behavioralen-Therapie, sondern auch als Element anderer psychotherapeutischer Verfahren zunehmendes Interesse. Achtsamkeit bedeutet ganz in der Gegenwart, im Hier und Jetzt zu sein und sich seiner Gefühle, Gedanken und Handlungen in jedem Augenblick voll bewusst zu machen. Achtsamkeit kann man sich jedoch nicht theoretisch einverleiben, sondern man muss sie einüben, am besten jeden Tag.

Bibl. Nr. 16455 • 18,00 €

Lehrbuch der Psychotherapie

W. Hiller, E. Leibing, F. Leichsenring, S. K. D. Sulz (Hrsg.)

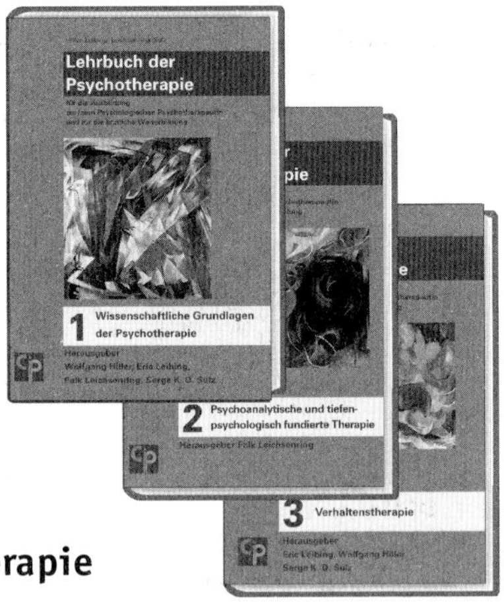

Band 1: Wissenschaftliche Grundlagen der Psychotherapie

(Hrsg.: Wolfgang Hiller, Eric Leibing, Falk Leichsenring, Serge K. D. Sulz)

Spezialisierte Wissenschaftler vermitteln gut verständlich und konkret die notwendigen psychologischen und neurobiologischen Grundlagen – umfassend und fundiert.

Band 2: Psychoanalytische und tiefenpsychologisch fundierte Therapie

(Hrsg.: Falk Leichsenring)

Dieser Vertiefungsband bietet vollständig Theorie und Praxis der Behandlung mit Berücksichtigung der Therapieforschung und des aktuell gültigen State of the Art.

Band 3: Verhaltenstherapie

(Hrsg.: Eric Leibing, Wolfgang Hiller, Serge K. D. Sulz)

Das Vertiefungsfach Verhaltenstherapie wird in allen relevanten Interventions- und Störungsbereichen so dargestellt, wie es eine qualifizierte Arbeit mit Patienten erfordert.

Band 1 - 3: € 210,–
Einzeln: € 74,–

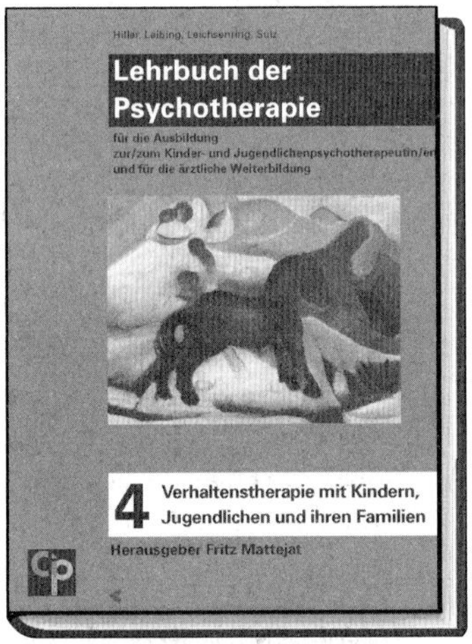

Band 4: Verhaltenstherapie mit Kindern, Jugendlichen und ihren Familien

(Hrsg.: Fritz Mattejat)

Alles, was verhaltenstherapeutische Kinder- und Jugendlichenpsychotherapeuten für die staatliche Prüfung wissen müssen und für ihre Therapiepraxis.

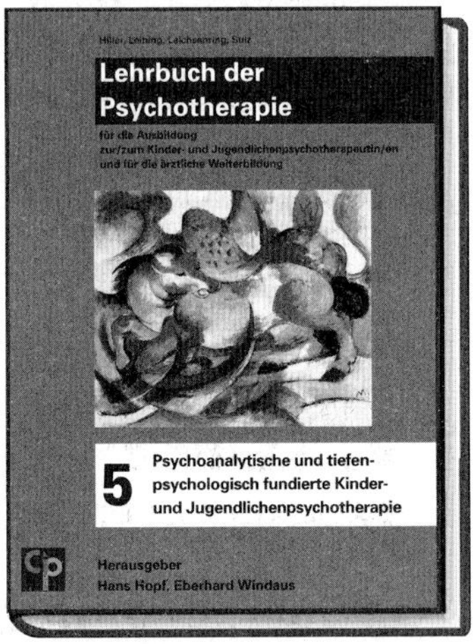

Band 5: Psychoanalytische und tiefenpsychologisch fundierte Kinder- und Jugendlichenpsychotherapie

(Hrsg.: Hans Hopf, Eberhard Windaus)

Umfassendes Wissen über die analytische und tiefenpsychologisch fundierte Kinder- und Jugendlichenpsychotherapie inkl. kinder- und jugendspezifischer Grundlagentheorie.

Bd. 4: € 94,–
Bd. 5: € 84,–
Bd. 4 und 5: € 168,–

Alle 5 Bände: € 358,–

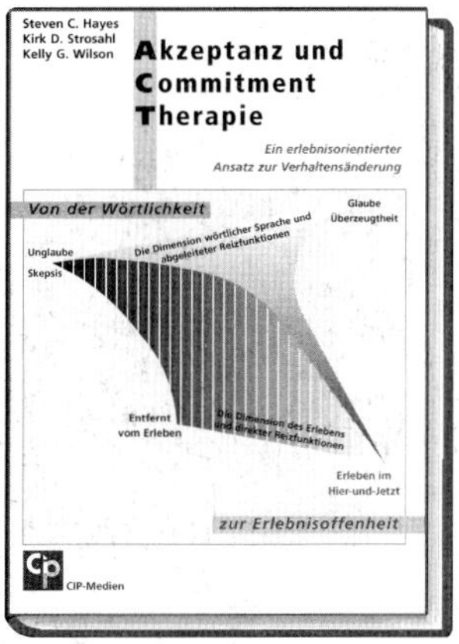

Akzeptanz und Commitment Therapie

Steven C. Hayes, Kirk D. Strosahl, Kelly G. Wilson

Ein erlebnisorientierter Ansatz zur Verhaltensänderung

Die Akzeptanz- und Commitment-Therapie konzentriert sich in besonderer Weise darauf, wie Patienten ihre Schwierigkeiten mit Hilfe der menschlichen Sprache konstruieren und aufrecht erhalten. Es geht weniger um Reduktion oder Veränderung unangenehmer Gefühle, Gedanken oder Körperempfindungen; vielmehr wird eine Veränderung jener sprachbasierten Kontextbedingungen angestrebt, welche die Wirkung innerer Erlebnisse wie Gedanken und Emotionen bestimmen.

Bibl. Nr. 16400 • 64,– €

Internes Qualitätsmanagement in psychotherapeutischer Praxis und Ambulanz S. K. D. Sulz

Etablierung, Erweiterung und Kombination mit Qualitätszirkeln – mit Qualitätsmanagement-Handbuch nach DIN EN ISO 9001

Dieses Buch soll ein einfaches und kostenloses QM-System vorstellen, soll zeigen, wie dieses etabliert werden kann, wie sich damit arbeiten lässt und wie bei Bedarf persönliche Erweiterungen vorgenommen werden können. Einfach ist das hier vorgestellte QM-System, weil neben dem Monitoring der Strukturqualität in der einfachsten Form nur ein einziger Fragebogen jeweils am Anfang und am Ende der Therapie an den Patienten ausgegeben wird. Wenn statt dem SCL90-R die neu entwickelte VDS90-Symptomliste Verwendung findet, wird sogar die Auswertung in kürzester Zeit möglich. Kostenlos ist dieses QM, weil die Käuferin bzw. der Käufer dieses Buches alle hier abgedruckten Fragebögen und Checklisten – nur – in und für ihre/seine eigene Praxis bzw. Ambulanz als kostenlose Kopiervorlage verwenden darf. Das Copyright liegt zwar beim Autor und beim Verlag, aber es wird ausdrücklich die Erlaubnis zur Vervielfältigung in der eigenen Praxis gegeben. Diese Erlaubnis erstreckt sich auch auf das im Buch integrierte Qualiätsmanagement-Handbuch nach DIN EN ISO 9001. 370 Seiten.

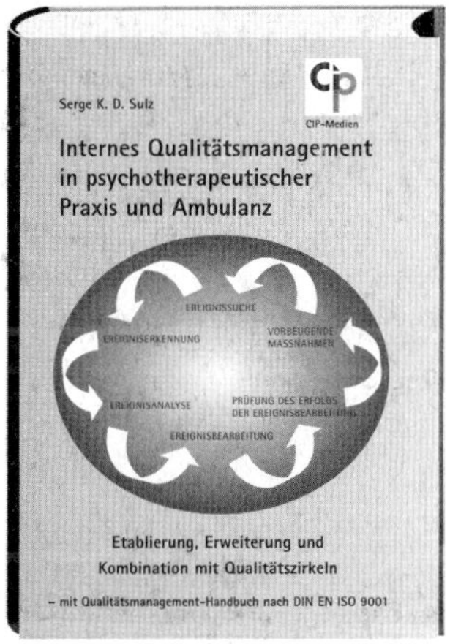

Bibl. Nr. 16414 • 49,– €

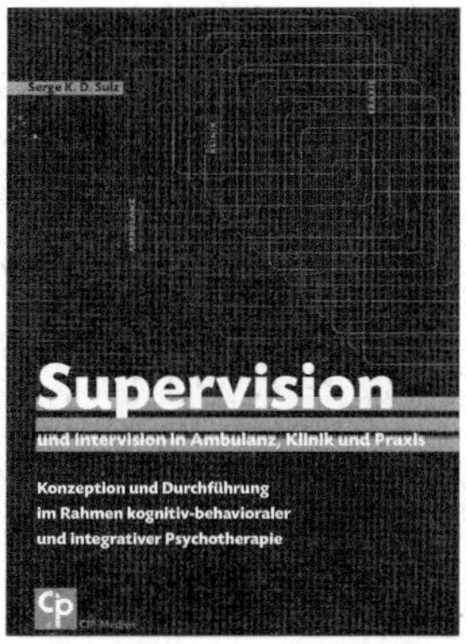

Supervision in Klinik, Praxis und Ausbildung S. K. D. Sulz

Ein unentbehrlicher Leitfaden für Supervision, Intervision, Qualitätszirkel und therapeutisches Qualitätsmanagement in der Klinik, im Institut und in der Praxis.

Bibl. Nr. 16460 • 64,– €

WWW.CIP-MEDIEN.COM

CIP-Medien Nymphenburger Str. 185, 80634 München, Tel. 089-130793 21, Fax 089-132 133, cipmedien@aol.com

Willi Butollo

Traumatherapie

Die Bewältigung schwerer posttraumatischer Störungen

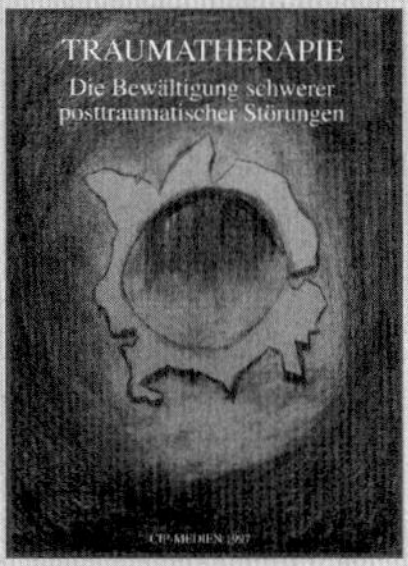

Aus der Erfahrung mit Kriegsopfern in Bosnien ist ein Manual zur Therapie von Posttraumatischen Belastungsstörungen bei Kindern entstanden, in welchem die wissenschaftliche Psychotherapie und die humanitäre Hilfe von Opfern und Angehörigen auf glückliche Weise aufeinandertreffen.

Bibl. Nr. 12715 • 29,00 €

Serge K. D. Sulz

Von der Strategie des Symptoms zur Strategie der Therapie

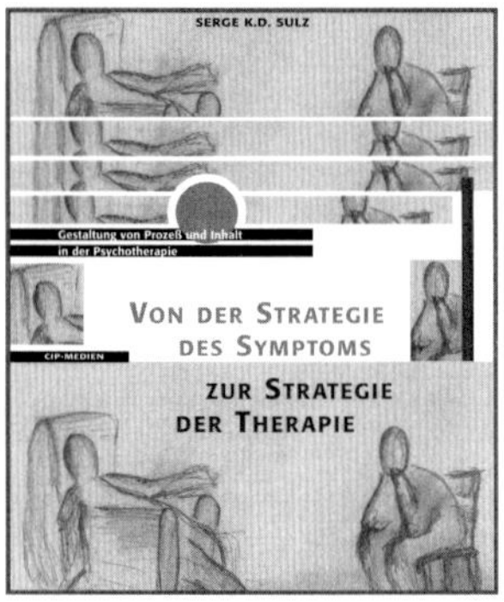

Prozessuale und inhaltliche Gestaltung von Psychotherapien mit den unendlich vielen Facetten der therapeutischen Begegnung und Beziehung sind das Thema dieses Buches. Die konsequente Verfolgung des Gedankens der impliziten Strategie des Symptoms führt zu einer Steigerung der Stringenz und der intuitiven Treffsicherheit praktizierter Psychotherapie.

Bibl. Nr. 16004 • 67,00 €

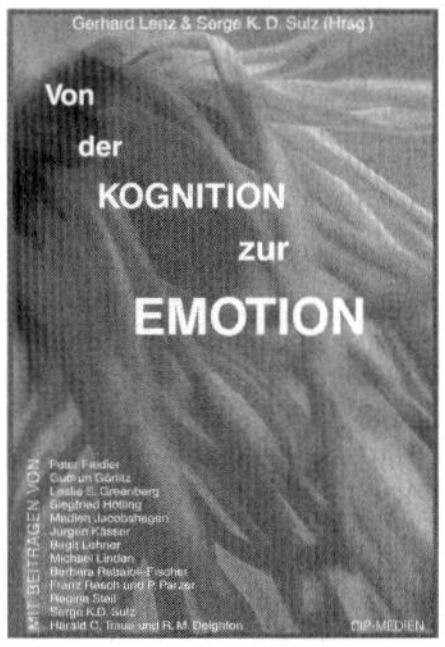

Serge K. D. Sulz, Gerhard Lenz (Hrsg.)

Von der Kognition zur Emotion • Psychotherapie mit Gefühlen

Die Entdeckung der zentralen Bedeutung der Gefühle für Verlauf und Ergebnis des therapeutischen Prozesses ist ein unschätzbarer Gewinn für Psychotherapeuten. Beiträge von: Fiedler, Görlitz, Greenberg, Höfling, Kässer, Jacobshagen, Lehner, Linden, Rabaioli-Fischer, Resch, Parzer, Steil, Traue, Deighton, Revenstorf, Sulz.

Bibl. Nr. 14025 • 64,00 €

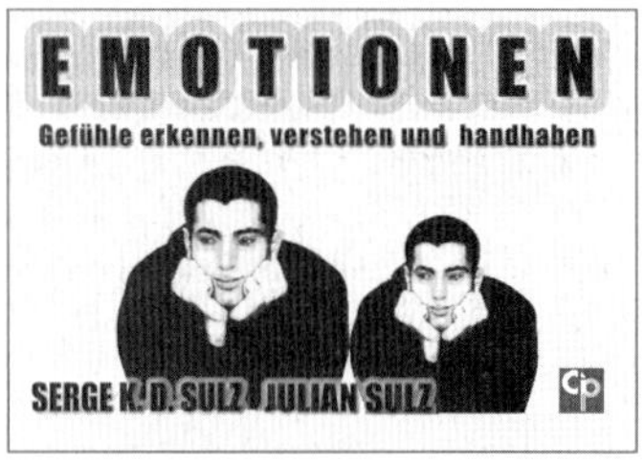

Serge K. D. Sulz, Julian Sulz

Emotionen erkennen, verstehen, handhaben

Gefühle erkennen ist ein wesentlicher Aspekt emotionaler Intelligenz und ermöglicht bessere zwischenmenschliche Beziehungen. Mit Gefühlen umgehen können, ist die Voraussetzung für dauerhaft gute Beziehungen. Das ist erlernbar.

Mit 43 Farbfotographien. Bibl. Nr. 16415 • 37,00 €

WWW.CIP-MEDIEN.COM

CIP-Medien Nymphenburger Str. 185, 80634 München, Tel. 089-130793 21, Fax 089-132 133, cipmedien@aol.com